中华医学百科全书

临床医学

感染性疾病学

国家出版基金项目
NATIONAL PUBLICATION FOUNDATION

中国协和医科大学出版社

图书在版编目 (CIP) 数据

中华医学百科全书·感染性疾病学 / 李太生主编 . —北京：中国协和医科大学出版社，2020.1

ISBN 978-7-5679-1489-6

Ⅰ.①感… Ⅱ.①李… Ⅲ.①感染—疾病学 Ⅳ.① R4

中国版本图书馆 CIP 数据核字（2020）第 014270 号

中华医学百科全书·感染性疾病学

主　　编: 李太生

编　　审: 陈永生

责任编辑: 沈冰冰

出版发行: 中国协和医科大学出版社
（北京东单三条九号　邮编 100730　电话 010-6526 0431）

网　　址: www.pumcp.com

经　　销: 新华书店总店北京发行所

印　　刷: 北京雅昌艺术印刷有限公司

开　　本: 889×1230　1/16

印　　张: 29

字　　数: 870 千字

版　　次: 2020 年 1 月第 1 版

印　　次: 2020 年 1 月第 1 次印刷

定　　价: 335.00 元

ISBN 978-7-5679-1489-6

《中华医学百科全书》编纂委员会

总顾问　吴阶平　韩启德　桑国卫

总指导　陈　竺

总主编　刘德培

副总主编　曹雪涛　李立明　曾益新

编纂委员（以姓氏笔画为序）

B·吉格木德		丁　洁	丁　樱	丁安伟	于中麟	于布为
于学忠	万经海	马　军	马　骁	马　静	马　融	马中立
马安宁	马建辉	马烈光	马绪臣	王　伟	王　辰	王　政
王　恒	王　硕	王　舒	王　键	王一飞	王一镗	王士贞
王卫平	王长振	王文全	王心如	王生田	王立祥	王兰兰
王汉明	王永安	王永炎	王华兰	王成锋	王延光	王旭东
王军志	王声湧	王坚成	王良录	王拥军	王茂斌	王松灵
王明荣	王明贵	王宝玺	王诗忠	王建中	王建业	王建军
王建祥	王临虹	王贵强	王美青	王晓民	王晓良	王鸿利
王维林	王琳芳	王喜军	王晴宇	王道全	王德文	王德群
木塔力甫·艾力阿吉		尤启冬	戈　烽	牛　侨	毛秉智	毛常学
乌　兰	卞兆祥	文卫平	文历阳	文爱东	方以群	尹　佳
孔北华	孔令义	孔维佳	邓文龙	邓家刚	书　亭	毋福海
艾措千	艾儒棣	石　岩	石远凯	石学敏	石建功	布仁达来
占　堆	卢志平	卢祖洵	叶　桦	叶冬青	叶常青	叶章群
申昆玲	申春悌	田景振	田嘉禾	史录文	代　涛	代华平
白春学	白慧良	丛　斌	丛亚丽	包怀恩	包金山	冯卫生
冯学山	冯希平	边旭明	边振甲	匡海学	邢小平	达万明
达庆东	成　军	成翼娟	师英强	吐尔洪·艾买尔		吕时铭
吕爱平	朱　珠	朱万孚	朱立国	朱华栋	朱宗涵	朱建平
朱晓东	朱祥成	乔延江	伍瑞昌	任　华	任钧国	华　伟
伊河山·伊明		向　阳	多　杰	邬堂春	庄　辉	庄志雄
刘　平	刘　进	刘　玮	刘　蓬	刘大为	刘小林	刘中民
刘玉清	刘尔翔	刘训红	刘永锋	刘吉开	刘伏友	刘芝华
刘华平	刘华生	刘志刚	刘克良	刘更生	刘迎龙	刘建勋
刘胡波	刘树民	刘昭纯	刘俊涛	刘洪涛	刘献祥	刘嘉瀛

刘德培	闫永平	米 玛	米光明	许 媛	许腊英	那彦群
阮长耿	阮时宝	孙 宁	孙 光	孙 皎	孙 锟	孙长颢
孙少宣	孙立忠	孙则禹	孙秀梅	孙建中	孙建方	孙建宁
孙贵范	孙晓波	孙海晨	孙景工	孙颖浩	孙慕义	严世芸
苏 川	苏 旭	苏荣扎布	杜元灏	杜文东	杜治政	杜惠兰
李 龙	李 飞	李 东	李 宁	李 刚	李 丽	李 波
李 勇	李 桦	李 鲁	李 磊	李 燕	李 冀	李大魁
李云庆	李太生	李曰庆	李玉珍	李世荣	李立明	李永哲
李志平	李连达	李灿东	李君文	李劲松	李其忠	李若瑜
李松林	李泽坚	李宝馨	李建勇	李映兰	李莹辉	李晓明
李继承	李森恺	李曙光	杨 凯	杨 恬	杨 健	杨 硕
杨化新	杨文英	杨世民	杨世林	杨伟文	杨克敌	杨国山
杨宝峰	杨炳友	杨晓明	杨跃进	杨腊虎	杨瑞馥	杨慧霞
励建安	连建伟	肖 波	肖 南	肖永庆	肖海峰	肖培根
肖鲁伟	吴 东	吴 江	吴 明	吴 信	吴令英	吴立玲
吴欣娟	吴勉华	吴爱勤	吴群红	吴德沛	邱建华	邱贵兴
邱海波	邱蔚六	何 维	何 勤	何方方	何绍衡	何春涤
何裕民	余争平	余新忠	狄 文	冷希圣	汪 海	汪受传
沈 岩	沈 岳	沈 敏	沈 铿	沈卫峰	沈心亮	沈华浩
沈俊良	宋国维	张 泓	张 学	张 亮	张 强	张 霆
张 澍	张大庆	张为远	张世民	张华敏	张志愿	张丽霞
张伯礼	张宏誉	张劲松	张奉春	张宝仁	张宇鹏	张建中
张建宁	张承芬	张琴明	张富强	张新庆	张潍平	张德芹
张燕生	陆 华	陆 林	陆小左	陆付耳	陆伟跃	陆静波
阿不都热依木·卡地尔		陈 文	陈 杰	陈 实	陈 洪	陈 琪
陈 楠	陈 薇	陈士林	陈大为	陈文祥	陈代杰	陈红风
陈尧忠	陈志南	陈志强	陈规化	陈国良	陈佩仪	陈家旭
陈智轩	陈锦秀	陈誉华	邵 蓉	邵荣光	武志昂	
其仁旺其格	范 明	范炳华	林三仁	林久祥	林子强	林江涛
林曙光	杭太俊	欧阳靖宇	尚 红	果德安	明根巴雅尔	易定华
易著文	罗 力	罗 毅	罗小平	罗长坤	罗永昌	罗颂平
帕尔哈提·克力木		帕塔尔·买合木提·吐尔根		图门巴雅尔	岳建民
金 玉	金 奇	金少鸿	金伯泉	金季玲	金征宇	金银龙
金惠铭	郁 琦	周 兵	周 林	周永学	周光炎	周灿全
周良辅	周纯武	周学东	周宗灿	周定标	周宜开	周建平
周建新	周荣斌	周福成	郑一宁	郑家伟	郑志忠	郑金福

郑法雷　　郑建全　　郑洪新　　郎景和　　房　敏　　孟　群　　孟庆跃
孟静岩　　赵　平　　赵　群　　赵子琴　　赵中振　　赵文海　　赵玉沛
赵正言　　赵永强　　赵志河　　赵彤言　　赵明杰　　赵明辉　　赵耐青
赵继宗　　赵铱民　　郝　模　　郝小江　　郝传明　　郝晓柯　　胡　志
胡大一　　胡文东　　胡向军　　胡国华　　胡昌勤　　胡晓峰　　胡盛寿
胡德瑜　　柯　杨　　查　干　　柏树令　　柳长华　　钟翠平　　钟赣生
香多·李先加　　　　段　涛　　段金廒　　段俊国　　侯一平　　侯金林
侯春林　　俞光岩　　俞梦孙　　俞景茂　　饶克勤　　姜小鹰　　姜玉新
姜廷良　　姜国华　　姜柏生　　姜德友　　洪　两　　洪　震　　洪秀华
洪建国　　祝庆余　　祝陈晨　　姚永杰　　姚祝军　　秦　川　　袁文俊
袁永贵　　都晓伟　　晋红中　　粟占国　　贾　波　　贾建平　　贾继东
夏照帆　　夏慧敏　　柴光军　　柴家科　　钱传云　　钱忠直　　钱家鸣
钱焕文　　倪　鑫　　倪　健　　徐　军　　徐　晨　　徐永健　　徐志云
徐志凯　　徐克前　　徐金华　　徐建国　　徐勇勇　　徐桂华　　凌文华
高　妍　　高　晞　　高志贤　　高志强　　高学敏　　高金明　　高健生
高树中　　高思华　　高润霖　　郭　岩　　郭小朝　　郭长江　　郭巧生
郭宝林　　郭海英　　唐　强　　唐朝枢　　唐德才　　诸欣平　　谈　勇
谈献和　　陶·苏和　　陶广正　　陶永华　　陶芳标　　陶建生　　黄　峻
黄　烽　　黄人健　　黄叶莉　　黄宇光　　黄国宁　　黄国英　　黄跃生
黄璐琦　　萧树东　　梅长林　　曹　佳　　曹广文　　曹务春　　曹建平
曹洪欣　　曹济民　　曹雪涛　　曹德英　　龚千锋　　龚守良　　龚非力
袭著革　　常耀明　　崔　蒙　　崔丽英　　庚石山　　康　健　　康廷国
康宏向　　章友康　　章锦才　　章静波　　梁显泉　　梁铭会　　梁繁荣
谌贻璞　　屠鹏飞　　隆　云　　绳　宇　　巢永烈　　彭　成　　彭　勇
彭明婷　　彭晓忠　　彭瑞云　　彭毅志　　斯拉甫·艾白　　　　葛　坚
葛立宏　　董方田　　蒋力生　　蒋建东　　蒋建利　　蒋澄宇　　韩晶岩
韩德民　　惠延年　　粟晓黎　　程　伟　　程天民　　程仕萍　　程训佳
童培建　　曾　苏　　曾小峰　　曾正陪　　曾学思　　曾益新　　谢　宁
谢立信　　蒲传强　　赖西南　　赖新生　　詹启敏　　詹思延　　鲍春德
窦科峰　　窦德强　　赫　捷　　蔡　威　　裴国献　　裴晓方　　裴晓华
管柏林　　廖品正　　谭仁祥　　谭先杰　　翟所迪　　熊大经　　熊鸿燕
樊飞跃　　樊巧玲　　樊代明　　樊立华　　樊明文　　樊瑜波　　黎源倩
颜　虹　　潘国宗　　潘柏申　　潘桂娟　　薛社普　　薛博瑜　　魏光辉
魏丽惠　　藤光生

《中华医学百科全书》学术委员会

梁文权　　梁德荣　　彭名炜　　董　怡　　温　海　　程元荣　　程书钧

程伯基　　傅民魁　　曾长青　　曾宪英　　裘雪友　　甄永苏　　褚新奇

蔡年生　　廖万清　　樊明文　　黎介寿　　薛　淼　　戴行锷　　戴宝珍

戴尅戎

《中华医学百科全书》工作委员会

主任委员　郑忠伟

副主任委员　袁　钟

编审（以姓氏笔画为序）

开赛尔	司伊康	当增扎西	吕立宁	任晓黎	邬扬清	刘玉玮
孙　海	何　维	张之生	张玉森	张立峰	陈　懿	陈永生
松布尔巴图	呼素华	周　茵	郑伯承	郝胜利	胡永洁	侯澄芝
袁　钟	郭亦超	彭南燕	傅祚华	谢　阳	解江林	

编辑（以姓氏笔画为序）

于　岚	王　波	王　莹	王　颖	王　霞	王明生	尹丽品
左　谦	刘　婷	刘岩岩	孙文欣	李　慧	李元君	李亚楠
杨小杰	吴桂梅	吴翠姣	沈冰冰	宋　玥	张　安	张　玮
张浩然	陈　佩	骆彩云	聂沛沛	顾良军	高青青	郭广亮
傅保娣	戴小欢	戴申倩				

工作委员　刘小培　罗　鸿　宋晓英　姜文祥　韩　鹏　汤国星　王　玲　李志北

办公室主任　左　谦　孙文欣　吴翠姣

临床医学

总主编

高润霖　中国医学科学院阜外医院

内科学

总主编

高润霖　中国医学科学院阜外医院

本卷编委会

主　编

李太生　　　中国医学科学院北京协和医院

副主编（以姓氏笔画为序）

王贵强　　　北京大学第一医院

成　军　　　首都医科大学附属北京地坛医院

侯金林　　　南方医科大学南方医院

贾继东　　　首都医科大学附属北京友谊医院

编　委（以姓氏笔画为序）

马小军　　　中国医学科学院北京协和医院

王贵强　　　北京大学第一医院

王焕玲　　　中国医学科学院北京协和医院

毛　青　　　陆军军医大学第一附属医院

卢洪洲　　　复旦大学附属华山医院

白雪帆　　　空军军医大学唐都医院

成　军　　　首都医科大学附属北京地坛医院

吕　玮　　　中国医学科学院北京协和医院

吕晓菊　　　四川大学华西医院

刘正印　　　中国医学科学院北京协和医院

刘晓清　　中国医学科学院北京协和医院

孙永涛　　空军军医大学唐都医院

李太生　　中国医学科学院北京协和医院

李兴旺　　首都医科大学附属北京地坛医院

吴　昊　　首都医科大学附属北京佑安医院

张跃新　　新疆医科大学第一附属医院

范洪伟　　中国医学科学院北京协和医院

孟庆华　　首都医科大学附属北京佑安医院

赵　敏　　解放军总医院第五医学中心

侯金林　　南方医科大学南方医院

贾继东　　首都医科大学附属北京友谊医院

徐小元　　北京大学第一医院

徐英春　　中国医学科学院北京协和医院

高志良　　中山大学附属第三医院

唐小平　　广州市第八人民医院

盛吉芳　　浙江大学医学院附属第一医院

学术秘书

张　黎　　中国医学科学院北京协和医院

前　言

　　《中华医学百科全书》终于和读者朋友们见面了！

　　古往今来，凡政通人和、国泰民安之时代，国之重器皆为科技、文化领域的鸿篇巨制。唐代《艺文类聚》、宋代《太平御览》、明代《永乐大典》、清代《古今图书集成》等，无不彰显盛世之辉煌。新中国成立后，国家先后组织编纂了《中国大百科全书》第一版、第二版，成为我国科学文化事业繁荣发达的重要标志。医学的发展，从大医学、大卫生、大健康角度，集自然科学、人文社会科学和艺术之大成，是人类社会文明与进步的集中体现。随着经济社会快速发展，医药卫生领域科技日新月异，知识大幅更新。广大读者对医药卫生领域的知识文化需求日益增长，因此，编纂一部医药卫生领域的专业性百科全书，进一步规范医学基本概念，整理医学核心体系，传播精准医学知识，促进医学发展和人类健康的任务迫在眉睫。在党中央、国务院的亲切关怀以及国家各有关部门的大力支持下，《中华医学百科全书》应运而生。

　　作为当代中华民族"盛世修典"的重要工程之一，《中华医学百科全书》肩负着全面总结国内外医药卫生领域经典理论、先进知识，回顾展现我国卫生事业取得的辉煌成就，弘扬中华文明传统医药璀璨历史文化的使命。《中华医学百科全书》将成为我国科技文化发展水平的重要标志、医药卫生领域知识技术的最高"检阅"、服务千家万户的国家健康数据库和医药卫生各学科领域走向整合的平台。

　　肩此重任，《中华医学百科全书》的编纂力求做到两个符合。一是符合社会发展趋势：全面贯彻以人为本的科学发展观指导思想，通过普及医学知识，增强人民群众健康意识，提高人民群众健康水平，促进社会主义和谐社会构建。二是符合医学发展趋势：遵循先进的国际医学理念，以"战略前移、重心下移、模式转变、系统整合"的人口与健康科技发展战略为指导。同时，《中华医学百科全书》的编纂力求做到两个体现：一是体现科学思维模式的深刻变革，即学科交叉渗透/知识系统整合；二是体现继承发展与时俱进的精神，准确把握学科现有基础理论、基本知识、基本技能以及经典理论知识与科学思维精髓，深刻领悟学科当前面临的交叉渗透与整合转化，敏锐洞察学科未来的发展趋势与突破方向。

　　作为未来权威著作的"基准点"和"金标准"，《中华医学百科全书》编纂过程中，制定了严格的主编、编者遴选原则，聘请了一批在学界有相当威望、具有较高学术造诣和较强组织协调能力的专家教授（包括多位两院院士）担任大类主编和学科卷主编，确保全书的科学性与权威性。另外，还借鉴了已有百科全书的编写经验。鉴于《中华医学百科全书》的编纂过程本身带有科学研究性质，还聘请了若干科研院所的科研管理专家作为特约编审，站在科研管理的高度为全书的顺利编纂保驾护航。除了编者、编审队伍外，还制订了详尽的质量保证计划。编纂委员会和工作委员会秉持质量源于设计的理念，共同制订了一系列配套的质量控制规范性文件，建立了一套切实可行、行之有效、效率最优的编纂质量管理方案和各种情况下的处理原则及预案。

《中华医学百科全书》的编纂实行主编负责制，在统一思想下进行系统规划，保证良好的全程质量策划、质量控制、质量保证。在编写过程中，统筹协调学科内各编委、卷内条目以及学科间编委、卷间条目，努力做到科学布局、合理分工、层次分明、逻辑严谨、详略有方。在内容编排上，务求做到"全准精新"。形式"全"：学科"全"，册内条目"全"，全面展现学科面貌；内涵"全"：知识结构"全"，多方位进行条目阐释；联系整合"全"：多角度编制知识网。数据"准"：基于权威文献，引用准确数据，表述权威观点；把握"准"：审慎洞察知识内涵，准确把握取舍详略。内容"精"："一语天然万古新，豪华落尽见真淳。"内容丰富而精练，文字简洁而规范；逻辑"精"："片言可以明百意，坐驰可以役万里。"严密说理，科学分析。知识"新"：以最新的知识积累体现时代气息；见解"新"：体现出学术水平，具有科学性、启发性和先进性。

《中华医学百科全书》之"中华"二字，意在中华之文明、中华之血脉、中华之视角，而不仅限于中华之地域。在文明交织的国际化浪潮下，中华医学汲取人类文明成果，正不断开拓视野，敞开胸怀，海纳百川般融入，润物无声状拓展。《中华医学百科全书》秉承了这样的胸襟怀抱，广泛吸收国内外华裔专家加入，力求以中华文明为纽带，牵系起所有华人专家的力量，展现出现今时代下中华医学文明之全貌。《中华医学百科全书》作为由中国政府主导，参与编纂学者多、分卷学科设置全、未来受益人口广的国家重点出版工程，得到了联合国教科文等组织的高度关注，对于中华医学的全球共享和人类的健康保健，都具有深远意义。

《中华医学百科全书》分基础医学、临床医学、中医药学、公共卫生学、军事与特种医学和药学六大类，共计144卷。由中国医学科学院/北京协和医学院牵头，联合军事医学科学院、中国中医科学院和中国疾病预防控制中心，带动全国知名院校、科研单位和医院，有多位院士和海内外数千位优秀专家参加。国内知名的医学和百科编审汇集中国协和医科大学出版社，并培养了一批热爱百科事业的中青年编辑。

回览编纂历程，犹然历历在目。几年来，《中华医学百科全书》编纂团队呕心沥血，孜孜矻矻。组织协调坚定有力，条目撰写字斟句酌，学术审查一丝不苟，手书长卷撼人心魂……在此，谨向全国医学各学科、各领域、各部门的专家、学者的积极参与以及国家各有关部门、医药卫生领域相关单位的大力支持致以崇高的敬意和衷心的感谢！

《中华医学百科全书》的编纂是一项泽被后世的创举，其牵涉医学科学众多学科及学科间交叉，有着一定的复杂性；需要体现在当前医学整合转型的新形式，有着相当的创新性；作为一项国家出版工程，有着毋庸置疑的严肃性。《中华医学百科全书》开创性和挑战性都非常强。由于编纂工作浩繁，难免存在差错与疏漏，敬请广大读者给予批评指正，以便在今后的编纂工作中不断改进和完善。

刘德培

凡　例

一、《中华医学百科全书》（以下简称《全书》）按基础医学类、临床医学类、中医药学类、公共卫生类、军事与特种医学类、药学类的不同学科分卷出版。一学科辑成一卷或数卷。

二、《全书》基本结构单元为条目，主要供读者查检，亦可系统阅读。条目标题有些是一个词，例如"炎症"；有些是词组，例如"弥散性血管内凝血"。

三、由于学科内容有交叉，会在不同卷设有少量同名条目。例如《肿瘤学》《病理生理学》都设有"肿瘤"条目。其释文会根据不同学科的视角不同各有侧重。

四、条目标题上方加注汉语拼音，条目标题后附相应的外文。例如：

shānghán
伤寒（typhoid fever）

五、本卷条目按学科知识体系顺序排列。为便于读者了解学科概貌，卷首条目分类目录中条目标题按阶梯式排列，例如：

病毒性疾病 ……………………………………………………………………

　天花 ……………………………………………………………………………

　　天花疫苗 ……………………………………………………………………

　疱疹类病毒性疾病 ……………………………………………………………

　　单纯疱疹 ……………………………………………………………………

　　水痘 …………………………………………………………………………

　　带状疱疹 ……………………………………………………………………

　　巨细胞病毒病 ………………………………………………………………

　　EB 病毒病 …………………………………………………………………

　　　传染性单核细胞增多症 …………………………………………………

为反映学科架构，部分条目名重复出现在目录中。

六、各学科都有一篇介绍本学科的概观性条目，一般作为本学科卷的首条。介绍学科大类的概观性条目，列在本大类中基础性学科卷的学科概观性条目之前。

七、条目之中设立参见系统，体现相关条目内容的联系。一个条目的内容涉及其他条目，需要其他条目的释文作为补充的，设为"参见"。所参见的本卷条目的标题在本条目释文中出现的，用蓝色楷体字印刷；所参见的本卷条目的标题未在本条目释文中出现的，在括号内用蓝色楷体字印刷该标题，另加"见"字；参见其他卷条目的，注明参见条所属学科卷名，如"参见□□□卷"或"参见□□□卷□□□□"。

八、《全书》医学名词以全国科学技术名词审定委员会审定公布的为标准。同一概念或疾病在不同学科有不同命名的，以主科所定名词为准。字数较多，释文中拟用简称的名词，每个条目中第一次出现时使用全称，并括注简称，例如：甲型病毒性肝炎（简称甲肝）。个别众所周知的名词直接使用简称、缩写，例如：B 超。药物名称参照《中华人民共和国药典》2015 年版和《国家基本药物目录》2012 年版。

九、《全书》量和单位的使用以国家标准 GB 3100～3102—1993《量和单位》为准。援引古籍或外文时维持原有单位不变。必要时括注与法定计量单位的换算。

十、《全书》数字用法以国家标准 GB/T 15835—2011《出版物上数字用法》为准。

十一、正文之后设有内容索引和条目标题索引。内容索引供读者按照汉语拼音字母顺序查检条目和条目之中隐含的知识主题。条目标题索引分为条目标题汉字笔画索引和条目外文标题索引，条目标题汉字笔画索引供读者按照汉字笔画顺序查检条目，条目外文标题索引供读者按照外文字母顺序查检条目。

十二、部分学科卷根据需要设有附录，列载本学科有关的重要文献资料。

目　录

感染性疾病学（infectious diseases）　研究各种感染性疾病的发生、发展、传播、诊断、治疗和预防的学科。其重点在于研究各种感染性疾病的临床表现、诊断依据、鉴别诊断、治疗方法和预防措施，以求达到治病救人、防治结合的目的。感染性疾病是指病原微生物如细菌（包括支原体、立克次体、衣原体和螺旋体）、真菌、病毒和寄生虫（包括原虫和蠕虫）感染人体所致疾病，病种广泛，危害甚大，包括非传染性感染性疾病和传染病。传染病是指病原生物感染人体后产生的有传染性、在一定条件下可造成流行的疾病。非传染性感染性疾病也是在病原生物的作用下引起的疾病，但不具有传染性，因此不引起人与人之间的传播，如女性尿道感染、外科手术术后伤口的感染、感染性心内膜炎等。

简史　包括以下几方面。

学科形成　历史上人类与感染性疾病不断地进行着斗争，也可以说人类的历史绝大部分是感染性疾病的历史。在分类疾病中传染病大流行伴随着人类文明进程而来，并对人类文明产生深刻和全面的影响。在漫长的历史长河中，众多传染病的暴发流行被称为瘟疫，曾给人类带来巨大的灾难，甚至改写过人类的历史。人类不断研究传染病的病原体、流行规律、致病机制，从未知到有知；在诊断和防治传染病技术方面，从经验时期、实验时期到现代分子生物学时期，积累了丰富的经验和深刻的教训。在当时落后的条件下，人类凭感性认识，估计或推论传染病的病因及其流行规律，逐步形成了独立的学科。

感染性疾病学发展的里程碑历史中出现的重大事件如微生物的发现、免疫学的兴起及抗生素的发现和应用等极大地促进了感染性疾病学的发展。

微生物的发现　1346 年欧洲鼠疫的大流行使人们意识到疾病传染的可能性。1676 年荷兰安东尼·列文虎克（Antony van Leeuwenhoek）自制显微镜成功并相继在牙垢、井水、粪便中发现微小生物（包括细菌），正确描述了它们的形态。17 至 18 世纪随着物理学、化学及生物学等基础科学的发展，尤其法国科学家 Louis Pasteur（路易斯·巴斯德）及德国医师罗伯特·科赫（Robert Koch）等对细菌学的重大贡献，以及许多传染病的病原体被证实，使得感染性疾病学沿着现代医学的轨道迅速发展。

免疫学的兴起　主要与疫苗相关。早在中国南宋时期，就已创造性地发明了人疫苗，即用人工轻度感染的方法达到预防天花的目的。继人疫苗之后，免疫学上一个重要的发展是 18 世纪末英国医师爱德华·詹纳（Edward Jenner）首创的牛痘苗。至 19 世纪末，由于微生物学的发展，相继发现了许多病原微生物，免疫学也随之迅速发展。20 世纪 70 年代末人类消除了天花。

抗生素的发现和应用　抗生素的应用被誉为 20 世纪最伟大的医学成就，许多传染病得到控制甚至根除。但随着抗生素的应用，临床上亦出现了一系列问题。细菌性耐药是 21 世纪全球关注的热点，它对人类生命健康所构成的威胁不亚于艾滋病、癌症和心血管疾病所构成的威胁。

学科发展现状　由于人类自身的不断努力和卫生条件的不断改善，某些致病性的病原微生物被有效地控制或消灭，感染性疾病尤其是传染病的发病率显著降低。在这一背景下，20 世纪六七十年代国外有少数学者曾提出"现在是应该关上《传染病学》这门教科书的时候了"，中国也有一些学者建议将研究重点转移到心脏病、癌症和精神病等。这种观点低估了病原生物对人类的危害性，忽视了具有潜在增加趋势的病原体，包括由新病原、变异病原、动物源性病原、再发病原、机会性感染性病原及抗菌药物耐药性病原等引起的感染病。自1972 年以来已鉴定出新发现的感染性疾病病原体达 40 余种，这些病原体所致的传染病称为新发传染病，相继流行，如冠状病毒引起的严重急性呼吸综合征（即传染性非典型肺炎），大肠埃希菌 O157H7 引起的出血性结肠炎，H7N9 型、H5N1 型禽流感等，使人们付出了惨痛的代价。据 WHO 估计，全球平均每年约有 1700 万人死于各类传染病，占全球死亡人数的 32.7%。例如，目前流行的艾滋病、埃博拉病毒出血热、禽流感等给人类健康带来了极大的挑战。因此，在当今社会，感染性疾病学依然扮演着重要角色，研究新发传染病及预防古老的传染病将与人类的现在与未来携手同行。

研究范围　感染性疾病学的研究范围非常广泛，包括病毒感染、衣原体感染、立克次体病、支原体感染、细菌感染、真菌感染、螺旋体感染、原虫感染、蠕虫感染等，以及特殊情况下的感染，如免疫缺陷患者的感染、人畜共患感染、医院感染等。

研究方法　流行病学调查是感染性疾病重要的研究内容和方法，可为了解疾病现状和发生发展提供重要依据。循证医学作为感染性疾病学研究的经典方法，高质量的前瞻性随机对照研究、荟萃分析或高质量的病例及队列研究，为感染性疾病的预防、诊断、治疗等提供科学可信的证据。应用微生物的分离、提纯及鉴定技术探索新发、复杂感染病的病原学，利用实验动物或细胞模型也是感染性疾病研究中的重要方法。利用基础学科的研究方法和技术，包括分子生物学技术、基因芯片、基因组学、蛋白质组学等，从微观角度深入研究感染性疾病的发生机制、诊断及预后。

同邻近学科的关系　感染性疾病学与其他学科有着密切的联系，其研究内容远超出该学科的范围。儿童是多种急性传染病的主要患者，故必须掌握内科和儿科的基本理论和知识。传染病具有特定的病原体且种类复杂，许多感染性疾病有感染后免疫，因此微生物学、寄生虫学、免疫学、生物化学和病理生理学知识是该学科的必备基础。传染病在一定的条件下可形成流行、大流行甚至暴发流行，故还必须掌握流行病学的基本知识和研究方法。确诊传染病应尽可能作到病因诊断，并结合病理诊断、功能诊断和并发症诊断。治疗传染病，更应结合微生物及抗生素相关知识，合理选用药物。尤其是对发热原因待查患者，更是考验感染性疾病学医师的多学科知识储备及临床思维的机会。

应用和有待解决的重要课题　随着社会经济文化生活的变化和大量现代医疗措施的实现，出现了一些新的问题。①性传播性疾病增多：患梅毒、淋病、艾滋病等性传播疾病的育龄女性增多，通过垂直传播给婴儿使早已消灭的先天性梅毒又重复出现，小儿淋病、人类免疫缺陷病毒感染等在临床上也可看到。②医源性感染和滥用抗生素增多：由于侵袭性操作广泛应用、器官移植治疗技术的进步、免疫抑制治疗人群的增多、广谱抗生素应用等导致医源性感染、重症感染、耐药菌感染发病率升高，病死率高，住院时间长，治疗花费大，给家庭及社会带来了巨大的经济负担。

随着医学模式的转变，人们认识到宿主、环境和微生物的关系十分复杂，他们之间的平衡决定着机体的健康水平。感染性疾病的研究涉及微生物的致病性、宿主免疫力、环境影响及微生态的演替。今后研究与防治感染性疾病的展望：①应用现代科学，深入研究各种感染源与机体的相互作用和其影响因素，以明确感染性疾病的发生、发展机制和规律，为诊断和防治这些疾病奠定科学基础。②加强对感染源检测手段的开发，使用敏感、特异、快速的多种病原综合检查方法，防止滥用抗感染药物。③继续加强消毒和隔离措施，不断提高管理水平，减少和杜绝医院内和医源性感染的发生。

随着现代科学的发展，人们对感染性疾病认识不断深入，感染性疾病的治疗也将由症状治疗到病因治疗，由微生物治疗到提高机体免疫力的治疗，由杀菌为主的治疗转为平衡机体环境的治疗，更将从治疗转入预防。人类与感染性疾病的斗争将是永恒的话题同时带有与时俱进的色彩。

(李太生)

gǎnrǎnxìng jíbìng

感染性疾病（infectious disease）　病原体侵犯人体引起损伤所致疾病。通常由各种致病或条件致病的病原体引起，能在正常或非正常人群中流行的疾病。包括传染病和非传染性感染性疾病。

病因及发病机制　感染性疾病的致病和传播因素有感染源（病原体）、感染/传播途径和易感人群。病原体是能引起疾病的微生物和寄生虫的统称，微生物包括病毒、衣原体、立克次体、支原体、细菌、螺旋体和真菌，寄生虫主要有原虫和蠕虫。不同类型感染性疾病的感染/传播途径不同，常见感染途径包括呼吸道、消化道、直接接触等。易感人群是对某种感染病易感的人群整体，易感者在人群中达到一定比例时，又有感染源和合适的传播途径，即易发生传染病流行。

病原微生物常通过直接损伤、毒素作用和免疫机制引起机体病变。病原体可直接进入细胞内引起细胞凋亡，或通过机械运动及分泌酶破坏细胞及组织（如溶组织内阿米巴）。有些病原体释放内毒素或外毒素杀伤细胞，或选择性损伤靶器官（如肉毒杆菌的神经毒素）。革兰阴性杆菌裂解后产生的内毒素可激活单核巨噬细胞分泌肿瘤坏死因子-α和其他细胞因子而导致发热、休克及弥散性血管内凝血等。有些病原体能抑制细胞免疫（如麻疹）或直接破坏T细胞（如艾滋病），更多的病原体通过变态反应导致组织损伤，其中又以Ⅲ型（免疫复合物型）及Ⅳ型（细胞介导型）变态反应（如结核病）最常见。

临床表现　感染性疾病最常见的症状有感染中毒症状、皮疹、肝脾大。其中感染中毒症状在局部表现为红、肿、热、痛，在全身表现为发热、寒战、头痛、乏力、恶心、呕吐、全身酸痛无力、烦躁、意识障碍等，这些症状均为非特异性。若不能及时控制感染，将出现感染性休克、弥散性血管内凝血、多器官功能障碍综合征等，甚至可危及生命。各种致病微生物感染均可引起皮疹，同一种皮疹可见于不同疾病，同一种疾病也可表现为不同的皮疹，有些疾病皮疹类型较为固定，如麻疹的斑丘疹、水痘的水疱等，可为诊断提供参考。急性感染时，肝脾大常为轻中度，质地较软，而慢性感染时肝脾大可为中重度，质地较韧或偏硬。此外，不同病原体在不同部位所致感染，会导致相应器官或系统症状，如泌尿系统感染出现尿频、尿急、尿痛，消化道感染出现腹痛、腹泻等。

辅助检查　实验室检查包括常规检查、病原学检查、免疫学检查、分子生物学检查等。常规检查包括血、尿、粪便常规，可以为诊断提供初步线索；生化检查可以帮助判断器官受累程度，评价病原体对机体的影响；病原学检查包括直接镜检、病原体分离与培养，可最终确诊。若有些病原学检查的标本难以获得，或培养的阳性率较低，血清学检查（检测血清中的抗原或抗体）也有助于诊断。近年来分子生物学技术，尤其是基因扩增技术，开始广泛用于感染性疾病的研究和诊断，有助于快速、准确地鉴定病原体及检测耐药基因。此外，影像学、内镜及活体病理组织检查，对于感染性疾病的诊断和鉴别均具有重要意义。

诊断　综合流行病学史、临床症状和体征，可有初步的临床诊断，再结合实验室检查（尤其是病原学检查）的结果，即可确诊。对于临床高度怀疑但无法取得翔实的检查结果支持（如结核

病的诊断）的病例，可给予经验性治疗，若治疗有效，也可确定诊断。

治疗　应坚持治疗、护理与预防并重，病原体治疗与对症支持治疗并重。根据不同的病原体，病原体治疗可以是抗生素、抗病毒药、抗真菌药、抗原虫及蠕虫药，应根据病原学检查结果合理选用。

预防　一切预防措施应针对感染病的3个基本环节，即控制传染源、切断传播途径、保护易感人群。其中预防接种是经济、有效的预防措施，如接种卡介苗预防肺结核、种痘预防天花等。

（李太生　荆凡辉）

fēichuánrǎnxìng gǎnrǎnxìng jíbìng

非传染性感染性疾病（non-communicable infectious disease）
病原体感染所致不具传染性及流行性的疾病。属感染性疾病的范畴。感染性疾病分为传染病和非传染性感染性疾病。非传染性感染性疾病与传染病最大的不同是其不具有传染性，通常不会引起人与人或人与动物之间的传播。非传染性感染性疾病的发生也需要病原体，但这些病原体不具有传染性，只在具有一定易感基础的患者才引起感染的发生，不造成疾病在正常人群中流行。例如，耳源性脑膜炎和流行性脑脊髓膜炎，临床上均表现为化脓性脑膜炎，但前者无传染性，不需隔离，后者则有传染性。感染性心内膜炎是一种非传染性感染性疾病，其致病菌以草绿色链球菌和金黄色葡萄球菌多见，但是这两种细菌不会通过患者传播给其他人，引起人与人之间的传播。女性常见的尿道感染，其致病菌多为泌尿系常见定植菌，正常时不引起感染症状而与机体共

存。贫血、劳累、外伤等因素导致机体免疫力下降，局部黏膜屏障破坏，或有输尿管梗阻因素存在，引发局部感染症状甚至全身感染表现，但不会引起人与人之间传播。外科手术术后伤口的感染，多源于人体第一道免疫防线皮肤黏膜屏障被破坏，皮肤表面或空气中的微生物入侵而引起伤口感染，不具有传染性。

（李太生　岳永松）

chuánrǎnbìng

传染病（communicable disease）
病原体感染所致有传染性可造成流行的疾病。病原体包括病原微生物和寄生虫。目前，传染病已不再是引起人类死亡的首要病因，但有些传染病，如病毒性肝炎、流行性出血热、狂犬病、结核病和感染性腹泻等仍广泛存在，威胁着人类的健康和生命。新发传染病如人禽流感、中东呼吸综合征、埃博拉病毒病及寨卡病毒病等也不断涌现，给人类健康带来更大的威胁（表）。

流行过程及影响因素　传染病的流行需要同时具备传染源、传播途径（或传播媒介）和人群易感性3个条件。患者、隐性感染者、病原携带者及感染动物为常见的传染源。病原体可通过呼吸道、消化道、接触、虫媒和血液、体液等途径水平传播，也可通过母婴途径垂直传播。人群中对多数传染病普遍易感。若遇适合传播条件，则很容易发生流行。

地理、生态和气候等因素对传染病的发生和发展有重要影响，如黑热病在中国北方多发，血吸虫病在南方流行，疟疾在夏秋季发病率较高等。某些自然生态环境为传染病在野生动物之间的传播创造了良好条件，如鼠疫、恙虫病和钩端螺旋体病等，人类进

入这些地区时亦可受到感染，称为自然疫源性疾病。此外，社会因素包括社会制度、经济状况、生活水平及文化程度等对传染病的流行也有决定性影响，如随着全球化的进展，病原体在不同地区之间的流动加速了疫情传播，如 MERS 病毒跨越整个亚洲大陆引发东亚地区的韩国出现大规模疫情。

特征 传染病之所以不同于其他疾病，主要有以下 4 个特征。①病原体：每种传染病都由特异性病原体引起。②传染性：病原体可通过某种途径感染他人。③流行病学特征：包括流行性、季节性、地方性和外来性。④感染后免疫：有些传染病如麻疹、脊髓灰质炎和流行性乙型脑炎等感染后可获得较长时间的免疫力，而有些传染病则感染后免疫力持续时间较短，如流行性感冒、细菌性痢疾和阿米巴病等。

传染病的临床特点：病程发展的阶段性，急性传染病的发生、发展和转归通常分为潜伏期、前驱期、症状明显期和恢复期。常见的症状和体征，包括发热、发疹、毒血症状和单核-巨噬细胞系统反应等。

诊断 传染病的诊断需通过临床资料、流行病学资料和实验室及其他检查资料综合分析。实验室检查对传染病的诊断有特殊意义，病原体的检出和分离培养可直接确定诊断，免疫学检查可提供重要根据。除显微镜检查、聚合酶链反应或反转录聚合酶链反应等传统的检测手段外，各种系统生物学技术，包括基因组学、蛋白质组学和代谢组学的主要技术已开始应用于传染病的研究。新兴技术如基于 Cas13a 的分子检测平台 SHERLOCK 以其快速、敏感、特异和经济等优点有望成为新一代检测手段。

治疗 应坚持综合治疗的原则，即治疗与护理、隔离与消毒并重，一般治疗、对症治疗与病原体治疗并重的原则。病原体治疗又称特异性治疗，是针对病原体的治疗措施，具有抑制或杀灭病原体的作用，达到根治和控制传染源的目的。针对不同病原体，常用药物有抗生素、化学合成药和免疫制剂等。

预防 针对传染病流行过程 3 个基本环节采取综合措施。①管理传染源：传染病报告制度是早期发现和控制传染病的重要措施。中国目前的法定报告传染病分为甲、乙、丙 3 类，共 39 种。②切断传播途径：隔离和消毒是主要措施。③保护易感人群：预防接种（包括主动免疫和被动免疫）对传染病的控制和消灭起着关键性作用，其他如改善营养、体育锻炼可提高机体抗病能力的措施。为了更好地应对新发传染病，全球性疫苗研发联盟——流行病防范创新联盟（the Coalition for Epidemic Preparedness Innovations, CEPI）于 2016 年正式成立，旨在通过加速疫苗研发防控流行病。"同一个健康"策略，即通过加强跨学科、跨部门、跨地区的交叉合作促进人类健康、动物健康和环境健康的协调发展，也是应对新发传染病的有效途径。

（李太生　刘玉斌）

rén-chù gònghuànbìng

人畜共患病（zoonosis）

在人类和脊椎动物之间自然感染与传播，由共同病原体引起，流行病学上又有关联的疾病。又称人畜共患感染。全球人畜共患病约有 250 种，中国已被证实的人畜共患病约为 130 种。病原体包括朊病毒、病毒、立克次体、衣原体、细菌、真菌和寄生虫等。中国法

表　2000 年以来中国新发传染病概述

发现年份	病原体	所致疾病	主要临床表现
2003	SARS 冠状病毒	严重急性呼吸综合征	发热、头痛、肌肉酸痛、呼吸衰竭
2009	甲型 H1N1 流感病毒	甲型 H1N1 流感	流感样症状为主，体征主要包括咽部充血和扁桃体肿大，部分重症患者出现肺炎和呼吸衰竭
2010	新布尼亚病毒	蜱虫病	发热，伴白细胞、血小板减少，多器官功能障碍综合征
2013	禽流感病毒 H7N9	人禽流感	流感样症状为主，部分重症患者出现肺炎和呼吸衰竭
2014	登革病毒	登革热	肌肉、骨关节剧烈酸痛，部分患者出现皮疹、出血倾向、淋巴结肿大、白细胞和血小板减少等
2015	中东呼吸综合征冠状病毒	中东呼吸综合征	发热、头痛、关节肌肉痛、干咳，重症患者可发展为多器官功能障碍综合征而致死
2015	寨卡病毒	寨卡病毒病	低热、斑丘疹、关节疼痛、结膜炎，其他症状包括肌痛、头痛、眼眶痛、无力等

定传染病中的大多数都属于人畜共患病，常见的包括艾滋病、肺结核/结核病、布氏菌病、狂犬病、流行性乙型脑炎等。大部分人畜共患病的发病率较低，且呈地方性发病，其临床表现和病情轻重各不相同。

特征　①宿主的广泛性：宿主即为病原微生物提供生存所需营养和环境的生物。人畜共患病的病原体繁多，而有些病原体还可以感染多种宿主，如犬、猫和狼都可携带狂犬病毒，鼠疫病原菌更是可以从214种动物身上分离获得。②具有自然疫源性和地方性：自然疫源性是指在无人和家养动物的条件下，病原体感染宿主（主要是野生脊椎动物）之间流行，并在该地区长期存在。人畜共患病的病原体来自动物，尤其是野生动物。这些野生动物多存在于各自特定的生态环境中，因此人畜共患病通常具有地方性。③人与动物感染后表现的近似性和差异性：人与动物的种属和进化阶段不同，病原体感染人体后，其传播方式、流行过程和临床表现与动物感染不尽相同。既有相似之处，如乙型脑炎病毒感染在人类和动物宿主中均可引起发热、精神不振、反应迟钝等表现，又有不同之点，如汉坦病毒在啮齿类动物中呈隐性感染，不引起症状，而在人类却可导致病情凶险的流行性出血热。④受感染人员的职业倾向性：不同职业的人群进入自然疫源地的机会不同，因此人畜共患病具有明显的职业倾向性。野外勘探人员、林业人员、石油工人、牧民等长期处于野外环境中的人群暴露于自然疫源的机会远高于其他职业人群，感染患病的概率也较高。

频发原因　①生态环境改变：经济开发破坏生态环境，打破生态平衡，引起自然疫源性疾病的发生与流行。例如，人类进入原始森林采伐或打猎时，易患森林脑炎、黄热病等。②病原体变异与耐药株的出现：生态环境变化，病原微生物为适应新环境而发生基因突变、重组等变异和进化，毒力增强，引起新的传染病流行。滥用抗生素或免疫制剂，诱发病原微生物变异，出现变异毒株和耐药菌株，引发传染病的再度暴发与流行。③动物经济的发展：人类对畜禽肉、奶、蛋的需求增加，畜禽养殖规模扩大，集约化养殖，密度升高，导致动物疫病更易流行。随着国际贸易的繁荣，大量畜禽制品在国间流通，一旦检疫不严就可能引进携带病原体的畜禽，将人畜共患病传入国内。

防控对策　与其他传染性疾病一样，人畜共患病的防控从控制感染源、切断传播途径、保护易感人群3个环节入手。

阻断人畜共患病从动物传播到人　包括控制野生动物数量和阻断从动物传染给人。后者是根本措施。例如，减少非必要的生产或生活行动，尽量避免与可能携带病原体的动物接触；杀灭、驱避或隔离蚊、蝇、蜱、螨等媒介生物。

防控动物宿主　包括杀灭病畜、隔离检疫等措施。杀灭疫源动物不仅可以阻止动物疾病传染感染人类，还可阻止疾病向更多的动物种群扩散。杀灭措施无效或对珍稀保护动物等不能采取杀灭措施的对象，隔离检疫能达到阻止流行的目的。

保护易感人群　对流行区内的高危易感人群进行预防接种是预防和控制人畜共患病发生与流行的重要措施。已投入使用的疫苗有流感疫苗、鼠疫菌苗、布氏菌病疫苗、卡介苗、狂犬病疫苗、流行性乙型脑炎疫苗等。

（李太生　康爽）

zìrán yìyuánxìng jíbìng

自然疫源性疾病（natural focal disease）　人接触不需人类参与也可在动物间循环的病原体所致疾病。又称生物性地方病。人的感染和疾病的流行对病原体长期在自然界中保存并非必需的特性。病原体主要感染动物，通常在动物间传播。具有动物传源、传播媒介，人类进入该地区后有机会被感染患病，这样的地区称为自然疫源地。目前全球一些严重的传染病，几乎均属于自然疫源性疾病。中国也是世界上自然疫源性疾病流行较严重的国家。20世纪90年代国家卫生部成立了自然疫源性疾病专家咨询委员会，定期召开工作会议并举办学术交流活动，对自然疫源性疾病的防控进行指导和提供咨询建议。随着近年来监测和研究工作的不断深入，自然疫源性疾病疫情的整体形式有所遏制，发病有所下降，但死亡率仍居高不下。

目前世界上已知的自然疫源性疾病有8类180余种。①病毒性疾病：森林脑炎、流行性乙型脑炎、流行性出血热、狂犬病、登革热等。②立克次体病：恙虫病、Q热、地方性斑疹伤寒、蜱传斑疹伤寒等。③细菌病：鼠疫、土拉菌病、炭疽、布氏菌病、沙门菌病等。④螺旋体病：蜱传回归热、钩端螺旋体病、波斯蜱回归热等。⑤衣原体病：鹦鹉热。⑥真菌病：隐球菌病。⑦原虫病：疟疾、弓形虫病、利什曼原虫病。⑧蠕虫病：丝虫病、血吸虫病、棘球蚴病、旋毛虫病、华支睾吸虫病、肺吸虫病等。

学说发展 巴甫洛夫斯基（Pavlovski）于 1939 年 5 月 29 日在全苏科学院大会上报告"传染病和寄生虫病的自然疫源性"时提出自然疫源性理论，首次对流行病学概念及传染病的自然传染源做了科学总结，也为防治工作提出了具体办法。

该学说的发展主要分为 3 个阶段。①第一阶段：三位一体学说，认为病原体、媒介和宿主动物是自然疫源性疾病不可缺少的三要素。②第二阶段：非虫媒性传染病类型，认为并不是在任何自然疫源性疾病中媒介都作为必要要素之一。③腐生自然疫源性：认为病原体在自然界中的存在甚至与温血动物无关，动物或人只是偶然介入，自然疫源地可以是土壤型或水型生态系。

传播方式 ①直接接触传播：人与被感染的动物或其排泄物直接接触而患病。②饮食传播：人食用含有传染性病原体的水或食物而患病。③媒介传播：人被感染的吸血节肢动物叮咬而患病。④呼吸道传播：人吸入含有传染性病原体的气溶胶而患病。

疾病发生与流行特征 ①区域性：自然疫源性疾病的病原体只有在特定的环境中存在，而特定的环境只有地球上特定的区域才存在，故自然疫源性疾病具有明显的区域性。例如，中国血吸虫病的流行区与钉螺的地区分布一致，只分布于长江两岸及长江以南的 12 个省、直辖市、自治区。但区域性并非绝对，有些疾病的分布呈全球性，如弓形虫病。②季节性：自然疫源性的病原体以动物为宿主，主要以节肢动物为传播媒介。在自然界中，这些宿主与媒介的活动和消长以及免疫状态等因环境条件的变化而改变，导致自然疫源性疾病的传播与发生表现出明显的季节性。例如，流行性乙型脑炎主要传播媒介是三带喙库蚊，动物宿主为猪。三带喙库蚊的数量一般在夏季达到高峰，故人感染流行性乙型脑炎主要集中在夏季。③受人类生产活动的影响较大：人类进行生产、生活等活动时需要改造自然，包括开垦荒地，兴修水利，大面积砍伐森林等都在不同程度上改变了病原体赖以生存和循环的区域生态圈中物种的数量和组成，导致疾病的增强、减弱、消失，甚至从前无此病的地区发生了此病。例如，在亚洲南部，扩大灌溉系统使流行性乙型脑炎在新开发的水稻种植区出现和流行。

防治 自然疫源性疾病数十种预防措施各异，关键在于了解病原体，在一个自然疫源地可有一种或多种传染源，一种动物体内可以有一种或多种病原体。全面调查某地区的动物传染源，对于疾病的防治非常必要。正确认识动物与人的关系，培养健康、环保的生活习惯和消费方式，摒弃传统的歪风陋俗，可以有效切断传播途径。自然疫源性疾病的发生与人类经济活动密切相关，大面积砍伐森林、兴修水利、垦荒开田、排放污水等人为地改变自然环境，容易破坏该地区病原体所依赖的动植物的平衡。因此，环境保护可以有效预防自然疫源性疾病的发生。

监测与防治建议：①加强传染病相关影响因素的研究，提高监测预警能力。②加强免疫接种和防治策略的效果评价，提高防治水平。③加强媒介生物和宿主动物的综合治理，有效控制自然疫源性疾病的传播。④加强相关部门和领域间的交流与合作。⑤加强国际交流与协作。

（李太生 林铃）

rèdàibìng

热带病（tropical disease） 热带或亚热带地区流行或特有的感染性疾病。临床上多指肆虐于湿热环境的疾病，如疟疾、利什曼原虫病及登革热等。随着生活条件、卫生状况的改善，热带病逐渐从世界上大部分地区消失。然而在 149 个国家，有近 10 亿人依然因一些鲜为人知的热带病致残甚至致死。这些热带病受气候对媒介和储存宿主的限制，并依赖恶劣的卫生条件传播，好发于热带贫困地区。受侵袭者深受其扰，外界却知之甚少；预防和治疗花费大，贫困却制约了公共卫生服务及市场开发：因贫致病，因病致贫。因此，WHO 于 2010 年发布关于被忽视的热带病的第一份报告《被忽视的热带病：全球影响与防治对策》，将 17 种（类）被忽视的热带病提上国家和国际卫生议程，其中包括登革热、狂犬病、沙眼、布路里（Buruli）溃疡、地方性密螺旋体病、麻风、美洲锥虫病、非洲锥虫病、利什曼原虫病、囊尾蚴病、麦地那龙线虫病、棘球蚴病、食源性吸虫感染、淋巴丝虫病、盘尾丝虫病、血吸虫病及土源性蠕虫病。在 2017 年被忽视的热带病战略和技术咨询小组第十次会议上，着色芽生菌病及其他深部真菌病、疥疮及其他体表寄生虫病，以及蛇咬伤和蛇毒伤也被列入被忽视的热带病名录。

病原体 1991 年，安德森（Anderson）和梅（May）提出根据病原体的种群动力学、流行病学和感染过程，将严重损害人体健康的病原体大体分为微寄生生物和大寄生生物。例如，沙眼、着色芽生菌病、登革热及利什曼原虫病等热带病由微寄生生物所致，囊尾蚴病、血吸虫病、土源性蠕虫病等热带病则由大寄生生物所致。

传播途径 大多数微寄生生物的生活史较简单，并在宿主体内复制。它们可能通过以下方式传播：①通过环境污染直接传播。②通过密切接触直接传播，包括经胎盘传播。③通过媒介间接传播，该媒介可能是或不是中间宿主。④通过血液或器官移植传播。微寄生生物引起的感染可以是急性发作（可致死或恢复）、周期性发作（病原体在宿主体内反复生长与衰亡）或隐性（休眠状态，难以检测出病原体）至亚临床感染（无症状，但可检出病原体）。

除一些不需中间宿主的土源性蠕虫外，大多数大寄生生物的生活史通常较复杂，具有中间宿主和保虫宿主，且一般人作为终末宿主时，不会在人体中复制。大寄生生物的传播途径包括：①直接通过受污染的环境摄入。②直接经皮肤钻入。③通过食用被感染的中间宿主或保虫宿主的组织间接感染。④以中间宿主为媒介间接传播。大寄生生物所致感染通常呈慢性，一般认为其死亡率低，但患病者数以百万计。

多种微寄生生物和大寄生生物因其人畜共患的特点而存活与传播，防治较困难。人畜共患病通常经人类的行为、文化或食物供应进入这些病原体的传播途径，使人类感染这些本属野生动物或家畜的疾病。

临床表现 热带病临床表现多样，但因流行地区简陋的医疗条件多可导致患者丧失劳动力、残疾甚至死亡：盘尾丝虫病和沙眼可导致失明；麻风和丝虫病所致伤残阻碍经济发展与社会生活；

布路里溃疡可致残，为了挽救生命而不得不截肢；非洲锥虫病很快使人变得衰弱，若不治疗，死亡率几乎可达100%；若未进行暴露后的预防注射，狂犬病引起的急性脑炎总是致命的；不同类型的利什曼原虫病常留下永久性瘢痕，或完全破坏鼻、口、喉的黏膜，最严重的是侵袭内脏，若不治疗则迅速致命；美洲锥虫病能引起年轻人的心脏疾病；严重的血吸虫病加重营养不良并损害儿童的认知发育；麦地那龙线虫病可引起剧痛，折磨患者使其衰弱，有时呈迁延性，常出现在农业生产的高峰季节；登革热是一种快速播散的虫媒病，主要侵袭城镇的贫困人群。

防治 WHO推荐预防和控制被忽视的热带病的5项公共卫生策略包括：预防性化疗，强化病例管理，媒介控制，提供安全饮用水和环境卫生设施，以及兽医公共卫生（即应用兽医科学以保障人类健康）。虽然就某一特定疾病或一类疾病的防治会以一种手段为主，但在一地综合实施5项策略会取得更佳的防治效果。控制阶段可分为4期：已消灭期、消灭前期、控制期和传播期。

中国被忽视的热带病概况
在中国，丝虫病是唯一处于已消灭期的被忽视的热带病，并持续处于严密监控中。血吸虫病、利什曼原虫病、麻风、狂犬病和沙眼处于消灭前期，计划于2020年达到消灭目标。土源性蠕虫病处于控制期。许多食源性人畜共患寄生虫病、棘球蚴病和登革热正出现或再次出现。而一些热带病常被忽视，目前中国尚缺乏有关这些被忽视的热带病分布情况的详细资料（表1）。应重点绘制疾病分布图、预测传播时间和空间、

评估疾病负担，这将为所有地区开展有效控制和消灭计划提供具体数据。

通过卫星上装载的仪器获得的遥感信息连同地理信息系统可用于绘制大规模流行病学数据的直观图，并预测被忽视的热带病的流行情况和未来趋势。对缓慢传播地区诊断方法的改进需求越来越迫切。目前的控制和消灭计划在降低传播率方面是成功的。诊断方法的改进是有效监测反应系统的重要组成部分。

控制和消灭被忽视的热带病进展，不仅依赖于资源分配和优先顺序的设定，还需要认识卫生信息系统的发展。制定循证决策和干预的适时信息，旨在支持资源分配和强化整个卫生系统，而非仅关注疾病本身。将卫生信息系统与跨领域主题（如多种寄生虫感染和合并症）、社会科学和能提升联系起来的研究需要为目前的控制和消灭计划作补充（表2）。

（李太生 邹梦廉）

lǚyóuzhě gǎnrǎnxìng jíbìng
旅游者感染性疾病（infectious disease in travellerstourists） 国际及国内旅行者暴露并感染病原体所致传染性疾病。种类很多，如疟疾、巴贝虫病、丝虫病、非洲锥虫病、美洲锥虫病、回归热、巴尔通体病等。所感染疾病的种类与所在地区、停留时间、交通方式、活动类型及旅游者本身的身体状况（年龄、性别等）相关。建议旅行前应先了解目的地环境、饮食条件、活动类型及自身健康状况所可能带来的患病风险，做好如疫苗接种、防蚊防虫、饮食卫生等预防保健工作。可通过消化道、呼吸道、虫媒及性接触等途径传播，临床表现各异（表）。

（李太生 耿陶然）

表1　中国主要被忽视的热带病

热带病	病原体	感染人数（年份）	流行地区患病率（%）	在中国的地理分布	传播的主要触发因素
蛔虫病	似蚓蛔线虫	8540万（2010）	6.8	全中国	缺乏卫生设施，使用粪便，食用未洗净且被污染的蔬菜和水果
钩虫病	十二指肠钩口线虫和美洲板口线虫	4660万（2010）	3.7	主要位于南部和西部	缺乏卫生设施，使用粪便，接触被污染的土壤
鞭虫病	毛首鞭形线虫	2210万（2010）	1.8	主要位于中部和东部	缺乏卫生设施，使用粪便，食用未洗净且被污染的蔬菜和水果
血吸虫病	日本血吸虫	286800（2011）	0.14	长江流域以南7个省	接触含日本血吸虫幼虫的水源
华支睾吸虫病	华支睾吸虫	1250万（2004）	2.4	26个省	食用生的或未煮熟的淡水鱼
肺吸虫病	肺吸虫属	300万（2004）	1.7	24个省	食用生的或未煮熟的河蟹
片吸虫病	巨片吸虫和肝片吸虫	无数据	无数据	主要位于南部	摄入未煮熟的淡水植物和被污染的水
囊虫病/绦虫病	猪肉绦虫、牛肉绦虫和亚洲带绦虫	700万（囊虫病）55万（绦虫病）（2004）	0.58（囊虫病）0.28（绦虫病）	29个省，特别是西部	食用未煮熟且被污染的牛肉或猪肉
棘球蚴病	细粒棘球绦虫或多房棘球绦虫幼虫	38万（2004）	1.08	中国西部	接触牲畜或摄入被污染的蔬菜或水
内脏利什曼病	杜氏利什曼虫和婴儿利什曼虫	402例新发病例（2010）	无数据	长江以北6个省	白蛉叮咬
沙眼	沙眼衣原体	无数据	无数据	全中国	眼睛接触被污染的水或手
麻风	麻风分枝杆菌	6032（2010）	<0.001	全中国，特别是南部	接触麻风患者
登革热	登革热病毒血清1~4型	120例新发病例（2011）	无数据	南部	高密度的伊蚊，经常去传播区域旅行
狂犬病	弹状病毒科狂犬病病毒	1917例新发病例（2011）	无数据	全中国	犬咬（主要取决于被咬的部位和伤口深度、治疗和延迟的免疫力）

表2　中国控制和消灭被忽视的热带病的措施和计划

分期	疾病	WHO目标	中国全国性计划目标	控制措施
已消灭期	丝虫病	2020年全球消灭丝虫病	2007年宣布消灭丝虫病这一公共健康问题（已达到）	治疗已感染的患者，监测和控制输入性病例
消灭前期	血吸虫病	2020年在美国和西太平洋地区消灭血吸虫病	2015年消灭血吸虫病这一公共健康问题（2004~2015年全国性血吸虫病控制和预防计划的中期和远期目标）	加强监测，建立80个监测点，在部分地区使用卫兵鼠，控制螺类，改善卫生设施和水源，免费治疗
	利什曼病	2020年区域性消灭内脏利什曼病（印度次大陆）	2015年达到极其缓慢的传播水平（2006~2015年全国性重要寄生虫病控制计划）	控制媒介昆虫和感染源，IEC，筛查高危人群，提供治疗
	麻风	2020年全球消灭麻风	2020年达到消灭目标（2011~2020年消灭麻风这一社会问题的全国性实施计划）	IEC，建立有效的综合性监测和控制系统

续　表

分期	疾病	WHO 目标	中国全国性计划目标	控制措施
	狂犬病	2015 年在拉丁美洲消灭狂犬病，2020 年在东南亚和西太平洋地区消灭狂犬病	2020 年消灭人狂犬病	公众教育，宠物疫苗接种计划，清除流浪动物，加强接触后处理
	沙眼	2020 年全球消灭沙眼	2016 年达到消灭致盲性沙眼的目标（全国性教育性沙眼消灭计划，2012～2015 年全国性控制和治疗失明计划）	IEC，改善卫生设施和水源，治疗患者
控制期	土源性蠕虫病	75% 的学龄儿童（<16 岁）接受常规治疗，在所有流行国家达到 75% 的覆盖率	2015 年使疾病负担至少下降 40%（2006～2015 年全国性重要寄生虫病控制计划）	药物治疗，IEC，改善部分地区的卫生设施
	囊虫病/绦虫病	在部分国家按比例扩大干预，以达到控制和消灭猪肉绦虫和囊虫病/绦虫病的目标	达到控制水平（2006～2015 年全国性重要寄生虫病控制计划）	药物治疗，IEC，厕所改造，牲畜检疫
传播期	食源性人畜共患寄生虫病	75% 的危险人群接受预防性化学治疗，在所有流行国家控制食源性吸虫病的发病率	2015 年使高流行地区的支睾吸虫病患病率下降 50%（2006～2015 年全国性重要寄生虫病控制计划）	使人群和宠物远离污染水源，禁止摄入生的或未煮熟的食物，厨房用具严格消毒
	包虫病	有针对包虫病和棘球蚴病的有效措施，在部分国家按比例扩大干预，以达到控制和消灭目标	2015 年使儿童中的感染率下降 60%（2010～2015 年预防和治疗包虫病行动计划）	控制感染源和中间宿主，IEC，患者管理，改善卫生设施和水源，监测
	登革热	病例数减少 25% 以上（以 2009～2010 年数据为基准），死亡率下降 50%	2013～2015 年平均发病率比 2010～2012 年至少下降 20%（2008～2015 年亚太地区登革热战略规划）	加强监测和检疫，控制媒介昆虫，与邻国合作

注：IEC：信息、教育和交流

表　常见旅游者感染性疾病、疫区及暴露方式、临床表现

常见疫区及暴露方式	疾病种类	主要临床表现
发展中国家和地区，进食不洁饮食	旅游者腹泻	腹痛，腹泻，恶心，呕吐
撒哈拉以南非洲、南亚、太平洋岛国等大多数热带国家	疟疾	发热及其他伴随症状
	疟疾、脑膜炎、狂犬病、西尼罗河病毒感染	发热伴神志改变
印度、尼泊尔、巴基斯坦或孟加拉国	伤寒或副伤寒沙门菌引起的肠道感染	隐匿起病，高热等中毒症状，阳性体征不明显
非洲，接触当地生水	急性血吸虫病	发热，嗜酸性粒细胞增多，肝大，血涂片未见疟疾表现
中东美洲，东南亚或南太平洋地区，被埃及伊蚊叮咬	登革热，基孔肯雅（Chikungunya）热，塞卡（Zika）热	发热，头痛，肌痛，皮疹，轻至中度血小板减少
印度、马来西亚、新加坡、加勒比海或印度洋岛屿地区，被埃及伊蚊和白纹伊蚊叮咬	基孔肯雅热，塞卡热	发热，头痛，肌痛，皮疹，关节痛，热退后常有腱鞘炎及慢性多发性关节炎
在非洲南部进行野外活动	非洲立克次体所致非洲蜱传斑疹伤寒	发热，焦痂，弥漫性皮疹
东南亚	东方恙虫所致恙虫病	发热，焦痂，弥漫性皮疹
接触地表河流、湖泊等生水或土壤	钩端螺旋体病	发热，肌痛，结膜充血，轻至重度黄疸，皮疹
流动人口、老年人群等	甲型或乙型流感	发热，头痛，肌痛等流感样症状
美洲地区	蝙蝠蛾所致蝇蛆病	体表任何部位的单个较大糠疹样病变，内部有活动感

续　表

常见疫区及暴露方式	疾病种类	主要临床表现
非洲地区	嗜人瘤蝇所致蝇蛆病	衣服与皮肤接触处多个糠疹样病灶
与当地性伴侣发生性行为	急性人类免疫缺陷病毒感染	发热、皮疹、单核细胞增多症
发展中国家或西欧地区	麻疹	上感样症状，结膜炎，科氏斑，皮疹
非洲、美洲及东南亚潮湿地区	粪类圆线虫病	反复咳嗽、喘息，嗜酸性粒细胞增多
在热带、亚热带及南欧地区被白蛉叮咬	皮肤利什曼病	无痛皮肤溃疡，溃疡基底较清洁湿润
南欧度假酒店，尤其是含温泉的酒店	军团病	肺炎表现
美洲洞穴探险	组织胞浆菌病	发热，咳嗽，胸骨后疼痛，肺门淋巴结肿大
食用未经高温消毒的山羊奶酪	布氏菌病	长期发热，乏力
西非、中非	盘尾丝虫病	发热，瘙痒，躯干部斑丘疹
西非、中非	罗阿丝虫病	局部血管性水肿，游走性关节肿胀、嗜酸性粒细胞增多症
东非	东非锥虫病	发热，锥虫性下疳
澳大利亚	罗斯河病毒病	发热，乏力，多关节炎
印度和东南亚农业区	流行性乙型脑炎	发热，神志改变，瘫痪
中东欧和俄罗斯的森林地区	蜱传脑炎（森林脑炎）	发热，神志改变，瘫痪
西非地区，暴露于含啮齿类动物的环境	拉沙热	发热，咽痛，黄疸，出血
食用生淡水鱼制作的寿司、酸橘汁腌鱼或生鱼片等	颚口线虫病	表面有红斑或出血的躯干部转移性皮下结节
麦加	脑膜炎	发热，脑膜炎
亚洲或澳大利亚，食用蜗牛、鱼类或贝类	广州管圆线虫病、棘颚口线虫病	嗜酸性粒细胞性脑膜炎
亚洲或澳大利亚潮湿地区的糖尿病患者或其他易感人群	类鼻疽	发热、脓毒症、肺炎或多发脓肿
如斯堪的纳维亚半岛或其他疫区，暴露于含啮齿动物粪便的环境	肾综合征出血热	发热伴肾功能受损
任何地方食用欠熟的肉类	旋毛虫病	发热，面部水肿，肌炎，肌酸激酶升高，嗜酸性粒细胞增多，但红细胞沉降率正常
撒哈拉以南非洲或亚马孙河雨林地区	黄热病	发热，黄疸，蛋白尿，出血
接触农场动物	Q热	肺炎，轻度肝炎
任何地区接触蜱虫	蜱传回归热	发热，头痛，皮疹，结膜充血，肝脾大
埃塞俄比亚及苏丹等卫生条件较差地区，暴露于含虱的环境	虱传回归热	发热，头痛，皮疹，结膜充血，肝脾大

gǎnrǎn

感染（infection）　病原体进入宿主机体后与人体相互作用相互斗争的过程。微生态学认为，感染是机体微生态平衡与微生态失调相互转化的重要内容。在漫长的生物进化过程中，有些微生物、寄生虫与人体宿主之间达到了互相适应、互不损害对方的共生状态，如肠道中的大肠埃希菌和某些真菌。但是，这种平衡是相对的，当某些因素导致宿主的免疫功能受损（如获得性免疫缺陷综合征）或机械损伤使细菌等寄生物离开其固有的寄生部位而到达其他寄生部位，如大肠埃希菌进入泌尿道或呼吸道，平衡不复存在而引起宿主损伤，这种情况称为机会性感染。医院感染是指患者、医务人员、探视者从医院获得的感染。其中医院内患者之间、患者与医务人员、探视者与患者间引起的感染成为交叉感染；微生物来自患者自身的感染称为内源性感染。

病原体是指感染人体后可导致疾病的微生物与寄生虫。病原体进入人体就开始了感染过程。

由于适应程度不同，在双方相互斗争的过程中可产生各种不同的临床表现，临床上称为感染谱。出现明显临床表现的感染仅占全部感染中的一部分，大多数病原体感染以隐性感染（无临床表现的感染）为主，如甲型肝炎病毒、乙型脑炎病毒、结核分枝杆菌等，但有些病原体感染则以显性感染（有临床表现的感染）为主，如汉坦病毒、麻疹病毒、水痘-带状疱疹病毒和流行性腮腺炎病毒等。

临床上可出现各种形式的感染。人体初次被某种病原体感染称为原发感染。有些传染病很少出现再次感染，如麻疹、水痘、流行性腮腺炎等。人体在被某种病原体感染的基础上再次被同一种病原体感染称为重复感染，较常见于疟疾、血吸虫病和钩虫病等。人体同时被两种或两种以上的病原体感染称为混合感染，临床上较少见。人体在某种病原体感染的基础上再被另外的病原体感染称为重叠感染，临床上较多见，如慢性乙型肝炎病毒感染重叠戊型肝炎病毒感染。在重叠感染中，发生于原发感染后的其他病原体感染称为继发性感染，如病毒性肝炎继发细菌、真菌感染。

（吴 昊 黄晓婕）

gòngshēng zhuàngtài
共生状态（commensalism）

病原体与人体相互作用的过程中微生物或寄生虫与人体宿主之间达到相互适应、互不损害对方的状态。例如，肠道内有多种细菌寄生，包括有益菌和有害菌，不同的菌群间相互制约，形成共生平衡状态。若肠道菌群失调，肠道内细菌平衡被打破，有益菌被排除，有害菌细菌毒素进入人体其他器官，肠道本身的屏障作用遭到破坏，细菌毒素进入血液系统等，则引发脏器损伤甚至衰竭。

（吴 昊 黄晓婕）

jīhuìxìng gǎnrǎn
机会性感染（opportunistic infection）

一定条件下机体遭受病原生物的侵袭与损伤。某些因素导致宿主免疫功能损伤或机械损伤，寄生物离开其固有寄生部位到达其不习惯的寄生部位，共生状态的平衡被打破，引起宿主损伤的感染状态。随着人口老龄化和慢性病患者的增加，免疫抑制药、细胞毒药物、放疗和抗生素等的普遍应用，以及一些创伤性的新医疗技术的开展，机会性感染日益增多。主要发生在住院、免疫力低下患者，病原体多为耐药菌，治疗困难，疗效差，病死率高，已日益引起人们的重视。

（吴 昊 黄晓婕）

yǐnxìng gǎnrǎn
隐性感染（inapparent infection）

无明显临床症状的感染状态。又称亚临床感染。病原体侵入人体后，仅引起机体产生特异性的免疫应答，不引起或只引起轻微的组织损伤，临床上不出现任何症状、体征甚至生化改变，只能通过免疫学检查发现。隐性感染有重要的流行病学意义，隐性感染的机体仍有向外界传播病原体而成为传染源的可能。隐性感染是否发生，决定于病原体的性质及机体的免疫生物学状态。同一种病原体可能引起显性感染，也可能引起隐性感染。例如，乙型脑炎病毒常可引起人与动物（如马）的急性致死性感染，但在大多数人和动物群中主要表现为隐性感染，虽然可能出现短暂的病毒血症，但是不呈现明显的症状，即病毒侵袭与机体防御二者之间的斗争使病毒侵犯至适当阶段而终止。

（吴 昊 黄晓婕）

xiǎnxìng gǎnrǎn
显性感染（apparent infection）

病原体侵入人体后，不但引起机体发生免疫应答，而且通过病原体本身作用或机体变态反应导致组织损伤，引起病理改变和临床表现的感染状态。又称临床感染。若机体免疫力较弱，或入侵的病原体毒力较强、数量较多，则病原体可在机体内生长繁殖，产生毒性物质，经过一定时间的相互作用（潜伏期），若病原体暂时取得优势地位，而机体又不能维护其内环境的相对稳定性，组织、细胞受到损害，表现出明显的临床症状。显性感染源于机体与病原体之间力量对比的变化，反映感染与免疫的发生与发展。其过程可分为潜伏期、前驱期、症状明显期和恢复期。

（吴 昊 黄晓婕）

bìngyuán xiédài zhuàngtài
病原携带状态（carriage）

病原体侵入人体后停留在入侵部位或侵入远隔脏器继续生长繁殖但人体不出现疾病临床表现的感染状态。受到感染后无明显临床症状，但可排出病原体者称为病原携带者。携带细菌者称为带菌者，携带病毒者称为病毒携带者，携带寄生虫者称为带虫者。常因为其无症状与体征而未被发现、未被隔离，是更重要的传染源。根据病原携带者的携带状态与临床分期的关系可分为 3 类。①潜伏期病原携带者：受感染后到临床症状出现之前即能排出病原体的人。脊髓灰质炎、流行性脑脊髓膜炎、麻疹、白喉、百日咳等传染病有此种病原携带者。②病后病原携带者：临床症状已经消失但仍继续排出病原体的人。伤寒与乙型病毒性肝炎患者病后多年甚至终身携带病原体。③健康病原携带者：无任何症状、体征及病史，却排出病原体的人。这种病原携带者通常只能依据化验方法检出。脊髓灰质炎、流行性脑脊髓膜炎、白喉等都有此种病原携带者。

（吴 昊 黄晓婕）

qiánfúxìng gǎnrǎn
潜伏性感染（latent infection）

病原体侵入后寄生于某些部位，机体既不出现临床症状也不能将其清除的持续性感染状态。常见的有单纯疱疹病毒、水痘-带状疱毒、疟原虫和结核分枝杆菌感染。例如，单纯疱疹病毒感染后潜伏于三叉神经节，此时机体既无临床症状也无病毒排出。但在机体免疫力低下、劳累、环境、内分泌和辐射等因素的影响下，潜伏的病毒被激活，沿感觉神经到达皮肤和黏膜，引起口唇单纯疱疹。水痘-带状疱疹病毒初次感染后发生原发感染水痘，之后潜伏于感觉神经节。若机体免疫力降低，潜伏病毒被激活并易位皮肤上皮细胞，于胸部、腹部、背部和面部出现成簇水疱，并致受累神经分布区域产生疼痛，即称带状疱疹。

（吴 昊 黄晓婕）

chóngdié gǎnrǎn

重叠感染（superinfection） 一种病原体感染的基础上合并对针对第一种病原体治疗耐药的其他病原体感染的混合感染状态。两种病原体可来源于相同部位，也可来源于不同部位。又称超感染。是微生态平衡被破坏的严重后果，即原来的正常菌群大部分被抑制，只有少数菌种占绝对优势，通常是使用抗菌药物治疗或预防某些微生物感染过程中发生的一种新感染。临床表现为急性状态，病情凶险，如葡萄球菌与难辨梭菌所致假膜性肠炎。变形杆菌、铜绿假单胞菌、白假丝酵母菌、肺炎克雷伯菌及大肠埃希菌等亦可引起重叠感染。

（吴 昊 黄晓婕）

hùnhé gǎnrǎn

混合感染（coinfection） 遭受两种不同病原体侵袭的感染状态。以丁型病毒性肝炎为例，丁型肝炎病毒的感染需同时或先有乙型肝炎病毒或其他嗜肝 DNA 病毒感染的基础。丁型肝炎病毒与乙型肝炎病毒同时感染称为混合感染，而在感染丙型肝炎病毒的基础上感染丁型肝炎病毒则称为重叠感染。

（吴 昊 黄晓婕）

tūpò gǎnrǎn

突破感染（breakthrough infection） 核苷类似物或干扰素治疗慢性乙型肝炎期间，血清 HBV DNA 转阴或水平下降后继续治疗，HBV DNA 转阳或水平明显上升，丙氨酸转氨酶（ALT）水平升高的状态。突破感染时部分患者可无临床症状，ALT 正常，类似免疫耐受。

（吴 昊 黄晓婕）

bìngyuántǐ

病原体（pathogen） 可引起疾病的微生物和寄生虫的统称。微生物占绝大多数，包括细菌、病毒、衣原体、立克次体、支原体、螺旋体和真菌；寄生虫主要有原虫和蠕虫。病原体属于寄生性生物，所寄生的自然宿主为动植物和人。能感染人的微生物超过 400 种，它们广泛存在于人的口、鼻、咽、消化道、泌尿生殖道及皮肤。

每个人一生中可能受到 150 种以上的病原体感染，在人体免疫功能正常的条件下并不引起疾病，有些甚至对人体有益，如肠道菌群（大肠埃希菌等）可合成多种维生素，抑制某些致病性较强的细菌繁殖，被称为正常微生物群（正常菌群）。若机体免疫力降低，人体与微生物之间的平衡关系被破坏，正常菌群也可引起疾病，故又称它们为条件致病微生物（条件致病病原体）。机体遭病原体侵袭后是否发病，与其自身免疫力有关，也取决于病原体致病性的强弱和侵入数量。入侵数量愈大或毒性愈强，发病可能性愈大，尤其是致病性较弱的病原体，需较大数量才可能致病。少数微生物致病性相当强，微量感染即可致病，如鼠疫耶尔森菌、天花病毒、狂犬病毒等。在传染病的病原体中，有些可独立完成生命活动，如肺结核的病原体；有些则不能独立完成生命活动，如艾滋病、手足口病和脊髓灰质炎的病原体。

对于操作一种特定的病原体或为动物研究选择一个恰当的生物安全水平取决于许多因素，其中重要的是病原体或毒素的毒力、致病性、生物稳定性、传播途径、病原体的传染性、实验室的性质或职能、涉及病原体的操作步骤和方法、病原体的地方流行性、有效的疫苗和治疗方法的可用性。选择恰当的生物安全水平提供指导，其中包括有关实验室危害的特殊信息，以及推荐采取的实际操作的保护措施，它们能够明显降低实验室相关性疾病感染的危险性。已被证实对操作感染性物质的实验室人员具有危害的病原体（如乙型肝炎病毒、结核分枝杆菌）；引起实验室相关性感染的可能性较高，包括无文献证明的实验室相关性感染的病原体（如外来的虫媒病毒），或者感染的后果严重。

（吴 昊 黄晓婕）

bìngyuántǐ zhìbìng jīzhì

病原体致病机制（microbial pathogenesis） 病原体侵入宿主机体后能否引起疾病的因素。取决于病原体的致病能力与宿主的免疫功能。病原体本身应有一定的毒力、足够数量及适宜入侵途径。其致病机制表现如下。

病原体毒力 毒力的物质基础是侵袭力和毒素。侵袭力指病原体在机体内生长、繁殖、蔓延扩散的能力。有的通过细菌的酶

（如葡萄球菌凝固酶、链球菌的透明质酸酶、产气荚膜梭菌的胶原酶等）起作用；有的通过荚膜阻止巨噬细胞的吞噬；有的通过菌毛黏附于宿主组织。毒素有外毒素和内毒素。外毒素是病原体分泌的代谢产物，包括神经毒素（如破伤风毒素、肉毒毒素）、细胞毒素（如白喉毒素）和肠毒素（如霍乱毒素、葡萄球菌素）。内毒素是菌体裂解后产生的脂多糖，毒性成分为类脂 A，可致机体出现发热、中毒性休克、弥散性血管内凝血、施瓦茨曼（Shwartzman）反应。

病原体数量 侵入数量越多，其传染性越强，潜伏期可能越短，病情越严重。

病原体定位与扩散形式 病原体在人体内有特异的定居部位，取决于特异的侵入门户和侵入途径，特异性定位又决定病原体的排出途径。例如，伤寒沙门菌经口侵入，定位于肠道单核-巨噬细胞系统，随粪便排出体外；白喉杆菌经鼻咽部侵入，定位于鼻咽部，随鼻咽分泌物排出体外。

病原体在体内扩散通过 3 种形式。①直接扩散：病原体由原入侵部位直接向近处或远处组织细胞扩散。②血液扩散：脊髓灰质炎病毒进入血流，经周围神经系统到达中枢神经系统；麻疹病毒、巨细胞病毒、单纯疱疹病毒通过吸附在白细胞或其他细胞内扩散；布氏菌经单核细胞扩散；流感病毒吸附于红细胞表面；疟原虫侵入红细胞内。③淋巴管扩散：病原体侵入机体后借助淋巴液到达局部淋巴结，再由淋巴结进入血液，扩散于各组织细胞。大部分病原体侵入机体后通过后两种形式扩散。

病原体变异性 病原体在长期进化的过程中受各种环境的影响，外环境改变影响遗传信息，其形态、结构、生理特性均可发生改变。

（吴 昊 黄晓婕）

bìngyuántǐ zhìbìng fēnzǐxué jīzhì

病原体致病分子学机制（molecular perspective of microbial pathogenicity）

病原体分泌黏附素介导微生物与宿主之间的黏附或结合而侵犯宿主的组织或细胞。以人类免疫缺陷病毒为例，首先由其产生的黏附素 gp120 蛋白和 T 细胞表面的 CD4 受体结合，然后通过蛋白酶的作用改变 gp120 的结构，使得 gp41 的氨基末端插入 CD4 细胞膜内而导致病毒包膜和细胞膜相融合，使病毒的内容物进入细胞内。溶组织内阿米巴的半乳糖黏附素，能与人类结肠黏蛋白黏附而对宿主细胞发挥杀伤作用，结肠内的黏蛋白则可通过与半乳糖黏附素结合提供保护作用。大肠埃希菌的 P 菌毛（与肾盂肾炎相关）与大肠埃希菌感染部位相关。分离出的泌尿道致病性大肠埃希菌均能表达 P 菌毛，后者特异性结合泌尿道上皮细胞，引起组织损伤。病原体还可通过分泌蛋白酶直接破坏组织（如溶组织内阿米巴），或通过细胞病变而使细胞溶解（如脊髓灰质炎病毒），或通过诱发炎症过程而引起组织坏死（如鼠疫耶尔森菌）。

（吴 昊 黄晓婕）

wēishēngwù niánfù zuòyòng

微生物黏附作用（microbial adherence）

微生物特殊表面结构或所分泌黏附素对机体的侵袭、黏附作用。病原体能否黏附于细胞或其他结构，是能否引起感染的第一个环节。例如，大多数病原体通过受损皮肤、节肢动物叮咬或经胃肠道、上呼吸道、泌尿生殖道黏膜进入人体。某些细菌在细胞外生存即可产生明显的临床效应，而另外一些则必须进入细胞内才能引发疾病。病原体局部复制和远处播散的速度与程度是影响疾病进展的重要因素。这由特异性结构、分子及特定过程实现。对细菌而言，对黏附起重要作用的表面结构和分子包括菌毛（纤毛——革兰阴性菌合成的细丝状结构）、鞭毛（霍乱弧菌、空肠弯曲菌）、外膜蛋白（尤其是淋病奈瑟菌）、胞外黏多糖（致龋齿链球菌和一些葡萄球菌）、胶原、纤维结合蛋白、纤维蛋白原结合蛋白（金黄色葡萄球菌）。许多重要的病原体具有分子水平的模拟能力，某些病原体的黏附分子可模拟天然配体，如血细胞凝集素可模拟整合素等。某些病原体可与宿主配体结合，然后再与宿主配体的天然受体结合。

病毒颗粒的最主要功能之一是优化可能的感染。病毒颗粒的某些结构可与宿主细胞的表面分子相互作用，以利于病毒进入宿主细胞。所有动物病毒表面均携有多重黏附蛋白和黏附位点，其中一些为分散结构，如流感病毒表面的糖蛋白突起，另外一些病毒，如微小核糖核酸病毒，受体结合位点则分布于不同病毒多肽的接合面上。

（吴 昊 黄晓婕）

xìjūn dúsù

细菌毒素（bacterial toxin）

细菌裂解产生或代谢分泌对机体有致病作用的生物活性物质。分内毒素和外毒素。内毒素是细菌死亡或裂解释放的细胞壁结构成分，主要是脂多糖，不同细菌内毒素性质差别不大，耐热，抗原性弱，可致机体发热、中毒性休克和弥散性血管内凝血。外毒素是细菌生长繁殖的过程中分泌的代谢产物，主要成分是蛋白质，不耐热，抗原性强，其强烈的毒性作用的组织器官选择性明显，如白喉毒素（细胞毒素）、破伤风痉挛毒素（神经毒素）、霍乱肠毒素（肠毒素）。

（吴 昊 黄晓婕）

nèidúsù

内毒素（endotoxin） 细菌死亡或裂解释放的细胞壁脂多糖。只有菌体裂解才能释放。包括普通细菌、螺旋体、衣原体、支原体、立克次体。内毒素是革兰阴性病原菌的主要毒力物质，其分子量>100kD，由脂质A、核心多糖和O型特异性多糖3部分组成，脂质A是内毒素的主要毒性成分。革兰阴性菌胞壁成分中的脂多糖，由脂质A、核心寡糖和1条具有重复结构、长度可变的O抗原糖链3部分组成。

不同革兰阴性菌脂质A结构虽有差异，但基本相同，所以引起的毒性作用类似。内毒素耐热，160℃ 2~4小时才被破坏，或用强酸、强碱、强氧化剂、煮沸30分钟才被灭活。不能用甲醛液脱毒成为类毒素。免疫原性弱，机体对其基本不产生免疫力。

（吴 昊 黄晓婕）

wàidúsù

外毒素（exotoxin） 细菌生长繁殖过程中分泌的代谢产物。主要由革兰阳性菌（如破伤风杆菌、肉毒杆菌、白喉棒状杆菌、产气荚膜梭菌、金黄色葡萄球菌等）和部分革兰阴性菌（如痢疾杆菌、耶尔森菌、霍乱弧菌、产肠毒素大肠埃希菌、铜绿假单胞菌等）产生。

外毒素具有共同特征。①本质是蛋白质：其分子结构多由A和B两个亚单位组成，A亚单位是外毒素活性部分，决定毒性效应。B亚单位是结合亚单位，无毒性，但免疫原性强，与宿主靶细胞表面特殊受体结合，介导A亚单位进入细胞。外毒素的致病作用依赖分子结构完整的毒素，各亚单位单独对宿主无致病作用。提纯的结合亚单位可作为疫苗，预防外毒素所致疾病。②毒性作用强：1mg肉毒毒素纯品能杀死2亿只小鼠，毒性比氰化钾强1万倍。③选择性强：因外毒素对靶细胞特定受体有亲和作用，故仅对特定组织、器官造成损害。例如，肉毒毒素可阻断胆碱能神经元末梢释放乙酰胆碱，使眼肌和咽肌麻痹，引起上睑下垂、复视、吞咽困难等。④理化稳定性差：多不耐热，60~80℃ 30分钟可被破坏，对化学因素不稳定，但葡萄球菌肠毒素是例外，可耐100℃ 30分钟。⑤抗原性强：可用人工脱毒方法制成类毒素。类毒素注入机体可刺激机体产生具有中和外毒素作用的抗毒素。类毒素主要用于人工主动免疫，抗毒素用于治疗和紧急预防，两者均可用于防治某些传染病。⑥种类多：外毒素按对宿主细胞的亲和力及作用方式可分成神经毒素、细胞毒素和肠毒素三大类。

（吴 昊 黄晓婕）

nàiyàoxìng

耐药性（drug resistance） 病原体对药物的敏感性下降甚至消失的现象。又称抗药性。可使药物疗效降低甚至消失，是病原体长期接触低剂量药物后发生的适应性变化。肿瘤细胞也可产生耐药性，一旦产生，药物的化疗作用即明显下降。根据发生原因可分为天然耐药性和获得耐药性。天然耐药性指自然界中病原体对某些抗生素天然不敏感，如铜绿假单胞菌对多种抗生素有天然耐药性。获得性耐药性指病原体对药物从敏感变为抵抗，原因包括病原体产生使药物失活的酶、改变膜的通透性而阻滞药物进入、改变靶结构或改变原有代谢过程。长期滥用抗生素，敏感菌被杀灭，耐药菌株大量繁殖，细菌对该药的耐药率不断升高，称为治疗选择，是产生耐药菌的主要原因。

（吴 昊 黄晓婕）

sùzhǔ

宿主（host） 能被病原体感染或寄生的个体。包括人和动物。一些病原体（如伤寒沙门菌、痢疾杆菌）只感染人，而有些病原体可能有许多宿主，如狂犬病毒可寄生在犬、狼、猫等动物体内。

宿主种类如下。①最终宿主：指寄生物的成虫或有性生殖阶段用以寄生的物种。这类宿主通常为寄生物提供长期稳定的寄生环境，包括营养和生物上的保护。②中间宿主：指寄生物的幼虫、童虫或无性生殖阶段用以寄生的物种。这类宿主也可为寄生物提供营养和保护，不过寄生物不能在中间宿主体内成长为成虫，寄生物以中间宿主为媒介，将自己送到最终宿主。③异常中间宿主：在某些特殊情况下，寄生物的幼虫直接进入最终宿主，这个最终宿主便成为一个"异常中间宿主"。例如，猪肉绦虫在某些情况下将人变成其异常中间宿主。

宿主除被动接受病原体的损害外，可主动产生抵制、中和外来侵袭。若宿主的抵抗力较强，病原体则难以侵入或侵入后迅速被排出或消灭。宿主排出病原体的方式可有多种，其排出途径决定于侵入门户、病原体的特异性定位和可能的传播条件。

（吴 昊 黄晓婕）

sùzhǔ fángyù jīzhì

宿主防御机制（defense mechanisms of host）

病原体侵入人体后机体产生抵抗病原体及其有害产物以维持生理功能稳定的抗感染免疫。人体内存在较完善的免疫系统，由免疫器官（骨髓、胸腺、脾、淋巴结、扁桃体、小肠集合淋巴结、阑尾和黏膜免疫系统等）、免疫细胞（淋巴细胞、单核-巨噬细胞、中性粒细胞、嗜碱性粒细胞、嗜酸性粒细胞、肥大细胞、血小板等）及免疫因子（补体、免疫球蛋白、细胞因子等）组成。机体的抗感染免疫包括非特异性免疫和特异性免疫两大类，二者协同杀灭病原体。在抗感染免疫过程中，病原体首先遇到非特异性免疫功能的抵御，非特异性免疫是阻挡病原体入侵的第一道防线。一般经过 7~10 天体内产生特异性免疫，特异性免疫在发挥效应的同时，可显著增强非特异性免疫功能。

（吴　昊　黄晓婕）

fēitèyìxìng miǎnyì

非特异性免疫（non-specific immunity）

出生后即有、不需经过外来或潜在病理性抗原刺激抵抗病原体感染的快速反应机制。又称天然免疫、固有免疫。与特异性免疫均为人类在漫长进化过程中获得的一种遗传特性，是特异性免疫发展的基础。从种系发育来看，无脊椎动物的免疫均为非特异性，脊椎动物除非特异性免疫外，还发展了特异性免疫，两者紧密结合，不能截然分开。

非特异性免疫包括：①组织屏障（皮肤和黏膜系统、血脑屏障、胎盘屏障等）。②固有免疫细胞（巨噬细胞、杀伤细胞、树突状细胞等）。③固有免疫分子（补体、细胞因子、抗菌肽及酶类物质等）。

非特异性免疫特征如下。①作用范围广：机体对入侵抗原物质的清除无特异性选择。②反应快：抗原物质一旦接触机体，立即遭到机体的排斥和清除。③相对稳定性：既不受入侵抗原物质的影响，也不因入侵抗原物质的强弱或次数而有所增减。若机体受到共同抗原或佐剂的作用，也可增强免疫能力。④遗传性：出生后即有，并可遗传给子代。

非特异性免疫发挥保护功能的屏障。①外部屏障：皮肤黏膜是机体第一道防线，包括皮肤黏膜的机械阻挡作用和皮肤附属物（如纤毛）的清除作用；皮肤黏膜分泌物（如汗腺分泌的乳酸、胃黏膜分泌的胃酸等）的杀菌作用；体表和与外界相通的腔道寄居正常菌群对入侵病原体的拮抗作用等。②内部屏障：抗原物质一旦突破第一道防线进入机体，即遭到机体内部屏障的清除，包括淋巴细胞和单核-巨噬细胞系统屏障，正常体液中的一些非特异性杀菌物质，以及血脑屏障和胎盘屏障等。

（吴　昊　黄晓婕）

tiānrán píngzhàng

天然屏障（natural barrier）

皮肤和黏膜、血脑屏障及胎盘屏障组成的非特异性免疫系统。

皮肤和黏膜的作用如下。①阻挡和排除作用：健康完整的皮肤和黏膜有阻挡和排除病原体的作用。体表上皮细胞的脱落与更新，可清除寄生或附着在体表黏膜上的微生物。呼吸道黏膜上皮的纤毛运动，口腔吞咽和肠蠕动等，使病原体难以定居而被及时排除。皮肤受损或黏膜屏障削弱易受病原体感染。②分泌多种杀菌物质：皮肤和黏膜可分泌多种杀菌物质。例如，皮肤汗腺分泌的乳酸使汗液呈酸性（pH 5.2~5.8），不利于细菌生长；皮脂腺分泌的脂肪酸有杀灭细菌和真菌的作用。不同部位的黏膜可分泌溶菌酶、抗菌肽、胃酸、蛋白酶等多种杀菌物质。③正常菌群的拮抗作用：寄居在皮肤和黏膜表面的正常菌群对病原体入侵有拮抗作用，构成了微生物屏障。它们可通过与病原体竞争受体和营养物质及产生抗菌物质等方式，阻止病原体在上皮细胞表面黏附和生长。

血脑屏障由软脑膜、脉络膜、脑毛细血管和星形胶质细胞等组成。通过脑毛细血管内皮细胞层的紧密连接和微弱的吞饮作用，阻挡病原体及其毒性产物从血流进入脑组织或脑脊液，从而保护中枢神经系统。婴幼儿血脑屏障发育不完善，易发生中枢神经系统感染。

胎盘屏障由母体子宫内膜的基蜕膜和胎儿绒毛膜共同组成。此屏障可防止母体内的病原体进入胎儿体内，保护胎儿免受感染。在妊娠前 3 个月内，胎盘屏障尚未发育完善，此时若母体发生感染，病原体则有可能通过胎盘侵犯胎儿，干扰其正常发育，造成畸形甚至死亡。药物也可通过不完善的胎盘影响胎儿。因此，在妊娠期间，尤其是妊娠早期，应尽量防止感染并尽可能不用或少用副作用大的药物。

（吴　昊　黄晓婕）

tūnshì zuòyòng

吞噬作用（phagocytosis）

机体吞噬细胞对入侵细菌、真菌、病毒或其他一些颗粒的吞噬。是病原体突破皮肤或黏膜屏障侵入体内首先遭遇的过程。吞噬细胞分为两大类，一类是小吞噬细胞，主要指血液中的中性粒细胞；另一类是大吞噬细胞，即单核-巨噬细胞系统，包括血液中的单核细胞和各种组织器官中的巨噬细胞。吞噬细胞可非特异性吞噬、杀伤和消化侵入的病原体。

吞噬和杀菌过程包括以下几个步骤。①趋化：在趋化因子的作用下，吞噬细胞穿过毛细血管壁定向聚集到局部炎症部位。趋化因子的种类很多，主要包括补体活化产物（如 C3a、C5a）、细菌成分或代谢产物、炎症组织分解产物及某些细胞因子等。②黏附：即病原体附着到吞噬细胞表面。吞噬细胞主要通过其表面受体（如脂多糖受体、甘露糖受体）识别并接触病原体。例如，中性粒细胞和单核-巨噬细胞可借助 CD4 识别细菌脂多糖而捕获细菌。血清中脂多糖结合蛋白存在时能与脂多糖结合，脂多糖-脂多糖结合蛋白复合体通过 CD4 与吞噬细胞结合增强吞噬细胞的吞噬作用。另外，中性粒细胞和单核-巨噬细胞表面均具有 IgG Fc 受体和 C3b 受体，借助抗体和补体的调理作用，吞噬细胞的吞噬和杀伤效力明显增强。③吞噬：吞噬细胞在与较大的病原体结合后，接触部位细胞膜内陷的同时伸出伪足将病原体包围并摄入细胞质内，形成由部分细胞膜包绕成的吞噬体，这一过程即为吞噬。对病毒等较小病原体，其附着处的细胞膜向细胞质内陷形成吞饮体，将病毒等包裹在内，称为吞饮。④杀灭与消化：吞噬体形成后，吞噬细胞质中的溶酶体靠近并融合形成吞噬溶酶体。其杀菌作用主要借助于吞噬溶酶体内的依氧杀菌和非依氧杀菌两大系统。依氧杀菌

系统主要通过氧化酶的作用，分子氧活化成为多种活性氧中介物和活性氮中介物，直接作用于病原体；或通过髓过氧化物酶和卤化物的协同而杀灭病原体。非依氧杀菌系统则不需分子氧的参与，主要由溶菌酶、酸性环境和杀菌性蛋白组成。被杀死的病原体进一步由蛋白酶、核酸酶、酯酶等降解、消化，最后不能消化的残渣排至吞噬细胞外。

（吴昊 黄晓婕）

tǐyè yīnzǐ

体液因子（humoral factor）

包括补体、溶菌酶和防御素等在内的体液活性因子。

补体是存在于正常体液中的一组球蛋白，由巨噬细胞、肠上皮细胞、肝细胞、脾细胞等产生。补体系统的激活主要通过经典途径和旁路途径。前者由抗原-抗体复合物激活，后者由细菌脂多糖、酵母多糖和凝聚的 IgA、IgG 等激活。补体系统活化后产生多种生物学活性分子，通过不同机制发挥抗感染免疫作用。例如，补体活化产物 C3a、C5a 具有趋化作用，可吸引吞噬细胞到达炎症部位；C3b、C4b 具有调理作用，促进吞噬细胞的吞噬活性；攻膜复合物则可溶解、破坏某些革兰阴性菌和包膜病毒等。在感染早期抗体出现前，补体可通过旁路途径激活发挥趋化、调理、溶菌、溶细胞等防御作用，故其是一种重要的抗感染天然免疫机制。

溶菌酶是一种碱性蛋白，主要来源于巨噬细胞，广泛分布于血清、唾液、泪液、乳汁和黏膜分泌液中，作用于革兰阳性菌的胞壁肽聚糖，使之裂解而溶菌。革兰阴性菌对溶菌酶不敏感，但在特异性抗体的参与下，溶菌酶也可使其破坏。

防御素是一类富含精氨酸的小分子多肽，主要存在于中性粒细胞的嗜天青颗粒，人的肠细胞中亦有。防御素主要作用于胞外菌，其主要杀菌机制是破坏细菌细胞膜的完整性，使细菌裂解死亡。正常体液中尚有乙型溶素、杀菌素、组蛋白、调理素等杀菌或抑菌物质。

（吴昊 黄晓婕）

tèyìxìng miǎnyì

特异性免疫（specific immunity）

机体对某一抗原产生的高度专一性免疫。又称获得性免疫、适应性免疫。该种免疫只针对一种病原体，出生后获得，经感染病原体（病愈或无症状感染）或人工预防接种（菌苗、疫苗、类毒素、免疫球蛋白等）而获得抵抗感染的能力，一般在微生物等抗原物质刺激后才形成（免疫球蛋白、免疫淋巴细胞），并能与该抗原起特异性反应。若某些病原体突破第一道和第二道防线，即进入人体并生长繁殖引起感染。有症状即患病，无症状者称为隐性感染。不论哪种情况，机体都经历了一次与病原体斗争的过程，这种专门针对某一种病原体（抗原）的识别和杀灭作用称为特异性免疫。抗原提呈细胞将抗原提呈给 T/B 细胞，T/B 细胞接受抗原刺激后，自身活化、增殖、分化为效应细胞，产生一系列生物学效应的全过程，这一过程即为特异性免疫应答。

参与特异性免疫的免疫细胞有很多种，其中淋巴细胞最重要。根据其发育成熟过程不同，淋巴细胞又可分为两种，一种是在胸腺内发育成熟，称为 T 细胞，另一种是在骨髓内发育成熟，称为 B 细胞。具有吞食异物功能的巨噬细胞也是一种重要的免疫细胞，

它具有"加工厂"的作用，即吞噬异物（如细菌、肿瘤细胞等）后，对异物进行加工处理。处理后的异物（抗原）与T细胞和B细胞发生免疫反应，它本身也能直接杀灭异物或产生细胞因子参与免疫反应。

特异性免疫的启动依赖于适应性免疫细胞对抗原的识别，这一过程需要另一类免疫细胞的协助，这类细胞可摄取、加工处理抗原，并将抗原信息提成给T细胞，故称抗原提呈细胞。

特异性免疫具有以下特点。①识别"自己"与"非己"：抗原特异性T细胞、B细胞对自身正常组织产生天然免疫耐受，对非己抗原性异物产生免疫排斥反应。②特异性：机体接受某种抗原刺激后，只能产生对该种抗原特异性的免疫应答；相应的免疫应答产物，只能对该种抗原和表达此种抗原的细胞产生作用。③记忆性：在特异性T细胞、B细胞增殖分化阶段，部分细胞中途停止分化，成为静息的免疫记忆细胞，可参与再次免疫应答。

特异性免疫应答分为B细胞介导的体液免疫和T细胞介导的细胞免疫。B细胞受病原体刺激后引起一系列变化，最终转化成为能产生抗体的浆细胞，其所产生的抗体通过各种方式消灭病原体，如溶解病原体，中和病原体产生的毒素，凝集病原体使之成为较大颗粒使得吞噬细胞吞食消灭。浆细胞产生的抗体存在于机体的血液和体液，故称体液免疫。T细胞受病原体刺激后，也引起一系列变化，最终转化成能释放淋巴因子的致敏淋巴细胞。淋巴因子种类很多，作用也不相同，它们积极地参与免疫反应，这种免疫反应通常称为细胞免疫。体液免疫和细胞免疫二者之间不是孤立的，它们相辅相成，互相协作，共同发挥免疫作用。

（吴昊 黄晓婕）

xìbāo miǎnyì
细胞免疫（cellular immunity）

T细胞释放淋巴因子达到保护目的的免疫反应。T细胞是细胞免疫的主要细胞。T细胞受到抗原刺激后分化、增殖、转化为致敏T细胞，相同抗原再次进入机体，致敏T细胞对抗原的直接杀伤作用及致敏T细胞所释放的淋巴因子的协同杀伤作用。细胞免疫主要参与针对胞内寄生的病原体和肿瘤细胞产生免疫应答，参与迟发型变态反应和自身免疫病的形成，参与移植排斥反应及对体液免疫的调节。在抗感染免疫中，细胞免疫既是抗感染免疫的主要力量，参与免疫防护，又是导致免疫病理反应的重要因素。

细胞免疫的产生分为感应、反应和效应3个阶段。其作用机制如下。①致敏T细胞的直接杀伤作用：若致敏T细胞与带有相应抗原的靶细胞再次接触，两者发生特异性结合，产生刺激作用，使靶细胞膜通透性发生改变，引起靶细胞内渗透压改变，靶细胞肿胀、溶解以致死亡。致敏T细胞在杀伤靶细胞过程中，本身未受伤害，可重新攻击其他靶细胞。参与这种作用的致敏T细胞，称为杀伤T细胞。②与淋巴因子相互配合、协同杀伤靶细胞：如皮肤反应因子可使血管通透性增高，吞噬细胞易从血管内游出；巨噬细胞趋化因子可吸引相应的免疫细胞向抗原所在部位集中，以利于对抗原进行吞噬、杀伤、清除等。各种淋巴因子的协同作用扩大了免疫效应，达到清除抗原异物的目的。

（吴昊 黄晓婕）

tǐyè miǎnyì
体液免疫（humoral immunity）

B细胞产生抗体达到保护目的的免疫反应。体液免疫应答主要由B细胞介导，CD4⁺辅助性T细胞（helper T cell，简称Th细胞）起辅助作用。Th2细胞可分泌细胞因子，如白介素（interleukin，IL）-4、IL-5、IL-6、IL-10，在IL-2的参与下诱导B细胞产生特异性抗体分化为浆细胞，贮存于体液和血液中，形成体液免疫，在相同病原体再次入侵时发挥抗感染作用。

体液免疫的效应分子是抗体，其效应作用如下。①抑制病原体黏附于上皮细胞：黏附是许多病原体感染发生的第一步。血液中IgG，尤其是黏膜表面的分泌型IgA，可阻断细菌黏附及中和细胞外病毒。其作用机制可能与特异性抗体对病原体表面黏附分子的封闭作用有关。②调理吞噬作用：抗体和补体增强吞噬细胞吞噬、杀灭病原体的作用称为调理作用。中性粒细胞和单核-巨噬细胞表面有IgG的Fc受体和补体受体。IgG可通过其Fab段与病原体抗原结合，通过Fc段与吞噬细胞结合，这样抗体在病原体与吞噬细胞之间形成桥梁，促使吞噬细胞对病原体的摄取和杀灭。补体活化产物可非特异性覆盖于病原体表面，与吞噬细胞结合起到调理作用。抗体与补体两者联合作用则效应更强。③中和细菌外毒素：抗毒素可中和细菌外毒素，阻断外毒素与靶细胞上的特异性受体结合，或封闭外毒素的活性部位，从而使外毒素失去毒性作用。④抗体和补体的联合溶菌作用：抗体（如IgG、IgM）与相应病原体或被病原体感染的细胞结合后，通过经典途径激活补体，最终由补体的攻膜复合物将某些被病原体感染的靶细胞溶解。⑤抗体依赖性细胞介导的细胞毒作用：IgG 的 Fc 段与自然杀伤细胞 Fc 受体结合，促进自然杀伤细胞的细胞毒性作用，裂解病原体寄生的靶细胞。

(吴 昊 黄晓婕)

chuánrǎnxìng

传染性（infectivity） 病原体通过某种途径在动物或人间传播而引起感染或致病的能力。病原体从宿主排出体外，通过一定方式到达新的易感者体内。传染强度与病原体种类、数量、毒力及易感者免疫状态等有关，是传染病的基本特征。传染性也是传染病与其他感染性疾病的主要区别。例如，耳源性脑膜炎和流行性脑脊髓膜炎，在临床上均表现为化脓性脑膜炎，但前者无传染性，不需隔离，后者则有传染性，必须隔离。传染性意味着病原体能通过某种途径感染他人。病原体从传染源排出体外，经过一定的传播方式，到达与侵入新的易感者的过程，称为传播途径。不同传染病的传播途径不尽相同，有些传染病只有一种传播途径，如伤寒只经消化道传播，登革热通过蚊虫叮咬传播；有些传染病则有多种传播途径，如疟疾可经虫媒传播、血液传播和母婴传播，肝炎病毒可经消化道和血液传播。同一种传染病在其不同的临床分期传染性亦不同，如麻疹前驱期病毒大量进入血液循环，此时传染性最强。传染病患者有传染性的时期称为传染期。它在每一种传染病中都相对固定，可作为隔离患者的依据之一。

(孙永涛)

gǎnrǎnxìng jíbìng liúxíng qiángdù

感染性疾病流行强度（epidemic intensity of an infectious disease） 某种传染病在某一地区、某一时间内人群中存在数量的多少，以及各病例之间的联系强度。包括散发、流行、大流行和暴发流行。

(孙永涛)

sànfā

散发（sporadic） 在较大的地区（县、市、省和国家）内，某病发病率呈历年来一般水平，病例以散在形式发生，在发病时间及地点上无明显联系的现象。应根据当地当年该病发病率与前三年发病率对比确定是否为散发，若未显著超过，则可确定为散发。

(孙永涛)

bàofā

暴发（outbreak） 某地区某病在短时间内（一般以小时、天、周或月计算）发病数突然增多的现象。常源于共同接触同一致病因子，常见有食物中毒、伤寒、细菌性痢疾、病毒性肝炎等急性传染病。

(孙永涛)

liúxíng

流行（epidemic） 某地区某病发病率显著超过历年（散发性发病）水平（一般为前三年平均发病率的 3~10 倍）的现象。

(孙永涛)

dàliúxíng

大流行（pandemic） 某病在短时间内迅速蔓延，其发病率显著超过该地区历年流行水平，且流行范围超过省、国甚至洲界的现象。例如，以往的霍乱、流行性感冒和当前的艾滋病呈世界性大流行。

(孙永涛)

gǎnrǎnhòu miǎnyì

感染后免疫（post-infection immunity） 人体感染病原体后（显性感染或隐性感染）产生的针对病原体及其产物（如毒素）的特异性免疫。保护性免疫可通过抗体（抗毒素、中和抗体等）检测获知。感染后免疫属主动免疫，通过抗体转移而获得的免疫属于被动免疫。感染后免疫的持续时间在不同传染病中有很大差异。例如，病毒性疾病（如麻疹、脊髓灰质炎、流行性乙型脑炎等）感染后免疫持续时间最长，通常保持终身，但也有例外（如流行性感冒）。细菌感染（如细菌性痢疾）、螺旋体感染（如钩端螺旋体病）、原虫性感染（如阿米巴病）的感染后免疫持续时间通常较短，仅为数月至数年，但也有例外（如伤寒）。蠕虫感染后（如血吸虫病、钩虫病、蛔虫病等）通常不产生保护性免疫，因此常产生重复感染。

(孙永涛)

zàigǎnrǎn

再感染（reinfection） 被某种病原体第一次感染（即首发感染）恢复后再被同一病原体感染的现象。有些传染病很少出现再感染，如麻疹、水痘、流行性腮腺炎等。

(孙永涛)

chóngfù gǎnrǎn

重复感染（repeated infection） 感染尚在进行中，被同种病原体再度侵袭而感染的现象。常见于疟疾、血吸虫病和钩虫病。重复感染亦可源于病原体变异，如鼻病毒是人类普通感冒的主要病原体，因其抗原性不断变异，新型病毒不断产生，故易于发生重复感染，不同型别的毒株可同时在人群中流行。

(孙永涛)

fùfā

复发（relapse） 感染已进入恢复期，发热等主要症状已消失，但由于体内残存的病原体再度繁殖而致发热等主要症状再度出现的现象。多见于伤寒、疟疾和细菌性痢疾等传染病。

（孙永涛）

zàirán

再燃（recrudescence） 病程进入缓解期，体温再次升高，初发病的症状和体征再次出现的现象。源于潜伏于血液或组织中的病原体再度繁殖。多见于伤寒、疟疾和细菌性痢疾等传染病。

（孙永涛）

chuánrǎnbìng liúxíng tiáojiàn

传染病流行条件（epidemiologic principles chain of infection） 传染病流行必须具备的条件。包括传染源、传播途径和易感人群。只有这 3 个条件同时存在，而且在一定的自然因素（如一定的气候条件等）和社会因素（如人口流动等）共同作用下，才能形成传染病流行。只要采取有效措施，切断其中任何一个环节，传染病的流行过程即可终止。及早发现传染源、隔离传染源在防止传染病流行中至关重要。

（孙永涛）

chuánrǎnyuán

传染源（source of infection） 体内有病原体发育、繁殖并能排出病原体的人和动物。包括以下 4 个方面。①传染病患者：是大多数传染病重要的传染源，不同病期的患者其传染强度可有不同，一般发病早期的传染性最大。慢性感染患者可长期排出病原体，是长期传染源。②隐性感染者：在某些传染病中，如流行性脑脊髓膜炎、脊髓灰质炎等，隐性感染者在病原体被清除前是重要的传染源。③病原携带者：慢性病原携带者无明显临床症状而长期排出病原体，对于某些传染病如伤寒、细菌性痢疾等有重要的流行病学意义。④受感染动物：以啮齿类动物最常见，其次是家畜、家禽。有些动物本身发病，如鼠疫、狂犬病、布氏菌病等；有些动物不发病，表现为病原携带状态，如地方性斑疹伤寒、恙虫病、流行性乙型脑炎等。

（孙永涛）

huànzhě

患者（patient） 通过咳嗽、呕吐、腹泻等促进病原体播散的人。慢性患者可长期排出病原体，隐性感染者数量多且不易被发现，在不同传染病中其流行病学重要性各异。

（孙永涛）

yǐnxìng gǎnrǎnzhě

隐性感染者（individual with silent infection） 感染后无明显临床症状的人。一般隐性感染者与感染人群密切接触过，携带病原体，可传染给他人。隐性感染后多数人获得免疫力，病原体被清除，或成为健康者，或转变为病原携带者。

（孙永涛）

bìngyuán xiédàizhě

病原携带者（pathogen carrier） 感染病原体后无明显症状但能排出病原体的人。体内携带细菌者称为带菌者，体内携带病毒者称为带毒者，体内携带寄生虫者称为带虫者。常无症状，是更重要的传染源。

病原携带者分类如下。①潜伏期病原携带者：指潜伏期内携带病原体者，多在潜伏期末排出病原体。可在潜伏期内携带病原体的疾病较少，如霍乱、细菌性痢疾等。②恢复期病原携带者：指临床症状消失后继续排出病原体者。相关疾病包括细菌性痢疾、伤寒、白喉、流行性脑脊髓膜炎和乙型肝炎等。一般恢复期病原携带状态持续时间较短，凡临床症状消失后病原携带时间在 3 个月以内者，称为暂时性病原携带者；超过 3 个月者称为慢性病原携带者。少数甚至可终身携带。慢性病原携带者因其携带病原时间长，有重要的流行病学意义。③健康病原携带者：指整个感染过程中均无明显临床症状与体征但排出病原体者，如白喉、脊髓灰质炎等。

病原携带者作为传染源的意义取决于其排出的病原体量及携带时间长短、携带者的职业、社会活动范围、个人卫生习惯、环境卫生条件及防疫措施等。在饮食服务行业、供水企业、托幼机构等单位工作的病原携带者对人群的威胁很严重。一个典型的事例发生在 1900 年的纽约。爱尔兰女厨师玛丽·马伦（Mary Mallon）是一个健康女性，她为纽约许多家庭做饭。在她被雇佣后，她服务的家庭陆续出现了 53 例伤寒。经过追踪调查，玛丽被查出粪便伤寒沙门菌持续阳性。1907～1910 年她被监禁，并禁止从事厨师工作，人们称她为"伤寒玛丽"。但她出狱两年后，纽约和新泽西地区暴发了伤寒，共发现 200 余病例，流行病学追踪调查再次发现传染源就是当年的"伤寒玛丽"。

（孙永涛）

shòugǎnrǎn dòngwù

受感染动物（infected animal） 感染或携带病原体的昆虫、鱼类、甲壳类动物、野生动物、禽类或家畜。受感染动物作为传染源的危险程度，主要取决于易感者与受感染动物的接触机会和接触的密切程度，也与动物传染源的种类和密度等有关。以下动物可作为传染源。①家畜：牛和绵羊可传染炭疽、布氏菌病、钩端螺旋体病等。山羊可传染血吸虫病、布氏菌病。马、驴、骡可传染炭疽、狂犬病、放线菌病、马鼻疽。骆驼可传染炭疽、狂犬病、鼠疫、流行性乙型脑炎等。猪可传染钩端螺旋体病、流行性乙型脑炎、布氏菌病、旋毛虫病等。②野生哺乳动物：狼可传染狂犬病、钩端螺旋体病等。啮齿动物可传染鼠疫、钩端螺旋体病、血吸虫病、利什曼病、森林脑炎、流行性出血热、弓形虫病、恙虫病、兔热病、地方性斑疹伤寒、布氏菌病、沙门菌病等。③鸟类（家禽及野禽）：可传染流行性乙型脑炎、鹦鹉热、空肠弯曲菌肠炎等。

受感染动物作为传染源，在自然状态下，可从脊椎动物传给人的传染病称为人畜共患病，又称动物病。人畜共患病的分类如下。①以动物为主的人畜共患病：病原体在动物间传播保持延续，在一定条件下传播给人，但在人间不会引起传播。人好比流行的"死胡同"，即使人被感染，被感染者也不能传给另一个易感者，如旋毛虫病、狂犬病、钩端螺旋体病、森林脑炎等。②以人为主的人畜共患病：病原体主要靠人延续世代，如阿米巴病、人型结核等。③人畜并重的人畜共患病：人畜作为传染源的作用并重，并可互为传染源，如血吸虫病。④真性人畜共患病：病原体必须以人和动物作为终宿主和中间宿主的人畜共患病，如牛绦虫病、猪绦虫病。

人畜共患病在动物之间的传染过程、传播方式及流行过程与人间并不完全相同。例如，啮齿动物感染鼠疫后，只表现为淋巴系统受损害和败血症，无肺鼠疫，故鼠间鼠疫无飞沫传播；野鼠型流行性出血热，人间的病死率很高，但黑线姬鼠感染后则不发病。

（孙永涛）

chuánbō tújìng

传播途径（route of transmission）

病原体从传染源排出后侵入新的易感宿主前在外环境中经历的全过程。各种传染病流行时其传播途径十分复杂，一种传染病可同时通过几种途径传播。例如，细菌性痢疾可经水、食物、媒介节肢动物及接触等多种途径传播。因此，若某种传染病在人群中蔓延，必须进行深入的流行病学调查才能了解其真正的传播途径，采取有针对性的防治措施。

经空气传播 呼吸道传染病的病原体存在于呼吸道黏膜的黏液或纤毛上皮细胞的碎片中，当患者大声说话、咳嗽或打喷嚏时，其黏液或渗出物随气流经口、鼻喷出至传染源一定范围的空气中。根据颗粒大小又可分为飞沫、飞沫核和尘埃3种形式传播。较小的飞沫在空气中飘浮，被易感者直接吸入而引起感染，如麻疹病毒。空气中悬浮的飞沫，外层水分被蒸发形成有传染性的飞沫核，它在空气中能飘浮一定时间，即使传染源已离开，易感者亦可因吸入飞沫核而被感染，如白喉杆菌、结核分枝杆菌等。含有病原体的较大飞沫干燥后落在衣服、床单或地面上，人们在整理衣服或清扫地面时，带有病原体尘埃又飞扬，可造成经呼吸道传播，如结核分枝杆菌、炭疽杆菌等。

经空气传播传染病的流行特征：①患者多为儿童，且多为传染源周围的易感人群。②多呈周期性伴有季节性高峰，以冬春季

多见。③流行强度与人口密度、卫生条件及易感者在人群中的比例有关。

经水传播 许多肠道传染病、人畜共患病及某些寄生虫病均可经水传播。

经饮水传播 经饮水传播疾病历史上已有多次记载，如1854年英国伦敦发生霍乱流行。随着城市公共供水系统建立及水质的卫生管理，因饮水被污染而引起暴发流行在城市已很少见，但在广大农村仍是一个重要问题。流行强度取决于污染水源类型、供水范围、水受污染的强度和频度、病原体在水中的抵抗力、饮水卫生管理等。经饮水传播传染病的流行特征：①病例的分布与供水范围分布一致。②除婴儿外，各年龄、性别、职业的人均可发病。③停用被污染的水或水经净化后，暴发即平息。

经疫水传播 人们接触疫水时可经皮肤或黏膜感染血吸虫病、钩端螺旋体病等。其危险性取决于人体接触疫水的面积大小、次数及接触时间的长短。经疫水传播传染病的流行特征如下：①患者有接触疫水史。②呈现地方性或季节性。③接触方式以游泳、洗澡、捕鱼及收割等多见。

经食物传播 所有肠道传染病、某些寄生虫病、个别呼吸道传染病（白喉、结核病）及少数人畜共患病（炭疽病）均可经食物传播。分为两类。①食物本身含病原体：如感染绦虫的牛、猪，患炭疽的牛、羊，其肉类含有病原体。患结核病的乳牛所分泌的乳汁可含有结核分枝杆菌。感染沙门菌家畜的肉及家禽的蛋可含有沙门菌，人食用后可被感染。②食物在各种条件下被病原体污染：食物在生产、加工、运输、

贮存与销售的各个环节均可被污染。水果、蔬菜等只是机械携带病原体，其数量不再增多。另一些食品如牛奶、肉馅等，在适宜的温度下病原体可大量繁殖，人食用后可感染而发病。

经食物传播传染病的流行特征：①患者有食用某种污染食品史，不食者不发病。②易形成暴发，累及人数与食用污染食品的人数有关。③多发生于夏秋季，一般不形成慢性流行。④停止供应污染食品暴发即平息。

接触传播 包括两类传播方式。①直接接触传播：在无任何外界因素参与下，传染源与易感者直接接触而引起疾病，如性病、狂犬病等。②间接接触传播：易感者因接触被传染源排泄物或分泌物所污染的某些无生命的物体而引起感染造成疾病，又称日常生活接触传播。多种肠道传染病、某些呼吸道传染病、人畜共患病、皮肤传染病等均可经此途径传播。被污染的手在间接接触传播中起重要作用。间接接触传播的流行病学意义，与病原体在外环境中的抵抗力、日常消毒制度是否完善、人们的卫生知识水平及卫生习惯等有关。

经接触传播传染病的流行特征：①病例多呈散发，可形成家庭或同室内成员间的传播。②无明显季节性。③流行过程缓慢。④卫生条件差、卫生习惯不良的情况下病例较多。

媒介节肢动物传播 作为传染病传播媒介的节肢动物甚多，有昆虫纲的蚊、蝇、蚤、虱等，蜘蛛纲的蜱和螨。根据传播疾病的种类和方式不同又可分为两大类。①机械性传播：节肢动物接触或吞食病原体后，病原体在其体表或体内均不繁殖，一般能存

活2~5天。当它们再次觅食时，通过接触、反吐或随同它们的粪便将病原体排出体外而污染食品等，人食用这类食品后被感染，如苍蝇可通过这种方式传播伤寒、细菌性痢疾等肠道传染病。②生物性传播：吸血节肢动物叮咬处于菌血症、立克次体血症或病毒血症时的宿主，病原体随宿主血液进入节肢动物肠腔，感染肠细胞或其他器官，病原体在节肢动物体内繁殖，再经节肢动物的唾液、呕吐物或粪便进入易感者体内。病原体在吸血节肢动物体内繁殖或完成生活周期中某些阶段后方具有传染性，其所需时间称外潜伏期。外潜伏期长短常受气温等自然因素的影响。经吸血节肢动物传播的疾病很多，如鼠疫、斑疹伤寒等，还包括200种以上的虫媒病毒性疾病。

吸血节肢动物传播传染病的流行特征：①有一定地区性，病例分布与媒介昆虫的分布一致。②有明显季节性，病例季节性升高与媒介昆虫繁殖活动的季节一致或稍后。③某些传染病具有职业特点，如森林脑炎多见于伐木工人及野外作业的工人。④发病有年龄特点，老疫区病例多见于儿童，新疫区病例无年龄差异。⑤人与人之间一般不直接传播。

经土壤传播 传染源的排泄物或分泌物以直接或间接方式污染土壤。因传染病死亡的人、畜尸体，埋葬不妥可污染土壤。有些肠道寄生虫病的生活史中有一段时间必须在土壤中发育至一定阶段才能感染人，如蛔虫卵、钩虫卵等。某些细菌的芽胞可在土壤中长期生存，如破伤风杆菌、炭疽杆菌等。这些被污染的土壤通过破损的皮肤感染人。经土壤传播病原体的意义，取决于病原

体在土壤中的存活力，人与土壤接触的机会与频度、个人卫生习惯等。

垂直传播 孕妇在产前将其体内的病原体传播传给胎儿。又称母婴传播。广义上分类如下。①经胎盘传播：受感染孕妇体内的病原体可经胎盘血液感染胎儿，如风疹病毒、水痘-带状疱疹病毒、麻疹病毒、肝炎病毒、脊髓灰质炎病毒、柯萨奇B族病毒、腮腺炎病毒及巨细胞病毒等，但并非所有感染的孕妇均可引起胎儿感染。②上行性传播：病原体经孕妇阴道通过宫颈口到达绒毛膜或胎盘引起胎儿感染，如葡萄球菌、链球菌、大肠埃希菌、白念珠菌等。③分娩引起传播：胎儿从无菌的羊膜腔内产出而暴露于母亲严重污染的产道内，胎儿的皮肤、黏膜、呼吸道、肠道均可遭受病原体感染，如淋病奈瑟菌、疱疹病毒等。

医源性传播 医疗及预防工作中人为因素所致某种传染病传播，一般分两类：①易感者在接受治疗、预防及各种检测试验时，被污染的器械、针筒、针头、导尿管等感染。②受污染生物制品或药品传播疾病。

(孙永涛)

yìgǎnzhě

易感者（susceptible person）
易感染某种传染病的人群。此种易感性呈可变性。人群易感性增高的主要原因如下。①新生儿增加：出生后6个月以上未经人工免疫的婴儿缺乏特异性免疫力，对许多传染病易感。②易感人口迁入：某些地方病或自然疫源性疾病的流行区，当地居民病后或隐性感染而获得对该病的免疫力。非流行区居民迁入使流行区的人群易感性增高。③免疫人口减少

和死亡：使人群易感性相对增加。④免疫人口免疫力自然消退：有些传染病如天花、麻疹等病后有长期免疫力，有的可维持终身。一般传染病病后或人工免疫后，其免疫力逐渐下降，最后又成为易感者，使人群易感性增高。

人群易感性降低的主要原因如下。①预防接种：对易感人群施行人工免疫是降低人群易感性最积极的方法。人工免疫所获得免疫力不能维持终身，故对易感人群必须有计划地进行免疫接种。②传染病流行后免疫人口增加：经过一次流行后，大部分易感者因感染而获得免疫，但不能依靠这种方式降低发病率，因为流行后传染源数量增多，有时反而促进该病传播。③隐性感染后免疫人口增加：隐性感染者虽无症状但也是传染源，不可能期望其增加来制止疾病传播。

判断某一人群对某种传染病易感性的高低，可从该病以往在人群中流行情况、该病的预防接种情况以及对人群进行该病抗体水平检测结果而定。人群作为一个整体对传染病易感的程度称人群易感性。人群易感性以人群中非免疫人口占全部人口的百分比表示。

人群中易感者增多，易发生传染病流行。易感者大量减少可抑制疾病流行，甚至使流行终止，但也不能认为易感者上升至某种水平就一定能发生疾病流行，因为疾病的发生必须有传染源输入。

（孙永涛）

临床病程（clinical course） 疾病发生、发展和转归的过程。包括潜伏期、前驱期、症状明显期和恢复期4个阶段。

（赵 敏）

qiánfúqī

潜伏期（incubation period）病原体侵入人体至最早出现临床症状的时间。不同传染病其潜伏期长短各异，有的疾病短至数小时，如细菌性痢疾；有的长达数年，如狂犬病、艾滋病；同一种传染病，不同患者的潜伏期长短也不尽相同，但有一个相对固定的期限。通常所说的潜伏期是指平均潜伏期，如麻疹潜伏期8~12天，平均10天；甲型病毒性肝炎潜伏期2~6周，平均4周。潜伏期的变动可能与进入人体的病原体数量、毒力、繁殖能力及机体抵抗力等因素有关。有些传染病在潜伏期末即可排出病原体而具有传染性，如麻疹、水痘等。确定潜伏期的意义在于：①判断患者受感染的时间，以进一步追查传染源，确定传播途径；确定接触者的留验、检疫或医学观察期限，一般以平均潜伏期加1~2天，危害严重的传染病则按最长潜伏期予以留验或检疫。②根据潜伏期长短可确定免疫接种时间、评价预防措施的效果。③潜伏期的长短可影响疾病的流行特征，潜伏期短的传染病一般来势较凶猛，病例集中出现，并常呈暴发态势，潜伏期长的传染病则流行持续时间较长。

（赵 敏 姜天俊）

qiánqūqī

前驱期（prodromal period）感染性疾病从潜伏期末至明显症状出现的时间。此时患者可出现轻微非特异性症状，如乏力、食欲减退、头痛、低热等，而尚无特殊临床症状或体征。前驱期症状与病原体繁殖产生的毒性产物有关，通常持续1~3天。部分发病急骤的患者可无明显前驱期。此期具有传染性，须严密观察，

亦可根据流行病学特征，及早作出诊断并及时采取防治措施。麻疹、百日咳等传染病前驱期内传染性最强，对公众的危害也最大。

（赵 敏 姜天俊）

zhèngzhuàng míngxiǎnqī

症状明显期（period of apparent manifestation） 感染性疾病前驱期过后特有症状逐渐出现并由轻到重再逐渐缓解的时间。又称发病期。此期病理生理变化达到顶峰，临床上出现某些具有诊断价值的表现如皮疹、黄疸、意识障碍、脓血便、脑膜刺激征等，传染性强。此期可分为上升期、极期、缓解期等阶段，或用各个阶段突出的表现来描述病情发展，如流行性出血热症状明显期又分为发热期、低血压休克期、少尿期、多尿期等。各类传染病此期持续时间长短不一，待体温恢复正常、症状减轻，则逐渐进入恢复期。

（赵 敏 姜天俊）

huīfùqī

恢复期（convalescent period） 感染性疾病患者相关临床症状、体征消失，健康开始恢复的一种状态或一段时间。此期在感染病原体过程中所致机体损害逐渐恢复至正常状态，针对病原体的特异性免疫反应增强，体内病原体多数被清除，不再具备传染性或传染性明显降低。但有些传染病，如伤寒、痢疾、乙型病毒性肝炎或丙型病毒性肝炎等，恢复期也可能继续向外排出病原体，释放传染性，成为慢性携带者。部分患者在此期发生超敏反应，如猩红热后的风湿病和急性肾小球肾炎。某些传染病患者经恢复期后长期不能恢复，称为后遗症，多见于流行性乙型脑炎、脊髓灰质炎等中枢神经系统感染性疾病。

恢复期可因时间、病种、病情及患者个体素质而异。

（赵　敏　姜天俊）

fārè

发热（fever）　机体产热增加，散热减少，体温升高超过正常范围的状态。源于致热原作用或体温中枢功能障碍。个人正常体温略有不同，且受时间、季节、环境、月经等因素影响，凌晨最低，下午最高，差异约1℃。一般情况下，腋窝温度＞37.2℃、口腔温度＞37.3℃、直肠温度＞37.6℃可定为发热。发热病因繁多，临床可分为感染性与非感染性两大类，前者多见，包括各种病毒、细菌、真菌、支原体、立克次体、螺旋体、寄生虫等感染；非感染性病因包括无菌坏死物质的吸收、抗原-抗体反应、内分泌与代谢性疾病、体温调节功能失常、自主神经功能紊乱、皮肤散热减少等。

发生机制　正常情况下，人体产热与散热动态平衡，各种原因导致产热增加、散热减少，均可引起发热。发生机制分为致热原性发热和非致热原性发热。致热原性发热：指各种病原生物及其产物，炎症渗出物及无菌坏死组织，抗原-抗体复合物，某些类固醇物质等大分子物质，通过激活中性粒细胞、嗜酸性粒细胞和单核-巨噬细胞系统，产生并释放内源性致热原（又称白细胞致热原），如白介素-1、肿瘤坏死因子和干扰素等，通过血脑屏障直接作用于体温调节中枢的体温调定点，使调定点（温阈）上移，体温调节中枢对体温发出重新调节冲动，并通过垂体内分泌因子使代谢增加或通过运动神经使骨骼肌阵发性收缩（发冷），产热增加；同时，通过交感神经活动使皮肤血管收缩、竖毛肌收缩，排汗停止，散热减少。这一综合调节过程使机体产热大于散热，体温升高，导致发热。非致热原性发热：颅脑损伤、出血、炎症等致体温调节中枢直接受损，或癫痫持续状态、甲状腺功能亢进症致产热过多，或广泛皮肤疾病、心力衰竭致散热减少均可以引起发热。

鉴别诊断　主要是对发热程度的评估和发热病因的鉴别。

热度与热型　发热程度可划分为低热（37.3～38.0℃）、中等热（38.1～39.0℃）、高热（39.1～41.0℃）和超高热（41℃以上）。热型观察有利于鉴别诊断（见热型）。

伴随症状　对发热病因诊断意义重大。伴寒战常见于败血症、大叶性肺炎、疟疾、钩端螺旋体病、急性胆囊炎、急性肾盂肾炎、流行性脑脊髓膜炎、急性溶血或输血反应、药物热等；伴皮疹常见于麻疹、风疹、猩红热、水痘、斑疹伤寒、药物热、风湿热、结缔组织病等；伴皮肤黏膜出血见于重症感染和血液病，如败血症、流行性出血热、斑疹伤寒、急性白血病、重型再生障碍性贫血、恶性组织细胞病等；伴眼结膜充血、出血常见于麻疹、流行性出血热、斑疹伤寒、钩端螺旋体病等；伴口唇单纯疱疹多见于流行性脑脊髓膜炎、大叶性肺炎、流行性感冒、间日疟等；伴淋巴结肿大常见于传染性单核细胞增多症、风疹、淋巴结结核、坏死性淋巴结炎、淋巴瘤、白血病、丝虫病等；伴肝大、脾大见于传染性单核细胞增多症、病毒性肝炎、肝胆系统感染、布氏菌病、疟疾、结缔组织病、白血病、淋巴瘤、黑热病、血吸虫病等；伴关节肿痛常见于败血症、猩红热、布氏

菌病、风湿热、结缔组织病等；伴昏迷见于中枢神经系统受累病变，发热后出现昏迷，应注意流行性乙型脑炎、流行性脑脊髓膜炎、中毒型菌痢、斑疹伤寒、中暑等；昏迷后发热，见于脑出血、巴比妥类药物中毒等。

处理原则　尽快通过血常规、血清炎症指标、相关抗体及反复血培养检查，明确发热病因。感染性发热及时给予抗感染治疗，强调根据当地药物敏感性选择抗菌药物；非感染性发热重点排查结缔组织病和肿瘤性发热，积极治疗原发病。体温过高者（一般38.5℃以上）可给予退热治疗，如物理降温和必要的退热药物。儿童患者应警惕高热惊厥。选用退热药时应考虑患者的基础健康状况，如消化性溃疡患者慎用阿司匹林和布洛芬，严重肝病患者慎用对乙酰氨基酚，儿童患者避免使用阿司匹林制剂。疑似法定传染病者应及时消毒隔离、迅速报告疫情。

（赵　敏　姜天俊）

rèxíng

热型（types of fever）　连接发热患者不同时间点所测体温数值的曲线形态。不同病因所致发热的热型常不相同，对发热病因的诊断有重要意义。

发生机制　尚未完全阐明，但多数认为热型与病变性质有关。决定病变性质的因素是内源性致热原产生的速度和量及释放入血的速度和量，这些均影响体温调定点上移的高度和速度。

鉴别诊断　临床上常见热型有以下几种。

稽留热　体温明显升高达39℃以上，24小时内波动范围不超过1℃。常见于伤寒高热期、大叶性肺炎、流行性脑脊髓膜炎、

恙虫病等的症状明显期。

弛张热 又称败血症热型。体温常在39℃以上，波动幅度大，24小时内波动范围超过2℃，但均在正常水平以上。常见于败血症、风湿热、重症肺结核、化脓性炎症、流行性感冒、支原体肺炎、细菌性心内膜炎、斑疹伤寒、恶性疟疾等。

间歇热 体温骤升达高峰后持续数小时，又迅速降低至正常水平，无热期（间歇期）可持续1天至数天，如此高热期与无热期反复交替出现。常见于疟疾、急性肾盂肾炎、败血症、播散性结核、严重化脓性感染等。一日内发热呈两次升降者称为双峰热，见于革兰阴性杆菌败血症、长期间歇热，又称消耗热。

回归热 体温急剧升高至39℃或以上，持续数天后又骤然下降至正常水平。高热期与无热期各持续若干天后规律性交替一次。可见于回归热、霍奇金淋巴瘤等。

波状热 体温逐渐升高至39℃或以上，数天后又逐渐下降至正常水平，持续数天后又逐渐升高，如此反复多次。常见于布氏菌病。

马鞍热 体温曲线呈马鞍形，见于登革热。

不规则热 体温曲线无一定规律，可见于结核病、风湿热、支气管肺炎、渗出性胸膜炎等。

处理原则 不同的发热性疾病各具相应热型，热型不同有助于对发热病因的诊断和处理，但需注意两个影响因素：①广泛应用抗生素使得感染得到及时控制，或因解热药或糖皮质激素的应用，可使某些疾病的特征性热型变为不典型或呈不规则热型。②热型与个体反应强弱有关，如老年人休克型肺炎可仅有低热

或无发热，不具备肺炎的典型热型。

（赵　敏　姜天俊）

pízhěn

皮疹（exanthem） 从单纯的皮肤颜色改变到皮肤表面隆起或发生水疱等皮肤多种病理性损害。又称外疹。可表现为斑疹、丘疹、斑丘疹、荨麻疹、疱疹、出血疹等，是多种疾病，尤其是感染性疾病的重要表现之一，对诊断有较大价值。

在感染、免疫紊乱、理化刺激等多种因素作用下，皮肤局部出现血管扩张、充血，皮肤血管内皮细胞肿胀、增生和单核细胞浸润，以及渗出性病变，可表现出不同的临床类型。

临床可根据相关流行病学史、皮疹出现的时间、位置、伴随症状等作出诊断与鉴别诊断。斑疹只有局部皮肤颜色变化，损害与周围皮肤平齐，见于斑疹伤寒、丹毒、风湿性多形红斑，以及猩红热、麻疹、药疹的初期病变；皮肤色素增多皮肤改变者，称为色素斑，皮肤变白者称为白斑（如白癜风）；玫瑰疹亦属于斑疹，出现在胸腹部的一种鲜红色小圆形斑疹，直径为2~3mm，压之褪色，对伤寒诊断具有重要价值。丘疹是一种较小的实质性皮肤隆起，伴颜色改变，见于药物疹、麻疹、猩红热、湿疹等。斑丘疹是在斑疹的底盘上出现丘疹，见于猩红热、风疹及药疹等。荨麻疹又称风团，是局部皮肤暂时性的水肿性隆起，大小不等，形态不一，颜色或苍白或淡红，消退后不留痕迹，是皮肤速发型变态反应所致，见于异性蛋白性食物、药物或其他物质过敏，虫咬伤等。出血疹见于流行性脑脊髓膜炎、败血症、流行性出血热、登革热

等。非感染性发疹性疾病包括结缔组织病、变态反应性疾病、血液病等多种。

对于皮疹，应查找病因，作出明确诊断并积极病因治疗和对症治疗。

（赵　敏）

bānqiūzhěn

斑丘疹（maculopapule） 丘疹周围合并皮肤发红的斑疹的病理损害。斑疹和丘疹同时存在的皮肤损害。斑丘疹介于斑疹和丘疹之间，皮肤损害稍有隆起，可见于多种病原体感染，病毒感染最常见，如麻疹病毒、风疹病毒、柯萨奇病毒和埃可病毒；其次是细菌感染，如猩红热、伤寒。药物过敏或过量中毒、其他过敏性疾病、结缔组织病等皮肤损害亦可表现为斑丘疹。

斑丘疹是多种疾病的早期皮肤表现。①麻疹：发疹同时有高热、呼吸道卡他症状，皮疹出现部位依次为耳后、面部、颈部、胸背部、四肢，皮疹形态为斑疹或丘疹，疹间皮肤正常。发病1~2天后口腔内颊黏膜出现科氏斑。②风疹：发病前可有轻度发热，皮疹出现部位依次为面部、躯干、四肢，皮疹形态为淡红色斑疹或丘疹，颈部及枕后淋巴结常肿大。③幼儿急疹：多见于6~24月龄的患儿，常突发高热，3~5天体温骤退时全身出疹，皮疹形态为玫瑰红色斑丘疹，常合并颈部及枕后淋巴结肿大。④水痘早期：初为红色针尖大小的斑疹，后迅速变为丘疹，数小时后即为绿豆大小的水疱，疱壁薄易破，2~3天干燥结痂，以后痂脱而愈。

应积极治疗原发病，包括必要的抗病毒、抗细菌、抗过敏、抑制过度炎症反应等，给予必要

的对症支持治疗，避免食用辛辣食物和海鲜，避免搔抓，感染性斑丘疹避免使用糖皮质激素。

（赵　敏　姜天俊）

chūxuèzhěn
出血疹（petechia）

表现为直径<2mm淤点和较大淤斑的病理损害。属于特殊的出血性皮疹。是多种病原体感染所致全身性病理损害的皮肤表现，可见于病毒性疾病、细菌性疾病和立克次体病等。

在病毒、细菌、立克次体等病原体作用下，皮肤小血管（毛细血管、小静脉、小动脉等）内皮细胞肿胀、变性和坏死，管壁不规则收缩和扩张，最后纤维素样坏死和崩解，形成出血性皮疹，病损皮肤小血管管腔内可有微血栓形成。

出血疹是多种疾病的早期皮肤表现，确诊需鉴别以下疾病。①流行性出血热：出血疹多见于腋下、胸部、背部，常为条索样、点状或搔抓样淤点；黏膜出血疹见于软腭，针尖样大小。此病尚有发热、颜面潮红、睑结膜充血、出血、水肿、尿量改变及血压异常等。②登革热：出血疹见于四肢、躯干或其他部位，形态多为斑块样。此病起病急，除皮疹外，尚有高热、全身疼痛、出血和淋巴结肿大等表现。③流行性脑脊髓膜炎：出血疹多在四肢末端出现，表现为淤点或淤斑，初为鲜红色，后为紫红色，病情严重者淤斑迅速扩大，中央呈紫黑色坏死。除皮疹外，尚有高热、头痛、呕吐等。④败血症：出血疹以淤点多见，分布于躯干、四肢、眼结膜、口腔黏膜等处，起病急骤，常有寒战、高热、血压下降，血培养细菌阳性，抗生素治疗有效。⑤斑疹伤寒：起初多为充血性斑

丘疹，后转为出血疹，同时有发热、头痛等中枢神经系统症状。

应积极治疗原发病，包括必要的抗病毒、抗细菌、抑制过度的炎症反应等，给予必要的对症支持治疗。

（赵　敏　姜天俊）

pàozhěn
疱疹（herpes）

疱疹病毒感染所致皮肤病理损害。又称热疮。是病毒性皮肤病的一种症状。表现为高出皮肤表面的界限性隆起，疱壁可薄或厚，内容为清亮或浑浊液体，可单发，也可集簇出现。临床可分为单纯疱疹、生殖器疱疹、带状疱疹等不同类型。

发生机制　单纯疱疹由单纯疱疹病毒（HSV）感染所致，HSV分为单纯疱疹病毒1型（HSV-1）和单纯疱疹病毒2型（HSV-2），1型主要引起生殖器以外的皮肤、黏膜（口腔）和器官（脑）感染，2型主要引起生殖器部位皮肤黏膜感染。人是HSV唯一自然宿主。病毒经呼吸道、口腔、生殖器黏膜及破损皮肤进入体内，潜居于人体正常黏膜、血液、唾液及感觉神经节细胞内。原发性感染多为隐性，仅少数出现症状，病毒可长期潜伏于体内，机体抵抗力下降时，HSV被激活而发病。带状疱疹是由水痘-带状疱疹病毒感染引起的疱疹性疾病，腰背部多见，沿神经走行分布，带状排列，疹间皮肤正常，疼痛明显。

鉴别诊断　单纯疱疹和带状疱疹诊断容易，生殖器疱疹误诊率较高，需鉴别的疾病包括：接触性皮炎、固定红斑性药疹、生殖器神经性血管水肿、龟头包皮炎、硬下疳、巨型荨麻疹、脓疱病等。

处理原则　抗病毒治疗首选

阿昔洛韦类药物口服，病情严重者可静脉给药。对复发性生殖器疱疹患者可采用免疫增强药以提高机体免疫调节功能。辅助支持治疗包括镇痛、防控继发细菌感染。规律生活、经常锻炼、情绪乐观、洁身自好可减少复发次数。

（赵　敏　姜天俊）

nóngpàozhěn
脓疱疹（pustule）

含有脓液的疱疹。又称脓疱疮，俗称黄水疮。是一种常见的化脓性皮肤病或皮肤症状，表现为浅在性脓疱，疱疹内脓液浑浊，可黏稠或稀薄，好发于口周及鼻周，具有接触传染性，可自身接种。

发生机制　多数脓疱疹存在化脓性细菌感染，其中金黄色葡萄球菌最常见，少数为链球菌或二者混合感染，少数病毒（如天花病毒）和非感染性炎症（如脓疱性银屑病）亦可引起脓疱疹。根据发病机制，脓疱疹分为3型。①大疱型脓疱疹：由金黄色葡萄球菌引起，初起为粟粒样水疱，迅速增至花生米大或更大；起初水疱内容清澈，约1天后疱液变浑浊，脓汁沉于疱底，浅层液体仍清亮，呈半月形积脓现象，是此型特征。疱破溃后成为糜烂面，其上有脓痂，周围可发生新的水疱。好发于面部及四肢等暴露部位，病理变化为表皮角质层下脓疱，疱内可见多数中性粒细胞。②脓痂性脓疱疹：源于溶血性链球菌感染或与金黄色葡萄球菌混合感染。在红斑的基础上发生水疱，迅速变为脓疱，疱易破而结成蜜黄色厚痂，并不断向四周扩展。好发于面部、口周、鼻孔周围及四肢暴露部位，可伴急性肾小球肾炎，病理变化同大疱型脓疱疹。新生儿脓疱病亦属此型。③继发性脓疱疹：水痘等疱疹继

发感染后形成的脓疱疹，为继发性皮肤损害。

鉴别诊断 脓疱疹需与链球菌感染所致溃疡性脓皮病鉴别，该病皮肤损害与脓疱疹相似，但较深，初起为炎性小结节，表面有脓疱、结痂，去痂后可见边缘高起和蝶形溃疡，数周后愈合，遗留浅瘢痕。可发生于任何部位，小腿多见。患者多为体弱、营养不良及卫生状况差的儿童。

处理原则 轻症者仅需局部治疗，如清洁、去痂；重者需使用敏感抗菌药。

（赵　敏　姜天俊）

qiánmázhěn
荨麻疹（urticaria） 皮肤受刺激致小血管反应性扩张及渗透性增加而引起的变态反应性损害。俗称风团。常为一种局限性水肿反应，表现为鲜红色或苍白色风团，发生和消退均较快，伴瘙痒和烧灼感。既是一个独立疾病又是许多疾病的症状之一。

发生机制 急性荨麻疹主要是肥大细胞释放的炎症介质组胺作用于微血管产生的迅速渗出病变；慢性荨麻疹除组胺外，激肽及其有关的酶系统、前列腺素、纤维蛋白溶解系统、补体等介质亦参与其中。从发生机制上，可分为变态反应与非变态反应两种，前者多数通过Ⅰ型变态反应，少数通过Ⅱ型或Ⅲ型变态反应；后者为组胺释放剂直接作用于肥大细胞，有的则与遗传因素有关。荨麻疹的病因包括食物（鱼、虾、蛋、蘑菇、笋等）、药物、感染、物理因素（冷、热、日光、摩擦、压力等）、动植物因素（皮毛、花粉）、精神紧张、全身性疾病（如血清病、类风湿关节炎、系统性红斑狼疮等）。

鉴别诊断 单纯荨麻疹需与丘疹性荨麻疹及多形性红斑鉴别；伴腹痛或腹泻者，应与急腹症及胃肠炎鉴别；若伴高热和中毒症状，应考虑为严重感染症状之一。

处理原则 首先应积极查找病因，去除发病因素；对症支持治疗，服用抗组胺药物，外搽炉甘石洗剂。轻者无全身症状，可很快自愈；重者可有低血压、呼吸困难及过敏性休克表现，多数需短期使用糖皮质激素。

（赵　敏　姜天俊）

niánmózhěn
黏膜疹（enanthem） 口腔、结膜、生殖器等处黏膜的局部病理性损害。又称内疹。是许多疾病的体征性表现之一，对临床诊断有提示价值。主要是病毒、细菌、螺旋体及免疫复合物的作用，黏膜血管内皮细胞肿胀、增生，炎症细胞浸润、渗出，形成黏膜损害。黏膜疹常发生在口腔、肛门、阴道和阴茎黏膜。麻疹的科氏斑出现在病程的第2~3天，位于双侧近第一磨牙的颊黏膜，为0.5~1.0mm大小的白色小点，周围有红晕，逐渐增多，可互相融合，2~3天后消失，据此可早期诊断麻疹。手足口病是婴儿和儿童的一种常见疾病，以发热、口腔溃疡和疱疹为特征，初始症状为低热、食欲减退、身体不适和咽痛，发热1~2天后出现口腔溃疡性内疹，开始为红色小疱疹，后变为溃疡，口腔黏膜疹常见于舌、牙龈和颊黏膜。梅毒的黏膜疹分布在口腔、阴道、阴茎，表现为黏膜红肿或糜烂，渗出物凝结其表面形成灰白色的黏膜斑，内含大量螺旋体。贝赫切特综合征以复发性口腔和生殖器溃疡、虹膜炎为特征性表现，可累及皮肤、关节、心血管系统、消化系统、神经系统及泌尿系统，黏膜

损害发生后半数以上患者出现结节性红斑，分布于下肢，红斑呈对称性，周围有较宽红晕，直径为0.5~5.0cm，高出皮面，少数可融合成片，局部发红、发热，有触痛，1~6周后自然消退，但易复发。对黏膜疹应积极查找并有效治疗原发病。

（赵　敏）

línbājié zhǒngdà
淋巴结肿大（lymphadenectasis） 各种病因所致淋巴结内部细胞增生、体积变大、质地变硬的现象。感染或肿瘤细胞浸润等常见因素，是临床常见重要体征之一，为诊断多种疾病的重要线索。淋巴结为人体重要免疫器官，正常人有500~600个淋巴结遍及身体各处，按其位置可分为浅表淋巴结和深部淋巴结，临床检查的淋巴结主要是浅表淋巴结。

发生机制 分为感染性、肿瘤性、反应性和组织细胞增生性4种。

　　感染性肿大 最常见，分为非特异性感染、特异性感染、全身性感染。细菌、病毒、真菌、寄生虫等引起急慢性淋巴结感染时，淋巴结可充血水肿、淋巴细胞和巨噬细胞增生，中性粒细胞、单核细胞及浆细胞浸润，甚至发生坏死及肉芽肿形成，导致淋巴结增大。急性淋巴结炎者常伴疼痛。

　　肿瘤性肿大 淋巴结是遏制肿瘤细胞传播的重要屏障，无论是原发于淋巴组织的内生肿瘤（如淋巴瘤、淋巴细胞白血病等），还是淋巴结外转移来的肿瘤（如乳腺癌腋下淋巴结转移、胃癌左锁骨上淋巴结转移等），均可表现为无限制增殖的肿瘤细胞在淋巴结内大量增殖，占据和破坏淋巴结正常组织结构，同时引起淋巴

结内纤维组织增生及炎症细胞浸润，导致淋巴结肿大。肿瘤组织易先侵袭淋巴结的周围淋巴窦及髓窦，然后波及整个淋巴结，并可穿破被膜侵袭周围组织，故癌性淋巴结常质地坚硬且相对固定。

反应性增生　包括非特异性反应性淋巴细胞增生和免疫反应性增生两种，多由生物因素（病毒、细菌等）、化学因素（药物、环境毒素、毒性代谢产物等）及变态反应等因素引起淋巴结内淋巴细胞、单核-巨噬细胞反应性大量增生，致淋巴滤泡增大，滤泡旁淋巴细胞增生，有时可表现为坏死增生，导致淋巴结肿大。

组织细胞增生性肿大　淋巴结内有大量组织细胞增生，片状灶性或弥漫性分布，同时可有肉芽肿形成，如朗格汉斯细胞组织细胞增生症。脂质沉积病、结节病等因细胞代谢异常增生聚集亦可引起淋巴结肿大。

鉴别诊断　从体格检查、实验室、影像学及组织学检查进行鉴别。

体格检查　检查淋巴结应按一定顺序进行以免遗漏。触诊时应注意肿大淋巴结的部位、数目、大小、质地、表面压痛、活动度、有无粘连、局部皮肤有无红肿破溃、瘢痕等。急性非特异性淋巴结炎常有明显触痛、局部有红肿热等急性炎症表现；慢性感染者淋巴结疼痛轻微、质地中等、可互相粘连；淋巴瘤时淋巴结常明显肿大、质地硬如软骨；淋巴转移癌则质地似橡皮，与周围组织粘连不易推动。一个区域淋巴结肿大称局限淋巴结肿大，多见于非特异性淋巴结炎、淋巴结核及恶性肿瘤转移，可按淋巴引流区域寻找原发病灶；两个区域以上淋巴结肿大，考虑为全身性淋巴结肿大，多见于急慢性淋巴结炎、传染性单核细胞增多症、淋巴瘤、钩端螺旋体病、恙虫病、布氏菌病、血清病、结缔组织病等。全身性淋巴结肿大初期可只表现为一个区域的淋巴结肿大，以后其他区域淋巴结才相继肿大。对于病史较短者应继续观察，有时全身性淋巴结肿大只表现为一个区域淋巴结肿大明显，而患者多忽视了其他肿大不明显的部位。淋巴结肿大病史较长者，通常提示为慢性特异性炎症，如淋巴结核、丝虫性淋巴管炎和淋巴结炎、性病性淋巴结肿大等。

伴随症状对淋巴结肿大的病因寻找提供重要线索。淋巴结肿大伴相应引流区域感染灶者，如颌下淋巴结、颏下淋巴结肿大伴扁桃体炎、牙龈炎，腋窝淋巴结肿大伴乳腺炎，耳后淋巴结肿大伴头皮感染者，可诊为非特异性淋巴结炎；淋巴结肿大伴皮肤瘙痒者，应考虑变态反应或霍奇金淋巴瘤；局部淋巴结肿大伴低热、盗汗、消瘦者，提示为淋巴结核、淋巴瘤或其他恶性肿瘤等；淋巴结肿大伴周期性发热者，多见于淋巴瘤；全身性淋巴结肿大伴发热、出血、贫血者，主要见于各种白血病、恶性组织细胞病、晚期淋巴瘤等，偶可见于系统性红斑狼疮；淋巴结肿大伴黄疸者，应考虑黄疸性肝炎、恶性组织细胞病、钩端螺旋体病等；淋巴结肿大伴皮疹者多见于某些传染病或变态反应性疾病；全身淋巴结肿大伴发热者，见于传染性单核细胞增多症、淋巴瘤等。

深部淋巴结肿大不易触及，常因其肿大压迫邻近器官出现相应表现而就诊。例如，纵隔淋巴结肿大可压迫上腔静脉，引起上腔静脉区域血液回流受阻，表现为头面部及上肢水肿、颈静脉怒张等上腔静脉压迫综合征；腹膜后淋巴结肿大可压迫输尿管引起肾盂积水，压迫神经丛可引起严重且顽固的腰背疼痛，前倾坐位疼痛减轻、平卧位则疼痛加重；脊椎旁淋巴结肿大压迫脊髓可致截瘫；肺病所致纵隔淋巴结肿大压迫喉返神经可导致声音嘶哑，压迫食管可致吞咽困难等。

实验室检查　外周血白细胞总数及中性粒细胞增多者常见于细菌感染，革兰阴性杆菌感染者白细胞总数亦可不高，但中性粒细胞常增多；白细胞总数正常或减少而淋巴细胞增多者，多考虑病毒感染，但 EB 病毒感染所致传染性单核细胞增多症第 2 周时白细胞常有增多，且可见异形淋巴细胞。嗜酸性粒细胞增多提示寄生虫感染或嗜酸性粒细胞肉芽肿；外周血有幼稚细胞者多为白血病或恶性组织细胞病，后者除发热、肝大、脾大、淋巴结肿大外，常表现为全血细胞减少。骨髓涂片查细胞形态对白血病、浆细胞瘤、恶性组织细胞病、戈谢（Gaucher）病、尼曼-皮克（Niemann-Pick）病的诊断有决定性意义。血清学检查对感染性及自身免疫病的诊断有重要意义。

影像学检查　深部淋巴结不易触及，淋巴管造影是了解淋巴结有无肿大的一种特殊检查方法。淋巴管炎常显示淋巴结增多、增大、边缘光滑；淋巴瘤则表现为增大的淋巴结内部结构被破坏，呈泡沫状；淋巴结转移癌的淋巴结边缘不规则，呈虫蚀状，常有内部结构充盈缺损或淋巴管阻塞。放射性核素扫描可获得淋巴结和淋巴管的影像，如一处或多处淋巴结影像明显增大、放射性增高，多为淋巴瘤瘤体；如一处或多处淋巴结影像缺失或放射性明显减低或明显延迟，常提示淋巴结内有转移瘤存在。X 线、CT、B 超等可协助明确原发病灶的部位及性质。

组织学检查 包括淋巴结穿刺针吸涂片和淋巴结活体组织病理学检查，可获得病理学的诊断结果。

处置原则 主要是积极寻找淋巴结肿大的病因，针对病因进行有效治疗。感染性淋巴结肿大应及时抗感染、缓解淋巴结炎症；肿瘤性淋巴结肿大可酌情给予外科切除、放疗、化疗及生物治疗；反应性或增生性淋巴结肿大可在去除病因的基础上适当给予糖皮质激素治疗。

（赵　敏　姜天俊）

gāndà

肝大（hepatomegaly） 肝下缘超过剑突下 3cm 或剑突下至脐连线的中上 1/3 交界。正常成人肝上界在右锁骨中线第 5 肋间隙，其下缘不能触及。腹壁松弛或瘦长体型者肋弓下可触及肝下缘，但在 1~2cm 以内。肝大是一个常见重要临床体征，可由多种病因引起。肺气肿、右胸腔积液时可有肝下移现象，注意区别。

发生机制 肝大的病因包括感染与非感染两大类，主要机制如下。①肝细胞水肿：各种病原生物感染、中毒性肝炎时，肝细胞因炎症而水肿甚至变性，伴肝内血管充血、单核-巨噬细胞大量增生、炎症细胞浸润及其他炎症介质渗出导致肝大。②肝淤血：充血性心力衰竭、心脏压塞、缩窄性心包炎、心包积液及肝静脉回流受阻时，肝脏因充血而肿大，外观发紫、边缘钝。③肝内胆汁淤积：原发性胆汁性胆管炎、胰头癌、肝内外胆道梗阻时，肝内

胆汁淤积，亦可致肝大。④肝内物质沉积：脂肪肝、肝淀粉样变性等疾病时，脂肪、糖原、类脂质、淀粉样物质、铜或铁质在肝内沉积，可致肝大。⑤肝组织异常增生：肝脏肿瘤、肉瘤、肉芽肿及各种囊肿浸润亦可致肝大。

鉴别诊断 从病史、体格检查、影像学、肝细胞学检查 4 个方面进行病因的鉴别诊断。

病史 了解有无传染病接触史、血液制品使用史、药物或毒物接触史等；掌握病史中出现的伴随症状，如伴肝区疼痛者多见于肝脏炎症、急性肝淤血、肝内占位性病变；伴发热者常提示病毒、细菌、寄生虫等病原生物感染；伴乏力、食欲减退、尿色加深者多提示肝细胞炎症和坏死。

体格检查 正确的腹部触诊可明确有无肝脏肿大及肝脏硬变，但需要有丰富经验的医师才能完成。正常人体质瘦弱者肋下可触及肝脏边缘、质软；肝脏中等硬度则见于肝炎、肝脓肿、血吸虫病、脂肪肝等；肝脏质地坚硬则见于肝硬化、晚期血吸虫病、恶性肿瘤、肝淀粉样变性、梅毒肝等。肝脏压痛在急性肝炎、肝淤血、急性胆管炎或胆绞痛发作时明显，细菌性或阿米巴肝脓肿时触痛更剧烈，表现为局限性压痛；肝癌常无明显压痛，脂肪肝、肝淀粉样变性及梅毒肝一般无压痛。

影像学检查 B 超、腹部 CT 或磁共振成像检查对肝大的诊断有重要意义。肝静脉造影可了解肝静脉梗阻情况，肝动脉造影对评估肝脏肿瘤手术切除的可能性和切除范围有一定帮助。

肝细胞组织学检查 肝穿刺活组织检查对原因未明的肝大有较大诊断意义，但重度黄疸、腹水或凝血功能障碍者禁忌此检查。

处理原则 主要是对病因治疗，结合病情可给予必要的保肝药物以缓解肝细胞炎症及坏死。肝移植已成为解决难治性肝大的主要措施。

（赵　敏　姜天俊）

pídà

脾大（splenomegaly） 仰卧位或侧卧位能触到脾。正常情况下腹部触诊触不到脾，膈肌位置较低或消瘦者偶可触及脾边缘，但柔软无压痛，病理性脾大则质地偏硬，多有触痛。脾大是临床重要体征之一，多种疾病可引起脾大，尤其是感染性疾病和血液系统疾病。

发生机制 脾大病因可分为感染与非感染两大类，每种疾病引起脾大的机制不尽相同，一种疾病引起脾大的机制可能有多种。

细胞浸润 炎症细胞浸润多见于急性感染性疾病，常伴脾充血；嗜酸性粒细胞浸润见于嗜酸性粒细胞增多症和部分脂质贮积病；各种白血病细胞浸润所致脾大以慢性髓细胞性白血病最明显，其次是慢性淋巴细胞白血病，急性白血病以淋巴细胞白血病较明显，再次是髓细胞性白血病和单核细胞白血病。脾本身恶性肿瘤少见，原发于淋巴系统、骨髓和肠道的恶性肿瘤可侵及脾，如淋巴瘤脾浸润，霍奇金淋巴瘤脾受累较多，约占 50%，偶有单纯脾型霍奇金淋巴瘤，可表现巨脾。恶性组织细胞病、肠道恶性肿瘤转移至脾均可因肿瘤细胞浸润而引起脾大。

脾淤血 脾是体内最大的贮血器官，各种原因导致脾血液回流受阻，均可造成脾淤血性肿大，如肝硬化门静脉高压、下腔静脉血栓或肿瘤栓子形成、先天性或

后天性血管畸形、各种原因所致右心衰竭、缩窄性心包炎或大量心包积液等，均可致脾淤血而肿大。

髓外造血　脾是造血器官，骨髓增生性疾病时脾又恢复造血，出现不同程度的髓外造血，导致脾大，尤以骨髓纤维化时髓外造血最明显，脾大也突出。

组织细胞增生　组织细胞异常增生可累及全身多个脏器，尤以肝、脾、淋巴结、骨髓、皮肤、胸腺等最明显，可出现明显脾大，如黑热病、莱特勒－西韦（Letterer-Siwe）病、类风湿关节炎。

纤维组织增生　长期慢性淤血、慢性感染、细胞浸润等长期慢性刺激，致组织细胞异常活跃，脾纤维组织大量增生而使脾肿大变硬。

脂质代谢障碍　脂质代谢酶缺乏或功能障碍引起脂类在组织中沉积，导致脾大，如戈谢（Gaucher）病，属常染色体隐性遗传的类脂质代谢障碍性疾病。

脾肿瘤及囊性扩张　脾本身肿瘤及囊性扩张均较少见，偶有原发脾淋巴瘤的报道。囊性扩张见于皮样囊肿、淋巴管囊肿及寄生虫囊肿（如棘球蚴病）。

鉴别诊断　从病史、伴随症状、脾大程度、实验室及影像学检查进行鉴别诊断。

病史　急性感染通常起病急、脾大程度轻；慢性感染、遗传性疾病、代谢性疾病则起病缓、脾大逐渐加剧；恶性肿瘤脾大发展较快；既往有慢性肝病史者提示肝源性脾大；珠蛋白生成障碍性贫血、代谢性疾病等有家族史。

伴随症状　脾大伴发热多见于各种急慢性感染性疾病，伴贫血、发热、出血倾向常提示白血病性脾大；伴贫血、黄疸提示溶血性贫血；伴黄疸常提示慢性肝炎或肝硬化；伴呕血或黑粪多为肝硬化门静脉高压；心脏病或心包积液所致淤血性脾大常伴呼吸困难、心悸、气促等。

脾大程度　轻度脾大（深吸气时脾下缘在左肋缘下 2～3cm）可见于某些病毒、细菌、立克次体感染，以及早期血吸虫病、充血性心力衰竭、肝硬化门静脉高压、霍奇金淋巴瘤、幼年类风湿关节炎、系统性红斑狼疮、肺嗜酸性粒细胞增多症、特发性血小板减少性紫癜等。中等脾大（脾下缘超出左肋缘下 3cm 至平脐）可见于急性髓细胞性白血病、急性淋巴细胞白血病、慢性溶血性贫血、黑热病、脾淀粉样变性、淋巴瘤、尼曼－皮克（Niemann-Pick）病等。巨脾（脾下缘超出脐水平以下）见于慢性髓细胞性白血病、慢性疟疾、晚期血吸虫病、班替（Banti）综合征、骨髓纤维化、真性红细胞增多症、珠蛋白生成障碍性贫血、戈谢病等。

实验室检查　血常规、网织红细胞计数、嗜酸性粒细胞计数、血细胞形态检查、血清蛋白电泳、溶血试验、肝功能检查、寄生虫检查、骨髓检查、血清抗原抗体检查、淋巴结穿刺活检等，对病因鉴别至关重要。

处理原则　主要针对原发病治疗。若脾大合并明显脾功能亢进或疾病进展，可行脾切除术或栓塞。

（赵　敏　姜天俊）

fùxiè

腹泻（diarrhea）　排便次数和便量增加、粪便含水量增加或含异物的病理状态。便次 >3 次/日，便量>200g/d，可含未消化食物、黏液、脓血等。按病因分为感染性腹泻与非感染性腹泻，按病程分为急性腹泻（病程 2 周以内）、迁延性腹泻（病程 2 周~2 个月）和慢性腹泻（>2 个月）。腹泻可能是单独的肠道疾病，也可能是多种疾病的肠道表现，仍为全球儿童死亡的首位病因。

发生机制　感染性腹泻的病因主要包括细菌、病毒、真菌、寄生虫等，其中细菌和病毒最常见。非感染性腹泻的病因包括饮食因素（如消化或吸收不良）、过敏因素、炎症性肠病（包括溃疡性结肠炎、克罗恩病等）及症状性腹泻等。急性感染性腹泻常由明确的病原生物引起，慢性腹泻病因复杂，除慢性细菌性痢疾、阿米巴痢疾、肠结核、异形鞭毛虫病等部分肠道感染性疾病外，肠道非感染性疾病更常见。

分泌性腹泻　肠黏膜分泌过多液体，如霍乱弧菌肠毒素引起的大量水样腹泻，产毒性大肠埃希菌引起的腹泻等。

渗透性腹泻　肠内容物渗透压增高，阻碍肠内水及电解质吸收，如乳糖酶缺乏，乳糖不能被水解即形成肠内高渗而引起腹泻。

渗出性腹泻　肠黏膜炎症、溃疡、浸润性病变，致血浆、黏液、脓血渗出，常见于各种肠道侵袭性细菌感染和炎症性肠病。

动力性腹泻　肠蠕动亢进致肠内食物停留时间缩短、未被充分吸收，如肠炎、胃肠功能紊乱及甲状腺功能亢进症等。

吸收不良性腹泻　肠黏膜吸收面积减少或吸收障碍，如小肠大部分切除、吸收不良综合征等。

鉴别诊断　根据流行病学史、发病特点、临床表现，以及实验室、胃肠镜及影像学检查情况进行鉴别。

流行病学史 发病前有无不洁饮食史,同时进食者是否亦有发病等。

发病特点 急性腹泻多由感染或食物中毒引起,慢性腹泻见于慢性感染、炎症性肠病、吸收不良、肠道功能紊乱等。

临床表现 果酱样便多见于阿米巴痢疾,蛋花样便提示致泻性大肠埃希菌肠炎;米泔水样便应警惕霍乱。重视腹泻伴随症状的观察,急性感染性腹泻常伴腹痛;小肠受累者腹痛常在脐周,便后无明显缓解;结肠病变腹痛多在下腹,便后疼痛常能缓解。伴里急后重者提示病变在直肠和乙状结肠;伴消瘦者多提示小肠病变、胃肠道肿瘤、肠结核或吸收不良综合征;伴皮疹、皮肤损害者,见于麻疹肠炎、伤寒或副伤寒、过敏性紫癜等;伴腹部包块者应警惕胃肠道肿瘤、肠结核、克罗恩病及血吸虫性肉芽肿;伴关节胀痛者见于克罗恩病、溃疡性结肠炎、系统性红斑狼疮、肠结核、惠普尔(Whipple)病等。

实验室检查 粪便镜检有较多的白细胞和吞噬细胞提示侵袭性细菌性腹泻,如痢疾杆菌、副溶血性弧菌、类志贺比邻单胞菌等;白细胞阴性则考虑非感染性腹泻、病毒性腹泻或非侵袭性细菌所致腹泻。粪便镜检还可发现寄生虫性腹泻的证据。粪便细菌培养有助于发现感染性腹泻的病原体。

胃镜和结肠镜检查 对非感染性腹泻,尤其是炎症性肠病及肿瘤的诊断十分重要,可直接发现病变部位、性质和程度,组织活检明确病理组织学诊断。

胃肠道造影检查 对无法进行胃镜和结肠镜检查患者,可行X线钡餐、钡灌肠和X线腹部平片检查,显示胃肠道病变、运动功能状态,利于非感染性腹泻的鉴别诊断。

处理原则 ①液体治疗:急性腹泻对人体的危害是脱水和电解质紊乱,轻至中度脱水口服补液盐(ORS)即可,重度脱水应早期静脉补充电解质液体,情况改善后再改为ORS治疗。②病因治疗:对细菌性痢疾、阿米巴痢疾、霍乱等感染性腹泻应给予合理的抗菌治疗,对病毒性腹泻和非感染性腹泻避免使用抗生素。③对症治疗:严重恶心、呕吐、腹痛者可给予必要的对症治疗。明确腹泻病因前避免滥用地芬诺酯等强力止泻药。

(赵　敏　姜天俊)

xuèpéiyǎng biāoběn

血培养标本(blood culture specimen) 采集用于培养查找病原体的患者血液。采集血液5~15ml,在无菌条件下置于无菌培养瓶内进行培养,用于查找血液中致病菌的标本。宜在寒战或高热高峰前后,应用抗菌药物之前采集。应同时采集2~3套血培养,2~5天内无需重复采集血培养。怀疑感染性心内膜炎或其他血管内感染(如导管相关性感染)者,有必要间隔多次采集血培养。对于新生儿,采集一瓶儿童需氧瓶,宜同时做尿液和脑脊液培养。采集血培养标本前应做好手卫生,静脉穿刺点选定后,去除血培养瓶的塑料瓶帽,切勿打开金属封口环和胶塞,使用70%异丙醇或75%乙醇消毒,自然干燥1分钟,穿刺前或穿刺期间,防止静脉滑动,可戴无菌乳胶手套固定静脉,对穿刺点皮肤进行消毒。成年人每瓶采血量8~10ml,儿童1~5ml,新生儿0.5ml,但不应超过患儿总血量的1%。血液和肉汤之比为1:(5~

10)。血培养瓶应常温条件下2小时内送至实验室。若运送延迟,应在血液接种后尽快在35~37℃条件下孵育,切勿冷藏或冷冻。若病房无孵箱,血培养瓶应置于常温下,而非冷藏或冷冻。

(徐英春)

hūxīdào biāoběn

呼吸道标本(respiratory specimen) 采集用于查找病原体的患者痰或其他分泌物。适用于咳嗽、咯血、呼吸困难、发热伴白细胞增多尤其是中性粒细胞或C反应蛋白明显增高者。采集方法如下。①自然咳痰法:以晨痰为佳,采集标本前应用清水、冷开水漱口或牙刷清洁口腔和牙齿,有义齿者应取下。尽可能在应用抗菌药物之前采集标本。用力咳出呼吸道深部的痰,痰液直接吐入无菌、清洁、干燥、不渗漏、不吸水的广口带盖的容器中,标本量应≥1ml。咳痰困难者可用雾化吸入加温至45℃的100g/L氯化钠水溶液,使痰液易于排出。对难于自然咳痰者可用无菌吸痰管抽取气管深部分泌物。②支气管镜采集法:防污染毛刷采集法、环甲膜穿刺经气管吸引法、经胸壁针穿刺吸引法和支气管肺泡灌洗法,均由临床医师按相应操作规程采集,但必须注意采集标本时尽可能避免咽喉部正常菌群的污染。③小儿取痰法:用弯压舌板向后压舌,将拭子伸入咽部,小儿经压舌刺激咳嗽时,可喷出肺部或气管分泌物粘在拭子上送检。幼儿还可用手指轻叩胸骨柄上方,以诱发咳痰。标本尽快(不超过2小时)送至实验室,若不能及时送达,应将呼吸道标本暂存在4℃条件下,但放置时间不可超过24小时。

(徐英春)

niàodào biāoběn

尿道标本（urinary tract specimen）

采集用于泌尿生殖道实验室检查的尿液。清洁中段尿，最好留取早晨清洁中段尿标本。嘱患者睡前少饮水或不饮水，清晨起床后用肥皂水清洗会阴部，女性应用手分开大阴唇，男性应翻上包皮，仔细清洗，再用清水冲洗尿道口周围。开始排尿，将前段尿排去，中段尿约 10ml 直接排入专用的无菌容器中，立即送检，2 小时内接种（先排出的尿液可用来做性传播疾病和尿道炎的分子生物学诊断标本）。必要时导尿或膀胱穿刺留取标本，但应注意导尿易引起逆行性感染。由于儿童不能自主的控制膀胱收缩，需用采集袋，但易被污染而出现假阳性。标本需尽快送到实验室，2 小时内不能送至实验室者，在保存和运至实验室的过程中均需 4℃ 冷藏（切忌冷冻），且不能超过 24 小时。

（徐英春）

xiāohuàdào biāoběn

消化道标本（gastrointestinal tract specimen）

采集用于消化道实验室检查的标本。包括胃黏膜组织、粪便标本、食物中毒标本、腹水。①胃黏膜组织：用胃镜采集胃窦、胃体等多部位的胃黏膜病变组织后立即放入 20% 葡萄糖溶液中送检，研磨后接种。②粪便标本：应采集发病早期带有脓血和黏液等异常部分的粪便，稀水样粪便应选择含有絮状物的部分，盛于无菌小瓶中及时送检。对难以自然留取粪便者，可选用直肠拭子，先用甘油盐水或生理盐水湿润插入端，然后插入肛门 4~5cm 处，轻轻旋转拭子采集标本，取出后放入无菌容器中送检。若不能及时送检，应将标本放在卡-布（Cary-Blair）运送培养基中送检。用于肠道菌培养的拭子上，必须有粪便。肛拭子通常不能用于腹泻致病菌培养。③食物中毒标本：将可疑食物、患者呕吐物、胃液等盛于无菌小瓶中及时送检。④腹水：无菌术穿刺取得标本，直接送检或注入增菌培养瓶送检。注意区分腹腔引流液和腹水标本。

标本采集后应 1 小时内送至实验室，若不能及时送检，4℃ 保存不超过 24 小时，有条件者提倡使用运送培养基。对怀疑淋病奈瑟菌的直肠拭子标本不应该冷藏，应尽可能在采集后 30 分钟内送达。

（徐英春）

jiāngmóqiāng jīyè

浆膜腔积液（serous membrane effusion）

采集用于查找病原体的患者的胸腔积液、腹水、心包积液。浆膜为衬在体腔壁和转折包于内脏器官表面的薄膜，贴于体腔壁表面的部分为浆膜壁层，壁层从腔壁移行折转覆盖于内脏器官表面，称为浆膜脏层。浆膜壁层和脏层之间的间隙称为浆膜腔，包括胸腔、腹腔、心包等，腔内有浆膜分泌的少许浆液，起润滑作用。若有多量液体潴留，形成积液，即为病理变化。浆膜腔积液有渗出液和漏出液之分。渗出液多源于细菌、寄生虫等感染。若怀疑存在感染，应在用药前或停止用药后 1~2 天采集标本。临床医师采用无菌穿刺抽取一定量积液，普通细菌培养不少于 2ml，结核分枝杆菌培养约需 10ml，放入无菌容器内，标明患者信息、标本类型和检验项目。标本应在 15 分钟内送至实验室，若不能及时送检，常温保存不超过 24 小时，真菌培养 4℃ 保存不超过 24 小时。

（徐英春）

huámónángyè

滑膜囊液（synovial cyst fluid）

采集用于实验室检查的患者滑膜囊液。包括病原菌检查、细胞检查、化学成分检查及镜检。滑膜囊内含有增加滑润、减少摩擦、促进运动灵活等作用的少量滑液。滑膜囊又称滑液囊，为关节囊的滑膜层穿过纤维层向外膨出形成的囊，它们常位于结构摩擦面之间，有的与关节囊相连相通，有的则完全独立与关节囊不相通。滑膜囊液是一种清亮的黏稠性液体，其主要功能是润滑关节面和传输营养物质。若发生关节病变或其他病变累及关节，滑膜囊液中的细胞及化学成分等发生相应变化，仔细检查滑膜囊液有助于诊断此类疾病。滑膜囊液一般通过关节穿刺采集。滑膜液收集应用消毒注射器，正常时滑膜液量甚少，病理时则可多达 3~10ml。容器因检查项目而异，故应事先准备好相应的容器，微生物培养应置于灭菌消毒试管中，显微镜检应用肝素抗凝，以免形成晶体。标本采集前患者宜空腹 4~6 小时。标本应在 15 分钟内送至实验室，若不能及时送检，常温保存不超过 24 小时，真菌培养 4℃ 保存不超过 24 小时。

（徐英春）

nǎojǐyè

脑脊液（cerebral spinal fluid, CSF）

采集用于查找病原体的患者脑脊液。脑脊液存在于脑室及蛛网膜下腔，由侧脑室内的脉络丛上皮细胞分泌的无色透明液体。经脑脊液循环，最后经矢状窦旁的蛛网膜颗粒将脑脊液回渗到上矢状窦，使脑脊液回流至静脉系统。脑脊液包围并支持着整个脑及脊髓，具有一定的保护大脑的机械性损伤及免疫损伤的作用。人体脑脊液总量为 125～150ml，每日脑脊液产生量约 500ml。脑脊液一般由腰椎穿刺术获得，特殊情况下可采用小脑延髓池或脑室穿刺术。收集标本过程中应严格无菌。若只有一管脑脊液，由微生物实验室接收。若不止一管（每管 1ml），微生物实验室应接收第二管或第三管，因后两管混入的血液少。选择第 3、4 腰椎或更低腰椎进行穿刺以避免脊柱索损伤。儿童脊髓圆锥比成人低，因此抽取儿童脑脊液时应选择第 4、5 腰椎。腰椎穿刺术取脑脊液 3～5ml 置于无菌管内，15 分钟内常温送至实验室。若不能及时送检，常温保存不超过 24 小时。培养脑膜炎奈瑟菌、流感嗜血杆菌等苛养菌时，应将标本置于 35℃ 条件下保温送检，不可置冰箱保存。做病毒检查的脑脊液标本应放置冰块，可在 4℃ 保存

72 小时。

（徐英春）

réngōng zhìrù zhuāngzhì

人工置入装置（artificially implanted device）

实施特殊用药和治疗的侵入性医疗操作装置。最常见的是留置血管内导管，是一项救治危重患者的装置。置管后患者有发生导管相关性血流感染（catheterrelated blood stream infection，CRBSI）的危险。CRBSI 指带有血管内导管或拔除血管内导管 48 小时内患者出现菌血症或真菌血症，伴发热（>38℃）、寒战或低血压等感染表现，除血管导管外无其他明确的感染源，实验室微生物学检查显示外周静脉血细菌或真菌培养阳性，或从导管段和外周血培养出相同种类、相同药敏试验结果的致病菌。若疑诊 CRBSI 或出现静脉炎、导管故障，应及时拔除导管，并进行导管尖端的微生物培养，建议在抗感染治疗前取样做血培养。静

脉或动脉导管拔除后，需用无菌手术剪刀剪导管远端 2.5～10.0cm 置于无菌容器中，做半定量培养，或放入无菌盐水或肉体管中运送至微生物实验室。标本应立即送检，防止干燥，4℃ 保存不超过 2 小时。

（徐英春）

xuèchángguī jiǎnchá

血常规检查（routine blood test）

对外周血有形细胞成分的形态和数量进行的检测与分析。又称全血细胞计数。主要包括红细胞、白细胞和血小板，是临床最基础的化验项目之一，其结果对多种疾病有提示意义（表）。检测血标本通常为抗凝（多为 EDTA 抗凝，部分使用肝素抗凝）的静脉血，有时也采用指端或耳垂末梢血进行检测。20 世纪五六十年代起，自动化血常规分析仪投入临床使用。目前临床多采用自动化分析仪结合涂片镜检的方式。

（王焕玲）

表　血常规检查正常值和临床意义

项目	参考值	临床意义
红细胞（RBC）	男性（4.5～5.5）×10^{12}/L	生理性↑：新生儿、高原居民
	女性（4.0～5.0）×10^{12}/L	生理性↓：生理性贫血
	新生儿（6.0～7.0）×10^{12}/L	病理性↑：相对↑见于各种原因的脱水造成血液浓缩；绝对↑见于代偿性红细胞增多（肺源性心脏病等）；真性↑见于真性红细胞增多症 病理性↓：病理性贫血
血红蛋白（Hb）	男性 120～160g/L	同红细胞
	女性 110～150g/L	
	新生儿 170～200g/L	
血细胞比容（Hct）	男性 0.40～0.50	↑：大面积烧伤和脱水等血液浓缩
	女性 0.35～0.45	↓：贫血
平均红细胞体积（MCV）	82～95fl	↑：大细胞性贫血 正常：正常细胞性贫血 ↓：单纯小细胞性贫血、小细胞低色素性贫血
平均红细胞血红蛋白含量（MCH）	27～31pg	同平均红细胞体积
平均红细胞血红蛋白浓度（MCHC）	320～360g/L	同平均红细胞体积
红细胞体积分布宽度（RDW）	<15%	↑：大细胞性贫血、小细胞低色素性贫血

项目	参考值	临床意义
白细胞（WBC）	成年人（4.0~10.0）×10⁹/L 新生儿（15.0~20.0）×10⁹/L	
中性粒细胞（N）	50%~70%	生理性↑：新生儿、妊娠晚期、剧烈运动等 病理性↑：急性感染（尤见于细菌感染）、急性大出血、中毒、白血病 病理性↓：某些感染（伤寒、病毒感染）、低增生性白血病、再生障碍性贫血、脾功能亢进、某些理化因素损害、某些免疫性疾病
淋巴细胞（L）	20%~40%	↑：某些病毒感染、慢性感染（如结核）、淋巴细胞性白血病 ↓：主要见于放射病、使用糖皮质激素或免疫抑制状态
嗜酸性粒细胞（E）	0.5%~5.0%	↑：过敏性疾病、寄生虫病、急性传染病、肿瘤、自身免疫病（血管炎等）、特发性嗜酸性粒细胞增多症 ↓：伤寒、副伤寒、术后
嗜碱性粒细胞（B）	0%~1%	↑：慢性髓细胞性白血病、真性红细胞增多症
单核细胞（M）	3%~8%	↑：某些感染（结核、伤寒、心内膜炎）、白血病

注：↑指升高；↑指下降

niàochángguī jiǎnchá

尿常规检查（urinalysis）　对尿液标本进行的化学检查和显微镜检查。是临床基本检查之一，其结果是泌尿系统疾病诊断的重要线索。检测标本优选新鲜晨起中段尿，不合格标本会影响结果的判读。检测方法可选用干试纸法或显微镜检法，内容包括尿液颜色、透明度、酸碱度、比重、细胞检查、管型、蛋白质及尿糖定性等（表）。

（王焕玲）

biànchángguī jiǎnchá

便常规检查（stool analysis）　对粪便标本进行的肉眼性状观察、化学检查和显微镜检查。又称粪便常规检查。为临床常用检查之一，其结果对胃肠道、胰腺、肝胆等消化道疾病有一定提示意义。送检标本为新鲜粪便。

正常粪便为棕黄色成形软便，可因食物及消化功能不同而略有差异。鲜血便可见于肛周病变、下消化道出血等；柏油便（黑而有光泽）常见于上消化道出血；脓血便可见于细菌性痢疾、感染性或溃疡性结肠炎等；灰白色陶土样便见于胆道梗阻或行钡餐检查后；黏液便多见于小肠及大肠炎症。稀便可见于感染性或非感染性腹泻；粪便呈米汤样见于霍乱、副霍乱；若呈黄绿色并有膜

表　尿常规检查项目及其正常值

项目名称	正常	异常
尿液颜色（COL）	浅黄至深黄色	尿色浑浊、肉眼血尿等提示异常
酸碱度（pH）	4.6~8.0	增高常见于频繁呕吐、呼吸性碱中毒等；降低可见于酸中毒、糖尿病等
尿比重（SG）	1.015~1.025	增高可见于高热、摄入不足、糖尿病等；降低可见于肾小管病变、尿崩症等
尿胆原（URO）	<16μmol/L	>16μmol/L 表明黄疸
白细胞（WBC）	阴性	阳性提示可能泌尿系统感染
亚硝酸盐（NIT）	阴性	阳性提示可能泌尿系统感染
尿蛋白（PRO）	阴性或微量	阳性提示可能肾小球肾炎、泌尿系统感染等
尿红细胞（RBC）	阴性	阳性提示可能肾脏疾病、尿路病变或泌尿系统感染等（可进一步检查红细胞形态以鉴别）
尿糖（GLU）	阴性	阳性提示可能血糖升高、肾小管病变等
胆红素（BIL）	阴性	阳性提示可能肝细胞性黄疸或梗阻性黄疸
酮体（KET）	阴性	阳性提示可能酸中毒、糖尿病、呕吐、腹泻等

状物则提示假膜性肠炎等；粒状便提示便秘；扁形细条状便提示直肠或肛门狭窄或有占位病变的可能。

显微镜检查如下。①细胞：正常粪便中偶见白细胞，无红细胞。白细胞增多提示肠道感染性疾病；红细胞增多提示肠道下段炎症或出血可能；过敏性肠炎及肠道寄生虫感染时也可见嗜酸性粒细胞。②食物残渣：正常可见少量淀粉颗粒、肌纤维和脂肪小滴，若增多提示消化吸收不良，多见于慢性胰腺炎等胰腺功能不全。③肠道酵母菌：正常可见人体酵母菌及普通酵母菌，发生肠道菌群失调者可见白念珠菌。④寄生虫类：合并寄生虫感染者，粪便中可出现相应虫卵。

化学检查主要为粪便隐血试验。正常人为阴性，阳性提示消化道疾病所致出血（如溃疡、肿瘤等）。应除外食物或药物因素所致假阳性。

（王焕玲）

C fǎnyìng dànbái

C 反应蛋白 (C-reactive protein)

能与肺炎链球菌 C 多糖体反应形成复合物的急性时相反应蛋白。1930 年被首次发现。CRP 的分子量为 105.5kD，含 5 个多肽链亚单位，主要经肝脏合成，半衰期为 19 个小时。多种细胞因子如白介素-1b、白介素-6 及肿瘤坏死因子等参与其合成的调节。CRP 在正常人血清中其含量极微，通常<10mg/L（免疫扩散法或浊度法检测）。组织受到损伤、炎症、感染或肿瘤破坏时，CRP 可在数小时内急剧上升数倍或数百倍，2~3 天达峰值，病情改善时逐渐下降直至正常。因此，CRP 对疾病的早期诊断及鉴别诊断有一定指导意义。CRP 升高主要见于组织损伤坏死、感染（包括细菌、病毒、真菌感染等）、自身免疫病（如类风湿关节炎、结缔组织病、系统性血管炎等）、肿瘤、心血管疾病等一系列急慢性炎症性疾病。其升高幅度可作为鉴别细菌性感染和病毒性感染的佐证之一，也是评价急性胰腺炎病情的指标之一。

超敏 C 反应蛋白 (high-sensitivity C-reactive protein，hs-CRP) 在 CRP 检测基础上，检测敏感性进一步增加，hs-CRP 的最低检测限为 0.1mg/L。其升高尤其与急性冠状动脉事件、脑卒中以及周围血管病相关，是心血管疾病的一项独立危险因素。其浓度对于心血管疾病的干预及预后起重要作用。

（王焕玲）

jiànggàisùyuán

降钙素原 (procalcitonin，PCT)

无激素活性的降钙素前肽物质。降钙素仅在甲状腺 C 细胞受到激素性刺激时才产生，而 PCT 则由很多器官的不同类型细胞在受到促炎症反应刺激后分泌，特别是细菌引起的刺激。PCT 检查适用于：①伴系统性炎症感染的诊断、监测治疗。②细菌感染过程、脓毒症休克、多器官功能障碍综合征的预后评估和治疗指导。标本类型为血清或血浆。检查方法包括酶联荧光分析法、化学发光免疫分析法、免疫散射比浊法、荧光免疫层析法和免疫胶体金技术等。在实验室诊断中，PCT 是一种可特异性区分细菌感染和其他原因所致炎性反应的重要标志物。细菌感染者血清 PCT 浓度升高较早。局部细菌感染可导致 PCT 浓度中度升高。若 PCT>0.5μg/L，有发展成重症败血症或脓毒症休克的危险。败血症再吸收时 PCT 浓度可下降至正常水平，半衰期为 24 小时。对脓毒症严重程度的判断、是否为细菌性感染、是否应使用或停止抗生素具有重要临床参考意义。在某些情况下（新生儿、多发性损伤、烧伤、大手术），PCT 的升高可能与感染无关，可很快回到正常值。病毒感染、超敏反应、自身免疫病和排斥反应不引起 PCT 显著升高。

（徐英春）

1, 3-β-D-pújùtáng shìyàn

1, 3-β-D-葡聚糖试验 (1, 3-β-D-glucosan test)

检测真菌细胞壁成分 1, 3-β-D-葡聚糖的试验。又称 G 试验。1, 3-β-D-葡聚糖是除接合菌外所有真菌（如念珠菌属、曲菌、镰刀菌、酵母菌、毛孢子菌属、支顶孢属等）细胞壁的特有成分，而原核生物、病毒和人类细胞壁均不含此多糖，可特异性激活鲎变形细胞裂解物中的 G 因子，引起裂解物凝固。人体的吞噬细胞吞噬真菌后，可持续释放 1, 3-β-D-葡聚糖，使其在血液中含量升高。定植时 1, 3-β-D-葡聚糖很少释放入血，因此 G 试验有助于鉴别真菌的侵袭和定植。适用于除隐球菌和接合菌（如毛霉菌、根霉菌等）外的侵袭性真菌感染的早期诊断，尤其是念珠菌和曲菌，但不能确定菌种，是诊断侵袭性真菌感染（如侵袭性念珠菌病、侵袭性曲菌病、肺孢子菌肺炎等）的方法之一。血浆中的 1, 3-β-D-葡聚糖与鲎试验中 G 因子发生凝固反应，形成凝固蛋白，动态检测其引起的透光度变化，计算 1, 3-β-D-葡聚糖的含量。该试验可早期诊断侵袭性真菌（不包括接合菌和隐球菌）感染，其阳性时间早于感染临床表现和高分辨率 CT 等影像学变化。血浆中

1,3-β-D-葡聚糖浓度的动态变化，还可反映临床抗真菌治疗的效果。

（徐英春）

半乳甘露聚糖试验（galactomannan test） 检测曲菌细胞壁的主要成分半乳甘露聚糖（galactomannan，GM）的 β-D-半乳呋喃糖苷的试验。又称 GM 试验。GM 是广泛存在于曲菌和青霉菌细胞壁的一种多糖，细胞壁表面菌丝生长时，GM 从菌丝释放，是最早释放的抗原。用于曲菌感染检测特异性较高，但可引起假阳性。适用于疑诊曲菌感染者。血清标本不能被真菌或细菌污染。使用密封试管，标本不能暴露于空气中。GM 抗原检测使用微孔板双抗体夹心法，采用小鼠单克隆抗体 EBA-2，检测人血清中曲菌的 GM。GM 试验可早期诊断侵袭性曲菌感染。曲菌定植时极少释放 GM 入血，有助于鉴别侵袭和定植。GM 释放量与菌量成正比，可反映感染程度。GM 的动态变化可监测疗效，在造血干细胞移植者中的敏感性高。该试验应与其他辅助检查（如微生物培养、病理组织活检及影像学检查等）联合应用，辅助诊断侵袭性曲菌病。

（徐英春）

红细胞沉降率（erythrocyte sedimentation rate，ESR） 红细胞在重力作用下自然沉降的速度。简称血沉。该检查的历史可追溯至 1897 年。将抗凝血放入血沉管垂直静置时，红细胞由于密度较大而下沉。通常以红细胞在第 1 小时末下沉的距离表示 ESR。其快慢与血浆黏度，尤其与红细胞的聚集性有关，是临床上用于反映某些疾病的指标。

临床常用魏氏法检测，标本为枸橼酸钠抗凝的静脉血。魏氏法检测的参考值范围如下：<50 岁：男性 0~15mm/1h，女性 0~20mm/1h；>50 岁：男性 0~20mm/1h，女性 0~30mm/1h；>85 岁：男性 0~30mm/1h，女性 0~42mm/1h；儿童：0~10mm/1h。

ESR 增快原因复杂，无特异性，主要见于以下情况。①某些生理情况：女性月经期、妊娠期、老年人特别是 60 岁以上的高龄者，多源于纤维蛋白原增多。②各种急性或慢性炎症：如结核病、结缔组织病、风湿热、恶性肿瘤等。③组织损伤和坏死：如心肌梗死、肺梗死、大面积创伤或烧伤等。④高球蛋白血症：如多发性骨髓瘤、巨球蛋白血症、肝硬化、慢性肾小球肾炎等。⑤其他：如贫血、高胆固醇血症。ESR 减慢可见于真性红细胞增多症。

（王焕玲）

病原学检查（pathogenic examination） 检查病原体以辅助诊断病原学的方法。包括形态学检查、病原体分离培养、代谢产物检查、毒素测定、抗原和抗体检测及分子生物学技术。

检验时，及时正确选择和采集合格标本是实验检查、结果分析的前提。临床医师对不同检查和标本的各种细节性或特殊性专业要求（如血培养、厌氧菌培养）应规范操作。所有人体标本都可进行病原学检查，包括与人体相关的置入物（如导管、假体）和环境标本等。

病原体感染的检查方法包括直接和间接两类。直接检查针对人体标本直接得出结果，主要包括涂片显微镜检查（简称镜检）、抗原和抗体、毒素、核酸检查等。间接检查指基于分离培养获得的分离株进行的检查，包括菌种鉴定、药敏试验、毒素检查等，可根据临床需要、预期病原体和标本类型进行选择。分离培养出病原体最具有诊断意义，某些情况下阴性结果并不能完全除外感染的可能。

完成病原体的检出和鉴定任务后，结合患者病史、症状和体征，快速作出诊断，并积极参与临床抗菌药物的选择，指导和监控病原体的治疗方案，避免耐药菌株的产生。

（徐英春）

直接涂片染色镜检（direct smear for microscopic examination） 利用显微镜观察标本病原体形态的方法。是微生物检验中极重要的方法之一。镜检的标本类型包括脑脊液、组织、表浅皮肤病标本、支气管肺泡灌洗液、尿液、痰液、粪便或分离培养的病原体等。镜检不仅可以迅速了解标本中有无细菌或真菌以及大致菌量，而且可以根据其形态、结构和染色性对病原菌进行初步识别和分类，为抗菌药物的选择及进一步的生化反应、血清学鉴定提供依据。

细菌常用染色法有革兰染色、抗酸染色、荧光染色、乳酸酚棉蓝染色、墨汁负染色、六胺银染色等。在普通光学显微镜、荧光显微镜下，可清楚看到细菌的形态、大小、排列方式和某些结构与人体细胞（组织细胞、炎症细胞等）的相互作用，可初步推断病原体的种类，界定感染并判断严重程度。

细菌涂片中见到的病原体是革兰阳性和/或革兰阴性球菌或杆菌及其特点，如脑脊液涂片革兰染色找到革兰阴性双球菌呈肾形、凹面相对排列；痰液、胸腔积液涂片抗酸染色找到抗酸杆菌等。真菌涂片报告观察到的孢子或菌丝结构、形态及数量，快速报告病原体或菌丝的形态与结构、数量，对临床及时诊断和治疗有重要意义。

（徐英春）

fēnlí péiyǎng

分离培养（isolation and culture）

将标本进行前处理后接种于培养基以分离并鉴定病原体的方法。细菌培养基类型有基础培养基、营养培养基、鉴别培养基和选择培养基。除选择适合的培养基外，还应根据待检标本的来源、培养目的及所使用培养基的性状，采用不同的分离和培养方法。①细菌分离培养：常用方法有平板划线法、斜面接种法、液体接种法、穿刺接种法、倾注平板法、涂布接种法。常用培养基有血平皿、巧克力平皿、中国蓝平皿、麦康凯平皿、SS 琼脂等。根据临床初步诊断及待检细菌的种类，可选用不同环境条件进行培养。常用的有需氧培养法、二氧化碳培养法和厌氧培养法。为提高检验的正确率，同一标本常同时采用两种或三种不同的培养方法。②真菌分离培养：常用方法有平板划线法、斜面接种法、点种法等。常用培养基有基础培养基、沙保弱培养基、马铃薯葡萄糖琼脂、脑心浸膏琼脂等。培养方法有平皿培养、大试管培养和玻片培养等。大多数真菌培养的温度为28℃和37℃。对二相型真菌培养时，28℃培养真菌呈菌丝相（霉菌型），37℃培养为组织相（酵母型）。观察菌落生长情况是鉴别真菌的主要方法之一。观察菌落形态应注意菌落性质、大小、颜色、是否下沉及培养基是否开裂等。③分枝杆菌的分离培养：脑脊液、胸腔积液、腹水等无杂菌污染的标本可直接或离心后取沉渣接种。痰和尿液等有杂菌污染的标本在接种前必须做适当处理，以消除杂菌干扰。常用培养方法有固体培养法和液基培养法，其中固体培养基常用罗氏培养基和青霉素血液琼脂培养基，液基培养法主要应用荧光标记快速培养系统。分枝杆菌的营养要求较高，3%~5%的二氧化碳可促进其生长。

（徐英春）

fēnzǐshēngwùxué jiǎncè

分子生物学检测（molecular biological examination）

检测病原体核酸的技术。主要方法如下。①聚合酶链反应（polymerase chain reaction，PCR）：将待检标本经细胞裂解液裂解后，在加有引物、dNTP、Taq DNA 聚合酶和含 Mg^{2+} 的缓冲体系中，经变性、退火、延伸 3 个不同反应温度进行多次循环，再将扩增 DNA 产物经过琼脂糖凝胶电泳、DNA 印迹法、酶谱分析法和序列分析法 4 种方法之一，检测病原体核酸。PCR 敏感性高，影响因素很多，若标本处理不适当（如外源性和内源性蛋白酶、核酸酶、DNA 聚合酶抑制剂等）可造成假阴性反应。反应体系极微量待测 DNA 序列的污染均可产生假阳性结果，故操作者必须制定严格的工作程序防止污染发生，并设立阴性对照。②核酸杂交法：将放射性核素或非放射性物质标记的已知序列核酸单链探针和固定在固相载体上的标本中病原体核酸退火形成双链杂交体，通过检测杂交标记物，鉴定标本中相应病原体基因。③实时荧光定量 PCR 技术：基于核酸扩增过程中连续测量荧光信号的累积或降低来定量测定靶基因的序列。

（徐英春）

miǎnyìxué jiǎnchá

免疫学检查（immunologic tests）

利用免疫反应原理，检测参与免疫应答各效应阶段不同组分（如组织、细胞、蛋白、分子水平）的数量和功能，以评价免疫功能，并利用特异性免疫反应检测特异性抗原、抗体辅助诊断病原体的方法。免疫反应是指机体识别"非己"，对异己成分或自己变异成分作出防御反应，以维持自稳。分为非特异性免疫反应和特异性免疫反应。

评价免疫功能的检查 包括以下几方面。

免疫细胞及其亚群数量 包括参与非特异性免疫的中性粒细胞、自然杀伤（NK）细胞等，以及参与特异性免疫反应的 B 细胞、T 细胞及其亚群，如 $CD4^+T$ 细胞、$CD8^+T$ 细胞等。正常参考值为：中性粒细胞占外周血白细胞总数的50%~70%，淋巴细胞占外周血白细胞总数的20%~40%，其中外周血白细胞总数的正常值成人为（4.0~10.0）×10^9/L，新生儿为（15.0~20.0）×10^9/L。B 细胞占外周血淋巴细胞总数的8.5%~14.5%，绝对计数的正常值成年人为（0.180~0.324）×10^9/L。NK 细胞占外周血淋巴细胞总数的9.5%~23.5%，绝对计数的正常值成年人为（0.175~0.567）×10^9/L。T 细胞占外周血淋巴细胞总数62.6%~76.8%，绝对计数的正常值成年人为（1.185~1.901）×10^9/L，其中 $CD4^+T$ 细胞占外周血淋巴细胞总数的30.0%~46.0%，绝对计数正常值成年人为（0.561~1.137）×

10^9/L；CD8$^+$T 细胞占外周血淋巴细胞总数的 19.2%~33.6%，绝对计数的正常值成年人为（0.404~0.754）×10^9/L。

免疫球蛋白 包括 IgG、IgA、IgM、IgD、IgE。正常参考值为：IgG 7.0~17.0 g/L；IgA 0.7~4.0 g/L；IgM 0.4~2.5 g/L；IgD 0.6~2.0 mg/L（酶联免疫吸附法）；IgE 0.1~0.9 mg/L（酶联免疫吸附法）。

免疫成分补体水平 包括 C3、C4、CH50。正常参考值为：C3 0.80~1.20g/L（单向免疫扩散法）；C4 0.44~0.66g/L（单向免疫扩散法）；CH50 50~100U/ml（50%溶血法），26~55U/ml（脂质体法）。与正常值比较，若其数值显著降低，常提示存在一定程度先天性或后天获得性免疫缺陷。结果异常增高常见于慢性感染状态、自身免疫病等。其中单一的免疫球蛋白增高，又称单克隆性增高，主要见于免疫增殖性疾病，如多发性骨髓瘤等。

免疫细胞功能检查 较复杂，其中 T 细胞功能测定的方法有 T 细胞增殖试验、T 细胞毒试验、皮肤试验（如结核菌素试验）等；B 细胞功能测定 B 细胞增殖试验、抗体形成细胞测定等。

特异性抗原和抗体检测 包括以下两方面。

特异性抗原检测 利用特异性免疫反应，检测血清中是否存在特异性病原体抗原成分，以辅助感染性疾病的病原学诊断，如人类免疫缺陷病毒的 P24 抗原检测、巨细胞病毒的 pp65 抗原检测、乙型肝炎病毒的表面抗原和 e 抗原检测。方法同抗体检测类似，不同之处在于利用人工制备的抗体检测血中的抗原，阳性结果通常提示体内存在活动性感染。

特异性抗体检测 利用放射免疫标记、荧光免疫标记、酶联免疫反应、凝集反应等方法，检测血清中是否存在针对特异性病原体抗原成分的抗体，以辅助感染性疾病的病原学诊断，尤其广泛用于病毒的血清学诊断中。用于免疫反应检测的方法有：凝集反应（如 ABO 血型鉴定、类风湿因子检测、布鲁菌凝集试验、嗜异性凝集试验）、沉淀反应（如免疫球蛋白测定）、免疫荧光技术（梅毒荧光抗体吸附试验）、放射免疫测定、酶联免疫吸附试验（如乙型肝炎病毒抗体检测）、免疫印迹法（如人类免疫缺陷病毒抗体确证试验）、补体结合试验等。其中特异性 IgG 抗体的存在提示既往感染，用于感染的筛查、免疫反应的有无；特异性 IgM 抗体的存在常提示为近期感染。

（王焕玲）

tèyìxìng kàngtǐ jiǎncè

特异性抗体检测（detection of specific antibody）

对血液或其他体液中某种特异性抗体的定性或定量检测的方法。其基本原理是利用抗原-抗体反应，即将已知抗原与待检标本混合，若待检标本中存在该抗原的特异性抗体，即可通过不同标记手段检测到抗原-抗体复合物的形成或数量。检测标本通常为静脉血清标本或相应的体液标本。根据免疫球蛋白的结构差异，抗体可分为 IgM、IgG、IgE、IgA 及 IgD 5 种类型。临床检测中均有涉及，IgM、IgG 及 IgE 抗体最常检测。通常认为，IgM 和 IgG 抗体分别反映机体感染后早期和长期的保护效应，可用于感染性疾病的诊断和疗效预后监测；IgE 抗体主要与超敏反应有关，有助于确定和检测某些过敏原；IgA 抗体主要也与过敏性疾病相关。

传统检测方法包括沉淀反应、凝集试验、补体结合试验等。临床常用的检测方法包括标记免疫测定（如酶联免疫吸附试验、放射免疫测定、酶联免疫荧光测定、发光免疫测定等）、免疫印迹法等。一些快速测定法（如斑点免疫结合试验）也被广泛应用。

特异性抗体检测可得到定性或定量的结果。其中，定量结果可表示为某一具体浓度数值，也可以抗体效价表示。抗体效价为检测一系列稀释梯度的样本时，抗原、抗体检测呈阳性的最高稀释倍数，常表示为“1：最高稀释倍数”（如 1：40 或 1：320 等）。这一表述方式尤见于自身抗体的检测。

特异性抗体检测是对抗原检测的有效补充，其结果有助于某些疾病如感染性疾病、自身免疫病等的临床诊断、疗效观察和预后评估，是评价预防接种效果的主要手段之一，对于传染性疾病的流行病学调查也具有重要意义。

值得注意的是，抗体检测结果的临床意义除与检测技术和结果本身有关外，还与所检测的疾病、受试者临床情况密切相关。例如，IgG 抗体在大部分感染性疾病中仅提示既往感染史，对现症感染诊断的价值不大；而免疫功能受抑制者，对同一抗原应答的速度和产生抗体的量可能显著低于同龄免疫功能正常人群，进而影响其抗体检测的结果。

（王焕玲）

tèyìxìng kàngyuán jiǎncè

特异性抗原检测（detection of specific antigen）

借助某些特异性抗原和抗体在体外特异结合后出现的各种现象，对样品中的抗原进行定性、定量或定位检测的方法。其主要原理是基于抗原-抗体特异性反应，即应用可与待测抗原特异性反应的物质（主要是抗体）为试剂，若待测样本中含有该抗原，则二者发生抗原-抗体反应而提示阳性结果；若待测样品中无该抗原，则不发生反应而提示阴性结果。用于检测的标本包括可能含有抗原的体液（如血液、尿液、唾液），有时也使用咽拭子和鼻拭子等，具体标本选择取决于所患疾病和所涉及的病原体。

传统检测方法包括沉淀反应、凝集试验、补体结合试验等。临床常用的检测方法包括标记免疫测定（如酶联免疫吸附试验、放射免疫测定、酶联免疫荧光测定、发光免疫测定等）、免疫印迹法等。利用这些检测方法可设计出多种特异性抗原检测的试剂盒，方便临床和实验室应用。

特异性抗原检测有助于疾病诊断尤其是感染性疾病的快速诊断和早期治疗，对判断疗效、评估预后中也有重要作用。已研制出越来越多的病原体特异性抗原检测试剂盒应用于临床，包括细菌、病毒、真菌、寄生虫、支原体、衣原体等。此外，肿瘤相关抗原在临床筛查、诊断和疗效检测中也广泛应用，现阶段技术水平尚不能检测所有病原体或抗原，因此，特异性抗体检测在很多情况下是对抗原检测的有效补充，二者检测的原理和方法类似。例如，乙型肝炎病毒标志物检测，俗称"乙肝两对半"，即利用乙型肝炎病毒抗原-抗体特异性反应，检测血清中特异性抗原（HBsAg、HBeAg）和特异性抗体（HBsAb、HBeAb、HBcAb），以辅助诊断人体对于乙型肝炎病毒感染及免疫状态。

（王焕玲）

miǎnyìyìnjìfǎ
免疫印迹法 （immunobloting）

将待检测抗原吸印转移至膜上，再用能与其特异性结合的抗体检测其存在的方法。又称酶联免疫电转移印斑法，是一种将高分辨率凝胶电泳和免疫化学分析技术相结合的杂交技术。因与萨瑟恩（Southern）早先建立的检测核酸的 DNA 印迹法相似，因此又称蛋白质印迹法（Western blotting）。免疫印迹法具有分析容量大、敏感性高、特异性强等优点，是检测蛋白质特性、表达与分布的一种最常用方法，常用于如组织抗原的定性和定量检测、多肽分子的质量测定及病毒的抗体或抗原检测等。

免疫印迹法主要分为 3 个阶段。①SDS-聚丙烯酰胺凝胶电泳（SDS-PAGE）：抗原等蛋白样品经 SDS 处理后带负电荷，在聚丙烯酰胺凝胶中从阴极向阳极泳动，分子量越小者泳动速度越快。②电转移：将在凝胶中已分离的条带转移至硝酸纤维素膜上，选用低电压（100V）和大电流（1~2A），通电 45 分钟转移即可完成。③酶免疫定位：将印有蛋白质条带的硝酸纤维素膜（相当于已包被抗原的固相载体）依次与特异性抗体和酶标第二抗体作用后，加入可形成不溶性显色物的酶反应底物，使区带染色。并可根据 SDS-PAGE 时加入的分子量标准，确定各组分的分子量。根据检测手段的差别，还可进一步改良为化学发光法、比色法、荧光法及放射活性检测。

免疫印迹技术综合了 SDS-PAGE 的高分辨率和酶联免疫吸附测定的高特异性和敏感性，不仅广泛应用于分析抗原组分及其免疫活性，也用于疾病的诊断。

在人免疫缺陷病毒感染中，免疫印迹法检测患者血清抗体为确证试验。临床应用中，将抗原经电泳转移在硝酸纤维素膜上后切成小条，配合酶标抗体及显色底物制成的试剂盒，可供实验室检测方便使用。

（王焕玲）

pífū shìyàn
皮肤试验 （skin test）

借助抗原、抗体在皮肤内或皮肤上的反应进行免疫学检测的方法。简称皮试。根据不同反应机制可分为两大类：①过敏反应皮肤试验（Ⅰ型变态反应）：可观察机体的体液免疫状态。②迟发型变态反应皮肤试验（Ⅳ型变态反应）：用于检测机体的超敏反应和细胞免疫状态。皮肤试验属于活体试验，虽然影响因素众多，但是可反映机体各种因素综合作用的实际免疫状态，简单易行，应用广泛。

皮肤试验的最常用部位是前臂屈侧，左右两臂一侧作为试验，另一侧作为对照。需要时也可选用上臂或背部皮肤。具体方法包括皮内试验、挑刺试验和斑贴试验 3 种，其中皮内试验最常用。

其主要临床应用如下。①确定变应原：防止变态反应性疾病如支气管哮喘和荨麻疹等。②预防药物过敏：首次注射青霉素、链霉素或其他易过敏药物前，必须做过敏试验。若患者呈阳性或可疑阳性反应，应更换其他类型药物。注射某种抗血清前也必须做过敏试验，若呈阳性，则换用精制抗体或进行脱敏治疗。③评价宿主细胞免疫状态：常用共用抗原结核菌素（旧结核菌素或纯蛋白衍生物结核菌素）或双链酶进行皮肤试验。④诊断传染病：用某种病原体的特异性抗原进行皮肤试验可起到诊断或鉴别诊断的作用，但临床应用不多。

（王焕玲）

jiéhéjūnsù pífū shìyàn

结核菌素皮肤试验（tuberculin skin test）

将结核分枝杆菌的菌体成分注入人体皮肤，根据皮肤反应判断是否存在结核分枝杆菌感染的诊断方法。其主要原理为Ⅳ型变态反应。感染或免疫过结核的机体会产生相应的记忆 T 细胞，对结核分枝杆菌有一定识别记忆能力。当再次遇到结核菌素抗原时，记忆 T 细胞受相同抗原激活而产生多种细胞因子，导致血管通透性增加，巨噬细胞在局部集聚浸润。48～72 小时内局部出现红肿、硬结、水疱等阳性反应。若受试者未感染过结核分枝杆菌，则注射局部皮肤无超敏反应发生。

临床上使用过的结核菌素有两种。①旧结核菌素（old tuberculin, OT）：1890～1891 年由柯赫（Koch）发现并命名。它是一种结核菌培养滤液，除含结核蛋白外，还有菌体自溶成分、结核菌代谢产物及培养基成分。②纯蛋白衍生物结核菌素（purified protein derivative, PPD）：1928 年由塞伯尔（Seibert）从结核菌培养液中制备出。PPD 比 OT 更精纯，所致非特异性反应更少，临床上已基本上取代 OT 试验。

结核菌素皮肤试验多用芒图（Mantoux）法，即将 OT 或 PPD 用无菌生理盐水稀释成不同浓度，取 0.1ml 于左前臂屈侧前 1/3 段皮内注射。中国规定以 72 小时为观察反应时间，48～96 小时内皆可测量反应，结果记录为硬结横径毫米数×纵径毫米数，若有水疱、硬结、坏死和淋巴结炎，应另注明。对于红斑大小则不做测量。无硬结或硬结平均直径<5mm 者为阴性反应。硬结平均直径≥5mm 者为阳性，5～9mm 为一般阳性（＋），10～19mm 为中度阳性（＋＋），20mm 以上局部有水疱、出血、坏死及淋巴管炎者均为强阳性。

结核菌素皮肤试验阳性仅表明机体对结核分枝杆菌存在超敏反应，并不表示存在活动性结核感染。既往感染结核或接种过卡介苗者均会出现阳性反应，强阳性提示活动性感染的可能性更大，临床应进一步明确。强阳性结果对于未接种过卡介苗者或 3 岁以下婴幼儿患结核的诊断意义更大。

结核菌素皮肤试验阴性表明无结核分枝杆菌感染，但下列情况可能出现假阴性：受试者处于原发感染早期，尚未产生超敏反应；老年患者、营养不良、应用糖皮质激素及免疫抑制药者、细胞免疫缺陷者（如血液系统肿瘤、人类免疫缺陷综合征等）、患麻疹或百日咳者、严重结核感染及各种危重患者，这源于机体免疫力包括超敏反应受抑制。

结核菌素皮肤试验可为接种卡介苗及监测免疫效果提供依据，可作为婴幼儿结核病诊断的参考。在无卡介苗接种人群中可用于调查结核病流行情况。另外，结核菌素皮肤试验也可作为评价非特异性细胞免疫功能的指标之一。

（王焕玲）

miǎnyìqiúdànbái

免疫球蛋白（immunoglobumin, Ig）

浆细胞产生，主要存在于血液和其他体液，具有抗体活性或化学结构上与抗体相似的一组球蛋白。约占血浆蛋白总量的 20%，参与体液免疫。另有膜型 Ig 分布于 B 细胞表面，是 B 细胞抗原受体。Ig 分子由两条相同的轻链和两条相同的重链组成，因结构不同可进一步分为 IgG、IgA、IgM、IgD 和 IgE 5 种，多数为丙种球蛋白。其中，IgD 和 IgE 含量很低，常规测定的 Ig 主要为 IgG、IgA 和 IgM。其正常参考值如下：IgG 为 7.0～17.0g/L；IgA 为 0.7～4.0g/L；IgM 为 0.4～2.5g/L；IgD 为 0.6～2.0mg/L；IgE 为 0.1～0.9mg/L。

血清中 Ig 检测结果异常主要包括 3 种类型。①多种 Ig 水平升高：主要见于感染、肿瘤、自身免疫病、慢性活动性肝炎、肝硬化及淋巴瘤等。自身免疫病中，如系统性红斑狼疮以 IgG、IgA、IgM 升高多见，类风湿关节炎以 IgG、IgM 升高多见。②单一 Ig 水平升高：主要见于 M 蛋白病，如多发性骨髓瘤，可表现为仅有某一种 Ig 异常增高，而其他种明显降低或正常，其中以 IgG 型最常见，IgA 型次之，IgD 型较少见，IgE 型最罕见。少数情况下，多发性骨髓瘤也可表现为两系 Ig 升高；巨球蛋白血症是产生 IgM 的浆细胞恶性增殖性疾病，血清中 IgM 可高达 20g/L 以上。③一种或多种 Ig 水平降低：可分为原发性减少和继发性减少，前者属于遗传性，如瑞士丙种球蛋白缺乏症，选择性 IgA、IgM 缺乏症等。继发性减少见于单核-巨噬细胞系统的恶性疾病、慢性淋巴细胞白血病、肾病综合征、大面积烧伤或烫伤、长期大剂量使用免疫抑制药或放射线照射等。

IgD 和 IgE 水平升高临床相对少见。IgD 升高主要见于 IgD 型多发性骨髓瘤、流行性出血热、过敏性哮喘、特应性皮炎患者。妊娠末期、吸烟者中 IgD 也可出现生理性升高。IgE 升高则常见于变态反应性疾病，如过敏性鼻炎、外源性哮喘、花粉症、慢性荨麻疹，以及寄生虫感染、急性或慢性肝炎、药物所致间质性肺炎、支气管肺曲菌病、类风湿关节炎和 IgE 型多发性骨髓瘤等。

(王焕玲)

T xibāo yàqún jiǎncè

T 细胞亚群检测（T cell subset test）

利用 T 细胞异质性检测机体细胞免疫功能的方法。T 细胞在细胞免疫中起重要作用，因在胸腺中发育成熟而得名。T 细胞由表面的 T 细胞受体与 B 细胞、NK 细胞等区别。T 细胞亚群功能迥异，大部分 T 细胞通过重组 T 细胞受体上的 α 和 β 链成为 αβT 细胞，为特异性免疫的重要组成；少部分 γδT 细胞为固有免疫的组成部分。

T 细胞发育过程 所有 T 细胞均来源于骨髓中的造血干细胞，造血干细胞分化来的造血祖细胞（淋巴祖细胞）进入胸腺，并通过细胞分裂产生大量未成熟的 T 细胞。最早的胸腺细胞既不表达 CD4 也不表达 CD8，在分类中属于双阴性（$CD4^-CD8^-$）细胞。随着细胞发育，这些细胞变为双阳性 T 细胞（$CD4^+CD8^+$）。随后 CD4、CD8 双阳性 T 细胞经历阳性选择和阴性选择。最终这些细胞中仅有 2% 能成熟为单阳性（$CD4^+CD8^-$或$CD4^-CD8^+$）T 细胞释放进入外周血，并具有中枢免疫耐受。外周血中仍有少量双阳性 T 细胞，但其作用未明。

T 细胞亚群分类 T 细胞基于表面标志可进一步测定，包括：辅助性 T 细胞（$CD3^+CD4^+$）、细胞毒性 T 细胞（$CD3^+CD8^+$）、纯真 CD4$^+$ T 细胞亚群（$CD4^+$ $CD45RA^+$/$CD4^+$ $CD45RA^+$ $62L^+$）和记忆 T 细胞亚群（$CD4^+$ $CD45RA^-$/$CD4^+CD45RO^+$）、功能亚群（$CD28^+$）、激活亚群（$CD38^+$、$HLA-DR^+$）、凋亡亚群（$CD95^+$）等。

根据功能和表面标志 T 细胞分类如下。①细胞毒性 T 细胞（$CD3^+CD8^+$）：又称杀手 T 细胞。消灭受感染的细胞。这些细胞的功能就像一个"杀手"或细胞毒素，因为它们可以对产生特殊抗原反应的目标细胞进行杀灭。其主要表面标志是 CD8。②辅助性 T 细胞（$CD3^+CD4^+$）：在免疫反应中扮演中间过程的角色。它通过增生扩散激活其他类型产生直接免疫反应的免疫细胞，调控或"辅助"其他淋巴细胞发挥功能。其主要表面标志是 CD4。T 细胞是已知的人类免疫缺陷病毒（HIV）的靶细胞，在艾滋病发病时急剧减少。③调节/抑制 T 细胞：负责调节机体免疫反应。通常起维持自身免疫耐受和避免免疫反应过度损伤机体的重要作用。④记忆 T 细胞：在再次免疫应答中起重要作用。尚未发现记忆 T 细胞表面存在特异性表面标志物。⑤自然杀伤（NK）T 细胞：与固有免疫中的 NK 细胞不同，NKT 细胞为固有免疫和特异性免疫建立了沟通路径。NKT 细胞识别糖脂抗原 CD1d，激活后可以同时实现辅助性 T 细胞和细胞毒性 T 细胞的功能。

适应证 对存在机会性细胞内病原体感染的患者均应评估细胞免疫功能，如肺孢子菌、隐球菌、巨细胞病毒感染等；对于怀疑病毒感染的患者，激活亚群的评估有助于帮助提示诊断；对于长期接受免疫抑制治疗的患者，细胞免疫的评估有助于帮助评估患者的免疫功能及指导感染病原体预测；对于接受抗 CD20 单抗治疗的血液系统肿瘤及自身免疫病的患者，B 细胞计数的评估有助于评价治疗效果；对于普通人群，淋巴细胞亚群的评估有细胞免疫评估的体检意义。

检测方法 体外检测淋巴细胞，首先要分离外周血单个核细胞，然后根据表面标志及功能差异设计不同的实验方案分离淋巴细胞亚群，可选用的实验方法有尼龙毛分离法、E 花环试验、免疫荧光法、流式细胞术、免疫磁珠法、淘选法、抗原肽–MHC 分子四聚体技术等。

其中，流式细胞术是较常见的一种方法，根据待分离的免疫细胞膜表面抗原的不同，制备相应的荧光标记抗体，用相应的荧光标记抗体染色，通过流式细胞仪，不同细胞表面受体在细胞仪的激光照射下发出相应的荧光，得以区分类型。

临床意义 T 细胞数量是评价机体免疫及炎症激活的重要指标，对于自身免疫病、免疫缺陷病、感染性疾病、器官移植患者疾病的诊断、监测及评价等均有重要意义。

T 细胞减少见于免疫抑制状态，可能原因包括：①免疫缺陷，如严重联合免疫缺陷病、欧门（Omenn）综合征、艾滋病及迪格奥尔格（DiGeorge）综合征等。②自身免疫病，如系统性红斑狼疮、类风湿关节炎等。③恶性肿瘤。④应用免疫抑制药。

T 细胞增多见于巨细胞病毒和 EB 病毒急性期感染。

$CD4^+$T 细胞常用于判断 HIV 感染者的疾病分期，辅助判断 HIV 感染者的临床合并症，有助于确定抗 HIV 药物治疗及机会性感染预防性治疗的时机，且为抗 HIV 药物疗效的重要判断指标。

(李太生 韦蕾妍)

huótǐ zǔzhī jiǎnchá

活体组织检查（biopsy） 从患者身体获取少量疑似病变组织或细胞材料进行显微镜观察或染色、免疫组化检查得到病理学或细胞学诊断的方法。简称活检。在感染性疾病方面，活检常用于以下目的：①从组织或细胞中明确感染的病原体种类，为临床诊断提供直接证据。②通过病理学检查与其他疾病进行鉴别，如肿瘤、自身免疫病、非感染性炎症等。③从患者身体组织直接获得病原体样本，通过培养、分型、药敏试验为治疗提供参考意见。

适应证 绝大多数细菌、真菌、寄生虫感染均可通过送检相应体液标本分离到病原体，若常规体液标本（如血液、尿液、粪便、呼吸道分泌物、脓液、浆膜腔积液等）的病原学检查不能明确诊断，影像学评估提示存在与发热相关的灶性病变，且该病变的活体组织检查穿刺损伤风险较小，可根据患者情况评估活体组织检查获益和风险，若获益大于风险，且患者可接受穿刺相关风险、充分知情同意，可考虑活体组织检查。

检查方法 ①直接切取局部组织：常用于浅表部位组织，如皮疹、皮下结节、浅表部位淋巴结等。②经皮针刺活检：用特制的穿刺针在影像技术（如透视、超声、CT等）引导下穿刺入内部脏器，获得一定量的组织。常用于较深部的病变组织的取材，如肝、肺、肾等。③内镜辅助下活检：在支气管镜、胃镜、结肠镜下钳取可疑病变组织，主要用于呼吸道、消化道等部位。④胸腔镜、腹腔镜下活检：外科医师在胸腔镜或腹腔镜下直接切取一部分病变脏器的组织。通常很少单纯以诊断为目的进行胸腔镜、腹腔镜下活检，常见于治疗性胸、腹腔镜手术同时一并进行活检。

临床意义 理论上所有病原体直接感染人体组织的疾病都可通过活检得到诊断，实际临床上活体组织检查常用于以下感染性疾病。①肝脓肿：目前多采用超声引导下经皮穿刺方法，除直接获得病理标本外，还可同时作为治疗手段对脓肿进行引流。②肠道寄生虫：如血吸虫病、肠阿米巴病，通过肠黏膜活检可发现肠道寄生虫相关的病理证据。③肺结核：通过支气管镜获得肺部组织学标本，若发现病变组织内的结核分枝杆菌或结核典型的干酪性肉芽肿，可辅助诊断肺结核。④侵袭性真菌感染：深部组织真菌感染（如念珠菌、曲菌等）的确诊有赖于活检的组织在显微镜下观察菌体或真菌培养发现相关病原体。

（李太生 石丽丹）

nèijìng jiǎnchá

内镜检查（endoscopy） 用于感染性疾病诊断和治疗的内镜检查。根据进入部位分为胃镜、肠镜、气管镜、腹腔镜、关节镜等。其创伤小、分辨能力强、操作方便，被广泛应用。随着内镜技术的发展，新型消化内镜的开发，以及微电子、计算机等高技术的应用，内镜在窥视范围、分辨能力等方面都有了极大提高。合理利用内镜检查，可提高诊断的准确性。内镜医师应注意内镜相关的并发症，如操作不当所致胃肠道穿孔、术后感染、胶囊内镜滞留等。

支气管镜检查 包括硬质气管镜和纤维支气管镜，用于呼吸系统介入诊疗已有100多年历史，从最早异物摘除，发展到当前的多种检查和治疗方法，已成为呼吸系统疾病病因诊断和局部治疗不可缺少的有效手段，在感染性疾病中也起着重要作用。对于肺或支气管感染性疾病，主要用于病因学诊断，通过气管吸引、保护性标本刷或支气管肺泡灌洗术获取标本进行培养，如痰菌阴性肺结核的诊断。由于此病病灶不典型，易延误诊治。采用纤维支气管镜检查，可直接提供查找抗酸杆菌的标本，同时可观察支气管肺部病变的范围、程度，且由于纤维支气管镜对肺及支气管的机械性刺激，术后痰液增多，有利于结核分枝杆菌的检出；同时还可做病理学检查，有利于结核病的早期诊断和治疗。

胃镜和结肠镜检查 常用于以下疾病。

真菌性食管炎 多发生在长期大剂量应用广谱抗菌药、糖皮质激素、大剂量放疗及使用免疫抑制药等，增加霉菌对食管的感染机会。内镜下可出现不连续点状及岛状白色物质黏着，用水不易冲掉。进行细胞刷检涂片，可发现白念珠菌、球孢子菌或隐球菌等真菌感染。一经发现，可胃镜下喷洒药物进行治疗。

肝硬化上消化道出血 在肝硬化中，70%消化道出血的原因是静脉曲张破裂出血。食管胃静脉曲张破裂出血是肝硬化患者的严重并发症，病死率高，也是最常见的消化系统急症之一。经抢救处理和药物治疗后，部分患者出血停止，可择期行内镜检查明确病因，还可选用不同方法进行内镜下治疗，防止再出血。少部分患者出血不止，或止血后复发出血，须行急诊内镜检查，并根据患者情况考虑内镜下治疗。内镜可检出85%的出血，对其他原因出血如慢性肝病合并消化性溃疡、胃炎、胃癌等，以及一些罕见病因所致出血如钩虫病等所致出血等均有重要诊断意义。

寄生虫病 凡寄生在消化道的寄生虫，若熟知其寄生部位和形态特征，用药前行内镜检查均可能发现阳性结果。已报道的病例有血吸虫病、钩虫病、鞭虫病、胆道蛔虫病和肠阿米巴病等。在内镜下不仅能直接发现虫体即作出明确诊断，而且对有些寄生虫能即时取出部分或全部虫体，缓解病情，若再配合药物驱虫或必要的手术，可达到治愈目的。

胃肠道巨细胞病毒感染 巨细胞病毒（CMV）再活化多发生在人类免疫缺陷病毒（HIV）感染、移植术后、炎症性肠病患者等。炎症性肠病合并 CMV 肠病较多见，有报道总体发病率在溃疡性结肠炎达 4.6%，在克罗恩病中有 0.8%可累及多系统，其中消化道疾病较常见。由于 CMV 感染的隐蔽性，部分被临床医师所忽略。在基础病治疗效果不佳及临床难治性腹泻的患者中，内镜检查也有其特征，常显示有较深在溃疡。内镜诊断能提示临床医师，以进一步进行 CMV 的筛查。

HIV 感染/艾滋病（AIDS） 上消化道念珠菌感染是 HIV 感染/AIDS 患者常见的机会性感染，也是进展期 AIDS 患者的死亡原因之一，缺乏特异性的病原学诊断。念珠菌性食管炎的镜下表现主要为：食管受累范围广，多为全段或中下段受累；食管黏膜弥漫性充血、水肿和糜烂，表面覆有白色或黄白色斑片或斑点，若融合为大片膜状物很难清除，用力去除后出现黏膜出血、糜烂现象。内镜下多点选取患者食管病灶区的黏膜进行活检，或利用多次细菌学刷检涂片进行诊断，若光镜下发现念珠菌芽生孢子及假菌丝可诊断为阳性。

抗反转录病毒治疗的问世，极大地延长了 HIV 感染者的生存周期，目前 HIV 感染已成为类似高血压、糖尿病的慢性疾病。随着 HIV 感染患者的寿命延长，伴发非 AIDS 相关并发症的机会如消化道肿瘤等也越来越多。HIV 感染者作为一个特殊群体，内镜的使用也会越来越广泛。

其他内镜检查 随着内镜技术的发展，一些新的治疗理念逐渐应用于感染性疾病领域，如经自然腔道内镜手术，作为一种微创的非手术治疗方法，克服了外科手术带来的创伤大、并发症多、死亡率高等缺点，在临床中得到越来越广泛的应用。超声内镜引导下感染性胰腺坏死引流清创术、胰腺假性囊肿引流术、经皮内镜下坏死组织清除术逐渐趋于成熟。此外，关节镜治疗化脓性关节炎、腹腔镜探查腹部包块或不明原因的感染等也在临床上得到应用。

（李太生 吕婷霞）

yǐngxiàngxué jiǎnchá

影像学检查（imaging examination）

用影像技术检查具有特征性表现的感染性疾病的方法。了解感染病变的范围和程度、判断预后等有重要作用。

超声检查 对循环系统、胸腔、腹部等多种感染性疾病的诊断与评估具有重要参考意义。例如，超声心动图特别是经食管超声心动图在感染性心内膜炎的诊断中有很大价值，可发现赘生物、瓣膜形态与功能、脓肿形成及心腔内部血流动力学改变等；超声对心包积液、缩窄性心包炎、心肌炎、梅毒性心血管病、艾滋病相关性心肌病等的诊断也有参考价值；对胸腔感染性疾病，超声在诊断胸腔积液、脓胸和胸膜增厚等方面具有优势；超声对腹部感染的诊断有重要价值，常用于辅助诊断肝脏感染如阿米巴肝脓肿、棘球蚴病、肝吸虫病，胆道系统感染如急性和慢性胆囊炎、胆道寄生虫病，以及胰腺感染、腹部脓肿、结核性腹膜炎、肾感染性疾病等；超声检查对一些泌尿生殖系统感染，如前列腺炎、睾丸炎、急慢性盆腔炎等也有提示作用。

X 线检查 有助于诊断肺部及胸膜感染。对于腹部感染，X 线常用于辅助诊断伤寒、肠穿孔及做各种鉴别诊断；对骨骼肌肉系统性感染，如化脓性骨髓炎、骨结核等，以 X 线平片为主，诊断有一定特异性和特殊征象。

CT 检查 在感染性疾病的诊断与评估中有很高的参考价值。循环系统中，CT 对急性心包炎、缩窄性心包炎有诊断意义；呼吸系统中，CT 图像表现可区别肺炎性质，如化脓性肺炎、支原体肺炎、真菌性肺炎等，根据病变范围可区别大叶性肺炎、支气管肺炎、间质性肺炎，对肺结核类型、胸腔积液、胸膜增厚等也具有良好的提示价值；消化系统 CT 主要应用于腹部实质性脏器的检查，尤其是在肝脏和胰腺的影像学诊断方面，CT 是首选的影像学技术之一，肝脏、胆道系统感染性疾病中，CT 可显示肝棘球蚴病的特征性改变，对慢性血吸虫病、肝炎、肝脓肿、急性化脓性胆管炎、慢性胆管炎等也有良好的提示意义；胰腺感染中，CT 可评估胰腺炎分期及程度，区分胰腺周围坏死及假性囊肿等；对于泌尿生殖系统，CT 可发现感染性疾病包括肾盂肾炎、泌尿生殖系统结核、盆腔炎等；CT也可用于评估骨骼肌肉系统感染性病变的范围和程度；在中枢神经系统领域，CT用于评估脑膜炎的并发症情况，如脑积水、脑室炎、蛛网膜下腔积液或积脓、脑炎或脑脓肿等，对脑囊尾蚴病、人类免疫缺陷病毒相关脑病、弓形虫感染等诊断也有指导意义。

磁共振成像（MRI） 对中枢系统感染有较大诊断价值；在肝、胆、脑等部位病变可进行鉴别诊断；循环系统感染中，对局限性心包积液更敏感，可反映缩窄性心包炎中心包纤维化和钙化程度；呼吸系统感染中，可用于评价肺炎、纵隔和肺门淋巴结核、胸膜炎等；消化系统中，对肝炎的诊断无特异性，但对肝脓肿、肝脏炎性假瘤的诊断有一定价值。可根据形态学改变诊断胆囊炎及胆道感染，在诊断急性胰腺炎和判断并发症和预后方面优于CT，也是诊断慢性胰腺炎的有效技术；骨骼肌肉系统中，可显示化脓性骨髓炎的早期病灶和范围，对感染性脊柱炎如脊柱结核、化脓性脊柱炎有较高的分辨率；在中枢系统感染中，Gd-DTPA增强序列可有急性化脓性脑膜炎典型表现，可检出单纯疱疹病毒性脑炎的早期病灶，显示脑卒中不同阶段表现，颅内结核在MRI上也有特征性的同心圆样结核球表现。在脊髓炎诊断中，可显示病变节段脊髓肿胀、增粗等；对寄生虫病，如阿米巴肝脓肿、棘球蚴病、脑囊尾蚴病等，MRI具有较强的提示作用。

正电子发射体层显像/计算机体层扫描（PET-CT） 是一种先进的多模式影像诊断技术，利用显像剂^{18}F-FDG浓聚于恶性肿瘤、感染和炎症等葡萄糖代谢旺盛组织的特性，将组织的代谢功能与形态结构有机结合。辅助诊断不明原因发热，有较高的敏感性和阳性预测值，但特异性及阴性预测值较低。也可用于诊断心血管感染性疾病，对感染的范围、程度、预后判断及疗效监测均有较高价值。

（李太生 王赫男）

kàngǎnrǎnyào
抗感染药（anti-infective drug）

具有杀灭或抑制病原体作用的药物。可口服、肌内注射、静脉注射等。有微生物产物、人工半合成或全合成药。包括抗病毒、抗细菌、抗真菌、抗原虫及抗蠕虫药。除抗蠕虫药物外，其他又可称为抗微生物药；抗细菌及抗真菌的药物统称为抗菌药，是指在高稀释度下对一些特异微生物如细菌、立克次体、支原体、衣原体和真菌有杀灭或抑制作用的微生物产物（次级代谢物）及化学合成品。

抗微生物药药效学 细菌所致疾病在各种病原微生物中最常见。抗菌药按应用普通治疗剂量后在血清和组织中的药物浓度所具有的杀菌或抑菌性能分为杀菌剂和抑菌剂。β-内酰胺类、糖肽类、氨基糖苷类、喹诺酮类、多黏菌素类、环酯肽类等可称为杀菌剂，大环内酯类、四环素类、林可酰胺类等可称为抑菌剂。但须注意"杀菌"和"抑菌"是相对概念，对极敏感细菌，应用较大量抑菌剂，则血清和组织中的药物浓度即能杀菌；而低浓度的杀菌剂对较不敏感的细菌只能抑菌。例如，利奈唑胺对葡萄球菌及肠球菌为抑菌剂，而对链球菌为杀菌剂。根据覆盖细菌的种类多少可分为广谱抗菌药及窄谱抗菌药，如万古霉素、氨曲南、多黏菌素是窄谱抗菌药，头孢菌素类、喹诺酮类、碳青霉烯类是广谱抗菌药。足量药物及其组织穿透力为维持杀菌效能的关键。为测定某一抗菌药的抗菌活性，通常应用最低抑菌浓度（minimal inhibitory concentration，MIC），也可采用最低杀菌浓度（minimal bactericidal concentration，MBC），均以mg/L或μg/ml表示。测定方法有稀释法（如试管法、微量法、平板法等）、扩散法（纸片法、E试验法）等。纸片法应用最广泛，但影响结果的因素较多，应保证质控。

抗真菌药的体外药效学测定较复杂，结果与临床治疗效果之间不完全一致，故在评价时应采用"90-60"原则，即体外敏感者治疗90%可能有效，体外耐药者治疗60%可能有效。抗病毒及抗寄生虫药的药效学研究更为复杂，体外培养进行药敏试验要求极高，具有条件者方能进行。

抗微生物药药代动力学 包括吸收、分布、代谢、排泄过程，静脉给药不需要吸收过程。根据血药浓度和时间的关系可制定血药浓度-时间曲线，曲线下总面积可反映抗感染药的吸收状况及体内利用率。抗感染药主要经肝代谢，经肾排泄，有些药品也可经胆-肠道排泄、肺呼出等而被清除，其半衰期可自血药浓度-时间曲线计算而得。抗病毒及抗寄生虫药更加特殊，所以，产品说明书会有专门的介绍。

临床应用 抗菌药根据药代动力学与药效动力学，可分为时间依赖性药物、浓度依赖性药物及介于两者之间的时间-浓度依赖性药物。β-内酰胺类、氟胞嘧啶的临床疗效与其血药浓度超过MIC的持续时间长短有关，持续时间越长则疗效越好，为时间依赖性；而氨基糖苷类、喹诺酮类、两性霉素 B、棘白菌素类的临床疗效与血药高峰浓度或血药浓度-时间曲线下面积与 MIC 的比值有关，比值大者疗效好，为浓度依赖性药物。糖肽类、碳青霉烯类为时间-浓度依赖性药物。肝、肾功能不全，特别是肾功能不全者很多药物的半衰期明显延长，须及时调整剂量、延长给药间期和/或监测血药浓度，保证用药安全。个别药物因个体代谢酶的差异影响，使用后呈非线性药动学特点，或安全范围窄，为促进个体化合理用药，需要进行代谢酶测定和/或血药浓度监测，如伏立康唑及万古霉素。除抗菌药须结合细菌或真菌培养结果给予经验性治疗或目标治疗外，其他抗感染药大多须确诊后进行目标治疗。应用过程中应密切观察抗感染药的有效性及安全性。抗病毒与抗寄生虫药物没有按照药代动力学和药效动力学特性进行分类，故使用相对简单易行。抗感染药物使用中还应密切关注药物之间的相互作用，促进合理用药。

（吕晓菊）

kàngjūnyào línchuáng yìngyòng yuánzé

抗菌药临床应用原则（principles of clinical application of antimicrobial drugs）

使用抗菌药应遵循国家规定，掌握相关技术，了解药物性质、特点及用途。参考相关指南、专家共识及行业规范进行。

抗菌药使用范围　①预防应用：包括内科、外科预防应用，见抗菌药预防性治疗。②治疗应用：包括无病原菌结果的经验性治疗及有病原菌培养阳性及药敏试验结果的目标治疗。前者在病原菌感染治疗中最常见，医师根据患者表现，给予经验性诊治；目标治疗在基层医院较难，故经验性治疗成为大多数病原菌感染的治疗手段，医师应学习各专业相关指南或专家共识，做到循证基础上的经验性治疗，而非单纯的个人经验用药。

确定是否病原菌感染　①定性：是否感染，可根据感染中毒症状、系统感染症状与体征决定。②定位：根据感染症状与体征决定感染部位是在开放系统（皮肤、呼吸道、泌尿生殖道、消化道、胆道），还是在闭合系统（血液、颅内、胸膜腔、心包腔、腹膜腔、关节腔及肌肉骨骼组织）。应重视查找局部感染灶。③定因：根据临床表现，可经验性推测感染的病原，但最好在使用抗菌药前取合格标本进行病原菌涂片与培养。培养阳性有助于确诊，药敏试验结果有助于抗菌药选择与使用。

重视病原学诊断　病原菌培养阳性是确诊感染的金标准，医院应经常组织临床医务人员学习正确取送标本，无培养条件的医院应借助当地有条件的医院进行培养，酌情反复培养，培养及药敏试验结果应结合患者具体情况参考使用，经验性治疗有效者以经验性治疗为准。病原分离培养的阳性率不高，且痰、尿液易出现杂菌污染，非典型细菌难以培养，病毒感染易与细菌感染混淆，若有条件应行抗原、抗体或核酸检测。

关注细菌耐药　①天然耐药：支原体、衣原体及立克次体对所有作用于细胞壁的药物耐药，肠杆菌科细菌对青霉素 G、耐酶青霉素耐药；肺炎链球菌对阿米卡星耐药；肠球菌属、产单核细胞李斯特菌对第一代至第四代头孢菌素耐药；沙门菌、志贺菌对氨基糖苷类、第一代和第二代头孢菌素耐药；嗜麦芽窄食单胞菌对碳青霉烯类耐药；克柔念珠菌对氟康唑耐药。②获得性耐药：是病原菌接触抗菌药后发生遗传变异而出现的耐药。包括交叉耐药、多重耐药、泛耐药及极端耐药。国家卫生管理部门要求报告的多重耐药菌包括耐甲氧西林金黄色葡萄球菌、耐万古霉素肠球菌、产超广谱酶细菌、耐碳青霉烯类的铜绿假单胞菌、不动杆菌及肠杆菌科细菌。

根据患者生理、病理、免疫状态选药　特别应注意新生儿与幼儿、老年、孕妇、哺乳期妇女、肝功能减退、肾功能减退及免疫缺陷者用药。抗菌药应用特殊年龄限定：1 月龄新生儿禁用呋喃妥因，3 岁以下小儿不用奥硝唑，12 岁以下患者禁用替硝唑，妊娠期及 6 岁以下儿童不用氨基糖苷类，妊娠期及 7 岁以下儿童不用四环素，婴幼儿及新生儿忌用氯霉素，妊娠期、哺乳期妇女及 18 岁以下骨骼未完全发育者忌用喹诺酮类。若救命需用，需书面知情同意。

给药途径、剂量、疗程适当　感染可口服药物控制者，不推荐肌内注射或静脉注射，更不主张静脉推注，抗菌药的局部应用只限于极少数情况，如全身给药在感染部位难以达到治疗浓度时可加用局部给药作为辅助治疗，治疗中枢神经系统感染时某些药物可同时鞘内给药；包裹性厚壁脓肿脓腔内注入抗菌药及眼科感染的局部用药等；某些皮肤表层及口腔、阴道等黏膜表面感染可采用抗菌药局部给药或外用。青霉素类、头孢菌素类等易产生过敏反应的药物不可局部应用，氨基糖苷类等耳毒性药不可滴耳。

治疗重症感染和抗菌药不易达到部位的感染（如中枢神经系统感染等），抗菌药剂量宜较大（治疗剂量范围高限）；治疗单纯性下尿路感染时，由于多数药物尿药浓度远高于血药浓度，则可应用较小剂量（治疗剂量范围低限）。

用药过程提倡序贯治疗、降阶梯治疗、策略性换药，据药代动力学和药效动力学等参数决定给药次数、剂量、疗程。一般感染用药3~5天判断疗效，重症感染48小时判断疗效，若经验性治疗有效继续原方案，否则应根据培养及药敏试验结果调整方案进行目标治疗或再次经验性治疗。抗菌药疗程因感染不同而异，一般宜用至体温正常、症状消退后72~96小时。但是，败血症、感染性心内膜炎、布氏菌病、骨髓炎、侵袭性真菌病、结核病等需较长疗程方能治愈并防复发。

抗菌药联合应用　适用于以下情况：①病原菌尚未查明的严重感染，包括免疫缺陷者的严重感染。②单一抗菌药不能控制的需氧菌及厌氧菌混合感染，2种或2种以上病原菌感染。③单一抗菌药不能有效控制的感染性心内膜炎或败血症等重症感染。④需长程治疗，但病原菌易对某些抗菌药产生耐药性的感染，如结核病、侵袭性真菌病。⑤联合用药尚可减少毒性大的抗菌药剂量，如两性霉素B与氟胞嘧啶联合治疗隐球菌脑膜炎时，前者剂量可适当减少，以降低其毒性反应。⑥多重耐药或泛耐药感染。

联合应用应具协同抗菌作用。联合用药通常采用2种药物联合，3种及3种以上药物联合仅适用于个别情况，如分枝杆菌病等的治疗。应注意，联合用药后药物不良反应将增多。

避免违规　应尽量杜绝有条件但不做病原菌检查、不合理联合用药，不及时行感染病灶处理，尤其是脓肿引流、脓性积液引流及有效排痰，置/植入物处理，忽视医院感染预防措施及对非病原菌感染患者使用抗菌药。

注意特殊病原体感染　尤其应注意肺外结核，黑热病及弓形虫等原虫感染、血吸虫病等蠕虫感染，寄生虫感染易与细菌感染混淆，但抗菌药治疗无效。

关注抗菌药的毒副作用及附加损害毒性反应　消化系统最常见，皮肤软组织、肝、肾、血液系统损害，神经精神系统损害也常有报道。①超敏反应：严重者可出现过敏性休克，氨苄西林、喹诺酮类、利福平等可引起明显药疹。②二重感染：各类真菌可引起口炎、肠炎、败血症，难辨梭菌可引起抗生素相关性（假膜性）肠炎，除（去甲）万古霉素、替考拉宁外，其他抗菌药均可能引起假膜性肠炎。③附加损害：抗菌药选择压力下，细菌易产生耐药性。

加强综合治疗措施　积极引流，植入物、导管相关感染尽可能拔出或更换，给予营养免疫支持、重视基础疾病处理及维持体内微生态平衡。

（吕晓菊）

kàngjūnyào yùfángxìng zhìliáo

抗菌药预防性治疗 （prophylactic antibiotic therapy）　应用抗菌药预防尚不存在但可能发生的感染的方法。

内科及儿科预防用药　一般用于下列情况：①风湿热患者使用抗菌药防止或减少复发。②风湿性和先天性心脏病患者手术（如拔牙、切除扁桃体等）前后应用抗菌药预防感染性心内膜炎。③早产妇或孕妇胎盘早剥超过12小时，预防新生儿B组链球菌感染。④活动性、开放性肺结核密切接触者（儿童、青年）预防结核。⑤性接触后预防性病（如淋病、沙眼衣原体病）等。

预防用药应严格掌握适应证和基本原则。用于预防一种或两种特定病原菌入侵体内引起的感染，可能有效；若旨在防止任何细菌入侵，则通常无效。预防在一段时间内发生的感染可能有效；长期预防用药，常不能达到目的。原发病可治愈或缓解者，预防用药可能有效；原发病不能治愈或缓解者（如免疫缺陷者），预防用药应尽量不用或少用。病毒感染、昏迷、休克、中毒、心力衰竭、肿瘤、应用糖皮质激素等患者，通常不宜常规预防性应用抗菌药。

外科手术预防用药　旨在预防术后切口感染、清洁-污染或污染手术后手术部位感染，以及术后可能发生的全身性感染。基本原则是根据手术野有否污染或污染可能，决定是否预防性应用抗菌药。清洁手术即手术野无污染，不涉及呼吸道、消化道、泌尿生殖道等人体与外界相通的器官，通常不需预防用抗菌药，如甲状腺和乳腺手术。仅在下列情况时考虑预防用药：①手术范围大、时间长、污染机会增加。②手术涉及重要脏器，一旦发生感染将造成严重后果者，如头颅手术、心脏手术、眼内手术等。③异物植入手术，如人工心瓣膜植入、永久性心脏起搏器植入、人工关节置换等。④高龄或免疫缺陷者等高危人群。清洁-污染手术即呼吸道、消化道、泌尿生殖道手术，或经以上器官的手术，如经口咽部大手术、经阴道子宫切除术、经直肠前列腺手术,以及开放性骨折或创伤手术。手术时可能污染手术野引起感染,需预防性应用抗菌药。污染手术即由于尿路、胃肠道、胆道体液大量溢出或开放性创伤未经扩创等已造成手术野严重污染的手术。需预防性应用抗菌药。

外科预防用药的选择视预防目的而定,迅速起效是预防用药的基本要求。为预防术后切口感染,应针对金黄色葡萄球菌等革兰阳性菌选用药物;预防手术部位感染或全身性感染,则需依据手术野污染或可能的污染菌种类选用,如结肠或直肠手术前应选用对大肠埃希菌和脆弱类杆菌有效的抗菌药。预防用药宜选用疗效肯定、安全、使用方便及价格相对较低的品种。

(吕晓菊　周陶友)

kàngjūnyào liánhé yìngyòng

抗菌药联合应用 (combination antibiotic therapy)

旨在提高疗效、减少耐药和不良反应而采用的两种或两种以上抗菌药同时或先后应用的方法。一般是两种药物联合使用,少数病种使用 3 种及 3 种以上药物合用。滥用联合用药可能导致不良反应增加、二重感染和耐药菌株增多及医疗资源浪费。

联合用药指征　①病原菌尚未查明的严重感染。②单一抗菌药不能控制的混合感染。③单一抗菌药不能有效控制的感染性心内膜炎或败血症等重症感染。④需长程治疗,但病原菌易对某些抗菌药产生耐药的感染,如结核病、侵袭性真菌病等。⑤两性霉素 B 与氟胞嘧啶联合治疗隐球菌脑膜炎时,由于药物协同作用,前者用量可减少,以减少毒性反应;有确切协同作用的复方制剂,

如复方磺胺甲噁唑、阿莫西林-克拉维酸等。

联合用药结果　抗菌药按作用性质分为 4 类。①繁殖期杀菌剂:如青霉素类、头孢菌素类等。②静止期杀菌剂:如氨基糖苷类、喹诺酮类和多黏菌素类等,对静止期、繁殖期细菌均有杀灭作用。③速效抑菌剂:如四环素类、氯霉素类及大环内酯类抗生素等。④慢效抑菌剂:如磺胺类等。

繁殖期杀菌剂和静止期杀菌剂合用常可获得协同(增强)作用,如青霉素与链霉素或庆大霉素合用治疗肠球菌心内膜炎,青霉素破坏细菌细胞壁的完整性,有利于氨基糖苷类进入细胞内发挥作用。繁殖期杀菌剂与速效抑菌剂合用可能出现拮抗作用,如青霉素类与氯霉素或四环素类合用,后两种药物抑制蛋白质迅速合成,使细菌处于静止状态,导致繁殖期杀菌剂青霉素干扰细胞壁合成的作用不能充分发挥。静止期杀菌剂和速效抑菌剂合用可获得增强或累加作用。应先用繁殖期杀菌剂,再用静止期杀菌剂,才可能充分发挥疗效;否则只能起单一静止期杀菌剂作用。繁殖期杀菌剂与慢效抑菌剂作用无关,也可以合用。

常见联合用药类型　包括 β-内酰胺类与氨基糖苷类合用;β-内酰胺类与喹诺酮类合用;抗结核药联合使用;β-内酰胺类与酶抑制剂合用等。

大多数葡萄球菌菌株能产生青霉素酶,对青霉素 G 耐药,而对氨基糖苷类、氯霉素、多西环素等耐药率低,对万古霉素及利福平极少耐药。临床常使用耐青霉素酶的青霉素加氨基糖苷类,或万古霉素加利福平等。肠杆菌科细菌耐药菌株多,常需联合用

药,如广谱青霉素或头孢菌素加氨基糖苷类;β-内酰胺类与β-内酰胺酶抑制剂的复合制剂等。医院感染以铜绿假单胞菌较常见,耐药现象越来越严重,常需联合使用氨基糖苷类和抗假单胞 β-内酰胺类等。多重耐药不动杆菌感染可使用头孢哌酮/舒巴坦联合替加环素或多黏菌素。

(吕晓菊　周陶友)

kàngjūnyào júbù yìngyòng

抗菌药局部应用 (topical antimicrobial therapy)

抗菌药直接用于感染部位而发挥作用的方法。相对于全身用药而言,局部用药不需通过吸收、代谢及全身重新分布,受血液循环的影响较小,感染部位药物浓度高。

适应证　仅限于全身给药后在感染部位难以达到治疗浓度等特殊情况,如治疗中枢神经系统感染时某些药物可同时鞘内给药;包裹性厚壁脓肿,可向脓腔内局部注入抗菌药;眼科和耳鼻喉科感染的局部用药;某些皮肤表层及口腔、阴道等黏膜表面感染,局部应用软膏、外敷制剂、阴道栓剂等。

抗菌药选择　局部用药宜采用刺激性小、不易吸收、不易导致耐药和不易致过敏反应的抗菌药。应避免将主要供全身应用的品种作局部用药。

眼科感染抗菌药选择　抗菌药局部应用限于眼结膜炎、眼睑炎或角膜炎等。常用药物有磺胺醋酰钠、氯霉素、左氧氟沙星、阿米卡星等滴眼液;金霉素等眼膏。杆菌肽眼膏、红霉素眼膏可用于革兰阳性菌感染;利福平滴眼液用于结膜炎、沙眼、急性睑腺炎和睑蜂窝织炎的治疗。

耳鼻喉科感染抗菌药选择　常见疾病有外耳炎、中耳炎等。

可采用左氧氟沙星、多黏菌素等滴耳液治疗耳部感染。鼻窦炎常需配合鼻窦穿刺术冲洗后滴入抗菌药。氨基糖苷类等耳毒性药物不可局部滴耳。

皮肤和黏膜局部感染抗菌药选择 外用抗细菌药有红霉素软膏、氯霉素软膏、莫匹罗星软膏等；抗真菌药有水杨酸软膏、复方苯甲酸软膏、克霉唑软膏、酮康唑软膏、特比萘芬霜、联苯苄唑等。磺胺米隆可与磺胺嘧啶银、氯己定配成外用粉剂。

阴道感染抗菌药选择 可局部使用甲硝唑治疗厌氧菌和滴虫感染；局部使用制霉菌素、咪康唑、克霉唑治疗真菌感染。

支气管和肺部感染抗菌药选择 气雾吸入药物可选用庆大霉素、多黏菌素、两性霉素 B 等。

隐球菌脑膜炎抗菌药选择 可选用两性霉素 B 鞘内注入。

优点 ①可准确地将药物投放到感染部位。②局部迅速达到峰值药物浓度并可维持较长时间。③虽然局部药物浓度极高，但是用药总量远低于全身用药量，故对全身重要脏器毒副作用较轻。④可避免局部缺血对抗菌药作用的影响。

缺点 局部应用抗菌药比全身用药更易诱导细菌产生耐药性，尤其是不分病情、不按给药间隔和疗程随意用药。局部用药也可能产生全身毒副作用，如烧伤创面对药物的吸收增加，儿童尤其是新生儿体表面积和体重之比较成人大，外用药物吸收较成人多。

（吕晓菊 周陶友）

kàngxìjūnyào

抗细菌药（antibacterial agent）

在安全浓度下能抑制或杀灭细菌的药物。抗分枝杆菌药也属于抗细菌药，有其特殊性（见抗分枝杆菌药）。抗细菌药的发现和用于临床是医学史上一大里程碑，对挽救生命和延长人类平均寿命起到了极大作用。细菌也可对抗细菌药产生耐药性（见细菌耐药）。抗细菌药可能是微生物（细菌和真菌）的代谢产物（如青霉素 G、红霉素、四环素、庆大霉素和万古霉素等）或对其结构改造后产生的新合成物（氨苄西林、头孢唑啉和替加环素等），也可能是完全人工化学合成药物（如磺胺类、喹诺酮类和利奈唑胺等）。

分类 抗菌药品种繁多，按化学结构分类如下。①β-内酰胺类：青霉素类、头孢菌素类、碳青霉烯类、青霉烯类、头霉素类、氧头孢烯类、单环类等。②氨基糖苷类：庆大霉素、阿米卡星等。③大环内酯类和酮内酯类：大环内酯如红霉素、克拉霉素、阿奇霉素等，酮内酯如泰利霉素。④噁唑烷酮：利奈唑胺和特地唑胺。⑤林可霉素和克林霉素。⑥四环素类和甘氨酰环素：四环素、米诺环素、多西环素、替加环素等。⑦链阳菌素类。⑧多肽类：糖肽类，如万古霉素、去甲万古霉素、替考拉宁；脂糖肽类，如特拉万星；（环）脂肽类，如达托霉素；多黏菌素类，如黏菌素、多黏菌素 B；杆菌肽。⑨喹诺酮类：环丙沙星、左氧氟沙星、莫西沙星等。⑩磺胺类：磺胺嘧啶、磺胺甲噁唑等。⑪氯霉素。⑫呋喃类：呋喃妥因等。⑬利福霉素类：利福平等。⑭磷霉素和磷霉素氨丁三醇。⑮夫西地酸。⑯硝基咪唑类：甲硝唑、替硝唑、奥硝唑等。

作用机制 依据主要作用靶位不同，抗菌药的作用机制如下：①干扰细胞壁合成，导致细菌不能生长，如 β-内酰胺类、万古霉素、磷霉素。②损伤细菌细胞膜，破坏其屏障功能，如多黏菌素 B 和杆菌肽。③干扰细菌蛋白质合成，使细菌丧失生长繁殖的物质基础，如大环内酯类、氨基糖苷类、四环素类、氯霉素、林可霉素类、噁唑烷酮类、酮内酯类、链阳菌素类和夫西地酸。④干扰细菌核酸（DNA 和 RNA），如喹诺酮类、利福霉素类、硝基咪唑类、呋喃类。⑤抑制细菌叶酸代谢，如磺胺类和甲氧苄啶。

临床常用抗细菌药 包括以下几类。

β-内酰胺类 化学结构式中具有 β-内酰胺环的一大类药物。其与细菌细胞膜上的青霉素结合蛋白结合而妨碍细菌细胞壁黏肽的合成，使之不能交联而造成细胞壁的缺损，致使细菌细胞破裂而死亡。此类药对军团菌、衣原体、支原体、立克次体等非典型病原体无效。

青霉素类 ①主要作用于革兰阳性菌的药物：如青霉素 G、普鲁卡因青霉素、苄星青霉素、青霉素 V。②耐青霉素酶青霉素：如苯唑西林、氯唑西林。③广谱青霉素：抗菌谱除革兰阳性菌外，还包括对部分肠杆菌科细菌有抗菌活性者，如氨苄西林、阿莫西林，以及对多数革兰阴性杆菌（包括铜绿假单胞菌）有抗菌活性者，如哌拉西林、阿洛西林、美洛西林。

头孢菌素类 品种繁多，根据其抗菌谱和对 β-内酰胺酶的稳定性不同分为五代。第一代头孢菌素主要作用于需氧革兰阳性球菌，仅对少数革兰阴性杆菌有一定抗菌活性；常用的注射剂有头孢唑林、头孢硫脒等，口服制剂有头孢拉定、头孢氨苄和头孢羟氨苄等。第二代头孢菌素对革兰阳性球菌的活性与第一代接近，对部分革兰阴性杆菌亦有抗菌活性；常见品种有头孢呋辛、头孢替安、头孢克洛和头孢丙烯等。第三代头孢菌素对肠杆菌科细菌等革兰阴性杆菌具有较强抗菌作用（但现在许多肠杆菌科细菌通过产超广谱 β-内酰胺酶或 AmpC 型头孢菌素酶对第三代头孢菌素耐药，见细菌耐药），头孢他啶和头孢哌酮对铜绿假单胞菌亦具较强抗菌活性；常见品种头孢噻肟、头孢曲松、头孢他啶、头孢哌酮、头孢地尼、头孢克肟和头孢泊肟酯等。第四代头孢菌素常用者为头孢吡肟，它对肠杆菌科细菌作用与第三代头孢菌素相仿，其中对阴沟肠杆菌、产气肠杆菌、柠檬酸菌属等的部分菌株（这些菌株常产 AmpC 型头孢菌素酶头孢吡肟对此型酶稳定）优于第三代头孢菌素，对铜绿假单胞菌的作用与头孢他啶相仿，对金黄色葡萄球菌等的作用比第三代头孢菌素略强。第五代头孢菌素的代表是头孢洛林，但尚未在我国上市。其对革兰阴性菌的抗菌活性与第三和第四代头孢菌素相仿，特点是对耐甲氧西林金黄色葡萄球菌有效。

碳青霉烯类　目前在国内应用的碳青霉烯类有亚胺培南/西司他丁、美罗培南、帕尼培南/倍他米隆、比阿培南和厄他培南。是强效、广谱抗菌药物，能覆盖大多数革兰阳性菌、革兰阴性菌和厌氧菌，而且对革兰阴性菌所产的超广谱 β-内酰胺酶和 AmpC 型头孢菌素酶高度稳定。碳青霉烯主要用于治疗多重耐药的革兰阴性菌感染、需氧菌与厌氧菌混合重症感染、病原未查明的严重感染、免疫缺陷者感染，一般不宜用于治疗社区获得性感染，更不

用作预防用药。嗜麦芽窄食单胞菌对碳青霉烯类天然耐药，铜绿假单胞菌对厄他培南不敏感。近年来铜绿假单胞菌、不动杆菌属细菌对碳青霉烯类耐药率迅速上升。肠杆菌科细菌中亦出现了对碳青霉烯类耐药的菌株。

含 β-内酰胺酶抑制剂的复方制剂　可抑制部分 β-内酰胺酶，与其他 β-内酰胺类组成复方制剂可以恢复后者对部分产 β-内酰胺酶细菌的抗菌活性。目前临床上应用的 β-内酰胺酶抑制剂有克拉维酸、舒巴坦、他唑巴坦及巴坦 4 种，它们本身也是 β-内酰胺类，却对绝大部分临床菌株无抗菌活性（但舒巴坦对于不动杆菌和奈瑟菌有较强抗菌活性），需与其他 β-内酰胺类联用。常用药物有头孢哌酮/舒巴坦、哌拉西林/他唑巴坦、氨苄西林/舒巴坦、阿莫西林/克拉维酸、头孢他啶/阿维巴坦等，适用于中重度腹腔感染、肺炎、中性粒细胞缺乏合并发热等的经验性治疗和降阶梯治疗。

头霉素类　常用药物有抗菌活性类似于第二代头孢菌素的头孢西丁与头孢美唑，类似于第三代头孢菌素的头孢替坦与头孢米诺，对部分厌氧菌也有抗菌活性，且对部分 β-内酰胺酶（如超广谱 β-内酰胺酶）比头孢菌素更稳定。

氧头孢烯类　代表药物为拉氧头孢，抗菌活性类似于第三代头孢菌素，对部分厌氧菌也有抗菌活性。

单环类　代表药物为氨曲南，对革兰阳性菌及厌氧菌无效，对革兰阴性菌抗菌活性和抗菌谱类似于第三代头孢菌素（对铜绿假单胞菌有效）。

青霉烯类　代表药物为法罗培南，可口服，其抗菌活性和抗

菌谱与碳青霉烯类中厄他培南相似，对铜绿假单胞菌无效。

氨基糖苷类　常用药物有：①对肠杆菌科和葡萄球菌属细菌有良好抗菌作用，但对铜绿假单胞菌无作用者，如链霉素、卡那霉素、核糖霉素。其中链霉素对葡萄球菌等革兰阳性球菌作用差，但对结核分枝杆菌有强大作用。②对肠杆菌科细菌和铜绿假单胞菌等革兰阴性杆菌具强大抗菌活性，对葡萄球菌属亦有良好作用者，如庆大霉素、妥布霉素、奈替米星、阿米卡星、异帕米星、小诺米星、依替米星。③抗菌谱与卡那霉素相似，由于毒性较大，现仅供口服或局部应用者有新霉素与巴龙霉素。此外尚有大观霉素，用于单纯性淋病的治疗。所有氨基糖苷类药物对肺炎链球菌、溶血性链球菌的抗菌作用均差。

氨基糖苷类具有不同程度肾毒性和耳毒性（包括前庭功能损害或听力减退），并可有神经-肌肉接头的阻滞作用。氨基糖苷类临床较少单用，常与其他抗菌药物（主要是 β-内酰胺类）联合使用。

大环内酯类　主要作用于细菌的 50S 核糖体亚基，抑制蛋白合成。原有的品种如红霉素、麦迪霉素、螺旋霉素、乙酰螺旋霉素、交沙霉素、吉他霉素等抗菌谱较窄，主要为革兰阳性菌和支原体、衣原体和军团菌等非典型病原体，临床现已较少使用。新大环内酯类（阿奇霉素、克拉霉素和罗红霉素）对流感嗜血杆菌、肺炎支原体或肺炎衣原体等抗微生物的活性增强、口服生物利用度提高、给药剂量减小、不良反应较少，成为临床使用的主流大环内酯类药物。

噁唑烷酮类　利奈唑胺与特

地唑胺，对革兰阳性菌（包括对其他抗菌药耐药的细菌）有效，革兰阴性菌通常对本药耐药。适用于包括耐万古霉素肠球菌和耐甲氧西林金黄色葡萄球菌在内的革兰阳性菌感染，但不建议用于中心静脉导管相关的血流感染。

林可霉素及克林霉素　结构与大环内酯类不同但作用机制和抗菌谱均与其类似。林可霉素类药物的最主要特点在于对厌氧菌（难辨梭菌除外）具有良好的抗菌作用，但肺炎支原体对其耐药。克林霉素的体外抗菌活性优于林可霉素。

四环素类和甘氨酰环素　四环素类包括四环素、金霉素、土霉素、多西环素、美他环素和米诺环素。四环素类曾广泛应用于临床，但由于常见病原菌对本类药物耐药性普遍升高及其不良反应多见，目前本类药物临床应用已受到很大限制。近年来研制的甘氨酰环素新药替加环素（丁苷米诺环素）是四环素类的半合成衍生物，由于其结构特点，能够克服多数细菌对四环素类的两大耐药机制（主动外排和核糖体保护）。替加环素对除铜绿假单胞菌之外的多种细菌具有强大的抗菌活性，批准用于复杂性腹腔感染、复杂性皮肤软组织感染和社区获得性肺炎。

链阳菌素类　代表药物是奎奴普丁/达福普汀，但国内未上市。其抑制细菌的蛋白合成，主要针对革兰阳性菌，对耐万古霉素肠球菌和耐甲氧西林金黄色葡萄球菌有抗菌活性。

糖肽类、脂糖肽类和环脂肽类　糖肽类阻断细菌细胞壁的高分子肽聚糖合成，导致细胞壁缺损而杀灭细菌。该类也可能改变细菌细胞膜的渗透性，并选择性抑制 RNA 的合成。对革兰阳性菌（包括耐甲氧西林金黄色葡萄球菌）等有较强的抗菌活性。对多数革兰阴性杆菌、分枝杆菌、立克次体、衣原体和支原体无效。临床常用的药物为万古霉素和去甲万古霉素。去甲万古霉素的化学结构、抗菌谱和抗菌作用与万古霉素相似。替考拉宁的抗菌谱和抗菌活性也与万古霉素相似，但对部分耐万古霉素肠球菌有效。

脂糖肽类特拉万星尚未在国内上市。它是万古霉素的半合成衍生物，增强了对耐甲氧西林金黄色葡萄球菌和大部分耐万古霉素肠球菌的活性。

达托霉素是环脂肽类，通过阻碍细菌细胞壁合成和破坏细菌细胞膜而达到杀菌作用，主要对革兰阳性球菌（包括耐万古霉素肠球菌、耐甲氧西林金黄色葡萄球菌及耐利奈唑胺的革兰阳性球菌）有效。

多黏菌素类　针对革兰阴性菌的窄谱抗菌药，其不良反应显著，临床现已较少使用。但近年来一些泛耐药的革兰阴性杆菌（如泛耐药的不动杆菌和耐碳青霉烯的肠杆菌科细菌）的涌现，使多黏菌素 E 及多黏菌素 B 的临床价值重现。

喹诺酮类　该类药物作用机制主要是抑制细菌 DNA 合成，起快速杀菌作用。口服吸收良好。可广泛分布于各种组织中，在白细胞和巨噬细胞内也可达到较高浓度。临床上常用者有诺氟沙星、氧氟沙星、环丙沙星等。近年来研制的新品种对肺炎链球菌、化脓性链球菌等革兰阳性球菌和衣原体、支原体、军团菌等细胞内病原以及厌氧菌的抗菌作用增强，如左氧氟沙星和莫西沙星等。但细菌较易对喹诺酮类产生耐药性。

磺胺类　根据药代动力学特点和临床用途，可分为：①口服易吸收可全身应用者，如磺胺甲噁唑、磺胺嘧啶、磺胺林、磺胺多辛、复方磺胺甲噁唑、复方磺胺嘧啶等。②口服不易吸收者，如柳氮磺吡啶。③局部应用者，如磺胺嘧啶银、醋酸磺胺米隆、磺胺醋酰钠等。临床使用较多的是复方磺胺甲噁唑，为广谱抗菌药，但肠杆菌科细菌、铜绿假单胞菌、链球菌和葡萄球菌对其耐药菌株多见。嗜麦芽窄食单胞菌对其有较高的敏感性。

氯霉素　作用于细菌的 70S 核糖体，抑制蛋白质合成，为广谱抗菌药，主要用于治疗细菌性脑膜炎、脑脓肿和伤寒，但因其血液系统毒性等不良反应，以及有其他有效药物（如 β-内酰胺类和喹诺酮类），临床已较少使用。

呋喃类（硝基呋类）　广谱抗菌药，对革兰阳性菌和革兰阴性菌（铜绿假单胞菌除外）有效，对厌氧菌无效，但血药浓度低，不适用于重度感染。中国临床应用的呋喃类药物包括呋喃妥因（用于尿路感染）、呋喃唑酮（用于肠道感染）和呋喃西林（局部使用）。

利福霉素类　为广谱抗菌药物，作用于细菌的 RNA 聚合酶。临床目前主要用于抗分枝杆菌（见抗分枝杆菌药），但也可与其他抗菌药物联合用于治疗革兰阳性菌或革兰阴性菌感染。

磷霉素　广谱抗菌药，抑制细菌细胞壁的早期合成，对革兰阳性菌、革兰阴性菌和部分厌氧菌均有抗菌活性，但比青霉素类和头孢菌素类差。主要用于治疗轻至中度细菌感染，若治疗严重感染，需加大治疗剂量，并常需与其他抗菌药联合应用，如治疗对甲氧西林耐药金黄色葡萄球菌重症感染时与万古霉素联合。

夫西地酸（褐霉素） 作用于细菌核糖体，抑制蛋白合成，主要针对革兰阳性菌，但细菌易对其产生耐药性，不用于治疗重度感染。

硝基咪唑类 对厌氧菌具有强大的抗菌活性，对需氧菌无效。其硝基为厌氧菌还原，产生细胞毒物质，抑制细菌 DNA 合成。临床常用的有甲硝唑、替硝唑和奥硝唑等。

（吕晓菊　宗志勇）

xìjūn nàiyào

细菌耐药 （bacterial resistance）

细菌对原来有效的抗菌药产生抗杀灭或抗抑制作用的现象。细菌耐药造成已有的抗菌药疗效变差，使得细菌导致的感染更难被根治，甚至持续存在。耐药细菌的出现和进化是细菌接触抗菌药后产生的自然现象，细菌耐药在自然环境存在已久，抗菌药的不合理使用（包括临床、兽医、农牧业和渔业使用等）加快了这一自然现象。细菌耐药已成为全球面临的主要医学问题之一，是极大的临床难题和公共卫生威胁。对细菌耐药性进行监测与研究，为合理使用抗菌药、预防和控制医院感染及开发新抗菌药奠定了基础，具有重要科学意义和现实价值。

分类 细菌耐药可分为天然（固有）耐药和获得性耐药。天然耐药是细菌菌种与生俱来的对某种或某些抗菌药耐药，由细菌染色体基因决定，见于该菌种的几乎所有菌株，如革兰阳性菌对氨曲南、多黏菌素及硝基咪唑类天然耐药；肠杆菌科细菌对青霉素 G 和万古霉素天然耐药；所有肠球菌对所有头孢菌素、氨基糖苷

类天然耐药；铅黄肠球菌与鹑鸡肠球菌对万古霉素天然耐药；嗜麦芽窄食单胞菌对碳青霉烯类天然耐药；产单核细胞李斯特菌对所有头孢菌素类天然耐药。获得性耐药是细菌菌种中部分菌株（非所有菌株）获得对原本有效抗菌药耐药，如肺炎链球菌获得对青霉素的耐药，葡萄球菌获得对耐青霉素酶稳定的苯唑西林耐药。

细菌可同时对多种甚至所有的抗菌药耐药。若仅对 1~2 类抗菌药敏感，称为泛耐药（extremely-drug resistance，XDR）。若对 3 类或 3 类以上抗菌药（每类中至少有 1 种）的获得性不敏感（包括中介或耐药），称为多重耐药（multi-drug resistance，MDR）。若对所有抗菌药种类中的所有药物均不敏感，称为全耐药（pan-drug resistance，PDR）。

常见耐药机制 包括以下几方面。

分解或修饰药物 耐药菌株通过合成产生灭活酶或钝化酶作用于抗菌药（水解或修饰），使其失去抗菌活性。①β-内酰胺酶：可特异性水解 β-内酰胺类抗菌药的 β-内酰胺环，使其失去抗菌活性，是细菌（尤其是革兰阴性菌）对 β-内酰胺类耐药的主要机制。例如，金黄色葡萄球菌产青霉素酶对青霉素类耐药，大肠埃希菌产超广谱 β-内酰胺酶对单纯青霉素、单纯头孢菌素及氨曲南耐药，肺炎克雷伯菌产 KPC 型碳青霉烯酶而对碳青霉烯类耐药。②氨基糖苷钝化酶：通过磷酸转移酶、乙酰转移酶、腺苷转移酶的作用，氨基糖苷结构改变而失去抗菌活性。③氯霉素乙酰转移酶：使氯霉素乙酰化而失去活性。

改变药物作用的靶位 细菌自身发生突变或细菌产生某种酶

的修饰使药物作用靶点（如核酸、核蛋白和细胞膜蛋白）的结构发生变化，致抗菌药不能或不易发挥作用。常见机制如下。①改变细胞膜蛋白：β-内酰胺类的靶位是细胞膜上的青霉素结合蛋白（penicillin-binding protein，PBP），其具有酶活性，参与细胞壁的合成。细菌可通过改变 PBP 的结构或合成对 β-内酰胺亲和力低的新PBP 而导致耐药。例如，金黄色葡萄球菌可合成低亲和力的PBP2a，该菌其他 PBP 被 β-内酰胺阻断后，PBP2a 可继续参与细胞壁的合成，导致对 β-内酰胺类耐药，被称为耐甲氧西林金黄色葡萄球菌。②改变核糖体亚基：氨基糖苷类、大环内酯类、噁唑烷酮类和林可霉素类的靶位均为细菌核糖体亚基，细菌可通过rRNA 序列突变、核糖体蛋白的氨基酸序列改变或产生 rRNA 甲基化酶使 rRNA 甲基化，导致靶位改变，进而耐药。③改变核苷酸序列：如利福平的靶位是 RNA 聚合酶，而喹诺酮类的靶位是 DNA 旋转酶。若上述酶的编码基因发生突变引起酶结构改变，可发生耐药。

改变代谢通路 磺胺类化学结构与氨基苯甲酸类似，可与氨基苯甲酸竞争二氢叶酸合成酶，妨碍二氢叶酸的形成，最终影响细菌核蛋白的合成。细菌可通过改变代谢途径而不再需要氨基苯甲酸而对磺胺类耐药。

减少药物在细菌体内聚集 ①改变细胞壁通透性减少药物的摄入：细菌外膜的通道蛋白以OmpF 和 OmpC 组成非特异性跨膜通道，允许抗菌药等进入菌体。细菌可通过改变通道蛋白的性质和数量降低细菌外膜对抗菌药的通透性而耐药，如 β-内酰胺类和

喹诺酮类等。②主动外排药物：指细菌通过外排泵主动将进入菌体的药物泵出体外。

耐药性传播 耐药性可在细菌间传播，耐药菌株也可在不同生物个体间和生物与环境之间传播。细菌耐药性的传播可分为垂直传播（指属于同一耐药菌株在不同生物个体之间传播）和水平传播（指耐药性在不同种细菌或同种的不同菌株之间的传播）。编码耐药性的耐药基因在菌株间通过转化、转导（噬菌体介导）和接合（质粒或接合性转座子）等机制进行水平传播，其中质粒在耐药性水平传播中发挥至关重要的作用。在菌体内，耐药基因可由转座子、整合子和插入序列等移动基因元件介导在染色体与质粒之间或不同质粒之间的移动。

（吕晓菊　宗志勇）

kàng fēnzhīgǎnjūn yào

抗分枝杆菌药（antimycobacterial drugs）

对分枝杆菌有抑制或杀灭作用的药物。包括抗结核分枝杆菌、麻风分枝杆菌、牛分枝杆菌、鸟-胞内分枝杆菌、龟分枝杆菌、脓肿分枝杆菌、偶发分枝杆菌及其他非结核分枝杆菌。其中一线抗分枝杆菌药物主要包括异烟肼、乙胺丁醇、吡嗪酰胺、利福平、链霉素、卫非特（异烟肼、利福平、吡嗪酰胺复方制剂）、卫非宁（异烟肼、利福平复方制剂）；二线抗分枝杆菌药物主要有阿米卡星、硫酸卷曲霉素、氯法齐明、环丝氨酸、氨苯砜、乙硫与丙硫异烟胺、莫西沙星、左氧氟沙星、加替沙星、利奈唑胺、美罗培南、贝达喹啉等。

常用一线药物及不良反应
因药物而异。

异烟肼 对细胞外和细胞内病原体均有杀菌作用。主要不良反应有肝功能异常、周围神经病变、过敏性皮疹、发热、视神经炎、中毒性脑病、精神病、头晕、昏迷等。

乙胺丁醇 对细胞外和细胞内病原体均有抑制作用。主要不良反应为视神经炎，伴视物模糊、外周神经病变、头痛、皮疹、关节痛、高尿酸血症、过敏样反应等。

吡嗪酰胺 对细胞内病原体有杀菌作用，酸性环境效果更佳。主要不良反应包括关节痛、高尿酸血症、肝炎、上腹部不适及光过敏。

利福平 对所有分枝杆菌种群均有杀灭作用。主要不良反应有胃肠道不适、抗生素相关性结肠炎、药物热、瘙痒、皮疹、精神异常、血小板减少、白细胞减少、溶血性贫血、肝功能异常，可致药源性红斑狼疮。

链霉素 主要不良反应有耳毒性、肾毒性、周围神经病变、过敏性皮疹和药物热。

卫非特 异烟肼、利福平和吡嗪酰胺复合制剂。每片含异烟肼 50mg、利福平 120mg 和吡嗪酰胺 300mg。主要不良反应见异烟肼、利福平、吡嗪酰胺。

卫非宁 利福平和异烟肼复合制剂。每片含异烟肼 150mg，利福平 300mg。主要不良反应见异烟肼、利福平。

利福布汀 主要不良反应有多肌痛、多关节痛、白细胞减少、粒细胞减少。与克拉霉素合用可致前葡萄膜炎。

利福喷汀 主要不良反应有高尿酸血症、胃肠道反应、抗生素相关性结肠炎、药物热、瘙痒、皮疹、精神异常、血小板减少、白细胞减少、溶血性贫血、肝功能异常。

常用二线药物及不良反应
因药物而异。

阿米卡星 对细胞外病原体有杀菌作用。主要不良反应有肾小管坏死、肾衰竭、耳蜗毒性导致耳聋、前庭器官受损造成眩晕。

丙硫异烟胺 仅对细胞外病原体有抑制作用。对耐链霉素、异烟肼和对氨基水杨酸的耐药病例有效，仅用于初治失败的复治病例。单用此药易产生耐药性。该药的不良反应是胃肠道不适和肝功能损害。

硫酸卷曲霉素 常见不良反应有肾毒性、耳毒性、嗜酸性粒细胞增多、白细胞减少、皮疹、发热、低钾血症、神经肌肉传导阻滞等。

加替沙星 因在未成年动物中应用出现关节软骨受损，喹诺酮类未被批准用于 18 岁以下儿童。中枢神经毒性（包括头晕、意识模糊、癫痫发作）、皮疹、光过敏、QT 间期延长、肌腱病等。

氯法齐明 常见不良反应有皮肤色素沉着、皮肤干燥症、瘙痒、腹痛、脾梗死、肠梗阻、胃肠道出血、结膜炎、视网膜晶体沉积。

环丝氨酸 对细胞内和细胞外病原体均有抑菌作用。主要不良反应有抽搐、精神异常、头痛、嗜睡、腱反射亢进、脑脊液蛋白增多和压力增高、周围神经病变，癫痫患者禁用。

氨苯砜 主要不良反应有血红蛋白下降，网织红细胞增多，葡萄糖-6-磷酸脱氢酶缺乏症者发生溶血，高铁血红蛋白血症，周围神经病变，恶心，呕吐，蛋白尿，肾病综合征，麻风患者治疗中出现结节性红斑性麻风。

莫西沙星 主要不良反应有皮疹、光过敏、恶心、呕吐、腹泻、难辨梭菌结肠炎、头晕、头痛、意识模糊、心律失常、血小板减少等。

左氧氟沙星 主要不良反应有恶心、呕吐、皮疹、腹泻、失眠、头痛、头晕、心律失常、肝肾功能异常、过敏反应、中性粒细胞减少、嗜酸性粒细胞增多、难辨梭菌结肠炎等。

利奈唑胺 主要不良反应有恶心、腹泻、骨髓抑制、周围神经病变等。

(吕晓菊 叶慧)

xìtǒngxìng kàng zhēnjūn yào

系统性抗真菌药 (systemic antifungal drugs)

全身使用的能抑制或杀灭真菌、对深部真菌感染或侵袭性真菌感染有效的药物。真菌种类繁多，按侵犯人体部位分为浅部真菌和深部真菌，前者包括侵犯角蛋白组织（如甲、毛发、皮肤角质层表面）的癣菌及黏膜的念珠菌，后者为可侵犯黏膜、皮下组织、内脏的真菌，如隐球菌、念珠菌、曲菌、毛霉菌、孢子丝菌等。真菌侵犯深部脏器和/或血液可引起严重的侵袭性真菌病 (invasive fungal disease, IFD)，临床诊断较困难，由于广谱抗菌药、免疫抑制药的广泛使用，导管插管、腹膜透析、放疗、化疗等的大量开展，尤其是人类免疫缺陷病毒感染者的不断增多，IFD发病率日益增加，世界范围内高医院感染率、高病死率，病情恶化快，使用抗真菌药是治疗的主要手段。常用抗真菌药按作用机制分为多烯类、三唑类、棘白菌素类、氟胞嘧啶。磺胺类药物可用于治疗肺孢子菌感染。

多烯类 ①两性霉素B去氧胆酸盐：作用于真菌细胞膜上麦角固醇，影响细胞膜通透性，使胞内物外漏，致真菌溶解。抗菌谱广，几乎对所有真菌均有较强抗菌作用。常以静脉避光缓慢滴注治疗各种系统性真菌感染，亦可局部使用，如鞘内注射、雾化吸入等。疗效与剂量相关，肝肾毒性及其他不良反应发生率高。②两性霉素B含脂制剂：是两性霉素B和脂质体组成的复合体，因制剂工艺不同分为脂质复合体、胶质分散体及脂质体3种。杀菌机制及抗菌谱与普通两性霉素B相同，不良反应发生率较之降低。③制霉菌素：对念珠菌属真菌作用显著，对曲菌、毛癣菌、表皮癣菌、小孢子菌、组织胞浆菌、皮炎芽生菌、球孢子菌也有效。本品内服不易吸收，几乎全部由粪便排出。主要用于消化道真菌感染。

三唑类 该类药物通过抑制真菌中细胞色素P450介导的14α-固醇去甲基化，抑制真菌细胞膜主要成分麦角固醇生物合成而损伤细胞膜使之死亡。①氟康唑：对念珠菌属中白念珠菌、热带念珠菌及近平滑念珠菌有抗菌作用，对双相型真菌、新型隐球菌有效，对克柔念珠菌和光滑念珠菌效果差，对曲菌无效。不良反应较少，安全性好，可穿透血脑屏障，可透入眼球。②伊曲康唑：抗菌谱比氟康唑更广，对耐氟康唑念珠菌及曲菌也有效。因其血浆蛋白结合率>99%，几乎无法透过脑脊液。口服生物利用度较低，需根据药物剂型不同选择用药方法。不良反应为常见的消化道反应、肝功能异常和瘙痒。③伏立康唑：抗菌谱广，对念珠菌属真菌、新型隐球菌、曲菌及双相型真菌有效，对某些耐氟康唑和伊曲康唑的念珠菌均敏感。口服吸收利用度95%以上，亦有静脉制剂，可透过血脑屏障。主

要不良反应是视觉异常、皮疹和肝功能异常等。

棘白菌素类 包括卡泊芬净与米卡芬净，为真菌细胞壁成分1,3-β-D-葡聚糖合成酶抑制剂，使葡聚糖耗竭，破坏真菌细胞壁合成，与其他抗真菌药无交叉耐药。对念珠菌属作用强。对曲菌、肺孢子菌有抑菌作用，但对隐球菌属、镰刀菌、毛孢子菌、接合菌纲无效。不良反应较少，主要为可耐受的消化道反应及皮疹等。

氟胞嘧啶 作用机制为进入真菌细胞核中替代尿嘧啶进入DNA分子中，阻断核酸合成。对隐球菌属、念珠菌属作用好，对着色真菌、少数曲菌有一定作用，与两性霉素B有协同作用。有口服及静脉制剂，口服吸收迅速完全。蛋白结合率低，可进入脑脊液，炎症时可达血液浓度的50%~90%。不良反应较多，临床单用本品极易引起耐药性。

其他 磺胺是肺孢子菌感染的首选药物。制霉菌素、特比萘芬等原用于治疗皮肤、黏膜等浅部真菌病的药物，目前也有作为治疗IFD的静脉制剂进入临床及临床前研究中。

(吕晓菊 刘焱斌)

tèshū rénqún kàngjūnyào yìngyòng

特殊人群抗菌药应用 (antimicrobial therapy in special hosts)

婴幼儿、儿童、老年人、孕妇、哺乳期妇女及肝肾功能不全人群用药的注意事项。其体质决定免疫力低于正常人群，又是抗菌药主要使用对象。其生理、生化及病理改变均与普通患者有明显差异，其药代动力学反应和药效动力学也与普通患者不同。要求临床医师在实施药物治疗中加以高度重视，有针对性合理使用抗菌药，确保用药安全。

老年人选择抗菌药注意事项

必须根据感染严重程度、细菌培养和药敏试验结果及药物不良反应等具体情况，结合老年人的代谢特点合理使用抗菌药，尽量使用不良反应小的杀菌药物，并依据肾功能（肌酐清除率）调整用药剂量及给药间隔时间，密切关注不良反应，安全、有效用药。

新生儿选择抗菌药注意事项

除应遵循抗感染治疗的一般原则外，还应考虑以下情况：①新生儿迅速变化的病理生理状态。②新生儿抗菌药物药代动力学特点，如肝脏代谢功能和肾脏排泄功能的不完备、药物表观分布容积与成人的差异等。③抗菌药对新生儿生长发育的影响。④新生儿不宜肌内给药，且应每日根据体重变化调整给药剂量。

妊娠期选择抗菌药注意事项

除应遵循抗感染治疗的一般原则外，还应考虑药物对胎儿的影响、妊娠期妇女药代动力学变化等因素。使用抗菌药应注意：避免不必要的用药，选择其风险/效果之比最小的药物；必须用药时，告知患者继续妊娠可能引起的风险。常用抗菌药对妊娠的影响尚无明确分类，美国食品与药品监督管理局（FDA）将部分抗菌药物对妊娠的影响（按其危险性）分为 A、B、C、D、X 五大类，可根据具体情况选择合适抗菌药。

哺乳期妇女选择抗菌药注意事项

确定是否必须使用抗菌药。一般应在使用抗菌药期间停止哺乳。确需哺乳时应选择相对安全的药物，考虑抗菌药在乳汁中的浓度；需调整用药与哺乳时间，如哺乳结束后立即用药，或在婴儿较长睡眠前用药，将婴儿可能接触药物的量降至最低。哺乳期妇女禁忌使用的药物有氯霉素、异烟肼、呋喃妥因、甲硝唑、替硝唑、喹诺酮类等。

肝功能不全患者选择抗菌药注意事项

除应遵循抗感染治疗的一般原则外，还应考虑：肝功能不全患者使用此类抗菌药发生毒性反应的可能性；肝功能减退对该类药物药代动力学的影响。根据肝功能损害程度酌情调整抗菌药的应用方案。

肾功能不全患者选择抗菌药注意事项

除遵循抗感染治疗的一般原则外，还应考虑：抗菌药物对肾脏毒性的大小；患者肾功能损害程度；肾功能对抗菌药的药代动力学的影响；血液透析、腹膜透析对药物清除的影响等。肾功能减退时部分抗菌药需根据肌酐清除率调整剂量。

（吕晓菊 刘焱斌）

lǎonián huànzhě kàngjūnyào yìngyòng

老年患者抗菌药应用（antimicrobial therapy in elderly patient）

对老年患者使用抗菌药应根据其生理病理状况及药物的特性、作用及不良反应选择合适的药物、剂量、给药时间，实行个体化治疗。老年人在欧美国家指年龄超过 70 岁、其他国家为超过 65 岁的人群。应根据实验室检查、药敏试验结果和疗效，及时调整用药。切忌滥用，防止误用，避免浪费。

老年患者应用抗菌药特点

①抗菌药使用频度高：老年人免疫功能下降，易罹患感染。脏器生理功能老化，一旦发生感染，若未能及时正确治疗，病情将迅速恶化，严重者难渡过应激状态，易发生多脏器功能障碍综合征致死。②药物不良反应的概率增高：与青年人不同，生理功能衰退和组织器官萎缩等各方面因素，老年人各脏器功能减退，尤其是与药物代谢、排泄密切相关的肝肾处于潜在性功能低下状态。血流动力学改变，身体含水、脂肪比例改变，均造成抗菌药在此类人群的药代动力学的不同，直接或间接影响药效。加之老年人常合并多种基础疾病，合并用药种类繁多，药物相互作用复杂。

注意事项 在临床治疗中，必须根据老年人的特点选择合适的抗菌药，拟定科学的给药方案，提高临床疗效。

避免两种倾向 ①延误早期诊断及治疗，失去救治机会：老年人感染性疾病临床症状及经过不典型，易被忽略延误抗菌治疗，失去抢救时机；一些医师因担心抗菌药的不良反应，不论病情轻重，经验性选用认为相对"安全"的广谱抗菌药，不及时选用针对性较强的药物会延误治疗时机，导致病情迅速恶化。②无细菌感染的确切证据，不合理应用抗菌药：老年人脏器生理功能变化，感染性疾病的发病率和病死率均明显高于非老年人。经验不足的临床医师在尚未明确细菌感染以前，过早地采用抗菌药治疗。对于一些非感染性发热，应用抗菌药并不能获得疗效，反而增加不良反应，并可能诱发细菌耐药性出现。

选择有效抗菌药 对于老年感染患者，首先应根据感染部位、可能病原菌、临床表现给予经验性抗菌治疗。老年人病情变化快且不稳定，怀疑有感染的老年患者应力争在未使用抗菌药之前留取血液、其他体液或组织等标本培养，确定病原体。对效果不明显和严重感染者，及时针对性选择有效杀菌药，以期达到良好的治疗效果。

采用科学合理的给药方法 抗菌药疗效与有效血药浓度或局部药物浓度相关，若用药时间、给药途径、给药剂量不根据老年人的生理功能变化和药代动力学特点采用科学合理的给药方法，则易出现疗效差或发生药物蓄积中毒等不良后果。

注意抗菌药不良反应 老年人脏器功能减退，身体耐受性降低，药物即使在正常用量下也易出现不良反应或严重不良反应甚至危及生命。对于老年患者或相应肝肾心等脏器功能不全患者，应严格遵循药物使用说明应用抗菌药。若必须使用相应药品，需在充分知情前提下应用，有条件者应监测血药浓度以调整用量，必要时可加用保护相应器官系统的药物。一些抗菌药在老年患者经常发生药物不良反应（表）。

联合用药注意事项 老年人由于自身特殊生理病理情况对联合用药的要求比较高。在抗菌药联合用药组合中至少应有一种对病原菌有良好杀菌活性，另一种也要求对病原菌敏感。联合用药组合选择有协同或累加作用者，避免选择相互拮抗的组合。应高度重视抗菌药与其他治疗老年人合并症药物之间相互作用，如联合后对器官系统毒性增加、部分药物药效减退或增强、药物之间的配伍禁忌等。

关注二重感染 老年人免疫系统功能减退，对抗菌药的耐受性减低，是二重感染主要的易感人群，使用抗感染药治疗感染性疾病时，应重视其引起菌群失调和二重感染的问题，应根据细菌培养结果尽可能选择窄谱抗菌药。对有高危因素不能排除真菌感染者，应密切观察，不宜盲目给予预防性治疗，但对病情严重者应抢先治疗，避免治疗延误。

选择适合老年人经济情况的抗菌药 老年人经济收入减少，且大多同时患有多种慢性疾病，医药费用支出大。对轻症感染者，在确保疗效的前提下应开具经济适用的抗菌药，避免小病大治、重复开药增加经济负担。对重症患者也应积极关注治疗总费用和疗效。

（吕晓菊 刘焱斌）

xīnshēng'ér kàngjūnyào yìngyòng

新生儿抗菌药应用 （ antimicrobial therapy in newborn） 新生儿感染性疾病抗菌药选用应遵循针对明确或可能的病原菌感染选择敏感性高的抗菌药，以广谱、高效、低毒性、不易耐药的杀菌抗菌药。新生儿是指胎儿从出生至出生后 28 天的小儿。新生儿感染的特点是病情急骤、病情重、进展快、变化多。新生儿疑似感染时应及时前往医院就诊，做到早期、合理治疗，切勿贻误治疗时机。新生儿口服给药吸收差，且肌组织少，肌内注射可造成局部硬结，多主张静脉给药。给药剂量应参考体重、体表面积、肝肾功能状态调整，对极低出生体重儿或使用毒性较大的药物，应监测血药浓度，根据结果制订个体化给药方案。

药代动力学特殊性 新生儿与成年人的生理特点不同，生长发育还不成熟，抗菌药的体内代谢过程存在特殊性：①体内酶系统不成熟，影响某些药物（如氯霉素）代谢灭活，致血药浓度异常增高。②肾脏发育不全，许多经肾排泄的药物如氨基糖苷类排泄减少，毒性反应发生增多。③细胞外液容量较大，药物消除

表 抗菌药在老年患者经常发生的不良反应

抗菌药名称/种类	不良反应
氨基糖苷类	肾毒性，耳毒性，神经肌肉阻滞
抗结核药	肝毒性
异烟肼	周围神经病变
利福平	尿液、泪液、汗液变为橘红色，诱发药物相互作用
β-内酰胺类	腹泻，药物热，间质性肾炎，皮疹，血小板减少，中性粒细胞减少，贫血
碳青霉烯类	诱发癫痫
克林霉素	腹泻，难辨梭菌诱发的结肠炎
喹诺酮类	恶心、呕吐，中枢神经毒性，诱发癫痫，QT 间期延长，光过敏
利奈唑胺	血小板减少，贫血
大环内酯类	胃肠道反应，QT 间期延长，耳毒性
琥乙红霉素和克拉霉素	胆汁淤积性肝炎，诱发药物相互作用
四环素类	光过敏
米诺霉素	眩晕
三唑类抗真菌药	
伊曲康唑和伏立康唑	胃肠道反应，肝毒性，诱发药物相互作用
伏立康唑	光过敏，视觉障碍
甲氧苄氨嘧啶	药物热，高钾血症，皮疹

相对缓慢，消除半衰期延长。④血浆蛋白与药物结合能力较成年人为弱，游离药物浓度较高，且易进入组织，如磺胺类药物与胆红素竞争性结合血浆蛋白，血中非结合胆红素增高并沉积于脑组织，引起胆红素脑病。

常用抗菌药 有青霉素类、头孢菌素类和大环内酯类。青霉素类是治疗新生儿感染性疾病的一线抗菌药，多经肾排泄，新生儿期肾功能和血脑屏障发育尚未成熟，药物应减量使用，防止在体内蓄积导致严重中枢神经系统毒性反应，如癫痫。头孢菌素类药物毒性低、疗效好、抗菌谱广，在新生儿中应用广泛。大环内酯类抗菌药具有抗菌谱广、给药方便、口服吸收好、组织浓度高、毒性低、安全性好等特点，衣原体、支原体感染首选大环内酯类，但需注意耐药性。

禁用和慎用的抗菌药 氨基糖苷类、糖肽类、氯霉素属于新生儿禁用药物，救命所用应进行血药浓度监测，实施个体化给药，以保证治疗安全。氨基糖苷类药物包括庆大霉素、阿米卡星和妥布霉素，抗菌活性好，但有潜在耳毒性、肾毒性。糖肽类的万古霉素/去甲万古霉素亦因其耳毒性、肾毒性需慎用。若确认是耐甲氧西林金黄色葡萄球菌和表皮葡萄球菌所致严重致命性感染，可在监测血药浓度基础上使用。氯霉素具有骨髓抑制，并可能引起灰婴综合征，一般不推荐。

四环素类药物可造成牙齿永久性棕色色素沉着、牙釉质发育不全。磺胺类药物可导致胆红素脑病的发生。喹诺酮类可影响软骨发育。上述三类药物应避免在新生儿应尽量避免。

（吕晓菊 刘真真）

妊娠期抗菌药应用（antimicrobial therapy during pregnancy） 妊娠期妇女使用抗菌药应注意安全性减少或避免药物对胎儿的不良影响。孕妇在妊娠期的生理状态与普通人有所不同，如血浆容量增多，新陈代谢增快，肌酐清除率增加，药物可通过胎盘进入胎儿循环，妊娠期间药物的使用存在特殊性，抗菌药也不例外，在保证及时有效控制感染的同时最大限度避免或减少药物对胎儿造成的不良影响。

青霉素类：所有青霉素类均为美国食品与药品监督管理局（FDA）药物妊娠期危险性分类为B类的抗菌药，妊娠期使用较安全。常用品种有青霉素、氨苄西林、阿莫西林、青霉素V、苯唑西林、哌拉西林、美洛西林和阿洛西林。哌拉西林不易透过胎盘屏障，但尚无资料证明其与美洛西林、阿洛西林在妊娠期的安全性，一般不推荐使用。

头孢菌素类：除拉氧头孢被列入FDA的C类外，大部分头孢菌素属于B类，妊娠期使用较安全。常用品种有头孢氨苄、头孢唑林、头孢羟氨苄、头孢拉定、头孢呋辛、头孢美唑、头孢克洛、头孢噻肟、头孢唑肟、头孢曲松、头孢他啶、头孢哌酮和头孢克肟。头孢哌酮、头孢美唑及拉氧头孢应慎用。

其他β-内酰胺类：单环类如氨曲南属于B类，碳青霉烯类中的亚胺培南/西司他丁属于C类，对胎儿的安全性缺乏研究资料，无特殊情况不宜首选。美罗培南属于B类。β-内酰胺酶抑制剂如克拉维酸、舒巴坦、他唑巴坦也属于B类，但缺乏妊娠期的安全性研究资料。

氨基糖苷类：常见品种有庆大霉素、阿米卡星、链霉素、妥布霉素，除庆大霉素被列入FDA分类的C类外，其余均属D类。此类药物无致畸作用，对胎儿的影响主要是第Ⅷ对脑神经的神经毒性和肾毒性，已有肾功能损害的孕妇禁用。

氯霉素类：尚未发现氯霉素有致畸作用，但可抑制骨髓造血，致新生儿灰婴综合征或死亡，必须使用时应监测血药浓度。

大环内酯类：红霉素、阿奇霉素、罗红霉素在动物实验中对胎儿无影响，人类中安全性尚无充足资料，应慎用。克拉霉素在动物实验中对胚胎及胎儿有毒性作用，故孕妇禁用。

磺胺类：动物实验发现有致畸作用，但人类研究中缺乏充足资料。妊娠后期使用磺胺类可致新生儿黄疸、胆红素脑病和高胆红素血症，妊娠早期使用可抑制叶酸代谢，并有致畸可能。孕妇避免使用。

喹诺酮类：常用品种有诺氟沙星、左氧氟沙星、环丙沙星、莫西沙星。此类药物作用于DNA旋转酶，可致软骨损害，孕妇应禁用。

四环素类：可致骨骼发育延迟、正在形成的乳齿黄染、牙釉质发育不全和乳牙形成异常。动物实验中四环素可引起肢体畸形、肝肾损害、死胎增多。妊娠期应禁用。

其他：妊娠后期应用呋喃妥因，可使红细胞缺乏葡萄糖-6-磷酸脱氢酶和谷胱甘肽还原酶的新生儿发生溶血性贫血。异烟肼干扰维生素B_6代谢，引起中枢神经系统损害，应避免应用。若必须使用时需加用维生素B_6。利福平在妊娠前3个月内应用可致畸胎，应少用。多黏菌素类具有神经毒性和肾毒性，应尽量避免使用。

（吕晓菊 刘真真）

gāngōngnéng sǔnhàizhě kàngjūnyào yìngyòng

肝功能损害者抗菌药应用

（antimicrobial therapy in patient with hepatic dysfunction） 肝功能损害者应用抗菌药需先了解该药的作用、代谢途径及不良反应，使用中严密监测肝功能，避免肝毒性药物。肝脏是人体内以代谢功能为主的器官，许多药物经肝脏进行生物转化、解毒和清除。肝功能损害时，其有效血流量降低、低蛋白血症、高胆红素血症、胆汁排泄异常、肝脏自身代谢和清除能力降低、肝硬化大量腹水致药物分布容积增大等因素，可不同程度影响药物的体内过程，增加不良反应发生率，长期用药还可引起蓄积中毒。目前常用的肝功能检验不能准确反映肝脏损害的程度，故只能作为调整抗菌药用药方案的初步依据。肝功能损害者抗菌药的选用及剂量调整需考虑肝功能损害对该类药物体内过程的影响程度，以及肝功能损害时该类药物及其代谢物引发毒性反应的可能性。

应用原则 ①根据药物的肝毒性、主要排泄途径、感染部位、感染严重程度、病原菌种类、药敏试验结果等因素综合决定抗菌药的种类和给药方案。②避免使用肝毒性药物。③尽量避免抗菌药联合应用。④根据临床情况确定疗程。⑤严密监测肝功能，及时调整治疗方案。

具体选择 因药物清除途径而异。①主要经肝清除：肝功能损害时药物清除明显减少，但无明显毒性，仍可谨慎使用，酌情

减量。主要包括大环内酯类药物（红霉素酯化物除外）、林可霉素、克林霉素等。红霉素碱、红霉素乳糖酸盐、林可霉素、克林霉素按原治疗量或略减量；阿奇霉素和罗红霉素在肝病患者中清除半衰期延长，应减量使用并严密观察。②主要经肝或有相当量药物经肝清除：肝功能损害时药物清除及代谢减少，导致毒性反应增加，应避免使用。主要包括氯霉素、红霉素酯化物、利福平、异烟肼、两性霉素B、四环素类、磺胺类、氟康唑、伏立康唑、伊曲康唑、蛋白酶抑制剂等。③经肝、肾两途径清除：肝功能损害时血药浓度略升高，若同时有肾功能损害，则血药浓度明显升高，应减量使用。主要包括阿洛西林、美洛西林、头孢哌酮、头孢曲松、齐多夫定、氟罗沙星、培氟沙星、甲硝唑、替加环素等。氧氟沙星、左氧氟沙星、莫西沙星在轻中度肝功能损害者无需调整剂量。此外，头孢哌酮在肝病时可引起凝血功能障碍，主要抑制维生素K合成，使凝血因子合成不足，必要时给予维生素K。④主要经肾排泄：不需调整剂量。主要包括青霉素、哌拉西林、头孢唑啉、头孢他啶、头孢吡肟、氨曲南、磷霉素、万古霉素、多黏菌素、氨基糖苷类、碳青霉烯类及喹诺酮类药物。肝功能损害者应用氨基糖苷类药物时肾毒性发生率明显增高，需加强监测。

（吕晓菊 曲俊彦）

shèngōngnéng sǔnhàizhě kàngjūnyào yìngyòng

肾功能损害者抗菌药应用

（antimicrobial therapy in patient with renal dysfunction） 肾功能损害者应用抗菌药需先了解该药的代谢途径及不良反应，根据肾

功能损害程度和药物毒性选用，肾毒性明显的药物应予个体化给药，避免使用肾毒性药物。许多抗菌药在人体内主要经肾排泄，肾功能损害时，抗菌药在体内吸收、分布、代谢和清除均有所改变，主要经肾排泄的抗菌药及其代谢产物可在体内积聚，以致引发毒性反应。

应用原则 ①根据肾功能损害程度、药物的肾毒性、主要排泄途径、感染严重程度、药敏试验结果、是否透析等因素综合决定抗菌药的品种与剂量。②避免使用肾毒性药物，必须使用时应调整给药方案。③采用延长给药间期法调整剂量时，血药浓度波动幅度大，影响疗效，可采用减量法或减量法与延长给药间期法结合。β-内酰胺类药物可延长每剂给药时间，但对于严重感染患者，其分布容积增大及蛋白结合减少，有的药物需增加给药剂量。④应用肾毒性明显的药物时应根据血药浓度监测结果实行个体化给药。

具体选择 ①主要由肝代谢或由肝胆系统排泄，维持原治疗剂量或剂量略减。包括大环内酯类、氨苄西林、阿莫西林、哌拉西林/他唑巴坦、头孢哌酮、利福平、异烟肼、甲硝唑、多西环素、替加环素、卡泊芬净、伏立康唑（口服）等多数抗真菌药。伏立康唑在中重度肾功能损害时改口服或停药。②主要经肾排泄，但药物本身无肾毒性或仅有轻微肾毒性，可根据肾功能试验或内生肌酐清除率调整剂量后应用。包括头孢唑林、头孢呋辛、头孢吡肟、氨曲南等大多数β-内酰胺类，以及碳青霉烯类、喹诺酮类等。利奈唑胺在肾功能损害时无需调整剂量。③主要经肾排泄且有明显

肾毒性药物，应避免使用。包括庆大霉素、阿米卡星、奈替米星等氨基糖苷类，以及万古霉素、替考拉宁、膦甲酸钠、利巴韦林、更昔洛韦、多黏菌素等。若确需使用，应监测血药浓度或根据肾功能减退程度减量给药，并严密监测肾功能，预防耳、肾毒性的发生。④具有严重肾毒性、忌用的抗菌药，包括四环素类（多西环素除外）、呋喃类、特比萘芬。

用药方案调整 ①按肾功能调整剂量：内生肌酐清除率反映肾功能最具参考价值。肾功能轻度、中度和重度损害时，其抗菌药每日剂量分别减低至正常剂量的 $1/2 \sim 2/3$，$1/5 \sim 1/2$，$1/10 \sim 1/5$。②根据内生肌酐清除率调整剂量及给药间期：该法较准确。内生肌酐清除率可直接测定或根据公式估算。③个体化给药：应用氨基糖苷类、万古霉素类、两性霉素 B 等药物时，应监测血药浓度，控制峰浓度与谷浓度在安全有效的范围。④对进行血液透析或腹膜透析者，应关注透析对药物代谢的影响，适时调整给药方案。

（吕晓菊 曲俊彦）

kàngjūnyào bùliáng fǎnyìng

抗菌药不良反应（adverse reaction of antimicrobial drug）与用药目的无关但给患者带来不适或痛苦的药物反应。可预知但不可避免。它是正常剂量的抗菌药用于预防、治疗感染性疾病时，因药物本身的作用或药物间相互作用而产生的有害的反应。

原因 ①药物因素：如药物对细菌和人体细胞的选择性不强，抗菌药对某些器官的特异性作用。②患者因素：如患者为过敏体质，或患者有器官功能障碍、基础疾病等。③药物之间的相互作用。

分类 根据不良反应与抗菌药药理作用的关联，分类如下。①A 类药物不良反应：又称剂量相关不良反应，为药理作用增强所致，常与剂量有关，可预测，发生率高而病死率低。副作用、毒性反应、过度作用属 A 类反应，首剂效应、撤药反应、继发反应、后遗效应与药理作用有关联，也属 A 类反应范畴。②B 类药物不良反应：又称剂量不相关不良反应。难预测，发生率低，病死率高。药物过敏反应和特异质反应属 B 类反应。

常见抗菌药不良反应 ①毒性反应：最常见，抗菌药引起的生理、生化等异常，以及组织、器官的病理改变，其严重程度一般随剂量增大和疗程延长而增加，多属于可逆性反应。主要表现在肝、肾、胃肠道、血液系统、神经系统、给药局部等。氨基糖苷类、多黏菌素、去甲万古霉素、万古霉素、青霉素类和头孢菌素类抗菌药易产生多系统的毒性反应。②过敏反应：几乎每种抗菌药都可引起，最严重的是过敏性休克，大多由青霉素引起；最多见的是皮疹，各种抗菌药均可引起；以发热、关节痛、荨麻疹为表现的血清病样反应则多见于青霉素和头孢菌素；万古霉素可引起红人综合征。还有药物热、光敏反应等。③二重感染：抗菌药使用过程中新出现的感染。源于长期、大量使用广谱抗菌药后，敏感菌群受到抑制而未被抑制的菌群趁机大量繁殖。二重感染的病原菌常对多种抗菌药耐药，加以人体抵抗力因原发病和/或原发感染而显著降低，二重感染常难以控制且病死率较高。

预防 预防抗菌药不良反应，医务人员须做到：①认真询问既往史，包含既往用药史、家族史及药物过敏史等，严格执行皮试常规。②应用任何抗菌药前应充分了解其可能发生的各种反应及防治对策。③慎用毒性较强的抗菌药，联合用药时应警惕毒性的协同作用。④避免长时期大剂量使用抗菌药，尤其是广谱抗菌药。⑤若出现不良反应。应立即采取相应救治措施。患者切忌随意使用抗菌药。

（吕晓菊 叶慧）

dúxìng fǎnyìng

毒性反应（toxic response）药物过量或在体内蓄积过多发生的有害反应。是最常见的抗菌药不良反应。可预知，应避免。药物对人体组织、器官不同程度的损害，一般与抗菌药的剂量和疗程相关，多数情况下可通过停药得以消除。毒性反应的种类较多。

肾毒性反应 肾脏是大多数抗菌药的主要排泄器官，药物可较高浓度聚集在肾皮质，故肾毒性较常见。引起肾毒性的抗菌药主要有氨基糖苷类、糖肽类、β-内酰胺类、磺胺类及两性霉素 B 等。早期表现为蛋白尿、管型尿，继之出现血尿、少尿及氮质血症。应用上述药物时，应定期随访尿常规、血肌酐、血尿素氮等生化检查，一旦出现异常，可根据情况减量或停用。

神经系统毒性反应 神经系统毒性抗菌药主要有氨基糖苷类、喹诺酮类、β-内酰胺类，以及氯霉素、乙胺丁醇和异烟肼等。氨基糖苷类可对第Ⅷ对脑神经产生损害，所有的氨基糖苷类药物均有一定的耳毒性，导致听力减退、耳鸣或耳部饱满感。喹诺酮类可导致中枢神经兴奋，可表现为失眠、幻觉和惊厥，呈剂量依赖性。碳青霉烯类的亚胺培南也可引发中枢兴奋不良反应，如头晕、抽搐、肌痉挛及精神症状。

肝毒性反应 肝为体内药物代谢的主要器官，特别是口服药物。可引起肝损害的抗菌药主要有三唑类抗真菌药、大环内酯类、四环素类、磺胺药、异烟肼、氟胞嘧啶等。三唑类抗真菌药如氟康唑可引起肝功能改变，发生率一般<5%，停药后一般可恢复。酮康唑和依曲康唑可引起严重肝损害（包括肝衰竭甚至死亡）。大环内酯类抗菌药引起肝损害报告较多的是红霉素，主要是静脉滴注。

心脏毒性反应 早产儿、新生儿接受过量氯霉素可产生周围循环衰竭；大剂量林可霉素静脉滴注时可引起晕厥、血压下降，偶有心跳、呼吸停止；两性霉素B静脉滴注时偶可致心室颤动。某些喹诺酮类药物可引起QT间期延长，偶可引起严重的心律失常。

血液系统毒性反应 很多药物可引起贫血，如氯霉素、两性霉素B、青霉素类、头孢菌素类；氯霉素、磺胺、青霉素类、头孢菌素类、大环内酯类、氟胞嘧啶等可引起白细胞和/或血小板减少；部分β-内酰胺类药物应用后可致凝血酶原减少、血小板聚集功能异常而发生出血。

胃肠道毒性反应 多数抗菌药口服或注射后胆汁中浓度较高者可引起恶心、腹胀、呕吐、腹泻等。化学性刺激是产生胃肠道反应的主要原因。四环素类、大环内酯类、喹诺酮类药物引起胃肠道反应较常见。

（吕晓菊 叶慧）

guòmǐn fǎnyìng

过敏反应（hypersensitive reaction） 机体对药物产生的病理性免疫反应。又称变态反应。过敏原是药物，是作为外来抗原物质的药物（或其与体内的蛋白结合的复合物）与体内抗体间所发生的一种非正常的免疫反应。药物或药物在体内的代谢产物作为抗原使淋巴细胞或体液免疫系统致敏，若机体处于致敏状态下，再次接触同样的过敏原时，抗原与机体的特异性反应可激发致敏淋巴细胞，导致机体组织损伤或生理功能紊乱，该反应仅发生于少数患者身上。过敏反应与已知药物作用的性质无关，与药物的剂量无线性关系，反应性质各不相同，不易预知。除速发型变态反应外，一般不发生于首次用药，初次接触时需诱导期，停止给药反应消失。化学结构相似的药物易发生交叉或不完全交叉的过敏反应，某些疾病可使药物对机体的致敏性增加；有的患者可对一种或少数几种药物过敏，有的则可对另一种或另外少数几种药物过敏，对这种药物过敏的人对其他药物不一定过敏，但过敏体质者则可对较多种的药物过敏。药物引起的变态反应包括Ⅰ型、Ⅱ型、Ⅲ型、Ⅳ型4种变态反应，临床主要表现为过敏性休克、药物热、血清病样反应、血管神经性水肿、嗜酸性粒细胞增多症、接触性皮炎、光过敏或光毒性、溶血尿毒综合征、哮喘等。

（吕晓菊 叶慧）

èrchóng gǎnrǎn

二重感染（superinfection） 长期使用广谱抗菌药，使敏感菌群被杀灭或抑制，不敏感病原菌则趁机生长繁殖产生新的感染。又称重复感染或菌群失调症。一般出现于用药3周内，多见于长期应用广谱抗菌药者、婴儿、老年人、有严重原发病、免疫功能缺陷者。二重感染的病原菌可以是在正常情况下对身体无害的寄生菌，由于菌群改变，其他能抑制该菌生长的益生菌为药物所抑杀后转变为致病菌，也可以是原发病原菌的耐药菌株。主要有革兰阴性菌、真菌、葡萄球菌等，可引起口腔感染、消化道感染、肺部感染、尿路感染、血流感染等。二重感染的病原菌耐药率高，常难控制，病死率高。

常见的二重感染如下。①口腔感染：多见，主要由白念珠菌引起，临床表现为鹅口疮、舌炎、口角炎等。②肛门感染：多继发于肠炎持续腹泻后，病原菌可为革兰阴性菌或念珠菌属。③抗菌药相关性腹泻或结肠炎：难辨梭菌是引起抗菌药相关性腹泻和结肠炎最常见的病原体。常见于胃肠道肿瘤切除术后、肠梗阻、尿毒症、糖尿病等患者应用抗菌药的过程中，老年患者尤易发生。除去甲万古霉素、万古霉素和甲硝唑外，几乎所有抗菌药均可引起此病，其中以克林霉素、喹诺酮类、红霉素、四环素、β-内酰胺类等所致者多见。④肺炎：多见，主要病原体有革兰阴性杆菌、真菌、革兰阳性菌等。⑤尿路感染：主要由铜绿假单胞菌、奇异变形杆菌、大肠埃希菌、肠球菌、念珠菌等引起，金黄色葡萄球菌较少见。⑥血流感染：病原菌多见为葡萄球菌属、大肠埃希菌、铜绿假单胞菌、肺炎克雷伯菌、不动杆菌属、念珠菌属等。

（吕晓菊 叶慧）

kàng bìngdú yào

抗病毒药（antiviral drug） 有抑制病毒作用的药物。根据药物结构，常用非抗反转录病毒药有下列几类。

核苷类似物 ①阿昔洛韦：为嘌呤核苷衍生物，抑制1型和2

型单纯疱疹病毒作用强，也可抑制水痘-带状疱疹病毒、EB病毒、巨细胞病毒等，不良反应有皮疹、恶心、腹泻、头痛等。②更昔洛韦：为去氧鸟苷类化合物，对巨细胞病毒作用强，对单纯疱疹病毒作用比阿昔洛韦强25～100倍，不良反应有腹泻、视物模糊、骨髓抑制、肝肾功能异常等，孕妇、哺乳期妇女禁用。③喷昔洛韦：为阿昔洛韦和更昔洛韦类似物，疗效优于阿昔洛韦。④泛昔洛韦：为喷昔洛韦的前身，疗效优于喷昔洛韦，不良反应少。⑤利巴韦林：可治疗呼吸道合胞病毒感染、流行性感冒、单纯疱疹性角膜炎，与 α-干扰素（interferon，IFN）联合可治疗慢性丙型肝炎，不良反应有头痛、贫血、中性粒细胞减少、免疫抑制、肝功能异常等。

三环胺类　金刚烷胺为人工合成三环癸烷衍生物，可特异性抑制甲型流感病毒 H2N1、H2N2、H3N2 等亚型。与病毒 M2 蛋白相互作用，阻止病毒复制和增殖。有中枢神经系统和胃肠道不良反应，肾功能损害者减量，有癫痫病史及终末期肾衰竭患者慎用。金刚乙胺为金刚烷胺的衍生物，抗甲型流感作用比金刚烷胺强4～10倍，抗病毒谱广、毒性低，但孕妇禁用。

焦磷酸类　主要是膦甲酸钠，可竞争性抑制病毒 DNA 聚合酶及流感病毒 RNA 聚合酶。对 ACV、DHPG 等耐药病毒株也有效。通常静脉用药，主要用于艾滋病合并带状疱疹、单纯疱疹、生殖器疱疹等感染，以及器官移植并发巨细胞病毒性感染等。不良反应包括头痛、贫血、肾功能损害、低钙血症、高磷血症及消化道症状等。

神经氨酸酶抑制类　竞争性抑制流感病毒神经氨酸酶，主要有供口服的奥司他韦、吸入的扎那米韦和静脉应用的帕拉米韦。奥司他韦可预防及治疗甲型和乙型流感，不良反应少。扎那米韦治疗甲型流感，减少症状持续时间，也可用于预防，常见副作用有鼻部不适、腹泻、恶心、支气管炎等。帕拉米韦主要用于重症甲型或乙型流感患者及使用其他神经氨酸酶抑制剂无效的甲型或乙型流感患者，主要不良反应在于腹泻、中性粒细胞减少、蛋白尿等。

干扰素　人体受诱导物刺激产生的一类蛋白质。IFN 可分为Ⅰ型、Ⅱ型和Ⅲ型。Ⅰ型有 IFN-α、IFN-β 等；IFN-α 有多个亚型如 α₁、α₂ 等，同一亚型又细分如 α-2a、α-2b 等；IFN-β 仅 1 个亚型。Ⅱ型仅 IFN-γ 一种类型。Ⅲ型有 IFN-λ₁、IFN-λ₂ 和 IFN-λ₃，也可分别称为白介素（interleukin，IL）-29、IL-28A、IL-28B。临床主要用重组 IFN-α，包括：普通 IFN-α，如 IFN-α2a、IFN-α2b 等；复合 IFN，基因工程合成的 IFN；聚乙二醇干扰素（PEG-IFN），半衰期长，有 PEG-IFN-α2a、PEG-IFN-α2b 等；白蛋白 IFN，有白蛋白 IFN-α2b、缓释白蛋白 IFN（IFN-ω）及口服白蛋白 IFN 等。IFN-α 治疗慢性丙型肝炎、慢性乙型肝炎有一定效果。IFN-α 尤其是 PEG-IFN 与利巴韦林联合治疗慢性丙型肝炎疗效较好。不良反应较多，如流感样症状群、一过性骨髓抑制、失眠、皮疹、脱发、神经精神症状、诱发自身免疫病等。3 岁以下儿童、妊娠及哺乳期、精神病史、未控制的癫痫、未戒断的酗酒或吸毒、未经控制的自身免疫病、失代偿期肝硬化、有症状的心脏病、粒

细胞缺乏者等禁用。

（吕晓菊　唐　红）

kàng jìshēngchóng yào

抗寄生虫药（antiparasitic）

对人体寄生虫有杀灭或阻止其繁殖作用的药物。包括抗原虫药和抗蠕虫药。

抗原虫药　包括以下几种。

抗疟原虫药　①氯喹：为 4-氨基喹啉类药物，主要干扰疟原虫裂殖体 DNA 的复制与转录，对红内期疟原虫有强杀灭作用。②伯氨喹：为 8-氨基喹啉类药物，可杀灭间日疟、三日疟、恶性疟和卵形疟红外期虫体，也可杀灭疟原虫的配子体。③青蒿素：从黄花蒿内提取的一种倍半萜内酯药物，可杀灭红内期疟原虫。其衍生物蒿甲醚、青蒿琥酯为常用药物，适用于各类疟疾，包括抗氯喹恶性疟的治疗和重症疟疾的急救，但不推荐单独用药。

对间日疟患者须用对红外期和红内期疟原虫均有杀灭作用的氯喹与伯氨喹联合治疗；对恶性疟患者需杀灭红内期疟原虫和配子体的药物蒿甲醚联用伯氨喹。预防用药可选哌喹或氯喹。治疗疟疾的过程中，某些疟原虫可对氯喹耐药，对抗药性疟疾患者可用青蒿素类药物联用甲氟喹或伯氨喹。

抗弓形虫药　包括磺胺嘧啶和乙胺嘧啶，二者均为二氢叶酸还原酶抑制剂，联用可产生杀灭弓形虫速殖子的协同作用，并可透过血脑屏障治疗弓形虫脑病。以上药物主要杀灭弓形虫速殖子，尚无有效杀灭包囊的药物，所以弓形虫病治疗仅能获得很好的近期疗效，易复发。

患弓形虫病的孕妇酌情采用螺旋霉素、阿奇霉素治疗，被感染新生儿可用螺旋霉素联合磺胺

嘧啶治疗。其他患者可用磺胺嘧啶联合乙胺嘧啶，对免疫功能极度低下者，可酌情加用γ-干扰素增强免疫。

抗溶组织内阿米巴原虫药 ①甲硝唑：为硝基咪唑类药物，奥硝唑、替硝唑和赛克硝唑为其衍生物，可抑制阿米巴原虫的氧化还原反应，使原虫氮链发生断裂。对溶组织内阿米巴滋养体有强大的杀灭作用。②二氯尼特：对肠内包囊有很好的杀灭作用，故可用于无症状包囊携带者的治疗，可在甲硝唑控制症状后，应用其预防复发。

抗利什曼原虫药 ①葡萄糖酸锑钠：为五价锑制剂，在体内还原为三价锑，进入单核-巨噬细胞的吞噬体，杀灭存于其中的利什曼原虫。通过缓慢静脉推注给药，肝、脾中浓度高，有利于杀灭利什曼原虫。②两性霉素B：为多烯类抗真菌药，同时也具有抗利什曼原虫的活性，对耐药虫株感染也可采用，其脂质体制剂可提高在肝、脾的药物浓度，减小血浆中的浓度，使其毒性显著降低。

抗隐孢子虫药 ①螺旋霉素：为大环内酯类抗生素，在临床治疗观察中对隐孢子虫病有较好疗效。②大蒜素：是百合科葱属植物蒜的鳞茎中的主要有效成分，为二烯丙基三硫化物，有抗隐孢子虫活性，可能与其提高机体免疫功能有关。国外主要用螺旋霉素，中国还可用大蒜素胶囊治疗。

抗蠕虫药 ①吡喹酮：广谱抗吸虫和绦虫药物，可使虫体肌肉发生强直性收缩而产生痉挛麻痹；对虫体皮层有明显的损伤作用，产生空泡样变性，影响其吸收与排泄，同时皮层损伤后

抗原位点暴露也为宿主的免疫攻击创造了条件。②阿苯达唑：咪唑类衍生物，广谱抗线虫和绦虫药物，通过阻止寄生虫对营养和糖原的摄取，导致虫体糖原耗竭而死。③乙胺嗪：氨基甲酰哌嗪衍生物，对班氏丝虫、马来丝虫和罗阿丝虫的微丝蚴和成虫有杀灭作用。

医学蠕虫主要包括扁形动物门的吸虫纲、线虫纲和绦虫纲，其中，吸虫纲寄生虫所致血吸虫病、姜片虫病、华支睾吸虫病和并殖吸虫病治疗首选吡喹酮；线虫纲寄生虫所致蛔虫病、旋毛虫病、蛲虫病、鞭虫病和钩虫病治疗首选阿苯达唑；班氏丝虫和马来丝虫所致丝虫病治疗首选乙胺嗪；绦虫纲寄生虫所致猪带绦虫病、牛带绦虫病、囊虫病和包虫病治疗可选用阿苯达唑和/或吡喹酮。

（吕晓菊 黄 亮）

miǎnyì tiáojié yào

免疫调节药（immunomodulator） 能调节免疫功能的免疫增强药及免疫抑制药。感染性疾病主要用免疫增强药，使机体过低的免疫功能调节到正常水平，临床主要用于治疗急性和慢性感染、免疫缺陷病和肿瘤辅助治疗。

免疫增强药种类很多，按其作用的先决条件可分为3类。①免疫替代剂：用于代替某些具有免疫增强作用的生物因子。②免疫恢复剂：能增强被抑制的免疫功能，但对正常免疫功能作用不大。③免疫佐剂：又称非特异性免疫增强药，与抗原同时注射或预先注入机体，可增强机体对抗原的免疫应答或改变免疫应答类型。

常用免疫增强药如下。①胸腺肽：又称胸腺素，是胸腺组织

分泌的具有生理活性的一组多肽。具有调节和增强人体细胞免疫功能的作用，能促使有丝分裂原激活后的外周血中的T细胞成熟，增加T细胞在各种抗原或致有丝分裂原激活后各种淋巴因子（如α-干扰素、γ-干扰素、白介素-2和白介素-3）的分泌，增加T细胞淋巴因子受体的水平。可用于各型重型肝炎、慢性活动性肝炎、慢性迁延性肝炎、肝硬化、支气管炎、肺结核、上呼吸道感染、糖尿病继发感染、肿瘤继发感染等。②干扰素：有多种功能的一组活性蛋白质（主要是糖蛋白），是单核细胞和淋巴细胞产生的细胞因子。在人体内有广谱抗病毒、影响细胞生长及分化和调节免疫功能等多种生物活性。作用机制是增强自然杀伤（NK）细胞、巨噬细胞和T细胞的活力，起到免疫调节作用，并增强抗病毒能力。临床主要使用的是α2a干扰素和α2b干扰素，用于急慢性病毒性肝炎（乙型、丙型等）、尖锐湿疣、毛细胞白血病、慢性髓细胞性白血病、淋巴瘤、艾滋病相关性卡波西肉瘤、恶性黑色素瘤、慢性活动性EB病毒感染、难治性隐球菌性脑膜炎等感染性疾病的治疗。③人血丙种球蛋白：本品系从健康人血中提取的丙种球蛋白制剂，有增强体液免疫的作用，主要用于病毒性疾病的预防。将免疫球蛋白内含有的大量抗体输给受者，使之从无或低免疫状态很快达到暂时免疫保护状态，属被动免疫疗法。由于抗体与抗原相互作用起到直接中和毒素与杀死细菌和病毒的作用，对预防细菌、病毒性感染有一定作用，临床上主要用于预防病毒性肝炎；或用于麻疹、水痘、腮腺炎、带状疱疹等病毒感染和严重细菌感

染的防治；与抗菌药合用，可提高对某些危重细菌感染如血流感染、感染性休克、重症肺炎等的疗效。免疫增强药尚有卡介菌多糖核苷酸、短小棒状杆菌、内毒素、免疫核糖核酸、转移因子、双链聚核苷酸等。

（吕晓菊　周冠宇）

gāoyāyǎng zhìliáo

高压氧治疗（hyperbaric oxygen therapy）

在超过一个大气压的高压环境下吸氧的氧疗法。吸入纯氧或氧分压超过 100kPa 的高浓度氧是一种特殊的氧疗方法，具有常压环境下常规吸氧治疗所不能达到的治疗效果，被广泛用于临床各科，特别是在急救医学中起重要作用，如急性一氧化碳中毒、挤压伤等。高压氧治疗对某些感染性疾病具有一定疗效，常作为辅助治疗方法之一。

高压氧治疗感染性疾病的机制包括：①增加血氧含量，提高组织氧分压，阻断病变组织缺血坏死，促使病变组织恢复。②抑制细菌生长繁殖，还有抗寄生虫和抗某些真菌作用。③增强白细胞和巨噬细胞的杀伤力。④与多种抗菌药有协同或相加作用。

适应证　急症适应证：气性坏疽、破伤风及其他厌氧菌感染；休克的辅助治疗。非急症适应证：骨髓炎、颅内脓肿、脑膜炎、感染中毒性脑病、病毒性脑炎、病毒性肝炎、脓疱疹、心肌炎、糖尿病足感染、恶性外耳道炎（铜绿假单胞菌、金黄色葡萄球菌等）、真菌感染（毛霉病）。

禁忌证　绝对禁忌证：未经处理的气胸、纵隔气肿、活动性内出血及出血性疾病、未经处理的多发性胸骨骨折、胸壁开放性创伤、视网膜剥离、氧中毒史。相对禁忌证：肺损害伴二氧化碳潴留、结核性或真菌性空洞形成并咯血、重度肺气肿（疑有肺大疱者）、支气管扩张症、重症上呼吸道感染、鼻窦炎、咽鼓管堵塞、癫痫发作、精神分裂症、高热、有自发性气胸病史、脑血管瘤、脑血管畸形、脑脊液漏伴颅内积气、胸部或耳部手术病史、视神经炎、血压过高（≥ 160/100mmHg）、心动过缓（≤ 50 次/分）、二度以上心脏传导阻滞、未经治疗的恶性肿瘤、早产儿、极度衰竭患者。

方法　需根据病因、病情及个体差异等设计个体化治疗方案，包括治疗舱型选择、稳压压力、稳压时间、吸氧方式与时间、治疗频率与疗程及患者治疗前后的处理等。影响其疗效的因素包括治疗时机和剂量、医务人员操作的规范性。

注意事项　感染性疾病的高压氧治疗需注意：①必须与足量、足疗程的抗菌药联合使用。②高热患者应在体温基本正常后进行高压氧治疗。③休克患者需补充足够血容量，适当应用升压药将血压维持在 80/50mmHg 后再进舱治疗。

不良反应　常见的有氧中毒（常发生于中枢神经系统和肺）、压力性损伤（常发生于中耳、鼻窦、内耳、肺）、禁闭焦虑、视觉影响（出现近视和白内障）等。偶发脑梗死等严重并发症。

（吕晓菊　胡田雨）

zhīchí zhìliáo

支持治疗（supportive therapy）

对感染性疾病患者给予营养支持、维持水电解质和酸碱平衡、增强其体质的治疗措施。旨在维持和恢复细胞、组织器官的生理稳态，改善机体的代谢、免疫状态，促进患者康复。

各种感染性疾病的治疗，首要原则是选择适当的抗感染药以遏制和清除病原体，同时需根据临床病情采取相应措施调节机体反应，两者相互配合，既能减轻感染所致各类局部和全身性损害，又有利于宿主清除病原体。对于病毒感染性疾病，抗病毒治疗的实际疗效有限，支持、对症和免疫调节治疗则是主要的治疗手段，可减轻病情和缩短病程。对于支原体、衣原体、立克次体、细菌、螺旋体、真菌及寄生虫的感染，抗病原体治疗是根本，支持治疗、对症治疗和免疫调节治疗居于次要地位。

适应证　补液疗法适用于发热、腹泻、呕吐等引起的脱水，以及水电解质紊乱和酸碱平衡失调者。营养支持适用于营养摄入不足、营养摄入受限及营养消耗过多者。免疫支持适用于病毒性感染（慢性乙型肝炎、慢性丙型肝炎等）、免疫功能低下（如艾滋病患者）合并感染、急性重症感染、粒细胞缺乏症者。维持各器官功能适用于严重感染者。

禁忌证　严重感染合并急性肾衰竭（肾性）、合并心功能不全者应适当限制补液量。

方法　根据治疗手段的不同，支持治疗包括补液疗法、营养支持、免疫支持和维持脏器功能。

补液疗法　旨在扩充有效血容量，尽快恢复心血管功能，以改善各脏器的供血供氧；同时纠正电解质紊乱和酸碱失衡，以维持内环境稳态。必须针对患者的具体情况，决定补液途径、液体种类、液体量、补液速度和疗程等问题。治疗过程中应特别注意保护和增强心、肺、肾、脑等脏器功能。

补液途径通常有两种：口服

补液和静脉补液。无论病因为何，可以经口进食的患者，均能通过从口服补液的途径获得疗效。口服补液常用 WHO 推荐的口服补液盐，使用时需防止高钠血症的发生。对于口服补液效果欠佳、频繁呕吐、腹泻或已发生重度脱水者需采用静脉补液。静脉补液量取决于快速扩容改善微循环、补给体液的累积损失及补液治疗开始后体液的继续损失等需要。因感染性疾病患者常合并急性肾衰竭，需在静脉补液前对少尿原因进行鉴别诊断。

营养支持　患者营养状态与抗感染抵抗力相关，因营养摄入受限继发营养不良而间接危及生命的情况并不少见，营养支持旨在维持热量（糖、脂肪）平衡和氮（蛋白质）平衡，补充适当的维生素和微量元素，改善机体的代谢状态、免疫状态。

根据营养素补充途径，临床营养支持分为肠外营养支持和肠内营养支持。支持方式选择原则：胃肠道功能存在，但不能经口正常摄食的重症患者，应优先考虑给予肠内营养，只有肠内营养不可实施者才考虑肠外营养。

重症患者若发生肠梗阻、肠道缺血及有严重腹胀或腹腔间隔室综合征，应避免使用肠内营养支持；若患者仍有严重水电解质紊乱与酸碱平衡失调、严重肝衰竭或肝性脑病、伴严重氮质血症的急性衰竭及尚未控制的严重高血糖，不宜给予肠外营养支持。对于合并肠功能障碍的重症患者，肠外营养支持是其综合治疗的重要组成部分。对肠内营养患者应严密检查胃腔残留量，避免发生误吸。

能量补充的原则：合理的热量供给是实现重症患者有效营养支持的保证。不同疾病状态、时期及不同个体，其能量需求亦不同。应激早期，合并有全身炎症反应综合征的急性重症患者，供给能量 83.7～104.6kJ/（kg·d），避免营养支持相关的并发症；对于病程较长、合并感染和创伤的重症患者，病情稳定后的能量补充需适当增加，目标喂养可达 125.6～146.5kJ/（kg·d），以纠正患者的低蛋白血症。

免疫支持　感染性疾病的临床过程与宿主的免疫反应关系密切，治疗经常使用免疫增强药（见免疫调节药），以发挥其抗感染、增强机体免疫功能、调节炎症反应的作用。临床上应用于感染性疾病治疗的制剂主要有：干扰素、胸腺肽、白介素-2、粒细胞集落刺激因子、人血丙种免疫球蛋白等。使用过程中需密切注意不良反应。

维持脏器功能　感染性疾病影响心、肺、肾等重要脏器的正常运行，严重时可导致多器官功能障碍综合征。临床工作应重视对重要脏器（心、肺、肾等）功能的监测和支持，避免多器官功能障碍综合征的发生。

维持呼吸功能　根据患者病情及需要选择合适的监测项目，普通患者通过呼吸类型、呼吸频率、血气分析可了解呼吸功能；机械通气患者可通过呼吸力学监测进一步了解病情；放置肺动脉导管的患者可获取氧代谢动力学的资料，更好地判断呼吸系统功能。根据呼吸功能监测结果和病情严重程度，尤其是低氧严重程度，选择相应的治疗措施，包括吸氧、正压通气等。

维持循环功能　常用监测措施有心电和血压监测、血流动力学监测、超声心动图。根据监测结果，选择适当治疗措施，包括对心律失常、心肌缺血、低血压、心力衰竭等的常规药物治疗及循环支持技术。

维持肾功能　常用监测项目有尿量、肾血流量、肾小球滤过率、尿液分析、血尿电解质及渗透压等。一旦出现肾功能不全和肾衰竭，应在维持适当血容量和稳定动脉血压的基础上，选用适当的血液净化治疗。

维持肝功能　常用监测项目有转氨酶、血清胆红素、血氨、凝血因子、凝血酶原时间、肝脏超声等。根据监测结果，在去除病因和一般治疗的基础上选择适当的护肝药物，积极防治肝性脑病、肝肾综合征等并发症，必要时行人工肝治疗。

（吕晓菊　胡田雨）

guójiā fǎdìng chuánrǎnbìng

国家法定传染病（national notifiable communicable disease）

根据《中华人民共和国传染病防治法》（简称《传染病防治法》），将发病率高、流行面大、危害严重的 39 种传染病列为国家法定管理的传染病。包括急性和慢性传染病分为甲、乙、丙 3 类。《传染病防治法》由中华人民共和国第十届全国人民代表大会常务委员会第十一次会议于 2004 年 8 月 28 日修订通过，自 2004 年 12 月 1 日起施行。①甲类传染病：鼠疫、霍乱。②乙类传染病：严重急性呼吸综合征、艾滋病、病毒性肝炎、脊髓灰质炎、甲型 H1N1 流感、人感染高致病性禽流感、麻疹、流行性出血热、狂犬病、流行性乙型脑炎、登革热、炭疽、细菌性痢疾、阿米巴痢疾、肺结核、伤寒、副伤寒、流行性脑脊髓膜炎、百日咳、白喉、新生儿破伤风、猩红热、布氏菌病、淋病、梅毒、钩端螺旋体病、血吸虫病、疟疾。③丙类传染病：手足口病、血吸虫病、丝虫病、包虫病、麻风、流行性感冒、流行性腮腺炎、风疹、流行性斑疹伤寒、地方性斑疹伤寒、急性出血性结膜炎，以及除霍乱、细菌性痢疾、伤寒和副伤寒以外的感染性腹泻等。

对乙类传染病中严重急性呼吸综合征、炭疽中的肺炭疽、甲型H1N1流感和人感染高致病性禽流感，采取本法所称甲类传染病的预防和控制措施。其他乙类传染病和突发原因不明的传染病需采取该法所称甲类传染病的预防和控制措施的，由国务院卫生行政部门及时报经国务院批准后予以公布、实施。卫生部已于2008年5月2日将手足口病纳入丙类法定传染病，参照乙类管理。对此类传染病应按国务院卫生行政部门规定的监测管理方法进行管理。《传染病防治法》还规定，国务院和国务院卫生行政部门可根据情况，分别依权限决定传染病病种的增加或减少。

（徐小元　郑颖颖）

新发传染病（emerging infectious disease）
xīnfā chuánrǎnbìng

在人群中新出现或过去存在于人群中的，但其发病率突然增加或地域分布突然扩大，造成地域性或国际公共卫生问题的传染性疾病。是相对于过去所认知的旧传染病或消失多年再出现的传染病而言。一般将1970年以来发现或认识的人类传染病纳入其中。

世界范围内新发传染病共有40余种，在中国陆续发现的有10余种。大体可分为以下几种。①新病原体引起的新发传染病：即出现了对人类致病的新病原体

并引起新的疾病，如人类免疫缺陷病毒引起的艾滋病。②新变异株引起的新发传染病：原已认识的病原微生物发生变异后出现新的型别而引起的传染病，如变异冠状病毒引起的严重急性呼吸综合征。③新认知的新发传染病：有些疾病早已存在，但未被认知，近年才被认识，如丙型和戊型病毒性肝炎、军团菌病和莱姆病等。④新确认是传染病的新发传染病：一些疾病早已存在并被认识，但未被认为是传染病，近年来发现这些疾病是传染病，如幽门螺杆菌所致消化性溃疡。⑤在某地新流行的新发传染病：某种传染病早已在一些地方流行并已被人们所认识，而当它在新的地方流行时，通常被认为是该地的一种新发传染病，如西尼罗病毒感染和猴痘在美国发生流行。

多数新发传染病是人畜共患病，病原体变异能力强，传播方式多样，传播速度快，潜伏期长，预防和治疗困难。一些新发传染病已在中国出现并造成流行，如艾滋病、严重急性呼吸综合征、人感染高致病性禽流感、莱姆病、登革热、人埃立克体病等。中国还存在其他新发传染病传入的可能，包括埃博拉病毒出血热、西尼罗病毒感染、尼帕病毒病等，必须重视和加强对新发传染病的预防和控制，提高对新发传染病及其危害的认识。尽管有些新发传染病目前仅限于在国外某些国家和地区发生，在中国尚未发现，有些新发传染病虽已发现但危害并不严重，但历史的教训必须吸取。随着中国对外开放不断扩大，自然和社会环境发生巨大变化，一些新发传染病传入中国并发生较大规模流行完全可能。

（徐小元　郑颖颖）

传染病预防（prevention of infectious disease）
chuánrǎnbìng yùfáng

预防传染病发生、传播及治疗管理传染病患者的措施。坚持预防为主和防治结合，将常规预防与应急反应结合，进行群防群治。

预防原则　必须坚持传染病的三级预防原则。①一级预防：为病因预防或初级预防，主要是在传染病发生前采取的预防措施。②二级预防：早发现、早诊断、早报告、早治疗，早隔离，防止已发的传染病传播、蔓延。③三级预防：积极治疗，加强康复，降低伤残。对已转为慢性传染病及病原携带者应登记、定期随访、检查、治疗，防止其作为传染源再传播。

预防策略　"预防为主"是在传染病防治工作中必须遵循的主要原则。在政府领导下，依法管理，积极参与，加强国际合作，建立健全预防保健网络。

预防与控制措施　在传染病未发病或暴发、流行前的一般性预防措施及疫情发生的防疫措施相结合的综合性措施。

一般性预防措施　加强领导，制订救灾防病预案。各级卫生防疫机构应当好政府参谋，根据当时当地灾情，制订切实可行的救灾防病预案，迅速恢复、加强三级卫生防疫网，在政府领导下开展各项防疫工作。搞好卫生宣教。利用各种宣传工具，采取多种形式，做好救灾防病卫生宣教工作，使救灾防病知识深入人心，充分发动群众，积极参加各项救灾防病工作。加强卫生监督。加强饮水卫生、食品卫生的管理和监督，彻底清理环境，特别是对粪便、垃圾、污物等环境污染物做好处理，有组织地开展消毒、杀虫、

灭鼠工作。保护易感人群。在灾区居民中有针对性地普种疫苗，加强重点人群的保护。强化疾病监测系统，保证信息畅通。

防疫措施 疫情发生后，针对传染病流行的"三环节"，制订综合性防治方案。

管理传染源 传染病报告是中国传染病防治规定的重要制度之一，是早期发现传染病的重要措施，也是医疗卫生工作者的重要职责。对传染病患者、疑似患者应做到"四早"，即"早发现、早诊断、早报告、早隔离治疗"。除患者外，病原携带者通常也是重要传染源，应争取尽早发现并采取相应措施，使之无害化，因为各种传染病的携带者对于传播疾病的重要性不同，处理措施也不完全相同。对密切接触传染源，可能受到感染者，应采取应急预防接种、药物预防、医学观察、隔离或留验等措施，以防止其发病而成为传染源。动物性传染源如属有经济价值的动物（如家畜、家禽），应尽可能进行治疗，大群体难予治疗者集中杀灭。无经济价值的动物，则应杀灭并处理好尸体。

切断传播途径 通常是起主导作用的预防措施，但因各种传染病传播途径不同，采取的措施也不同，如对于肠道传染病，重点在搞好粪便等污染物的处理及环境消毒；对于呼吸道传染病，重点是空气消毒、通风换气、个人防护（如戴口罩）等；对于虫媒体染病，应以杀虫防虫为主；某些传染病（如血吸虫病）传播因素复杂，应采取综合性措施以切断其传播途径。

保护易感人群 主要有预防接种提高人群免疫力和给予高危人群预防性服药两大类，具体做法详见各种传染病的防治部分。

（徐小元　郑颖颖）

guǎnlǐ chuánrǎnyuán

管理传染源（management of sources of infection）

预防和控制传染源播散的步骤和措施。对各类传染病限时报告，对病人和疑似病人隔离、治疗，对病原携带者定期随访，对密切接触者医学观察或隔离观察，对动物传染源捕杀烧埋。

传染病报告 执行职务的医疗保健人员、卫生防疫人员是法定报告人，其他行业的职工、干部、居民等各类人员也都有报告的义务。发现甲类或乙类中的肺炭疽、严重急性呼吸综合征、脊髓灰质炎、高致病性禽流感病人或疑似病人：城镇 2 小时内上报，农村不超过 6 小时；对其他乙类传染病，城镇应于 6 小时内，农村应于 12 小时内上报；丙类传染病和其他传染病，应在 24 小时内上报。

管理措施 因传染源不同而异。

确诊病人和疑似病人 若发现甲类和乙类传染病中的肺炭疽、严重急性呼吸综合征、脊髓灰质炎、人感染高致病性禽流感，应及时采取下列措施：进行流行病学调查，调查内容应齐全，包括患者姓名、性别、年龄、职业、住址、联系方式、发病时间、临床症状、接触史、潜伏期以来的活动场所和密切接触者等。对确诊病人，应予隔离治疗，隔离期限根据医学检查结果确定；对疑似病人，确诊前在指定场所单独隔离治疗；对医疗机构内的病人、病原携带者、疑似病人的密切接触者，在指定场所进行医学观察和采取其他必要的预防措施。

对乙类或丙类传染病病人应严格管理，并根据病情采取必要的治疗和控制传播措施，病人应及时住院隔离治疗。对一些传染性不特别强、扩散速度不太凶猛的传染病，在出现暴发流行时，若病人数量较多，因地制宜，就地隔离治疗。对一些无条件进行住院隔离治疗的传染病，也可在社区预防保健人员的督导下在家进行隔离和治疗，但必须坚持定期随访。

病原携带者 应进行定期随访，经 2~3 次病原体检查阴性，方可解除管理。对于某些特殊的职业人群，切实做好病原携带者的管理工作具有特别重要的意义，特别应对食品制作供销人员、炊事员、保育员做定期带菌检查，及时发现、治疗或调换工作。预防保健机构和社区卫生服务机构应对病原携带者进行健康教育、登记、定期检查和督促治疗。艾滋病、乙型和丙型病毒性肝炎、疟疾病原携带者严禁做献血员。

密切接触者 曾与传染源有过密切接触并有可能受感染者。若接触潜伏期较长的传染病，可给予应急接种，如麻疹等；有些传染病可给密切接触者药物预防，如霍乱等。不同传染病的密切接触者管理和管理期限不同，管理期限为该病的最长潜伏期，管理方式如下。①医学观察：对接触者每日通过询问、测量体温、检查咽部、饮食情况、粪便性状等，注意观察有无早期症状，若发现可疑，应做进一步检查。乙类和丙类传染病接触者可正常工作和学习，但需接受体检、测量体温、病原学检查和必要的卫生处理。②留验（隔离观察）：在指定场所进行观察，限制活动范围，不准接触其他人员，实施诊察、检验和治疗，常见于鼠疫、霍乱、肺

炭疽、严重急性呼吸综合征、人感染高致病性禽流感等。团体、居民区等特殊情况，也可留验，以免疾病蔓延。

动物传染源　根据需要予以检疫、捕杀、焚烧或深埋。对有经济价值而又造成危害不大的动物可隔离治疗。家畜和宠物应做好检疫和预防接种。

(徐小元　郑颖颖)

qiēduàn chuánbō tújìng

切断传播途径 (interrupting the route of transmission)

阻断病原体从传染源转移至易感宿主以防止疾病发生的措施。根据传染病的不同传播途径，采取不同防疫措施，如肠道传染病作好床边隔离，吐泻物消毒，加强饮食卫生及个人卫生，做好水源及粪便管理；呼吸道传染病，应使室内开窗通风、空气流通、空气消毒、个人戴口罩；虫媒传染病，应有防虫设备，并采用药物杀虫、防虫、驱虫。

消毒　切断传播途径的重要措施，杀灭和清除存留在各种传播因素上的病原体，以控制传染病的传播。①疫源地消毒：对现存传染源或曾经存在过传染源的场所进行消毒，防止传染源的传播。随时消毒即随时对传染源的排泄物、分泌物（如肺结核患者的痰、细菌性痢疾患者的粪便等）及其污染的物品进行消毒。终末消毒即当传染源离开疫源地（如病人已转移、痊愈出院、死亡等）后，对其居留场所和被污染的物品进行彻底消毒。②预防性消毒：对无明显传染源存在但有可能遭到污染的场所及物品进行消毒以防止传染病发生，如饮水消毒、乳品消毒、医疗器械的消毒，以及公共场所的餐具和饮具消毒等。

医疗机构对本单位内被传染病病原体污染的场所、物品及医疗废物，必须依照法律、法规的规定实施消毒和无害化处置。应根据病原体种类、消毒对象的性质、消毒场所的特点、卫生防病的要求等，选择最适宜的消毒方法。消毒方法主要如下。①物理消毒法：在日常生活中应用广泛且易操作，包括热力、微波、红外线、电离辐射和紫外线等，热力消毒和紫外线消毒应用最普遍。②化学消毒法：常用的消毒剂有含氯消毒剂（漂白粉、次氯酸钠、次氯酸钙、二氯异氰尿酸钠等）、过氧化物类消毒剂（过氧乙酸、过氧化氢、臭氧、二氧化氯等）、醛类消毒剂（甲醛、戊二醛）、醇类消毒剂、含碘消毒剂等。③生物消毒法：利用一些生物及其产生的物质杀灭或清除病原微生物的方法。

杀虫灭鼠　病媒生物所致鼠传疾病和虫媒传染病严重威胁人体健康和生命安全，如鼠疫、流行性出血热、斑疹伤寒、恙虫病、流行性乙型脑炎、登革热和疟疾等。对于病媒生物的防治，应采取综合措施，加强环境治理、改造。常用杀虫灭鼠药有：美曲膦酯、敌敌畏、马拉硫磷、氯氰菊酯、溴氰菊酯、残杀威、磷化锌、溴敌隆、倍氯苯醚酯等。可根据具体情况按规定浓度选择使用。

提高卫生水平　管理水源、管理粪便、管理饮食和消灭苍蝇的"三管一灭"是中国多年提倡的感染性腹泻预防措施，实践证明有效，可显著降低感染性腹泻的发病率。

(徐小元　郑颖颖)

bǎohù yìgǎn rénqún

保护易感人群 (protecting susceptible population)

提高人群非特异性和特异性免疫力减少或防止传染病发生的措施。

加强保健意识，提高人群非特异性免疫力，如合理营养、改善饮食，提倡喝开水和使用清洁水，提高婴儿母乳喂养率；加强锻炼，提高抗病能力；饭前便后洗手，使用安全套预防性传播疾病等。向广大群众普及科学卫生防病知识，不断提高广大人民群众的自我保健意识。

提高人群特异性免疫力措施如下。①预防接种：接种人工制备的生物制品，提高人体对某种传染病的特异免疫力，预防和控制相应传染病的发生和流行。目前中国纳入计划免疫管理的疫苗有卡介苗、脊髓灰质炎疫苗、百白破疫苗、麻疹疫苗、乙肝疫苗。②应急预防接种：对某一特定地区、特定人群进行传染病预防应急干预措施，以控制传染病发生、蔓延。多用于甲类传染病流行时或紧急疫情需迅速扑灭时。应急接种常用的人工主动免疫制品有麻疹疫苗、脊髓灰质炎疫苗、流感疫苗、流行性出血热疫苗、白喉、流行性乙型脑炎、破伤风等疫苗；常用的人工被动免疫制剂有抗狂犬病血清、破伤风抗毒素、特异性免疫球蛋白等。应急接种必须经专家论证其必要性，并经县级以上卫生行政部门批准后方能进行。③药物预防：对于某些有特效防治药的传染病，在发病危险人群中可采取药物预防，但应防止药物滥用，以免造成病原体耐药。

(徐小元　郑颖颖)

bàixuèzhèng

败血症 (septicemia)

全身炎症反应综合征合并临床或微生物检查证实的感染。是机体对感染失去控制的炎症反应，根据疾病的严重程度不同，可分为败血症、重症败血症和败血症休克，三者是感染性疾病的连续性改变，属临床急症。全身炎症反应综合征（systemic inflammatory response syndrome，SIRS）诊断标准需满足以下几项中至少两项：①体温$>38℃$或$<36℃$。②心率>90次/分。③呼吸频率>32次/分或$PaCO_2 < 32mmHg$。④白细胞计数$>12×10^9/L$或$<4×10^9/L$，或不成熟粒细胞比例$>10\%$。SIRS可由感染引起，也可由其他非感染性疾病如自身免疫病、胰腺炎、血管炎、血栓栓塞、烧伤等引起。

重症败血症：败血症合并感染部位远处的器官功能障碍、低灌注、低血压。感染合并以下任何一项即可诊断：低血压；高乳酸血症；尽管给予充分的液体复苏治疗，尿量$<0.5ml/$（kg·h）至少2小时以上；急性肺损伤，$PaO_2/FiO_2<250$（在无肺炎存在的情况下）；血肌酐$>176.8\mu mol/L$；血胆红素$>34.2\mu mol/L$；血小板计数$<100×10^9/L$；凝血功能异常。

败血症休克：败血症诱发的持续性低血压，即使给予充分的液体复苏治疗仍难以纠正，需要依赖血管活性药物维持血压，伴血乳酸水平增高、少尿、意识障碍及肺损伤等脏器灌注不足表现，最终导致多器官功能障碍综合征（multiple organ dysfunction syndrome，MODS）。败血症休克是一种血管舒张性休克或分布性休克，源于系统血管阻力降低，常伴心输出量增加。尚无诊断MODS的统一标准，病情进展出现以下器官特异性参数异常用于诊断MODS的依据，并可作为重症监护治疗病房（intensive care unit，ICU）治疗患者死亡率预测的指标：PaO_2/FiO_2；血小板计数；血清胆红素；血清肌酐；格拉斯哥（Glasgow）昏迷评分；低血压。

流行病学　由于缺乏统一的定义标准，对于败血症、重症败血症及败血症休克的发病率尚无前瞻性队列研究的数据评价。美国的调查研究发现，近年来败血症的发病率显著增加，男性高于女性，1979～2009年败血症的发病率呈逐年增高的趋势，与侵袭性装置和治疗手段广泛应用、人口老龄化及获得性免疫缺陷人群的增加相关。受呼吸道感染发病率增高的影响，冬季发病率高于其他季节。败血症发病年龄呈两极化，中老年是成人败血症的好发人群，成人中位发病年龄为60岁。年龄>65岁的老年人占重症败血症发病人群的60%以上，预计该比例在未来20年还会升高。另一个易患人群为新生儿，低体重及早产儿的发病风险比足月儿及正常体重儿高。70%～80%的败血症为医院内获得性感染，约20%为复数菌感染。败血症的高危因素包括：ICU治疗、老年、菌血症、先天性和获得性免疫抑制、合并糖尿病及肿瘤性疾病等。遗传因素也使某些患者罹患败血症的危险性增高，如某些基因缺失导致免疫缺陷而增加感染风险。

病因及发病机制　有致病性或条件致病性的病原体均可成为败血症的病原体，主要是细菌和真菌。败血症的致病菌谱随时间变迁，又有区域性分布的特点。尽管革兰阴性杆菌的比例仍很高，革兰阳性球菌的病例正逐年升高，成为最常见的致病菌。金黄色葡萄球菌、凝固酶阴性葡萄球菌和肠球菌已占败血症致病菌的30%～50%。真菌败血症的比例不断升高。各种病原体入侵途径及特点有所不同，大肠埃希菌和革兰阴性杆菌败血症多继发于消化道、泌尿生殖系统感染。金黄色葡萄球菌等葡萄球菌败血症常继发于皮肤软组织、烧伤创面、肺炎、中耳炎等感染和中心静脉导管相关感染。厌氧菌感染多来自肠道、腹腔。真菌败血症多继发于口腔、肠道及呼吸道感染。

病原菌侵入人体后是否发生败血症及其严重程度取决于细菌致病力和机体防御免疫两个方面。细菌因素主要指病原体的毒力和数量，毒力强而数量多的病原体进入人体，引起败血症的临床表现较重。皮肤黏膜作为人体的天然屏障是病原体侵入的第一道防线，通过分泌乳酸、脂肪酸、溶菌素等物质起到杀菌作用，若皮肤黏膜的完整性破坏，病原体易侵入人体；若机体免疫力降低，即使入侵病原体较少、毒力较弱，也可引起较严重的败血症。

发病机制主要为病原体的直接损伤和机体对病原体产生的炎症反应。细菌进入血循环后，在生长、繁殖的同时产生大量毒素，革兰阴性杆菌释放的内毒素或革兰阳性细菌胞膜含有的脂质胞壁酸与肽聚糖形成的复合物首先造成机体组织受损。病原体入侵到达上皮屏障进入皮下组织，局部定植的炎症细胞立即感知并释放大量炎症介质，包括细胞因子，尤其是肿瘤坏死因子、白介素（IL-1β，IL-12）、化学趋化因子（IL-8，巨细胞炎症蛋白 MIP-1α，脂质因子如前列腺素），由此触发机体对入侵细菌的阻抑反应，称为SIRS。病理生理反应主要为补体系统、凝血系统和血管舒张素-激肽系统激活，以及糖皮质激素、β-内啡肽释出，导致毛细血管通透性增加、液体向组织渗漏、血容量不足，引起血压降低，随即发生休克和弥散性血管内凝血

（disseminated intravascular coagulation，DIC），最终出现心、脑、肺、肾等重要脏器灌注不足和功能障碍甚至衰竭，即MODS。

临床表现 因致病菌种类、数量、毒力、感染部位以及宿主基础疾病和抵抗力的强弱不同，败血症严重程度和临床表现不尽相同，可累及各个系统。重症败血症及败血症休克患者，除原发感染部位的局部症状及全身中毒症状外，还可出现脏器功能障碍。

全身中毒症状 大多起病急骤，先有畏寒或寒战，继之高热，热型不定，弛张热或稽留热。体弱、老年、重度营养不良、严重基础病者及婴幼儿可无发热，甚至体温低于正常。

皮肤黏膜表现 重症败血症患者可出现多种皮肤表现，包括细菌入血部位皮肤软组织出血、坏死和化脓性改变，细菌入血播散所致淤点、淤斑及蜂窝织炎，播散的细菌毒素引起弥漫性皮疹等。

关节症状 部分患者可有关节肿痛、活动障碍或关节腔积液，多见于大关节。

血液系统变化 ①血细胞：来自边缘池和骨髓的中性粒细胞增多是细菌及真菌感染的常见反应，败血症发生时若白细胞增多反应缺如则提示预后不良。重症患者血自然杀伤细胞、CD4$^+$T细胞、CD8$^+$T细胞减少，B细胞计数可增高。②免疫功能障碍：败血症患者免疫力降低，易继发病毒感染。血小板减少常见，原因包括非免疫性损伤、噬血细胞现象和骨髓抑制，可能与DIC伴随。③血脂异常：血浆高密度脂蛋白胆固醇和低密度脂蛋白胆固醇水平减低，甘油三酯、游离脂肪酸和极度密度脂蛋白胆固醇水平增

高。④血糖变化：感染时的急性代谢反应常通过糖异生、糖原分解和胰岛素抵抗而表现为血糖水平升高，尤其是有糖尿病基础病和接受糖溶液输注的患者。低血糖多发生于有肝肾基础疾病和营养不良者，偶发生于无上述基础病者，可能与肾上腺皮质功能不全有关。⑤血乳酸水平增高：即使在无休克反应发生的情况下，重症败血症患者也可出现血乳酸水平升高及血乳酸/丙酮酸比值升高，可能原因包括组织缺氧导致的糖酵解增加、肝脏丙酮酸清除减少及线粒体功能障碍。血乳酸水平增高常作为组织灌注不良的指标。⑥凝血功能异常：败血症患者常合并凝血功能异常（INR>1.5或APTT>60秒）。炎症反应越重，DIC程度也越重。DIC最典型的临床表现为出血，手术和外伤伤口出血及消化道出血是最常见的出血部位。大、小血管内血栓形成也很常见，与局部感染有关。尚缺乏组织病理学证据，普遍认为微动脉和小动脉血栓形成与多器官功能障碍相关。

神经和神经内分泌系统变化 包括以下几方面。

脑功能 轻度感染患者会出现轻度认知功能障碍，昏迷等其他大脑功能障碍常作为老年重症败血症的早期临床表现。脑功能异常的严重程度常与疾病的严重程度相关。偶可见局灶性体征，表现为癫痫发作和脑神经麻痹。

下丘脑-垂体-肾上腺轴 垂体激素的正常释放节律改变，皮质醇、瘦素、IL-6等激素的昼夜节律也因此改变。许多败血症休克患者，常在血浆血管加压素水平升高后出现其水平降低，反映垂体后叶分泌减少及血管压力反应调节机制的丧失。败血症患者

出现肾上腺皮质功能不全的原因包括：病原体的直接损伤、低灌注、细胞因子诱导、药物因素所致糖皮质激素高代谢或肾上腺皮质激素生成障碍、糖皮质激素敏感性下降、长期糖皮质激素治疗所致肾上腺皮质功能障碍。垂体感染或坏死所致继发性肾上腺皮质功能不全较少见。重症疾病相关的皮质激素缺乏为肾上腺皮质功能不全所导致的皮质激素不足、糖皮质激素抵抗或二者同时存在，与感染引起的长期、严重炎症反应有关，低血压和低血糖是最常见的临床表现。

自主神经系统 重症败血症及败血症休克患者可出现自主神经功能紊乱，表现为心律失常和胃肠道功能障碍，机制不清。

外周神经及肌肉 重症败血症及败血症休克患者会出现多发周围神经病变及肌病，临床表现为脱机困难、四肢肌无力和弥漫性肌无力。诊断可依靠肌电图显示多发外周神经病变建立，主要累及远端运动神经。肌活检示肌细胞水肿、萎缩、坏死和单个核细胞浸润。

器官功能障碍 包括以下几方面。

循环系统 败血症通过心功能损伤和血管扩张引起的低血容量而影响循环系统。心功能损伤包括左右心室收缩功能降低、左右心室舒张末容积增加、心率增快和心输出量增加，常发生于液体复苏治疗后。重症败血症发生的24~48小时，败血症休克相关心功能降低与炎症介质对心肌细胞和微循环功能影响有关。心肌细胞功能抑制的机制包括：钙稳态失衡、线粒体损伤、细胞凋亡、循环心肌抑制介质等。低血容量性休克可在液体复苏治疗后纠正。

血容量正常的血管扩张性休克患者最明显的改变为氧耗降低，继而是代偿性心输出量增加，外周血管阻力降低在低血压出现前24小时逐渐出现和进展，血压降低常出现于心输出量增加不能代偿血管阻力降低时出现。低血压（收缩压＜90mmHg、舒张压＜70mmHg或收缩压下降>40mmHg）是重症败血症及败血症休克最常见的临床表现，早期评价并密切监测血压十分必要。某些存在低灌注的患者可能并不出现低血压，对所有临床诊断败血症患者应评估和寻找临床灌注不足的指标，低灌注常见临床体征包括四肢厥冷、少尿或无尿、极度乏力和心率增快等。

急性肺损伤　呼吸性碱中毒和过度通气是败血症最常见的早期临床表现之一。急性肺损伤定义：动脉血氧降低（$PaO_2/FiO_2<300$）；在无心力衰竭及肺部感染存在的情况下，胸部影像学提示双侧肺浸润影。若$PaO_2/FiO_2<200$，可诊断为急性呼吸窘迫综合征。病理机制为弥漫性肺泡上皮损伤、气血屏障通透性增加、肺间质及肺泡腔内富蛋白物质渗出，单核细胞和中性粒细胞肺浸润，在血管周围积聚，导致无效腔通气增加，肺顺应性降低。存在肺损伤及呼吸肌疲劳的患者应考虑予以机械通气治疗。

肾脏损伤　重症败血症常伴随氮质血症及少尿［尿量＜0.5ml/（kg·h）］，轻度肾损伤可表现为少量蛋白尿，重者可表现为肾衰竭。致病机制包括低血压、低血容量、肾脏血管收缩和应用毒性药物。少尿常继发于低血压，通过液体复苏治疗可逆转。

胃肠道损伤　外周血管扩张引起血流重新分布，导致肠道功能下降，肠鸣音减少或消失，重者出现麻痹性肠梗阻。肠道黏膜受损导致细菌易位，重症ICU患者消化道黏膜屏障损伤常先于MODS出现。

肝功能损伤　最常见的败血症相关肝功能损伤是结合胆红素和非结合胆红素含量均升高，重症败血症患者碱性磷酸酶、胆红素和转氨酶均可升高，重症肝衰竭少见，少数幼儿患者可出现中毒性肝炎。

并发症　①化脓性脑膜炎：新生儿血脑屏障发育不完善，败血症最易并发化脓性脑膜炎，有时神经系统症状并不明显，但已并发此症。应提高警惕，及早行脑脊液检查。②迁移性病灶：如肺脓肿、肝脓肿、蜂窝织炎、骨髓炎、感染性心内膜炎等，肾盂肾炎偶可发生。③MODS：通常为感染扩散的严重结果。

诊断　个体对感染的反应及表现存在较大异质性，尚缺乏临床及实验室检查手段快速确诊败血症、重症败血症及败血症休克。若临床出现以下情况，应予患者系统评价以明确是否发生败血症：SIRS、意识状态改变、新出现的皮肤或黏膜病变、不能用其他原因解释的高胆红素血症，以及代谢性酸中毒、呼吸性碱中毒、血小板减少。外周血白细胞及中性粒细胞增多是机体对感染的正常反应，而对于某些特殊的病原体引起的败血症如伤寒沙门菌及某些体质较弱患者的败血症，常出现外周血白细胞减少。发热是败血症最常见的临床表现，体温＞38℃通常是起始系统性感染评价的指征，但某些存在巨大创伤伤口者及使用抗炎药物和解热镇痛药物者可无发热或出现低体温。存在重症基础疾病及免疫力低下者败血症症状通常不典型。

病原体培养　体液及组织培养帮助获得所感染病原体种类及药敏试验信息，指导有针对性应用抗生素治疗。对于临床怀疑败血症的患者，应第一时间送检血液、尿液、痰液、气管插管吸取物、可能存在感染的浆膜腔积液、化脓性伤口的深处渗液、皮损组织等进行培养和微生物镜检。为提高特异性和敏感性，建议对2~3个部位进行静脉穿刺获得血液样本，送检需氧和厌氧培养。对于留置深静脉置管的患者，应同时送检导管血和外周血培养进行报警时间对比，若导管血培养报警时间早于外周血2个小时以上，提示导管相关血流感染；也可采用导管血的定量培养帮助诊断导管相关血流感染。尽管微生物镜检的阳性率不高，但是能够提供微生物种类的快速诊断信息，指导临床经验性抗生素的选择。

影像学检查　如CT、磁共振成像（MRI）及正电子发射体层显像计算机体层扫描（PET-CT）等对于评价隐源性感染的病灶有重要意义，如腹盆腔脓肿、鼻窦炎、肺部感染等。

细胞因子及生化指标　虽致力于研究，但尚缺乏成功用于临床的指标。①血浆降钙素原（procalcitonin，PCT）：其升高与感染性或非感染性SIRS的关系资料尚不一致。②血浆可溶性TREM-1（髓细胞表达的激活受体）：是免疫球蛋白超家族成员之一，在败血症患者中明显升高，但对其诊断败血症的价值尚缺乏统一结论。③中性粒细胞表面CD64分子：表达增加表明细胞激活。有研究证明其在败血症发生时明显增高。④血乳酸：水平增高是组织灌注不良的重要表现，其血浆水平>4mmol/L与严重败血症相关。⑤其他：如血小板计数、INR、血肌酐及胆红素水平等。

败血症休克患者肾上腺皮质功能不全　尚无确诊方法。其临床诊断方法被广泛接受，即观察补充糖皮质激素治疗的反应。对于给予充分液体复苏治疗及血管活性药物治疗，仍不能纠正的顽固性低血压患者，若糖皮质激素治疗有效则支持诊断。

鉴别诊断　很多非感染性疾病的临床表现可类似败血症，包括烧伤、创伤、肾上腺皮质功能不全、胰腺炎、肺栓塞、隐性出血性疾病、大面积心肌梗死、心脏骤停及药物过量等。发热合并低血压可由甲亢危象、胰腺炎、药物过敏反应、肿瘤性发热和热射病等非感染性疾病引起。血管扩张性休克可由药物过敏引起。事实上，败血症和败血症休克常与其他疾病同时存在，若临床出现发热、急性意识状态改变、血栓性血小板减少性紫癜或低血压，应警惕败血症存在的可能性。

治疗　快速诊断评价、早期合理应用抗生素治疗及充分的支持治疗，纠正生理异常、逆转起始因素是成功治疗这一临床急症的关键。

确立并处理原发感染病灶　详细的病史采集和体格检查可帮助区分败血症和SIRS，确立感染源并辅助指导进一步评估病原学。外伤或手术后出现败血症的原发感染病灶常为外伤和手术部位。存在导尿管和中心静脉置管患者，应考虑留置尿管继发的尿路感染和中心静脉导管相关血流感染。

抗生素治疗　在完成可靠的病原学检查后应立即起始静脉抗生素治疗。早期使用合理抗生素治疗可改善血流感染患者的预后。

合理抗生素治疗定义为所选用抗生素在体外药敏试验中能抑制所感染的病原体生长，且抗生素治疗的开始时间是在败血症开始出现的24~48小时内。经验性抗生素的选择应考虑多种因素，包括患者合并疾病、近期抗生素使用情况、感染地点（医院内或社区）、初步革兰染色结果及区域性病原体谱特点等。重症败血症早期经验性抗生素治疗应选择广谱静脉制剂，覆盖革兰阳性球菌和革兰阴性杆菌，根据微生物培养结果予以针对性治疗。有人认为，一种超广谱青霉素联合一种β-内酰胺酶抑制剂治疗对大多数败血症患者是有效的抗生素选择。除非患者为粒细胞缺乏症者或存在铜绿假单胞菌感染风险，否则不推荐予以广谱抗生素联合一种氨基糖苷类抗菌药治疗。若已接受广谱抗生素治疗的患者出现败血症休克，应考虑开始抗真菌治疗。在耐甲氧西林金黄色葡萄球菌（MRSA）高流行区，经验性抗生素方案的选择应包含糖肽类、利奈唑胺、达托霉素等一种覆盖MRSA的药物。获得培养结果和抗生素敏感性数据后，抗生素治疗应根据其结果进行调整。应密切观察药物疗效及不良反应，警惕二重感染的出现。疗程通常为7~10天，临床反应不佳者可适当延长疗程。若患者合并粒细胞缺乏症，应延长抗生素疗程或直至粒细胞缺乏症恢复后。存在腹腔脓肿、骨髓炎等复杂并发症者，应根据相应感染部位予以延长抗生素治疗疗程。

外科治疗　若患者存在未引流的脓肿或阻塞性脓腔，即使给予患者合理的抗生素治疗和ICU支持治疗，逆转重症败血症和败血症休克也很困难。对于可引流

或清创的病灶，应予外科处理。对所有重症患者，应拔除血管内装置及尿管并予以更换。

呼吸支持　严重败血症和败血症休克治疗的第一步是稳定气道、呼吸支持治疗，其次是液体复苏治疗。所有败血症患者均应予吸氧治疗并持续监测血氧饱和度，对败血症引起的呼吸做功增加者及脑病和意识障碍引起的呼吸中枢抑制者，应给予气管插管及呼吸机辅助呼吸治疗。稳定气道后，应做床旁胸部X线片及血气分析评估肺部情况，及早诊断急性呼吸窘迫综合征。

恢复灌注治疗的干预措施　大多数严重败血症患者需要置入中心静脉导管，以进行液体复苏、监测中心静脉压（central venous pressure，CVP）和中心静脉血氧饱和度。若原因不明的休克患者或血管充盈压及心输出量对于液体复苏、血管活性药物的选择非常重要，可选择动脉血流动力学监测治疗。一旦确诊低灌注存在，应早期恢复灌注以预防和减少MODS。液体复苏治疗是败血症及败血症休克患者血流动力学支持治疗的关键。晶体液治疗优于胶体液。羟乙基淀粉作为液体复苏治疗的制剂选择可增加急性肾损伤的风险，应避免使用。最初的复苏指标即最初6小时内的液体复苏目标，包括CVP达到8~12mmHg；中心静脉血氧饱和度>70%或混合静脉血氧饱和度>65%；平均动脉压≥65mmHg；尿量>0.5ml/（kg·h）。以早期血氧饱和度为指导的治疗称为早期目标指向性治疗，即复苏需要使中心静脉或混合静脉血氧饱和度分别达到70%和65%，可明显降低死亡率，大多数患者至少需要4~6L的晶体液输注。若患者

接受合理的液体复苏治疗仍不能纠正组织灌注或出现心源性肺水肿，应考虑血管活性药物治疗。败血症休克患者优先选择去甲肾上腺素，存在心动过速及心律失常者，可优先选择异丙肾上腺素。血管加压素在败血症休克早期升高，在其后的低血压期降低。持续输注精氨酸加压素（AVP）可改善儿茶酚胺抵抗导致的血管扩张性休克。联合使用 AVP 和去甲肾上腺素的患者比单用去甲肾上腺素患者能明显改善心血管功能。优化液体复苏治疗及血管活性药物治疗后，若患者中心静脉血氧饱和度仍不能>70%，应考虑多巴胺等治疗增强心输出量。若在上述措施的干预下仍不能满足早期目标导向治疗的要求，可考虑红细胞输注以提高中心静脉血氧饱和度。

糖皮质激素　许多败血症休克患者表现为一种儿茶酚胺和血压剂量关系曲线右移，常发生于肾上腺皮质功能不全者，与儿茶酚胺敏感性降低有关，包括肾上腺素能受体下调和一氧化氮导致血管受体抵抗，糖皮质激素增加肾上腺素能受体表达，使用糖皮质激素治疗能够逆转这一现象。高剂量糖皮质激素治疗败血症休克动物模型有效，高剂量糖皮质激素广泛用于治疗败血症和败血症休克的辅助治疗，但随机对照研究发现高剂量糖皮质激素治疗增加死亡率。20 世纪 90 年代后期，一些研究评价了败血症休克开始 24 小时内给予患者低剂量氢化可的松（200~300mg/d）治疗的意义，发现氢化可的松治疗快速逆转休克，低剂量糖皮质激素对于有死亡高危因素的败血症休克患者有益。目前败血症休克患者是否给予糖皮质激素治疗应基于临床判断，对液体复苏治疗扩血管后行药物治疗无反应的败血症休克患者，建议给予糖皮质激素治疗（氢化可的松 50mg 每 6 小时 1 次，或 100mg 负荷剂量后 10mg 每 1 小时维持），疗程 1 周，之后开始减量。需要进一步研究和方法评估肾上腺皮质轴功能和糖皮质激素的组织反应性。

抗炎药物　20 世纪末开始大量临床研究评价免疫调节药对重症败血症治疗的评估，包括抗内毒素抗体、肿瘤坏死因子抗体和肿瘤坏死因子免疫球蛋白融合蛋白、IL-1 受体拮抗剂等，尽管许多制剂在开始研究时疗效较好，但无一制剂能改善 28 天病死率。

抗凝治疗　尽管机制不清，抗凝药物中仅活化蛋白 C 可降低重症败血症及败血症休克患者的死亡率。但是活化蛋白 C 治疗增加患者严重出血的风险，包括颅内出血和消化道出血等。美国食品与药品监督管理局（FDA）批准活化蛋白 C 治疗重症败血症患者的适应证包括：①至少一个器官功能发生障碍。②APACHE Ⅱ 评分>25 分。③二者均存在。对于其他抗凝药物是否可改善重症败血症及败血症休克患者的预后，尚无定论。

其他治疗　退热治疗和营养支持治疗起辅助作用，可减轻患者痛苦。

预后　败血症死亡率高，其预后与宿主反应、患者基础疾病及基础状态、感染部位、感染病原体、疾病严重程度及治疗相关。目前报道的死亡率不同，重症败血症和败血症休克的死亡率分别约为 30% 和 50%。宿主炎症反应减弱与败血症严重程度和死亡率增加有关。泌尿系统感染继发的败血症预后较好，胃肠道感染、肺部感染继发及病因不明的败血症死亡率明显增高。医院内获得性感染预后优于社区获得性感染。早期合理抗生素治疗可降低败血症的死亡率。经历重症败血症患者常有生活质量降低。近年来，败血症的死亡率有下降趋势，可能与早期诊断及治疗指南的应用相关。

（刘正印）

咽扁桃体炎（pharyngotonsillitis）　咽扁桃体中央隐窝阻塞性炎症。又称咽囊炎、鼻咽囊肿、鼻咽脓肿、鼻咽中部瘘管。咽扁桃体位于鼻咽顶部与后壁交界处，外形似半个剥开的橘子，表面有 5~6 条纵行裂隙，中央的裂隙最深，形成中心隐窝，又称腺样体。咽囊是胚胎期颅颊囊的残余，位于鼻咽的顶后壁，囊开口于咽扁桃体中央隐窝下端。咽囊开口阻塞时，咽囊内分泌物不能排出形成囊肿，继发感染形成脓肿，脓肿溃破形成瘘管。咽囊炎常发生于腺样体切除后。临床表现为鼻后部流脓和枕部持续性疼痛，常伴咳嗽、恶心、易感冒、颈后肌肉发僵、酸痛，转头时加重。少数患者有耳鸣、低热。鼻后流脓伴枕部疼痛者，除外鼻窦炎或鼻咽部肿瘤后应考虑此病。经间接喉镜或鼻纤维镜检查可见鼻咽顶部中央圆形隆起，或呈息肉状，黏膜充血，中线处可见囊口，常有干痂附着，挤压囊口上方可见脓液流出，即可诊断。一旦确诊应行手术治疗，多采用鼻内镜下切除咽囊黏膜。若咽扁桃体肥大，则应切除咽扁桃体。

（范洪伟）

感染性甲状腺炎（infectious thyroiditis）　病原微生物所致甲

状腺急性化脓性炎症。罕见，占所有甲状腺疾病 0.1%~0.7%，有潜在的生命危险。

病因及发病机制　甲状腺富含碘和过氧化氢，甲状腺的解剖结构使其不易受病原体侵袭而引起急性化脓性炎症。病原体可经以下途径感染甲状腺：感染由梨状窝蔓延而来；血源性感染；淋巴源性感染；邻近感染直接侵犯，如颈前间隙脓肿和咽后脓肿；颈部外伤或医疗操作，如甲状腺穿刺、中心静脉置管、食管异物穿孔或食管破裂。感染常见于原有甲状腺疾病者，如甲状腺肿。

感染原因以细菌为主，其中金黄色葡萄球菌和链球菌属多见，还包括流感嗜血杆菌、大肠埃希菌、铜绿假单胞菌、不动杆菌属、沙门菌属，厌氧菌包括拟杆菌属、消化链球菌、放线菌属和梭杆菌属。随着艾滋病的流行，肺孢子菌引起甲状腺炎的病例增多。结核分枝杆菌也占有很重要的地位。约 1/3 病例为混合感染。

临床表现　主要表现为颈前肿胀、疼痛和发热，伴吞咽困难、发音困难和咽炎，局部红肿、压痛。常有较明显局部压迫症状。

诊断与鉴别诊断　根据患者临床表现、颈部体征、B 超或 CT 检查表现，结合超声引导下细针穿刺和纤维喉镜检查，常能确诊。①实验室检查：血常规显示白细胞增多，以中性粒细胞为主，红细胞沉降率增快，C 反应蛋白增多。多数患者甲状腺功能正常，但可因甲状腺破坏，甲状腺激素释放增加，表现为甲状腺素和三碘甲腺原氨酸含量升高，促甲状腺素减少，常无甲状腺功能亢进症表现。②B 超检查：可发现甲状腺低回声结节或液性暗区。③超声引导下细针穿刺：有助于

诊断和鉴别诊断。感染性甲状腺炎经细针穿刺可发现大量中性粒细胞，并可分离出致病菌。细胞学检查可鉴别亚急性甲状腺炎和甲状腺癌，前者细胞学呈现大量淋巴细胞，后者可发现癌细胞。超声引导下细针穿刺引流脓液还可起治疗作用，部分患者可避免手术切开引流。④CT 检查：可清晰显示甲状腺与周围器官的感染情况，脓肿形成和梨状窝瘘。⑤纤维喉镜检查：可直视观察咽喉部病变，发现梨状窝瘘，烧灼封闭梨状窝瘘可起到治疗作用。⑥食管钡餐造影：也可发现梨状窝瘘，但比 CT 和纤维喉镜检查敏感性差。

感染性甲状腺炎需与咽旁脓肿、亚急性甲状腺炎、进展期甲状腺癌、甲状腺囊肿破裂、甲状腺结节出血、颈深静脉血栓形成和急性化脓性淋巴结炎鉴别。

治疗　对疑似病例，应在留取合适标本进行细菌学检查的同时，给予经验性抗生素治疗。根据感染来源、免疫抑制状况、既往抗生素应用史及当地细菌流行资料等，选择敏感抗生素，随后根据药敏试验结果进行针对性治疗。脓肿形成后应切开引流，不做甲状腺切除术。梨状窝瘘是感染性甲状腺炎的常见表现之一，应予封闭，以免感染反复发作，可做手术处理或经纤维喉镜烧灼。

预后　经积极治疗者预后好。细菌感染者甲状腺功能正常，真菌感染常造成甲状腺功能减退。

（范洪伟）

wài'ěryán

外耳炎（external otitis）　外耳道弥漫性炎症。又称游泳耳。可累及耳郭和鼓膜。在老年糖尿病患者可累及周围软组织和骨，造成外耳道皮肤和骨质进行性坏死，

称坏死性外耳道炎，罕见。病程持续 3 个月以上者，称慢性外耳道炎，与超敏反应、慢性皮肤病和急性外耳道炎不恰当治疗有关。

病因及发病机制　细菌感染是急性外耳道炎的最主要病因，以金黄色葡萄球菌和铜绿假单胞菌最常见，其他需氧和厌氧菌也常分离到，约 1/3 为混合感染，真菌主要为曲菌属和念珠菌属，主要见于热带、亚热带地区和既往使用抗生素者。慢性皮肤炎症和超敏反应可造成慢性非感染性外耳炎。

游泳是引发急性外耳道炎的最常见诱因，特别是在淡水河湖中游泳，外耳道皮肤受浸渍破裂，易引发感染。其他危险因素包括耳湿疹、挖耵聍引起外耳道损伤和助听器损伤。缺乏耵聍可使外耳道失去酸性环境的保护作用，易诱发感染。

临床表现　①急性外耳道炎：临床表现轻重极不一致。轻者表现为不适感、外耳道皮肤轻度充血、肿胀，严重者表现为剧烈耳痛、下颌关节活动时（如咀嚼、说话等）疼痛加重，外耳道肿胀严重，致外耳道狭窄或闭塞。中度发热常提示感染已累及外耳道以外。②慢性外耳道炎：表现为耳道痒感或不适感，外耳道狭窄，外耳道深处积聚上皮碎屑和分泌物。病程长者可造成耳道狭窄致听力减退。③坏死性外耳道炎：主要见于老年糖尿病患者，表现为剧烈耳痛和外耳道溢脓，外耳道峡部底壁皮肤糜烂、肉芽增生，耳郭和耳屏可肿胀，有明显的牵拉痛，感染可累及乳突和鼓膜，造成乳突炎或鼓膜穿孔，感染进一步发展可侵犯颅底、腮腺周围大血管，引起颅底骨髓炎、面神经麻痹，甚至中枢神经系统感染

和大出血而危及生命。

诊断与鉴别诊断　急性外耳道炎通过临床表现及外耳道检查作出诊断。老年糖尿病患者的急性外耳道炎，若抗生素治疗效果不佳，应考虑坏死性外耳道炎。

急性外耳道炎需与引起耳部疼痛或外耳溢脓的疾病鉴别，如外耳道疖、急性或慢性中耳炎等。

治疗　①急性外耳道炎：最主要治疗措施包括彻底清理外耳道，控制炎症和感染，镇痛，避免易患因素和随诊。首先应去除耵聍、脱落的皮肤和分泌物，以利药物到达感染部位。2%的醋酸滴耳降低外耳道的 pH 值，抑制细菌生长。局部使用抗生素和糖皮质激素，常能迅速缓解症状。全身应用抗感染药适用于感染侵及外耳道以外，未很好控制的糖尿病或免疫功能缺陷者。给予非甾体抗炎药或解热镇痛药镇痛。康复期间避免外耳道进水。症状通常在开始治疗后 36～48 小时改善，约 6 天症状消失。治疗 3 天后症状无改善者应仔细评估，留取外耳道分泌物进行细菌培养。②慢性外耳道炎：主要针对基础疾病进行治疗。③坏死性外耳道炎：应全身应用足量、敏感抗生素，控制血糖，尽早实施根治性清创术。抗生素疗程至少 6 周。

（范洪伟）

zhōng'ěryán

中耳炎（otitis media）　各种致病因素导致中耳鼓室、鼓窦、乳突和咽鼓管等部位的炎症。分为分泌性中耳炎、急性化脓性中耳炎、急性坏死性中耳炎、慢性化脓性中耳炎和粘连性中耳炎。

分泌性中耳炎　以中耳积液和听力下降为特征的中耳炎性疾病。分为急性和慢性两种临床类型，病程达 3～6 个月以上者称慢性分泌性中耳炎。小儿的发病率很高，是引起小儿听力下降的主要原因之一。

病因尚不完全明确，与咽鼓管功能不良、感染和免疫反应有关。病理组织学可见中耳黏膜水肿，毛细血管增多，通透性增加；鼓室前部的假复层柱状纤毛上皮演变成分泌性上皮，鼓室后部的单层扁平上皮变成假复层柱状纤毛上皮，杯状细胞增多，纤毛上皮具有可分泌特征。固有层内有淋巴细胞、单核细胞和浆细胞浸润。中耳内的液体可为漏出液、渗出液和分泌液。

此病主要表现为听力下降。急性分泌性中耳炎在起病前多有感冒病史，此后听力逐渐下降，个别患者的听力在数小时内急剧下降。常伴耳痛、耳内闭塞感和耳鸣。

根据临床表现、鼓膜检查和听力检测常可作出诊断，必要时可在无菌条件下行诊断性鼓膜穿刺以确诊。

治疗包括非手术治疗和手术治疗，旨在清除中耳积液，改善中耳通气引流。非手术治疗包括选用针对流感嗜血杆菌和肺炎链球菌有效的抗生素，短期口服糖皮质激素，麻黄素与倍氯米松交替滴鼻，以及咽鼓管吹张。非手术治疗无效者应考虑手术治疗。反复发作的急性分泌性中耳炎，除积极治疗外，还应寻找病因，并针对病因治疗。

急性化脓性中耳炎　中耳急性化脓性炎症。致病菌以肺炎链球菌和未分型流感嗜血杆菌多见，A 组溶血性链球菌、金黄色葡萄球菌和卡他莫拉菌少见。流行病学调查显示，上呼吸道的病毒感染常是急性化脓性中耳炎的始动因素。约半数患儿可在鼻咽部分离到病毒，约 1/4 患儿可在中耳液中分离到病毒。最常见的是呼吸道合胞病毒、流感病毒和鼻病毒。细菌和病毒重叠感染者较单独感染者病情重。急性上呼吸道感染或全身性感染累及上呼吸道时，感染可经咽鼓管蔓延至中耳；游泳、跳水、不恰当的咽鼓管吹张、鼻腔冲洗或鼻腔填塞，也可使致病菌经咽鼓管蔓延至中耳；鼓膜外伤，不正规的鼓膜穿刺或置管时，致病菌可由外耳侵入中耳。血行性感染极少见。急性化脓性中耳炎常累及鼓室、鼓窦、乳突气房的黏膜和骨膜，病理组织学上呈现急性化脓性改变，重症感染可侵犯骨质，合并急性乳突炎。

此病主要表现为剧烈耳痛和放射痛，呈锐痛或搏动性疼痛，疼痛放射至同侧额、颞、顶和牙齿，甚至半个头部，吞咽、咳嗽、喷嚏时疼痛加重，影响睡眠，婴幼儿会哭闹不休。伴听力下降和耳鸣。患者常有明显的全身症状，如发热、畏寒、乏力、食欲减退等。鼓膜穿孔后耳痛顿时减轻，全身症状明显缓解，听力改善。中耳分泌物经外耳道流出，初为浆液血性，以后变为黏液脓性。

根据病史与耳镜检查常能作出诊断，鼓膜膨出、充血、浑浊或活动障碍提示急性化脓性中耳炎。复发性单侧中耳炎应行鼻咽内镜检查以除外鼻咽部病变。急性化脓性中耳炎应与外耳道疖肿鉴别。

治疗如下。①应用抗生素：是治疗急性化脓性中耳炎的关键，全身使用对肺炎链球菌、流感嗜血杆菌和卡他莫拉菌敏感的抗生素。②局部治疗。③手术治疗。

此病若治疗及时得当，预后良好，穿孔鼓膜可愈合，听力可恢复。若治疗不当或病情严重，可遗留鼓膜穿孔，致鼓室硬化或演变为慢性化脓性中耳炎。

急性坏死性中耳炎　急性化脓性中耳炎的特殊类型，常是猩红热、麻疹、白喉、伤寒、百日咳、流行性感冒的并发症。好发于5岁以下的婴幼儿。以中耳及周围组织广泛坏死、毁损为特征，随上述急性传染病的发病率明显下降，此病已少见。急性坏死性中耳炎可发生于急性传染病的出疹期或恢复期，临床表现与急性化脓性中耳炎相同，治疗同急性化脓性中耳炎。

慢性化脓性中耳炎　中耳黏膜、骨膜和骨质的化脓性炎症，常合并慢性乳突炎，可引起严重的颅内外并发症而危及生命，包括横窦和海绵窦化脓性血栓性静脉炎、脑膜炎、脑脓肿和面神经麻痹。慢性化脓性中耳炎常因急性化脓性中耳炎治疗不当或延误而迁延所致，急性坏死性中耳炎也可迁延致病慢性鼻部或咽部疾病，与中耳炎迁延不愈有关，如慢性扁桃体炎、腺样体肥大、慢性鼻窦炎，乳突气化不良与慢性化脓性中耳炎可能有关。根据临床表现，慢性化脓性中耳炎分为单纯型、骨病型和胆脂瘤型。

细菌通过两条途径进入中耳，呼吸道病原体经咽鼓管吹入中耳，外耳道的病原体经穿孔鼓膜进入中耳。不同年龄、地区和临床类型的病原体有很大差异，需氧菌、厌氧菌和真菌均可能是病原体。铜绿假单胞菌和金黄色葡萄球菌是最常分离到的需氧菌，克雷伯菌属、变形杆菌和大肠埃希菌等肠杆菌科细菌也可分离到，厌氧菌的分离率在8%～59%，曲菌属和念珠菌属罕有报道是慢性中耳炎的病原体。

临床表现为间断或持续性外耳流脓，常有臭味，传导性聋，晚期可为混合性聋。细致耳科检查常可明确诊断，但需明确是否合并胆脂瘤。怀疑并发颅外并发症者应行CT检查，疑似有颅内并发症者应行头颅磁共振成像检查。合适的标本进行革兰染色和培养有助于指导治疗。

此病需与外耳炎、慢性肉芽性疾病（如肉芽肿性多血管炎、朗格汉斯细胞组织细胞增生症）、结核性中耳炎及中耳癌鉴别。

治疗目标包括抑制外耳溢液、愈合或修复穿孔鼓膜，清除感染，防治并发症和预防复发。单纯型以局部用抗感染药为主，急性发作或有颅内并发症者需全身应用抗生素。鼓膜穿孔不能自行愈合者需行鼓膜修补术。引流畅通的骨病型以局部用药为主，若引流不畅通应行手术治疗。胆脂瘤型应及时行乳突手术。

粘连性中耳炎　各种急性、慢性中耳炎愈合不良后遗症。病理为中耳乳突内纤维组织增生或瘢痕形成。听力下降是此病的主要症状，伴耳闭塞感或闷胀感，耳鸣常不严重。根据症状、中耳炎病史常可确诊。疾病早期可试行保守治疗，减少粘连，恢复中耳的传音功能，手术治疗效果不理想。

（范洪伟）

rǔtūyán
乳突炎（mastoiditis）　乳突气房黏膜和骨质的炎症。分为急性乳突炎、隐性乳突炎和慢性乳突炎。

急性乳突炎　常见于儿童，因2～3岁以下的幼儿乳突刚开始发育，不罹患此病。急性乳突炎常由重症化脓性中耳炎扩散所致，是急性化脓性中耳炎的并发症，因外伤或血行感染者少见。致病菌毒力强和耐药是重要原因，主要致病菌包括肺炎链球菌、乙型溶血性链球菌和流感嗜血杆菌。急性传染病或慢性病患者易并发此病。急性化脓性中耳炎时脓液向外引流不畅，使感染累及乳突。乳突的气房结构也是此病的主要原因之一。

此病多见于气房型乳突，感染累及乳突时，乳突气房内积脓，气房内压力增高，造成骨膜及骨质坏死，形成一个大的脓腔，内含大量脓液和坏死组织，脓肿穿破骨壁可引起化脓性脑膜炎或脑脓肿，骨壁可形成皮肤窦口。松质型或混合型乳突的炎症较轻或表现为骨髓炎，易侵袭脑颅骨板引起颅内感染。硬化性乳突不易发生骨髓炎。急性化脓性中耳炎出现下列情况应考虑并发急性乳突炎：鼓膜穿孔后耳痛不减轻，或耳痛再度加重，新发头痛或头痛加重；外耳流脓逐渐增多，鼓膜穿孔后听力无改善或听力进一步减退；全身症状加重，或体温再度升高，体格检查发现外耳道脓液增多，骨性外耳道后上壁出现红肿、下陷；乳突部皮肤红肿，乳突压痛明显，乳突X线片与颞骨CT扫描可发现脓肿。在脓肿尚未形成前，治疗同急性化脓性中耳炎，一旦脓肿形成，应立即行乳突凿开术。

隐性乳突炎　自广谱抗生素广泛应用以来，部分急性乳突炎患者的全身症状与耳部症状被掩盖，但乳突内感染仍持续进展，在未发生并发症前不易被发现，故称隐性乳突炎。急性化脓性中耳炎治疗不当是发生隐性乳突炎的主要原因。经"治愈"的化脓性中耳炎患者出现下列情况应考虑此病：患者仍有轻度头痛、低热、食欲缺乏；听力不改善；已愈合的鼓膜松弛部仍充血；乳突轻压痛。颞骨CT扫描有重要诊断价值。一旦诊断应行手术治疗，彻底清除病灶。

慢性乳突炎 乳突黏骨膜和骨质的慢性炎症，常与慢性化脓性中耳炎同时存在。病理类型分为3种：黏膜增厚，无骨质破坏；肉芽组织或息肉形成，可伴骨质破坏或死骨形成；胆脂瘤形成，骨质破坏形成空腔。临床表现与慢性化脓性中耳炎相同，按照3种分型进行非手术治疗或手术治疗。

(范洪伟)

bídòuyán

鼻窦炎（sinusitis） 鼻窦化脓性炎症。分为急性鼻窦炎和慢性鼻窦炎。急性鼻窦炎常累及一个鼻窦，而慢性鼻窦炎可累及多个甚至全部鼻窦。

病因及发病机制 鼻窦易罹患感染与其解剖特点有关，上颌窦炎最常见，其次是筛窦炎、额窦炎，孤立的窦炎少见。鼻窦炎的感染途径包括：①窦源性感染。②鼻源性感染。③邻近组织感染源性感染。④血源性感染。⑤创伤性感染。机体抵抗力下降或免疫力低下者易患鼻窦炎。变态反应是慢性鼻窦炎的重要原因。

常见病原菌包括肺炎链球菌、溶血性链球菌、金黄色葡萄球菌、卡他莫拉菌、脑膜炎奈瑟菌、流感嗜血杆菌、变形杆菌属、大肠埃希菌和铜绿假单胞菌。曲菌已成为慢性鼻窦炎的重要致病菌。混合感染多见，牙源性感染常混合厌氧菌感染。

临床表现 鼻塞、流大量脓涕和嗅觉减退是急性和慢性鼻窦炎最主要的鼻部症状，急性上颌窦炎易出现鼻出血，但大量出血

很少见。急性和慢性鼻窦炎均可引起头痛和局部疼痛。急性鼻窦炎在初期常表现为持续性弥漫性头痛，病程越过极期，头痛迅速减轻，或表现为局部疼痛。急性上颌窦炎疼痛部位为患侧面颊，尤其是牙尖突处。急性鼻窦炎疼痛部位可位于鼻根处或额头，急性额窦炎初起为全头痛或眶上神经痛，随后表现为球后、眶内或额部头痛，急性蝶窦炎表现为颅底或眼球深部疼痛。慢性鼻窦炎的头痛较轻，表现为头部沉重感、钝痛或闷胀感，晨起较重，午后头痛减轻。因鼻窦分泌物可流入咽喉部，引起咽异物感、咳嗽、咳痰等。少数急性鼻窦炎患者可出现耳鸣、眩晕和听力减退。急性鼻窦炎常伴明显全身症状，如发热、畏寒、周身不适、烦躁不安、食欲减退、失眠、便秘等。牙源性上颌窦炎和急性额窦炎全身症状较重。慢性鼻窦炎的全身症状轻或不明显，极少数病例可有持续性低热。急性鼻窦炎者可有局部皮肤红肿，以儿童多见，鼻窦区域有压痛和叩击痛。慢性鼻窦炎上述体征常不明显。

鼻窦炎的并发症包括眶壁骨膜下脓肿、眶内蜂窝织炎、球后视神经炎、硬脑膜外脓肿、硬脑膜下脓肿、化脓性脑膜炎、脑脓肿和化脓性海绵窦炎。

诊断与鉴别诊断 根据病史、体格检查和耳鼻喉科检查，鼻窦炎不难诊断。鼻窦X线片或CT检查可清楚显示鼻窦病变或积脓，CT检查比X线片更清晰、准确。

治疗 急性鼻窦炎以非手术治疗为主，选用对致病菌敏感的抗生素进行全身治疗是成功治疗、防止出现并发症和转为慢性鼻窦炎的关键。使用抗生素前应留标

本做细菌培养和药敏试验，局部可用麻黄素滴鼻，减轻鼻黏膜水肿，以利分泌物引流，改善症状。上颌窦炎病情稳定后可行穿刺冲洗。急性鼻窦炎多不需手术治疗，仅在感染向邻近器官扩散出现严重并发症时进行，属罕见。

慢性鼻窦炎的治疗应先矫正鼻腔梗阻因素，如鼻中隔偏曲、鼻甲肥大和鼻息肉，积极治疗邻近器官感染。慢性鼻窦炎急性发作或窦腔积脓时应给予抗生素治疗。可用置换法局部用药。麻黄素滴鼻不宜长期应用。慢性化脓性上颌窦炎可行穿刺冲洗。慢性鼻窦炎常需手术治疗，真菌性鼻窦炎以手术治疗为主。

(范洪伟)

xiànxiàn gǎnrǎn

涎腺感染（sialadenitis） 细菌或病毒感染所致涎腺急慢性炎症。累及下颌下腺、腮腺或舌下腺，伴或不伴涎腺结石。涎腺又称唾液腺。

病因及发病机制 最主要的涎腺包括腮腺、下颌下腺和舌下腺。涎石病是涎腺导管内结石，是一种相对常见的疾病。涎石病是涎腺感染的好发因素。急性细菌性涎腺炎的致病菌以金黄色葡萄球菌为主，还包括肺炎链球菌、草绿色链球菌、流感嗜血杆菌、拟杆菌属。病毒性涎腺炎以腮腺炎病毒最常见，柯萨奇病毒A、柯萨奇病毒B、埃可病毒、副流感病毒、甲型流感病毒和EB病毒也可导致病毒性涎腺炎。

临床表现 涎石病常表现为受累腺体的疼痛和肿胀，症状常因进食或期待进食而加重。结石可表现为无痛性肿胀，或通过体格检查或X线检查偶然发现。在存在涎石病的情况下，急性涎腺炎通常表现为腺体区域疼痛、肿

胀和皮肤发红及自导管排脓。涎腺炎患者可能会出现全身性症状，包括发热和寒战。在无涎石病的情况下的急性细菌性涎腺炎通常见于老年人、营养不良或术后患者。腮腺最常受累，表现为受累腺体突然出现一个极其坚硬且伴触痛的肿块。伴发热、寒战等明显全身性中毒症状。脓液常可自受累腺管口挤出。

流行性腮腺炎是腮腺炎病毒感染导致的急性呼吸道传染病，以儿童和青少年多见，全年均可发病，但以冬春季多见。临床表现为一侧或双侧腮腺急性疼痛和肿胀，是腮腺肿胀最常见病因。感染常伴非特异性前驱症状，包括低热、不适、头痛、肌痛和食欲减退。上述症状出现的 48 小时内发生腮腺炎。

慢性细菌性涎腺炎是一种慢性轻度感染性炎症，其最终可导致涎腺破坏。常发生在唾液分泌减少且唾液黏稠的患者，结石、导管狭窄和创伤是其诱发因素。慢性细菌性涎腺炎患者通常有急性涎腺炎反复发作。

诊断与鉴别诊断　急性细菌性涎腺炎根据病史和体格检查即可确诊，特别是在涎腺导管开口处见脓性分泌物流出。流行性腮腺炎根据流行病学史、病史和体格检查即可获得临床诊断，S 抗体检查有助于早期病原学诊断。若疑诊涎腺结石，体格检查不能发现，首选高分辨率非增强 CT 扫描，该检查还能观察到涎腺脓肿形成。X 线片可发现不透射线的结石，80%～95% 的下颌下腺结石病例不透射线，而 60% 的腮腺结石病例不透射线。直径>2mm 的结石可通过超声检查发现，检测出射线可穿透的结石或重叠于骨上而用传统 X 线无法检测出的不

透射线结石。涎腺造影已被 CT 扫描所取代，但是涎腺造影可发现导管狭窄、涎管扩张、导管和腺体的囊性变，仍用于临床诊断。急性涎腺炎或对造影剂过敏者禁用涎腺造影术。

涎腺感染所致涎腺肿大需与其他引起涎腺肿大的疾病鉴别，如干燥综合征、结节病、放射性涎腺炎、营养不良、涎腺肿瘤和人类免疫缺陷病毒感染。

治疗　急性涎腺炎时应给予抗菌治疗，选用对金黄色葡萄球菌有效的抗生素。涎腺炎一般在应用抗生素治疗后 7～10 天内消退。若病情无改善或恶化，提示可能有脓肿形成，应进行影像学检查，若发现脓肿形成，宜尽早手术切开引流，避免感染扩散至周围引起蜂窝织炎，后者存在压迫气道的风险。待感染有效控制后再取石。

流行性腮腺炎为自限性疾病，无有效的抗病毒治疗方案，不需抗生素治疗，对症治疗即可，如冷敷、应用解热镇痛药。其他病毒感染所致涎腺炎也属自限性疾病，予对症支持治疗。

（范洪伟）

lèixiàn gǎnrǎn

泪腺感染　（dacryoadenitis）

细菌或病毒感染所致泪腺急慢性炎症。

急性泪腺炎少见，常单侧受累，儿童多见，常并发于麻疹、流行性腮腺炎和流行性感冒，多源于细菌和病毒感染，以金黄色葡萄球菌和淋病奈瑟菌常见。感染主要由眼睑、结膜、眶周和颜面感染蔓延所致，全身性感染经血流播散至泪腺少见。急性泪腺炎表现为眶外上方局部肿痛，上睑水肿呈 S 形，伴耳前淋巴结肿大。触诊可触及眼睑下肿物，压

痛、结膜充血、水肿，有黏性分泌物，翻起上睑可见泪腺充血、肿大。急性泪腺炎通常根据病史和体格检查即可诊断。应给予全身性抗生素治疗，局部热敷。通常经治疗后病情迅速缓解，也可迁延为亚急性或慢性病程，或脓肿形成。脓肿形成者应及时切开引流。

慢性泪腺炎是进展缓慢的增生性炎症，病变常累及双侧。多源于免疫反应，可以是慢性感染所致免疫反应，如沙眼、结核病，也可以是自身免疫病，如结节病、干燥综合征，可累及泪腺导致慢性泪腺炎。米库利奇（Mikulicz）病、淋巴瘤和白血病也可累及泪腺。慢性泪腺炎表现为泪腺无痛性肿大，伴上睑下垂。眶外上缘可以触及质硬的包块，眼球向内下移位，向上、外看时可有复视，突眼少见。慢性泪腺炎宜通过活检明确病因，根据病因做针对性治疗。

（范洪伟）

biǎntáotǐ zhōu nóngzhǒng

扁桃体周脓肿　（peritonsillar abscess）　扁桃体周围间隙的化脓性炎症。是急性扁桃体炎症蔓延至扁桃体周围间隙，引起蜂窝织炎，继而形成脓肿，多见于慢性扁桃体炎反复急性发作者。常见于青壮年。儿童扁桃体被膜厚且致密，扁桃体隐窝表浅，呈裂隙状，细菌不易阻塞隐窝口，感染不易穿透被膜向深部发展，故儿童很少罹患。老年人亦少见。常见的致病菌包括溶血性链球菌、葡萄球菌和厌氧菌。多为单侧发病，双侧同时发病者少见。

临床表现最初为急性化脓性扁桃体炎的症状，数日后发热持续不退或退热后再次发热，患者咽痛明显加重，可放射至同侧耳

部或牙齿，吞咽时疼痛明显加重，唾液常潴留在口内，从口角流出。脓肿形成或翼内肌受累者出现言语不清或张口困难。患者头偏向患侧，呈假性肌强直。全身中毒症状明显加重，表现为畏寒、寒战、高热、肌肉酸痛、乏力和食欲明显减退等。扁桃体周脓肿可扩散至咽旁间隙，引起咽旁脓肿，也可向下蔓延，引起急性喉炎和喉头水肿。少见并发症包括颈内静脉血栓、化脓性淋巴结炎和颈部坏死性筋膜炎。

根据患者临床表现和口腔检查常可作出判断，穿刺抽出脓液可确诊。影像学检查并非必须，主要用于鉴别诊断及判断感染是否累及其他间隙。增强 CT 检查可清晰显示脓肿部位，脓肿呈低密度占位，周围环状强化，周围组织明显水肿。若根据患者临床表现和体格检查无法鉴别扁桃体周脓肿与扁桃体周围炎，可抗感染治疗 24 小时观察疗效，临床症状或体征无改善，应考虑扁桃体周脓肿，进一步行影像学证实。

扁桃体周脓肿需与咽旁脓肿、第三磨牙冠周炎、扁桃体脓肿、脓性颌下炎和扁桃体恶性肿瘤鉴别。

扁桃体周脓肿的治疗原则是引流、抗生素治疗和支持治疗。脓肿形成前应积极治疗急性化脓性扁桃体炎，全身予足量、适当的抗生素控制感染；对疑似脓肿形成的病例，可抗感染治疗 24 小时，或通过影像学检查确诊。脓肿形成后，除积极抗感染治疗、支持和对症治疗外，穿刺引流或切开引流对控制感染至关重要。对病程较长、多次切开引流未能治愈的病例，或并发严重的上呼吸道梗阻，或既往反复扁桃体炎或扁桃体脓肿病史者，可行扁桃

体切除术。脓肿消退 2 周后应行扁桃体切除术，以防复发。

（范洪伟）

yānhòu nóngzhǒng
咽后脓肿（retropharyngeal abscess）
咽后间隙的化脓性炎症。临床分为急性和慢性两种类型，前者常见于 2~4 岁幼儿，包括婴幼儿在内的各年龄组均可发生；后者少见，多源于颈椎结核，多见于成人。

病因及发病机制　咽后间隙从颅底向下延伸至后纵隔，前界是颈深筋膜的中层，紧靠食管后壁，后界是颈深筋膜的后层。在幼儿期，咽后间隙内含有两条淋巴结链，主要引流鼻咽、腺样体、后鼻窦、中耳和咽鼓管的淋巴液，青春期后淋巴结萎缩。这些区域的感染可导致化脓性淋巴结炎，约半数咽后脓肿与上呼吸道感染相关。约 1/4 病例源于创伤继发感染，主要见于年长儿。少部分病例与咽炎、椎体骨髓炎有关。

咽后脓肿常是复数菌混合感染，主要细菌包括 A 组化脓性链球菌、金黄色葡萄球菌和上呼吸道的厌氧菌，如梭杆菌属、普雷沃菌属和韦荣球菌属，偶可分离到流感嗜血杆菌。

临床表现　急性咽后脓肿是咽后间隙化脓性淋巴结炎的结局，多为异物或外伤，呼吸道或耳部感染蔓延所致。起病急，表现为畏寒、高热、咳嗽和呼吸困难等，患儿拒食、吐奶或奶汁反流入鼻腔或引起呛咳，说话或哭声含糊不清，患儿头常偏向患侧以减轻疼痛或颈部强直，颈部肿胀、包块或淋巴结肿大。严重患儿可出现脱水和衰竭。慢性咽后脓肿起病缓慢、隐匿，可有结核病的全身表现，无咽痛，随脓肿的逐渐增大，可出现咽部阻塞感或吞咽

困难。

并发症包括：①脓肿破裂，引起窒息或吸入性肺炎。②脓肿蔓延至咽旁，引起咽旁脓肿。③脓肿向下发展，造成急性喉炎、喉头水肿。④脓肿侵袭颈部血管，可引发致命的大出血。

诊断与鉴别诊断　若患儿出现发热、颈部强直、拒食及上呼吸道梗阻症状，应考虑咽后脓肿的可能，耳鼻喉科检查常可确诊。检查时患儿需适当镇静，用头低脚高位，备吸引器，保护气道，并做好随时建立人工气道的准备，以避免脓肿破裂引起窒息或误吸。颈部 X 线侧位平片有助于发现咽后间隙感染，表现为颈后间隙增宽，甚至异物、颈部包块、气液平或气体。颈部增强 CT 检查是鉴别颈后间隙脓肿形成的最佳方法，还可清晰显示脓肿与大血管的关系和骨质破坏。

咽后脓肿需与扁桃体周脓肿、急性喉炎、咽旁脓肿和脓性颌下炎鉴别。

治疗　急性咽后脓肿一经确诊，若合并呼吸道梗阻，应尽早切开引流，并予足量抗生素治疗和支持治疗。若无呼吸道梗阻表现，CT 检查显示小脓肿（直径<2cm），可在严密观察下抗生素治疗 24~48 小时。积极的抗感染治疗有可能防止脓肿形成，改善症状。结核性咽后脓肿以全身抗结核治疗为主，可经口穿刺引流脓液，切忌经口切开引流。

（范洪伟）

yānpáng nóngzhǒng
咽旁脓肿（parapharyngeal abscess）
咽旁间隙的化脓性炎症。扁桃体、咽、腺样体、颈椎、乳突、颞骨颧突或岩部的急性炎症可侵及咽旁间隙引起咽旁脓肿。此外，医源性感染或外伤也可导

致咽旁脓肿，邻近组织或器官的感染可经血流或淋巴管播散致咽旁间隙致咽旁脓肿。溶血性链球菌是最常见的致病菌，其次为金黄色葡萄球菌和肺炎链球菌。咽旁脓肿的局部表现主要为咽痛和颈部疼痛，吞咽、张口或头部活动时疼痛加剧，累及翼内肌者可出现张口困难，可伴反射性耳痛。全身症状表现为高热、畏寒、寒战、食欲缺乏、头痛等。咽旁脓肿可向周围扩展引发咽后脓肿、喉水肿和纵隔炎，累及颈动脉鞘可造成致命性大出血，累及颈静脉可引起血栓性静脉炎，有潜在致命危险。咽旁脓肿需与扁桃体周脓肿、咽后脓肿、咽旁肿瘤鉴别。CT 和磁共振成像检查可发现感染来源、脓肿部位及感染累及的范围。脓肿尚未形成时，应及时给予足量敏感抗生素治疗和积极的支持治疗。一旦形成脓肿，应尽早手术切开引流。

（范洪伟）

nóngxìng héxiàyán

脓性颌下炎 （Ludwig angina）

舌下间隙的弥漫性蜂窝织炎。又称路德维希咽峡炎。常累及颈部深筋膜。常源于牙、口腔、颌骨感染，多见于拔牙后。通常为口腔的需氧菌和厌氧菌混合感染。早期以蜂窝织炎为主，脓肿形成比较晚。起病早期，口底和颌下区域红肿、疼痛，舌体活动不灵活，流涎。炎症扩展至舌根、咽喉和上颈部软组织，局部皮肤红肿，明显触痛，坚硬如木，可有皮下气肿，舌体肿胀可致舌体抬高，造成言语不清、吞咽困难。舌根水肿或喉头水肿可造成呼吸困难或窒息。患者全身症状严重，一般状况极差，畏寒、高热、衰竭。感染可蔓延至咽旁间隙、颈动脉鞘和上纵隔，易出现窒息、

感染性休克和中毒性心肌炎等并发症。此病应及早使用大剂量广谱抗生素，根据血液或脓液的培养结果调整抗生素。给予积极的支持治疗和吸氧。密切观察气道，一旦怀疑存在气道梗阻，应尽快经鼻建立人工气道。出现气道梗阻表现者，应紧急行气管切开术。若影像学证实有脓肿存在，应手术切开引流。引起感染的病牙需拔除。

（范洪伟）

yǎn gǎnrǎn

眼感染 （eye infection）

病原体感染眼部所致炎症。眼位于头颅的最前面，直接与外界接触，易受到外伤导致感染，眼周围邻近组织或器官的感染也可蔓延至眼部造成眼感染，如鼻窦、牙齿和颜面皮肤的感染。远处的感染病灶，病原体可经血流播散至眼部，造成眼感染。引起眼感染的病原体如下。①细菌：革兰阳性球菌，如金黄色葡萄球菌、溶血性链球菌、肺炎链球菌；革兰阴性杆菌，如铜绿假单胞菌、大肠埃希菌、变形杆菌；分枝杆菌，如结核分枝杆菌、麻风杆菌。②螺旋体：如梅毒螺旋体、伯氏疏螺旋体和钩端螺旋体。③真菌：以念珠菌多见，还有曲菌等。④病毒：包括单纯疱疹病毒、水痘-带状疱疹病毒、巨细胞病毒、人类免疫缺陷病毒和腺病毒等。⑤寄生虫：如猪囊虫、弓形虫。眼部的任何结构均可出现感染，引起相应临床表现，若不能及时控制感染，感染可扩散至邻近的眼部结构，甚至造成全眼炎或眼内炎。眼感染是致盲的主要原因之一。严重感染可累及颅内，导致化脓性海绵窦炎或脑脓肿，造成生命危险。眼感染的治疗包括局部抗感染、全身抗感染和手术。

治疗方案因不同感染而异。

（范洪伟）

gǎnrǎnxìng jiémóyán

感染性结膜炎 （infectious conjunctivitis）

病原体感染结膜所致炎症。结膜由球结膜、睑结膜和穹隆结膜 3 部分组成，覆盖在巩膜表面和眼睑内侧。结膜是囊状的开放结构，直接暴露于外界环境。结膜囊中存在细菌和真菌，多数不致病，如白葡萄球菌、枯草杆菌等。常见的引起结膜炎的病原体包括溶血性链球菌、淋病奈瑟菌、铜绿假单胞菌、白喉杆菌、沙眼衣原体、腺病毒、肠道病毒和单纯疱疹病毒。结膜结核与结膜梅毒罕见。急性结膜炎可能是急性传染性疾病的早期表现，如麻疹、流行性感冒、流行性腮腺炎和猩红热等。

结膜炎的眼部临床表现为结膜充血、水肿、乳头增生、滤泡形成、结膜瘢痕、眼睑充血水肿和角膜溃疡等。淋菌性结膜炎时结膜水肿可覆盖角膜周围，甚至突出于眼裂之外；腺病毒所致流行性出血性结膜炎常伴大片结膜下出血。病毒性结膜炎的分泌物多为黏液性，较稀薄，量中等。细菌性结膜炎的分泌物为黏液脓肿性或脓性，量多，常在结膜表面形成灰白且薄的假膜，易剥离，白喉杆菌结膜炎时形成灰白、污秽且厚的膜，不易剥离，强行剥离易致出血。沙眼和白喉性结膜炎可导致结膜瘢痕形成。病毒性结膜炎常伴耳前淋巴结肿大，质软，无压痛或有压痛；细菌感染时耳前淋巴结肿大少见。白喉杆菌、链球菌和淋病奈瑟菌引起的结膜炎可导致角膜坏死，造成失明。沙眼曾是中国致盲的主要原因之一。水痘-带状疱疹病毒除引起结膜炎外，易合并角膜炎、虹

膜睫状体炎、青光眼和视神经炎。

结膜分泌物涂片、结膜刮片或滤泡挤出物涂片行细胞学和病原学检查可确诊此病。治疗主要采用局部用药治疗，包括滴剂、眼膏或冲洗溶液。抗菌药宜选用广谱的眼药水或眼膏，可与糖皮质激素联合使用，减少渗出与粘连。白喉结膜炎与淋菌性结膜炎时，结膜炎是全身疾病的一部分，局部治疗与全身治疗应同时进行。

此病呈良性、自限性，不影响视功能，但个别类型可累及眼睑、角膜、前葡萄膜或眼肌，造成视力损害。感染性结膜炎多为传染性疾病，加强预防措施，避免发病，控制传播很重要。

（范洪伟）

gǎnrǎnxìng jiǎomóyán
感染性角膜炎（infectious keratitis）

病原体感染角膜所致炎症。角膜位于眼球最前端，直接与外界接触，受损坏的机会多，角膜无血管，营养供应差，抗体产生少，动员白细胞抗感染的能力差，一旦有微生物入侵，易发生感染，常引起视力损坏，甚至失明。

角膜感染需同时具备两个条件：①角膜上皮损伤、脱落，如外伤、异物、手术等。②合并感染。二者兼备才易发生感染性角膜炎，也可能由邻近组织蔓延所致，例如感染性结膜炎、慢性泡囊炎。

细菌、真菌、病毒和原虫均可引起感染性角膜炎。肺炎克雷伯菌、摩拉菌属和变形杆菌可致匐行性角膜溃疡，主要发生在角膜表面擦伤后，如被树枝、谷穗擦伤，或石子、铁屑划伤，患者常同时患慢性卡他性结膜炎、沙眼或慢性泪囊炎。铜绿假单胞菌

性角膜溃疡常发生于手术、外伤或角膜异物取出后，手术器械、表面麻醉剂或荧光素被污染所致，进展迅速，病情重，可在1~2天内损毁整个角膜甚至眼球，预后极差。金黄色葡萄球菌和大肠埃希菌也可造成感染性角膜炎。真菌性角膜炎多见于农业性角膜外伤或剔除沙石等异物后，角膜溃疡较缓慢，自觉症状较轻。真菌性角膜炎逐渐增多，与广谱抗生素和局部糖皮质激素的使用有关。常见真菌为烟曲菌、镰刀菌和白念珠菌。病毒性角膜炎的病原体包括：1型单纯疱疹病毒、水痘-带状疱疹病毒、腺病毒、肠道病毒等。衣原体也可引起角膜炎。棘阿米巴角膜炎主要通过污染的角膜接触镜所致。

感染性角膜炎临床主要表现为疼痛、畏光、流泪和眼睑痉挛，常有睫状充血和虹膜充血，结膜充血、水肿、眼睑水肿。角膜病变根据进程表现为角膜浸润、进行性角膜溃疡、退行性角膜溃疡和角膜瘢痕。其并发症包括前房积脓、后弹力层膨出、角膜穿孔、前极白内障、虹膜脱出、角膜葡萄肿、角膜瘘、角膜血管形成。

根据症状和眼科检查，常能作出临床诊断。还应从角膜溃疡的边缘取样进行涂片和病原分离（包括细菌和真菌），根据药敏试验指导治疗。

感染性角膜炎的治疗原则是采取一切措施迅速控制炎症，将角膜炎的后遗症降到最低程度。一般治疗包括热敷、冲洗和散瞳，以减轻症状，促进感染吸收，镇咳、通便，嘱患者避免突然使腹内压增加的动作，减少角膜穿孔的机会。抗病原生物治疗是控制角膜炎的关键，在病原未明或病情较重的情况下，初始治疗可选

用多种广谱抗生素，轮流交替点眼，症状减轻后酌情减量，也可采用球结膜下注射的方式给药，直到溃疡症状消退，需注意球结膜下注射可引起结膜坏死。前房穿刺术可避免角膜自行穿破，减轻症状，改善角膜营养，促进溃疡愈合。角膜瘢痕影响视力，可行角膜移植术，角膜表层病变可行准分子激光角膜切削术。

（范洪伟）

yǎnnèiyán
眼内炎（endophthalmitis）

累及视网膜、脉络膜和玻璃体的化脓性炎症。感染可进一步发展为全眼炎，造成眼毁损。眼内炎是危及视力的严重眼部感染性疾病，必须积极治疗，尽可能挽救视力。

病因及发病机制　眼内炎的感染途径分为外源性感染和内源性感染。前者是病原体由外部直接进入眼内，如眼球穿透伤、内眼手术和角膜溃疡穿孔等。手术感染多源于手术器械、敷料或溶液污染或消毒不严格。伤口愈合不良与眼组织嵌顿增加感染的风险。以细菌感染多见，包括白葡萄球菌、金黄色葡萄球菌、链球菌、铜绿假单胞菌等。内源性眼内炎是全身性播散性感染的局部表现，病原菌从眼外感染灶经血流播散至眼内，导致眼内炎，以真菌感染多见，念珠菌属最常见，其次为曲菌，细菌感染少见，可能与细菌感染较易控制有关，其中金黄色葡萄球菌、链球菌多见。

临床表现　眼球剧痛，难以忍受，眼睑、结膜高度水肿，眼球突出、固定，视力完全丧失。细菌性外源性眼内炎起病急，常在创伤后24~48小时出现眼部难以忍受的剧痛，视力显著减退，结膜充血，角膜浑浊，前房积脓，若不及时治疗可迅速进展为全眼

炎。真菌性外源性眼内炎起病较缓，早期症状较轻，严重者可有前房积脓，玻璃体浑浊，晚期累及视网膜。真菌性内源性眼内炎起病隐匿，常系念珠菌菌血症播散至眼内所致，多在念珠菌菌血症 5~12 周后发生，起病缓慢，表现为视力逐渐减退，眼痛不明显，早期表现为轻度虹膜睫状体炎，玻璃体浑浊，晚期出现前房积脓，严重者也可发生全眼炎。念珠菌菌血症患者均应常规行眼底检查，排查是否有眼部受累，以确定抗真菌治疗的疗程，避免眼内炎。细菌性内源性眼内炎常无全身症状，感染常以视网膜炎为首发表现，也可以发生前葡萄膜炎。

诊断与鉴别诊断 根据患者的外伤、手术史及眼外的全身性感染病灶，结合患者症状和眼部表现、分泌物、前房液或玻璃体液的涂片和培养结果，常能确诊。前房液和玻璃体液检查更重要，涂片检查可快速判断是革兰阳性球菌、革兰阴性杆菌或真菌，对指导初期经验性治疗很重要，应重视。

眼内炎需与创伤后无菌性炎症、晶体过敏性眼内炎和眼内异物引起的无菌性化脓性炎症鉴别。

治疗 全身和局部抗感染治疗是关键。早期经验性治疗应根据临床表现和涂片检查结果，选择广谱、敏感、有效穿透血眼屏障的药物进行全身抗感染治疗和局部抗感染治疗，后者给药方式包括结膜下注射和玻璃体注射。细菌性眼内炎在积极抗感染治疗 12~24 小时后，可短期局部或全身使用糖皮质激素，减轻炎症反应。经积极治疗病情呈进行性恶化者，可行玻璃体切割术。

(范洪伟)

gǎnrǎnxìng pútáomóyán

感染性葡萄膜炎（infectious u-veitis）

病原体感染葡萄膜所致炎症。葡萄膜又称色素膜，由虹膜、睫状体与脉络膜组成。虹膜睫状体炎又称前葡萄膜炎，脉络膜炎称后葡萄膜炎。前后葡萄膜同时发病称全葡萄膜炎。葡萄膜炎是致盲的主要原因之一。

病因及发病机制 感染性葡萄膜炎的感染来源分为外源性和内源性，前者常源于眼球贯通伤、眼科手术或角膜溃疡，多数为细菌或真菌感染。感染也可因眼球其他组织的感染或眼球周围组织感染蔓延所致，如虹膜炎、眼眶脓肿或化脓性脑膜炎。内源性感染指眼外组织器官感染的病原体经血流播散至葡萄膜所致，常见致病菌包括化脓性细菌、结核分枝杆菌、麻风杆菌、梅毒螺旋体、钩端螺旋体、伯氏疏螺旋体和布氏菌。病毒包括单纯疱疹病毒、水痘-带状疱疹病毒、巨细胞病毒和流感病毒。真菌以念珠菌属多见。寄生虫包括弓形虫、弓蛔虫和猪囊尾蚴等。

临床表现 急性前葡萄膜炎主要表现为眼痛、眼红、畏光或交感性畏光，大量溢泪和视力下降。眼科检查重要异常体征为房水细胞和房水闪辉，睫状充血和角膜后沉着物。因睫状体分泌物减少，眼压常降低，眼压升高见于疱疹病毒感染。前房积脓见于感染性眼内炎。虹膜结节见于结节病、结核和麻风。虹膜萎缩见于疱疹病毒感染。疱疹病毒、水痘-带状疱疹病毒、结核分枝杆菌、梅毒螺旋体、麻风杆菌和布氏菌可引起慢性前葡萄膜炎。

后葡萄膜炎主要表现为视物模糊和眼前黑影，合并前房炎症者表现为眼红、眼痛和畏光。后

葡萄膜炎伴明显眼痛者，常提示有细菌性眼内炎或后巩膜炎。眼科检查体征包括玻璃体浑浊，视网膜与脉络膜炎症改变和血管炎。梅毒螺旋体、结核分枝杆菌、弓蛔虫、弓形虫、念珠菌、巴尔通体、伯氏疏螺旋体、囊尾蚴等可引起后葡萄膜炎。

诊断与鉴别诊断 感染性葡萄膜炎的诊断应全面询问病史和系统回顾，仔细而全面眼科检查，取眼分泌物、房水或玻璃体液行涂片和病原体分离。血清学检查包括梅毒血清反应、梅毒特异性抗体、伯氏疏螺旋体抗体及囊尾蚴补体结合试验等。结核菌素试验或胸部 X 线检查用于排查结核病与结节病。

前葡萄膜炎需与急性结膜炎和急性闭角型青光眼鉴别，后葡萄膜炎需与眼内肿瘤、黄斑变性鉴别。

治疗 包括针对特异病原体治疗和眼科局部治疗，前者是成功治疗的关键，应根据病原体选择相应的抗微生物药。眼科治疗包括：①使用睫状肌麻痹剂散瞳，解除瞳孔括约肌与睫状肌痉挛，减轻睫状肌对睫状血管的压迫，改善局部循环，降低血管通透性，减少渗出物，扩大瞳孔以防止虹膜后粘连。②局部应用糖皮质激素，需局部频繁使用糖皮质激素的重症患者，应眼周注射长效糖皮质激素，甚至全身使用糖皮质激素或免疫抑制药治疗。③治疗继发性青光眼。

(范洪伟)

yǎnzhōu gǎnrǎn

眼周感染（periocular infection）

病原体感染眼球周围所致炎症。包括眶蜂窝织炎、眼球筋膜炎、眶骨膜炎和急性泪腺炎在内的眼球周围的感染。其治疗以

全身性抗感染治疗为主，经验性选用对常见病原体敏感的广谱抗生素静脉注射，同时留取分泌物或脓液进行病原学诊断，指导临床用药。局部点抗生素眼液或眼膏，保护角膜或结膜，同时给予镇痛等对症治疗。若有脓肿形成宜尽早切开引流。眼周感染灶尚需积极给予相应治疗。

眶蜂窝织炎 发生在眶隔后的纤维和脂肪组织的急性化脓性炎症。多见于儿童。感染多来自邻近器官的感染病灶，如鼻窦、牙龈、眼睑、颜面和颅内，也可是远处感染灶经血流播散所致，外伤和手术是常见诱因。常见致病菌为溶血性链球菌和金黄色葡萄球菌，尚有类白喉棒状杆菌、流感嗜血杆菌、大肠埃希菌和厌氧菌等。临床表现为眼球疼痛，运动或压迫眼球时疼痛明显加重，眼睑红肿，球结膜高度充血、水肿，突出于眼裂之外，致眼睑不能闭合，引起暴露性角膜炎。感染累及眼外肌或神经者表现为眼球运动受限，累及视神经或视网膜者出现视力减退，视盘水肿，视网膜渗出、出血，视神经萎缩。感染可扩散至颅内，引起化脓性海绵窦炎和脑脓肿，危及生命。

眼球筋膜炎 眼球周围有筋膜囊包绕，发生在此囊膜的炎症称眼球筋膜炎，临床少见。眼球筋膜炎分浆液性筋膜炎和化脓性筋膜炎。浆液性筋膜炎常伴自身免疫病，如结节性多动脉炎、系统性红斑狼疮、多发性软骨炎等，浆液性眼球筋膜炎也属自身免疫病。化脓性眼球筋膜炎多由邻近感染灶蔓延或外伤所致，如鼻窦、泪腺、牙齿等，也可是远处感染灶经血流播散所致。临床表现为眼球剧痛，眼睑和结膜水肿，眼球活动障碍。球结膜下常见黄白色脓肿。感染向后蔓延可引起球后脓肿。

眶骨膜炎 发生在眶缘或眶内骨膜的炎症。常累及骨壁，又称眶骨膜骨炎。成人多继发于筛窦炎，婴幼儿多继发于上颌骨化脓性骨髓炎，也可是远处感染血流播散所致。感染部位不同，临床表现有所差别。眶缘骨膜炎表现为局部红、肿、热、痛，眼球向病灶对侧移位，向病灶侧活动受限，脓肿形成后局部有波动感，脓肿溃破后形成瘘管，经久不愈。眶中段骨膜炎表现为眼深部疼痛，眼球突出向对侧移位，眼球活动明显受限。眶尖骨膜炎症状与体征最重，表现为眼球后剧痛，眼睑、结膜水肿，视力减退，眼球运动神经麻痹，感觉减退和消失，视盘水肿或视神经萎缩。

急性泪腺炎 侵犯眶部泪腺多见，多为单侧，原发感染多为腺开口处上行感染所致，继发感染多为邻近组织器官感染蔓延所致，表现为局部红肿、流泪、近泪腺处结膜充血，耳前淋巴结痛性肿大，可伴发热和全身不适等。眶泪腺炎还可出现眼球向内下方突出，向外上方活动受限。脓肿形成后可穿破皮肤形成瘘管。眼部超声检查时对判断有无脓肿形成、鉴别恶性肿瘤有意义。CT检查可清晰显示眶内、眶周组织病变，对于判断感染来源、病变范围及是否有脓肿形成有价值。

(范洪伟)

上呼吸道感染（upper respiratory tract infection） 鼻腔、咽或喉部感染性炎症的总称。是最常见的急性呼吸道感染性疾病，包括急性鼻炎、急性咽炎、急性扁桃体炎、会厌炎和急性喉炎等。病毒感染最常见，包括鼻病毒、甲型流感病毒、乙型流感病毒、腺病毒、冠状病毒、呼吸道合胞病毒和肠道病毒等，少数源于细菌感染。病毒感染也可合并细菌感染，常见致病菌包括溶血性链球菌、金黄色葡萄球菌、肺炎链球菌、流感嗜血杆菌等。上呼吸道感染通常表现为流涕、鼻塞、咽痛、咳嗽等呼吸道症状，轻症者无明显的全身症状，重症者伴发热、畏寒、肌肉酸痛、食欲减退、便秘等。大多数上呼吸道感染是自限性疾病，仅需给予对症治疗。明确合并细菌感染者可使用抗菌药。绝大多数上呼吸道感染患者预后好，但极个别患者可造成扁桃体周脓肿、中耳炎、会厌炎等，可危及生命。链球菌所致化脓性扁桃体炎可并发风湿热和急性肾小球肾炎，现已少见。病毒性上呼吸道感染可能并发急性心肌炎、亚急性甲状腺炎等。上呼吸道感染症状群可以是急性传染病的早期表现，如麻疹、风疹、EB病毒感染等，应警惕。

(范洪伟)

普通感冒（common cold） 鼻病毒和其他病毒感染引起的轻型急性上呼吸道感染性疾病。最常见，所有人群均普遍易感。因引起普通感冒的病毒种类多，感染后免疫力持续时间短，故人类一生中会反复罹患此病。全年均可发病，冬春季相对较多。

普通感冒的常见病原体包括鼻病毒、冠状病毒、流感病毒、副流感病毒、呼吸道合胞病毒、腺病毒和科萨奇病毒等。鼻病毒和冠状病毒最常见。普通感冒的传播方式包括呼吸道传播和接触传播。"物体-手-鼻"接触是普通感冒的主要传播方式。病毒接种于上呼吸道黏膜后在上皮细胞内复制，16~72 小时后出现症状，持续 1~2 周，病毒复制持续约 3 周，在此期间，呼吸道分泌物中含有病毒，具有传染性。

普通感冒主要表现为急性鼻炎，炎症可累及咽部，可有喷嚏、流涕、鼻塞、咽痛、咳嗽等，症状轻。鼻涕初为清水样，随后变黏稠或黄涕。伴或不伴全身症状，如发热、畏寒、肌肉酸痛、食欲减退、便秘等。轻症者仅有低热。普通感冒继发细菌感染不多见，但可导致鼻窦炎、扁桃体炎和急性中耳炎。可并发急性心肌炎、亚急性甲状腺炎。

根据病史和体格检查，普通感冒可确诊，但需警惕上呼吸道感染症状群可能是某些急性传染病的早期表现（如麻疹、风疹、流行性脑脊髓膜炎、伤寒等）。

普通感冒常呈自限性，常在 1~2 周自愈，可给予对症治疗，缓解症状。阿司匹林可引起脑病并内脏脂肪变性综合征［瑞氏（Reye）综合征］，儿童不推荐使用。中药对普通感冒有一定疗效。

（范洪伟）

yānyán
咽炎（pharyngitis）　咽部黏膜、黏膜下组织及其淋巴组织的炎症。分为急性咽炎和慢性咽炎，前者是上呼吸道感染的一部分，后者常见，症状反复出现。

病因及发病机制　病毒感染是急性咽炎的首位原因，包括科萨奇病毒、腺病毒、鼻病毒、流感病毒、副流感病毒、冠状病毒、呼吸道合胞病毒和偏肺病毒，通过呼吸道和接触传播。原发人类免疫缺陷病毒感染也可以是急性咽炎的病因；其次是细菌感染，以 A 组链球菌属最常见，其他包括 C 组和 G 组链球菌、肺炎支原体、肺炎衣原体、白喉棒状杆菌、淋病奈瑟菌等。物理和化学因素也可引起急性咽炎，如高温和刺激性气体。在儿童，急性咽炎可以是某些急性传染病的早期表现或并发症，如麻疹、猩红热、风疹等。劳累、着凉、机体抵抗力低下可诱发急性咽炎。

急性咽炎反复发作是慢性咽炎的主要病因。慢性鼻咽部炎症或阻塞，如慢性鼻窦炎、鼻中隔偏曲、鼻甲肥大等，因分泌物经后鼻孔向下流至咽部，或夜间张口呼吸致咽部黏膜过度干燥，均可导致慢性咽炎。粉尘、空气污染、烟酒过度、职业因素（如教师、歌手等）也是引发慢性咽炎的原因。

临床表现　急性咽炎分类如下。①急性单纯性咽炎：最常见，起病急，表现为咽部干燥、灼热感、干咳，然后出现咽痛，空咽时疼痛明显，成年人多无明显全身症状，儿童可伴发热、畏寒、头痛、周身酸痛、便秘等症状。口咽部检查见黏膜呈现急性弥漫性充血，咽后壁淋巴滤泡增生。②急性坏死性咽炎：很少见，常发生严重全身疾病时，如白血病、再生障碍性贫血、猩红热、麻疹、恶病质等。起病急，常有明显全身症状，表现为高热、畏寒、寒战、咽部剧痛、吞咽困难，甚至张口困难、口臭。口咽部检查见咽部坏死性病变，坏死组织呈黑色或暗棕色，上覆假膜，易出血，扁桃体高度肿大，坏死可深达肌层，可造成软腭穿孔。③急性水肿性咽炎：是咽部的血管神经性水肿，为超敏反应性炎症，常继发于喉头水肿，表现为突然发生吸气性呼吸困难，声音失控或失声。

诊断与鉴别诊断　根据临床表现和口咽部检查易诊断急性咽炎。儿童的急性咽炎可能是某些急性传染病的早期表现，应仔细询问和检查是否出现皮疹，急性坏死性咽炎需与淋巴瘤鉴别。

治疗　急性单纯性咽炎主要采用局部治疗，如含片或漱口液，有全身症状者，可用解热镇痛药。通常采用临床指标判断是否可能合并 A 组链球菌感染，判断标准包括：扁桃体分泌物、颈前淋巴结肿痛、发热史和无咳嗽，每项 1 分，评分在 3 分（0~2 分）以下的患者不太可能是 A 组链球菌感染，不需使用抗生素。急性坏死性咽炎需给予足量的广谱抗生素治疗，并根据药敏试验结果调整方案，还需积极治疗原发病。急性水肿性咽炎的治疗原则与喉头水肿相同，一旦确诊，应立即皮下注射 0.1% 肾上腺素，全身使用糖皮质激素，必要时进行气管切开术。

（范洪伟）

jíxìng hóuyán
急性喉炎（acute laryngitis）　喉黏膜和声带的急性炎症。常继发于急性鼻炎和急性咽炎。病毒感染是急性喉炎的常见原因，其中副流感病毒、腺病毒、流感病毒较常见，可继发细菌感染，常见细菌包括卡他莫拉菌、流感嗜血杆菌和肺炎链球菌等。吸入粉尘、有毒空气，职业用嗓及外伤均可引起急性喉炎。烟酒过度、受寒及机体抵抗力低下等易诱发急性喉炎。

声音嘶哑是急性喉炎的主要症状，重者可完全失声。常伴咽喉不适感、异物感，或喉痛、咳嗽、咳痰。成年人急性喉炎的全身症状轻。急性鼻炎、咽炎引起者有急性鼻炎或咽炎的症状。儿童急性喉炎多见于 6 月龄至 3 岁的婴幼儿，病情重。小儿急性喉炎起病急，常有发热，早期以喉痉挛为主，表现为犬吠样咳嗽或呼吸困难，咳嗽，痰液黏稠不易咳出。继而出现喉梗阻症状，表现为哮吼性咳嗽，吸气性喘鸣，严重者出现三凹征、发绀和烦躁不安。若不及时有效治疗可危及生命。小儿急性喉炎可以是流行性感冒、肺炎、麻疹、水痘、百日咳和猩红热的前驱期症状。直接喉镜检查见喉黏膜弥漫充血、水肿，可蔓延至声门下腔，声带充血，附有黏性分泌物。根据临床表现和喉镜检查，急性喉炎较易确诊。

声带休息是成年人急性喉炎最主要的治疗措施。雾化治疗有助于缓解症状。继发细菌感染者服用抗生素。解除喉梗阻是小儿急性喉炎的治疗重点。有梗阻症状者，使用糖皮质激素缓解喉黏膜水肿，严重喉梗阻或药物治疗无效者应尽早行气管切开术，及时应用足量抗生素控制感染。加强支持和对症治疗，尽量使患儿安静休息，减少哭闹，以免加重呼吸困难。

（范洪伟）

jíxìng huìyànyán

急性会厌炎（acute epiglottitis）

声门上区会厌为主的急性炎症。表现为会厌和杓会厌襞的急性蜂窝织炎或脓肿形成，可危及生命，是耳鼻喉科急症之一。

病因及发病机制　感染是急性会厌炎的首位原因，病原体包括细菌、病毒和真菌。在既往健康的儿童中，细菌感染最常见，以 B 型流感嗜血杆菌最多见，在将 B 型流感嗜血杆菌疫苗列入计划免疫的国家，B 型流感嗜血杆菌引起的急性会厌炎的发病率呈下降趋势，发病年龄由 3 岁推迟至 6～12 岁。其他细菌包括其他

型的流感嗜血杆菌、金黄色葡萄球菌、链球菌、肺炎链球菌和类白喉杆菌等。成年人急性会厌炎由细菌、病毒或混合感染所致，通常病原学检查阴性，在能确定病原体的患者中，B 型流感嗜血杆菌依然占主导地位。常见导致会厌炎的病毒包括 1 型单纯疱疹病毒、水痘-带状疱疹病毒、副流感病毒、乙型流感病毒和 EB 病毒。在免疫功能缺陷者，会厌炎可由铜绿假单胞菌和念珠菌属感染所致。全身性超敏反应造成会厌高度水肿，继发感染也可导致急性会厌炎。邻近器官的感染蔓延至会厌导致急性会厌炎，如急性扁桃体炎、咽炎、口底炎或鼻炎等。创伤、异物、有害气体、放射性损伤和热伤也可引起会厌炎症。

临床表现　急性会厌炎起病急骤，常在数小时内疾病达到高峰，伴明显的全身症状，如高热、畏寒、寒战和全身酸痛。迅速出现吞咽困难、张口流涎和饮水呛咳，吸气性呼吸困难，严重者可迅速引起窒息，伴咽喉疼痛。会厌炎通常不累及声带，因此无声音嘶哑。间接喉镜或直接喉镜可见咽部黏膜无明显病变，会厌充血，水肿如球状，以舌面为重，脓肿形成后见局部隆起，上有黄色脓头或瘘口，炎症极少累及会厌的喉面。

诊断　喉镜下肉眼观察到会厌炎即可作出临床诊断。纤维喉镜检查可能加重上气道梗阻，不需常规进行，必要时在重症监护病房或手术室进行，随时准备行气管切开术，或在建立人工气道后进行。喉侧位 X 线片可显示会厌肿胀，喉腔缩小，有诊断价值，但对已确诊者不必行此检查，以免延误抢救时机。所有高度疑似会厌炎者均应行全血细胞计数、

血培养，会厌拭子有增加上气道梗阻的可能，应在建立人工气道后进行。

治疗　根本原则是保持呼吸道通畅和积极抗感染治疗。患者应在急诊室、手术室或加强病房严密监护，给予吸氧。若出现严重上气道梗阻，或病情加重，出现呼吸困难和吞咽困难，有意识障碍或呼吸减慢者，需尽快建立人工气道。急性会厌炎患者应给予经验性抗生素治疗，根据当地细菌耐药调查结果，选用对 B 型流感嗜血杆菌、青霉素耐药的肺炎链球菌、溶血性链球菌和金黄色葡萄球菌敏感的抗生素，全身给予足量的药物治疗。有病原学结果后选择针对性抗生素治疗。使用糖皮质激素治疗的理论基础是减轻会厌炎症和感染中毒症状，但存在争议。会厌脓肿形成者应切开引流。

（范洪伟）

xià hūxīdào gǎnrǎn

下呼吸道感染（lower respiratory tract infection）

声门以下至肺泡的气道感染性炎症的总称。是感染相关死亡的最主要原因。下呼吸道感染按部位分为气管炎、支气管炎、肺炎，按感染发生场所分为社区获得性和医院获得性，按病原体分为金黄色葡萄球菌肺炎、肺炎克雷伯菌肺炎、非典型肺炎等。根据临床工作需采用不同的分类方法。急性支气管炎、慢性支气管炎、社区获得性肺炎和医院获得性肺炎最常见。下呼吸道感染包含多种疾病，其起病方式、病情演变、临床表现及合并疾病均有很大差异。

下呼吸道感染的病原体多种多样，几乎囊括已知的所有病原体种类，包括细菌、病毒、真菌、分枝杆菌、支原体、衣原体和寄

生虫。其病原学诊断一旦明确，治疗即变得容易得多，但医学上对下呼吸道感染的病原学研究尚有很多局限。痰标本受上呼吸道正常菌群或定植菌群的影响，在某些疾病状态下，下呼吸道也会有定植菌群，因此经痰液分离病原菌价值有限，但因简单易行，可重复进行，合格的痰标本反复进行涂片和培养仍是最常用的病原学诊断方法，有重要的临床意义。病原微生物的分离培养技术也有敏感性与特异性的局限，不同微生物需要不同的分离技术。侵袭性技术（如纤维支气管镜保护性毛刷或保护性灌洗）可提高病原学诊断的准确性，但仅适用于某些特殊患者（如免疫功能低下或疑难病例）。有些疾病有特征性的病理学改变（如结核病）或在组织中可发现病原体（如结核、侵袭性肺真菌病），肺组织病理学检查同样具有病原学诊断意义。抗原和核酸检测也用于下呼吸道感染的病原学诊断，如病毒性肺炎、军团菌肺炎等。

胸部 X 线、CT、磁共振成像检查对下呼吸道感染的诊断与鉴别诊断也有重要意义，某些感染性疾病具有相对特征性的影像学改变（如肺结核、侵袭性肺真菌病、肺脓肿、金黄色葡萄球菌肺炎、肺孢子菌肺炎等）。结合病史与临床特征，也能作出诊断。

多数下呼吸道感染在明确病原学诊断前应给予经验性抗感染治疗，明确病原学诊断后再根据药敏试验结果和患者病情给予靶向抗感染治疗。不同疾病的常见致病菌不同，经验性治疗时首要明确临床诊断，推测可能的常见致病菌，结合所在地区的药物敏感性调查结果，选择针对病原菌可能敏感的抗生素治疗方案。有

些病例病情进展慢，临床表现轻，特别是既往经验性治疗失败者，应明确病原学诊断后再开始针对性靶向治疗，不宜盲目进行经验性治疗。

（范洪伟）

jíxìng zhīqìguǎnyán

急性支气管炎（acute bronchitis）

无慢性肺部疾病患者的支气管黏膜因生物性或非生物性因素引起的急性炎症。气管炎与支气管炎同时存在，又称急性气管-支气管炎。是常见的下呼吸道感染。

急性支气管炎的最常见病原体是病毒，包括流感病毒、副流感病毒、科萨奇病毒、腺病毒、鼻病毒、冠状病毒和偏肺病毒等。非典型病原体占少数，肺炎支原体、肺炎衣原体和百日咳杆菌可导致急性支气管炎。尽管怀疑肺炎链球菌、流感嗜血杆菌、卡他莫拉菌、金黄色葡萄球菌和革兰阴性杆菌可引起急性支气管炎，但在成人患者中尚缺乏直接证据。

急性支气管炎的病理改变为气管支气管黏膜炎症和溃疡，气道炎症可导致气道高反应性，部分患者肺功能表现为第 1 秒用力呼气容积（FEV_1）降低，造成患者刺激性干咳和干啰音。

急性支气管炎常以上呼吸道感染起病，表现为鼻塞、流涕、咽痛，可伴低热、畏寒、乏力、肌肉酸痛等全身症状。咳嗽严重，呈刺激性，着凉、冷空气或刺激性气体可诱发剧烈咳嗽，咳嗽剧烈可致胸腹部肌肉酸痛，甚至伴恶心、呕吐。咳痰不明显，痰量不多，早期为清亮稀薄痰，数日后转为黏痰或黏脓痰。全身症状在 1 周内消失，但咳嗽、咳痰可持续数周。很少有并发症，合并细菌感染也少见。老年人可偶因剧烈咳嗽造成肋骨骨折、晕厥、

尿失禁等。

根据病史、体格检查和胸部 X 线片正常或肺纹理增粗，即可确诊。咳黄脓痰者，痰涂片或痰培养可能分离出致病菌。此病应与引起咳嗽的其他疾病鉴别，如肺结核、肺脓肿、支原体肺炎、鼻后滴综合征、变异性哮喘、胃食管反流病、肺癌及药物引发的咳嗽。

此病主要以对症治疗为主，镇咳、祛痰，缓解症状。β 受体激动剂可改善气道高反应性，有助于缓解症状。抗生素经验性治疗不能缩短病程，不需常规使用抗生素。存在肺炎支原体或肺炎衣原体感染、百日咳或合并细菌感染者可使用抗生素。

急性支气管炎属自限性疾病，预后好。

（范洪伟）

mànxìng zǔsèxìng fèijíbìng

慢性阻塞性肺疾病（chronic obstructive pulmonary disease, COPD）

累及气道以气流受限为特征的呼吸系统疾病。是可以预防且可以治疗的常见病。气流受限常呈进行性发展，不完全可逆，且与气道和肺对有害颗粒或有害气体增强的慢性炎症反应有关。人群患病率在 5%以上，且发病率和死亡率均较高，是重要的死亡原因。病程呈慢性进展，频繁加重，患者多次就诊，晚期患者需要长期家庭氧疗，消耗大量医疗资源。

COPD 临床亚型包括慢性支气管炎、肺气肿和慢性阻塞性哮喘，临床亚型之间有互相重叠。慢性支气管炎定义为连续 2 年每年咳嗽、咳痰达 3 个月，并排除慢性咳嗽的其他病因。肺气肿定义为终末细支气管远端的气腔永久性异常扩张，伴气腔壁破坏，

无肉眼可见纤维化。哮喘是多种细胞和细胞成分参与的一种气道慢性炎症性疾病。气道慢性炎症导致气道高反应性，造成反复发作的喘息、气促、胸闷和咳嗽。这些发作通常与肺内广泛但可变的气流阻塞有关，这种气流阻塞可自行缓解或经治疗缓解。气流阻塞不能完全缓解的哮喘患者考虑有 COPD，气流阻塞完全可逆的哮喘患者不属于 COPD。气流阻塞由病因已知或有特定病理表现的疾病，如囊性纤维化、支气管扩张症和闭塞性细支气管炎不属于 COPD。

病因及发病机制 COPD 的病因很多，目前认为最主要的病因包括个体因素和环境因素，尚有很多原因尚不清楚。个体因素主要是 α_1-抗胰蛋白酶缺乏。环境因素包括吸烟、空气污染、接触职业粉尘和化学物质。在中国农村，生活性煤烟和油烟也与此病有关。呼吸道感染是 COPD 发病和急性加重的重要原因，肺炎链球菌和流感嗜血杆菌是最重要的致病菌，病毒也起重要作用，肺炎支原体和肺炎衣原体的作用尚不明确。

呼气气流受限是 COPD 标志性病理生理改变及诊断关键，源于气道的固定性阻塞和随之发生的气道阻力增加。随着病情进展，气道阻力逐渐增加，慢性缺氧造成肺血管广泛收缩和肺动脉高压，伴血管内膜增生，使缺乏血管平滑肌的血管出现平滑肌，造成血管重构，肺气肿所致肺泡破坏可引起相应区域的肺毛细血管床面积减小，出现低氧血症和高碳酸血症，形成阻力性肺动脉高压，最终引起肺心病。

病理改变 包括气道、肺实质和肺血管。气道的病理学改变包括慢性炎症、杯状细胞数量增多、黏液腺增生、纤维化、小气道狭窄及数量减少，以及肺气肿中肺泡壁破坏造成的牵拉力丧失导致的气道塌陷。慢性支气管炎和肺气肿的慢性炎症特点为气道中存在 $CD8^+$ T 细胞、中性粒细胞、$CD68^+$ 单核细胞和巨噬细胞。哮喘的支气管炎症特点为存在 $CD4^+$ T 细胞、嗜酸性粒细胞、白介素-4 和白介素-5 增多。肺气肿累及终末细支气管远端结构，包括呼吸性细支气管、肺泡管、肺泡囊及肺泡。这些结构与相关的毛细血管和间质一起组成肺实质。这些结构的病理改变决定了肺气肿的亚型。肺气肿分为 3 种类型。①中心型肺气肿：从呼吸性细支气管开始向周围扩展，上肺最明显，通常与吸烟有关，也可见于煤工肺尘埃沉着病。②全小叶肺气肿：均匀影响全部肺泡，下肺最明显，通常与 α_1-抗胰蛋白酶缺乏有关，在吸烟者中也可与中心型肺气肿同时出现。③远端腺泡型肺气肿：又称旁间隔肺气肿，主要累及肺泡管，可单独发生或与中心型肺气肿和全小叶型肺气肿同时出现。孤立的远端腺泡型肺气肿通常与年轻人的自发性气胸有关。

临床表现 COPD 多在中年以后发病，主要症状为呼吸困难、咳嗽和慢性咳痰。症状好发于寒冷季节，清晨症状严重，常有呼吸道感染和急性加重的病史，随病情加重逐渐出现呼吸衰竭和肺心病。对疑似 COPD 患者应详细询问吸烟史和粉尘、有害气体的职业暴露史。

COPD 的临床病情取决于症状的严重程度、全身效应和共病。慢性咳嗽通常是首发症状，病程初期为阵发性咳嗽，清晨咳嗽明显，此后整日咳嗽，夜间咳嗽不显著。咳痰多为黏液痰，清晨痰量较多，急性加重或合并感染时痰量增多，常为脓性痰，可有血痰或咯血。呼吸困难是 COPD 的标志性症状，最初表现为劳力性呼吸困难，随着病情加重，运动耐量逐渐减低，日常活动甚至静息时也会出现呼吸困难。在疾病早期，久坐患者可能无呼吸困难的主诉，需要仔细询问病史和相关危险因素。约 62% 的中至重度 COPD 患者有一天中或每周之间的症状（如呼吸困难、咳嗽、咳痰、喘息或胸闷）变化；清晨是一天内症状最严重的时候。COPD 患者体重超重或肥胖，体重下降常是疾病晚期的表现，提示预后不良。COPD 可能的共病包括肺癌、冠心病、骨质疏松症、代谢综合征、骨骼肌无力、抑郁和认知功能障碍。

COPD 早期体征不明显，随着病情进展，常见体征包括：桶状胸、呼气性呼吸困难，晚期患者呈强迫前倾坐位呼吸，双肺叩诊呈过清音，肺下界下移，心脏相对浊音界缩小或消失，双肺呼吸音低，呼气相延长，可闻及干湿啰音，心音遥远。合并呼吸衰竭者口唇发绀，合并肺心病者，可出现颈静脉怒张、肝大和双下肢水肿。

COPD 急性加重是急性起病的病情变化，患者的呼吸困难、咳嗽和咳痰等症状的变化超过平时的日间变异，最常见原因是气管-支气管感染，主要源于病毒和细菌感染。临床表现为呼吸困难加重，伴胸闷、咳嗽和咳痰加剧，以及发热。还可伴全身不适、疲乏、嗜睡、抑郁等全身症状。意识障碍是病情恶化最重要的临床标志。

COPD 的并发症包括肺动脉高压、肺心病、气胸、肺炎、睡眠呼吸暂停综合征。

诊断 需要通过肺功能测定方可确认，晚期患者难以配合完成肺功能检查，根据其临床表现和体征也可诊断。第 1 秒用力呼气容积/肺活量（FEV_1/FVC）<70%即可诊断 COPD。肺功能也可用于评价对支气管扩张剂的反应，用药后 FEV_1 增加值占基础值的 12%，且绝对值增加在 200ml 以上，表明患者对支气管扩张剂有反应。支气管扩张试验曾经是临床诊断的一个辅助检查方法，结合临床表现有助于鉴别 COPD 和哮喘，有助于判断气道的可逆性。但是目前认为支气管扩张试验不能预测疾病进展，即使用药后 FEV_1 改善少，也不能可靠预测患者对治疗的反应。患者在不同时间的支气管扩张试验结果可能不同。也不能仅仅根据气流受限的可逆程度来鉴别哮喘和 COPD，因为 COPD 可与哮喘并存，长期控制不佳的哮喘也可导致不可逆的气流受限。

胸部 X 线检查对确定肺部并发症和其他疾病有价值。早期 COPD 患者胸片可无改变，随后出现纹理增多、紊乱等非特异性变化。COPD 的胸部 X 线特征表现为胸腔前后径增加，肋骨走向变平，膈肌位置低平，肺野透亮度增加，心脏悬垂狭长，肺野外带的肺纹理减少，肺门血管呈残根状，可看见肺大疱。胸部 CT 不是常规检查，对诊断有疑问或判断是否有共病或并发症者可考虑进行。

轻中度 COPD 患者动脉血气分析通常有轻度或中度低氧血症，不伴高碳酸血症。随着疾病进展，低氧血症加重，并可能出现高碳酸血症。若 FEV_1 接近或降至 1L 以下，高碳酸血症更可能恶化。下列情况应行动脉血气分析：FEV_1<预计值 40%，血氧饱和度降低，意识障碍，COPD 急性加重，危重患者开始辅助供氧后 30～60 分钟评价高碳酸血症，临床有呼吸衰竭或右心衰竭表现者。

鉴别诊断 若中老年患者出现呼吸困难、咳嗽、咳痰，肺功能检查显示持续气流受限，很多疾病应纳入鉴别诊断的范畴。COPD 需与慢性阻塞性哮喘、支气管扩张症、肺结核、缩窄性细支气管炎及弥漫性泛细支气管炎鉴别。需要注意的是，这些疾病可以同时出现。

治疗 包括稳定期治疗和急性加重期治疗。

稳定期治疗 包括药物治疗和非药物治疗，两者对 COPD 的管理都很重要。

药物治疗 主要为吸入支气管扩张剂或联合吸入糖皮质激素。支气管扩张剂包括 β 受体激动剂和抗胆碱能药物。轻型患者非定期吸入短效 β 受体激动剂或抗胆碱能药物，可迅速改善患者症状。联合应用短效 β 受体激动剂和抗胆碱能药物能获得支气管扩张作用互相叠加，推荐联合应用。对病情更严重者，长期吸入长效 β 受体激动剂或长效抗胆碱能药物。长效 β 受体激动剂包括沙美特罗、福莫特罗、阿福特罗、茚达特罗、维兰特罗及奥达特罗，为选择性 $β_2$ 受体激动剂。长效抗胆碱能药物包括噻托溴铵、阿地溴铵、芜地溴铵及格隆溴铵。长效抗胆碱能药物优于长效 β 受体激动剂。对单用长效支气管扩张剂后症状未得到良好控制、GOPD 分期为 Ⅱ～Ⅳ期的患者，联合使用长效抗胆碱能药物和长效 β 受体激动

剂。吸入性糖皮质激素能减轻气道炎症，减少急性加重并适度减缓呼吸道症状的进展，但几乎不影响肺功能和死亡率。对应用长效支气管扩张剂后仍然存在显著症状或反复急性加重、GOPD 分期为 Ⅲ～Ⅳ 期的患者，联合使用吸入性糖皮质激素与长效支气管扩张剂。对重度患者，使用长效 β 受体激动剂、长效抗胆碱能药和糖皮质激素的三联吸入疗法。

茶碱类药物可缓解支气管平滑肌痉挛，减轻气道阻力，广泛用于 COPD 治疗。茶碱还能扩张血管，增加水和盐的排除，增加心肌收缩力，改善心功能，可兴奋呼吸中枢，增加中枢驱动的呼吸动力。使用茶碱类药物，应从低剂量开始，根据临床反应适当缓慢增加，严密监测药物治疗浓度，以指导用药。茶碱类药物与多种药物存在相互作用，联合其他药物应需谨慎。

祛痰类药物有利于保持气道通畅，改善通气。常用药物有氨溴索和乙酰半胱氨酸等。

非药物治疗 包括戒烟、家庭氧疗、肺康复、接种疫苗和减少其他危险因素。①戒烟是所有 COPD 患者治疗的一个关键步骤，应教育和帮助吸烟者戒烟。②慢性呼吸衰竭的 COPD 患者长期接受家庭氧疗可提高生存率，对血流动力学、运动能力、红细胞增多症及精神状态均有益。家庭氧疗的指征为：PaO_2 < 55mmHg 或 SaO_2 < 88%，伴或不伴高碳酸血症；PaO_2 55～70mmHg 或 SaO_2<89%，伴肺动脉高压、心力衰竭或红细胞增多症。家庭氧疗通常采用鼻导管吸氧，氧气流量为 1～2L/min，每天吸氧时间在 15 小时以上。③肺康复治疗在 COPD 管理中也发挥重要作用，

可改善患者的活动能力，提高生活质量。包括呼吸生理治疗、肌肉训练、营养支持、心理治疗和患者教育等。例如缩唇呼吸训练、全身性锻炼和呼吸肌肉训练等。④患者教育对于 COPD 患者的管理至关重要，提高患者对于疾病的认识，加强自我管理，减少急性发作，定期随诊，以达到稳定病情、改善生活治疗的目的。指导患者吸入治疗和家庭氧疗的方法等。⑤稳定期 COPD 患者应接种肺炎链球菌疫苗，每年注射流感疫苗。

急性加重期治疗 COPD 急性加重源于病毒或细菌感染所致的急性气管炎或支气管炎。早期和轻症患者可在门诊治疗，疗效不佳或重症患者应入院治疗。治疗方法包括：增加支气管扩张剂的剂量和频次，采用雾化吸入的给药方式；根据病原学检查结果，给予抗感染治疗；短期全身性使用糖皮质激素能加快病情缓解，改善肺功能；控制性氧疗、无创通气或机械通气。稳定期 COPD 治疗旨在减轻症状，阻止病情进展，延缓或阻止肺功能下降，达到改善患者的活动能力和生活质量，降低死亡率的目的。

肺减容术是通过外科手术治疗 COPD 合并重度肺气肿的新方法，手术切除部分肺组织，以改善患者肺功能，提高生活质量。适用于晚期重度患者，其适应证、疗效和最佳手术方式有待进一步研究。

(范洪伟)

xìzhīqìguǎnyán
细支气管炎 （bronchiolitis）

直径<2mm 小气道的非特异性炎症性疾病。肺间质损害轻。其流行病学、病理生理、长期后遗症及治疗仍存在很多不确定问题，自然病程、严重程度和临床转归各不相同。

病因及发病机制 已明确的病因如下。①吸入性损伤：如吸入氮氧化合物、氨、焊接烟气或食品调味料烟雾（如丁二酮）。②感染：如呼吸道合胞病毒、腺病毒或肺炎支原体感染。③药物：如白消安、金制剂或青霉胺。特发性细支气管炎病因不明。

发病机制尚不清楚。疾病始于细支气管上皮损伤，紧邻小气道的肺泡也常受累。损伤修复过程中可能出现肉芽组织过度增生，导致小气道管腔狭窄或闭塞。部分病例纤维化主要发生在黏膜下和细支气管周围，导致细支气管管腔狭窄或闭塞。

病理改变 ①缩窄性细支气管炎：不常见，是吸入性损伤后最常见的病变。特征性病理改变为膜性和呼吸性细支气管管壁改变，导致管腔同心性狭窄或完全闭塞，不伴肺泡管及肺泡壁的广泛变化。病理改变还包括小气道周围少量细胞浸润；细支气管扩张、扭曲和纤维化，伴黏液淤滞；瘢痕形成致细支气管完全闭塞。②增殖性细支气管炎：比缩窄性细支气管炎常见，其病理特征为成纤维细胞增殖，致细支气管自内部闭塞。呼吸性细支气管内可见特征性腔内纤维化肉芽组织，称为马松（Masson）小体。若肉芽组织扩展超过肺泡管到达肺泡，则称为机化性肺炎，可见于许多肺部疾病。③滤泡性细支气管炎：特征性病理改变为支气管相关淋巴组织的淋巴样增生，增生性淋巴滤泡沿支气管分布。④气道中心性肺间质纤维化：又称特发性细支气管中心性间质性肺炎及慢性细支气管炎伴纤维化，是细支气管炎的一种形式，其病理改变为小叶中心及细支气管中心炎症性浸润，伴细支气管周围纤维化，无肉芽肿改变。⑤弥漫性泛支气管炎：是呼吸性细支气管为主要病变区域的特发性、炎症性、弥漫性和阻塞性疾病。主要见于东亚，日本多见，中国和韩国也有报道，白种人、西班牙人和黑种人也有报道。病因尚不明确，认为与 HLA 易感基因有关，与吸烟和吸入刺激性气体无关。

临床表现 缩窄性细支气管炎临床表现为进行性气流受阻，其严重程度取决于初始肺损伤的类型、范围及严重程度，甚至在胸部 X 线检查相对正常的情况下也会出现。滤泡性细支气管炎与结缔组织病相关，特别是类风湿关节炎和干燥综合征。气道中心性肺间质纤维化的典型临床表现为慢性干咳，中年女性多见。肺功能损害为限制性和阻塞性通气功能障碍。病情比其他细支气管炎重，可能与吸烟有关。弥漫性泛支气管炎临床表现为慢性咳嗽、咳痰和劳力性呼吸困难，伴有或既往曾有慢性鼻窦炎。特发性细支气管炎以隐匿发作的咳嗽或呼吸困难为特点，易与哮喘或慢性阻塞性肺疾病混淆。

诊断 因隐匿起病的咳嗽和呼吸困难而就诊的患者应考虑细支气管炎，特别是症状、体征和疾病进程不符合慢性阻塞性肺疾病或哮喘者。有近期有吸入毒烟病史、病毒感染的症状、器官移植史或结缔组织病病史的患者也应考虑细支气管炎。可进行胸部高分辨率 CT （HRCT） 和肺功能测定，对有明确易感性和典型 HRCT 表现的患者，通过 HRCT 和肺功能异常即可作出诊断，但是大部分病例需要进行开胸或胸腔镜下肺活检方可确诊。经支气管镜肺活检通常无法获得病变组织，无法明确诊断。

HRCT 的异常表现为呼气性气体潴留和支气管壁增厚，表现为小叶中心性结节及 V 或 Y 形分支线影。部分病例也可见弥漫性磨玻璃影。圆柱状支气管扩张可见于缩窄性细支气管炎，尤其是器官移植、结缔组织病、吸入有害烟雾和病毒感染相关的病例。增殖性细支气管炎的 HRCT 表现为分布于胸膜下的片状实变或磨玻璃影。滤泡性细支气管炎的 HRCT 表现为小叶中心性和支气管周围结节影，可见树芽征和磨玻璃影，罕见支气管扩张和小叶间隔增厚。气道中心性肺间质纤维化的 HRCT 表现为支气管血管周围磨玻璃影伴牵拉性支气管扩张及支气管壁增厚。

肺功能检查有助于确定疾病的严重程度。缩窄性细支气管炎的肺功能检查可能正常或阻塞性通气功能障碍。增殖性细支气管炎最常见的异常为限制性通气功能障碍。通常都有弥散功能下降，尤其是病情进展者。

鉴别诊断　细支气管炎应与慢性阻塞性肺疾病、过敏性肺炎、结节病和重症哮喘鉴别。

治疗　取决于病因和病理类型。使用吸入性支气管扩张剂和镇咳药控制咳嗽。大环内酯类抗生素越来越多地应用于隐源性细支气管炎的长期治疗，长期口服红霉素或克拉霉素对增殖性细支气管炎和弥漫性泛细支气管炎，可有效缓解病情，改善预后。糖皮质激素常用于增殖性细支气管炎治疗且很有效，尤其是伴发机化性肺炎者。毒性物质吸入性损伤所致的细支气管炎，糖皮质激素偶尔会对急性期肺水肿及后期的闭塞性细支气管炎有效。类风湿关节炎患者的缩窄性细支气管炎可能与药物有关，如青霉胺和金制剂，应停用任何可能致病的药物。大剂量糖皮质激素可能有效。器官移植后发生的闭塞性细支气管炎，强化免疫抑制治疗有可能缓解病情。滤泡性细支气管炎通常作为基础疾病的一部分进行治疗。气道中心性肺间质纤维化的最佳治疗方案尚不明确。部分患者使用全身性或吸入性糖皮质激素治疗，病情有所改善，但是仍有近半数患者病情仍然进展。缩窄性细支气管炎通常呈进展性，对治疗的应答较少。

（范洪伟）

shèqū huòdéxìng fèiyán

社区获得性肺炎（community-acquired pneumonia）
医院外罹患的感染性肺实质炎症。大多数社区获得性肺炎患者病情轻，只需在门诊治疗，病死率低，少数患者病情重，需住院或重症监护治疗病房（intensive care unit, ICU）治疗，病死率高。

病因及发病机制　常见致病菌包括肺炎链球菌、流感嗜血杆菌、肺炎支原体、肺炎衣原体、金黄色葡萄球菌、军团菌、革兰阴性杆菌、病毒、结核分枝杆菌等。社区获得性肺炎病情严重程度与合并症影响常见的致病菌分布。无基础疾病，无慢性心肺疾病，可在门诊治疗者，其常见致病菌为肺炎链球菌、肺炎衣原体、肺炎支原体和病毒；伴心肺疾病，可在门诊治疗者，其常见病原体为肺炎链球菌、革兰阴性杆菌；若有神经系统疾病，可能有厌氧菌感染；有心肺疾病，需住院治疗者，其常见致病菌为革兰阴性杆菌、肺炎链球菌、流感嗜血杆菌、肺炎支原体、肺炎衣原体、厌氧菌、结核分枝杆菌和真菌少见，可存在混合感染；无心肺基础疾病，需住院者，其常见致病菌为肺炎链球菌、流感嗜血杆菌、肺炎支原体、肺炎衣原体、军团菌、病毒等，常为混合感染。重症社区获得性肺炎常见致病菌为肺炎链球菌、军团菌、流感嗜血杆菌、肠杆菌、金黄色葡萄球菌、肺炎支原体和病毒等。对于有结构性肺病（支气管扩张症、肺囊性纤维化、弥漫性泛细支气管炎）、慢性阻塞性肺疾病、近期应用过抗生素、使用糖皮质激素和粒细胞缺乏症者，铜绿假单胞菌应纳入致病菌。军团菌肺炎病情重，主要见于住院和 ICU 患者，多见于老年男性、吸烟、体弱、有心肺疾病、糖尿病和慢性肾衰竭者。金黄色葡萄球菌肺炎主要见于流行性感冒流行季节。肺孢子菌是艾滋病患者社区获得性肺炎最重要的致病菌，特别是 $CD4^+T$ 细胞绝对计数 < 200 个/μl 者。非艾滋病患者也可感染肺孢子菌，很少见，主要见于恶性肿瘤、糖尿病、使用糖皮质激素和器官移植者，常为混合感染，病情危重，病死率高。

临床表现　通常表现为发热、咳嗽，伴或不伴咳痰，痰液为黏痰、脓痰、铁锈色痰、咯血或恶臭痰，伴畏寒、寒战、头痛、恶心、呕吐、腹泻和肌肉关节酸痛等全身中毒症状，部分患者体温正常，少数患者表现为低体温，是预后不良的征兆。胸部体格检查可发现肺实变体征，叩诊为实音，触觉语颤和语音传导增强，可闻及管状呼吸音，受累区域常有湿性啰音，部分患者可发现胸腔积液或闻及胸膜摩擦音。

诊断　诊断依据：①新出现的咳嗽、咳痰，或原有呼吸道症状加重，并出现脓痰，可伴胸痛、发热、肺实变体征或湿啰音，白细胞计数 $\geq 10 \times 10^9/L$，或 $< 4 \times 10^9/L$，伴或不伴中性粒细胞核左移。②胸部 X 线或 CT 检查发现浸润阴影、肺间质病变或脓肿，是诊断社区获得性肺炎的关键，可伴或不伴胸腔积液。③除外肺部肿瘤、非感染性肺间质疾病、肺水肿、肺栓塞和肺血管炎等。

可在门诊进行治疗者可不进行病原学检查，但初始经验性治疗无效者，需住院或住 ICU 患者应进行病原学检查，包括血培养、经口痰或气管吸出的分泌物、纤维支气管镜肺泡灌洗液和胸腔积液进行涂片和培养，血清肺炎支原体与肺炎衣原体抗体检测。重症社区获得性肺炎患者应进行军团菌检测，如尿军团菌抗原、血清军团菌抗体。

社区获得性肺炎患者应根据年龄、基础疾病（免疫功能低下、慢性心力衰竭、肝硬化、慢性肾衰竭、糖尿病、恶性肿瘤、酗酒等）、体格检查（新发意识障碍、低血压、呼吸频率增快）、血气分析及血生化检查等评估患者病情，决定患者在门诊或住院进行治疗。评估方法有多种，英国胸科协会制定的 CURB-65 评分法简单易行，应用普遍。CURB-65 评分法：新出现的意识障碍（1 分）；血尿素氮 $> 7mmol/L$（1 分）；呼吸频率 ≥ 30 次/分（1 分）；舒张压 $< 60mmHg$ 或收缩压 $< 90mmHg$（1 分）；年龄 > 65 岁（1 分）。0 分和 1 分者病死率为 1.5%，可在家治疗；2 分者病死率为 9.2%，宜住院治疗；3 分或 3 分以上者病死率 22%，可能需住 ICU 治疗。

重症社区获得性肺炎诊断的主要标准：①有创机械通气。②感染性休克需血管活性药。次要标准：①呼吸频率 ≥ 30 次/分。②$PaO_2/FiO_2 \leq 250$。③多肺叶浸润。④意识障碍。⑤血尿素氮 $> 7mmol/L$。⑥外周血白细胞计数 $< 4 \times 10^9/L$。⑦外周血血小板计数 $< 100 \times 10^9/L$。⑧低体温。⑨低血压需积极的液体复苏。诊断重症社区获得性肺炎需 1 条主要标准或 3 条次要标准。

治疗 包括一般治疗、抗感染治疗和重症患者的生命支持治疗。

一般治疗 旨在缓解症状，减少并发症，改善一般状况和基础疾病的治疗，包括适当镇咳、祛痰、氧疗、退热、维持水电解质平衡和营养支持治疗等。

抗感染治疗 是治疗的根本。原则如下：①经验性抗感染治疗应根据社区获得性肺炎的严重程度、患者年龄、合并症等进行分层，根据常见病原菌选择适当的抗生素。对无合并症在门诊治疗者，肺炎支原体、肺炎衣原体和肺炎链球菌是最常见病原体；住院患者的常见病原体包括肺炎链球菌、流感嗜血杆菌、肺炎支原体和肺炎衣原体；住 ICU 患者的病原菌还需考虑军团菌、肠杆菌科细菌和铜绿假单胞菌。有结构性肺病者应将铜绿假单胞菌纳入抗菌范围。②选择抗生素时必须参考当地的细菌耐药性调查结果，不可盲目地照搬国外的指南推荐。③应尽快开始抗生素治疗。④根据患者的具体情况选择充分的剂量和恰当的给药方式。

抗生素的疗程通常为 7~10 天，在退热或呼吸道症状明显改善后 3~5 天停药，但需视疾病严重程度和病原体而异。普通细菌感染，退热后 3 天即可停药；金黄色葡萄球菌、铜绿假单胞菌、肺炎克雷伯菌和厌氧菌感染的疗程宜在 2 周以上；军团菌、肺炎支原体和肺炎衣原体感染的疗程至少 2 周。通常有效抗感染治疗 3~5 天后病情开始缓解。对初始经验性抗生素治疗无反应者，应从患者、细菌和药物多方面寻找原因，如诊断是否正确，是否存在痰液引流不畅、气道阻塞或肺脓肿，是否存在细菌耐药或特殊病原体，药物剂量或给药方式是否恰当等。患者病情改善，胃肠功能正常，可将抗生素从静脉序贯为口服给药。

重症患者的生命支持治疗 适用于出现意识障碍、休克、呼吸衰竭等脏器功能不全的患者，应转入 ICU。

随访 社区获得性肺炎康复者应随访胸部影像学，以证实肺部病变吸收或存在其他潜在疾病，如肿瘤。影像学改善落后于临床症状好转，故胸部影像学随诊时间宜在停止抗生素治疗后 7~12 周内。

预防 戒烟、避免酗酒有助于预防此病，接种肺炎链球菌疫苗和流感疫苗可减少某些特定人群患肺炎。

（范洪伟）

hūxījī xiāngguānxìng fèiyán

呼吸机相关性肺炎（ventilator-associated pneumonia，VAP）插管或机械通气 48 小时后至拔管后 48 小时内发生的肺炎。是机械通气患者最常见的医院感染，重症监护治疗病房（intensive care unit，ICU）中近半数的抗生素使用量用于治疗 VAP。其发生率因机械通气的时间不同及所用的诊断标准不同而异，9%~27% 机械通气患者会发生 VAP，约 5/1000 个机械通气日。VAP 的发生导致患者住院时间及入住 ICU 时间延长，其归因死亡率也高达 9%。

VAP 与人工气道建立后削弱

了正常气道对病原菌的防御能力有关，气管插管损伤气道上皮，刺激气道分泌物，致病原菌不经过鼻腔和口咽的过滤而直接进入下呼吸道。接受机械通气治疗患者通常有严重的原发病，伴昏迷、营养不良、免疫力低下或器官功能衰竭等，成为上呼吸道病原菌定植的危险因素。糖皮质激素、镇静药、制酸药、抗生素等大剂量联合使用，常导致菌群失调及耐药菌株的出现。

根据发生时间 VAP 分类如下。①早发 VAP：发生在机械通气 4 天以内，主要由大部分抗菌药物敏感的病原菌（如甲氧西林敏感的金黄色葡萄球菌、肺炎链球菌）引起。②晚发 VAP：发生在机械通气后 5 天以上，主要由多重耐药菌或泛耐药菌（如铜绿假单胞菌、鲍曼不动杆菌、耐甲氧西林金黄色葡萄球菌）引起。在中国，VAP 的致病菌多为铜绿假单胞菌和鲍曼不动杆菌，部分早发 VAP 也可由多重耐药的病原菌（如铜绿假单胞菌或耐甲氧西林金黄色葡萄球菌）引起。

临床症状和体征高度疑似者，结合影像学检查和呼吸道分泌物的病原学分析可确诊。具体诊断标准可参考医院获得性肺炎诊断部分。

预防措施：①无特殊禁忌证者，床头抬高 30°~45°，至少每 8 小时检查 1 次。②每天评估患者的呼吸功能及使用呼吸机的必要性，保证患者尽早脱机。③接触患者、呼吸机前后均应用皂液-流动水或含酒精快速手消毒液进行手卫生。④遵照卫生行政管理部门的相关规定进行呼吸机清洗和消毒。⑤不需定期更换呼吸回路，若管路破损或污染应及时更换。⑥不需每天更换机械通气患者的密闭式吸痰装置。⑦开展 VAP 监测，将监测结果及预防成果及时反馈给临床医务人员。

（马小军）

yánzhòng jíxìng hūxī zōnghézhēng
严重急性呼吸综合征（severe acute respiratory syndrome, SARS）

由 SARS 冠状病毒引起，有明显传染性，可累及多个器官系统的特殊肺炎。是 2003 年源于中国的新发急性呼吸道传染病。

SARS 于 2002 年 11 月首先在中国广东出现，播散到 24 个省、直辖市、自治区或地区，并扩散到亚洲、美洲和欧洲的 32 个国家。截至 2003 年 8 月 7 日，全球共报道 8422 例，死亡 916 人，病死率 10.9%。2003 年 3 月 17 日，WHO 建立全球网络实验室，联合探索 SARS 的病原体。2003 年 4 月 16 日 WHO 宣布一种新型冠状病毒是 SARS 的病原体，命名为 SARS 冠状病毒（SARS-CoV）。2003 年 SARS 流行呈现以下特点：医院、家庭聚集性发病使此次流行具有群体发病特征，表现为医院感染和家庭内感染，医务人员、就诊患者和探视家属的患病率高。由于现代交通工具便捷、迅速，疾病传播速度快，呈地区跳跃性，大都市疫情严重。

病原学 已知的冠状病毒分为 3 个群，第一、二群为哺乳动物冠状病毒，第三群为禽类冠状病毒。人冠状病毒有 HCoV-229E 和 HCoV-OC43 两个血清型，是普通感冒和慢性支气管炎急性加重的重要病原体。基因组学研究表明，SARS-CoV 与已知的 3 群冠状病毒均不同。血清学筛查表明，此前该病毒从未在人类中流行。

SARS-CoV 属冠状病毒科冠状病毒属，是有包膜的 RNA 病毒，形态与经典冠状病毒相似。在室温 24℃ 条件下，该病毒可以在尿液、痰液、粪便和血液中存活，也可在塑料、玻璃、金属等材料表面存活 2~3 天。SARS-CoV 对温度敏感，随温度升高，抵抗力下降，56℃ 加热 90 分钟、75℃ 加热 30 分钟能灭活病毒。紫外线照射 60 分钟能杀灭病毒。对有机溶剂敏感，75% 乙醇 5 分钟、含氯消毒剂 5 分钟均可灭活该病毒。

流行病学 SARS 患者是此病的传染源，传染性在整个症状期持续存在，热退后传染性下降。恢复期患者的排泄物中仍有病毒，但尚无数据证实此时仍有传染性。尚未发现潜伏期具有传染性。SARS-CoV 感染以显性感染为主，少数为症状不典型的轻症患者，可能有极少数隐性感染者，尚未发现隐性感染者有传染性，轻症患者不是重要的传染源。

呼吸道传播和密切接触是最主要的传播途径，尤其是近距离飞沫传播，为 SARS 患者气管插管或支气管镜检查时尤其危险。经肠道传播的可能性尚不能除外。人群普遍对 SARS-CoV 易感。从患者年龄分布看，20~30 岁发病人数最多，10 岁以下儿童最少，儿童感染率较低的原因不明。老年人病死率高，可能与老年人免疫力差、基础病多有关。

发病机制 尚未阐明。体外实验发现 SARS-CoV 通过与细胞膜融合进入细胞。SARS-CoV 由呼吸道进入人体，在呼吸道上皮细胞内复制，形成病毒血症。SARS-CoV 可侵犯气管支气管上皮细胞、肺泡上皮细胞、血管内皮细胞、巨噬细胞、肠道黏膜上皮细胞、肾远曲小管上皮细胞和淋巴细胞。

肺是 SARS-CoV 感染的最主要靶器官，可引起肺间质内巨噬细胞和淋巴细胞浸润，活化的巨噬细胞和淋巴细胞释放炎症因子和自由基，促使肺泡毛细血管通透性增加，诱发纤维组织增生，引起弥漫性肺泡损伤。早期肺脏病理改变为肺水肿和透明膜形成，符合早期急性呼吸窘迫综合征的表现，随后肺泡腔内出现细胞性纤维黏液样机化渗出物，局灶性肺泡出血，小气道内可见炎性坏死碎屑。病变严重或恢复不良的患者进入弥漫性肺泡损伤增殖期和纤维化期，增生的细胞包括成肌纤维细胞和成纤维细胞，并产生胶原纤维。弥漫性肺泡损伤和肺实变是低氧血症的病理基础。

SARS-CoV 感染的另一靶器官是免疫系统。SARS 患者外周血白细胞计数正常或减低，淋巴细胞减少，T 细胞、CD4$^+$ T 细胞和 CD8$^+$T 细胞明显减少，病情越重，T 细胞减少越明显。SARS-CoV 可感染淋巴细胞，淋巴细胞减少与 SARS-CoV 的细胞毒作用和诱导细胞凋亡作用有关。

SARS-CoV 可感染小肠黏膜上皮细胞和肾远曲小管上皮细胞，对疾病传播也许有一定意义。

临床表现 SARS 的潜伏期一般在 2 周内，多为 1~10 天。急性起病，表现为发热，伴畏寒、寒战、肌肉酸痛、头痛、头晕和全身不适等，部分患者有恶心、呕吐或腹泻等消化道症状，咽痛、流涕等上呼吸道感染症状少见。起病 3 天后出现下呼吸道症状，主要表现为干咳、胸痛、胸闷、气促和呼吸困难，咳痰少见。仅部分患者在肺底可闻及湿啰音。呼吸道症状严重，肺部体征轻是此病的临床特征之一。此时胸部 X 线片发现肺部浸润阴影，低氧血症常见。起病后第 3 ~ 12 天，病情突然加重，以低氧血症为突出表现，约 20% 的患者因呼吸衰竭而进行机械通气。随病程进展和有效治疗，病情逐渐稳定，体温下降，呼吸道症状缓解，肺内病变完全吸收。少数患者遗留少许纤维条索影，长期随访也可完全吸收。轻症患者仅有发热等全身症状，无呼吸系统症状。

继发感染是 SARS 最主要的并发症。继发感染的相关危险因素包括：①老年。②合并慢性肺病、糖尿病和恶性肿瘤。③重症患者。④病程超过 2 周。⑤使用大剂量糖皮质激素。⑥预防性应用抗生素。⑦侵入性操作与治疗。肺是最常见的继发感染部位，表现为治疗过程中病情突然加重，或病情改善后再度加重，体温下降后再度升高，肺部出现新的体征，胸部 X 线出现新的病灶或原有病灶增大。常见致病菌包括细菌、结核分枝杆菌和真菌。

部分恢复期患者出现股骨头无菌性坏死，骨质缺血性改变也可发生在肩关节、膝关节或长骨骨干。

辅助检查 包括以下几方面。

一般检查 外周血白细胞计数正常或偏低，淋巴细胞减少，T 细胞、CD4$^+$T 细胞和 CD8$^+$T 细胞明显减低，降低程度与病情严重程度相关。肝功能轻度异常，肾功能正常，可有活化部分凝血活酶时间（APTT）延长，D-二聚体水平升高。

病原学检查 用聚合酶链反应（polymerase chain reaction, PCR）方法可测定各种标本中的 SARS-CoV RNA，该法特异性高，敏感性不足，PCR 结果阴性尚不能除外 SARS。中国制定的 SARS-CoV RNA 阳性标准必须符合以下三者之一：①至少需要两个不同部位的标本检测阳性。②至少间隔 2 天的同一种临床标本检测阳性。③使用两种不同的方法。第二个实验室检测同一份标本呈阳性，方可确定 SARS-CoV RNA 阳性。应用酶联免疫吸附试验测定血清或血浆中 SARS-CoV N 蛋白可辅助早期诊断，发病早期（3~10 天）N 蛋白阳性率较高，发病 10 天以上，阳性率逐渐下降。

SARS-CoV 抗体检测包括 IgG、IgM 和总抗体，急性期与恢复期血清抗体转阳或效价升高 4 倍以上，均可诊断 SARS，以 IgG 抗体和总抗体检测更可靠。单份血清抗体阳性，尤其是低效价阳性，因可能存在交叉抗体或非特异性反应，此时阳性结果的判读需谨慎，必须密切结合临床。SARS-CoV 抗体阴性不能排除 SARS-CoV 感染，可用 Vero-E6 和 Vero 细胞分离 SARS-CoV，但不能用于快速诊断，且需要在生物安全度 3 级实验室进行，难以用于临床实践。

影像学检查 在 SARS 初期，病变以肺下野和肺野外带多见，呈现不同程度的片状、斑片状或磨玻璃状阴影，少数为突变影。有时病灶密度较低或与膈或心影重叠，X 线片可能难以发现，胸部 CT 检查有助于早期发现肺部病变，以磨玻璃影和突变为主，胸腔积液、空洞和淋巴结肿大少见。随病程进展，肺内病变也呈现进展趋势，严重病例病变进展迅速，由单发病灶进展为多发病灶或弥漫性病变，由一侧肺发展到双肺，短期内融合成大片阴影甚至白肺。

诊断 根据流行学史、临床表现、影像学检查及病原学检查，并除外其他肺炎。国家卫生部颁发的 SARS 诊疗方案，SARS 的诊断分为医学观察者、疑似病例、临床诊断和确定诊断。①近 2 周内与 SARS 患者或疑似患者有接触史且无临床表现者，为医学观察者，居家隔离观察，或集中隔离观察。②对于缺失流行病学史，有 SARS 相关表现，列为疑似病例，进一步追踪流行病学史和寻找病原学诊断依据；有流行病史，有发热等临床表现，但尚无肺部影像学改变者，也列为疑似病例，密切追踪肺部影像学改变，一旦出现肺部病变，排除其他疾病后，可作出临床诊断。③有明确的流行病学史，相应的临床表现和肺部影像学改变，除外其他疾病，可作出 SARS 临床诊断。④只有当分泌物 SARS-CoV RNA 阳性、血清 SARS-CoV 特异性 N 蛋白检测阳性，或血清 SARS-CoV 抗体阳性或效价升高在 4 倍以上，才可确诊 SARS。

具备下列三项中的任何一项，均可诊断重症 SARS。①静息状态下呼吸频率 ≥ 30 次/分（成年人），伴下列情况之一：胸部 X 线片显示多叶病变或病灶总面积在正位胸部 X 线片上占双肺面积的1/3以上；或48小时内病灶面积增大超过50%，且在正位胸片上占双肺面积的 1/4 以上。②$PaO_2/FiO_2 \leq 300$。③出现休克或多器官功能障碍综合征。

鉴别诊断 SARS 早期表现与流行性感冒等病毒感染类似，应注意鉴别。出现肺部病变后应与社区获得性肺炎鉴别，特别是肺炎支原体、肺炎衣原体、军团菌及其他病毒感染所致肺炎，重症 SARS 应与急性间质性肺炎、肺间质纤维化和急性呼吸窘迫综合征鉴别。

治疗 尚无有效抗病毒药物，以对症支持、治疗并发症和隔离为主。

一般治疗 患者应卧床休息，鼻导管吸氧，维持水电解质平衡。每天监测血氧饱和度，定期复查血常规、尿常规、生化检查、T 细胞亚群和胸部 X 线片等。给予解热镇痛药退热和镇痛。咳嗽、咳痰患者给予镇咳药和祛痰药。

糖皮质激素治疗 中国学者在 SARS 救治中多主张使用糖皮质激素（简称激素），旨在抑制异常的免疫病理反应，减轻全身炎症反应，改善患者的一般状况，减轻肺内渗出，防止或减轻后期的肺纤维化。具备下列指征之一者可考虑使用激素：①高热持续 3 天以上，对症治疗无效，且中毒症状重。②胸部 X 线片显示多发或大片阴影，48 小时内病灶面积扩大超过 50%，且在正位胸片显示病变占双肺面积的 1/4 以上。③达到急性肺损伤或急性呼吸窘迫综合征的诊断标准。成人推荐剂量相当于甲泼尼龙 2 ~ 4mg/（kg·d），若病情改善或肺内阴影及时吸收，应及时减量，由静脉给药序贯为口服，疗程不宜超过 4 周。激素使用期间应严密监测不良反应，疗程不宜过长。若出现病情恶化，首先明确有无继发感染，不宜盲目增加激素剂量。SARS 患者使用激素尚存争议，尚无循证医学证据支持该治疗可使患者获益。

抗生素治疗 SARS 患者应用抗生素的目的有两个，其一是早期应用，通过治疗反应与社区获得性肺炎鉴别，其二是治疗晚期的细菌和真菌感染。早期应用时应按社区获得性肺炎的治疗原则，选用对肺炎链球菌、肺炎支原体、肺炎衣原体、流感嗜血杆菌有效的药物，如喹诺酮类或 β-内酰胺类联合大环内酯类等。晚期继发感染属于医院感染，应尽可能明

确病原学诊断，选择对医院感染有效的药物治疗。

机械通气 适用于面罩吸氧不能改善氧合的重症患者。理论上患者应在负压隔离室，并使用动力空气净化系统，呼气和吸气系统加用 N95 滤过膜，人工气道吸引系统采用封闭系统。不具备上述条件的情况下，应注意病房通风和医务人员的隔离防护，避免医院内传播。重症患者宜首选无创正压人工通气，其操作简单，传染的风险小，适应证为：①呼吸频率>30 次/分。②吸氧 5L/min 条件下 $SpO_2 < 93\%$。患者不耐受无创通气，或无创通气不能满意改善氧合，病情呈现恶化趋势，有危及生命的表现，或出现多器官功能障碍综合征，应进行有创机械通气。气管插管时尤其应做好医护人员的防护措施。

其他治疗 胸腺肽、干扰素和静脉注射免疫球蛋白对 SARS 的疗效不肯定。恢复期血浆的临床疗效也未被证实，对确诊的重症患者，严密观察下可试用。

预防 SARS 已列为法定乙类传染病，参照甲类传染病管理。管理和控制传染源，预防控制医院内传播为主的综合防控措施，做到"早发现、早报告、早隔离、早治疗"，强调就地隔离，就地治疗，避免远距离传播。SARS 患者是主要的传染源，隔离是控制传播的重要举措。疑似患者和临床诊断患者应分别单间隔离，确诊患者可以在多人病房隔离。症状期密切接触者均应实施医学观察，通常采用家庭医学观察，必要时可集中医学观察，但应注意避免交叉感染。隔离观察期为 14 天（自最后接触日算起）。SARS 主要通过呼吸道和接触方式在人与人之间传播，切断这一途径是控

制 SARS 流行的关键。患者应收在严格管理的独立病区，保证病房通风良好，办公区域与病房相对独立，建立、健全医院感染管理组织和制度是防止医院内传播的基本措施。医护人员的防护措施非常重要，包括口罩、手套、防护服、护目镜或面罩、鞋套等。SARS 疫苗正在研发中，是否能有效预防 SARS 尚待确定。

(范洪伟)

bìngdúxìng fèiyán

病毒性肺炎 （viral pneumonia）

病毒感染所致肺部炎症。病毒是引起呼吸道感染的常见病原体，引起上呼吸道感染和下呼吸道感染，严重者可导致肺炎而危及生命。病毒性肺炎是上呼吸道感染向下蔓延的结果，主要见于婴幼儿、免疫缺陷者和老年人。病毒性肺炎的病原体包括原发性呼吸道感染的病毒，如流感病毒、呼吸道合胞病毒、副流感病毒、麻疹病毒和腺病毒等；机会性肺炎的病毒，如巨细胞病毒、水痘-带状疱疹病毒、单纯疱疹病毒等，主要见于严重免疫力低下的人群。近年来不断发现的新病毒可引起人类严重肺炎，如 SARS 冠状病毒、高致病性禽流感病毒（如 H5N1、H7N9 等）及中东冠状病毒。

流感病毒肺炎　①原发性病毒性肺炎：最少见，病情重，病死率高，特别易累及有心脏病的患者，尤其是二尖瓣狭窄患者。临床表现为持续高热，进行性呼吸困难，胸部 X 线显示双肺弥漫性间质性炎症，常伴严重的低氧血症，呼吸道分泌物可分离出流感病毒，血和痰培养无细菌生长。②继发性细菌性肺炎：是流行性感冒病程中继发的细菌性肺炎，表现为流行性感冒起病 2～3 天，

症状一度改善，但随后出现细菌性肺炎的症状和体征，呼吸道分泌物不易分离出病毒，能分离出细菌。常见致病菌为肺炎链球菌、金黄色葡萄球菌和流感嗜血杆菌。③病毒和细菌混合性肺炎：最常见，兼具前两者的表现，但肺内累及范围常不如原发性病毒肺炎广泛。神经氨酸酶抑制剂对甲型流感病毒有效，可抑制流感病毒复制，减轻流行性感冒的症状，缩短病程。合并细菌性肺炎者，应根据当地的细菌流行病学资料，选用敏感抗生素治疗，同时给予积极的对症及生命支持治疗。

副流感病毒肺炎　主要见于婴幼儿，老年人偶尔可引起肺炎。副流感病毒在儿童和成年人常表现为普通感冒。副流感病毒分 4 个血清型，1 型和 2 型是婴幼儿喉炎支气管炎的主要病原体，3 型在 1 岁以上幼儿表现为细支气管炎和肺炎，4 型病毒感染仅有轻度呼吸道症状。诊断依据鼻咽分泌物分离病毒，或病毒抗原检测或血清学试验。尚无有效的抗病毒药，以对症支持治疗为主。

麻疹病毒肺炎　多见于婴幼儿，主要发生在出疹前和出疹期，引起病情恶化。表现为持续高热、咳嗽加剧、呼吸困难和发绀，体格检查发现三凹征，肺部湿啰音。约 1/3 患儿合并细菌感染，病原菌以肺炎链球菌、金黄色葡萄球菌和流感嗜血杆菌多见。胸部 X 线表现为肺纹理增粗和网格状阴影，主要累及下叶。合并细菌感染者可出现肺实变和胸腔积液。麻疹有特征性口腔黏膜斑和皮疹，结合流行病学史和血清特异性抗体常能确诊。尚无有效抗病毒药，以对症支持治疗为主。合并细菌感染者，应尽可能明确病原学诊断，选用敏感抗生素治疗。

水痘-带状疱疹病毒肺炎　水痘-带状疱疹病毒原发感染引起水痘，主要见于儿童，儿童水痘并发肺炎的发生率为 4%，成年人水痘并发肺炎的发生率为 16%～38%，成人水痘的病死率明显高于儿童。水痘-带状疱疹病毒肺炎多在出疹后 1～6 天发生，90% 的病例是成年人。轻症者仅有胸部 X 线检查异常表现，无临床表现。重症患者表现为发热、干咳、咯血、胸痛和呼吸困难等，肺部体征较少。胸部 X 线检查表现为两肺弥漫性结节浸润或网格状阴影，常分布于肺门和肺底，可伴胸腔积液和纵隔淋巴结肿大。免疫功能缺陷者和孕妇病情凶险，病死率高。水痘具有特征性皮疹，常能据此作出诊断。病毒分离和特异性抗体检测有助于诊断。阿昔洛韦对此病有效。特异性水痘-带状疱疹病免疫球蛋白对肺炎无治疗效果，对高危者暴露后预防有效。

单纯疱疹病毒肺炎　主要见于免疫力低下者，尤其是骨髓移植等器官移植者。临床表现为发热、咳嗽和呼吸困难。常伴弥漫性口腔疱疹，病变沿气管和支气管向下蔓延，坏死性气管炎和坏死性食管炎常同时存在。肺部可有湿啰音。低氧血症明显，迅速进展到呼吸衰竭。胸部 X 线检查显示灶性或多灶性浸润病变，或弥漫性间质病变。肺组织病理改变为弥漫性间质炎症，坏死、出血和嗜酸性包涵体。单纯疱疹病毒肺炎可合并细菌、真菌和巨细胞病毒感染。此病诊断困难，病毒分离是诊断的主要依据。支气管镜毛刷、灌洗和活检取得下呼吸道标本进行细胞学和组织学检查，发现多核巨细胞和嗜酸性包涵体有助于诊断，但不能区分单

纯疱疹病毒和水痘-带状疱疹病毒。双份血清抗体效价4倍升高有助于原发性感染的诊断，对复发性感染诊断价值有限。抗病毒治疗首选阿昔洛韦，器官移植患者预防性使用阿昔洛韦治疗，可显著降低单纯疱疹病毒感染的发病率。

巨细胞病毒肺炎 可发生在免疫力正常的宿主，但更多见于免疫力低下者。病理改变为粟粒样病变，表现为多发灶性坏死，肺泡出血，纤维蛋白沉积和中性粒细胞浸润，也可表现为弥漫性肺间质病变，肺泡细胞增生，间质水肿，淋巴细胞浸润，病变中含大量特征性多核巨细胞。

免疫力正常者巨细胞病毒肺炎表现为发热、咳嗽、咳痰。胸部X线影像显示双肺斑片影或肺间质病变，以双下肺为主。常伴肝酶水平升高。病程约4周，可自限。免疫力低下者该种肺炎的发生率高，骨髓移植患者的病死率高，尤其是异基因骨髓移植者。骨髓移植患者巨细胞病毒肺炎主要发生在移植后1~3个月内，病死率达85%；肾移植患者该病主要发生在移植后4个月内，病死率达48%；艾滋病患者该病的发病率低于器官移植患者。

免疫力低下者罹患该病表现为持续发热、干咳和呼吸困难。影像学表现为粟粒样病变者常快速进展为呼吸衰竭，数天内即需机械通气或死亡；表现为间质病变者起病隐匿，进展相对缓慢的低氧血症，肺部最初为灶性浸润，数日或数周后向两肺播散，X线检查异常常先于临床表现。巨细胞病毒肺炎常合并细菌、真菌、分枝杆菌或其他病毒感染，以及非感染因素。

巨细胞病毒肺炎诊断困难，主要依靠肺泡灌洗或肺活检进行病毒分离或病理学检查，单克隆抗体技术可提高组织学检查的敏感性，分离病毒时也能较快确定存在巨细胞病毒。外周血应用聚合酶链反应扩增巨细胞病毒的DNA，可迅速明确存在病毒血症，或外周血白细胞内检测到pp65抗原，均提示存在活动性巨细胞病毒感染，有助于此病诊断。IgG抗体仅表明感染过巨细胞病毒，IgM抗体有助于近期活动性感染或急性感染的诊断。更昔洛韦和膦甲酸钠对巨细胞病毒有效，肺炎者选用更昔洛韦，联合免疫球蛋白或巨细胞病毒免疫球蛋白。膦甲酸钠对肺炎的疗效尚不肯定。使用大剂量阿昔洛韦或更昔洛韦可有效预防骨髓移植患者巨细胞病毒肺炎，降低病死率。巨细胞病毒免疫球蛋白和阿昔洛韦可有效预防肾移植患者的巨细胞病毒病。

（范洪伟）

zhīyuántǐ fèiyán

支原体肺炎（mycoplasma pneumonia）

肺炎支原体感染所致肺部炎症。曾称非典型肺炎。1944年伊顿（Eaton）等首先从非典型肺炎患者的痰液中分离到病原体，1961年鉴定为肺炎支原体。肺炎支原体是社区获得性呼吸道感染最常见的病原体之一。全球血清流行病学调查显示肺炎支原体感染率高。约20%的社区获得性肺炎是肺炎支原体所致，在门诊治疗的社区获得性肺炎患者中肺炎支原体的检出率更高。

病原学 支原体是能在无生命培养基上生长的最小生命体，比细菌小，无细胞壁，仅有细胞膜，呈杆状，革兰染色不着色。已发现150种支原体，仅有4种对人类致病，分别为肺炎支原体、人支原体、生殖支原体和解脲脲原体。

流行病学 肺炎支原体在人群中通过飞沫方式传播，全年均可发病，但以秋冬季较多见。肺炎支原体可在相对封闭的环境中流行，如军营、幼儿园和家庭。肺炎支原体可感染所有年龄组人群，但以5~20岁人群的支原体肺炎发病率最高。3岁以下幼儿感染主要表现为上呼吸道感染，5~20岁年龄组主要表现为支气管炎和肺炎。支原体肺炎以成人多见。感染后免疫力不持久。

发病机制 尚不清楚，与支原体侵入组织后造成直接损害和自身免疫反应有关。支原体感染后可产生自身抗体，因为宿主组织中含有与支原体相似的抗原成分，或支原体改变了某些宿主的抗原结构，使机体产生自身抗体，造成组织损伤。肺炎支原体感染主要的病理改变为急性支气管炎、细支气管炎、支气管肺炎和间质性肺炎。气管黏膜充血、水肿，上皮细胞脱落，伴中性粒细胞浸润。肺泡及间质有中性粒细胞、单核细胞、淋巴细胞和浆细胞浸润，肺泡壁与间质增厚。支原体肺炎可导致闭塞性细支气管炎伴机化性肺炎。

临床表现 多为无症状感染或表现为上呼吸道感染，仅少数病例发展为肺炎。潜伏期2~3周，起病初期表现为乏力、咽痛、肌肉酸痛和上呼吸道感染症状，肺炎的典型表现为顽固性干咳，夜间明显，无痰或咳少量白痰，偶有黄痰，伴中度发热或体温正常。可伴鼻窦和耳部疼痛。体格检查常无异常发现，肺部体征少，偶可闻及干鸣音与湿啰音。可出现多种肺外表现。皮疹表现为斑丘疹、结节红斑、多形性红斑、疱疹，甚至表现为斯蒂芬斯-约翰逊（Stevens-Johnson）综合征。中枢神经系统损害包括无菌性脑膜炎、脑膜脑炎、急性脊髓炎、急性播散性脑脊髓膜炎，可能遗留后遗症。支原体肺炎的冷凝集抗体可引发溶血性贫血。此外，支原体肺炎还可并发心包炎和心肌炎，多关节痛，关节炎少见。胸部 X 线影像学最常见表现为支气管周围炎、间质性肺炎或下叶片状实变，可有少量胸腔积液。

诊断 有下列表现者应疑诊此病：①青少年患者，病情轻，干咳为主，肺部体征少，症状与体征不平行。②胸部 X 线检查病变相对较轻，多变或呈磨玻璃样。③白细胞不增多。④肺外表现多。确诊需分离病原体或血清学检查。从呼吸道分泌物或肺组织中可分离出肺炎支原体，但其培养技术要求高，耗时长，临床工作多不采用。血清学检查是诊断支原体感染的常用方法，可采用补体结合试验、间接凝血试验或酶联免疫吸附试验检测 IgM 或 IgG 抗体，酶联免疫吸附试验的敏感性和特异性均较高。急性期与恢复期双份血清的 IgG 抗体效价 4 倍升高或 IgM 抗体阳性有诊断意义。聚合酶链反应检测 DNA 也有较高敏感性和特异性，但因探针和分析缺乏标准化，尚未广泛用于临床。

治疗 大环内酯类、四环素类和喹诺酮类药是治疗支原体肺炎的选择，但已出现对大环内酯类耐药的肺炎支原体，选择药物时须参考当地耐药性资料。若大环内酯类的耐药率>30%，支原体肺炎的经验性治疗不宜作为首选。

（范洪伟）

yīyuántǐ fèiyán

衣原体肺炎（chlamydia pneumonia） 肺炎衣原体感染所致肺部炎症。肺炎衣原体是社区获得性肺炎的常见病原体。与支原体肺炎不同，衣原体肺炎以老年人多见。

肺炎衣原体是专性细胞寄生的病原体，属原核生物，无细胞壁，形态和结构与含 3 层外膜的革兰阴性杆菌类似。其生长周期分为细胞内与细胞外两个阶段。细胞外为体积小且具有传染性的原体，细胞内为体积大且具有繁殖能力的网状体。原体黏附在敏感细胞表面，通过吞噬作用进入细胞内转化成网状体，网状体以二分裂方式繁殖，大量繁殖后引起细胞裂解，释放原体到细胞外，感染其他细胞。人类是肺炎衣原体的唯一宿主，在人群中通过呼吸道传播，引起儿童和成人的上呼吸道和下呼吸道感染。肺炎衣原体可在相对封闭的环境中流行，如家庭、学校、军营和监狱等。感染后免疫不持久，重复感染常见。衣原体肺炎的发病机制尚不清楚。

临床表现与其他肺炎表现相似，起病初期为上呼吸道感染，如咽痛、流涕等，随后出现肺炎的典型表现，发热、干咳、肺部湿啰音。胸部 X 线检查常见表现为下叶片状或网格状浸润影，多为单侧，也可表现为肺实变或累及双肺，不具有特征性。老年人、有基础病、合并肺炎链球菌感染者病情较重。衣原体肺炎也可出现肺外表现，如脑膜脑炎、心肌炎、吉兰-巴雷综合征、反应性关节炎等。

常与其他病原体混合感染，诊断困难。肺炎衣原体培养难度高，不适合临床应用。目前只能靠血清学诊断，双份血清抗体效价 4 倍升高可确诊，单次 IgM 抗体>1：16 或 IgG 抗体>1：512 有诊断意义。原发感染时，IgM 抗体在 3 周后才出现，IgG 抗体在 6~8 周才升高；重复感染时，IgM 抗体阴性或效价低，IgG 抗体在 1~2 周内升高，血清学检查也存在局限性。

对此病多为经验性治疗，四环素类、大环内酯类和喹诺酮类抗菌药对衣原体肺炎有效。社区获得性肺炎的治疗需覆盖非典型病原体是较为一致的观点。

（范洪伟）

jūntuánjūn fèiyán

军团菌肺炎（legionnaires pneumonia） 嗜肺军团杆菌感染所致肺部炎症。自 1976 年美国费城退伍军人协会首次暴发以来，此病发病呈全球性分布。军团菌肺炎在社区获得性肺炎中占重要地位，也可引起医院内流行。

病原学 军团菌科军团菌属有 34 种，53 个血清型，其中嗜肺军团杆菌致病力最强。嗜肺军团杆菌有 14 个血清型，以 1 型最常见。军团杆菌为革兰阴性需氧菌，有鞭毛，可运动，无荚膜，不形成芽胞。该菌生长条件复杂，只能在特殊培养基上生长。

流行病学 军团菌广泛存在于土壤和水中。现认为含有细菌的水和土壤是最主要的传染源。空调与供水系统污染是此病最主要的传播方式。细菌污染空调冷却水系统或饮用和生活用水系统，细菌通过气溶胶形式吸入呼吸道而造成肺炎。患者不是传染源，人与人之间也常不传播。此病以男性多见，儿童很少患病。易感因素包括吸烟、酗酒、老年、慢性心肺疾病和使用糖皮质激素。

发病机制 吸入感染性气溶胶是引发肺炎的主要感染方式。军团菌肺炎的典型病理改变为多叶分布的炎症，约半数病例累及双侧肺叶。镜下见严重肺泡炎和支气管炎，肺泡内有大量的中性粒细胞、单核-巨噬细胞浸润和纤维蛋白渗出。吉姆萨（Giemsa）染色、银染色或直接免疫荧光染色可在单核-巨噬细胞和中性粒细胞内外、肺泡间隔和纵隔淋巴结中找到军团菌。约 1/3 军团菌肺炎患者有菌血症，引起肺外感染。

临床表现　潜伏期为 2～10 天。前驱期表现为头痛、肌痛和不适。1 天后出现发热，多表现为高热，伴畏寒、寒战。病程初期呼吸道症状不明显，表现为轻咳、咳少许白痰，可有痰中带血。胸痛和呼吸困难常见，易误诊为肺栓塞。消化道症状常很明显，表现为恶心、呕吐、腹痛和腹泻。约半数患者有中枢神经系统症状，包括意识模糊、昏睡、头痛、幻觉、谵妄和昏迷，偶有木僵。免疫力低下患者可有多种肺外表现，如蜂窝织炎、鼻窦炎、肛周脓肿、肾盂肾炎和心内膜炎等。体格检查可发现相对缓脉，肺部干、湿啰音或肺实变体征。重症病例可并发呼吸衰竭、休克、肾衰竭、弥散性血管内凝血、血小板减少性紫癜和横纹肌溶解。

辅助检查　外周血白细胞计数增高，伴核左移。蛋白尿和血尿常见。低钠血症常见，占 50%～70%。胸部影像学表现为多发片状阴影、弥漫性浸润和间质浸润，进而演变成实变，可有少量胸腔积液。免疫力低下患者可形成空洞。影像学改善滞后于临床改善数日，影像学异常完全消退需数月。

诊断　若肺炎患者出现下列临床特征，需考虑军团菌肺炎的可能：①消化道症状，如腹泻。②意识障碍。③高热。④低钠血症。⑤肝功能异常。⑥血尿、蛋白尿。⑦β-内酰胺类或氨基糖苷类抗生素治疗无效。⑧呼吸道分泌物中白细胞多，但革兰染色细菌很少。确诊有赖于病原学检查。应行尿抗原检测，并留取呼吸道标本行军团菌培养。军团菌培养困难，需要特殊培养基，耗时长，不能起到快速诊断的作用。尿抗原检测可迅速获得结果，且不受经验性治疗的影响，常用于快速诊断，但是仅对嗜肺军团菌 1 型有诊断价值。呼吸道分泌物间接免疫荧光抗体染色也能起到快速诊断的作用，但敏感性较低，特异性高。血清学诊断需急性期与恢复期抗体效价升高 4 倍以上，或单份血清抗体效价在 1∶256 以上。血清学检查主要用于流行病学调查。

治疗　早期多首选红霉素。新型的大环内酯类（特别是阿奇霉素）和呼吸道喹诺酮类（特别是左氧氟沙星）对军团菌感染有效。这两类药物具有更强的细胞内活性，对肺组织、肺泡单核-巨噬细胞和白细胞的渗透性高，胃肠道毒性显著性减少，投药方便，均优于红霉素。其他对军团菌有效的药物包括四环素、多西环素、替加环素和复方磺胺甲噁唑。

（范洪伟）

yīngwǔrè fèiyán

鹦鹉热肺炎（psittacosis pneumonia）　鹦鹉热衣原体感染所致非典型肺炎。

病原学　鹦鹉热衣原体为革兰阴性，光学显微镜下可见，直径 0.3～0.4μm。细胞壁的结构和成分与其他革兰阴性菌相似，但无或有微量胞壁酸，细胞壁上有属特异脂多糖抗原。细胞质中有 DNA 和 RNA，并有不完全的酶系统，在宿主细胞质的空泡内增生，具有特异性包涵体。鹦鹉热衣原体对理化因素抵抗力不强。在 70% 酒精、2% 来苏水、2% 氢氧化钠、1% 盐酸、3% 过氧化氢及硝酸溶液中数分钟内可失去感染力。0.5% 苯酚、0.1% 福尔马林于 24 小时内可将其杀死。耐冷不耐热，56℃ 5 分钟、37℃ 48 小时可灭活，但 -70℃ 环境可存活数年。外界干燥的条件下可存活 5 周。四环素、氯霉素和红霉素等抗生素有抑制其繁殖的作用。

流行病学　鸟类是鹦鹉热衣原体的自然储存库，传染源主要是观赏鸟类和食用家禽，如鹦鹉、鸡、雉、鸭、鹅、火鸡和鸵鸟等，野禽也可携带病原体。某些菌株感染山羊、绵羊、犬、猫、奶牛和马，导致动物胎盘功能不全、流产或慢性呼吸道感染，人类从哺乳动物获得感染罕见。鸟类感染鹦鹉热衣原体一般无症状，部分鸟类表现为倦怠、厌食、羽毛脱落、眼鼻分泌物或腹泻。病鸟迅速死亡，或变得瘦弱或脱水。衣原体从鸟类的粪便、尿、口鼻分泌物排出体外，鸟类的排泄物和羽毛上含有衣原体。干燥的鸟类排泄物可形成感染性微粒，在室温下，衣原体可存活数月。笼养的禽类扇动翅膀，或清扫饲养场地会扬起感染性的微粒，人类吸入造成感染。嘴喙途径也可传播衣原体。人与人之间可水平传播，但不常见。此病呈全球性分布。任何年龄的人均可感染，但以青中年人多见，主要见于宠物鸟类饲养者、家禽养殖场工人、动物园工人、宠物店主、兽医和实验室工作人员。

发病机制　鹦鹉热衣原体由呼吸道吸入后迅速进入血液，进入肝、脾等单核-巨噬细胞系统，在其内部繁殖，进而引起肺部病变。对鹦鹉热的病理改变了解有限，主要来自肺活检。肺部病理改变主要是小叶性和间质性肺炎，肺泡中有炎症细胞浸润和渗出液，伴少量出血，严重者可有肺坏死。

临床表现　患者有鸟类暴露史。潜伏期为 5~14 天，长者可达 4 周。临床表现为急性发热、剧烈头痛和干咳。体温逐渐升高，伴畏寒、寒战、乏力、食欲减退、肌痛和关节痛。约 1 周出现咳嗽，咳少量黏痰或血性痰。部分患者有腹泻、意识障碍和咽峡炎。轻症者肺部体征不明显，仅有咽部充血和肺部少量湿啰音，严重者有肺部实变体征，胸膜摩擦音和胸腔积液少见。少数患者有肝大、脾大。暴发型患者会造成呼吸衰竭，需机械通气，可能致命。并发症包括呼吸衰竭、肝炎、心内膜炎和脑炎，不常见。孕妇感染可致命，特别是在孕中晚期感染。

诊断与鉴别诊断　鸟类接触者表现为急性发热、头痛、肌痛和干咳，肺炎患者伴严重头痛、脾大，且 β-内酰胺类抗生素疗效差，均应考虑此病可能。以下检查有助于诊断。①影像学检查：胸部 X 线检查显示两肺浸润灶，从肺门向外放射，下叶多见，常有弥漫性支气管肺炎或间质性肺炎的表现，偶表现为粟粒样结节或肺实变；高分辨率 CT 显示结节样浸润环绕磨玻璃影。②实验室检查：白细胞计数多正常，偶有升高，中性粒细胞计数升高或核左移。红细胞沉降率增快，C 反应蛋白增多。转氨酶水平升高和低钠血症常见，肌酸激酶升高少见。血肌酐和尿素氮轻度升高。③病原学检查：鹦鹉热衣原体的培养困难且危险，需在特殊实验室进行，临床多不采用。病原学诊断主要采用抗体检测。常用方法有补体结合试验和微量免疫荧光抗体检测，后者的敏感性和特

异性均优于前者。抗体通常在病程的 12~14 天开始上升，1 个月达高峰，维持数月。若补体结合试验效价在 1∶64 以上，微量免疫荧光抗体检测效价在 1∶16 以上，或双份血清抗体效价 4 倍升高，可作出诊断。四环素治疗可能延缓抗体产生。

治疗　多种抗菌药对鹦鹉热衣原体有抗菌活性，如四环素类、大环内酯类、磺胺类，青霉素和氯霉素有一定活性。首选四环素类，如多西环素；备选大环内酯类，如红霉素、阿奇霉素等。

（范洪伟）

xīrùxìng fèiyán
吸入性肺炎（aspiration pneumonia）

外源性物质或内源性分泌物吸入肺内所致化学性肺炎、细菌性肺炎和气道梗阻。健康人误吸常见，约半数健康人在睡眠中发生误吸，但不引起临床损害。误吸是否引起肺部炎症取决于：①下呼吸道保护机制受损，如声门关闭、咳嗽反射和其他保护机制受损。②吸入下呼吸道的有害物质的量及造成的呼吸道梗阻。大多数肺炎源于吸入口腔或鼻腔的细菌，其中肺炎链球菌、流感嗜血杆菌、革兰阴性杆菌和金黄色葡萄球菌最常见，毒力强，吸入少量即可造成肺炎，误吸通常轻微，难以发现。临床上所说的吸入性肺炎通常指易发生误吸的宿主由于吸入低毒力的条件致病菌引起的肺炎，以厌氧菌为主。

易发生误吸的危险因素如下。①意识障碍：如醉酒、癫痫、头颅外伤、全身麻醉和药物过量。②吞咽困难：如食管癌、食管憩室、气管-食管瘘、贲门括约肌松弛、痉挛、口咽部梗阻和干燥综合征等。③神经系统疾病：如脑血管意外、多发性硬化、帕金森

病、重症肌无力、假性延髓性麻痹、肌萎缩性侧索硬化等。④正常防御机制受损：如鼻胃管、气管插管、气管造口、胃镜和支气管镜等。⑤其他：如严重呕吐、大量鼻饲、咽部局麻、全身衰竭、长期平卧、大量腹水、胃轻瘫等。

化学性肺炎　源于吸入胃内容物，起病急骤，误吸 2 小时内出现呼吸窘迫和发绀，导致急性呼吸窘迫综合征（acute respiratory distress syndrome，ARDS），伴低热，肺部体检可闻及弥漫性爆裂音。胸部 X 线片显示独立肺段的浸润影，平卧位误吸常累及上叶背段和下叶上段。绝大多数患者病情迅速改善，肺部阴影消散，少数患者病情一过性好转后因继发细菌感染再度恶化，或进展为 ARDS，极少数患者误吸后病情暴发，短时间内迅速死亡，推测可能死于 ARDS。疑似误吸后，根据患者的临床表现可作出临床诊断。纤维支气管镜检查可发现气管和支气管弥漫性充血。一旦发现误吸，应立即用负压吸引器清理气道，但不能防止化学性肺炎的发生。最主要的治疗措施是呼吸功能支持，发生 ARDS 者应尽早行机械通气。糖皮质激素的应用存在争议。因难以除外细菌感染，经验性使用抗生素是合理的。

吸入性细菌性肺炎　吸入含有细菌的呼吸道分泌物等引起的化脓性炎症。其临床表现与其他细菌性肺炎的表现类似，表现为发热、咳嗽、咳痰和呼吸困难等。起病相对较缓慢，在发生误吸后数天至数周起病，多数患者表现为慢性病程，常伴消瘦和贫血。伴胃酸误吸或由金黄色葡萄球菌、革兰阴性杆菌所致肺炎起病较快。出现下列临床表现者应考虑吸入性细菌性肺炎的可能：①症状较

轻。②存在发生误吸的情况，如药物过量、醉酒、麻醉和延髓性麻痹等。③无寒战。④根据痰培养结果治疗无效。⑤痰恶臭。⑥合并牙周疾病。⑦影像学显示肺坏死，如肺脓肿或脓胸。由于厌氧菌感染的临床进展缓慢，多数患者诊断时已发生肺部坏死和化脓，表现为肺脓肿、坏死性肺炎或脓胸。上呼吸道的厌氧菌包括消化链球菌、核粒梭杆菌、棒状杆菌和拟杆菌属。大多数吸入性肺炎在社区获得，致病菌主要以需氧菌和微需氧链球菌为主，其次是厌氧菌。医院获得性吸入性肺炎以厌氧菌与革兰阴性杆菌或金黄色葡萄球菌的混合感染为主。吸入性细菌性肺炎以抗感染治疗为主，选择青霉素类联合克林霉素或甲硝唑，重症患者可选择碳青霉烯类。肺脓肿和脓胸的治疗见肺脓肿、脓胸。

气道梗阻 吸入液体或固体异物所致肺部损伤。液体物质吸入可造成气道梗阻或反射性气道关闭，如误吸盐水、营养液和pH>2.5的胃内容物。主要见于无咳嗽反射或意识障碍者。此时应尽快用负压清理气道，若胸部X线片未发现肺部炎症浸润影，不需其他特殊治疗，但需严密观察误吸的其他并发症。直立位或半卧位是最重要的预防误吸措施。

固体颗粒误吸造成的气道梗阻的严重程度取决于固体物质的体积和气道的直径。固体颗粒误吸常见于3岁以下的儿童，通常为花生、蔬菜、玩具和牙齿。临床表现取决于梗阻的水平。大的物体可嵌顿在喉或气管，引起突发的呼吸窘迫、发绀和失声，甚至猝死。此时应立即采用海姆利希（Heimlich）手法进行急救，从背部用双臂固定患者，用力压迫上腹部迫使膈肌上抬，增加胸腔内压以逐出异物。小的物体吸入通常表现为刺激性咳嗽。胸部X线片显示肺膨胀不全或阻塞性肺不张，花生和蔬菜在普通胸部X线片上不能显现。发生气道梗阻1周以上者通常合并细菌感染，病原菌通常为上呼吸道厌氧菌。取出异物是首要治疗原则，常在纤维支气管镜或硬性支气管镜下进行。

（范洪伟）

fèi nóngzhǒng

肺脓肿（lung abscess） 一种或多种病原菌感染所致肺组织化脓性炎症。可造成肺组织坏死、液化，形成脓腔。

病因及发病机制 ①原发性肺脓肿：又称吸入性肺脓肿。误吸是肺脓肿最常见的感染途径。多数情况下，肺脓肿是吸入性肺炎的并发症。吸入化脓性上呼吸道感染的分泌物、口腔鼻腔术后的血块、齿垢或呕吐物等，昏迷、全身麻醉、癫痫大发作或醉酒易引发误吸。常见病原体与上呼吸道寄生菌、致病菌一致，常为需氧菌、厌氧菌和兼性厌氧菌混合感染，包括金黄色葡萄球菌、肺炎链球菌、溶血葡萄球菌、肺炎克雷伯菌、大肠埃希菌、变形杆菌、铜绿假单胞菌、消化链球菌、拟杆菌属等。常为单个病灶，右肺多见。②血源性肺脓肿：肺外的化脓性感染造成菌血症，菌栓可致肺小血管栓塞，造成血源性肺脓肿。病变多分布在两肺外带，呈多发小脓肿，以金黄色葡萄球菌多见。继发于腹腔和盆腔手术者可由大肠埃希菌、变形杆菌或厌氧菌所致。③继发性肺脓肿：在其他基础疾病基础上继发感染所致，如空洞型肺结核、支气管扩张、肿瘤或异物引起支气管梗阻继发感染，或肺邻近器官感染蔓延到肺部也可造成肺脓肿。引起肺脓肿少见的病原体包括：诺卡菌、放线菌、真菌、溶组织内阿米巴等，上述病原体导致肺脓肿通常为慢性病程，与上述化脓菌不同。

临床表现 以发热、咳大量脓痰为特征。吸入性肺脓肿起病急骤，表现为高热，伴严重中毒症状，如畏寒、寒战、乏力、食欲缺乏等，以及咳嗽、咳脓痰或胸痛。病程进展1周左右，脓肿溃破于支气管，此时表现为咳嗽加剧，咳大量脓痰，每日痰量可达300～500ml，体温明显下降，部分患者有咯血。未经治疗或治疗不当者可演变为慢性肺脓肿，表现为慢性咳嗽、咳脓痰，间断咯血、低热、贫血、消瘦等。血源性肺脓肿常先有原发感染灶引发的一系列相应表现，病程进展中出现咳嗽、咳痰等，痰量少，咯血少见。常见的引起血源性肺脓肿的原发感染包括：皮肤和皮肤结构感染、骨髓炎、盆腔感染、右心心内膜炎等。胸部体格检查叩诊呈浊音或实音，听诊呼吸音减低，可闻及湿啰音，典型的空洞体征少见，慢性肺脓肿可见杵状指。

诊断 急性肺脓肿者外周血白细胞计数显著升高，以中性粒细胞为主，呈现核左移，甚至类白血病反应。慢性肺脓肿者白细胞计数改变不显著，但贫血与红细胞沉降率增快显著。

病原学诊断至关重要。血培养与痰培养应常规进行，但这两种检查有局限性，血培养厌氧菌分离率低，痰培养易受上呼吸道病原菌干扰。经纤维支气管镜或环甲膜穿刺等侵袭性技术可以克服上呼吸道病原菌污染，但需根据患者的具体情况慎重选择。发生胸腔积液或脓胸者，从胸液中分离病原菌是最佳选择。慢性肺脓肿或免疫力低下者尚需关注诺卡菌、放线菌、真菌和溶组织内阿米巴的分离。

胸部 X 线检查对肺脓肿的诊断很有意义，大多数病例可确诊。早期为大片肺实变阴影，边缘模糊，脓肿形成后表现典型的空洞伴液气平，脓肿壁光滑或粗糙，通常不呈现结节样，脓肿周围有炎症浸润影。急性肺脓肿为薄壁空洞，周围浸润影模糊；慢性肺脓肿为厚壁空洞，边界清晰。吸入性肺脓肿多位于上叶后段或下叶背段，右肺占 75%。血源性肺脓肿多为双肺外带多发片状浸润影，内有多个含气透亮区，可见液平。炎症消散后不留任何痕迹或遗留少许纤维条索影。可合并脓胸。CT 检查比 X 线片能更加清晰显示肺脓肿，更有诊断价值。表现为圆形低密度区，内含液气平，边界模糊。

鉴别诊断 肺脓肿需与肺癌、局限性脓胸、肉芽肿性血管炎、支气管囊肿或肺隔离症继发感染、肺栓塞或空洞型肺结核鉴别。

治疗 积极抗感染和支气管引流是治疗关键。肺脓肿常是需氧菌与厌氧菌的混合感染所致，需用对需氧菌与厌氧菌有效的抗感染方案。社区获得性感染应覆盖肺炎链球菌、肺炎克雷伯菌、拟杆菌等，医院获得性感染应覆盖克雷伯菌属、肠杆菌属和假单胞菌属，选择药物时应参考当地细菌敏感性调查结果，因常合并厌氧菌感染，通常联合使用对厌氧菌有效的药物，如甲硝唑。血源性肝脓肿治疗应选用对金黄色葡萄球菌有效的药物，经验性治疗时应选择对耐甲氧西林金黄色

葡萄球菌有效的药物。抗感染疗程为 4~6 周，厌氧菌感染的疗程为 6~8 周。X 线片见肺内病变吸收或仅遗留小的稳定病灶，可停止抗感染治疗，停药过早者易复发。肺脓肿患者宜行体位引流，促进痰液排出。全身状况差，不能实施体位引流，或咳嗽无力者，需经鼻导管吸痰，必要时气管插管吸痰。痰液引流是成功治疗的关键之一。并发脓胸者需充分引流。内科治疗无效，疑有新生物或先天性肺畸形者，方考虑外科手术。

预防 意识障碍者采用 30°半卧位，呕吐者采用侧卧位，无咽反射者早期行气管插管、口腔护理等措施，以减少误吸，避免吸入性肺炎或肺脓肿的发生。

（范洪伟）

xiōngmóqiāng gǎnrǎn

胸膜腔感染（pleural infection）

病原体经呼吸道或血液循环至胸膜腔所致感染。最常见的原因是继发于肺部感染，早期产生胸膜炎，大量脓性渗出液积聚可形成脓胸。胸膜腔感染最常见的病原菌包括肺炎链球菌（60%~70%）、酿脓链球菌（10%~15%）和金黄色葡萄球菌（5%~10%）。随着抗生素的应用，病原菌谱亦有所变化，多为混合菌感染，厌氧菌在其中起很大作用，常见的包括脆弱类杆菌、普雷沃菌、核粒梭杆菌、消化链球菌属等。病原菌侵入胸膜腔后分为 3 个阶段。①渗出期：首先引起组织炎性改变，渗出含有稀薄澄清的浆液。含少量中性粒细胞，$pH > 7.2$，乳酸脱氢酶（LDH）通常 $< 1000U/L$，葡萄糖 $> 3.3mmol/L$，细菌培养阴性。②纤维素脓性渗出期：中性粒细胞渗出越来越多，大量纤维蛋白沉积于胸膜表面，

形成纤维素膜，引起胸膜粘连。pH 值和葡萄糖水平逐渐降低，LDH 水平则逐渐升高。③机化期：成纤维细胞生长，机化成为较厚的胸膜纤维板，广泛时可包裹肺组织，限制胸廓运动，引起胸廓内陷、纵隔移位，严重影响呼吸功能。

临床表现通常有发热、气促、咳嗽、咳痰和胸痛，慢性脓胸患者有消瘦、贫血、血浆白蛋白降低及慢性全身中毒症状，如低热、乏力、食欲减退等。查体可见患侧胸壁下陷、胸廓呼吸活动程度受限、肋间隙变窄，胸部叩诊病变处呈浊音，听诊呼吸音减低或消失。胸部 X 线检查是发现胸腔积液的首选检查之一，200~500ml 的胸腔积液即可引起肋膈角变钝。B 超检查可明确积液范围和准确定位，有助于脓胸的诊断和穿刺，与胸部 X 线联合检查的敏感性可达 98%。其声像图主要表现为无回声，复杂性分割、强弱不等、分布不均的细小点状回声或均质回声。CT 检查对于鉴别肺脓肿和脓胸，以及复杂性胸内积液有重要价值。增强 CT 还可显示胸膜及胸膜外组织水肿密度的改变，有助于脓胸与漏出性胸腔积液、渗出性胸腔积液的鉴别。

治疗原则如下。①抗感染：初始经验治疗应尽可能覆盖常见病原菌，社区获得性胸膜腔感染可选用第二代头孢菌素联合甲硝唑，耐酶青霉素联合喹诺酮类，碳青霉烯类，克林霉素单用或代替甲硝唑与其他抗生素联合使用。医院获得性胸膜腔感染可单用哌拉西林他唑巴坦，第三代头孢菌素及其与 β-内酰胺酶抑制剂的联合制剂，第四代头孢菌素，碳青霉烯类，或联合甲硝唑、克林霉素。②胸腔引流：适用于抗菌治

疗后仍有发热和寒战、厌氧菌感染、病原体培养出酿脓链球菌或金黄色葡萄球菌、中等或大量胸腔积液及胸腔已存在多房分隔者。合并支气管胸膜瘘或食管胸膜瘘的脓气胸，也需行胸腔闭式引流。③全身对症支持治疗：包括高蛋白、高热量、高维生素饮食，鼓励多饮水，纠正电解质紊乱等。④纤维蛋白溶解疗法：链激酶或尿激酶注入胸膜腔，可改善症状和缩小脓腔。⑤外科手术：如电视辅助胸腔镜手术及纤维板剥脱术，亦是治疗脓胸的重要手段。

（刘晓清）

nóngxiōng

脓胸（empyema） 化脓性病原体感染胸膜腔产生大量脓性渗出液在胸膜腔积聚。根据病变范围分类如下。①全脓胸：指脓液占据整个胸膜腔。②局限性脓胸：又称包裹性脓胸，指脓液积存于肺与胸壁、膈与纵隔或肺叶与肺叶之间，有时可分割成多个脓腔，形成多房性脓胸。脓胸发病率较低，30%~40%的肺炎可合并胸腔积液，仅0.5%~2.0%的肺炎会产生脓胸。

病因及发病机制 脓胸多数为继发性，约60%由胸腔邻近脏器或组织间隙感染引起，其他常见原因包括胸廓切开术后、食管破裂、膈下脓肿。某些少见情况亦可引起脓胸，如颈后深部软组织感染、胸壁感染、胸椎感染等，纵隔淋巴结感染极罕见。

多种病原体可导致脓胸，如细菌（包括分枝杆菌）、病毒、真菌、原虫及非典型病原体。常见病原菌包括肺炎链球菌、厌氧菌、咽峡炎链球菌和金黄色葡萄球菌。30%~40%的胸腔感染是多种微生物的混合感染。厌氧菌性脓胸常见，其危险因素主要是反复误吸，

常见于神经系统疾病患者、老年人和酗酒者等。胸腔积液常抽出恶臭的液体是厌氧菌性脓胸的特征，且可分离出多种微生物，如普雷沃菌属、消化链球菌、核粒梭杆菌和脆弱类杆菌。微需氧链球菌是寄生于人类口腔和女性生殖道的正常菌群，其中米勒链球菌包括咽峡炎链球菌、星座链球菌和中间链球菌，误吸后会产生脓胸。金黄色葡萄球菌是人类常见的寄生菌，多数金黄色葡萄球菌性脓胸继发于金黄色葡萄球菌肺炎。流感嗜血杆菌、肺炎克雷伯菌和铜绿假单胞菌亦是引起脓胸的重要病原菌。

病原菌进入胸膜腔的途径有：直接进入、经淋巴途径和血源性播散。病原菌进入胸膜腔后，引起组织炎性改变，渗出含有白细胞及纤维蛋白的澄清浆液，数日后，渗液中性粒细胞逐渐增多，纤维蛋白沉积于脏、壁两层胸膜表面，形成纤维素膜，引起胸膜粘连，使脓胸趋向局限化，也可继续发展，波及整个胸腔形成全脓胸。发病后7~10天，胸膜表面的纤维素膜开始机化，成为较厚的胸膜纤维板，广泛时可包裹肺组织，限制胸廓运动，引起胸廓内陷，纵隔移位，严重影响呼吸功能。若持续发展，4~6周后转为慢性脓胸。

临床表现 主要为高热、气促、咳嗽、咳痰等肺炎症状，以及胸痛、胸闷、乏力等胸膜炎症状。查体表现为患侧触觉语颤减弱，叩诊呈浊音，听诊呼吸音减弱或消失。慢性脓胸患者常消瘦、贫血及全身慢性中毒症状，如低热、乏力、食欲缺乏等，查体可见患侧胸壁下陷、胸廓呼吸活动程度受限、肋间隙变窄。部分患者出现脊柱侧弯、杵状指等

全身多系统的改变。胸部叩诊病变处呈浊音，听诊呼吸音减低或消失。

辅助检查 ①实验室检查：血白细胞计数常增高，中性粒细胞可高达80%以上，伴核左移。②胸部X线检查：可确切显示胸腔内病变，急性脓胸可见患侧有积液所致的致密阴影，慢性脓胸可见患侧胸膜增厚、肋间隙变窄、纵隔移向患侧、胸腔变小。③B超检查：可明确积液范围和准确定位，有助于脓胸的诊断和穿刺，与胸部X线联合检查的敏感性可达98%。可表现为无回声、复杂性分割、强弱不等、分布不均的细小点状回声或均质回声。④CT检查：对于鉴别肺脓肿、脓胸及复杂性胸内积液有重要价值。脓胸的脓腔形态一般较均匀，靠近胸壁，而典型的肺脓肿多呈球形，并不一定贴近胸壁，周围有较重的肺组织感染。增强CT还可显示胸膜及胸膜外组织水肿密度的改变，有助于脓胸与胸腔漏出液、恶性胸腔积液的鉴别。

诊断与鉴别诊断 首先是胸部X线（或B超、胸部CT）确定有胸腔积液，胸腔积液检查示脓性，且革兰染色阳性、病原体培养阳性，或pH<7.0。

此病需与其他非化脓性胸腔积液鉴别，包括结核性胸膜炎、恶性胸腔积液、风湿病累及胸膜、乳糜胸等。

治疗 包括急性脓胸治疗和慢性脓胸治疗。

急性脓胸 治疗原则为抗感染、引流脓液和全身支持。

抗感染治疗 经过有效抗生素治疗，同时及时排出脓液，炎症可逐渐消退，仅在胸膜腔中残留一定的粘连和胸膜肥厚。初始抗生素选择通常需覆盖大多数厌

氧菌、革兰阳性球菌（如肺炎链球菌、金黄色葡萄球菌、米勒链球菌）、革兰阴性杆菌（如大肠埃希菌、肺炎克雷伯菌、铜绿假单胞菌和流感嗜血杆菌），可选用亚胺培南、美罗培南或多利培南，或哌拉西林/他唑巴坦钠。3~5天后根据胸腔积液细菌培养结果及治疗反应调整抗生素。对于抽出脓臭积液且革兰染色提示混合细菌感染者首选克林霉素或 β-内酰胺类/β-内酰胺酶抑制剂。革兰阴性杆菌感染者首选头孢噻肟、头孢曲松或喹诺酮类，并根据药敏试验结果调整抗菌药物。

引流脓液 胸腔闭式引流适应证：①中等及大量胸腔积液。②胸腔积液肉眼观察呈浑浊脓性。③胸腔积液 pH<7.2，乳酸脱氢酶（LDH）> 1000U/L，葡萄糖 < 2.2mmol/L。④合并支气管胸膜瘘或食管胸膜瘘的脓气胸。包裹或多房性脓胸，可于腔内注射溶纤维素酶（如链激酶或尿激酶）稀释脓液，以便引流。

全身支持治疗 包括高蛋白、高热量、高维生素饮食，鼓励多饮水。静脉补液保持水电解质平衡，必要时输血。

慢性脓胸 一般需手术治疗。其治疗原则主要是改善患者全身状况，增强患者体质，消灭胸内残腔，保留肺的呼吸功能。治疗包括：纠正水电解质紊乱、贫血和低蛋白血症，增加蛋白质和维生素摄入，改善肺功能，减少痰量。鼓励患者轻度活动和锻炼，提高手术耐受力。手术方法如下。①改进脓胸引流术：改进脓胸引流术适用于一般情况不佳，胸膜残腔不大且有可能较早自行闭合者。最简单的方法是更换较粗的引流管或做一较大的胸腔造口，或可切除一段肋骨以充分引流脓液。②胸膜纤维板剥脱术和脓胸切除术：二者旨在促进肺膨胀以充满胸内残腔，前者是清除增厚的胸膜纤维板，后者是彻底清除脓腔及其内容物。③胸廓成形术：适用于胸腔引流无法自行闭合的脓胸，无满意的肌肉瓣填塞或不能填满脓腔，或肺不能有效膨胀，需胸壁本身塌陷以消灭残腔。因患者难以耐受这种破坏性较大的手术，临床应用较少。

预后 大部分急性脓胸经反复胸腔穿刺及全身治疗可治愈。慢性脓胸预后较差。

（刘晓清）

zhīqìguǎn-xiōngmó lòu

支气管胸膜瘘（bronchopleural fistula） 支气管与胸膜间形成的异常通道。是胸外科最严重的并发症之一，病死率较高。

病因及发病机制 脓胸可由多种原因引起，如结核性脓胸、大叶性肺炎、肺脓肿及术后感染等。其形成是由于慢性脓胸的脓液腐蚀邻近肺组织后穿破支气管，或因肺内病灶直接侵袭胸腔或破溃至胸膜腔形成瘘管，也有因胸腔穿刺或手术切除脓腔感染造成。

临床表现 支气管胸膜瘘早期或瘘口较小者，通常症状隐匿。按病程可分为急性、亚急性和慢性。急性支气管胸膜瘘主要表现为张力性气胸，胸腔引流管持续排出大量气体。支气管树与胸膜腔相通，还可表现为急性咳脓血痰、突发呼吸困难、皮下和纵隔气肿、纵隔和气管移位及术侧胸腔积液水平下降。亚急性和慢性支气管胸膜瘘表现为胸膜感染、脓胸、发热、刺激性咳嗽等。

诊断 患者咳嗽发生变化，尤其是体位变动时出现突发顽固性咳嗽，并咳出大量稀薄、铁锈色或暗褐色痰液，应警惕此病。胸部 X 线检查是诊断支气管胸膜瘘的最常见方法，可通过比较胸片显示胸腔积液水平下降以诊断。合并支气管胸膜瘘者可见气液平面。慎用或禁用脓腔造影或瘘管造影，可自瘘口内注入少量亚甲蓝，若咳出蓝色瘘液，即可证实有支气管胸膜瘘。CT 检查对诊断也有重要价值。支气管镜检查可用于评估支气管残端状态，定位瘘口，发现潜在瘘口，还可起治疗作用。

治疗 ①内科保守治疗：确诊此病后应迅速建立通畅的胸腔引流。对引流液进行常规分析、细菌培养和药敏试验，应用广谱、高效抗生素治疗，及时根据药敏试验结果调整抗生素应用。全身支持治疗包括纠正水电解质紊乱、贫血及低蛋白血症，增加蛋白质和维生素摄入，改善肺功能，减少痰量。鼓励患者轻度活动和锻炼，增强患者体质，提高手术耐受力。若引流量大，应嘱患者侧卧，患侧位于下方，以免大量呼吸道分泌物或脓性液体流入健侧造成窒息。②内镜下治疗：操作简单、安全有效，应用越来越多，主要包括直接封闭瘘口、瘘口黏膜下注射、灼烧瘘口周围黏膜及放置支气管内支架灯。③手术治疗：包括长期开窗引流、直接闭合瘘口并用带蒂肋间肌或大网膜加固覆盖，经胸骨和心包的胸膜外支气管残端闭合术、胸廓成形术及余肺胸膜切除术等。肌肉瓣填塞术的技术关键是腔内存在有生机的活的肌组织，并保证整块肌肉充满脓腔，以免脓胸日后再发。小的（直径<2mm）支气管胸膜瘘不必缝合，大的支气管胸膜瘘应修剪后严密缝合关闭。术后脓腔引流保留 10~12 天。不易修补成功的支气管胸膜瘘，可将

纤维板剥除术加病肺切除术一次完成，但风险较大，并发症多，死亡率高。

（刘晓清）

gǎnrǎnxìng xīnnèimóyán

感染性心内膜炎（infective endocarditis，IE）

病原体直接感染心瓣膜或心室壁内膜所致炎症。病原体包括细菌、真菌、病毒、立克次体、衣原体和螺旋体。随着中国人口的老龄化，老年退行性心瓣膜病患者增加，人工心脏瓣膜置换术、植入器械术以及各种血管内检查操作的增加，IE 呈显著增长趋势。静脉用药等导致右心 IE 患病率增加。中国尚缺乏确切的 IE 患病率的流行病学数据，各国资料存在差异，欧洲年发病率为（3～10）/10 万，并随年龄升高，70～80 岁老年人为 14.5/10 万，男女比例≥2∶1。

人工瓣膜心内膜炎（prosthetic valve endocarditis，PVE）是发生在部分人工心脏瓣膜或再造成形的自体瓣膜上的心内微生物感染性疾病。年发病率为 0.3%～1.2%，机械瓣和生物瓣的 IE 发生率相似。欧洲研究资料显示，PVE 占所有 IE 患者的 10%～30%。中国临床研究资料显示，PVE 在确诊 IE 患者中占 2%～4%，近年达 13.9%。与自体瓣膜心内膜炎（natural valve endocarditis，NVE）相比，PVE 在致病微生物、病理改变、诊断和临床转归等方面有所不同。

病因及发病机制　IE 主要病因由以年轻人风湿性瓣膜病转为多种原因，最常见细菌类型由链球菌转变为葡萄球菌。美国以葡萄球菌感染增长率最高，中国以链球菌和葡萄球菌感染居最前列。

链球菌和葡萄球菌分别占 NVE 病原微生物的 65% 和 25%。

急性者主要由金黄色葡萄球菌引起，少数由肺炎链球菌、淋病奈瑟菌、A 组链球菌和流感嗜血杆菌等所致。亚急性者以草绿色链球菌最常见，其次为 D 组链球菌（牛链球菌和肠球菌）、表皮葡萄球菌，其他细菌较少见。少见情况下，真菌、分枝杆菌、立克次体、巴尔通体、衣原体等非典型致病菌亦可引起自体瓣膜心内膜炎。亚急性者主要发生于器质性心脏病，尤其是二尖瓣和主动脉瓣；其次为先天性心血管病，如室间隔缺损、动脉导管未闭、法洛四联症和主动脉缩窄。赘生物常位于血流从高压腔经病变瓣口或先天缺损至低压腔产生高速射流和湍流的下游，如二尖瓣关闭不全的瓣叶心房面、主动脉瓣关闭不全的瓣叶心室面和室间隔缺损的间隔右心室侧，可能与这些部位的侧压下降和内膜灌注减少，有利于微生物沉积和生长有关。高速射流冲击心或大血管内膜处可致局部损伤，如二尖瓣反流面对的左心房壁、主动脉反流面对的二尖瓣前叶有关腱索和乳头肌，未闭动脉导管射流面对的肺动脉壁的内皮损伤，并易于感染。本病在压差小的部位，如房间隔缺损和大室间隔缺损或血流减慢时，如心房颤动和心力衰竭少见，瓣膜狭窄比瓣膜关闭不全少见。

中国 PVE 主要为凝固酶阴性葡萄球菌、革兰阴性杆菌和真菌感染。早期 PVE 如围术期感染的病例，感染常累及缝线环和瓣环的连接处，形成瓣周脓肿，导致缝合处开裂、假性动脉瘤和瘘管等；晚期 PVE 如晚期生物瓣 PVE 中，感染常位于人工瓣的瓣叶，形成赘生物，导致瓣尖破裂和穿孔。

IE 的发生是一个复杂过程，包括受损的心瓣膜内膜上形成非细菌性血栓性心内膜炎；瓣膜内皮损伤处聚集的血小板形成赘生物；菌血症时血液中的细菌黏附于赘生物并在其中繁殖；病原菌与瓣膜基质分子蛋白及血小板相互作用等。

临床表现　从暂时性菌血症的发生至症状出现之间的时间间隔长短不一，多在 2 周以内，但不少患者无明确的细菌进入途径可寻。除有些老年人或心力衰竭、肾衰竭重症患者外，几乎均有发热。亚急性者起病隐匿，可有全身不适、乏力、食欲缺乏和体重减轻等非特异性症状。可有弛张低热，一般<39℃，午后和晚上高，伴寒战和盗汗。头痛、背痛和肌肉关节痛常见。急性者呈暴发性败血症过程，有高热、寒战，常诉头、胸、背和四肢肌肉关节疼痛，突发心力衰竭者较常见。

几乎所有患者均可闻及心脏杂音，可源于基础心脏病和/或心内膜炎所致的瓣膜损害。急性者比亚急性者更易出现杂音强度和性质的变化，或出现新的杂音，尤其主动脉瓣关闭不全多见。除瓣膜进行性损害外，贫血等因素导致的心率加快和心输出量变化也可引起杂音强度的改变。

周围体征多为特异性。①淤点：可出现于任何部位，以锁骨以上皮肤、口腔黏膜和结膜常见，病程长者较多见。②指（趾）甲下线状出血。③罗斯（Roth）斑：为视网膜的卵圆形出血斑，其中心呈白色，多见于亚急性感染。④奥斯勒（Osler）结节：为指（趾）垫出现的豌豆大的红或紫色痛性结节，较常见于亚急性者。⑤詹韦（Janeway）损害：为手掌和足底处直径 1～4mm 出血性红斑，主要见于急性患者，源于微血管炎或微血栓。

脾大见于30%病程>6周者，急性者少见。贫血较常见，尤其多见于亚急性者，多为轻至中度贫血，晚期患者可重度贫血，主要源于感染抑制骨髓。

诊断与鉴别诊断 临床主要应用杜克（Duke）修订标准：2个主要标准或1个主要标准+3个次要标准或5个次要标准。

主要标准：①两份不同的血培养得出同样的心内膜炎典型病原体。②心内膜损伤的证据：超声心动图显示在瓣膜或其支持结构或反流道或植入材料上出现心内摆动的赘生物，且缺乏可替代的解剖性解释，或脓肿，或人工瓣膜出现新发部分裂开；新发瓣膜反流性杂音或以前的杂音出现改变。

次要标准如下。①既往史：已存在基础心脏病或静脉内注射毒品者。②发热：体温 > 38℃。③血管现象：主要有动脉栓塞、脓毒性肺栓塞、真菌性动脉瘤、颅内出血、结膜出血和詹韦损害。④免疫现象：肾小球肾炎，奥斯勒结节，罗斯斑，类风湿因子。⑤微生物依据：阳性血培养结果但不符合描述的主要标准（不包括单份血培养凝固酶阴性葡萄球菌阳性和非引起心内膜炎的微生物）或引起心内膜炎的活动性微生物感染的血清学阳性证据。⑥超声心动图不符合主要标准的心脏表现。

可疑诊断：1个主要标准+1个次要标准，或3个次要标准。

排除诊断：存在以下任何情况应考虑排除心内膜炎的诊断：心内膜炎表现已明确为其他诊断，或抗生素治疗4天或更短时间后，心内膜炎临床表现缓解，或抗生素治疗4天或更短时间后，外科手术或尸检未发现IE的病理学证据，或未满足以上疑诊或确诊IE的临床标准。

治疗 包括抗菌药治疗和外科治疗。

抗菌药治疗 是最重要的治疗措施。用药原则如下：①早期应用，连续送检2~3次血培养（需氧菌+厌氧菌培养）后即可开始治疗。②充分用药，选用杀菌剂，大剂量和长疗程，旨在完全消灭深藏于赘生物内的致病微生物。③静脉用药为主，保持高而稳定的血药浓度。④若病原微生物种类不明，急性者选用针对金黄色葡萄球菌、链球菌的抗菌药。⑤若已分离出病原微生物，应根据其对药物的敏感程度选择。

经验性治疗 若病原微生物培养尚无结果，急性者应用萘夫西林加氨苄西林或庆大霉素；亚急性者按常见致病菌的用药方案，以青霉素为主或加庆大霉素。

已知致病微生物的治疗 ①对青霉素敏感的细菌：最小抑菌浓度（minimum inhibitory concentration，MIC）<0.1μg/ml的草绿色链球菌、牛链球菌、肺炎链球菌等多属此类。首选青霉素或头孢曲松，对青霉素过敏者可用万古霉素，疗程至少4周。②对青霉素敏感性不确定的细菌：0.1μg/ml<MIC<1.0μg/ml，青霉素用药量应加大剂量，同时加用庆大霉素，前者用药4周以上，后者一般用药不超过2周。③对青霉素耐药的细菌：MIC ≥ 1.0μg/ml 如肠球菌族的粪链球菌等多对青霉素不敏感，青霉素持续静脉滴注，或用氨苄西林加用庆大霉素，用药4~6周。治疗过程中酌减或撤除庆大霉素，预防其不良反应。上述治疗效果不佳或不能耐受者也可改用万古霉素。

④金黄色葡萄球菌和表皮葡萄球菌：萘夫西林或苯唑西林，用药4~6周。应用青霉素后延迟出现皮疹，用头孢噻吩或头孢唑啉，用药4~6周；对青霉素和头孢菌素均过敏或耐甲氧西林菌株致病者，用万古霉素4~6周。若有严重感染播散，每一方案的初始3~5天加庆大霉素。⑤其他细菌：用青霉素、头孢菌素或万古霉素，加或不加氨基糖苷类，用药4~6周。革兰阴性杆菌感染用氨苄西林或哌拉西林或头孢噻肟或头孢他啶，加庆大霉素，环丙沙星也有效。⑥真菌：静脉滴注两性霉素B，应注意其不良反应，足够疗程后口服氟胞嘧啶，用药数月。

外科治疗 人工瓣膜置换术，其适应证为：①严重瓣膜反流致心力衰竭。②真菌性心内膜炎。③虽充分应用抗微生物药物，血培养持续阳性或反复复发。④虽充分抗微生物药物治疗，但仍反复发作大动脉栓塞，超声检查证实有赘生物（≥10mm）。⑤主动脉瓣受累致房室传导阻滞，心肌或瓣环脓肿需手术引流。⑥手术关闭动脉导管未闭或室间隔缺损为治疗其并发的顽固性心内膜炎的重要措施。

预防 主要针对菌血症和基础心脏病两个环节。菌血症是IE发生的必要条件，器质性心脏病患者为IE高危易感人群。预防和减少菌血症发生的一般措施是强调口腔、牙齿和皮肤的卫生，防止皮肤黏膜损伤后的继发性感染。尽可能避免有创性医疗检查和操作，若必须进行，应严格遵循无菌操作规范。

对高危人群，如各种心脏瓣膜病，先天性心脏病，梗阻性肥厚型心肌病，风湿免疫性疾病而长期服用糖皮质激素治疗者，注射毒品的吸毒者，行有创性医疗检查和操作时需预防性应用抗生素。口腔科操作菌血症的发生率为 10%~100%，故操作前 30 分钟需预防性应用抗生素。呼吸道的气管镜、喉镜、经鼻内镜；消化系统的胃镜、经食管心脏超声检查、结肠镜；泌尿生殖系统的膀胱镜、阴道镜等检查，尚无相关证据表明可引起 IE，不推荐预防性使用抗生素。适用于预防性应用抗生素以降低 IE 发生风险的人群及手术操作包括：①有人工瓣膜或人工材料进行瓣膜修复的患者。②曾患过 IE 的患者。③发绀型先天性心脏病未经手术修补者，或虽经手术修补但仍有残余缺损、分流或瘘管，先天性心脏病经人工修补或人工材料修补 6 个月以内者，经外科手术和介入方法植入材料或器械后仍有残余缺损者。

预后 此病死亡率高，预后差。PVE 住院死亡率国外为 20%~40%，中国为 13.5%。出现心力衰竭、脑卒中等并发症和葡萄球菌感染是预后不良的最强预测因素。

（吕 玮）

xuèguǎn gǎnrǎn

血管感染（vascular infection） 病原体直接或间接侵袭各类血管所致感染性疾病。并不多见，感染性腹主动脉瘤最常见，它是一种暴发性感染过程，早期正确诊断、正确选择手术方式、应用合理有效的抗生素是提高治疗成功率的关键。

病因及发病机制 病原体直接或间接感染主动脉是导致感染性腹主动脉瘤的主要原因。①原发性感染性动脉瘤：由邻近感染灶直接或通过淋巴途径感染腹主动脉壁引起，发生率不高。②栓塞感染性动脉瘤：源于远隔部位感染灶的感染栓子附着于动脉壁，形成感染病灶及造成动脉壁的感染性损害而形成动脉瘤，其中细菌性心内膜炎是最常见原因，在 20 世纪 70 年代曾占感染性动脉瘤发生原因的 80%。③外伤感染性动脉瘤：源于动脉壁的贯通性外伤或留置导管血管手术等医源性原因导致动脉壁的细菌污染。④隐源性感染性动脉瘤：原发感染灶不明确，在菌血症或败血症时血中细菌通过动脉硬化造成的内膜损伤部位或通过滋养血管引起主动脉壁的感染性坏死而形成动脉瘤。

在抗生素未广泛应用前，α溶血性链球菌、肺炎链球菌、结核分枝杆菌甚至梅毒螺旋体为主要病原微生物。随着腹主动脉贯通性损伤增多，血管外科手术的开展，葡萄球菌感染的比例有所增高，以金黄色葡萄球菌与沙门菌感染而致病者最常见，分别占约 40% 和 20%，余为厌氧菌等感染，并有少数耐药葡萄球菌菌株致病的报道。此外，空肠弯曲菌、假单胞杆菌、布鲁菌、肺炎克雷伯菌、白念珠菌、立克次体等亦可致病。特别需要强调的是，沙门菌具有亲血管性，可引起正常动脉壁的结构破坏而形成假性动脉瘤。此病的易患因素包括：贯穿性动脉创伤（包括扎吸毒品误伤动脉），并发菌血症、败血症、感染性心内膜炎、先天性心脏病，恶性肿瘤，或应用某些药物致免疫力低下等。

临床表现 不特异，主要表现为发热，可为持续性或复发性。若并发菌血症、败血症，可有明显畏寒、寒战。若有心内膜炎的赘生物或菌栓脱落导致脏器受累则有相应表现，如梗塞、坏死等。

诊断 感染性腹主动脉瘤术前诊断率不及 50%。由于瘤体常迅速增大并可突然破裂致死，故早期诊断对提高疗效至关重要。囊状腹主动脉瘤患者，若有长期不明原因发热、反复的菌血症、瘤体增大较快、瘤壁缺乏钙化等表现，应考虑感染性腹主动脉瘤。B 超、CT 及动脉造影等可助于早期诊断。①实验室检查：血常规常提示白细胞计数升高，可有红细胞沉降率增快、C 反应蛋白水平升高。血细菌学培养（尤其是从瘤体远端的下肢动脉取血）阳性率虽不及 50%，但可支持诊断。②B 超：腹部 B 超可显示主动脉周围非正常低回声区及主动脉囊状动脉瘤，瘤壁缺乏钙化表现。心脏 M 型超声可能发现感染性心内膜的赘生物或动脉导管未闭等先天性心脏病改变。③CT 检查：较有价值，常可见局限性不规则的主动脉扩张而缺乏瘤壁钙化表现，分叶状囊状动脉瘤，多灶性囊状动脉瘤，囊状动脉瘤周围可被造影剂强化的软组织肿块影。④磁共振成像：对钙化不敏感，但便于显示病灶细节，并可区分炎性组织与血肿，T1 加权像前者表现为低信号，后者则为高信号。⑤主动脉造影：可见特征性分叶状囊状动脉瘤，且通常为多发性或连续性，主动脉壁可有或无动脉硬化表现，瘤栓可因血栓或周围组织的覆盖而不规则，血栓充满瘤腔时可不显影。

治疗 一经诊断，即用高效抗生素进行经验性治疗，术后依据细菌培养与药敏试验结果调整药物。对沙门菌感染，应选择半衰期长的抗生素，其疗程尚无确定性标准，一般认为用药 4~6 周；对某些高毒力致病微生物，甚至推荐终身药物治疗。单纯抗生素治疗并不能减少破裂的发生，应手术治疗。手术方式是切除感染性动脉瘤，彻底清除邻近的感染坏死组织，采取解剖或非解剖途径的人工血管移植术。此病患者多属免疫力低下、一般状况欠佳者，围术期应注意纠正贫血，加强营养支持，提高免疫力，加强重要脏器功能监护。

（吕 玮）

xīnbāoyán

心包炎（pericarditis）

感染或非感染因素所致心包炎症。临床上主要有急性心包炎和慢性缩窄性心包炎。

病因及发病机制 急性心包炎由原发病引起，慢性心包炎多数是结核性，其次是化脓性。心包因细菌、病毒、自身免疫、物理、化学等因素而发生急性炎性反应和渗液，以及心包粘连、增厚、缩窄、钙化等慢性病变。

临床表现 结核性心包炎可有午后潮热、盗汗。化脓性心包炎可有寒战、高热、大汗等。心包本身炎症可见胸骨后疼痛、呼吸困难、咳嗽、声音嘶哑、吞咽困难等。急性心包炎早期和心包积液吸收后期在心前区可闻及心包摩擦音，持续数小时至数天。心包积液量超过 300ml 者心尖搏动可消失。心输出量显著减少者可发生休克。心脏舒张受限，静脉压增高可出现颈静脉怒张、肝大、腹水、下肢水肿、奇脉等。

急性心包炎后经过 2~8 个月可有明显心包缩窄征象。急性心包炎后 1 年内出现为急性缩窄性心包炎，1 年以上为慢性缩窄性心包炎。主要表现有呼吸困难、心尖搏动减弱或消失、颈静脉怒张、肝大、大量腹水、下肢水肿、奇脉等。

诊断与鉴别诊断 根据临床表现及辅助检查可诊断。①X 线检查：积液量超过 300ml 者心影向两侧增大，心膈角变成锐角。超过 1000ml 者心影呈烧瓶状，并随体位而异。心脏搏动减弱或消失。②心电图：干性心包炎时，各导联（aVR 导联除外）ST 段抬高，数日后回至等电位线，T 波平坦或倒置。心包有渗液时 QRS 波群呈低电压。③超声心动图：显示心包腔内有液化暗区，为目前最常用的准确、安全、简便的诊断方法。

治疗 以针对原发病的治疗为主。必要时可采取对症措施，如胸痛者可给予镇痛药等，心包积液量大者可行心包穿刺术等。

一般治疗 急性期应卧床休息，呼吸困难者取半卧位、吸氧，胸痛明显者可给予镇痛药，必要时可使用可待因或哌替啶，加强支持疗法。

病因治疗 结核性心包炎予规范性抗结核治疗，可酌情加用泼尼松，以促进渗出液的吸收，减少粘连。风湿性者应加强抗风湿治疗。非特异性心包炎一般对症治疗，症状较重者可考虑给予糖皮质激素治疗。化脓性心包炎除选用敏感抗菌药外，治疗中应反复抽脓，或通过套管针向心包腔内安置细塑料导管引流，必要时还可向心包腔内注入抗菌药。若疗效不佳，仍应尽早施行心包腔切开引流术，及时控制感染，防止发展为缩窄性心包炎。尿毒症性心包炎则应加强透析疗法或腹膜透析改善尿毒症，可同时服用吲哚美辛。放射损伤性心包炎可口服泼尼松，停药前应逐渐减量，预防复发。

解除心脏压塞 大量渗液或有心脏压塞症状者，可施行心包穿刺术减压。穿刺前应先做超声波检查，了解进针途径及刺入心包处的积液层厚度，穿刺部位有：①常于左第 5 肋间，心浊音界内侧 1~2cm 处（或在尖搏动以外 1~2cm 处进针），穿刺针应向内、向后推进，指向脊柱，患者取坐位。②于胸骨剑突与左肋缘形成的角度处刺入，针尖向上、略向后，紧贴胸骨后推进，患者取半坐位。③对疑有右侧或后侧包裹性积液者，可考虑选用右第 4 肋间胸骨缘处垂直刺入或于右背部第 7 或 8 肋间肩胛中线处穿刺，为避免刺入心肌，穿刺时可将心电图机的胸导联连接在穿刺针上。在心电图示波器及心脏 B 超监测下穿刺，若针尖触及心室肌则 ST 段抬高，但必须严密检查绝缘是否可靠，以免患者触电。使用有孔超声探头穿刺针经由探头孔刺入，在超声波监测下进行穿刺，可观察穿刺针尖在积液腔中的位置及移动情况，使用完全可靠。

预后 风湿性及非特异性心包炎很少引起心脏压塞和缩窄性心包炎，结核性、化脓性及放射损伤性心包炎较易发展为缩窄性心包炎，故应早期诊断及时治疗，防止病情进展。

（吕 玮）

xīnjīyán

心肌炎（myocarditis）

感染或非感染因素所致心肌炎症。临床表现各异，轻者无任何症状，重者可发生心力衰竭、心源性休克甚至猝死。大部分患者经治疗可痊愈，有些患者在急性期后发展为扩张型心肌病，可反复发生心力衰竭。心肌炎可发生于各年龄人群，以青壮年发病较多。

病因及发病机制 病因可分为下列几种。①感染性因素：病毒如柯萨奇病毒、埃可病毒、流感病毒、腺病毒、肝炎病毒等；细菌如白喉杆菌、链球菌等；真菌；立克次体；螺旋体；原虫等。②自身免疫病：如系统性红斑狼疮、巨细胞性心肌炎等。③物理因素：如胸部放疗引起的心肌损伤。④化学因素：如多种药物（部分抗菌药、肿瘤化疗药等）。病毒所致病毒性心肌炎最常见。

临床表现 对感染性原因引起的心肌炎，常有原发感染的表现，如发热、咽痛、咳嗽、呕吐、腹泻、肌肉酸痛等，大多在病毒感染 1～3 周后出现心肌炎的症状。其临床症状与心肌损害的特点有关，以心律失常为主要表现者可出现心悸，严重者可有黑矇和晕厥；以心力衰竭为主要表现者可出现心力衰竭的各种症状如呼吸困难等；严重者发生心源性休克；若累及心包膜及胸膜，可出现胸闷、胸痛；有些患者亦可有类似心绞痛的表现。

心肌炎常见体征：窦性心动过速，与体温不相平行，或窦性心动过缓及各种心律失常。心界扩大者占 1/3～1/2，见于重症心肌炎。因心脏扩大可致二尖瓣或三尖瓣关闭不全，心尖部或胸骨左下缘收缩期杂音。心肌损害严重或心力衰竭者可闻舒张期奔马律，第一心音减弱。合并心包炎者可闻心包摩擦音。

诊断与鉴别诊断 典型心肌炎可根据病因，心脏相关临床症状和体征，辅助检查发现的心电图异常、心肌损伤标志物含量升高、超声心动图异常，并排除其他心脏疾病后确诊。许多情况下心肌炎诊断很难，如病毒感染的病史不明显，而心肌损伤标志物正常，即使有明确的心力衰竭和心律失常等心脏损害，心肌炎的诊断亦难以确定，有时需依靠组织活检病理学证据，即心肌活检的结果判定。①心电图：心肌炎

的重要诊断依据即为心电图异常。起病后心电图由正常可突然变为异常，主要表现有 ST 段下移，T 波低平或倒置。少数患者可出现类似急性心肌梗死的心电图改变，如 ST 段弓背向上抬高和病理性 Q 波；各种心律失常的表现。24 小时动态心电图监测可帮助确诊。②X 线检查：由于病变范围及病变严重程度不同，放射线检查亦有较大差别，1/3～1/2 患者心脏扩大，多为轻至中度扩大，明显扩大者多伴心包积液，心影呈球形或烧瓶状，心尖搏动减弱，局限性心肌炎或病变较轻者心界可完全正常。心力衰竭者出现肺淤血、胸腔积液征象。③超声心动图：可判断是否有心脏扩大、左心室射血分数降低、心包积液等。④血液检查：病毒性心肌炎白细胞计数可正常、偏高或降低，红细胞沉降率大多正常，亦可稍增快，C 反应蛋白大多正常，心肌损伤标志物如肌酸激酶及其同工酶（CK、CK-MB）、肌钙蛋白等急性期升高，慢性心肌炎多在正常范围。⑤心内膜心肌活检：可提供心肌炎的组织病理学证据，即心肌炎症细胞浸润、心肌细胞变性和坏死等。⑥病毒分离或抗体测定：有条件者可做该检查。

治疗 尚无特异性治疗方法。主要强调卧床休息，以减轻心脏负担和组织损伤。恢复后逐渐增加活动量。严重心肌炎伴心脏扩大者，应休息 6 个月～1 年，直到临床症状完全消失，心脏大小恢复正常。分别采用针对心律失常、心力衰竭、心源性休克的治疗。免疫抑制药并未获得一致公认的临床疗效。糖皮质激素的应用尚有争议，但重症心肌炎伴房室传导阻滞或心源性休克者可考虑短期应用。

预后 绝大多数患者经过适当治疗可痊愈，不留后遗症；极少数患者在急性期因严重心律失常、急性心力衰竭和心源性休克而死亡；部分患者经过数周或数月后病情趋于稳定，但有一定程度的心脏扩大、心律失常或心电图变化，可能是急性期后心肌瘢痕形成所致；还有部分患者由于急性期后炎症持续而转为慢性心肌炎，逐渐出现进行性心脏扩大、心功能减退、心律失常，经过数年或更长时间死于上述各并发症。

(吕玮)

zònggéyán

纵隔炎（mediastinitis） 纵隔结缔组织感染所致炎症。临床上分为急性和慢性。急性纵隔炎多形成脓肿，病情严重。

病因及发病机制 急性纵隔炎多为继发性，常见的有贯通性胸部外伤、食管或气管破裂、咽下异物造成食管穿孔、食管手术后吻合口瘘、食管镜检查外伤穿孔和食管癌溃疡穿孔等。常在呕吐时发生，偶因邻近组织如食管后腔、肺、胸膜腔淋巴结、心包膜等感染灶的直接蔓延而引起。慢性纵隔炎常为结核病、组织胞浆菌病、放线菌病、结节病、梅毒、外伤后纵隔出血及药物中毒等因素引起。也可能与自身免疫有关。部分患者病因不明。

临床表现 急性纵隔炎可有相关病史，典型表现为起病急，有寒战、高热，胸骨后剧烈疼痛，可放射至颈部、耳后或整个胸部和两侧肩胛之间。患者可有气促、心悸，有明显全身中毒症状，胸骨有压痛，纵隔浊音界扩大，纵隔摩擦音及与心音同步的碎裂音等。还可因纵隔结构受压出现气管移位、颈静脉怒张等。

慢性纵隔炎起病隐匿，早期肉芽肿性纵隔炎大多无明显症状，发展到纵隔纤维化后，常因纵隔结构受侵或受压产生症状，累及上腔静脉、食管、气管、支气管、肺大血管或纵隔内神经等，产生上腔静脉梗阻、吞咽困难、呼吸困难、肺动脉高压、肺静脉高压、声音嘶哑、膈肌麻痹、霍纳（Horner）综合征等。

诊断与鉴别诊断 外周血白细胞和中性粒细胞计数均升高。影像学对纵隔疾病的诊断有重要作用。X线检查示两侧纵隔阴影增宽，可见颈前及咽喉软组织增宽；若颈部软组织出现气体影，应警惕纵隔炎的可能。解剖结构上颈部与纵隔经颈深筋膜中层沿气管前间隙相连续，故感染侵破局部软组织甚至食管等实体器官、胸膜后，气体可迅速经破溃口进入负压的纵隔内，形成纵隔气肿、脓气胸及皮下气肿。急性纵隔炎致病菌多为混合性，并可有产气菌，局部未见明显破溃亦可出现纵隔气肿。急性纵隔炎行胸片检查可见气管旁软组织增宽，侧位像可见气管后壁向前膨胀，胸腔积液和下叶实变也是常见表现。胸部CT可见纵隔边缘模糊，含气的纵隔脓肿形成及扩张的食管。胸部CT能准确诊断纵隔炎的同时还可明确病变范围，有助于外科引流部位的确定及随诊疗效。慢性纵隔炎应与中央型或纵隔型肺癌、纵隔恶性肿瘤鉴别。

治疗 急性和慢性纵隔炎治疗方案不同。

急性纵隔炎 治疗原则包括清除病因、尽快引流、控制感染及营养支持。主要针对原发病及病因治疗。纵隔外伤气管破裂者，可行气管修补术。食管破裂或术后吻合口瘘者，可行食管修补术、禁食补液及胃肠减压。纵隔引流十分必要。脓液培养，选择敏感抗生素有利于治疗。

慢性纵隔炎 ①内科保守治疗：根据不同病因采取不同措施，如应用抗生素控制感染，糖皮质激素促进吸收，利尿药减轻水肿，低分子右旋糖酐促进静脉侧支循环等方法进行减症治疗，以待侧支循环的建立。②外科手术治疗：外科手术建立侧支循环，如纵隔纤维化病变局限，可手术切除病灶，解除器官压迫，施行上腔静脉旁路移植术，以减轻上腔静脉阻塞。还可直接切开梗阻静脉，进行血栓摘除术、内膜切除术，或使用人工血管、自身静脉、同种异体血管进行旁路移植手术等。

（吕玮）

fēi bànmó xīnxuèguǎn zhuāngzhì gǎnrǎn

非瓣膜心血管装置感染

（nonvalvular cardiovascular device-related infection） 随着治疗心血管疾病的非瓣膜体内植入装置的种类增多，其诱发的感染及其导致的致残率和致死率也相应增加。对这部分内部装备了复杂的电路系统而属于电子的非瓣膜心血管装置，国外称其为心血管植入电子装置，包括永久起搏器、植入式心脏复律除颤仪和心脏再同步化治疗装置。2013年中国公布了《心律植入装置感染与处理的中国专家共识》。

病因及发病机制 心血管装置感染的发生率近年逐渐增加，主要与患者高龄伴多种疾病相关。整个社会老龄化导致心血管装置植入率增加，而高龄患者多伴糖尿病、心力衰竭和肾衰竭、应用糖皮质激素、口服抗凝药等因素，导致感染易发生。装置感染是装置、微生物和宿主3种因素相互作用的结果。除与装置本身的顺向逆向感染外，生物膜形成是重要发病机制。装置表面附着的病原体（如葡萄球菌）可形成黏附素，会牢固地与细胞黏滞物结合形成生物膜，一旦生物膜形成，必须将装置全部拔除才能有效控制感染。

临床表现 按时间分为1个月内发生的早期感染、1年内发生的中期感染，1年后的延迟和远期感染，各约占1/3。按感染类型分为4类，分为囊袋浅表皮肤感染、囊袋感染、血行感染和感染性心内膜炎。①囊袋浅表皮肤感染：感染局限在表层皮肤或切口部位而未进入囊袋。皮肤表层感染可伴局部疼痛和炎性渗出物，此时用手指尖触诊囊袋切口可证实切口下的皮下组织已封口，不伴明显的波动感，也无明显压痛。②囊袋感染：出现局部病理性炎性反应，出现囊袋破溃等。感染可在植入术任何一步发生，尤其是囊袋制作或脉冲发生器放入囊袋时，还可发生在电极导线穿越皮下隧道时。囊袋内的术后积血、血肿均为囊袋感染的危险因素，发生时常伴局部明显的疼痛等不适，伴逐渐加剧而促使患者就医。若囊袋感染速度很快，可在术后拆线时出现切口不愈合、开裂或部分开裂、炎性分泌物溢出等。囊袋感染发生较慢者可在术后较长时间发生，出现囊袋部位的淤血、皮肤变色、疼痛加剧、囊袋皮肤变薄，最终破溃并裸露电极导线或脉冲发生器。③血行感染：致病菌侵入血液循环，并在血液中生长繁殖而引起急性全身性感染。通常全身症状更明显，常伴间歇性畏寒、高热、寒战、皮疹等。此期血培养十分重要，抽血最好在抗生素应用前，患者有寒战、发热时采血，每次采血 5～10ml。为提高阳性率，需多次反复抽血送检，血培养阳性是感染的标志性指标。④感染性心内膜炎：发生菌血症患者伴发感染性心内膜炎，此时超声心动图检查可见电极导线表面及房室瓣有大小不等的赘生物。因此，这一类型的特征为全身感染症状明显、血培养阳性、超声心动图检查可见赘生物。

诊断与鉴别诊断 临床上具有心血管疾病并安装上述心血管植入电子装置，包括永久起搏器、植入式心脏复律除颤仪和心脏再同步化治疗装置等，术后出现其他原因不能解释的局部皮肤软组织感染、反复或长期持续性发热，均需考虑此病。

此病需与其他疾病所致感染鉴别。

治疗 目标是治愈感染并将危险降至最低，缩短住院时间、减少操作项目及不必要的抗生素使用。潜在风险包括装置移除和置换、抗生素不良反应、血管并发症、院内感染及耐药菌产生等。治疗原则：①囊袋表层感染时采用以抗生素治疗为主的保守治疗。②若确诊囊袋感染和更严重感染，应实施感染装置的拔除加抗生素治疗。装置拔除有静脉、外科手术及杂交拔除 3 种。

抗生素为主的保守治疗 适用于以下 3 种情况。①囊袋浅表皮肤及切口感染：植入术后数天或数周内多数存在浅表皮肤或切口周围红肿，甚至存在切口缝线的小脓肿、局部红肿等，口服抗生素和局部消炎治疗几乎均能奏效。这一阶段不能过早进行植入系统的拔除，抗生素治疗可持续7～10 天或依具体病情而定。②囊袋感染的鉴别期：植入囊袋常有

正常的炎性反应，并出现一定程度的血肿和疼痛，即囊袋的炎性反应与真性囊袋感染有交叉重叠期。在两者鉴别期内可先予积极的抗生素保守治疗，同时进行感染高危因素的控制（如控制血糖），并给予营养支持性治疗等措施。鉴别期也不能过早进行植入系统拔除。③不适宜拔除植入系统的感染患者：有些感染患者伴有特殊原因，如预期寿命较短、患者拒绝取出感染的植入系统等。此时患者也需要长期抗生素的保守治疗，因多数患者感染由院内耐药致病菌引起。

保守治疗还有感染皮肤的抗炎处理，以及适当热敷、硫酸镁外敷、有消炎作用的中药外敷等。

拔除感染装置 囊袋感染、血行感染、感染性心内膜炎的诊断一旦确定，无论装置植于皮下还是经静脉植入（包括外科心外膜植入），即使患者尚处在无全身感染症状的囊袋感染，应尽早行感染装置的整体拔除。引起死亡的高危因素包括：全身性血栓栓塞，中度或重度二尖瓣反流，右心功能障碍、肾功能异常等。

抗生素的选择和疗程 抗生素的选择应基于致病菌的鉴定及体外药敏试验结果，因多数感染由葡萄球菌引起，仅部分致病菌为耐青霉素，故获得血培养结果前可凭经验用药。常先给万古霉素。苯唑西林敏感的葡萄球菌感染时可给头孢唑啉或萘夫西林，并停用万古霉素。药物治疗的决策因素常包括个体装置感染的范围与程度，病原菌种类，是否伴血行感染及持续时间，以及相关的合并症如瓣膜受累、骨髓炎感染性血栓静脉炎等。

抗生素应用疗程推荐：①囊袋感染伴装置取出，应持续应用

抗生素 10～14 天。②血行感染伴装置取出后至少持续应用 14 天。③复杂感染时（包括已有并发症或装置取出后仍有血行感染者），抗生素应用 4～6 周。若获得体外药敏试验结果，并证实存在有效的口服抗生素，装置拔除后可改为口服抗生素治疗。

（吕　玮）

wèichángdào gǎnrǎn

胃肠道感染 （ gastrointestinal tract infection） 致病微生物感染消化道引起的一组疾病。主要包括食管感染、感染性胃肠炎、感染性腹泻、食物中毒、抗生素相关性腹泻、惠普尔病等，以感染性腹泻发生率高。胃肠道感染的病因主要有细菌、病毒、寄生虫和真菌等。其中细菌和病毒最常见。食管感染常发生于恶性肿瘤、艾滋病等免疫力低下或长期使用免疫抑制药者，病毒和真菌是常见病因。病毒是感染性胃肠炎最常见病因，尤其是轮状病毒。除细菌性痢疾、伤寒外，感染性腹泻的常见病原是轮状病毒、诺如病毒、致泻性大肠埃希菌、空肠弯曲菌和沙门菌等。进食被细菌、真菌或细菌毒素污染的食物引起急性食物中毒，细菌性食物中毒有胃肠型和神经型两种。肠道菌群失调引起的抗生素相关性腹泻是抗生素直接和间接作用的结果，与抗生素的种类、剂量和使用时间有关。婴幼儿、老年人、有基础疾病、使用免疫抑制药、肠道有创性检查和鼻饲等，是发生抗生素相关性腹泻的重要影响因素。迟发型变态反应和细胞免疫功能低下导致细菌迁延性感染，与此相关的惠普尔病是一种少见的系统性疾病。胃肠道感染的诊断应根据流行病学史、发病特点、临床表现、相关辅助检查等进行。

治疗包括液体治疗、病因治疗和对症治疗。

（赵 敏）

shíguǎn gǎnrǎn

食管感染 （esophagus infection）

发生在食管的各种感染性疾病。病原体主要包括真菌和病毒，偶见化脓性细菌和结核分枝杆菌感染。临床以食管真菌感染最常见，其他病因的食管感染多以鉴别诊断考虑。

病因及发病机制 主要发生于宿主防御功能受损的患者，如艾滋病、长期使用免疫抑制药、长期使用广谱抗生素、恶性肿瘤、甲状腺功能减退症、肾上腺功能减退症、糖尿病、再生障碍性贫血、系统性红斑狼疮、溃疡性结肠炎等，单核-巨噬细胞系统功能不良导致机体免疫力低下，使在正常人群口腔咽部及肠道的共生菌开始致病。正常口腔中的真菌受到与之竞争的细菌控制，只有在宿主抵抗力被削弱或用抗生素杀灭了细菌，真菌才得以迅速繁殖，侵入食管上皮产生炎症、坏死及假膜形成，假膜中含纤维蛋白、坏死组织碎屑和念珠菌的假菌丝，假膜脱落，黏膜面充血、溃疡。真菌性食管炎病原菌以念珠菌最多见，其中最常见的是白念珠菌，其次是热带念珠菌和克鲁斯念珠菌。其他少见致病菌包括放线菌、毛霉菌、组织胞浆菌、曲菌、隐球菌、芽生菌及一些植物真菌等，这些真菌来源于外部环境，而非内生菌丛，所引起的食管感染仅见于免疫功能严重低下者。

临床表现 主要为咽痛、吞咽痛和吞咽困难、胸骨后灼热感或胸痛，亦可有食欲缺乏、呕血甚至出血。临床表现的轻重与炎症发生的缓急和程度相关。婴儿常伴发口腔鹅口疮，成年念珠菌性食管炎可在无口腔念珠菌感染的情况下发生。

诊断 人类免疫缺陷病毒感染、免疫功能缺陷、长期使用免疫抑制药和广谱抗生素等患者，若出现咽痛、吞咽痛、胸骨后灼热感，应疑诊此病。确诊依据以下检查：①影像学检查：食管 X 线钡剂造影检查对诊断有一定帮助，主要病变在食管下 2/3，可表现为蠕动减弱或弥漫性痉挛。食管黏膜粗乱、不规则或呈颗粒状，如钡剂内混有多数微小气泡；晚期病例黏膜呈结节状，钡柱外观如卵石，颇似静脉曲张。有时可显示深处溃疡。炎症病变向管壁深部发展，可造成节段性狭窄，甚至酷似食管癌。食管 X 线钡剂造影正常不能排除食管念珠菌病的存在。②内镜检查：是确诊此病唯一方法。镜下可见食管黏膜水肿、充血、糜烂、溃疡，触之易出血，黏膜表面覆盖白色斑点或假膜。进行活检及细胞刷涂片和培养。培养阳性尚不足以诊断，因念珠菌是胃肠道一种共生菌。涂片见有真菌菌丝，活检组织见有菌丝侵入上皮可确诊。③其他检查：放射性免疫测定和酶联免疫吸附试验检测血清甘露聚糖抗原（念珠菌细胞壁上的多糖），或用免疫扩散和反向免疫电泳检测血清念珠菌抗体，效价升高 1/3 者支持诊断。

鉴别诊断 ①食管静脉曲张：多有慢性肝脏病史，查体可见门静脉高压征，如脾大、腹水、腹壁静脉曲张等。无吞咽痛，也极少发生吞咽困难。胃镜可见食管黏膜呈灰蓝色串珠状、蚯蚓状或团块状曲张静脉。②食管癌：多发于中老年人，表现为进行性吞咽困难、消瘦、贫血等。胃镜检查及病理活检可确诊。③其他类型食管炎：如化脓性食管炎、疱疹性食管炎、食管结核、放射性食管炎、药物性食管炎等。内镜检查结合活检病理可明确。

治疗 ①去除诱因：合理使用抗生素和糖皮质激素，提高机体免疫力，避免菌群失调。②抗感染治疗：根据不同致病菌，选用敏感药物抗感染治疗。抗真菌可用制霉菌素、氟胞嘧啶、克霉唑；若为全身真菌感染，可选用两性霉素 B、氟康唑。③其他治疗：胸痛明显者可口服黏膜保护剂，如双八面体蒙脱石。

预后 免疫低下导致的食管感染正规抗真菌治疗常可获得良好效果，但对抗生素治疗原发感染同时继发的真菌性食管炎，疗效不佳。

预防 由于抗生素、糖皮质激素、免疫抑制药、抗肿瘤药的广泛应用，以及器官移植和慢性衰竭患者日益增多，食管真菌感染并不罕见。H_2 受体阻断剂、质子泵抑制剂均亦可破坏人体正常菌群间的生物平衡，导致真菌过度增生及上皮感染。硬皮病、贲门失弛缓症、食管癌也可因食管淤滞导致真菌的移生和感染。合理使用抗生素、糖皮质激素、免疫抑制药等是预防食管感染，尤其真菌性食管炎的最有效方法。

（赵 敏 姜天俊）

gǎnrǎnxìng wèichángyán

感染性胃肠炎 （infectious gastroenteritis）

多种病原体引起的胃肠道急性、弥漫性炎症。包括细菌、病毒、真菌、寄生虫等。可导致腹泻、呕吐、脱水和电解质紊乱，尤其对儿童、老人、体弱者和有基础疾病者，后果严重。全球每年 300 万～600 万儿童死于感染性胃肠炎。

病因及发病机制 病毒较常见，主要有轮状病毒、诺如病毒、星状病毒和肠腺病毒；其次是细菌及其毒素，导致胃肠黏膜充血、水肿，甚至糜烂，常见细菌有沙门菌、副溶血弧菌（嗜盐细菌）、致病性大肠埃希菌，常见毒素主要是金黄色葡萄球菌及肉毒毒素。某些肠道寄生虫亦可引起，尤其是蓝氏贾第鞭毛虫和隐孢子虫。真菌性胃肠炎在免疫功能低下患者常见。

临床表现 一般急性起病，在进食污染食物后数小时至24小时发病，主要表现为恶心、呕吐、腹胀、腹痛、腹泻、食欲缺乏，还可出现发热、乏力。腹泻多呈水样便，深黄色或带绿色，气味腥臭或恶臭；呕吐、腹泻频繁者可表现出脱水症状，口渴、口干、脱水严重者尿少色深，眼球下陷，皮肤弹性降低，迅速消瘦，腹围紧缩，甚至血压下降、四肢冷凉、无法站立、搐搦、昏睡等。

诊断与鉴别诊断 根据不当饮食史，结合临床表现和辅助检查，多可诊断。外周血白细胞计数增高，中性粒细胞比例升高；粪便镜检可有少量白细胞或阴性；血液生化检查可有低血钾和/或代谢性酸中毒；内镜检查可见胃肠黏膜主要改变为充血、水肿和渗出，亦可有点状出血或小糜烂病灶。

此病应与急性阑尾炎早期、异位妊娠、急性胆囊炎、急性胰腺炎、溃疡性结肠炎等鉴别。

治疗 ①一般治疗：去除病因，卧床休息，饮食宜清淡、易消化，呕吐、腹泻严重者可短期禁食。②液体治疗：呕吐、腹泻剧烈者注意补充水和电解质，保持酸碱平衡，尤其警惕低钾血症和代谢性酸中毒，应及时发现、早期纠正。鼓励患者冲服口服补液盐（含钾、钠、氯、糖的粉状混合物），亦可自制口服补液盐。③对症治疗：呕吐、腹泻频繁者应给予镇吐、抑酸剂、胃肠黏膜保护剂等对症治疗；腹痛明显者，可给予阿托品或山莨菪碱；38.5℃以下的发热不必使用退热药，仅给予物理降温即可，38.5℃以上者可临时给予退热药。④抗感染治疗：一般不必经验性使用抗菌药，明确由细菌感染所致的胃肠炎可短期给予相应抗菌药，如头孢菌素、喹诺酮类、甲硝唑等。

预防 合理膳食，避免暴饮暴食和不洁饮食。忌烟酒和辛辣刺激食物；饮食规律；忌过冷、过热、过硬食物。街道、市场等人群多动地域的灰尘中，有许多细菌和病毒飘浮，易污染食物，应避免在这些公共场所进食。

（赵　敏　姜天俊）

gǎnrǎnxìng fùxiè

感染性腹泻 （infectious diarrhea）

病原体及其产物引起以腹泻为主要表现的一组肠道感染性疾病。是发展中国家面临的严重公共卫生问题，是儿童致死的前三位疾病。据WHO统计，全球5岁以下儿童每年约有18亿例次腹泻发生，300万患儿死亡。

病因及发病机制 引起感染性腹泻的病原体如下。①细菌：肠杆菌科、弧菌科、螺菌科、厌氧芽胞杆菌属和球菌科等。②病毒：轮状病毒、诺如病毒、星状病毒和肠腺病毒等。③真菌：念珠菌、曲菌菌、毛霉菌等。④寄生虫：溶组织内阿米巴、蓝氏贾第鞭毛虫、隐孢子虫、人芽囊原虫等。按发病频率从高到低依次为：志贺菌、轮状病毒、致泻性大肠埃希菌、空肠弯曲菌、沙门菌、非O1/非O139群霍乱弧菌、其他致泻性弧菌和小肠结肠炎耶尔森菌，仍有20%~35%的腹泻未能明确病因。

发病机制主要有两个方面。①侵袭损伤：痢疾杆菌、侵袭性大肠埃希菌、肠出血性大肠埃希菌、空肠弯曲菌和沙门菌等病原体直接侵袭肠道上皮细胞，导致肠黏膜、肠细胞破坏，形成浅表溃疡、出血。②异常分泌：霍乱弧菌、非O1/非O139霍乱弧菌、产毒性大肠埃希菌、蜡样芽胞杆菌、金黄色葡萄球菌、轮状病毒、诺如病毒、隐孢子虫等病原体或其产物作用于肠上皮细胞，仅对肠黏膜细胞上的功能性钠-水泵造成影响，肠液分泌增多和/或吸收障碍而导致腹泻，排稀便或水样便，可造成严重脱水和电解质紊乱。

临床表现 临床特点因病原体而异。主要为腹痛、腹泻和里急后重，亦可伴发热、恶心、呕吐、腹胀等不适。

腹泻 排便3次/日或以上，性状可为稀水便、稀糊便、黏液便、脓血便、血样便等。其中，水样便多见于病毒、产毒性大肠埃希菌、蜡样芽胞杆菌感染；米汤样便见于霍乱；蛋花汤样便多见于金黄色葡萄球菌腹泻；脓血便多见于细菌性痢疾；血水样便见于出血性大肠埃希菌腹泻；豆腐渣样便多见于白念珠菌肠炎；水样便有灰白色假膜见于难辨梭菌感染；果酱样便多见于阿米巴痢疾。

腹痛 是侵袭性腹泻最常见的伴随症状，表现为阵发性、痉挛性腹痛。腹痛部位因病原体而异。痢疾杆菌主要侵犯乙状结肠和直肠，腹痛部位在左下腹；沙门菌、侵袭性大肠埃希菌、空肠弯曲菌等主要病变部位在小肠，疼痛部位在脐周。霍乱、产毒性大肠埃希菌肠炎等分泌性腹泻，虽然腹泻、呕吐严重，但因病原菌不直接侵袭破坏肠黏膜，少有腹痛。

里急后重 痢疾杆菌引发的肠道炎症刺激直肠感受器，便意频繁，但每次又感觉排便不净，是特征性表现。

恶心、呕吐 霍乱因肠道内大量液体来不及排出，剧烈腹泻后常伴严重的喷射性呕吐，初为胃内容物，继之为米泔水样，偶有恶心。细菌性痢疾的肠道病变部位较低，呕吐症状较轻。细菌性食物中毒常在腹泻前先有恶心、呕吐，继而出现腹痛和腹泻。

发热 痢疾杆菌内毒素、沙门菌、大肠埃希菌、霍乱弧菌均可侵入血流，感染后可发热。

诊断与鉴别诊断 常有不洁饮食（水）和/或与腹泻患者接触史者，出现腹痛，稀便、水样便、黏液便或脓血便等，伴恶心、呕吐、食欲减退、腹胀、发热、里急后重及全身不适等，严重者可有口干、少尿等脱水症状，结合辅助检查可确诊。侵袭性腹泻粪便镜检可见多个红、白细胞，分泌性腹泻则少见红、白细胞。粪便培养或涂片可检出致病微生物，或检出特异性抗原、核酸，是感染性腹泻的确诊检查。

感染性腹泻应与非感染性腹泻鉴别，如溃疡性结肠炎、肠结核、肠道肿瘤、肠息肉、慢性疾病引起的症状性腹泻等，结肠镜检查有助于鉴别诊断。

治疗 侵袭性腹泻以抗病原体治疗为主，分泌性腹泻以补液、纠正电解质紊乱和酸碱平衡失调为主。①抗感染治疗：细菌性痢疾、侵袭性大肠埃希菌性肠炎、空肠弯曲菌肠炎、沙门菌肠炎等侵袭性腹泻应使用抗菌药，经验性用药可选用喹诺酮类、第三代头孢菌素、磷霉素、利福平等口服，疗程5~7天。志贺菌和沙门菌易耐药，可参照药敏试验结果选药。细菌性食物中毒、病毒性肠炎多自限，不需抗生素。霍乱虽为分泌性腹泻，但口服抗生素可减少腹泻量、缩短排菌时间。②补液治疗：以霍乱、病毒性肠炎为代表的分泌性腹泻易导致脱水电解质紊乱，甚至休克，治疗重点在于迅速补充液体和电解质，纠正休克及酸中毒。轻至中度脱水患者以口服补液为主，2002年WHO推荐低渗口服补液盐配方：氯化钠2.6g，枸橼酸钠2.9g，氯化钾1.5g，葡萄糖13.5g加温水至1L分次服。重度脱水或不能口服的中度脱水患者需静脉补液，原则是"先快后慢、先盐后糖、见尿补钾、适时补碱"。③肠黏膜保护剂：双八面体蒙脱石等肠黏膜保护剂对病毒性腹泻疗效良好。④微生态制剂：可恢复肠道菌群平衡，有助于感染性腹泻的恢复。⑤饮食支持：腹泻期间一般不需禁食，予易消化食物和适当营养支持，腹泻患儿应予补锌治疗。

预后 此病多为自限性，自然病程5~7天，多数经对症治疗很快痊愈。少数患者因严重脱水、电解质紊乱、感染性休克或严重并发症者预后不良，甚至死亡。

预防 包括3个环节。①管理传染源：早期发现和诊断感染性腹泻，对传染源给予必要的隔离和治疗。②切断传播途径：加强对水源、粪便、苍蝇和蟑螂的管理，改善饮食、居住和个人卫生条件。③保护易感人群：加强健康教育，开展爱国卫生运动，普及卫生和防病知识。预防接种效果尚不满意。

（赵 敏 姜天俊）

shíwù zhòngdú

食物中毒（food poisoning）

食入被病原体及其毒素污染的食品所致中毒性疾病。包括动物、植物及化学物质。其特点是潜伏期短、突然和集体暴发，多数表现为胃肠炎的症状，并与食用某种食物有明显关系。根据污染物不同，可分为细菌性、真菌性、动物性、植物性和化学性食物中毒，其中细菌性食物中毒最常见，特指因进食被细菌或其毒素污染食物引起的急性中毒；根据临床表现不同，分为胃肠型和神经型两类。

病因及发病机制 引起胃肠型食物中毒的细菌繁多，常见有沙门菌、副溶血性弧菌、致病性大肠埃希菌、变形杆菌、葡萄球菌、产气荚膜梭菌。其发病机制包括：病原菌产生释放的肠毒素或内毒素对肠道的损害；细菌本身对肠黏膜上皮细胞的侵袭性损害及细菌或毒素导致的超敏反应。

神经型食物中毒是进食含有肉毒杆菌外毒素（肉毒毒素）的食物而引起，肉毒毒素是一种嗜神经毒素，吸收后主要作用于脑神经核、外周神经肌肉接头及自主神经末梢，阻断胆碱能神经纤维的传导，神经冲动在神经末梢突触前被阻断，从而抑制神经传导介质乙酰胆碱的释放，使肌肉收缩运动障碍，发生软瘫，但肌肉仍能保持对乙酰胆碱的反应性，静脉注射乙酰胆碱可使瘫痪的肌肉恢复功能。

临床表现 包括胃肠型食物中毒和神经型食物中毒。

胃肠型食物中毒 潜伏期不超过72小时。金黄色葡萄球菌食物中毒潜伏期 1~6 小时；产气荚膜梭菌食物中毒潜伏期 8~16 小时；侵袭性细菌如沙门菌、副溶血弧菌、变形杆菌等引起的食物中毒潜伏期 16~48 小时。主要表现为急性胃肠炎，如恶心、呕吐、腹痛、腹泻等。葡萄球菌食物中毒呕吐较明显，呕吐物含胆汁，有时带血和黏液。腹痛以上腹及脐周多见。腹泻多为黄色稀便和水样便。侵袭性细菌引起的食物中毒，可伴发热、腹部阵发性绞痛和黏液脓血便。副溶血弧菌食物中毒的部分病例粪便可呈血水样。产气荚膜梭菌 A 型菌病情较轻，少数 C 型和 F 型可引起出血性坏死性肠炎。莫根变形杆菌可发生颜面潮红、头痛、荨麻疹等过敏症状。腹泻严重者可导致脱水、酸中毒，甚至休克。

神经型食物中毒　潜伏期一般为 12~36 小时，短者 2~6 小时，长者达 8~10 天。中毒剂量越大，潜伏期越短，病情越重。起病突然，病初可有头痛、头晕、眩晕、乏力、恶心、呕吐（E 型菌感染者恶心、呕吐重，A 型菌和 B 型菌较轻），稍后出现眼部症状，如视物模糊、复视、上睑下垂、瞳孔散大，对光反射消失提示眼肌瘫痪。口腔及咽部潮红，伴咽痛。若咽肌瘫痪，则致呼吸困难。肌力低下主要见于颈部及肢体近端。由于颈肌无力，头向前或向一侧倾斜。腱反射可对称性减弱。自主神经末梢先兴奋后抑制，故泪腺、汗腺及涎腺等先分泌增多而后减少。常有顽固性便秘、腹胀、尿潴留。病程中神志清楚，感觉正常，不发热。

诊断　①胃肠型食物中毒诊断：根据集体伙食单位短期内暴发大批急性胃肠炎患者，结合季节及饮食烹制卫生情况，即可临床诊断。取患者吐泻物及可疑残存食物进行细菌培养，重症患者进行血培养，留取早期及病后 2 周的双份血清与培养分离，所得可疑细菌进行血清凝集试验，双份血清凝集效价递增者有诊断价值。疑诊细菌毒素中毒者，可做动物实验，以检测细菌毒素的存在。琼脂扩散沉淀试验可快速检测污染食物的肠毒素。②神经型食物中毒：根据进食可疑食物，特别是火腿、腊肠、罐头或瓶装食品史，同餐者集体发病，有特殊的神经系统症状与体征，如复视、斜视、上睑下垂、吞咽困难、呼吸困难等。确诊可用动物实验检查患者血清及可疑食物中的肉毒毒素，亦可用可疑食物进行厌氧菌培养，分离病原菌。战争环境下，需警惕敌人施放含肉毒毒素的气溶胶，若有可疑，将气溶胶从附着处洗下，进行动物实验。

鉴别诊断　胃肠型食物中毒应与非细菌性食物中毒鉴别，如食用发芽马铃薯、苍耳子、苦杏仁、河豚或毒蕈等中毒者，潜伏期仅数分钟至数小时，一般不发热，以多次呕吐为主，腹痛、腹泻较少，但神经系统症状明显，病死率较高。汞中毒和砷中毒者有咽痛、咽部充血、呕吐物和排泄物含血，经化学分析可确定病因。尚需与感染性腹泻鉴别，如霍乱、急性细菌性痢疾、病毒性肠炎等，粪便常规及细菌培养可鉴别。神经型食物中毒应与脊髓灰质炎、白喉后神经麻痹、流行性乙型脑炎及毒蕈和葡萄球菌肠毒素中毒等鉴别。

治疗　①对症治疗：休息，流食或半流食，宜清淡，多饮糖盐水。呕吐、腹泻、腹痛剧烈者暂禁食，给复方颠茄片口服或注射山莨菪碱，腹部放热水袋。高热者用物理降温或退热药。过敏型变形杆菌食物中毒以抗组胺药治疗为主，如苯海拉明等，必要时加用糖皮质激素。精神紧张不安者应给予镇静药。②液体治疗：及时补液，纠正水电解质紊乱及酸中毒，血压下降者予升压药。③抗菌治疗：通常不需应用抗菌药，症状较重考虑为感染性食物中毒或侵袭性腹泻者，可选用抗菌药，如喹诺酮、磷霉素、头孢菌素等，葡萄球菌食物中毒可用苯唑西林等治疗。为消灭肠道内的肉毒杆菌，防其继续产生肠毒素，可给予大剂量青霉素治疗。④抗毒素治疗：多价肉毒抗血清对神经型食物中毒有特效，应在起病后 24 小时内或瘫痪发生前静脉或肌内注射（先做血清敏感试验，过敏者先行脱敏处理），必要时 6 小时后重复给药。病程已过 48 小时者仍应继续注射，以中和血液中残存毒素。⑤胃肠道清洗：神经型食物中毒患者在食后 4 小时内可用 5% 碳酸氢钠或 1：4000 高锰酸钾溶液洗胃和灌肠，以破坏胃肠内尚未吸收的毒素。⑥化学阻断治疗：盐酸胍可促进末梢神经纤维释放乙酰胆碱，可改善神经肌肉接头传递功能，增加肌张力，缓解神经中毒症状。

预防　做好饮食卫生监督，对炊事人员定期进行健康检查及卫生宣传教育，认真贯彻《食品卫生法》，应特别加强节日会餐的饮食卫生监督。

（赵　敏）

kàngshēngsù xiāngguānxìng fùxiè
抗生素相关性腹泻（antibiotic-associated diarrhea，AAD）　应用抗生素继发的腹泻。发生率因抗生素种类而异，为 5%~39%。可表现为单纯性腹泻或假膜性结肠炎，后者病情严重，病死率为

15%~24%。危险因素除与不同抗生素和抗生素使用时间的长短有关外，尚与以下因素有关：患者年龄（<6岁或>65岁），有无基础疾病，有无肠道疾病，是否应用免疫抑制药，住院时间长短，有无外伤、手术、鼻饲，是否被误诊。

病因及发病机制　包括以下几方面。

肠道菌群紊乱　抗生素引起肠道菌群失调是引起腹泻的最主要病因，是AAD发生和发展的基础。益生菌数量明显下降，条件致病菌异常增多，肠道黏膜屏障损伤，消化、吸收受到影响。

特殊细菌感染　约20%病例由难辨梭菌感染引起。该菌定植于结肠，产生的肠毒素A和细胞毒素B可导致肠黏膜损伤、炎症甚至坏死。欧洲、日本、北美相继发现BI/NAP1/027强毒素型难辨梭菌导致医院感染AAD大规模暴发。其他与AAD相关细菌尚包括沙门菌属、产气荚膜梭菌、金黄色葡萄球菌、克雷伯菌及白念珠菌等。

糖和胆汁酸代谢异常　抗生素的使用使肠道生理性细菌明显减少，多糖发酵成短链脂肪酸减少，未经发酵的多糖不易被吸收，滞留于肠道而引起渗透性腹泻；抗生素应用后使具有去羟基作用的细菌数量减少，特别是具有去羟基功能的细菌数量明显降低，鹅脱氧胆酸的浓度增加，强烈刺激大肠分泌，继发分泌性腹泻。

超敏反应及毒性作用　抗生素可通过超敏反应及药物毒性作用直接引起肠黏膜损害和肠上皮纤毛萎缩，导致细胞内酶（双糖酶）活性降低，诱发吸收障碍性腹泻；某些抗生素（如大环内酯类）是促胃动素受体的激动剂，可刺激胃窦和十二指肠收缩，引起肠蠕动改变，导致腹泻、肠痉挛和呕吐。

体质因素　婴幼儿胃酸度低，免疫系统发育不完善，血清免疫球蛋白和胃肠分泌型IgA较少，补体水平低，对外界环境变化耐受力差，使用抗生素后易发生AAD。胎龄和日龄小及体重低是患儿发生AAD的危险因素。

临床表现　主要是腹泻，轻型仅排稀便2~3次/日，持续时间短，属轻度肠道菌群失调。中度肠道菌群失调腹泻次数较多，可合并铜绿假单胞菌、变形杆菌、非伤寒沙门菌等肠道机会菌感染，粪便镜检可见红、白细胞，可被诊断为"感染性腹泻"而不断使用大剂量广谱抗生素，结果导致恶性循环，病情发展。重型患者是在严重肠道菌群紊乱基础上通常继发特殊条件致病菌感染，如难辨梭菌、金黄色葡萄球菌、白念珠菌等，症状重，排稀水样、血水样便，10~20次/日。发展至假膜性肠炎者，粪便中可见假膜，伴发热、腹部不适、里急后重。少数极严重者可表现为暴发性结肠炎，除腹泻外尚有脱水、电解质紊乱、低蛋白血症或败血症等，甚至出现中毒性巨结肠，表现为高热、恶心、呕吐、肠鸣音减弱，胃肠功能衰竭。

诊断　从以下几方面考虑。

抗生素使用史　患者腹泻发生前或加重前使用抗生素，尤其是广谱抗生素。AAD发病可在使用抗生素4~10天后出现，最短在服药4小时发病。部分AAD症状可延迟出现在有关抗生素已停用，甚至停用1~2周后才发病。AAD发生常与应用广谱抗生素如头孢菌素类、碳青霉烯类等有关。氨基糖苷类抗生素较少发生。抗结核分枝杆菌和真菌药、抗寄生

虫药尚未见报道。

症状　不同程度腹泻，严重者粪便中可见假膜，可伴发热、腹部不适、里急后重。

实验室检查　①粪便常规：普通轻型病例无异常发现，较严重病例可出现红、白细胞，继发真菌感染者也可直接发现病原体。②肠道菌群紊乱检查：粪便涂片革兰染色观察法可估计总细菌数、各类细菌组成比例、肠道细菌量是否改变、有无真菌等。分子生物学检测技术可快速诊断肠道菌群紊乱情况，如聚合酶链反应变性梯度凝胶电泳、聚合酶链反应温度梯度凝胶电泳、基因芯片等。③特定肠道细菌检测：采用酶联免疫法检测粪便难辨梭菌毒素A、B可快速诊断。还可采用实时聚合酶链反应技术检测难辨梭菌，耗时不超过4小时。④结肠镜：多数AAD结肠镜检查并无特异性，但假膜性肠炎患者可见病变遍及全结肠，少数仅累及乙状结肠或直肠，偶侵犯小肠；肠壁附有2~5mm大小斑块状假膜，有时可融合成更大的黄白色或黄绿色假膜，其间黏膜完整，外观可正常，也可红肿，脆性增加。

影像学检查　假膜性肠炎患者行腹部立位平片时见结肠扩张、结肠壁明显水肿、结肠袋扭转，偶在侧面见到假膜突起。腹部CT检查可见结肠壁增厚，形成特征性手风琴征。

鉴别诊断　AAD应与其他疾病引起的腹泻鉴别，如炎症性肠病、肠易激综合征、病毒性肠炎及其他药物相关性腹泻鉴别。

治疗　①停用原有抗生素治疗：轻症患者可停用或换用其他抗生素。因原发病感染不能停用者，尽量选用对肠道菌群影响较小的抗生素。禁用麻醉药、抗肠

道蠕动药，避免毒素滞留肠腔。约22%的病例在停用抗生素后 3 天症状缓解。②针对性抗菌药治疗：甲硝唑或万古霉素口服。万古霉素适用于对甲硝唑过敏或耐药、甲硝唑治疗失败、孕妇、重型难辨梭菌感染、中毒性巨结肠及金黄色葡萄球菌所致 AAD。症状仍持续或肠梗阻者可改为鼻导管注入或灌肠。若需静脉用药，推荐甲硝唑。其他治疗难辨梭菌相关性腹泻的药物包括杆菌肽、替考拉宁、夫西地酸及利福平。硝唑尼特对难辨梭菌有较强的体外活性，且口服给药肠道内浓度高；托来伐姆是阴离子聚合物，可结合难辨梭菌毒素 A 和 B，达到治疗效果。复发病例可使用上述两种新药。念珠菌感染可予制霉菌素、氟康唑治疗。③肠道微生态制剂治疗：口服微生态制剂对 AAD 有防治作用。微生态制剂黏附于肠道上皮细胞后，定植形成稳定菌群，对宿主发挥生物屏障、营养、免疫、控制内毒素血症等作用。已出现假膜性肠炎者，可用益生菌制剂配合适当抗生素治疗。④支持治疗：补充液体和电解质，尤其是钾盐，必要时应用免疫球蛋白以提高机体免疫力，重症患者应补充白蛋白等。补锌等微量元素有利于肠黏膜的修复。⑤手术治疗：内科治疗无效，伴进行性器官衰竭和中毒性巨结肠，CT 检查显示病情恶化或有腹膜炎征象者，可考虑全结肠切除术。

预防 严格掌握抗生素使用指征，杜绝滥用抗生素是预防 AAD 的关键。抗生素尽量选用窄谱、对肠道菌群影响较小的药物。益生菌制剂可预防 AAD。尽可能避免使用对肠道有损伤的检查和治疗。

(赵　敏　姜天俊)

Huìpǔ'ěrbìng

惠普尔病（Whipple disease）

由惠普尔杆菌感染引起，以腹泻、吸收障碍、体重减轻等多种胃肠道症状为特征的慢性多系统疾病。又称肠源性脂肪代谢障碍。属罕见病。1907 年由惠普尔（Whipple）首先报道而得名。发病年龄主要在 30~50 岁，平均 39 岁，男女比例（4~8）∶1。易误诊误治。

病因及发病机制 Whipple 杆菌经口侵入人体组织后，侵犯全身多个器官，导致大量吞噬细胞聚集，静止期潜伏于体内，抵抗力下降时增殖发病。小肠最易受累，主要是十二指肠和近段空肠，其次为肠系膜和其他部位淋巴结，因内含有糖蛋白的巨噬细胞浸润，PAS 染色阳性。

临床表现 呈慢性迁延和间歇性，多系统受累。①消化系统：典型表现为腹泻、消瘦、吸收障碍三联征。腹泻常见，5 ~ 10 次/日，多为水样，恶臭，血便少。伴腹胀、肠鸣、食欲减退和定位模糊的痉挛性腹痛。个别患者出现腹水和水肿，甚至误诊为结核性腹膜炎或肝硬化。肠系膜淋巴结肿大者，易误诊为腹腔肿瘤或淋巴瘤。②关节：70%~80% 患者有关节炎症状，疼痛、红肿及局部发热，多为间歇性、游走性，大、小关节均可累及。③神经系统：定向障碍、记忆力消失和各种脑神经麻痹，包括眼肌麻痹、眼球震颤、面瘫；也可出现精神障碍与行为异常。周围神经炎表现为肢端感觉异常或过敏。④循环系统：部分患者并发心血管系统损害，包括感染性心内膜炎、心包炎、心肌炎及动脉炎，偶有心肌梗死和心律失常。⑤呼吸系统：咳嗽最常见，可有胸痛和呼吸困难；有时出现胸膜炎，胸腔积液。⑥其他：患者可有发热、畏寒、淋巴结肿大、手足搐搦、复视、紫癜、杵状指、肝大、脾大。继发肾上腺皮质功能减退可有色素沉着、低钠血症、高钾血症和低血糖。

辅助检查 多数患者贫血、红细胞沉降率增快、低钙血症、低蛋白血症和低胆固醇血症。粪便苏丹Ⅲ染色阳性。免疫学检查 IgG、IgM、IgA 水平下降。类风湿因子、狼疮细胞、抗核抗体均阴性。聚合酶链反应技术检测 Whipple 杆菌 16S rRNA 序列有助于诊断。胃肠道钡餐检查可见整个小肠黏膜皱襞均呈弥漫性增厚、紊乱、充盈缺损，十二指肠远段和近段空肠最显著。

诊断与鉴别诊断 血清阴性关节炎及复发性风湿症患者，若出现淋巴结肿大、中枢神经系统症状、玻璃体炎或腹泻，应考虑此病。根据患者出现的吸收不良综合征及其他器官系统受累表现，淋巴结、小肠黏膜活检，以及典型的 PAS 染色阳性巨噬细胞与小肠黏膜病理特点，可确诊此病。

此病需与盲袢综合征、原发性吸收不良综合征、淋巴瘤、艾迪生（Addison）病鉴别。小肠黏膜活检标本发现 PAS 染色阳性的巨噬细胞有助于鉴别。

治疗 ①抗生素：首选青霉素，也可用红霉素、四环素、链霉素、氨苄西林、多西环素及复方磺胺甲噁唑等，或联合使用，疗程 10~12 个月。合并感染性心内膜炎者，应给予大剂量有效抗生素静脉滴注。②糖皮质激素：若出现继发性肾上腺皮质功能不全，应给予激素替代疗法。③对症支持：纠正脱水和低蛋白血症，加强营养和维生素补充。

预后 多数患者在接受充分

抗生素治疗后，症状消失，但停药后可复发。少数患者可于数月内死亡。

预防 改善生存环境，饮食卫生，合理膳食。

（赵　敏　姜天俊）

fùqiāng gǎnrǎn

腹腔感染 （intra-abdominal infection）

发生在腹膜后间隙或腹膜腔的感染。分为多种形式，主要分为腹膜腔感染和腹腔脏器感染。可能扩散形成腹膜炎，也可能局限成一个或多个脓肿。腹腔脏器感染包括胃肠道感染、肝胆感染及胰腺感染，其中以肠道和胆道感染最常见，且常为其他腹腔感染的原发病灶。

病因及发病机制 腹腔以横结肠为界，小肠肠系膜固定于后腹膜，且形成数个凹陷部位，有利于炎症渗出物蓄积。腹膜炎症渗出液蓄积和脓肿形成部位与原发腹腔脏器感染部位密切相关。解剖关系在理解和处理腹腔感染中至关重要。大多数腹腔感染继发于内生菌群感染，由正常情况下定植于腹腔脏器的不同菌群引起。手术、创伤等诱因导致胃肠道和泌尿生殖道黏膜屏障破坏，内生菌群易位，引起腹膜、腹腔器官及腹腔后间隙感染。通常由多种菌株引起，包括需氧菌和厌氧菌混合感染，最常见的是大肠埃希菌和脆弱类杆菌的混合感染。肠道尤其是结肠存在大量细菌，是内源性感染的主要感染源。正常情况下，肠黏膜、肠壁和浆膜组成的屏障可有效阻止肠腔细菌入侵，且肝内的单核-巨噬细胞系统也可清除进入肝脏的细菌。若肠道和肝脏的免疫屏障缺陷，可致肠内细菌入侵腹腔各脏器，甚至播散到全身其他部位。

临床表现 一般表现原发灶的症状和体征。腹痛是主要症状，常伴发热、恶心、呕吐等。并发脓肿者可有高热、脉快、消瘦、乏力衰弱、食欲减退等全身脓毒血症表现。查体常有病变区压痛，累及腹膜者有弥漫性压痛、反跳痛及腹壁肌强直，肠鸣音减弱或消失。腹腔有游离气体时肝浊音界缩小或消失。

诊断 实验室检查可见外周血白细胞增多，碱性磷酸酶、胆红素水平通常在炎症累及胆管时升高。淀粉酶升高提示有相关的胰腺炎。转氨酶升高提示炎症累及肝组织。B超常作为诊断腹腔感染的首选方法，其他影像学检查如CT、磁共振成像等提高了诊断的敏感性和特异性。病原体确定尚需血液、尿液、粪便或病灶穿刺液培养结果。CT或B超引导下经皮穿刺引流有一定治疗意义。

治疗 主要有抗菌治疗、支持治疗和手术治疗。应及时经验性抗菌治疗。初期经验用药宜结合当地常见致病菌菌谱选用广谱抗生素，或联合使用不同抗菌谱的药物，随后根据细菌培养和药敏试验结果调整方案。支持治疗包括禁食，持续胃肠减压，纠正低血容量，器官功能支持，纠正水电解质紊乱和酸碱平衡失调，解痉镇痛，以及营养支持等。手术治疗旨在控制原发病灶，清理腹腔异物和坏死组织，包括肠道减压术、穿孔修补术、病变脏器切除术及脓液穿刺引流术等。

（刘晓清）

dǎndào xìtǒng gǎnrǎn

胆道系统感染 （biliary tract infection）

包括胆囊炎和胆管炎的感染性疾病。是外科常见疾病。最常见原因是胆道梗阻、胆汁淤积，导致感染和炎症发生。反复感染可促进结石生成，并进一步加重胆道梗阻。梗阻原因最主要是胆结石，其次有胆道肿瘤、邻近结构压迫、术后瘢痕挛缩及寄生虫感染等。

胆道起于毛细胆管，左、右肝管出肝后，在肝门部汇合形成肝总管。肝总管直径0.4~0.6cm，下端与胆囊管汇合成胆总管。其终末端与胰管汇合，开口于十二指肠乳头，外有奥迪（Oddi）括约肌围绕。正常胆道内无或极少数细菌生长，存在的少数细菌可很快被肝脏的单核-巨噬细胞系统清除，或随胆汁排入十二指肠。另外，奥迪括约肌也可有效阻挡细菌经胆道逆行而上。若存在奥迪括约肌功能异常、胆汁引流不畅、胆肠内瘘或胆肠吻合术等诱因，细菌易繁殖引起感染。对胆汁和手术部位细菌培养通常为肠道的正常菌群，包括革兰阴性杆菌（如大肠埃希菌、克雷伯杆菌属、肠杆菌属等）及厌氧菌（最常见有拟杆菌属）。梭菌属及梭状芽胞杆菌多见于胆道手术史及胆-肠吻合者。寄生虫亦可引起胆道感染，如华支睾吸虫、猫肝吸虫、麝后睾吸虫及肝片状吸虫等。随着抗生素和免疫抑制药的广泛应用，真菌感染率有所上升。

胆道系统感染临床表现主要有右上腹疼痛，可放射至肩背部，伴恶心、呕吐、食欲减退等消化道症状。查体发现右上腹压痛，墨菲（Murphy）征阳性（触摸肿大胆囊时，因疼痛而发生吸气抑制），伴或不伴腹部包块，高度提示胆道疾病。

实验室检查常见白细胞增多，碱性磷酸酶、胆红素水平在炎症累及胆管时升高。B超为首选影像学检查。必要时可行CT检查，磁共振成像显示胆管结构效果较好，对胆道梗阻的敏感性达99%。

胆管系统感染最常见原因是胆道梗阻，解除梗阻及抗感染是治疗的关键。可行开腹手术、内镜治疗或经皮穿刺造瘘，辅以抗菌治疗和其他支持治疗。胆道感染在致病菌未明之前，经验性用药应结合当地常见致病菌菌谱，选用可覆盖革兰阳性菌、革兰阴性菌及厌氧菌的广谱抗生素，或联合使用不同抗菌谱的药物。可用第三代头孢菌素或广谱青霉素，并可在此基础上加用 β-内酰胺酶抑制剂或联合其他抗生素。之后根据临床疗效及药敏试验结果调整治疗方案。支持治疗包括禁食，纠正水电解质紊乱和酸碱平衡失调，解痉镇痛，以及全身支持治疗等。

（刘晓清）

dǎnnángyán

胆囊炎（cholecystitis） 胆囊管梗阻和细菌感染所致炎症。是常见的外科疾病。按病程进展分为急性胆囊炎和慢性胆囊炎。急性胆囊炎好发于中年肥胖女性。95%以上病例合并胆囊结石，称结石性胆囊炎。2%～15%患者不伴胆囊结石，称非结石性胆囊炎。80%以上胆结石患者不出现临床症状，而在症状性胆结石患者中，1%～3%会发展为急性胆囊炎。

病因及发病机制 胆囊炎主要源于胆结石、蛔虫等阻塞胆道，引起腔内压升高，致血供不足和淋巴引流障碍，引发炎症反应。细菌感染常在胆汁淤滞的情况下出现。主要致病原因如下。①胆囊管梗阻：胆囊结石阻塞胆囊管或嵌顿于胆囊颈，引起胆汁排出受阻，高浓度胆汁酸盐可引发黏膜损害，致使黏膜炎症坏死。胆结石也可直接刺激前列腺素 I_2 和前列腺素 E_2 生成，介导炎症反应。②细菌感染：非胆囊炎的始

动因素，但会使病情发展更复杂。致病菌通过胆道逆行入侵胆囊，或循血流或淋巴途径进入胆囊。胆汁淤积时细菌可大量繁殖，造成感染。非结石性胆囊炎病因尚不清楚，常存在其他诱因，如创伤、烧伤、败血症、免疫功能低下、糖尿病、腹部非胆道手术术后和分娩等。也有认为是长期肠道外营养、艾滋病的并发症。胆囊壁缺血或胆道淤滞，也会引起胆盐浓缩，造成胆囊壁的炎症和坏死。病情发展比结石性胆囊炎更迅速，更易出现胆囊坏疽、穿孔。胆囊炎的致病菌主要是肠道菌群，包括革兰阴性杆菌（如大肠埃希菌、克雷伯菌属和肠杆菌属等）、厌氧菌（最常见有拟杆菌属），以及粪肠球菌、铜绿假单胞菌等。梭菌属及梭状芽胞杆菌多见于胆道手术史及胆-肠吻合者。

临床表现 既往可有胆绞痛发作史。进食油腻食物或饱餐后发作。右上腹疼痛呈持续性，可放射至肩背部，伴恶心、呕吐、食欲缺乏等。10%～20%患者出现轻度黄疸。血清胆红素浓度 > $60\mu mol/L$ 提示可能有胆总管结石或米里奇（Mirrizzi）综合征，即哈氏囊区结石梗阻，压迫肝总管，引起反复发作胆囊炎及胆管炎，梗阻性黄疸明显。查体发现右上腹压痛，墨菲（Murphy）征阳性（触摸肿大胆囊时因疼痛而发生吸气抑制），部分患者可触及胆囊肿大并有触痛。若发生胆囊坏疽、穿孔，可出现弥漫性腹膜炎表现。

未经治疗的胆囊炎可能自发缓解，10%～15%的患者可发生并发症。①坏疽性胆囊炎：发生在2%～30%的患者中，最常见于基底部，危险因素有男性、年龄>50岁、有心血管疾病史及白细胞计数增高。②胆囊穿孔：发生率约

10%，最常发生于基底部。穿孔后患者自觉症状减轻，但随即会出现腹膜炎表现。③胆-肠瘘：急性发炎的胆囊附着于肠道，可引起胃肠道穿孔，最常见于十二指肠和结肠肝曲，影像学可见胆道积气。④其他：包括胆囊积脓、产气性胆囊炎、化脓性肝脓肿及败血症等。

诊断 实验室检查常见白细胞计数增高，碱性磷酸酶、胆红素水平在炎症累及胆管时升高。应及时行血培养及胆汁培养，血培养阳性率为30%～40%，胆汁培养阳性率为50%～95%。影像学检查中，B超是首选的诊断方法，显示胆囊增大，胆囊壁增厚（>4mm），甚至有"双边影"，并可探及胆囊内结石光团。超声墨菲征阳性（超声探头触及胆囊时引起疼痛）有很大诊断价值。结石征伴胆囊壁增厚或超声墨菲征，其阳性预测值及阴性预测值均达90%以上。^{99m}Tc-依替菲宁（EHIDA）肝胆系统显像适用于超声诊断不明确者，对急性胆囊炎诊断的敏感性达97%，特异性达87%。CT检查亦可协助诊断。磁共振成像显示胆管结构效果较好，对胆道梗阻的敏感性达99%。

治疗 关键是解除梗阻和抗感染，辅以其他支持治疗。解除梗阻可行开腹手术治疗、经皮穿刺或腹腔镜手术。抗菌治疗并不能降低单纯性胆囊炎发生并发症的风险。虚弱、病情严重、高龄、免疫力低下及黄疸者，经验性用药应根据肠道菌群情况进行。可根据细菌培养及药敏试验结果选择抗生素，经验性用药通常选择广谱、胆汁内浓度较高的第三代头孢菌素和甲硝唑。头孢菌素类药物缺乏对肠球菌的抗菌活性，对胆汁培养肠球菌阳性者可给予

头孢菌素联合抗肠球菌类抗生素。其他支持治疗包括禁食、纠正水电解质紊乱及酸碱平衡失调、解痉镇痛和全身支持治疗等。

手术适应证：①发病 48～72 小时内。②经非手术治疗无效或病情恶化者。③出现胆囊穿孔、弥漫性腹膜炎、合并化脓性胆管炎、急性坏死性胰腺炎等并发症。手术方式首选腹腔镜胆囊切除术，其次有胆囊造瘘术、开腹手术等。经皮穿刺胆囊造瘘对 3/4 患者有效。治疗 48 小时后症状无好转者，提示可能存在脓毒血症、抗菌疗效不佳、出现并发症或胆囊壁坏死等情况。对无严重并发症者，外科干预时间尚无定论。早期手术治疗可降低并发症风险。病情稳定、保守治疗有效的胆囊炎患者，可在急性期后 6～12 周再行手术治疗，以待炎症消解。手术风险大、情况不稳定者，也应酌情延迟手术。

（刘晓清）

dǎnguǎnyán

胆管炎（cholangitis）

胆管梗阻、胆汁淤滞、胆管内压力升高的基础上发生胆管感染的炎症性病变。按病程进展分为急性胆管炎和慢性胆管炎。按病情严重程度急性胆管炎分为轻度、中度、重度 3 个阶段。轻度患者对抗菌治疗及支持治疗有效；中度对保守治疗无效但无器官衰竭的征象；重度至少有一种器官衰竭的征象。急性梗阻性化脓性胆管炎（acute obstructive suppurative cholangitis，AOSC）是急性胆管炎的严重阶段，又称急性重症胆管炎。急性胆管炎时，若不解除胆管梗阻，感染未得到控制，可发展为 AOSC 而危及生命，死亡率高达 10%。男女发病比例接近，青壮年多见。

病因及发病机制 中国引起 AOSC 的最常见原因是胆管结石（占 76.0%～88.5%），其次有胆管寄生虫、胆管狭窄等。国外报道胆管肿瘤、胆管良性狭窄、先天性解剖异常、原发性硬化性胆管炎等常见。手术及介入治疗引起胆管损伤也逐渐增多。正常情况下无菌的胆汁在胆管梗阻情况下发生感染，胆管阻塞引发胆汁淤滞，有利于细菌繁殖。其他因素包括近小肠端的胆汁抗菌活性消失，引起细菌大量繁殖，细菌随后上行至胆管。其他感染途径包括门静脉系统和淋巴系统。胆管梗阻后，胆汁淤滞，腔内压升高，梗阻以上胆管扩张，管壁增厚；细菌大量繁殖，胆汁变成脓性，随胆管内压力继续升高而逆流入肝，若压力>20cmH_2O，脓性胆汁可能反流入血，称胆血反流。大量细菌和毒素进入血液循环后，引起全身化脓性感染，导致败血症、感染性休克和多器官功能障碍综合征。致病菌主要是革兰阴性菌，其中以大肠埃希菌、克雷伯菌最常见。革兰阳性菌感染中肠球菌常见。25%～30%合并厌氧菌感染。慢性胆管炎常发生于括约肌切开术、支架置入术后或胆总管-十二指肠吻合术后患者，通常不表现急性胆管炎的症状，发病原因亦是在胆管梗阻的基础上发生细菌感染。

临床表现 起病急骤，病情发展快，50%～70%的患者可出现夏科三联征（Charcot triad），即右上腹痛或上腹痛、发热或寒战（或二者皆有）、黄疸。<14%的急性胆管炎患者可出现休克及神志改变，提示瑞罗茨五联征（Reynolds pentad）。神经系统症状主要表现为神情淡漠、嗜睡、神志不清甚至昏迷。合并休克者可伴烦躁不安、谵妄等。查体示体温常在 40℃ 以上，脉搏细弱，血压降低，右上腹及剑突下不同程度的压痛和肌紧张，可有肝大、肝区叩击痛，部分病例可触及肿大的胆囊。

诊断 实验室检查见白细胞计数升高（>20×10^9/L），中性粒细胞比例升高。肝功能异常主要表现为碱性磷酸酶和胆红素水平升高，尤其是结合胆红素增多明显。γ-谷氨酰转肽酶水平升高也很常见。淀粉酶水平升高提示有相关的胰腺炎。转氨酶水平升高提示炎症累及肝脏组织。B 超能了解胆管梗阻部位、胆管扩张情况及病变性质，有很好的诊断价值。也可行内镜逆行性胆胰管造影及磁共振胆胰管成像检查，后者无创，显示胆总管结石的诊断敏感性达 90% 以上，但对直径<1cm 的小结石不如超声敏感。内镜逆行性胆胰管造影有一定的治疗作用，但对胆管结石的诊断价值不如前两者。

治疗 ①解除胆管梗阻：引流以降低胆管压力。急性胆管炎一旦发现应即刻手术治疗。治疗原则是立即手术方式力求简单有效，以挽救患者生命。随胆管内压降低，情况逐渐好转，则可探查胆管，力争解除梗阻上段胆管内病变。术中不必强求取净结石，残余结石待术后胆管镜取石。可用经皮肝穿刺胆管引流术或经内镜鼻胆管引流术，待胆管感染控制后再择期手术。经以上治疗无改善者，应立即采取手术治疗。②抗菌治疗：应先经验性选用针对革兰阴性杆菌及厌氧菌的抗生素静脉输注。初始经验性治疗可选择阿莫西林/舒巴坦、替卡拉林/克拉维酸钾、哌拉西林/他唑巴坦等 β-内酰胺酶抑制剂。头孢菌素、碳青霉烯类及喹诺酮类亦有良好效果。疗程至少 5~7 天。③其他治疗：包括立即扩容，纠正水电解质紊乱和酸碱平衡失调，以及全身支持治疗等。

（刘晓清）

gān nóngzhǒng

肝脓肿（liver abscess）

病原生物所致肝脏化脓性疾病。可分为化脓性肝脓肿和阿米巴肝脓肿两类。

（刘晓清）

huànóngxìng gān nóngzhǒng

化脓性肝脓肿（pyogenic liver abscess）

肝实质的化脓性炎症。多继发于肝脏感染，多见于中年人，50~60 岁为发病高峰。

病因及发病机制 胆管系统疾病是引起此病的主要病因。最常见为肝右叶脓肿，其次为左叶脓肿，然后是尾状叶。感染可根据以下途径入肝。①胆管系统：占 40%~50%。多因胆道蛔虫病、胆管结石、肿瘤等并发化脓性胆管炎，细菌经胆汁逆行入肝引起。脓肿为多发性。②肝动脉：占 5%~10%。体内任何部位的化脓性病变，如心内膜炎、化脓性骨髓炎、中耳炎等并发菌血症，均可经此途径入肝。③门静脉：占 5%~15%，如憩室炎、坏疽性阑尾炎、胰腺炎、细菌性痢疾及术后感染等。④其他：如肝毗邻病灶感染、肝穿透伤及先天性肝囊肿继发感染等。

化脓性肝脓肿最常见的病原菌为大肠埃希菌（多见于胆道途径）和金黄色葡萄球菌（多见于肝动脉途径），其次为链球菌属和类杆菌属。20%~50% 的肝脓肿患者为多种细菌感染。单个肝脓肿有时可以很大，多发性肝脓肿的直径在数毫米至数厘米之间，数个脓肿也可融合为一个大脓肿。

临床表现 常无特异性。一般起病较急，主要有高热、寒战、黄疸、右上腹压痛和肝大，但仅 10% 的患者出现以上典型临床表现。可伴恶心、食欲减退、乏力、体重下降。肝区疼痛常呈持续性钝痛或胀痛。

诊断与鉴别诊断 对所有发热、白细胞计数升高、肝区占位性病变患者均应排除化脓性肝脓肿。因其症状非特异性，常误诊为其他疾病，如胆管炎、肺炎、肝恶性肿瘤等。68%~88% 的患者有白细胞增多，2/3 患者碱性磷酸酶水平升高。伴胆管疾病者，丙氨酸转氨酶、天冬氨酸转氨酶和胆红素水平升高更显著。血红蛋白 < 100g/L，血肌酐 > 247.5 μmmol/L 是化脓性肝脓肿死亡率的独立预测因子。影像学检查如超声和 CT 检查对此病有重要诊断价值。超声检查适用于胆管疾病引起，不能注射造影剂或无法承受射线暴露者，其诊断敏感性为 70%~90%，可明确脓肿的大小、部位，表现为肝内液性无回声暗区，脓肿壁厚呈强回声，内壁不光滑，病变后方回声增强。CT 检查诊断敏感性达 95%，且是引导下穿刺引流的最佳选择。平扫呈圆形或卵圆形低密度区，脓液密度稍高于水，边缘不清；增强显示脓腔壁呈环状强化，而脓液不强化。磁共振成像较为少用，但它有利于鉴别肝脓肿和其他非感染性病变，如肿瘤等。半数以上患者血培养阳性，应在使用抗生素前行厌氧菌和需氧菌培养。确诊尚需细针穿刺的脓液检查。

此病主要应与阿米巴肝脓肿鉴别，后者起病缓，常继发于阿米巴痢疾，脓液呈果酱色，血清学抗阿米巴抗体阳性，抗阿米巴药物治疗有效。

治疗 ①经皮穿刺引流：1953 年麦克法德齐恩（McFadzean）等提出抗菌治疗联合经皮穿刺引流治疗肝脓肿患者。彩超或 CT 引导下经皮穿刺引流是治疗此病的首选方法。对多发的较大脓肿，或存在分隔者，经皮穿刺置管引流成功率为 69%~90%。穿刺物应及时送检，行革兰染色及细菌培养，必要时可取组织标本活检。放置导管 5~7 天，至引流量最少时拔除。经皮穿刺引流也可不放置导管，对直径 ≤5cm 的脓肿成功率为 58%~85%，继之以密切的临床观察和影像学随访，可将成功率提高至 94%~98%。②手术治疗：适用于穿刺引流失败，或再发腹痛者。③抗菌治疗：一旦疑诊此病，应立即行经验性抗菌治疗。使用抗生素前应多次血培养，但不应因穿刺取脓液标本而延迟治疗。胆源性脓肿病原菌通常为肠球菌和肠道革兰阴性菌，而慢性感染或盆腔源性者更常见肠道革兰阴性菌和厌氧菌。合并有阿米巴肝脓肿者，应加用大剂量的甲硝唑。肝源性脓肿时，抗菌谱应包括金黄色葡萄球菌。治疗通常需注射药物 2~3 周，改为口服药物至总疗程 4~6 周。治疗过程中应密切随访患者的临床反应和影像学变化，以确定抗菌疗程和是否需要进一步穿刺引流。治疗后症状可自发缓解，若症状重现如再次出现发热、腹痛，应积极进行影像学检查和穿刺引流。

（刘晓清）

āmǐbā gān nóngzhǒng

阿米巴肝脓肿（amebic liver abscess）

侵袭性溶组织内阿米巴所致以肝细胞溶解坏死为特征的肝脏化脓性炎症。多见于热带沿海地区，男性成年人多发，农民发病率高。

病因及发病机制 此病主要通过被粪便污染的食物或水源传播。阿米巴包囊在肠腔破囊，滋养体迁移至结肠，附着于结肠上皮细胞，随后通过二分裂繁殖。新的包囊随粪便排出，完成生命周期。大部分感染无症状，10%可发生结肠炎。溶组织内阿米巴可引起肝细胞和中性粒细胞死亡，形成非化脓性大脓肿，脓液呈鱼酱样。

临床表现 与病程、脓肿大小和部位及有无合并症有关。多数起病缓慢。典型表现为发热，右上腹钝痛或胀痛，但黄疸少见。仅 15% ~ 35% 伴恶心、呕吐、腹部痉挛或腹泻。肝区疼痛为此病重要症状，常为持续性，深呼吸及体位改变时加剧，夜间明显。部分患者右下胸或右上腹饱满，可扪及肿块，伴压痛。1% ~ 5% 可合并细菌感染，常见于引流术后。

诊断 表现为肝右叶单发大脓肿，多发性脓肿少见。血清学阳性和影像学显示肝占位有重要提示意义。阿米巴血清学检查（抗阿米巴抗体）敏感性为 95%，尤其对溶组织内阿米巴有高度特异性。急性感染时（症状持续 <2 周）可为阴性结果，但再次复查通常为阳性。亦可检测抗原，酶联免疫吸附试验检测 Gal/Gal NAC 特异性凝集素血清学阳性率 > 95%，粪便及脓液阳性率为 40%。粪便镜检包囊的诊断价值较小，因为不能鉴别溶组织内阿米巴与迪斯帕阿米巴。滋养体检出率仅为 11% ~ 25%，故不推荐肝脓肿穿刺。

鉴别诊断 ①原发性肝癌：发热、腹痛等症状不如阿米巴肝脓肿明显，但肝脏质地较坚硬，有结节感。甲胎蛋白、影像学检查及肝穿刺有助于鉴别。②细菌性肝脓肿：多起病急，常继发于胆道或其他部位感染，白细胞计数升高明显，血培养或脓液培养阳性，影像学多显示多发性脓肿，抗生素治疗有效。③血吸虫病：流行区旅居史，脾大较明显，外周血见嗜酸性粒细胞显著增加，结肠镜检查及虫卵可溶性抗原有助于检测。④胆囊炎：起病急，常有腹痛反复发作史，黄疸多见且较深，胆囊区压痛明显。胆囊造影有助于鉴别。

治疗 通常只需药物治疗，首选甲硝唑，也可用替硝唑。无并发症者治疗 3 ~ 5 天内肝区疼痛、发热等临床情况可明显好转。单纯性阿米巴肝脓肿通常不需引流。治疗 5 ~ 7 天无好转，疑诊化脓性肝脓肿或合并细菌感染者，可行经皮肝穿刺确诊。对脓肿较大，有破裂风险者，也应尽早行穿刺引流。切开引流的适应证：①经抗阿米巴治疗及穿刺吸脓，脓肿未见缩小，高热不退者。②脓肿继发细菌感染，经综合治疗控制不佳者。③脓肿已穿破入胸腹腔，或邻近器官。切开排脓后应持续负压闭式引流。

（刘晓清）

pí nóngzhǒng

脾脓肿（splenic abscess） 脾的化脓性炎症。常为全身感染的并发症。属少见病。多见于男性青壮年。尸检发现率 0.2% ~ 0.7%。随着免疫功能受抑人群增加，发病率趋于升高。因缺乏特异性症状，早期诊断困难，易漏诊、误诊，病死率较高。

病因及发病机制 脾血供丰富，内含大量的淋巴细胞和巨噬细胞，参与人体的自然免疫和特异性免疫，很少发生感染，但各种疾病引发脾大时，易发生感染，如疟疾、回归热、脾棘球蚴等。早先存在的脾囊肿也可能发生感染。脾脓肿多由细菌栓子在脾内存留引起，可发生于脾的任何部位。常见病因如下。①其他部位感染的播散转移：约占 75%。最常见的原因是感染性心内膜炎，此外有泌尿道感染、腹部手术、胃肠道感染等。免疫功能缺陷者如人类免疫缺陷病毒感染、化疗及长期使用糖皮质激素，也成为越来越重要的病因。②脾外伤和脾梗死所致脾脓肿：占 10% ~ 25%，尤其是污染严重的开放性腹部外伤。③毗邻病灶感染：占 2% ~ 7%，如胰腺、肝脓肿、胃十二指肠溃疡穿孔引发病原菌直接入侵脾脏实质。④其他：如费尔蒂（Felty）综合征、淀粉性变性、血红蛋白病、糖尿病及静脉吸毒等。

多发性脾脓肿多由带菌栓子引起，而单发性脾脓肿多因外伤血肿的继发感染，或脾破裂引起，临床少见。脓肿可并发或穿破形成膈下脓肿，继而穿破膈肌形成脓胸；也可破裂入腹腔引起腹膜炎或形成肠间脓肿；还可与胃及结肠粘连，穿破形成内瘘。

脾脓肿中最常见病原菌为葡萄球菌、链球菌、沙门菌及大肠埃希菌。感染性心内膜炎伴发的脾脓肿，通常由金黄色葡萄球菌和链球菌引起，也可因沙门菌及厌氧菌引起。24% ~ 60% 的患者血培养阳性，多发性脾脓肿血培养阳性率高。约 25% 的脾脓肿是包括厌氧菌在内的混合感染。随着免疫功能缺陷患者的增加，真菌感染日益多见，常见的有白念珠菌、曲菌和毛霉菌。

临床表现 缺乏特异性。95% 患者出现发热，伴恶心、呕吐、食欲减退和乏力。随即出现腹痛，局限于左上腹，多为持续性，疼痛剧烈，呼吸时加剧，可放射至左胸或左肩。腹部压痛最常见于左上腹。半数患者有脾大，左上腹可触及包块。很多患者存在胸部体征，如左肺底湿啰音。脾摩擦音、肝大、肋膈角压痛和腹水等体征少见。

诊断 60%～80%患者有白细胞增多。多发性脾脓肿70%以上血培养阳性。诊断常依赖于影像学检查。①腹部X线片：对脾脓肿的诊断敏感性很高。50%～80%患者胸片和25%患者腹平片可见异常征象，但多为非特异性，如左上腹肿块、左侧膈肌抬高、胸腔积液或内脏移位。脾影内出现液气平有特异性诊断价值，弥漫气泡影或膈下游离气体有利于诊断。②B超：作为诊断脾脓肿的首选方法，敏感性75%～93%。典型表现为回声减弱或消失，有时可见回声不均和病灶内气体影。常伴脾大。B超引导下的脓液穿刺还有治疗作用。③CT：不受脾区周围含气脏器影响，是最敏感的检测手段。表现为脾区低密度液化坏死区，密度不均，边缘不规则。脓肿内发现气体更有诊断价值。④磁共振成像：对脾脓肿的诊断敏感性不高。

治疗 ①抗菌治疗：一旦确诊，应立即进行经验性广谱抗菌治疗。抗菌谱包括链球菌、葡萄球菌、革兰阴性厌氧杆菌。可选用万古霉素或苯甲异恶唑青霉素，联合氨基糖苷类、第三代或第四代头孢菌素、喹诺酮类或碳青霉烯类。根据血培养或脓液培养结果，相应调整抗菌药方案。②脓液穿刺引流：CT或B超引导下经皮穿刺引流应用日益广泛，可作为无法手术或手术风险较高患者的治疗选择，疗效较好。单发、无分隔、较小的脓肿（<3cm）易

引流，而多发性、分隔多或微小脓肿者不宜采用穿刺引流。蜂窝织炎或脓液黏稠不易抽出，也是引流失败的原因之一。穿刺引流成功率可达50%～90%。为防止穿刺本身的风险，可在术前做好手术准备。抽取脓液需做革兰染色及细菌、真菌及分枝杆菌培养。③手术治疗：适用于引流不畅或状况无改善。脾切除是主要方法。做左上腹直肌切口进行探查，可发现脾周围有粘连。若粘连不重，则分离之，然后切除整个脾；若粘连紧密，可在粘连最严重或脓肿表浅处穿刺引流，一旦抽出脓液即可在此处切口引流。注意引流管应在腹部另外部位引出体外，而原有切口一期缝合。

（刘晓清）

yíxiànyán gǎnrǎn bìngfāzhèng

胰腺炎感染并发症（infectious complication of pancreatitis）

胰腺组织感染并发症。分为局部并发症和全身并发症。局部并发症包括胰腺脓肿、假性囊肿；全身并发症主要是多器官功能综合征，包括急性呼吸衰竭、急性肾衰竭、心力衰竭与心律失常、消化道出血、胰性脑病、败血症及真菌感染等。约20%的急性胰腺炎（acute pancreatitis，AP）可发展为重症急性胰腺炎（severe acute pancreatitis，SAP）。SAP患者胰腺发生出血坏死，常继发感染、腹膜炎和休克等多种并发症，病情凶险，病死率高。AP的死亡率主要与局部感染或全身感染并发症有关。

病因及发病机制 多数胰腺感染由无感染诱因导致的AP继发细菌感染引起。大多数胰腺组织感染源于胃肠道，在胃肠道缺血黏膜受损情况下，肠道菌群易位，并通过肠道、胆管、淋巴结

或血液定植于胰腺。肠道菌群以革兰阴性菌（大肠埃希菌、肺炎克雷伯菌最常见，其次为肠杆菌属、假单胞菌属、变形杆菌）多见，其次有革兰阳性菌（肠球菌、链球菌及葡萄球菌）及厌氧菌。感染可为单一病菌感染或多细菌感染，菌群种类与感染途径相关。胆源性AP以革兰阴性菌感染为主，且总体感染率高，而酒精性AP以革兰阳性菌感染为主。但死亡率与感染严重程度有关，与病因无关。近年来真菌感染有所增加，死亡率高于细菌感染，主要为白念珠菌，且大多为多重感染。

在AP病程早期（前3周），局部感染发生在坏死性胰腺及胰腺组织，但未见明显的脓液积聚。感染发生率随着坏死程度及病程而升高。49%的坏死性胰腺炎发生在前2周，71%的发生于前3周。AP病程后期（4～7周），胰腺炎血清标志物消失后，胰腺坏死转为液体积聚，由胰液和液化的坏死组织在胰腺内或其周围包裹所致，无菌性坏死转为胰腺假性脓肿。3%的感染性坏死发展为胰腺脓肿。而假性脓肿也可因感染的发生转为脓肿。

临床表现 胰腺组织感染表现为严重的急性上腹痛和胰酶水平升高。典型的胰腺脓肿有发热、腹痛、白细胞增多。胰腺假性囊肿常在病程4周后形成，多位于胰体尾部，囊肿穿破后可致胰源性腹水。胰腺或胰周坏死患者常表现为脓毒血症症状，但无明确病灶。很难与其他感染鉴别，如肺、肾、肝及心血管系统。

诊断与鉴别诊断 AP患者若出现白细胞计数增高和C反应蛋白水平明显升高，尤其是最有价值的降钙素原水平升高，提示可

能发生胰腺感染。低钙血症（血钙<1.5mmol/L），或持续性空腹血糖>10mmol/L，反映胰腺坏死，预后不良。CT 显示坏死胰腺内或周围有气影，有独特的诊断价值。对大多数患者应取组织标本，如 CT 引导下细针穿刺活检（fine-needle aspiration，FNA）及胰腺组织培养，可极大增加诊断的敏感性和特异性，且可降低肠穿孔引起感染扩散的风险。推荐用于坏死性 AP、持续性脓毒血症及发生多器官功能障碍综合征者。FNA 的穿刺组织行革兰染色和培养，CT 或超声等影像学检查，可用于诊断胰腺脓肿。但是穿刺有一定风险，可能导致胰液进入腹膜后腔、肠系膜、纵隔（胸腔）等，致激活的蛋白酶、血管活性物质及炎症介质进一步损伤组织。

治疗 轻至中度 AP 呈自限性，很少继发感染。重症 AP 须用综合治疗，积极抢救，主要是手术、抗菌及对症支持。切除病变组织为必要手段，早期切除感染组织，可使病情更快缓解。外科干预包括清创术、坏死组织切除术及腹膜渗出物和坏死组织引流等。需要分期手术。一般病程 2~3 周行脓肿切除较合适。抗菌治疗可选择易渗入胰腺组织并达到有效浓度的第三代头孢菌素（或亚胺培南/西司他丁）联合甲硝唑。支持治疗主要包括禁食、胃肠减压、补充血容量、维持水电解质和酸碱平衡及全身支持治疗等。

（刘晓清）

qìshìyán

憩室炎（diverticulitis） 肠内容物潴留于憩室反复刺激其内壁所致炎症。是结肠憩室最常见的并发症。老年人多见。西方国家最常累及乙状结肠和降结肠。在亚洲多发生于右半结肠，累及全层，伴明显的临床症状。

病因及发病机制 憩室是肠黏膜沿肠壁固有肌层疝出而形成，是肠腔压力过高和肠壁减弱的共同结果。粪石或食物颗粒等阻塞憩室颈部，可引起细菌滋生，导致肠壁和结缔组织炎症，甚至穿孔。低纤维素饮食增加憩室炎的发生。多种微生物参与这一过程，包括内生性厌氧菌和兼性细菌，如拟杆菌、消化链球菌、肠杆菌、草绿色链球菌及肠球菌。

临床表现 反复出现局限性腹痛，持续数天，常伴发热、恶心、呕吐、排便习惯改变及尿路刺激征等。粪便隐血试验可阳性，但下消化道大出血少见。查体示腹部压痛、反跳痛，肠鸣音减弱或正常。出现高热和腹肌强直提示有穿孔可能。严重的慢性憩室炎可与邻近器官形成瘘管，与膀胱或输尿管相通可出现气尿或粪尿。半数以上患者无临床症状。

诊断 根据症状、体征、实验室及影像学检查综合诊断。影像学检查如下。①CT：对憩室炎的诊断有很高的敏感性和特异性，其表现包括：结肠周脂肪坠积（98%）、憩室形成（84%）、肠壁增厚（70%）、蜂窝织炎或脓肿形成（35%）等。CT 引导下的穿刺引流可用于治疗脓肿较大（直径>5cm）的急症患者，若穿刺液发现粪状物，应立即行急诊手术。②超声：诊断准确性同 CT，但应由有经验的操作者实施，且肥胖和肠道气体可影响结果。主要表现为局部肠壁膨隆，肠壁增厚，内有强回声影。③其他：结肠气钡双重造影及结肠镜检查有引发穿孔的风险，应慎用，但乙状结肠镜可用于原因不明的病例，以除外其他诊断。

鉴别诊断 包括肠道恶性病变、肾绞痛、输尿管感染、妇科疾病、阑尾炎及其他结肠感染性疾病。

治疗 保守治疗适用于急性非复杂性或脓肿局限化（直径≤5cm）的憩室炎患者。包括口服广谱抗菌药 7~10 天，如喹诺酮类、甲硝唑及阿莫西林/克拉维酸等。口服不耐受者应予以静脉抗生素治疗。若治疗 48~72 小时无改善，应考虑手术治疗。结肠切除适应证为：①控制不佳的败血症。②弥漫性腹膜炎。③症状持续恶化者。④憩室持续阻塞。⑤药物治疗无效。⑥不排除恶性病变及免疫功能缺陷者。多用二期手术，一期为切除病变结肠、造瘘，将残余肠管进行闭式缝合，二期手术时重建结肠的连续性。体质衰弱或弥漫性腹膜炎者等，以分期手术为宜。

（刘晓清）

mángchángyán

盲肠炎（typhlitis） 血液病或实体肿瘤化疗后出现的盲肠炎症。又称白细胞减少性小肠结肠炎。较少见，可危及生命。也见于人类免疫缺陷病毒感染、再生障碍性贫血、药物性粒细胞缺乏、周期性白细胞减少症、急性白血病等，但较罕见。

病因及发病机制 尚未明确。研究认为是多因素作用结果。化疗药物导致急性黏膜损伤，盲肠黏膜缺血，肠道菌群侵入肠壁。宿主免疫功能缺陷的情况下，微生物大量繁殖，引起脓毒血症或肠壁穿孔。病理特征为肠壁增厚和水肿，不同程度累及盲肠，常侵及降结肠和回肠末段。肠壁散在溃疡、出血。镜下病变以黏膜及黏膜下层为主，细胞空泡变性、坏死。组织学可发现少许中性粒细胞及单核细胞浸润，并可见多种细菌或真菌。

临床表现 多样，与病情程度有关。典型症状出现于白细胞计数降低 7~14 天，半数以上有右下腹痛，伴发热、恶心、呕吐、腹泻、便血等。存在严重口腔炎和咽炎者，提示弥漫性黏膜损害。查体示腹部压痛、反跳痛和肌紧张。肠鸣音减弱。并发症包括肠道溃疡、出血、穿孔，肝脓肿及腰大肌脓肿，周围组织病变包括升结肠炎和回盲瘘。

诊断与鉴别诊断 诊断根据症状、体征、实验室及影像学检查。CT 和超声检查是有效诊断手段。CT 显示结肠肠壁增厚，肠壁炎性改变，肠壁积气及腹水等。超声显示肠壁厚度越厚，提示疾病预后越差。血培养和粪便培养亦有助于诊断。

此病应与急性阑尾炎、化疗后黏膜炎、假膜性肠炎、慢性毛霉菌病、缺血性肠炎、肠梗阻、假性结肠梗阻、急性胰腺炎、急性胆囊炎、病毒性肠炎等鉴别。

治疗 尚有争议。一旦确诊，应及时停止化疗，减少糖皮质激素用量。病程早期或病变较轻者，可采取保守治疗，包括肠道休息、胃肠减压、足量补液、营养支持及广谱抗菌治疗。抗菌谱应覆盖兼性菌、厌氧菌、铜绿假单胞菌及酵母菌，如氨基糖苷类、青霉素、磺胺类、第三代头孢菌素等单独或联合应用。抗真菌药可明显改善预后。两性霉素 B、氟康唑单独或联合使用有效。出现持续性消化道出血、肠穿孔、临床症状恶化提示脓毒血症及药物治疗无效者应及时手术治疗。有切除回肠末段、盲肠或（和）右半结肠手术。亦可根据患者情况分期手术。

（刘晓清）

jíxìng lánwěiyán

急性阑尾炎（acute appendicitis）

阑尾管腔梗阻、细菌入侵等多种原因所致阑尾急性炎症。是最常见的外科急腹症。菲茨（Fitz）于 1886 年首先描述其病程、病理及临床表现，并提出阑尾切除术是合理治疗。好发于青壮年，男性略高于女性。

病因及发病机制 阑尾长 5~10cm，起于盲肠根部，附于盲肠后内侧壁。绝大多数阑尾属腹膜内器官，位置多变，致患者临床症状及压痛部位不同。阑尾尖端指向有 6 种类型：回肠前位、盆位、盲肠后位、盲肠下位、盲肠外侧位和回肠后位。位于盲肠后位者，阑尾炎体征轻，易误诊，手术切除有一定难度。

阑尾为管状结构，远端为盲端，近端开口于盲肠。阑尾每天可产生 3ml 黏液。若阑尾腔阻塞，黏液积聚，导致内压升高，淋巴回流受阻及血运障碍，引起黏膜缺血，病原体入侵，成为急性阑尾炎的主要发病机制。阻塞阑尾的通常为粪石，也可源于异物、肿瘤、挛缩、寄生虫或淋巴组织增生。若不及时处理，炎症和缺血持续，可引发坏死甚至穿孔。致病菌一般为厌氧菌和兼性厌氧菌，包括大肠埃希菌、脆弱类杆菌、普雷沃菌属、沃氏嗜胆菌、消化链球菌属、肠杆菌和草绿色链球菌等。

病理改变 ①急性单纯性阑尾炎：临床症状及体征较轻。病变限于黏膜层和黏膜下层。阑尾轻度肿胀，充血，镜下有中性粒细胞浸润，黏膜表面有小出血点。②急性化脓性阑尾炎：即急性蜂窝织炎性阑尾炎。阑尾肿胀明显，黏膜的溃疡面加大并深达肌层和浆膜层，管壁间有小脓肿形成。③坏疽性及穿孔性阑尾炎：重型阑尾炎。管壁坏死呈暗黑色，阑尾腔内积脓，压力升高，血运障碍。穿孔后若未局限，易引起弥漫性腹膜炎。④阑尾周围脓肿：急性阑尾炎化脓坏疽或穿孔后，被大网膜包裹并形成粘连，形成炎性肿块或阑尾周围脓肿。

临床表现 典型表现为转移性右下腹痛，即腹痛发作始于上腹部，逐渐转为脐周痛，6~24 小时后转移并固定于右下腹，见于 70%~80% 的患者。常伴轻度发热、食欲缺乏、恶心、呕吐等。典型体征为右下腹麦氏点固定压痛，该点位于脐与右髂前上棘中、外 1/3 交界处。辅助诊断的体征如下。①结肠充气征（Rovsing sign）：触诊左下腹，并加压近侧结肠，右下腹出现疼痛为阳性。②腰大肌征（psoas sign）：右股部向后伸展，引起右下腹疼痛为阳性。③闭孔肌试验（obturator test）：右髋部及右股部向内旋转，右下腹疼痛为阳性。出现腹膜刺激征（如反跳痛、腹肌紧张），肠鸣音减弱或消失者，提示阑尾炎症加重。若高热或疼痛骤然减轻，提示可能有阑尾穿孔。腹肌强直提示有弥漫性腹膜炎。扪及右下腹包块提示有蜂窝织炎或阑尾周围脓肿，且应排查盲肠肿瘤。

诊断 主要依靠病史和体格检查。急性发作的腹痛，数小时后转移至右下腹并固定，及麦氏点压痛具有典型诊断意义。对既往有疼痛史、症状长期存在或无转移性右下腹者提示应考虑其他诊断。对育龄妇女应测定人绒毛膜促性腺激素 β 亚单位，以排除妊娠。大部分患者有白细胞轻度增多和 C 反应蛋白水平升高。炎症累及输尿管或膀胱者出现脓尿。影像学检查有助于诊断准确性。

超声优势是快速、无创伤、不需造影剂，且无射线损伤，对鉴别妇科疾病亦有帮助，但对脓肿和蜂窝织炎的识别稍逊于 CT。CT 对急性阑尾炎的诊断具有极高的敏感性和特异性，尤其有利于阑尾周围脓肿的诊断。

鉴别诊断 需与右下腹痛的疾病鉴别（表）。

治疗 主要是手术切除。对急性单纯性阑尾炎，术前常规预防性使用抗生素即可；对出现肠穿孔、脓肿或继发性腹膜炎者，应用广谱抗生素静脉滴注，抗菌谱应覆盖兼性厌氧菌和厌氧菌群。手术治疗分为腹腔镜和开腹手术。腹腔镜伤口微创、恢复快、伤口感染率低，也可提供进一步诊断，但有手术时间长、费用高及腹内脓肿发生可能性增高等缺点。术后给予 5~10 天的抗生素治疗，直至体温正常、白细胞计数下降及肠道功能恢复。出现肠穿孔、蜂窝织炎等并发症者，需经皮穿刺引流。可在炎症消退后 6~8 周实施手术切除。

预后 未经治疗的阑尾炎，可并发化脓性门静脉炎，虽属少见，但病情加重会产生感染性休克和脓毒血症，行阑尾切除及大剂量抗生素治疗有效。部分阑尾炎在保守治疗后可自行缓解，减少了手术并发症及住院费用，但可能延误其他病因的诊治。

（刘晓清）

---

fùqiāng nóngzhǒng

腹腔脓肿 （peritoneal abscess）

肠管、内脏、网膜或肠系膜等粘连包围形成的局限性脓液积聚性炎症。按病因分为原发性和继发性，前者少见，后者一般发生于急性腹膜炎或腹腔内手术后。

病因及发病机制 腹部解剖位置对判断感染来源和途径很重要。腹膜分为壁腹膜和脏腹膜，腹膜腔是壁腹膜和脏腹膜之间的潜在空隙，在男性腹腔是封闭的，女性腹膜腔经输卵管与外界相通。正常情况下，腹腔内有 75~100ml 液体。腹膜腔分为大、小腹腔两部分，即腹腔和网膜囊，经由网膜孔相通。

腹腔脓肿是腹膜炎局限化的结果，也可继发于器官病变（如阑尾或胆囊周围脓肿）、穿透伤或手术并发症等，见于膈下、肠间隙和盆腔。①膈下脓肿：是脓液积聚在一侧或两侧膈肌下与横结肠及其系膜间隙内的统称。右膈下脓肿最常见，常继发于阑尾穿孔、十二指肠溃疡穿孔和肝胆系统化脓性疾病；左膈下脓肿则多为胃十二指肠和胆道手术的并发症。②肠间隙脓肿：脓液被包围于肠管、肠系膜与网膜之间的脓肿，主要继发于阑尾穿孔、胃肠道穿孔及腹部外伤。可单发，也可为多个大小不等的脓肿。③盆腔脓肿：腹腔内的炎性渗出物或脓液易积聚于腹腔最低位而形成。

常继发于阑尾穿孔、盆腔化脓感染及腹部手术后。

腹腔脓肿常为多种致病菌混合感染，厌氧菌占 60%~70%，最常见的是脆弱类杆菌，其次有厌氧球菌、梭状芽胞杆菌，其他常见菌有大肠埃希菌、克雷伯菌、铜绿假单胞菌、肠球菌等。

临床表现 因病灶位置多变而表现多样。呈急性病程，特征性表现为高热、寒战、腹痛及病变部位压痛，外周血白细胞计数升高和核左移。膈下脓肿常有胸部表现，如肋部压痛、胸膜或肺部累及。肠间隙脓肿一般病程迁延，早期诊断困难。若脓肿周围广泛粘连，则可出现不同程度的肠梗阻。患者有化脓性感染症状，并出现腹胀、腹痛、腹部压痛或扣及包块。盆腔脓肿除全身脓毒血症表现外，局部常有膀胱或直肠刺激症状。5%~15% 患者可并发脓毒血症、出血、腹水和瘘管形成。

诊断与鉴别诊断 急性腹膜炎或腹腔脏器炎症治疗过程中或腹部手术后出现腹痛、发热者，应考虑此病，并行进一步检查。影像学检查有较高的诊断价值。①腹部 X 线片：可提示脓肿位置。胸腔积液、膈肌抬高、活动减弱或固定、气液平面等提示膈下脓肿可能。②B 超：有助于判断脓肿大小、性状、部位和质地。脓肿典型表现为壁不规则的包裹性液体，也可表现为液性暗区或高回声包块，但肠腔积气及术后伤口或引流会影响超声效果。③CT：诊断价值与 B 超类似，且不受肠腔气体和术后改变的影响。特征性表现有局限性稍低密度液体影，周围明显强化，内壁光滑，壁厚度不等，含有小气泡和气液平面。腔内造影剂增强后有助于鉴别肠

表 右下腹痛的病因

胃肠道	阑尾炎、克罗恩病（回肠炎/盲肠炎）、肠系膜淋巴结炎、细菌性回肠结肠炎、阿米巴性结肠炎、肠结核、回盲部放线菌感染、胆绞痛、肠脂垂炎、盲肠炎
泌尿道	肾盂肾炎、肾绞痛
肿瘤	盲肠癌、良性肿瘤、淋巴瘤、转移癌
妇科非特异性腹痛	卵巢囊肿、异位妊娠、子宫内膜异位、子宫颈炎、子宫肌瘤、输卵管卵巢脓肿、盆腔放线菌病

腔病变。超声或 CT 引导下穿刺还可抽脓，冲洗脓腔，并注入抗生素治疗。应注意，穿刺阴性者不能排除存在脓肿的可能性。④磁共振成像：在显示病变和异常结构、炎症程度及组织病变方面优于 CT，且不需造影剂，无放射性损伤，但费用较高。

治疗 包括手术治疗和非手术治疗。

手术治疗 腹腔脓肿的传统治疗主要为手术，近年来经皮穿刺置管引流术取得较好疗效，已成为腹腔脓肿的主要治疗方法。术前需 B 超或 CT 检查准确定位。引流适应证包括：①脓肿与体壁较靠近，经皮穿刺可安全到达。②单室脓肿。③脓肿不含血管，且患者无凝血功能障碍。术前应行影像学及手术评估，对可能出现的穿刺失败或并发症做好手术准备。经皮穿刺引流亦可作为无法耐受手术患者的初始治疗，待病情好转再行手术治疗。待临床症状消失，超声示脓腔明显缩小或消失，脓液减少至每日 10ml 以内，即可拔管。80%～90%的患者经此治疗后可治愈。对脓肿腔有分隔、脓肿不规则、多发脓腔或脓液过度积聚者，引流效果不佳。脓液黏稠也会导致引流失败。

非手术治疗 主要包括抗菌、补液、输血、营养支持等。在取完血培养标本后即可进行经验性抗菌治疗。主要针对厌氧菌和肠杆菌属，初始治疗可选择氨基糖苷类和氨苄西林或头孢唑啉，联合甲硝唑治疗。若为原发性膈下脓肿，可选择耐酶半合成青霉素或大环内酯类作为初始经验治疗。根据细菌培养和药敏试验结果，及时改用针对性较强的抗生素。治疗过程中应重复血培养和脓液

培养，以指导抗菌治疗。足量静脉给药，感染控制或引流后还应持续 1～2 周。盆腔脓肿早期辅以热水坐浴、温盐水灌肠或物理透热等疗法，可促使炎症和小脓肿吸收消散。

预后 存在以下情况者预后较差：年龄>50 岁，多发性脓肿，复发或迁延性脓肿，血培养阳性，小网膜腔脓肿或多器官功能障碍综合征。早期诊治，彻底清除脓腔，充分引流可提高疗效，改善预后。

（刘晓清）

fùmóyán

腹膜炎（peritonitis）
感染、化学性物质、自身免疫性因素或损伤引起的腹膜炎症性疾病。化学性物质包括胃液、肠液、胆汁、胰液等。分为原发性腹膜炎、继发性腹膜炎和第三腹膜炎。原发性腹膜炎与腹内其他病变无关，继发性腹膜炎则常存在明显的腹内病变，如阑尾穿孔、溃疡穿孔、腹腔脓肿、急性胰腺炎等。第三腹膜炎是近年来被提出的新名词，原归于继发性腹膜炎，指经过 72 小时以上的恰当治疗，腹腔感染症状仍持续存在或反复发作的腹膜炎，病原体多为低致病性（如凝固酶阴性葡萄球菌）或医院感染引起，为多药耐药的病原菌（如肠球菌、白念珠菌、肠杆菌属），常发生于病情危重或免疫力低下者。

（刘晓清）

yuánfāxìng fùmóyán

原发性腹膜炎（primary peritonitis）
腹腔内无原发感染灶的腹膜炎症。又称自发性腹膜炎或特发性腹膜炎。多发生于肝硬化、肾病综合征、晚期肿瘤伴大量腹水患者和年轻女性。肝硬化和肝癌患者发生率为 10%～30%。高

龄、合并胃肠道出血、既往有原发性腹膜炎病史、腹水低蛋白是此病的易感因素。易漏诊，且预后极差。

病因及发病机制 致病菌因年龄和基础疾病而异。既往引起儿童原发性腹膜炎的多为肺炎链球菌和 A 组 β 溶血性链球菌，近数十年来，由革兰阴性杆菌和葡萄球菌所致腹膜炎有所增加。肝硬化患者中，肠源性细菌占 69%，最常见的是大肠埃希菌，其次为克雷伯菌、肺炎链球菌及其他链球菌。金黄色葡萄球菌、厌氧菌和微需氧菌较少见。偶见结核分枝杆菌、淋病奈瑟菌、沙眼衣原体、粗球孢子菌引起，源于感染扩散或邻近部位感染。原发性腹膜炎的发生与肠黏膜屏障减弱有关，肠道菌群易位，迁移至腹水。细菌易位指肠道菌群从肠腔迁移至肠系膜淋巴结，通过胸导管进入血液循环。这一机制在肝硬化并发原发性腹膜炎中起关键作用。肠道菌群也可通过门静脉或门静脉高压时经由门-体静脉分流入血。肝脏单核-巨噬细胞系统清除细菌的能力受损、单核细胞和中性粒细胞杀伤功能降低、巨噬细胞吞噬活性降低等均导致细菌不能及时清除。肠道细菌也可直接从肠壁迁移至腹膜腔，是大多数患者腹水感染的可能原因。

临床表现 可表现为典型腹膜炎，有发热、腹痛、恶心、呕吐、腹泻，并有弥漫性腹部压痛和反跳痛，肠鸣音减弱或消失。10%～20%患者症状不明显或无症状，腹膜刺激征阴性。50%～80%患者存在发热，肝硬化患者有终末期肝病表现。

诊断 实验室检查对此病的诊断很重要。腹水穿刺液应行细胞计数、蛋白浓度测定、革兰染

色及细菌培养。腹水中性粒细胞（neutrophilic granulocyte，NG）计数是诊断重要且常用的指标。NG>$250×10^6$/L 提示此病，若为血性腹水，应将腹水得到的总 NG 计数减去随着血液渗入腹水的 NG 数（按每 1 个 NG 对应 250 个红细胞换算）。革兰染色阳性有一定诊断价值，但 60%～80% 患者为阴性。40% 患者腹水细菌培养阴性。腹水白蛋白浓度有助于鉴别原发性腹膜炎和继发性腹膜炎，后者白蛋白浓度常>10g/L。白蛋白浓度越低，发展为原发性腹膜炎的风险越大。若腹水葡萄糖浓度>50g/L 或乳酸脱氢酶升高，但低于血清水平，也有一定的提示意义。

治疗 抗菌治疗是关键。应在疑诊后立即进行经验性抗菌治疗，抗菌谱应覆盖肠杆菌科的革兰阴性需氧菌和非肠球菌的链球菌，其后根据细菌培养和药敏试验结果调整方案。遵循早期、足量、联合、广谱、避免肝肾毒性的原则。晚期肝病患者的原发性腹膜炎预后差，应尽早接受肝移植手术。

（刘晓清）

jìfāxìng fùmóyán

继发性腹膜炎（secondary peritonitis，SP） 腹腔内脏器炎症、穿孔、外伤、血运障碍及医源性创伤所致腹膜急性化脓性炎症。是许多外科急腹症的共同表现形式。

SP 通常继发于内生菌群感染，由正常情况下定植于腹腔脏器（如胃肠道或泌尿生殖道）的菌群引起。手术、创伤等诱因导致胃肠道和泌尿生殖道黏膜屏障破坏，内生菌群易位，感染腹腔。了解不同解剖部位的正常菌群的数量和种类很重要。胃内主要是

兼性厌氧菌、革兰阳性菌群，如念珠菌属、乳酸杆菌及链球菌。回肠正常情况下包含大肠埃希菌、肠球菌及其他厌氧菌，如脆弱类杆菌。结肠菌群丰富，约 10^{11} CFU/ml，主要是厌氧菌，如脆弱类杆菌、双歧杆菌属，其他结肠菌包括链球菌、肠球菌、优杆菌属、克雷伯菌属、变性杆菌属、肠杆菌属及产气荚膜梭菌。结肠穿孔最常见的是大肠埃希菌和脆弱类杆菌；急性阑尾穿孔 96% 为厌氧菌，最常见脆弱类杆菌、革兰阳性球菌及大肠埃希菌。SP 少数可由外源性细菌如金黄色葡萄球菌、淋病奈瑟菌或结核分枝杆菌等引起，或邻近器官感染蔓延至腹膜。

SP 常表现为原发病灶的症状和体征。严重腹痛最突出，任何轻微的活动都会加重疼痛，常伴发热、恶心、呕吐等。腹部弥漫性压痛明显，伴反跳痛和肌紧张。腹腔有游离气体时肝浊音界缩小或消失，肠鸣音消失。外周血白细胞计数升高，以中性粒细胞为主。腹水白细胞计数常>$500×10^6$/L，涂片和细菌培养以明确病原菌。影像学检查可用于确定弥漫性腹膜炎的原发病灶，彩超常作为首选检查，尤其对病灶位于右上腹、腹膜后或盆腔者。CT 检查对腹腔内感染的诊断价值优于彩超，且可行 CT 引导下穿刺引流，有一定治疗意义。

药物治疗包括抗菌和支持治疗。初期经验用药宜采用 2～3 种抗生素联合应用，随后根据细菌培养和药敏试验结果调整方案。多推荐第三代头孢菌素联合甲硝唑（或替硝唑）。对头孢菌素耐药率高的地区，可用 β-内酰胺酶/β-内酰胺酶抑制剂复合物联合氨基糖苷类药物，无效者可选用

亚胺培南/西拉司丁。手术治疗旨在控制原发病灶，清理腹腔异物和坏死组织，包括肠道减压术、穿孔修补术、病变脏器切除术及脓液引流术等。及时手术是治疗成功的关键。

（刘晓清）

bìngdúxìng gānyán

病毒性肝炎（viral hepatitis） 多种肝炎病毒引起，以肝脏损害为主的一组全身性传染性疾病。按病原学分为甲型肝炎、乙型肝炎、丙型肝炎、丁型肝炎、戊型肝炎 5 型。甲型和戊型肝炎主要表现为急性感染，经粪-口途径传播；乙型、丙型、丁型肝炎可呈慢性感染，少数可进展为肝硬化和/或肝细胞癌，主要经过血液、体液等胃肠外途径传播。一些病毒，如 EB 病毒、巨细胞病毒、埃可病毒、柯萨奇病毒、风疹病毒、单纯疱疹病毒等感染也可引起肝脏炎症，但只是全身感染的一部分，主要引起肝外临床表现。

病毒性肝炎根据病程长短可分为急性肝炎、慢性肝炎等，根据临床表现分为急性肝炎、慢性肝炎、重型肝炎（肝衰竭）、淤胆型肝炎、肝炎肝硬化。依据流行病学史，如密切接触史和注射史等，病原学检测阳性，排除酒精性肝炎、药物性肝炎、自身免疫性肝炎等疾病可诊断。除一般治疗和保肝治疗外，病毒性肝炎根据病原选择恰当抗病毒治疗方案。轻度肝炎多数能在短期内康复。肝功能损害严重或发生肝功能衰竭者预后差。

（孟庆华）

jíxìng bìngdúxìng gānyán

急性病毒性肝炎（acute viral hepatitis） 肝炎病毒引起，以肝脏急性炎性损害为主的传染性疾

病。又称急性肝炎，简称急肝。急性起病，以疲乏、食欲减退、厌油、肝功能异常为主，部分病例出现黄疸。

病因及发病机制 多种肝炎病毒引起，按病原学明确分类的有甲型、乙型、丙型、丁型、戊型5型肝炎病毒。其中甲型和戊型经粪-口途径传播，乙型、丙型、丁型主要经血液、体液等胃肠外途径传播。

临床表现 不同类型肝炎病毒引起的肝炎，其临床表现有共性，有潜伏期，典型临床经过表现为急性黄疸型肝炎或急性无黄疸型肝炎。

急性黄疸型肝炎 可分为3期，总病程2~4个月。①黄疸前期：起病较急，80%患者有发热、伴畏寒。有乏力、食欲减退、恶心、呕吐、厌油、腹胀、肝区疼痛、尿色加深等。持续5~7天。②黄疸期：自觉症状好转，发热消退，尿黄加深，皮肤和巩膜黄染，1~3周内达高峰，部分患者可有一过性粪色变浅、皮肤瘙痒、心率缓慢等。肝大，质软，边缘锐利，有压痛及叩击痛。持续2~3周。③恢复期：症状逐渐消失，黄疸消退，肝脾回缩。持续1~2个月。

急性无黄疸型肝炎 发病率远高于黄疸型，除无黄疸外，其他表现与黄疸型相似。起病较缓，症状较轻，病程多在3个月内。

诊断 主要依据流行病学资料、临床特点、实验室检查和特异性血清学检测综合分析，并排除其他疾病。

急性黄疸型肝炎 符合急性肝炎的诊断条件，血清总胆红素>17.1μmol/L，尿胆红素阳性，并排除其他原因所致黄疸，即可诊断。

急性无黄疸型肝炎 ①流行病学史：如密切接触史和注射史等。密切接触史是指与确诊病毒性肝炎患者（特别是急性期）同吃、同住、同生活或经常接触肝炎病毒污染物（如血液、粪便）或有性接触而未采取防护措施者。注射史是指在半年内曾接受输血、血液制品及未经严格消毒的器具注射药物、免疫接种和针刺治疗等。②症状：近期内出现、持续数天但无其他原因可解释乏力、食欲减退、恶心。③体征：肝大并有压痛、肝区叩击痛，部分患者可有轻度脾大。④血液生化检查：主要指血清丙氨酸转氨酶（ALT）升高。⑤病原学检测阳性。凡血液生化检查阳性，且流行病学史、症状和体征三项中有两项阳性或血液生化检查及体征（或血液生化检查及症状）均明显阳性，并排除其他疾病者可诊断为急性无黄疸型肝炎。凡单项血清ALT升高，或仅有症状、体征，或有流行病学史及②③④三项中有一项阳性者，均为疑似病例。对疑似病例应进行动态观察或结合其他检查（包括肝组织病理学检查）作出诊断。疑似病例如病原学诊断阳性，且除外其他疾病者可确诊。

鉴别诊断 主要包括两方面。
与其他原因引起的黄疸鉴别 ①溶血性黄疸：常有药物或感染等诱因，表现为贫血、腰痛、发热、血红蛋白尿、网织红细胞增多，黄疸大多较轻，主要为非结合胆红素升高。②肝内、外梗阻性黄疸：常见病因有胆囊炎、胆石症、胰头癌、壶腹周围癌、肝癌、胆管癌、阿米巴肝脓肿等，有原发病症状和体征，肝功能损害轻，以结合胆红素为主，肝内外胆管扩张。

与其他原因引起的肝炎鉴别 ①巨细胞病毒、EB病毒感染：可根据原发病的临床特点和病原学、血清学检查结果鉴别。②感染中毒性肝炎：如流行性出血热、恙虫病、伤寒、钩端螺旋体病、阿米巴肝脓肿、急性血吸虫病、华支睾吸虫病等，主要根据原发病的临床特点和实验室检查结果鉴别。③药物性肝损伤：有使用肝损害药物史，停药后肝功能可逐渐恢复，肝炎病毒标志物阴性。④酒精性肝病：有长期大量饮酒史，肝炎病毒标志物阴性。⑤自身免疫性肝病：包括自身免疫性肝炎和原发性胆汁性肝硬化，肝炎病毒标志物阴性，诊断主要依靠自身抗体的检测和组织病理学检查。⑥脂肪肝：多继发于肝炎后或肥胖者，血甘油三酯水平多增高，肝炎病毒标志物阴性，B超、组织病理学有特异性表现。⑦肝豆状核变性：血清铜及铜蓝蛋白含量降低，眼角膜边缘可见K-F环。

治疗 主要采取支持和对症治疗。除一般治疗和保肝治疗外，急性丙型肝炎可选择抗病毒治疗方案。

预后 良好，多数在3个月内临床康复，病理康复稍晚。

预防 ①控制传染源：患者隔离治疗，其居住和活动场所（家庭、宿舍及托幼机构等）应尽早进行终末消毒。②切断传播途径：搞好环境卫生和个人卫生，加强粪便、水源管理，做好食品卫生、食具消毒等工作，防止病从口入。加强血制品管理，对带血及体液污染物应严格消毒处理，提倡使用一次性注射用具。③保护易感人群：根据不同病原接种相应疫苗。

（孟庆华）

jíxìng jiǎxíng gānyán

急性甲型肝炎（acute hepatitis A）

甲型肝炎病毒感染引起，以肝脏急性炎性病变为主的传染性疾病。简称甲肝。中国人群感染率约为80%。

病原学 甲型肝炎病毒（hepatitis A virus，HAV）对各种外界因素有较强的抵抗力，耐酸碱，室温下可生存1周，干粪中25℃能生存30天，在贝壳类动物、海水、泥土中能生存数月，对有机溶剂耐受，加热至100℃1分钟能使其灭活，对紫外线、氯、甲醛等敏感。

流行病学 传染源为急性期患者和隐性感染者，主要经粪-口途径传播，抗-HAV阴性者为易感人群。

发病机制 HAV经口进入人体后，首先在消化道中繁殖，由肠道进入血流，引起短暂的病毒血症，随后进入肝脏，在肝细胞内复制，2周后由胆汁再经胆管进入肠腔排出体外。发病机制未完全明了，可能是在感染早期，HAV大量繁殖，使肝细胞轻微破坏。随后细胞免疫起重要作用，由于HAV抗原性较强，易激活特异性CD8$^+$T细胞，通过直接作用和分泌细胞因子使肝细胞变性、坏死。感染后期体液免疫也参与其中，抗-HAV产生后可能通过免疫复合物机制使肝细胞破坏。

临床表现 潜伏期2~6周，平均4周。多数为隐性感染，典型患者急性起病，表现为急性黄疸型或无黄疸型肝炎，以疲乏、食欲减退、厌油、肝功能异常为主，部分病例出现黄疸。见急性病毒性肝炎。

诊断 主要依据流行病学资料、临床特点、实验室检查和特异性血清学综合分析判断，并排除其他疾病。见急性病毒性肝炎。病原学诊断包括抗-HAV IgM阳性；抗-HAV IgG急性期阴性，恢复期阳性；粪便中检出HAV颗粒、抗原或HAV RNA。上述任何一项并有急性肝炎表现均可确诊为甲型肝炎。在慢性乙型肝炎或自身免疫性肝病患者血清中检测抗-HAV IgM阳性时，判断HAV重叠感染应慎重，需排除类风湿因子及其他原因所致假阳性。

鉴别诊断 ①其他原因所致黄疸、肝炎：见急性病毒性肝炎。②乙型肝炎、丙型肝炎、丁型肝炎、戊型肝炎：主要根据病原学、血清学检查结果进行鉴别。③接种甲型肝炎疫苗：8%~20%接种者于接种后2~3周可产生抗-HAV IgM，应注意鉴别。

治疗 主要采取支持与对症治疗。①一般处理：注意休息，加强营养，急性肝炎早期应住院或就地隔离治疗并卧床休息；恢复期逐渐增加活动。宜进食高蛋白质、低脂肪、高维生素类食物，糖类摄取应适量。禁酒，不饮含有酒精的饮料、营养品及药物。②药物治疗：有明显食欲缺乏、频繁呕吐及黄疸者，可静脉滴注10%~20%葡萄糖液及维生素C等。根据不同病情，可用相应的中医中药治疗。

预后 良好，多数在3个月内临床康复，病死率约为0.01%。

预防 管理传染源，隔离期自发病日起3周，可住院或留家隔离治疗。患者隔离后，对其居住和活动场所（家庭、宿舍及托幼机构等）应尽早进行终末消毒。搞好环境和个人卫生，加强粪便、水源管理，做好食品卫生、食具消毒等工作，防止病从口入。保护易感人群，对于幼儿、学龄前儿童及其他高危人群进行甲型肝炎疫苗接种。对接触甲型肝炎患者的易感儿童注射人血丙种免疫球蛋白，宜及早注射，免疫期2~3个月。

（孟庆华）

jíxìng yǐxíng gānyán

急性乙型肝炎（acute hepatitis B）

乙型肝炎病毒引起，以肝脏急性炎性病变为主的传染性疾病。简称乙肝。乙型肝炎病毒（hepatitis B virus，HBV）感染呈世界性流行，据WHO报道，全球约20亿人曾感染过HBV，其中3.5亿人为慢性HBV感染者。

病原学 HBV的抵抗力较强，但65℃10小时、煮沸10分钟或高压蒸气均可灭活HBV。环氧乙烷、戊二醛、过氧乙酸和碘伏对HBV也有较好的灭活效果。

流行病学 传染源主要是急性和慢性乙型肝炎患者以及病毒携带者，可经母婴传播和血液、体液传播，抗-HBs阴性者为易感人群。四季均可发病，以散发为主，有家庭聚集现象。

发病机制 非常复杂，尚未完全明了。HBV侵入人体后，未被单核-巨噬细胞系统清除的病毒到达肝脏或肝外组织（如胰腺、胆管、脾、肾、淋巴结、骨髓等），病毒包膜与肝细胞融合，导致病毒侵入并开始复制，部分双链环状HBV DNA在细胞核内以负链DNA为模板延长正链以修补正链中的裂隙区，形成共价闭合环状DNA（covalently closed circular DNA，cccDNA）。cccDNA作为复制模板，转录成几种不同长度的mRNA，分别作为前基因组RNA和编码HBV的各种抗原。前基因组RNA进入胞质作为模板合成负链DNA，再以负链DNA为模板合成正链DNA，两者形成子代的双链环状 DNA，双链环状 DNA 和 HBV 的各种抗原装配成完整的 HBV 释放出肝细胞外。部分子代双链 DNA 进入细胞核内再形成 cccDNA 并继续复制，cccDNA 半衰期较长，很难从体内彻底清除。

肝细胞病变主要取决于机体的免疫应答，尤其是细胞免疫应答。免疫应答既可清除病毒，亦可导致肝细胞损伤。机体免疫功能正常，可彻底清除病毒，表现为急性肝炎。肝外损伤主要由免疫复合物引起，免疫复合物沉积在血管壁和关节腔滑膜并激活补体可导致血清病样表现。

临床表现 潜伏期 1~6 个月，平均 3 个月。急性起病，以疲乏、食欲减退、厌油、肝功能异常为主，部分病例出现黄疸。典型临床表现见急性病毒性肝炎。

诊断 主要依据流行病学资料、临床特点、实验室检查和特异性血清学诊断综合分析，并排除其他疾病。病原学检测阳性。有以下任何一项阳性，可诊断为现症 HBV 感染：①血清 HBsAg 阳性，HBeAg 阳性或阴性。②血清 HBV DNA 阳性。③血清抗-HBc IgM 阳性。④肝内 HBcAg 和/或 HBsAg 阳性，或 HBV DNA 阳性。

鉴别诊断 ①慢性乙型肝炎急性发作：有慢性乙型肝炎病史或肝穿刺病理诊断慢性肝炎，此次有急性肝炎临床表现。诊断急性乙型肝炎可参考下列动态指标：HBsAg 效价由高到低，HBsAg 消失后抗-HBs 转阳；急性期抗-HBc IgM 效价高，抗-HBc IgG 阴性或低水平。②其他原因所致黄疸、肝炎：见急性病毒性肝炎。③甲型肝炎、丙型肝炎、丁型肝炎、戊型肝炎病毒：主要根据病原学、血清学检查结果进行鉴别。

治疗 主要采取一般治疗及支持和对症治疗。急性期应隔离，症状明显及有黄疸者应卧床休息。恢复期可逐渐增加活动量，避免过食、避免过度劳累。饮食宜清淡易消化，适当补充维生素，热量不足者静脉补充葡萄糖。绝对禁酒，不饮含有酒精的饮料、营养品及药物。辅以药物对症及恢复肝功能。

预后 良好，多数在 3 个月内临床康复，新生儿时期感染 HBV，仅约 5% 可自发清除 HBV，而多数有较长的免疫耐受期，然后进入免疫清除期。青少年和成年时期感染 HBV，多无免疫耐受期，而是直接进入免疫清除期，90%~95% 可自发清除 HBV，5%~10% 发展为 HBeAg 阳性慢性乙型肝炎。

预防 乙肝疫苗是预防 HBV 感染的最有效方法。全程需接种 3 针，按 0、1、6 个月程序。对 HBsAg 阳性母亲的新生儿，应在出生后 24 小时内尽早（最好在出生后 12 小时内）注射乙型肝炎免疫球蛋白，剂量应 ≥100U，同时在不同部位接种 10μg 重组酵母或 20μg 中国仓鼠卵母细胞乙肝疫苗，在 1 个月时注射乙型肝炎免疫球蛋白和乙肝疫苗，方法同出生时，6 个月时接种第 3 针乙肝疫苗；对免疫功能低下或无应答者，应增加疫苗接种剂量（如 60μg）和针次；对 3 针免疫程序无应答者可再接种 3 针，建议在专科医师指导下用药；对高危人群可进行抗-HBs 监测，若抗-HBs <10mU/ml，可给予加强免疫。

应对献血员严格检查。大力推广安全注射（包括针灸的针具），并严格遵循医院感染管理中的标准防护原则。服务行业所用的理发、刮脸、修脚、穿刺和文身等器具也应严格消毒。进行正确的性教育，注意个人卫生，不共用剃须刀和牙具等用品。

（孟庆华）

jíxíng bǐngxíng gānyán

急性丙型肝炎（acute hepatitis C） 丙型肝炎病毒引起，以肝脏急性炎性病变为主的传染性疾病。简称丙肝。呈全球性流行，是欧美及日本等国家终末期肝病的最主要原因。据 WHO 统计，全球丙型肝炎病毒（hepatitis C virus, HCV）的感染率约为 3%，估计约 1.7 亿人感染 HCV，每年新发丙型肝炎病例约 3.5 万例。

病原学 HCV 对一般化学消毒剂敏感；100℃ 5 分钟或 60℃ 10 小时、高压蒸气和甲醛熏蒸等均可灭活病毒。

流行病学 传染源主要是急性和慢性丙型肝炎患者以及无症状病毒携带者，可经母婴传播和生活密切接触、输血及血制品、性传播、共用针头等方式传播，其中经血液传播是主要途径。人类普遍易感。

发病机制 HCV 侵入人体后，首先引起病毒血症并间断出现于整个病程。HCV 致肝细胞损伤有下列因素参与。①HCV 的直接杀伤作用：HCV 在肝细胞内复制干扰细胞内大分子的合成，增加溶酶体膜的通透性引起细胞病变。HCV 表达产物（蛋白）对肝细胞有毒性作用。②宿主免疫因素：肝组织内存在 HCV 特异性细胞毒性 T 细胞，可攻击 HCV 感染的肝细胞。CD4$^+$T 细胞被致敏后分泌的细胞因子，在协助清除 HCV 的同时，也导致免疫损伤。③自身免疫：HCV 感染者常合并自身免疫病，提示有自身免疫机制参与。④细胞凋亡：正常人肝组织无 Fas 分子的表达，HCV 感染肝细胞内有大量的 Fas 表达，同时 HCV 可激活细胞毒性 T 细胞表达 FasL，Fas 和 FasL 是一对诱导细胞凋亡的膜蛋白分子，两者结合导致细胞凋亡。

临床表现 潜伏期 2 周~6 个月，平均 40 天。急性起病，临床表现一般较轻，有乏力、食欲减退、恶心和右季肋部疼痛等，少数伴低热，轻度肝大，部分患者可出现脾大，黄疸者较少且一般较轻，无黄疸型占 2/3 以上。部分患者无明显症状，表现为隐匿性感染。输血后急性丙型肝炎的潜伏期为 2~16 周（平均 7 周），散发性急性丙型肝炎的潜伏期尚待研究。

诊断 主要依据流行病学资料，临床符合急性肝炎，排除其他型肝炎病毒所致的急性感染即可诊断急性丙型肝炎。①有输血史、应用血液制品史或明确的 HCV 暴露史。②有急性肝炎的临床表现。③抗-HCV 阳性，血清或肝内 HCV RNA 阳性，丙氨酸转氨酶（ALT）多呈轻度和中度升高。HCV RNA 常在 ALT 恢复正常前转阴，但也有 ALT 恢复正常而 HCV RNA 持续阳性者。有上述 ①+②+③或②+③者可诊断。

鉴别诊断 ①其他原因所致黄疸、肝炎：见急性病毒性肝炎鉴别诊断。②甲型肝炎、乙型肝炎、丁型肝炎、戊型肝炎：主要根据病原学、血清学检查结果进行鉴别。

治疗 包括一般治疗治疗、支持和对症治疗以及抗病毒治疗。症状明显及有黄疸者应卧床休息。恢复期可逐渐增加活动量，避免过食，避免过度劳累。饮食宜清淡易消化，适当补充维生素，热量不足者静脉补充葡萄糖。绝对禁酒，不饮含有酒精的饮料、营养品及药物。辅以药物对症及恢复肝功能。

检测到 HCV RNA 阳性，无治疗禁忌证者，应开始抗病毒治疗。对于急性丙型肝炎，《中国丙型肝炎防治指南》建议给予普通 α-干扰素（IFN-α）3mU，隔日 1 次肌内注射或皮下注射，疗程为 24 周；或应用聚乙二醇干扰素 α（PegIFN-α）每周 1 次治疗，同时服用利巴韦林。2011 年欧洲肝病研究学会（European Association for the Study of the Liver，EASL）推荐 PegIFN-α 单药治疗，PegIFN-α-2a 每周 180μg 或 PegIFN-α-2b 每周 1.5mg/kg，疗程 24 周，90% 以上患者可清除病毒。

预后 多数患者在 3 个月内临床康复，急性丙型肝炎易转为慢性或病毒携带，慢性化率为 50%~85%。

预防 尚无疫苗。严格筛选献血员，推行安全注射。对牙科器械、内镜等医疗器具应严格消毒。医务人员接触患者血液及体液时应戴手套。对静脉吸毒者进行心理咨询和安全教育。不共用剃须刀及牙具等，理发用具、穿刺和纹身等用具应严格消毒。对有性乱史者提倡使用安全套并定期检查，加强管理。对青少年应进行正确的性教育。对 HCV RNA 阳性的孕妇，应避免羊膜腔穿刺，尽量缩短分娩时间，保证胎盘的完整性，减少新生儿暴露于母血的机会。

（孟庆华）

dīngxíng gānyán

丁型肝炎（hepatitis D） 丁型肝炎病毒与乙型肝炎病毒等嗜肝 DNA 病毒共同引起，以肝脏炎性病变为主的传染性疾病。又称病毒性肝炎同时感染急性乙型加丁型或病毒性肝炎重叠感染慢性乙型加急性丁型。中国丁型肝炎的

人群感染率约为 1%，丁型肝炎病毒（hepatitis D virus，HDV）是一种缺陷病毒，与乙型肝炎病毒（hepatitis B virus，HBV）以重叠感染或同时感染形式存在，以前者为主。HDV 与 HBV 重叠感染后，可促使肝损害加重，并易发展为慢性活动性肝炎、肝硬化和重型肝炎。

病原学 1977 年意大利学者里泽托（Rizzetto）用免疫荧光在慢性乙型肝炎患者的肝细胞核内发现一种新的病毒抗原，称为 δ 因子。它是一种缺陷病毒，必须在 HBV 或其他嗜肝 DNA 病毒的辅助下才能复制增殖，之后正式命名为 HDV。该病毒体直径 35~37nm，核心含单股负链共价闭合的环状 RNA 和 HDV 抗原，其外包以 HBV 的 HBsAg。经核酸分子杂交技术证明，HDV RNA 与 HBV DNA 无同源性，也不是宿主细胞的 RNA。HDVRNA 的分子量小，决定了 HDV 的缺陷性。

流行病学 传染源主要是急性和慢性乙型肝炎患者以及病毒携带者，可经母婴传播和血液、体液传播。

发病机制 HDV 由 HBsAg 包被形成完整病毒，在血液中其复制表达抗原及引起肝损害须有 HBV 或其他嗜肝 DNA 病毒的辅佐。HDV 复制效率高，感染的肝细胞内含大量 HDV。发病机制未完全阐明。HDV 本身及其表达产物对肝细胞有直接作用，但尚缺乏确切证据。HDV 的抗原性较强，有资料显示是特异性 CD8[+] T 细胞攻击的靶抗原。宿主免疫反应也参与肝细胞损伤。

临床表现 潜伏期 4~20 周。HDV/HBV 同时感染临床表现与急性乙型肝炎相似，可有乏力、食欲缺乏、黄疸及肝区疼痛等。

大多数表现为黄疸型，有时可见双峰型丙氨酸转氨酶（ALT）水平升高，分别表示 HBV 和 HDV 感染。重叠感染者病情常较重，ALT 水平升高可达数月之久，部分可进展为重型肝炎，此种类型大多会向慢性化发展。

诊断与鉴别诊断　主要依据流行病学资料、临床特点、实验室检查和特异性血清学诊断综合分析，并排除其他疾病。①急性 HDV、HBV 同时感染：除急性 HBV 感染标志阳性外，血清抗-HDV IgM 阳性，抗-HDV IgG 低效价阳性；或血清和/或肝内 HDV Ag 及 HDV RNA 阳性。② HDV、HBV 重叠感染：慢性乙型肝炎患者或慢性 HBsAg 携带者，血清 HDV RNA 和/或 HDV Ag 阳性，或抗-HDV IgM 和抗-HDV IgG 阳性，肝内 HDV RNA 和/或肝内 HDV Ag 阳性。

丁型肝炎主要与甲型肝炎、乙型肝炎、丙型肝炎、戊型肝炎鉴别，根据病原学、血清学检查结果进行。

治疗　主要采取一般治疗和支持与对症治疗。急性期应进行隔离，症状明显及有黄疸者应卧床休息。恢复期可逐渐增加活动量，避免过食，避免过度劳累。饮食宜清淡易消化，适当补充维生素，热量不足者静脉补充葡萄糖。绝对禁酒，不饮含有酒精的饮料、营养品及药物。辅以药物对症及恢复肝功能。慢性乙型肝炎患者治疗见慢性乙型肝炎。

预后　HDV/HBV 同时感染多数预后良好，重叠感染者约 70% 转为慢性丁型肝炎，少数患者亦可发展为重型肝炎。

预防　见急性乙型肝炎，此病尚缺乏特异性的免疫预防措施。

（孟庆华）

wùxíng gānyán

戊型肝炎（hepatitis E）　由戊型肝炎病毒引起，以肝脏炎性病变为主的传染性疾病。简称戊肝。中国人群感染率约为 17%。

病原学　戊型肝炎病毒（hepatitis E virus，HEV）在碱性环境下较稳定，对高热、氯仿、氯化铯敏感。

流行病学　传染源为急性期患者和隐性感染者，主要经粪-口途径传播。

发病机制　尚不清楚，可能与甲型肝炎相似。细胞免疫是引起肝细胞损伤的主要原因。HEV 经消化道侵入人体后，在肝脏复制，于潜伏期后半段 HEV 开始在胆汁中出现，随粪便排出体外，并持续至病后约 1 周。同时病毒进入血流导致病毒血症。

临床表现　潜伏期 2~9 周，平均 6 周。急性起病，以疲乏、食欲减退、厌油腻、肝功能异常为主，部分病例出现黄疸。黄疸前期较长，平均 10 天，症状较重，自觉症状自黄疸出现后 4~5 天才开始缓解，病程较长。妊娠晚期妇女患戊型肝炎易发生肝衰竭。老年患者通常病情较重，症状不典型，易误诊为梗阻性黄疸，病程较长，易并发腹水、低蛋白血症、肺炎、腹腔感染等，病死率较高。乙型肝炎病毒慢性感染者重叠戊型肝炎者病情较重，病死率增高。

一般认为，戊型肝炎即使无慢性化过程，也无慢性携带状态，但临床观察、流行病学调查和肝组织学检查均发现，3%~10% 的急性戊型肝炎患者可有病程超过 6 个月的迁延现象。

诊断　主要依据流行病学资料、临床特点、实验室检查和特异性血清学诊断综合分析，并排除其他疾病。急性肝炎患者血清抗-HEV IgG 阳性并高效价，或抗-HEV IgG 由阴性转为阳转，或斑点杂交法或反转录聚合酶链反应检测血清和/或粪便 HEV RNA 阳性，或粪便中检出 HEV 颗粒，均可诊断为戊型肝炎。抗-HEV IgM 的检测试剂尚未标准化，仍需进一步研究，但抗-HEV IgM 的检测可以作为急性戊型肝炎诊断的参考。

鉴别诊断　此病应与甲型肝炎、乙型肝炎、丙型肝炎、丁型肝炎鉴别，主要根据病原学、血清学检查结果进行。

治疗　主要采取支持与对症治疗。密切观察老年、妊娠、手术后或免疫功能低下患者的病情，若出现病情转重，应及时按重型肝炎处理。

预后　戊型肝炎病死率为 1%~5%，妊娠晚期合并戊型肝炎病死率为 10%~40%。

预防　管理传染源，急性期患者可住院或留家隔离治疗。病人隔离后，对其居住和活动场所（家庭、宿舍及托幼机构等）应尽早进行终末消毒。搞好环境和个人卫生，加强粪便、水源管理，做好食品卫生、食具消毒等工作，防止病从口入。无特异性免疫预防措施。

（孟庆华）

EB bìngdú gānyán

EB 病毒肝炎（Epstein-Barr virus hepatitis）　EB 病毒感染所致肝脏炎症。肝炎表现只是 EB 病毒（Epstein-Barr virus，EBV）全身感染的一部分，全身表现为单核-巨噬细胞系统增生性疾病，又称传染性单核细胞增多症。在青年与成年发生的 EBV 原发性感染者中，约半数表现为传染性单核细胞增多症。

病原学 EBV 是疱疹病毒科嗜淋巴细胞病毒属的成员，基因组为 DNA。全世界广泛分布。

流行病学 此病通常呈散发性，隐性感染者和患者为传染源，主要经口-口传播，也可经飞沫及输血传播。人群普遍易感，但儿童及青少年患者更多见。

发病机制 尚未完全阐明。EBV 进入口腔先在咽部的淋巴组织内复制，导致渗出性咽扁桃体炎，局部淋巴管受累，淋巴结肿大，继而侵入血循环而致病毒血症，并进一步累及淋巴系统的各组织和脏器。因 B 细胞表面具 EB 病毒的受体，故 EBV 主要感染 B 细胞，导致 B 细胞表面抗原性改变，继而引起 T 细胞的强烈免疫应答而转化为细胞毒性效应细胞，直接破坏携带 EBV 基因的 B 细胞，同时破坏许多组织器官，致临床发病。EBV 可引起 B 细胞多克隆活化，产生非特异性多克隆免疫球蛋白。

临床表现 潜伏期儿童 9~11 天（5~15 天），成人 4~7 周。主要表现为不规则发热、咽痛、肝、脾、淋巴结肿大，外周血淋巴细胞显著增多，并出现异常淋巴细胞，嗜异性凝集试验阳性，血清中可测得抗 EB 病毒的抗体。

发热 除极轻型病例外均有发热，体温 38.5~40℃，可为弛张热、不规则热或稽留热，热程自数日至数周，甚至数月，可伴寒战和多汗。

淋巴结肿大 见于 70% 患者，全身淋巴结均可被累及，以颈淋巴结最常见，腋下、腹股沟次之，无明显压痛，不化脓，消退需数周至数月。

咽峡炎 约半数患者有咽部、腭垂、扁桃体等充血肿胀。

肝脾大 约 10% 病例有肝大，伴急性肝炎的上消化道症状。肝功能异常者可达 2/3，部分患者可出现黄疸，个别病例发生暴发性肝衰竭。50% 以上患者起病 1 周出现脾大，一般为轻度，明显者可达左肋缘下 7cm，偶可发生脾破裂。

皮疹 约 10% 病例出现皮疹，呈多形性，多见于躯干部，常在起病后 1~2 周内出现，3~7 天消退，不留痕迹，未见脱屑。

其他 神经系统极少被累及，表现为急性无菌性脑膜炎、脑膜脑炎、脑干脑炎、周围神经炎等，也可出现肾炎、心肌炎等。

诊断 主要根据临床症状、典型血象、嗜异性凝集试验及 EBV 抗体检测，也可行 EBV 抗原和 DNA 检测。嗜异性凝集试验有假阳性和假阴性，连续测定效价在 4 倍以上有诊断意义。衣壳抗原（VCA）IgM 是新近 EBV 感染的标志，早期抗原（EA）IgG 是近期感染或 EBV 复制活跃的标志，均有诊断价值，但评价时应考虑年龄差异。

鉴别诊断 ①巨细胞病毒感染：该病肝脾大是病毒对靶器官细胞的作用所致，传染性单核细胞增多症则与淋巴细胞增殖有关。巨细胞病毒感染者咽痛和颈淋巴结肿大较少见，血清中无嗜异性凝集素及 EB 病毒抗体，确诊有赖于病毒分离及特异性抗体测定。②急性淋巴细胞白血病：骨髓细胞学检查有确诊价值。③急性感染性淋巴细胞增多症：多见于幼儿，大多有上呼吸道症状，淋巴结肿大少见，无脾大；白细胞总数增多，主要为成熟淋巴细胞，异常血象可维持 4~5 周；嗜异性凝集试验阴性，血清中无 EB 病毒抗体出现。④其他：如甲型肝炎和链球菌所致渗出性扁桃体炎。

治疗 主要为对症治疗。高热患者酌情补液；并发肝炎者应卧床休息，按病毒性肝炎治疗；休克者给予补充血容量及血管活性药物治疗；出血者给予止血药物；脑水肿者给予甘露醇脱水。抗生素对此病无效，仅在咽部、扁桃体继发细菌感染时加选用，糖皮质激素可用于重症患者，应随时警惕脾破裂发生的可能。阿昔洛韦、干扰素等有一定的治疗作用。

预后 此病大多能自愈，预后良好。病程一般 1~2 周，但可有复发。部分患者低热、淋巴结肿大、乏力、病后软弱可持续数周或数月。极个别者病程迁延达数年之久。病死率为 1%~2%，死亡原因为脾破裂、脑膜炎、心肌炎等。

预防 尚无有效预防措施。急性期予呼吸道隔离，呼吸道分泌物用漂白粉、氯胺或煮沸消毒。同时表达 EBV gp320 和 HBsAg 的痘苗疫苗重点使用在鼻咽癌高发区，提纯病毒 EBV gp320 膜蛋白疫苗正在观察疗效。

（孟庆华）

jùxìbāobìngdú gānyán

巨细胞病毒肝炎 （cytomegalovirus hepatitis）

巨细胞病毒感染所致以肝脏炎性病变为主的传染性疾病。巨细胞病毒（cytomegalovirus，CMV）在人群中感染广泛，大部分无临床症状，部分能引起泌尿生殖系统、中枢神经系统、血液系统、循环系统、肝、肺等全身各器官组织病变，并与动脉粥样硬化、冠心病及潜在的致癌性有一定关联。

病原学 CMV 不耐酸，不耐热，pH<5 或置于 56℃ 30 分钟，或紫外线照射 5 分钟可被灭活。

流行病学 传染源是患者及

急性期带毒者，主要经垂直传播、水平传播、性传播和医源性传播。机体年龄越小，易感性越高，症状越重。此病遍布世界各地，健康人群抗－CMV 阳性率为 80%~100%，男女无明显差异。

发病机制 CMV 是低致病性病毒，侵入机体后，其靶细胞感染类型有 4 种。①产毒性感染：病毒在宿主细胞内大量复制，形成核内和胞质内包涵体，并引起细胞病变，致细胞溶解，释出子代病毒再感染其他易感细胞，造成病变扩散。②潜伏性感染：病毒在原发性感染后可终身在机体某些组织或器官中潜伏，与机体处于相对平衡状态。若平衡被破坏，则可导致病毒复制被激活。③细胞转化：CMV 能促进细胞 DNA 和 RNA 等大分子物质的合成，促进细胞转化，有潜在致癌作用。④不全感染：病毒在细胞内复制，但对所感染的宿主细胞并不造成明显病变，或仅引起细胞功能障碍。在一定条件下，这些感染类型可互相转变。

CMV 主要通过细胞膜融合或经吞饮作用进入宿主细胞，借助淋巴细胞或单核细胞播散。CMV 可感染肝脏内的各种细胞，包括肝细胞、胆管上皮细胞、血管内皮细胞。奥林奇（Orange）等通过观察小鼠发现，其发病机制为病毒直接损害宿主细胞引起病变，引发宿主产生肿瘤坏死因子，对肝脏造成免疫损伤。

临床表现 感染后多无症状，显性感染表现如下。①黄疸型肝炎：患婴出现巩膜和全身皮肤黄染，肝大，质地变硬，多伴脾轻度肿大，可有食欲减退、腹泻等，也可症状轻微或不明显。发病早者常与新生儿生理性黄疸混合或重叠发生，或紧随生理性黄疸后

出现。②胆汁淤积性肝炎：类似黄疸型肝炎表现，但粪便色淡，以血结合胆红素水平明显增高为主，除血清丙氨酸转氨酶（ALT）水平增高外，γ-谷氨酰转肽酶（GGT）水平也明显增高。③胆汁淤积症：仅有黄疸和血结合胆红素水平增高，无明显肝脏病理体征和血清 ALT 增高。④无黄疸型肝炎：患婴无黄疸，可有腹泻等消化道症状。血清 ALT 增高有或无病理性肝脏体征，可伴脾轻度肿大。⑤亚临床型肝炎：患婴无症状，肝功能正常，仅有轻微病理性肝脏体征。⑥其他伴随病变：在先天性感染的患婴，除肝炎外，可有小头畸形、智力障碍和听力障碍等其他表现。

CMV 肝炎多见于婴儿和免疫缺陷个体，也是肝移植后临床出现肝炎的常见原因，多发生于移植后 1~2 个月（2 周~4 个月），表现为发热、白细胞和血小板减少、血清 ALT 水平升高，早期多无黄疸，偶可出现单核细胞增多症表现。

诊断 出现以下情况应疑诊此病：婴幼儿患者母亲于妊娠期有可疑的 CMV 感染史，先天性畸形，新生儿黄疸消退延迟，肝脾大，重度溶血性贫血，白细胞增多伴异常淋巴细胞增多；年长儿童或成人单核细胞增多而嗜异性凝集试验阴性，发生不明原因肝炎；肝移植后患者出现肝功能异常。病毒分离是最可靠、特异的方法，尿液、咽拭子、组织等均可进行病毒分离。若在各种组织或脱落细胞中检测到 CMV 标志物如巨细胞包涵体、病毒抗原（如 IEA、EA、pp65）、病毒颗粒和病毒基因可诊断。抗－CMV IgM 是原发性感染或活动性感染的标志。抗-CMV IgG 阴性转阳是诊断原发

感染的可靠指标，双份血清抗体效价 4 倍或以上增高是活动性感染的标志。

鉴别诊断 此病应与甲型肝炎、乙型肝炎、丙型肝炎、丁型肝炎、戊型肝炎鉴别，主要根据流行病学资料、临床表现、病原学、血清学检查结果进行。还应与其他原因所致黄疸、肝炎鉴别。

治疗 主要是保肝和对症治疗。抗病毒药物可酌情选用更昔洛韦、膦甲酸钠等。

预后 婴儿期 CMV 肝炎，除少数发生重型肝炎和肝衰竭外，大多预后良好，肝脏病变可恢复。肝移植后 CMV 肝炎极少导致肝衰竭。

预防 平时注意环境饮食卫生，加强体育锻炼，主动免疫和被动免疫，使用和研制减毒和亚单位疫苗，静脉使用免疫球蛋白。

（孟庆华）

mànxìng bìngdúxìng gānyán

慢性病毒性肝炎（chronic viral hepatitis） 病程超过 6 个月的病毒性肝炎。

流行病学 传染源主要是急性和慢性病毒性肝炎患者及携带者。传播途径包括血液传播、性传播及母婴传播。但相比乙型肝炎病毒，丙型肝炎病毒对外界抵抗力较弱，且在血液、体液中含量较少，故传染途径比乙型肝炎局限。人群普遍易感。

发病机制 尚未明确。其病理改变主要为肝细胞变性和点状或灶状坏死，常发生肝细胞碎屑样坏死和桥接坏死，门管区炎症细胞浸润，肝小叶及门管区内胶原及纤维组织增生，肝细胞再生结节生成。病变进一步发展可导致肝硬化。

临床表现 各型病毒性肝炎临床表现相似，以疲乏、食欲减

退、厌油腻、肝大、肝功能异常为主，部分病例出现黄疸。

辅助检查 包括以下几方面。

血常规 白细胞总数正常或稍低，淋巴细胞相对增多。

尿常规 尿胆红素和尿胆原检测有助于黄疸的鉴别诊断。肝细胞性黄疸时两者均为阳性，溶血性黄疸以尿胆原为主，梗阻性黄疸以尿胆红素为主。

肝功能检查 ①肝酶：丙氨酸转氨酶（ALT）是反映肝功能的最常用指标，特异性比天冬氨酸转氨酶（AST）高。重症肝炎患者可出现 ALT 快速下降，胆红素不断升高的"胆酶分离"现象，提示肝细胞大量坏死。80% 的 AST 存在于肝细胞线粒体中。血清 AST 升高，提示线粒体损伤，通常与肝病的严重程度呈正相关。乳酸脱氢酶（LDH）、胆碱酯酶（CHE）及 γ-谷氨酰转肽酶（GGT）等在急慢性肝损害时也会有改变，但敏感性远不及转氨酶。碱性磷酸酶（ALP）在肝内外胆管梗阻、肝占位性病变时明显升高。②血清蛋白：若肝细胞损害长时间持续，白蛋白（ALB）下降，γ-球蛋白升高，A/G 下降甚至倒置。③胆红素：反映肝细胞损伤严重程度的重要指标。结合胆红素的比例可反映淤胆的程度。④凝血酶原活动度（PTA）：反映肝损害程度，<40% 是诊断重症肝炎的重要依据，亦是判断重症肝炎预后的最敏感指标。

诊断 以急性肝炎起病，病程超过半年或原有无症状乙型、丙型、丁型肝炎病毒感染，本次因同一种病原再次出现肝炎症状，可诊断为慢性病毒性肝炎。按病情轻重可分为轻、中、重度。①轻度慢性病毒性肝炎：病情较轻，反复出现乏力、头晕、消化

道症状、肝区不适、肝大，压痛，可有轻度脾大。血清转氨酶反复或持续升高。②中度慢性病毒性肝炎：症状、体征和实验室检查居于轻度和重度之间。③重度慢性病毒性肝炎：有明显或持续的肝炎症状，肝大，可伴肝病面容，肝掌，蜘蛛痣，进行性脾大，肝功能持续异常。血清 ALB ≤ 32g/L，总胆红素>正常值上限 5 倍，PTA 为 40% ~ 60%，CHE < 2500U/L，4 项中有 1 项。

鉴别诊断 包括感染中毒性肝病、酒精性肝病、药物性肝损伤、自身免疫性肝病、肝外梗阻性黄疸、脂肪肝等。根据原发病不同的流行病学史、临床表现、病原学、血清学、影像学、病理学等检查易于鉴别。

治疗 根据不同的病原、临床类型、病情轻重、发病时期及组织学损害区别对待。采取以抗病毒为核心的综合性方案，包括合理休息和营养、心理疏导、改善和恢复肝功能、调节免疫、抗病毒、抗纤维化等综合治疗。

一般治疗 ①适当休息：病情较重者或症状明显者必须卧床休息，卧床可增加肝脏血流量，有助于尽快恢复。病情轻者以活动后不觉疲乏为度。②合理营养：适当进食高蛋白、高热量、高维生素易消化食物，有利于肝脏修复。应避免高糖和过高热量膳食，以防诱发糖尿病和脂肪肝，禁酒。③心理疏导：给予心理支持，使患者树立正确的疾病观，对疾病治疗应有耐心和信心。

药物治疗 ①抗病毒治疗：旨在清除病毒或抑制病毒复制，减轻肝组织病变，改善肝功能，减少和延缓肝功能失代偿、肝硬化、肝衰竭、肝癌等并发症，提高生活质量，延长生存时间，减

少传染性。②改善肝功能：非特异性护肝药如维生素类、谷胱甘肽、葡醛内酯等；降酶药如五味子类，山豆根类；退黄药如丹参、茵栀黄、门冬氨酸钾镁等。③免疫调节：尚缺乏特异性免疫治疗的方法。胸腺肽、转移因子、特异性免疫核糖核酸等可能有一定免疫调节作用。④抗肝纤维化：已证实肝纤维化可逆转。有效的抗病毒治疗是逆转肝纤维化的主要措施。其他临床使用的可能有效的抗纤维化药物主要有丹参、冬虫夏草及 γ-干扰素等。

预防 慢性病毒性肝炎患者可根据病毒复制指标评估传染性的程度，抗病毒治疗是有效控制传染性的重要措施。切断传播途径包括加强食品卫生和个人卫生、加强血制品管理、主动免疫和被动免疫阻断母婴传播等。接种乙肝疫苗是预防和控制乙型肝炎流行的最关键措施和最有效方法。凡 HBsAg、抗-HBs 阴性者均可接种乙肝疫苗。婴幼儿和高危人群（如医务人员、经常接触血液者、托幼机构工作人员、器官移植患者、免疫功能低下者、经常接受输血或血制品者、易发生外伤者、HBsAg 阳性者的家庭成员、同性恋或多个性伴侣及静脉吸毒者等）为主要接种对象。丙型和丁型肝炎尚缺乏特异性免疫预防措施。

(刘晓清)

mànxìng yǐxíng gānyán

慢性乙型肝炎（chronic hepatitis B，CHB） 急性乙型肝炎迁延不愈或反复发作，病程超过半年，或乙型肝炎病毒携带者肝组织病理证实为慢性肝炎病变。中国乙型肝炎病毒（hepatitis B virus，HBV）感染率较高，2006 年全国乙型肝炎流行病学调查表明，中国 1~59 岁一般人群 HBV 表面

抗原（HBsAg）携带率为 7.18%，5 岁以下儿童的 HBsAg 携带率仅为 1%。据此推算，中国现有慢性 HBV 感染者约 9300 万人，其中 CHB 患者约 2000 万例。感染时的年龄是影响慢性化的最主要因素，免疫力正常的成人感染 HBV 后，仅 5%~10% 会发展为 CHB，而母婴传播及围生期感染者，90% 以上会发展为 HBV 持续感染。

病原学 HBV 属嗜肝 DNA 病毒科，基因组长约 3.2kb，为部分双链环状 DNA。虽然 HBV 的抵抗力较强，但是 65℃ 10 小时、煮沸 10 分钟或高压蒸气均可灭活 HBV。HBV 易发生变异，HBV DNA 反转录过程中，由于缺乏严格的校正机制，导致复制过程中核苷酸错配率较高。肝脏是 HBV 复制主要但不是唯一的器官。

流行病学 HBV 是血源传播性疾病，主要经血（输血和血制品、破损的皮肤和黏膜）、母婴及性接触传播。密切的生活接触亦可传播。HBV 不经呼吸道和消化道传播，亦无经吸血昆虫（蚊、臭虫等）传播的证据。人群对 HBV 普遍易感。接种乙肝疫苗是预防 HBV 感染的最有效方法。

发病机制 尚不明确。HBV 病毒复制并无直接的细胞毒作用，宿主免疫损伤是导致肝损伤的主要原因，尤其是细胞免疫应答。细胞毒性 T 细胞、$CD8^+$ T 细胞通过释放颗粒酶、穿孔素及表达 FasL 等，直接杀伤被感染的肝细胞。Th1/Th2 失衡可能决定病毒感染的清除和病变程度。Th1 细胞优势时，γ-干扰素（IFN-γ）水平高，细胞毒活性强，与清除病毒有关；Th2 细胞优势时，易维持慢性携带状态。近年来，天然免疫尤其是树突状细胞和单核细胞在 HBV 感染慢性化的作用也越来越受到重视。

临床表现 主要表现为长期或反复发作的乏力、食欲减退、恶心、呕吐、腹胀、大便不成形和黄疸等，并可出现肝病面容、肝掌、蜘蛛痣或肝脾大等。最终导致肝硬化甚至继发肝癌。病情严重者可出现肝衰竭，表现为迅速出现精神神经症状：性格和行为改变、语言错乱、躁动、扑翼样震颤、抽搐、神志不清，最后可出现昏迷等肝性脑病症状，查体可发现肝浊音界缩小或消失，有肝臭。最终出现消化道出血、继发感染、肝肾综合征等并发症。

诊断与鉴别诊断 部分患者早期临床症状不明显，以实验室检查异常为主，发现时已进展至肝硬化。白细胞总数正常或偏低，丙氨酸转氨酶（ALT）和天冬氨酸转氨酶（AST）持续和反复升高。肝细胞损害长时间且持续者，白蛋白下降，γ-球蛋白升高，白蛋白/球蛋白（A/G）下降甚至倒置。胆红素是反映肝细胞损伤严重程度的重要指标。结合胆红素的比例可反映胆汁淤积的程度。凝血酶原活动度（PTA）反映肝损害程度，<40% 是诊断重型肝炎的重要依据，亦是判断重型肝炎预后的最敏感指标。

慢性乙型肝炎分为 HBeAg 阳性和 HBeAg 阴性两类。①HBeAg 阳性慢性乙型肝炎：患者血清 HBsAg、HBV DNA 和 HBeAg 阳性，抗-HBe 阴性，血清 ALT 持续或反复异常和/或肝组织学检查有肝炎病变。②HBeAg 阴性慢性乙型肝炎：患者血清 HBsAg、HBV DNA 阳性，HBeAg 阴性，抗-HBe 阳性或阴性，血清 ALT 持续或反复异常和/或肝组织学检查有肝炎病变。

治疗 总体目标是最大限度长期抑制 HBV，减轻肝细胞炎症坏死及肝纤维化，延缓和减少肝脏失代偿、肝硬化、肝细胞癌及其并发症的发生，改善生活质量和延长生存时间。治疗主要包括抗病毒、免疫调节、抗炎和抗氧化、抗纤维化和对症支持，其中抗病毒是关键，只要有适应证且条件允许，即应进行规范抗病毒治疗。

抗病毒治疗 适应证如下：①HBV DNA $\geq 10^5$ copies/ml（HBeAg 阴性者 $\geq$ HBV DNA 10^4 copies/ml）。②ALT $\geq$ 2 倍正常值上限（若用干扰素，则 ALT $\leq$ 10 倍正常值上限，血总胆红素应 <2 倍正常值上限）。③虽 ALT<2 倍正常值上限，但肝组织学显示诺德尔（Knodell）组织学活动指数（histological activity index，HAI）≥ 4，或 $\geq$ G2 炎症坏死。具有①并有②或③的患者应进行抗病毒治疗。抗 HBV 治疗的药物分为两种：干扰素和核苷（酸）类似物。

干扰素 中国已批准普通干扰素-α（IFN-α）（2a、2b 和 1b）和聚乙二醇化干扰素-α（PegIFN-α）（2a 和 2b）用于治疗慢性乙型肝炎。干扰素的主要优点是有免疫介导的抗 HBV 作用，HBeAg 血清转换率较高，持久应答率亦较高，不存在耐药，有固定疗程；缺点是抑制 HBV 作用较弱，不良反应多，需注射治疗，且不适宜于肝功能失代偿和血白细胞及血小板计数较低者。

有利于干扰素疗效的因素：①治疗前 ALT 水平较高。②HBV DNA <2 $\times 10^8$ copies/ml（<4 $\times 10^7$ U/ml）。③女性。④病程短。⑤非母婴传播。⑥肝组织炎症坏死较重，纤维化程度轻。⑦对治疗的依从性好。⑧无丙型肝炎病毒、丁型肝炎病毒或人类免疫缺

陷病毒合并感染。⑨HBV 基因 A 型。⑩治疗 12 或 24 周时，血清 HBV DNA 不能检出。其中治疗前 ALT、HBV DNA 水平和 HBV 基因型，是预测疗效的重要因素。

药物剂量和疗程选择：普通 IFN-α 的成年人推荐剂量为 5mU，儿童 6mU/m^2 体表面积（每周 3 次，最大剂量 5mU），隔日 1 次，皮下注射，一般疗程为 48 周，根据病情需要可延长疗程；PegIFN-α 成年人推荐剂量：PegIFN-α-2a 180μg，或 PegIFN-α-2b 1.5μg/kg，每周 1 次，皮下注射，疗程 48 周。

不良反应如下。①流感样症状：早期最常见的不良反应。可在睡前注射，或在注射干扰素同时服用解热镇痛药。②一过性外周血细胞减少：若中性粒细胞绝对计数 ≤ 0.5×10^9/L 和/或血小板 < 30×10^9/L，则应停药。中性粒细胞明显降低者，可用重组粒细胞集落刺激因子或粒细胞-巨噬细胞集落刺激因子治疗。③精神异常：如抑郁、妄想、重度焦虑等，症状严重者，应及时停药并就诊。④自身免疫病：如甲状腺功能减退症或亢进症、血小板减少、糖尿病、银屑病、风湿性关节炎等。⑤其他少见的不良反应：包括肾损伤、心血管并发症、视网膜病变等。

监测随访：治疗前应检查生化学指标，如血常规、甲状腺功能、血糖及尿常规；病毒学指标等；排除自身免疫病；中年以上患者应做心电图和测血压。治疗过程中，第一个月每 1~2 周检查 1 次血常规，以后每个月查 1 次；生化指标每个月 1 次，连续 3 次，症状改善后可 3 个月查 1 次；每 3 个月监测 1 次 HBsAg、HBeAg、抗-HBe 和 HBV DNA。监测甲状腺功能和血糖水平，定期评估精神状态。

核苷（酸）类似物 已用于临床的抗 HBV 核苷（酸）类似物有 6 种：拉米夫定、阿德福韦酯、恩替卡韦、替比夫定、恩曲他滨和替诺福韦。该类药物可快速抑制病毒反转录酶活性，终止 HBV DNA 合成，改善肝组织炎症坏死，且口服耐受性好。但均需长期治疗，无固定疗程，HBeAg 血清学转换率低，随用药时间延长耐药性出现等。

各种药物特点：拉米夫定不良反应发生率低，但随着治疗时间延长，病毒耐药突变（YMDD 变异）的发生率增高。若病毒载量增加，可加用阿德福韦酯或换用替诺福韦。肝硬化患者该药不作为首选。阿德福韦酯对拉米夫定耐药 YMDD 变异的病毒有效。长期应用需警惕对肾功能和钙磷代谢的影响。恩替卡韦对发生 YMDD 变异者敏感性下降，通常不作为首选，若其他药物有禁忌，可增加用量。替比夫定抗病毒活性及耐药发生率均优于拉米夫定，但与拉米夫定存在交叉耐药。少数患者出现肌肉损伤甚至横纹肌溶解，应注意监测。与干扰素合用发生严重周围神经病变，为禁忌。恩曲他滨可单独或联合阿德福韦酯用于初治患者，还可用于妊娠期 HBV 感染者。其耐药位点与拉米夫定相同，应密切监测。替诺福韦对 YMDD 变异有效。

核苷（酸）类似物可以竞争性地抑制 DNA 聚合酶的作用，抑制 HBV 复制。部分患者应用核苷（酸）类似物尤其是拉米夫定后，HBV 编码 DNA 聚合酶基因上的一个重要区段可出现特殊变异，引起这个区段所编码的酪氨酸、蛋氨酸和天冬氨酸的变化，产生耐药。因为这些氨基酸的英文代号分别是 Y、M、D、D，故称之 YMDD 变异。

选择原则：关于核苷（酸）类似物的选择，原则上优先选效力强、耐药发生率低的药物，如恩替卡韦和替诺福韦，阿德福韦酯因抑制病毒效力较低，通常不作为首选治疗，主要作为拉米夫定等耐药后的补救治疗。该类药物均需长期治疗，HBeAg 阳性者需至病毒完全抑制；HBeAg 血清转换后，再巩固治疗 1 年以上，病情稳定方可停药；对 HBeAg 阴性者，无明确停药终点，建议长期治疗；对肝硬化患者，也应长期用药，不可随意停用，以免病情反弹，导致肝衰竭。

监测随访：①生化指标，治疗开始后每个月 1 次，连续 3 次，以后随病情改善可每 3 个月 1 次。②病毒学标志，主要包括 HBV DNA 和 HBeAg、抗-HBe，一般治疗开始后 1~3 个月检测 1 次，以后每 3~6 个月检测 1 次。③根据病情需要，定期监测血常规、血肌酐和肌酸激酶等指标。

抗炎保肝治疗 常用保肝治疗有甘草酸制剂、还原型谷胱甘肽、水飞蓟宾等。

抗纤维化治疗 多为复方中药合剂，推荐的有扶正化瘀胶囊（片）、复方鳖甲软肝片、大黄䗪虫丸、鳖甲煎丸、小柴胡汤等。但这些药物不能代替抗病毒治疗，应在抗病毒治疗的基础上应用。

免疫调节治疗 免疫治疗有胸腺肽-α$_1$，确切疗效还需进一步临床验证。对不宜或不愿应用 IFN-α 或核苷（酸）类似物的患者，可考虑此药。

疗效判断 ①完全应答：HBV DNA 转阴，ALT 水平正常，HBeAg 血清转换。②部分应答：

介于完全应答和无应答之间者。③无应答：HBV DNA、ALT 水平、HBeAg 均无应答者。

（刘晓清）

mànxìng bǐngxíng gānyán

慢性丙型肝炎（chronic hepatitis C，CHC） 病程超过 6 个月的急性丙型肝炎。丙型肝炎曾称肠道外传染的非甲非乙型肝炎，1989 年 Chiron 公司初（Choo）等从感染丙型肝炎病毒（hepatitis C virus，HCV）的黑猩猩血中克隆出 HCV cDNA，并建立了特异性检测方法以后，被正式命名为"丙型病毒性肝炎"。WHO 资料显示，全球 HCV 感染者为 1.7 亿人，中国 1995 年全国病毒性肝炎血清流行病学调查示，HCV 感染者占全人群的 3.2%，约 4000 万人。利用 2006 年中国乙型肝炎血清流行病学调查的资料和血清库，2011 年中国疾病预防控制中心的研究人员重新进行丙型肝炎流行病学调查数据，显示中国 1~59 岁人群抗-HCV 阳性率为 0.43%，全球范围内属于低流行区，据此推算中国 HCV 感染者约 560 万，与 1995 年结果比较明显下降。这与早年检测试剂特异性较差和中国多年以来防控的成效有关。HCV 感染后慢性化率很高，可达 50%~85%。HCV 感染 25~30 年后肝硬化发生率为 5%~25%，HCV 相关肝硬化患者 10 年后肝功能失代偿的发生率为 30%，肝细胞癌年发生率为 1%~3%。

病原学 HCV 为单股正链 RNA 病毒，属黄病毒科，丙型肝炎病毒属。HCV 呈球形颗粒，直径 50~60nm，外有脂质的糖蛋白包膜，内由核蛋白及核酸组成核衣壳。HCV 基因组由 5′非编码区、核心区、包膜区、NS2、NS3、NS4a、NS4b、NS5a、NS5b 和 3′非编码区构成。5′非编码区的基因最为保守，不易发生变异，常用此区设计引物。包膜区最易发生变异，常用于研发 HCV 疫苗。由于其多变性，造成 HCV 疫苗研制困难。NS3 区基因可编码丝氨酸蛋白，并可产生 NTP 酶和 RNA 螺旋酶，与病毒复制有关。NS5 区基因编码一种具有 RNA 依赖性 RNA 聚合酶，与 HCV 复制有关，可以作为抗 HCV 的作用靶点。目前 HCV 有 11 个型及 100 多个亚型，中国大陆和台湾地区主要为 1b、2a 和 2b 型，中国香港和中国澳门以 6a 型为主。HCV 含有脂性包膜，对脂溶剂敏感，煮沸、紫外线等亦可使其灭活。

流行病学 急性和慢性丙型肝炎患者和 HCV 携带者均为此病的传染源。CHC 传播方式包括血液传播、性传播及母婴传播，其中血液传播是主要方式。医源性传播，如不安全注射、医疗器械、牙科检查、针灸及纹身等，亦为重要传播方式。人群普遍易感。

发病机制 HCV 持续感染的机制尚不明确，可能与以下因素有关：①HCV 感染后血清病毒载量较低，不能刺激机体产生足够的免疫应答以清除病毒。②HCV 极易发生变异，产生多数准种，使人体免疫系统难以识别，产生免疫逃逸。③HCV 为泛嗜性病毒，可在人体多种组织中感染，同时可感染淋巴细胞，使免疫功能降低。

临床表现 起病隐匿，可无症状，或反复出现乏力、头晕、消化道症状、肝区不适、肝大及压痛，可有轻度脾大。40%~70% 的慢性 HCV 感染者可出现肝外表现，常见的有混合性冷球蛋白血症、淋巴增殖性疾病、糖代谢紊乱、干燥综合征及皮肤表现等。

CHC 可进一步发展为肝硬化和肝细胞癌。

诊断 需要临床或病理符合慢性肝炎，除外其他病因所致慢性肝炎，且血清 HCV RNA 和抗-HCV 阳性。血清转氨酶反复或持续升高。HCV RNA 持续异常，抗-HCV 阳性，肝组织有慢性肝炎病变。CHC 的病毒学检查如下。①抗-HCV IgM 和抗-HCV IgG：为非保护性抗体。抗-HCV IgM 阳性提示现症 HCV 感染；抗-HCV IgG 阳性提示现症感染或既往感染。抗-HCV 转阴与否不能作为抗病毒疗效的指标。②HCV RNA：病毒感染和复制的直接标志。

治疗 以抗病毒为主的综合治疗，辅以免疫调节、抗炎和抗氧化、抗纤维化和对症治疗。

抗病毒治疗 长期目标为降低 HCV 相关肝硬化、肝衰竭和肝细胞癌的发生率，降低 HCV 相关病死率，改善患者生活质量。

适应证 HCV RNA 阳性，无治疗禁忌的 CHC 患者均应抗病毒治疗。ALT 水平不作为抗病毒治疗的决定性指标。

禁忌证 绝对禁忌证：肝功能 Child-Pugh 分级 C 级，妊娠，未控制的抑郁性精神疾病，并存的严重躯体疾病，如严重高血压，心力衰竭，冠心病，未控制的自身免疫病，对抗病毒药物过敏，患者粒细胞、血小板与血红蛋白水平不能耐受抗病毒治疗。相对禁忌证：肝功能 Child-Pugh 分级 B 级，甲状腺疾病，接受器官移植，现已控制的精神疾病。

治疗方案 经典方案是干扰素联合利巴韦林。聚乙二醇化干扰素（Peg-INF-α）因半衰期明显延长，疗效提高，且每周只需用药一次，是首选的干扰素剂型。

干扰素的治疗方案副作用较多且较严重，使用受到一定限制。HCV 基因型是影响 CHC 患者抗病毒治疗应答的重要因素，因此开始抗病毒治疗前，应尽可能检测 HCV 基因型。

对基因型 1、4：PegINF-α-2a 180μg，皮下注射，每周 1 次或 PegINF-α-2b 1.5μg/kg，皮下注射，每周 1 次，联合利巴韦林（体重<75kg 者 400mg+600mg；体重>75kg 者 600mg，2 次/日）。若 12 周后病毒载量下降>2log 或检测不到，继续治疗 48 周。

对基因型 2、3：PegINF-α-2a 180μg，皮下注射，每周 1 次或 PegINF-α-2b 1.5μg/kg，皮下注射，每周 1 次+利巴韦林 400mg。检测 HCV RNA，若 4 周后病毒载量检测不到，治疗 12 周；若下降>1log，治疗 24 周。2、3 型基因型治疗反应较好。

干扰素不良反应 ①流感样症状：早期最常见的不良反应。可在睡前注射，或在注射干扰素同时服用解热镇痛药。②一过性外周血细胞减少：若中性粒细胞绝对计数≤$0.5×10^9$/L 和/或血小板<$30×10^9$/L，则应停药。中性粒细胞明显减少者，可用重组粒细胞集落刺激因子或粒细胞-巨噬细胞集落刺激因子治疗。③精神异常：如抑郁、妄想、重度焦虑等，症状严重者，应及时停药并就诊。④自身免疫病：如甲状腺功能减退症或亢进症、血小板减少、糖尿病、银屑病、类风湿关节炎等。⑤其他少见的不良反应：包括肾脏损害，心血管并发症，视网膜病变等。

干扰素联合利巴韦林不良反应 治疗过程中约 1/3 患者出现贫血。血红蛋白降低可使用红细胞生成素。血红蛋白下降至 80~100g/L 者，需减少利巴韦林用量；<80g/L 者，需停用利巴韦林。应避免过早或过度减量，将药物减量对抗病毒疗效的影响降至最低。

监测随访 抗病毒治疗前应系统评估，包括 HCV RNA 载量、肝功能、血常规、尿常规、肾功能、自身抗体、甲状腺功能、血糖、血压及精神状态等。抗病毒治疗开始后，应在第 4 周结束时评估快速病毒学应答（rapid virological response，RVR），第 12 周结束时评估早期病毒学应答（early virological response，EVR），每 8~12 周监测肝功能，每 12 周检测 HCV RNA，直至治疗结束。治疗结束后每 12~24 周检测 HCV RNA、肝功能。抗病毒治疗的第一个月应每周监测血常规，此后每个月检查 1 次至 6 个月，然后每 3 个月监测 1 次至治疗结束。治疗中每 12~24 周监测甲状腺功能和自身抗体，每次随访均应评估精神状态。

抗病毒疗效的预测指标 最重要的是患者基因型和基线 HCV RNA 载量，其他有性别、年龄、体重、有无胰岛素抵抗、肝组织学肝脂肪病变与纤维化程度、是否酗酒及是否使用静脉毒品。这些预测指标有助于临床医师与患者对可能的临床结局有充分的认知。目前对持续病毒学应答（sustained virological response，SVR）有很高预测价值的指标为 RVR 和 EVR。获得 RVR 的患者中，有 89% 基因 1 型患者、70%~95%基因 2 和基因 3 型患者与 86%基因 4 型患者达到 SVR。

抗病毒疗效评价 包括病毒学应答、生化学应答与肝组织学应答等指标。其中病毒学应答指标中的 SVR 为当前评价疗效的最主要指标。

抗炎保肝治疗 ①非特异性保肝药：如维生素类、谷胱甘肽、葡醛内酯等。②降酶药：如五味子类、山豆根类。③退黄药：如丹参、茵栀黄、门冬氨酸钾镁等。

免疫调节治疗 如胸腺肽等。

抗肝纤维化治疗 主要有丹参、冬虫夏草、核仁提取物、γ-干扰素等。

直接抗病毒药物 自 2011 年以来，国外 HCV 感染的治疗取得了划时代的进展，多种新的直接抗病毒药（direct-acting antiviral agent，DAA）问世。较早的特拉匹韦（telaprevir）和波普瑞韦（boceprevir）只是进一步提高了 PegINF-α 为主方案的疗效。新一代以索非布韦（sofosbuvir）、西咪匹韦（simeprevir）为代表的药物，已经不再依赖干扰素，两种 DAA 联合或不联合利巴韦林，全部为口服药物方案，疗效明显提高（SVR 率 90% 以上），疗程明显缩短（12~24 周），毒副作用明显减轻（无干扰素相关副作用）。CHC 的治疗已经显著简化，进入了不用干扰素时代。

(刘晓清)

mànxìng dīngxíng gānyán

慢性丁型肝炎（chronic hepatitis D，CHD） 乙型肝炎病毒感染基础上感染丁型肝炎病毒超过半年，机体仍不能清除病毒，且肝脏有炎症活动。乙型肝炎病毒（hepatitis B virus，HBV）和丁型肝炎病毒（hepatitis D virus，HDV）的双重感染加重了肝脏损害，易导致病情较重或恶化，进展为肝硬化和肝衰竭。世界范围内有 1500 万~2000 万 HDV 感染者。HDV 与 HBV 的重叠感染率高，有的国家慢性乙型肝炎患者中抗-HDV 阳性率可高达 30%。

中国是 HDV 感染的极低区。在中国 CHD 有地方性发病倾向，南方发病率高于北方。中国 HBsAg 携带者中抗-HDV 的检出率平均为1.15%，最高为 5%（安徽省、西藏自治区）。

病原学 HDV 由马里奥（Mario）于 1977 年发现，是人类最小的 RNA 病毒，为共价闭合环状单股负链病毒。HDV 是一种缺陷病毒，病毒粒子需要嗜肝 DNA 病毒（如人乙型肝炎病毒、旱獭肝炎病毒、鸭乙型肝炎病毒）提供包膜，才能完成 HDV 装配、成熟、释放和再感染等环节。成熟的 HDV 颗粒直径 35~37nm，外壳为嗜肝 DNA 病毒的包膜蛋白，内部为 HDV RNA 和核蛋白（hepatitis delta antigen，HDAg）。包膜蛋白包括 3 种：小 HBV 表面蛋白、中等 HBV 表面蛋白及大 HBV 表面蛋白。HDV 基因组有数个开放性读码框（open reading frame，ORF），只有一个被活跃转录与编码 HDAg，其余 ORF 的功能尚未十分清楚。HDAg 有两种同工型：大 HDAg（L-HDAg）由 214 个氨基酸组成，小 HDAg（S-HDAg）只有 195 个氨基酸。特定的 ORF 经宿主的 RNA 聚合酶Ⅱ转录编码产生 S-HDAg。S-HDAg 为病毒基因复制起始时所必需，而 L-HDAg 在病毒复制的最终阶段合成，作为病毒复制的主要抑制因子及组装新的病毒粒子的必需物质。HDV RNA 共有 1670~1685 个核苷酸，其中 G（鸟嘌呤）+C（胞嘧啶）的含量高达 60% 以上。HDV RNA 变异率较高，同一患者体内可有多个病毒准种。感染 HDV 后产生的抗-HDV 无保护性作用。灭活 HBV 的方法即可灭活 HDV，如煮沸 10 分钟、65℃ 10 小时或高压蒸气消毒。

流行病学 急性和慢性患者及携带者均可成为 CHD 的传染源。传播途径以血液传播为主，包括针刺伤、静脉注射毒品和输血等。也可见于性传播，少数有围生期母婴传播。人群普遍易感，须与 HBV 同时感染或 HBsAg 阳性者重叠感染。高危人群，如吸毒人员、同性恋、透析患者、与 CHD 患者有性接触者、医护人员、公共卫生人员及 HBV 感染者等，均应行 HDV 检测。

发病机制 HDV 持续感染的机制尚未明确。HDV 只在肝细胞内复制，因此，HDV 感染引起的细胞损伤主要发生在肝脏。HDV 感染除病毒颗粒对肝细胞直接的细胞毒作用外，还可引起免疫介导的肝细胞损伤。急性 HDV 感染过程中，被感染的肝细胞发生退行性病变，特征为萎缩的嗜酸性细胞质、细胞核固缩及肝实质内极小炎症细胞的存在，伴肝细胞损伤。被感染的肝细胞可表达 S-HDAg，导致 HDV 这种直接的致细胞病变效应。而 L-HDAg 本身无细胞毒性，致使 HDV 的持续性感染，导致疾病慢性化，并使肝细胞对免疫损伤易感。

临床表现 HDV 感染有两种类型：HDV 与 HBV 同时感染和重叠感染。HBV 和 HDV 同时感染时，HBV 复制活跃，多表现为一般的急性肝炎临床表现，有时可见双峰型丙氨酸转氨酶（ALT）升高，在一段较长时间内血液及肝脏中均可检出 HDAg。这类患者常为重症或急性重型肝炎，大多可自行缓解，不发展为慢性，且多呈良性自限性经过。重叠感染即在慢性 HBV 感染基础上再感染 HDV。若 HDV 与 HBV 同时感染在 HBsAg 无症状携带者，肝脏病变明显，且易发展为 CHD。HDV 重叠感染若发生于慢性乙型肝炎患者，常使原有病情加重，可迅速发展为慢性活动性肝炎或肝硬化，甚至可能发生重症肝炎。

诊断 首先应行抗-HDV 检测，感染后 4~8 周内抗-HDV 阳性率可达 90% 以上，但效价较低（<1∶100）。抗-HDV IgM 可作为早期和现症患者的诊断指标之一。疾病慢性化后，抗-HDV IgG 高效价阳性，同时抗-HDV IgM 持续低效价阳性，此时抗-HDV IgM 尚可作为 HDV 病毒复制的替代性标志物。但抗-HDV 可出现假阴性，需要行 HDV RNA 检测。HDV RNA 定量可作为 HDV 复制的直接标志物。慢性乙型肝炎患者中 HBV DNA 通常效价很低或检测不到，因为 HDV 可抑制 HBV 的复制。HDV 和 HBV 共感染者通常需要肝脏活检确定肝硬化的程度，因为肝酶水平与疾病严重程度常不相符，且共感染者进展更迅速。

治疗 ①抗病毒治疗：根治 CHD 的方法在于清除 HBsAg，不仅限于获得持续病毒学应答（sustained virological response，SVR），即停止治疗 6 个月后 HDV RNA 仍为阴性。一些病例即使 HBsAg 清除，HDV 感染仍持续存在。拉米夫定、利巴韦林、泛昔洛韦、阿德福韦酯、恩替卡韦单独治疗 HDV 感染疗效很差。α-干扰素（IFN-α）是唯一证实对 CHD 抗病毒治疗有效的药物。聚乙二醇干扰素-α（PegIFN-α），每周 1 次，疗程 12~18 个月。25%~30% 的患者可取得 SVR。但即使达到 SVR 的患者，后期复发率仍很高。也可应用普通干扰素。在 HBV DNA>2000U/ml 的患者中，可考虑加用口服核苷（酸）类似物抗病毒药。若患者合并 HCV 感染，还应加用利巴韦林抗病毒治疗。失代偿期肝硬化者禁用干扰素。HDV RNA 阴性、肝功能正常、血清中 HBsAg 阴性提示获得 SVR，可考虑停药。停药后需要定期随访。②肝移植：失代偿期肝硬化应行肝移植。肝移植时，可用核苷（酸）类似物和乙型肝炎免疫球蛋白控制移植肝再感染 HBV，是降低和预防 HDV 再感染的有效方法。

预防 尚无丁型肝炎病毒疫苗预防此病。

（刘晓清）

mìniào-shēngzhí xìtǒng gǎnrǎn

泌尿生殖系统感染（genitourinary system infection）

病原体侵袭泌尿、生殖系统所致炎症反应。女性尿道短而阔，且与外生殖器官相毗邻，因此女性泌尿系统感染的发病率明显高于男性，特别是新婚期、生育期的青年女性以及老年女性。男性多与男生殖系统畸形、梗阻和前列腺疾病有关，青壮年多发生前列腺炎、附睾炎等男性生殖系统感染。

病原体 主要分两类。①非特异性病原体：泌尿生殖系统感染约 70% 源于非特异性病原体，以革兰阴性杆菌为主。大肠埃希菌最常见，占 60%~80%。革兰阳性菌所致感染约占 20%，包括葡萄球菌、链球菌、粪链球菌等。衣原体和支原体在尿路感染的检出率也趋于升高。还有滴虫、厌氧菌、真菌、病毒等。随着广谱抗生素的广泛应用，混合感染及条件病原体所致感染也有所增多。②特异性病原体：主要为结核分枝杆菌和淋病奈瑟菌等。

发病机制 诱发感染的因素主要有 3 方面。①机体免疫功能下降、抗感染能力减弱：各种病理状态引起全身免疫功能下降，机体局部的抗感染防御功能减弱或被破坏，容易诱发泌尿生殖系统感染，如糖尿病、慢性肝病、慢性肾病、营养不良、恶性肿瘤、先天性免疫缺陷或长期应用免疫抑制药等。②梗阻因素：泌尿生殖系统是一个管道系统，任何部位发生病变都会引起管腔梗阻，促进病原菌在局部繁殖，引起感染。③医源性因素：留置导尿，留置膀胱造口管，或进行尿道扩张、腔镜检查等操作时，若处理不当易导致感染。

感染途径主要有 4 种。①上行感染：病原菌从体外经尿道外口向上入膀胱，再上行入上尿路，这是尿路感染最常见的感染途径，多见于女性患者。细菌从后尿道经前列腺导管、精囊、输精管逆行也可引起男性生殖系统感染。②血行感染：多继发于机体其他部位的感染病灶。这些病灶的病原菌通过血液循环系统进入泌尿生殖系统器官。③淋巴感染：泌尿生殖系统邻近器官病灶的病原菌经淋巴系统传播至泌尿生殖系统器官。④直接蔓延感染：源于泌尿生殖系统邻近器官的感染直接蔓延。

临床表现 尿频、尿急、尿痛和排尿困难是泌尿生殖系统感染的典型临床表现。

诊断 根据典型临床表现，尤其是急性期，诊断不难。仔细询问病史，寻找可能存在的诱因，进一步做病原学检查以利于治疗。

治疗 旨在消灭病原体，缓解症状，防止感染扩散。根据细菌培养和药敏试验结果选择抗菌药，去除诱发尿路感染的原因，如尿路梗阻、结石等。临床常用的抗菌药包括 β-内酰胺类、喹诺酮类、磺胺类、氨基糖苷类。

（毛青）

niàolù gǎnrǎn

尿路感染（urinary tract infection）

病原体侵袭尿路黏膜或组织所致感染性疾病。可分为上尿路感染和下尿路感染，前者为肾盂肾炎，后者主要为膀胱炎，肾盂肾炎、膀胱炎又有急性和慢性之分；根据有无基础疾病，还可分为复杂性尿路感染和非复杂性尿路感染。

病因及发病机制 95% 以上的尿路感染由单一细菌引起。多种细菌感染见于留置导尿管、神经源性膀胱、尿路结石、先天性畸形，以及阴道、肠道、尿道瘘等。解剖因素可能是女性尿路感染比男性更普遍的原因。女性尿道短，肛门距离尿道口近，容易感染。阴道乳酸杆菌、正常尿流和黏膜防御因子可以提供抗感染保护。绝经前阴道内有产过氧化氢的乳酸杆菌群，可预防尿路病原体繁殖。绝经后雌激素水平下降，导致乳酸杆菌减少，阴道 pH 值上升，二者易引起病原体繁殖。引起尿潴留的机械性异常因素易导致尿路感染，包括盆腔器官脱垂或抗尿失禁手术相关的尿路梗阻、下尿路憩室或结石。功能异常所致尿潴留，如逼尿肌收缩功能下降或神经源性膀胱导致的膀胱排空不全也可引起尿路感染。

临床表现 包括以下两组症状群。①泌尿系统症状：尿频、尿急、尿痛等尿路刺激征，腰痛和/或下腹部痛。②全身感染症状：如寒战、发热、头痛、恶心、呕吐、食欲减退等，常伴血白细胞计数升高和红细胞沉降率增快。一般无高血压和氮质血症。

诊断 有典型临床症状和体征，满足下列条件之一者，可确诊：①典型尿路感染症状 + 脓尿

（离心后尿沉渣镜检白细胞＞5个/HPF）＋尿亚硝酸盐试验阳性。②清洁中段尿离心后尿沉渣白细胞数或有尿路感染症状者＞10个/HPF。③有尿路感染症状＋正规清晨清洁中段尿细菌定量培养，菌落数≥10^5/ml，且连续两次尿细菌计数≥10^5/ml，两次培养的细菌及亚型相同者。④做膀胱穿刺尿培养细菌阳性（不论细菌数多少）。⑤典型尿路感染症状，治疗前清晨清洁中段尿离心尿沉渣革兰染色找细菌，细菌＞1个/油镜视野。

鉴别诊断 ①全身性感染疾病：有些尿路感染的局部症状不明显而全身急性感染症状较突出，易误诊为流行性感冒、疟疾、败血症、伤寒等发热性疾病。应详细询问病史，注意尿路感染的下尿路症状及肾区叩痛，并做尿沉渣和细菌学检查，不难鉴别。②尿道综合征：患者虽有尿频、尿急、尿痛，但多次检查均无真性细菌尿，可鉴别。

治疗 根据不同类型感染采取不同的抗生素个体化治疗。同时治疗基础疾病。应多饮水，勤排尿。大量尿液冲洗可清除部分细菌。

预防 多饮水，经常注意阴部清洁卫生，防止尿道口细菌进入尿路。避免导尿。易发生尿路感染的妇女过性生活时除自己事先清洁外阴外，应劝告配偶清洁阴部。

（毛 青）

niàodàoyán

尿道炎（urethritis） 病原体感染所致尿道炎性病变。分为急性尿道炎和慢性尿道炎。根据病原体不同分为淋菌性尿道炎（由淋病奈瑟菌引起）和非淋菌性尿道炎（由其他病原体引起）。男女均可发病。

病因及发病机制 常见的病原体是淋病奈瑟菌、沙眼衣原体和解脲脲原体，白念珠菌、阴道毛滴虫和单纯疱疹病毒等少见。

淋菌性尿道炎 又称淋病，主要由淋病奈瑟菌（俗称淋球菌）感染引起，主要表现为泌尿生殖系统的化脓性感染，也可表现为眼、咽、直肠感染和播散性淋球菌感染。人是淋病奈瑟菌的唯一宿主，现症患者或无症状带菌者均可成为传染源，其中女性无症状带菌者占重要地位。通过性接触（性交、口交、肛交）传播，也可通过污染的衣裤、床上用品、毛巾、浴盆等间接传播，新生儿结膜炎多经产道感染。

非淋菌性尿道炎 除淋菌性尿道炎以外的其他由性传播的病原体所致尿道炎。70%～80%由沙眼衣原体和解脲脲原体引起，20%～30%由支原体、阴道滴虫、真菌、腺病毒、单纯疱疹病毒和流感嗜血杆菌所致。沙眼衣原体和解脲脲原体的传播途径有多种，成人主要通过不洁性交传染，儿童和婴幼儿则可以通过接触被感染的家庭成员污染的生活用品而感染，胎儿可以通过被感染的母体垂直感染而患病。

临床表现 急性尿道炎排尿时尿道有烧灼痛、尿频和尿急。尿液检查有脓细胞和红细胞。慢性尿道炎尿道分泌物少，或仅在清晨第一次排尿时，尿道口附近可见少量浆液性分泌物。排尿刺激症状不如急性期明显，部分患者可无症状。

淋菌性尿道炎 临床表现从无任何症状到局部感染症状，直至全身播散感染症状均可出现。比较典型的临床表现为尿道口分泌物和尿路刺激征。急性下尿路感染是男性淋菌性尿道炎最常见的临床表现，发病潜伏期1～14天，甚至更长。通常在2～5天发病，表现为尿路出现脓性分泌物和排尿困难。若急性淋菌性尿道炎治疗不及时、不彻底，细菌隐藏在尿道皱襞和黏膜腺体内，可形成慢性感染。患者反复发作，尿道有异物感、刺痛和尿道溢液。部分患者由于性伴侣的隐性感染而常反复接触感染。

非淋菌性尿道炎 男性患者常有尿痛或尿道分泌物，尿痛的程度比淋菌性尿道炎轻，有时仅表现为尿道刺痛和刺痒，尿分泌物常为浆液性或脓性，较稀薄，量也较少。女性患者临床症状有尿急、尿痛等，但主要表现为宫颈充血、水肿、触之易出血、阴道黄色脓性分泌物增多及下腹部不适等症状。

诊断与鉴别诊断 淋菌性尿道炎的诊断依据：①不洁性交史。②典型泌尿生殖系统症状群，如尿频、尿急、尿痛、尿道口流脓、阴道分泌物呈脓性等。③实验室检查主要依据涂片和细菌培养。淋菌性尿道炎应与非淋菌性尿道炎、真菌性尿道炎及滴虫性尿道炎鉴别。

非淋菌性尿道炎的诊断依据：①有婚外性接触史或配偶感染史。②多数无症状，少数有白带增多、外阴烧灼感或瘙痒。感染上行时可有下腹痛。常合并尿道感染症状，并常与淋病奈瑟菌感染并存。应重视临床中无症状的患者。③宫颈或尿道分泌物涂片高倍镜下（×400）白细胞10个以上，油镜下（×1000）白细胞5个以上即可诊断。有条件者可行衣原体、解脲脲原体的分离培养。

非淋菌性尿道炎主要应与淋菌性尿道炎鉴别：①淋菌性尿道

炎尿道症状较重，可出现尿频、尿急、尿痛，尿道分泌物呈脓性，量较多。②非淋菌性尿道炎则症状体征相对较轻，尿道分泌物稀薄，量较少。尿道分泌物涂片及病原体培养有助进一步确诊。

治疗 包括淋菌性尿道炎治疗和非淋菌性尿道炎治疗。

淋菌性尿道炎 急性期应休息，禁止剧烈运动和性生活。消毒污染的内衣、寝具、浴具。早期诊断、及时治疗、保证足量、规则用药。对无合并症者推荐用单次大剂量给药方法，以便有足够的血药浓度杀死淋病奈瑟菌。有合并症者连续每日给药，以保持足够的治疗时间。选用敏感抗菌药，如头孢菌素类及新型大环内酯类药物，口服、肌内注射或静脉滴注，一般用药 5 天。还可使用四环素（孕妇禁用）或红霉素等药物，一般用药 7 天。有条件者用药前应做药敏试验。有并发症者延长疗程至 10 天或 2 周。对慢性淋菌性尿道炎，抗菌药应用同急性淋菌性尿道炎，疗程较长。注意同时治疗性伴侣及其他混合感染如衣原体、支原体感染。治疗后随访复查。

非淋菌性尿道炎 依据尽早、足量、规则治疗的原则，以治愈患者、缩短病程、防止发生并发症和后遗症、防止传染给他人。若疗效不佳或有耐药，则应及时更换抗菌药。用药治疗期间避免性生活，以免传染给对方。药物治疗主要选用四环素类、大环内酯类和喹诺酮类。支原体和衣原体对β-内酰胺类抗生素不敏感。

治愈标准 淋菌性尿道炎治愈标准：治疗结束后 2 周内，在无性接触史情况下符合如下标准：①症状和体征全部消失。②治疗结束后 4~7 天从患病部位取材做

细菌涂片和培养均阴性。非淋菌性尿道炎治愈标准：临床症状消失，病原体转阴。多西环素和阿奇霉素治疗完成后，患者不需复查，因为这两种疗法疗效都很高。服用红霉素治疗者，完成治疗 3 周后可考虑做判愈试验。

预防 进行一级预防，加强性病防治教育，提倡洁身自爱，不搞性乱。早期发现患者，及时合理治疗，以控制传染源。在高危人群中进行筛查，追踪传染源及接触者。加强个人防护，提倡使用安全套。不主张系统应用抗生素，避免可能发生的出现耐药菌株及对抗生素过敏问题。

(毛 青)

pángguāngyán

膀胱炎（cystitis） 病原体侵袭膀胱所致感染性疾病。由特异性和非特异性细菌引起，前者指膀胱结核，还有其他特殊类型的膀胱炎。因女性尿道短，并与阴道相邻，更易发生膀胱炎。绝经前性活跃妇女膀胱炎的发病率是 0.5~0.7 次/（人·年）。

病因及发病机制 常见的非特异性膀胱炎源于大肠埃希菌、副大肠埃希菌、变形杆菌、铜绿假单胞菌、粪链球菌和金黄色葡萄球菌感染。多数是经尿道的逆行感染所致。若存在膀胱结石、膀胱异物和留置导尿管，或存在尿路梗阻及排尿障碍，则更易发生非特异性膀胱炎。

临床表现 分为急性与慢性两种。

急性膀胱炎 常突然起病，排尿时尿道有烧灼痛、尿频，常伴尿急，严重者类似尿失禁，尿频、尿急常特别明显，每小时可达 5~6 次甚至更多，每次尿量不多，甚至只有几滴，排尿终末可有下腹部疼痛。尿液浑浊，有时

出现血尿，常在终末期明显，严重时有肉眼血尿和血块排出。耻骨上膀胱区有轻度压痛。部分患者可见轻度腰痛。炎症病变局限于膀胱黏膜时，常无发热及外周血白细胞增多，全身症状轻微，部分患者有疲乏感。女性新婚后发生急性膀胱炎称为蜜月膀胱炎。急性膀胱炎病程较短，如及时治疗，症状多在 1 周左右消失。

慢性膀胱炎 多由急性膀胱炎未彻底治愈转变而来。尿频、尿急、尿痛症状长期存在，且反复发作，患者乏力、消瘦，出现腰腹部及膀胱会阴区不舒适或隐痛，但无高热。尿中有少量或中量脓细胞、红细胞。

诊断 ①急性膀胱炎：症状多较典型，一般诊断并不困难。根据尿频、尿急和尿痛的病史，尿液常规检查可见红细胞、脓细胞，尿细菌培养尿细菌计数 > 10^5CFU/ml 即可确诊。②慢性膀胱炎：除全身一般检查外，最重要的是明确致病菌种类及药敏试验结果，寻找引起感染持续或复发的原因。

鉴别诊断 ①急性肾盂肾炎：除有尿路刺激征外，尚有寒战、高热和肾区叩痛。②膀胱结核：呈慢性膀胱炎症状，对常规抗生素治疗反应不佳，尿液中可找到抗酸杆菌，尿路造影显示肾输尿管有结核病变。晚期形成挛缩膀胱。③间质性膀胱炎：尿液清晰，极少脓细胞，无细菌，膀胱充盈时有剧痛。

治疗 ①一般治疗：包括适当休息，多饮水以增加尿量，注意营养，忌食刺激性食物，尿路刺激征明显者给予解痉药物缓解症状。一些特殊情况下的无症状性菌尿患者不需常规抗菌药治疗，密切观察病情即可。②抗菌药治疗：

是膀胱炎的主要治疗方法，推荐根据药敏试验选择用药。

预防 应多饮水，最好每天2000ml。及时排尿。注意个人卫生，勤换洗内裤。女性排尿后用干净的卫生纸由前向后擦拭。性交前后男女双方都要将局部清洗干净，性交前及性交后立刻排空膀胱尿液。

（毛 青）

fùfāxìng pángguāngyán

复发性膀胱炎（recurrent cystitis） 治愈再感染和细菌持续存在的膀胱炎。20%~40%的妇女在其一生中会患膀胱炎，其中20%为复发性膀胱炎。其病因及发病机制、临床表现见膀胱炎。

对复发性膀胱炎患者应做以下检查：①尿道口附近是否有感染病灶存在，如盆腔炎、宫颈炎、尿道旁腺炎、肛周炎、前列腺炎等，找到病灶后应及时彻底治疗。②做B超、腹部X线片、泌尿系统上行或下行造影、CT、膀胱镜检查等，看是否存在尿路梗阻，如结石、肿瘤、膀胱颈狭窄、膀胱颈硬化、前列腺增生、膀胱输尿管反流等。③抗生素治疗疗效仍不佳者，应对其他病原体如支原体、衣原体、真菌等进行检查，再针对性地调整治疗方案。④有无全身性疾病存在，如糖尿病、结核、重症肝病、慢性肾病、慢性结肠炎、肿瘤、丙种球蛋白缺乏症等，若有以上疾病应同时治疗。

对于再感染者可考虑用低剂量长疗程抑菌疗法做预防性治疗：左氧氟沙星0.5g、复方磺胺甲噁唑1~2片、头孢氨苄0.125~0.25g，于每晚睡前吞服，连服6个月，常可取得良好效果。停药后仍反复，则再给予此疗法1~2年或更长。

对复发者应根据药敏试验结果选择敏感抗菌药物，用最大允许剂量治疗6周，若疗效不佳，可考虑延长疗程或改为注射用药。老年人应注意选用在肾组织及尿液中药物浓度高、肾毒性小的药物，以快速有效地控制炎症。对已绝经女性，可加用雌激素以减少复发。

（毛 青）

shènyú shènyán

肾盂肾炎（pyelonephritis） 病原体感染肾盂和肾实质所致炎症性疾病。又称上尿路感染。常伴下泌尿道炎症。可分为急性及慢性两期，前者多发生于育龄期女性，后者是导致慢性肾功能不全的重要原因。

病因及发病机制 急性肾盂肾炎的易感因素是多方面的，主要与感染有关。慢性肾盂肾炎常源于复杂性尿路感染迁延不愈，根据基础病因不同分3种类型：①伴反流的慢性肾盂肾炎。②伴阻塞的慢性肾盂肾炎。③特发性慢性肾盂肾炎。前两种类型常见。

临床表现 急性肾盂肾炎起病急骤，高热、寒战，体温多在38~39℃，也可高达40℃。热型不一，一般呈弛张热，也可呈间歇热或稽留热，伴头痛、全身酸痛，热退时大汗等。患者有腰痛，多为钝痛或酸痛，程度不一，少数有腹部绞痛，沿输尿管向膀胱方向放射，体检时在上输尿管点（腹直肌外缘与脐平线交叉点）或肋腰点（腰大肌外缘与第十二肋交叉点）有压痛，肾区叩痛阳性。患者常有尿频、尿急、尿痛。儿童患者的泌尿系统症状常不明显，起病时除高热等全身症状外，常有惊厥、抽搐发作。

慢性肾盂肾炎临床表现复杂，易反复发作，症状比急性期轻，

有时可表现为无症状性尿。半数以上患者有急性肾盂肾炎既往史，其后有低热、乏力、食欲减退及腰酸痛等，伴尿频、尿急、尿痛。时有急性发作表现。可有肾小管功能损害，如浓缩功能减退，表现为低渗尿、低比重尿、夜尿增多及肾小管性酸中毒等。晚期可出现肾小球功能损害，表现为氮质血症甚至尿毒症。肾性高血压很多由慢性肾盂肾炎引起，与高肾素血症、某些缩血管多肽的释放及血管硬化、狭窄等有关。少数患者切除一侧病肾后，高血压得以改善。

诊断 ①急性肾盂肾炎：症状多较典型，一般诊断不难。尿常规检查可见红细胞、脓细胞，宜留清晨第一次尿液待测，白细胞每高倍视野下超过5个（>5个/HPF）称为脓尿，有诊断意义。急性泌尿道感染易产生膀胱-输尿管反流，不主张常规做肾盂造影，宜在感染消除后4~8周后进行。②慢性肾盂肾炎：肾盂肾盏有瘢痕形成可诊断，静脉肾盂造影见肾盂肾盏变形、肾积水、肾外形不光滑或双肾大小不一。对慢性或久治不愈患者，视需要分别可做尿路X线平片、静脉肾盂造影、逆行肾盂造影、排尿时膀胱输尿管造影，以明确有无梗阻、结石、输尿管狭窄或受压、肾下垂、泌尿系统先天性畸形及膀胱-输尿管反流现象等。肾血管造影可显示慢性肾盂肾炎的小血管有不同程度的扭曲。必要时可做肾CT或磁共振成像检查，以排除其他肾脏疾病。放射性核素肾图检查可了解分肾功能、尿路梗阻、膀胱-输尿管反流及膀胱残余尿情况。

鉴别诊断 ①反复发作尿路感染：既往将病程超过半年或1

年者称为慢性肾盂肾炎。目前认为影像学检查发现有局灶性粗糙的肾皮质瘢痕，伴有相应的肾盏变形者，才能诊断为慢性肾盂肾炎，否则尿路感染病史虽长，亦不能诊断。②肾结核：尿频、尿急、尿痛更突出，一般抗菌药治疗无效，尿沉渣镜检可找到抗酸杆菌，晨尿培养结核分枝杆菌阳性，普通细菌培养为阴性。结核菌素试验阳性，血清结核菌抗体阳性。静脉肾盂造影可发现肾结核病灶 X 线征，部分患者可有肺、附睾等肾外结核。应注意肾结核常可与尿路感染并存。尿路感染经抗菌药治疗后仍残留有尿路感染症状或尿沉渣异常者，应高度注意肾结核的可能性。

治疗　①一般治疗：多饮水，勤排尿，以降低髓质渗透压，提高机体吞噬细胞功能，冲刷膀胱内的细胞。有发热等全身感染症状者应卧床休息。服用碳酸氢钠碱化尿液，减轻尿路刺激征，并有增强氨基糖苷类、青霉素、红霉素及磺胺等抗生素疗效的作用，但可使四环素、呋喃妥因的药效下降。治疗诱因，如肾结石、输尿管畸形等。②抗感染治疗：初发的急性肾盂肾炎可选用喹诺酮类、半合成广谱青霉素或第三代头孢菌素。感染严重有败血症者宜静脉给药。根据尿细菌培养结果选用敏感药物。对慢性肾盂肾炎去除引起感染持续的原因最重要，根据药敏试验选用恰当抗菌药治疗，疗程 4～6 周。若 1 年内发作次数 ≥3 次，可考虑长程低剂量治疗。一般选毒性低的抗菌药，如复方磺胺甲噁唑或呋喃妥因，可服用 1 年或更长。

预防　勤换内衣，月经期、妊娠期或机体抵抗力下降时注意外阴清洁卫生。多饮水，每日入

量不应少于 3000ml，以增加尿量，促进细菌、毒素和炎症分泌物的排出。

（毛　青）

wúzhèngzhuàngxìng xìjūnniào

无症状性细菌尿（asymptomatic bacteriuria）　无尿路感染的症状或体征，但多次尿细菌培养阳性，菌落计数达菌尿指标的尿路感染。常在健康人群中进行体检或因其他肾脏疾病做常规尿细菌学检查时发现。无症状性细菌尿比有症状者发病率高，在 16～65 岁的女性中发病率约为 4%，男性为 0.5%。无症状性细菌尿常见于孕产妇及女童。在普查妊娠妇女中，细菌尿的发病率为 4.5%，其中 82% 为无症状性细菌尿。

病因及发病机制　女性无症状性细菌尿的最常见的单一致病菌是大肠埃希菌，其次是肠杆菌科细菌（如肺炎克雷伯菌）和其他细菌（包括凝固酶阴性葡萄球菌、肠球菌、B 组链球菌和阴道加德纳菌）等。在男性无症状性细菌尿患者，奇异变形杆菌更多见，除革兰阴性杆菌和肠球菌外，凝固酶阴性葡萄球菌也是常见致病菌。长期留置导尿管者尿液中可培养出多种细菌，包括铜绿假单胞菌和产脲酶的细菌，如奇异变形杆菌、斯氏普罗威登斯菌和摩氏摩根菌。无症状性细菌尿在漫长的病程中，可间歇地发生急性有症状的尿路感染。无症状性细菌尿约半数有发展成症状性尿路感染的可能。

临床表现　无症状性细菌尿可由症状性尿路感染演变而来，即症状性尿路感染自然缓解或经治疗后症状消失，而仅留有细菌尿，并可持续多年。有些无症状性细菌尿者，可无急性尿路感染的病史。尿路器械检查后或慢性

肾脏病的基础上发生的尿路感染，常无明显症状。

诊断　以尿样细菌培养结果为依据，留取尿样时须尽量避免污染。①女性无症状性细菌尿定义为从连续两次自主排尿的尿样中分离到同一菌株，菌落计数 ≥ 10^5 CFU/ml。②男性无症状性细菌尿定义为从单次无污染的尿样中分离到一类菌株，菌落计数 ≥ 10^5 CFU/ml。③从导尿管留取的单个样本菌落计数 ≥ 10^2 CFU/ml，可证实女性或男性患者存在菌尿。

治疗　患有无症状性细菌尿的孕妇发生不良后果的危险性增加，应予筛检，结果呈阳性者进行抗感染治疗。对即将接受可引起尿路黏膜出血的创伤性泌尿外科手术患者，无症状性细菌尿是危险因素，应在术前接受治疗。对其他成年患者，如合并糖尿病、老年人、留置导尿管及脊髓损伤的患者，无症状性细菌尿对人体并不造成严重危害。

尽管无症状性细菌尿患者发生症状性尿路感染的危险性增加，但对无症状性细菌尿治疗并没有降低症状性感染的发病率，也未改善其他临床指标。对于其他人群，不宜做针对性筛检和治疗。学龄前儿童抗菌药治疗并不能长久肃清其菌尿。

预防　积极筛查并治疗是主要预防措施。孕期无症状性细菌尿有 25%～30% 可发展为急性肾盂肾炎，应加强孕期保健，提高健康水平。鼓励孕妇多左侧卧位以利尿液引流，并注意外阴卫生。

（毛　青）

fùzáxìng niàolù gǎnrǎn

复杂性尿路感染（complicated urinary tract infection）　泌尿生殖道结构或功能异常诱发的临床表现多样的尿路感染。治疗相对

困难，细菌清除率低，复发率高。多数为肾盂肾炎，若长期反复感染或治疗不愈，可进展为慢性肾衰竭。

病因及发病机制 复杂性尿路感染的易患因素如下。①尿路有器质性或功能性异常：如肿瘤、尿道狭窄、前列腺肥大、女性膀胱颈梗阻、膀胱-输尿管反流（排尿时尿液从膀胱逆流至肾盂的反常现象）、神经源性膀胱、膀胱憩室、肾下垂等，引起尿路梗阻，尿流不畅，细菌不易由膀胱排出而大量繁殖，发生感染。尿路畸形或功能缺陷，如肾脏发育不全、多囊肾、马蹄肾，以及其他肾、肾盂、输尿管畸形等，都易发生感染。②导尿和做泌尿道器械检查：损伤尿道黏膜的同时，还可将尿道口的细菌直接带入膀胱，易造成复杂性尿路感染。③尿路有异物：如结石、留置导尿管等。④合并糖尿病：糖尿病患者尿中含有较多的葡萄糖，某些细菌在含糖量较高的尿液中容易繁殖，而且糖尿病患者易继发神经源性膀胱、尿潴留，使细菌容易在膀胱内繁殖，特别是使用导尿管后更易发生逆行尿路感染。

临床表现 无症状尿路感染或无症状性细菌尿最常见。有症状者临床表现多种多样，一般较明显，除尿路刺激征外，可伴基础疾病（复杂因素）的症状，如肾绞痛，多饮、多尿、多食的糖尿病症状。从较轻的尿路刺激征如尿频、尿急、尿痛到严重的全身反应，如菌血症和败血症。若同时有细菌尿和完全性尿路梗阻，尤其伴血尿者，临床表现常较重。在婴幼儿或长期留置导尿管者，不伴局灶表现的发热是常见症状。年龄越小，尿路刺激征越不明显。新生儿期可表现为发热、拒食、嗜睡、呕吐等。

诊断 包括尿路感染的诊断和复杂因素的诊断两部分。

尿路感染的诊断 诊断标准为：①正规清洁中段尿（尿停留在膀胱中 4~6 小时以上）细菌培养菌落计数 $\geq 10^5$ CFU/ml。②清洁离心中段尿沉渣白细胞数 > 10 个/HPF，有尿路感染症状。两项均具备者可以确诊。若无第 2 项，则应复查尿菌落计数，若仍 $\geq 10^5$ CFU/ml，且两次细菌相同，可确诊。③做膀胱穿刺尿培养，细菌阳性（不论菌数多少）亦可确诊。④做尿细菌培养计数有困难者，可用治疗前清晨的清洁中段尿（尿停留于膀胱 4~6 小时以上），用正规方法的离心尿沉渣革兰染色找细菌，如细菌 > 1 个/油镜视野，结合临床尿路感染症状，亦可确诊。⑤尿细菌数在 10^4~10^5 CFU/ml 者，应复查，若仍为 10^4~10^5 CFU/ml，需结合临床表现或做膀胱穿刺尿培养确诊。

复杂因素的诊断 详细询问病史、体格检查、实验室检查及影像学检查。实验室检查除尿常规、中段尿细菌培养与药敏试验外，需行血常规检查，注意有无白细胞增多，红细胞沉降率是否加快。检查血糖、肾功能及电解质等，了解有无糖尿病及肾功能情况。应做肾和膀胱 B 超、X 线检查（包括腹部 X 线片、静脉肾盂造影）或 CT 检查。

治疗 复杂性尿路感染临床治愈率低，易复发，持续性细菌尿或反复发作者超过半数，除非纠正尿路解剖或功能异常，否则极难治愈。

急性尿路感染的治疗 首先应做尿常规和尿细菌培养，然后再进行治疗，并根据药敏试验结果选择敏感的抗生素。治疗的关键是要彻底和注意复查。对治疗不愈或反复发作者，应做尿路影像学检查，以明确有无尿路梗阻、膀胱-输尿管反流等尿路异常情况。还应注意有无糖尿病等全身性疾病。尿路感染经首次治疗后症状消失，应于停药后 1~2 天、第 2 周、第 6 周进行复查，以后也应定期复查。复查时可先查尿常规，若尿沉渣检查异常，则应做尿细菌培养。若追踪期间尿菌落计数 $\geq 10^5$ CFU/ml，则需继续治疗。复杂性尿路感染的疗程抗感染 10~14 天，治疗后停药 10~14 天需行中段尿培养以明确细菌是否清除。

糖尿病并发尿路感染的治疗 糖尿病可加重尿路感染，甚至导致坏死性肾乳头炎及肾功能损害。糖尿病患者尿路感染的早期发现和及时治疗十分重要。治疗原则：①控制血糖。②使用抗生素，对无症状性细菌尿不宜长期使用抗生素，若发生肾盂肾炎，则必须应用抗生素。抗生素的使用原则应以药敏试验为指导，在进行清洁中段尿培养和药敏试验后，立即开始治疗，并予以足量、足够疗程。严重尿路感染者应予静脉联合用药。

外科手术治疗 对反复发作、经内科抗菌治疗经久不愈者，若有以下情况，可以考虑外科手术：①尿路梗阻由尿路解剖或功能异常引起，会导致尿路感染治疗失败。若引起尿路梗阻的原因可用手术纠正，则应尽量说服患者施行手术。②切除一侧无功能或功能很差的感染性肾脏，有助于治疗尿路感染，防止再发。③重度膀胱-输尿管反流（Ⅳ级）引起肾盂积水者、输尿管口狭窄伴肾损害者可考虑手术治疗。通过矫正术后，尿路感染的复发率可减少。

预防 彻底治疗急性尿路感染，去除导致复杂性尿路感染的复杂因素，积极治疗基础疾病。

(毛 青)

niànzhūjūnniào

念珠菌尿 (candiduria)

尿中存在一定数量念珠菌但无临床表现的病理状态。不同实验室采用的评判标准不同。念珠菌尿产生有 3 种可能：污染、定植或感染。尚无可靠方法能够明确区分感染与定植。念珠菌尿是否需要治疗很难断定，尽管氟康唑能短期治疗念珠菌尿，但易复发。对念珠菌尿的定位、诊断和治疗仍是一个待探讨的问题。

病因及发病机制 念珠菌尿的常见易感因素主要有：留置导尿管（发生率比未留置导尿管者高 12 倍）、泌尿道异常（发生率比正常者高 12 倍）、近期用广谱抗生素（比未治疗者高 6 倍）、腹部外科手术、糖尿病、使用糖皮质激素等。有些因素为独立易感因素，如 1 个月内有广谱抗生素的应用、血糖>6.5mmol/L、急诊手术、透析治疗和胃肠外营养等。

临床表现 无症状性念珠菌尿只有单纯菌尿而无泌尿系统感染的症状和体征；念珠菌膀胱炎可出现尿频、尿急、尿痛；念珠菌肾盂肾炎为上尿路感染，可出现发热、肋脊角触痛、外周血白细胞总数升高，常与尿路梗阻相关；肾脏念珠菌病常可引起肾功能下降。

诊断与鉴别诊断 临床对念珠菌尿的诊断标准有不同观点。有人认为尿中念珠菌菌落计数>10^6CFU/ml 时即可诊断，有人则认为尿中念珠菌菌落计数>10^7CFU/ml 或更高（菌落计数>10^8CFU/ml）方有诊断价值。无论哪种标准都要求连续两次标本阳性，以排除污染。两次标本阳性后可能诊断为定植或无症状念珠菌尿，还有可能为念珠菌膀胱炎、肾盂肾炎或肾脏念珠菌病。

临床上有 96% 的念珠菌尿患者无明显症状和体征，且多数为留置导尿管引发，多因不明原因的发热、外周血白细胞增多等进行尿培养时才发现念珠菌尿。若念珠菌尿持续阳性，需行肾脏和膀胱的超声和 CT 检查。有肾脏累及者多为播散性念珠菌病或膀胱有真菌球存在，无症状性真菌尿应特别关注。

治疗 念珠菌尿本身并非治疗的指征，但它是发生侵袭性念珠菌感染的重要易感因素和征兆。对重度念珠菌尿的危重患者，同时有发生侵袭性感染的易感因素，可考虑临床干预。《念珠菌治疗临床实用指南：美国感染病协会 2009 更新版》中建议：对无症状性念珠菌尿一般不需治疗，除非是存在念珠菌播散高危因素者（如中性粒细胞缺乏者、低体重新生儿、即将接受尿路外科操作的患者）；对有症状的念珠菌尿，若疑似播散性念珠菌病，其治疗等同于念珠菌血症。念珠菌尿的治疗药物首选氟康唑，对氟康唑耐药，尤其是光滑念珠菌感染者可用两性霉素 B。棘白菌素类药物（米卡芬净）能有效治疗危重患者的念珠菌血症，也有报道成功用于念珠菌尿的治疗，可作为氟康唑耐药的替代选择，具体疗效尚有待于进一步验证。

预防 主要为去除易感因素。

(毛 青)

shēngzhí xìtǒng gǎnrǎn

生殖系统感染 (reproductive system infection)

包括外阴阴道炎、子宫颈炎、附件炎、附睾睾丸炎和前列腺炎等生殖系统感染性疾病。

(毛 青)

wàiyīn-yīndàoyán

外阴阴道炎 (vulvovaginitis)

病原体侵袭阴道黏膜及黏膜下结缔组织所致感染性疾病。是最常见的女性生殖器官炎症，各个年龄阶段都可患病。常见的阴道炎有细菌性阴道炎、真菌性阴道炎、滴虫性阴道炎和老年性阴道炎。

病因及发病机制 正常健康妇女，阴道对病原体的侵入有自然防御功能。若此功能遭到破坏，则病原体易于侵入，导致阴道炎症，幼女及绝经后妇女由于雌激素缺乏，阴道上皮菲薄，细胞内糖原含量减少，阴道 pH 值高达 7 左右，故阴道抵抗力低下，比青春期及育龄妇女易受感染。细菌性阴道炎是阴道内乳酸杆菌减少而其他细菌大量繁殖所致感染。滴虫性阴道炎由阴道毛滴虫引起，属性传播疾病。念珠菌性阴道炎主要由白念珠菌引起，正常健康阴道内亦可有少量寄生此菌，但一般不发病，若机体免疫功能低下或菌群失调即繁殖并致病，故多见于妊娠、糖尿病、应用免疫抑制药、长期应用抗生素者。

临床表现 ①细菌性阴道炎：10%~50%患者无症状，有症状者大多表现为白带呈鱼腥臭味，阴道灼热感伴瘙痒。常与宫颈炎、盆腔炎同时发生，也常与滴虫性阴道炎同时发生。②滴虫性阴道炎：临床表现为白带增多，可为稀薄浆液状，灰黄色或黄绿色，有时混有血性，20%患者白带中有泡沫。外阴有瘙痒、灼热，性交痛亦常见，感染累及尿道口者，可有尿痛、尿急甚至血尿。阴道与宫颈黏膜充血水肿，常有散在红色斑点，或草莓状突起，后穹隆有多量白带。滴虫性阴道炎易继发细菌感染，此时白带呈草绿色，有臭味。③真菌性阴道炎：常见于孕妇、幼女、糖尿病患者及接受大量雌激素治疗者。最常见症状是白带多，呈凝乳状或片块状，外阴及阴道灼热、瘙痒。累及尿道者也可有尿频、尿急、尿痛。阴道及阴道前庭黏膜高度水肿，覆有白色凝乳状薄膜，呈点状或片状分布，易剥离，其下为受损潮红基底，或形成溃疡，或留下淤斑，严重者小阴唇肿胀粘连。④老年性阴道炎：临床表现主要为白带增多，多为黄水样，严重者可为脓性，有臭味，有时为淡血性，甚至发生少量阴道流血。常伴下腹及阴道坠胀感，阴道皮肤受炎性分泌物影响可产生轻度瘙痒。阴道皱襞消失，上皮菲薄，黏膜充血，表面常有散在点状充血，严重时上皮剥脱形成表浅溃疡，子宫颈也有点状充血。

诊断与鉴别诊断　诊断依据：①有阴道炎症状。②通过常规妇科检查，初步筛选可能性疾病，并取分泌物检查 pH 值、检查阴道清洁度、是否有真菌、滴虫、细菌感染。根据阴道分泌物检测病原体种类作出鉴别诊断。

治疗　①细菌性阴道炎：甲硝唑栓剂，每晚睡前用药。治疗 7 天为 1 个疗程，连续治疗 3 个疗程，停药 10 天后进行检查，治愈者 3 个月后复查，未治愈者再治疗 1 个疗程。②滴虫性阴道炎：口服甲硝唑，连服 7 天；并给予甲硝唑栓剂，每晚用 1：5000 的高锰酸钾溶液冲洗阴道后阴道给药。7 天为 1 个疗程，连续用药 3 个疗程，性伴侣同时治疗。停药 10 天后进行检查，治愈者 3 个月后进行复查，未治愈者继续治疗。③真菌性阴道炎：口服氟康唑，

连服 10 天；并给以唑类药物栓剂，每天早晚使用洗液冲洗阴道后阴道给药。10 天为 1 个疗程，连续用药 3 个疗程。停药 10 天后进行检查，治愈者 3 个月后复查，未治愈者继续治疗。④老年性阴道炎：口服尼尔雌醇，并给以甲硝唑泡腾片，部分严重者可加量，每晚用药 1 次，连用 7 天。停药 10 天后进行检查，治愈者 3 个月后复查，未治愈者继续治疗 1 个疗程。

预防　注意个人卫生，保持外阴清洁干燥。勤洗换内裤，不与他人共用浴巾、浴盆，不穿尼龙或类似织品的内裤。频繁使用洗液、消毒护垫等，易破坏阴道弱酸性环境，pH 值为 4 的弱酸性配方女性护理液更适合日常的清洁保养。患病期间用过的浴巾、内裤等均应煮沸消毒。治疗期间禁止性交，或采用安全套以防止交叉感染。

（毛　青）

zǐgōngjǐngyán

子宫颈炎（cervicitis）　病原体侵袭子宫颈阴道部和子宫颈管黏膜所致感染性疾病。是常见的妇科疾病，多发生于育龄妇女。临床分为急性子宫颈炎和慢性子宫颈炎。

病因及发病机制　病原体一般包括葡萄球菌、链球菌、沙眼衣原体、淋病奈瑟菌、厌氧菌等。慢性子宫颈炎多由急性子宫颈炎转化而来。急性子宫颈炎未治疗或未治疗彻底，隐居在子宫颈内膜内的病原体生长繁殖后会引起慢性炎症，即为慢性子宫颈炎。部分患者无急性子宫颈炎表现，直接发生慢性病变。

临床表现　主要为白带增多，呈脓性，或有异常出血如经间期出血、性交后出血等。常伴腰酸

及下腹部不适。妇科检查时宫颈可见糜烂、肥大、裂伤等改变，程度不同，有时可见宫颈息肉、宫颈腺体囊肿和宫颈外翻等，宫颈口多有分泌物，也可有宫颈触痛和宫颈触血。

诊断与鉴别诊断　具备一个或同时具备两个体征可初步诊断子宫颈炎：①于子宫颈管或子宫颈管棉拭子标本上，肉眼可见脓性或黏液脓性分泌物。②用棉拭子擦拭子宫颈管时，容易诱发宫颈管内出血。子宫颈炎诊断后，需进一步做病原体检测。应注意与宫颈上皮内瘤变、宫颈结核、宫颈尖锐湿疣、早期子宫颈癌等疾病鉴别。应常规行宫颈刮片细胞学检查，必要时做病理学检查以确诊。

治疗　急性子宫颈炎以抗生素治疗为主。对于获得病原体者，针对病原体选择敏感抗生素。经验性治疗应包括针对各种可能的病原微生物的治疗，需覆盖需氧菌、厌氧菌、衣原体、支原体等。有性传播疾病高危因素者，尤其是年龄<25 岁、有新性伴侣或多性伴侣、未使用安全套的妇女，应使用针对沙眼衣原体的抗生素。对低龄和易患淋病者，应使用针对淋病奈瑟菌的抗生素。妊娠期用药建议使用头孢菌素及阿奇霉素治疗。

慢性子宫颈炎以局部治疗为主，可用物理治疗和手术治疗。物理治疗是比较广泛且有效的方法，常用的有冷冻、激光、微波、波姆光和红外线等。利普（Leep）刀自 20 世纪 90 年代广泛应用，是专门用于微创性诊断和治疗宫颈疾病的专业技术，操作不需麻醉或仅局部麻醉，创伤小，出血少，出血时间短，疗效好，易取材做组织病理学检查。

预防 开展健康教育和性教育，普及妇女卫生保健知识。月经期间、流产后、阴道炎患病期间和治疗期间，禁止性生活。因意外妊娠或自愿要求行人工流产术，应保证在正规医疗机构手术。不穿过紧的内裤，内裤用开水烫洗后在阳光下直晒，避免各种细菌定植、生长和繁殖。不乱用药物清洗外阴，以免造成阴道酸碱度紊乱，引起局部危害。定期妇科检查。

（毛 青）

fùjiànyán

附件炎（appendagitis）

病原体侵袭输卵管、卵巢所致感染性疾病。是常见妇科疾病。未婚、已婚女性均可发生。输卵管、卵巢炎常合并有宫旁结缔组织炎、盆腔腹膜炎，且在诊断时不易区分。盆腔器官炎症中，以输卵管炎最常见，由于解剖部位相互毗邻，输卵管炎、卵巢炎、盆腔腹膜炎同时并存且相互影响。附件炎可使输卵管闭锁，导致不孕，诱发其他并发症。

病因及发病机制 附件炎大多发生在产后、剖宫产后、流产后、各种妇科手术后及放置宫内避孕器后，这时生殖器官的完整性及其自然防御受损，细菌进入创面导致感染。盆腔或输卵管邻近器官发生炎症，如阑尾炎时，可通过直接蔓延引起输卵管炎、卵巢炎、盆腔炎、腹膜炎，炎症一般发生在邻近的一侧输卵管及卵巢。性传播疾病如淋病，感染后淋病奈瑟菌可沿黏膜向上蔓延，引起输卵管和卵巢炎症。不注意经期卫生、月经期性交或不洁性交等也可引起附件炎。

临床表现 附件炎分为急性和慢性两种。

急性附件炎 以急性下腹痛为主，伴发热。可见白带呈脓性或均质性黏液状，附件多有压痛及触痛，有时可扪及输卵管、卵巢粘连的炎性包块，边界欠清，活动受限制。外周血白细胞计数升高，中性粒细胞比例明显升高。若治疗不及时或治疗不彻底，可转为慢性附件炎。

慢性附件炎 腹痛，慢性炎症反复发作，迁延日久，盆腔充血，盆腔器官相互粘连。患者出现下腹部坠胀、疼痛及腰骶酸痛，时轻时重，伴白带增多、腰痛、月经失调等，通常在经期或劳累后加重。双侧或单侧附件区压痛，增厚感，或出现压痛性包块，白细胞计数升高或正常。部分患者症状不明显，由于输卵管和卵巢相邻，发生炎症时不易区分，尤其是输卵管的慢性炎症，病程较长可导致输卵管纤维化、增粗且阻塞不通，还可与周围组织粘连。若输卵管两端闭塞，可形成输卵管积水，积水穿入到粘连在一起的卵巢中，形成输卵管卵巢囊肿，易造成不孕或异位妊娠。

诊断 根据临床表现和妇科检查，即可确诊。

治疗 急性附件炎应彻底治疗，以防止病情迁延成慢性附件炎。还应积极治疗下生殖道感染。①支持治疗：增加营养，适当进行体育锻炼，提高机体的抵抗力，增强抵御疾病的能力。②药物治疗：急性附件炎可选用敏感抗生素，对症治疗。慢性附件炎应用抗生素类药物作用不大，可在医师的指导下使用中成药，有助于慢性炎症吸收。③理疗：若药物治疗效果不佳，可配合理疗，如激光、微波、离子透入治疗等。理疗能促进局部血液循环，改善人体组织的营养状态，提高机体的新陈代谢能力，有利于炎症的吸收和消退。

（毛 青）

fùgāo-gāowányán

附睾睾丸炎（epididemo-orchitis）

病原体侵袭附睾睾丸所致感染性疾病。附睾炎是男性生殖系统非特异性感染的常见疾病，多见于中青年。睾丸炎多源于附睾炎直接蔓延至睾丸或经血行感染。按病程可分为急性附睾睾丸炎和慢性附睾睾丸炎。

病因及发病机制 机体抵抗力降低，病原体趁机侵入附睾引发炎症。病原体主要是细菌、支原体、衣原体和病毒。流行性腮腺炎病毒常引起急性睾丸炎。急性附睾睾丸炎多继发于尿道、前列腺或精囊感染，慢性附睾睾丸炎常源于急性期治疗不彻底。感染途径如下：①输精管逆行感染。②淋巴管蔓延。③血行感染。④外伤。⑤导管或器械损伤。⑥药物。

临床表现 分为急性附睾睾丸炎和慢性附睾睾丸炎。

急性附睾睾丸炎 起病急，患侧阴囊坠胀不适、疼痛明显，可放射至同侧腹股沟区及下腹部，影响活动，常伴畏寒、高热，体温可达40℃。患侧附睾成倍肿大，触痛明显。若蔓延到睾丸，则睾丸与附睾界限不清。炎症较重者，阴囊皮肤红肿，同侧精索增粗，有触痛。

慢性附睾睾丸炎 症状较轻，临床表现多样。可有阴囊坠胀感，疼痛可放射至下腹部及同侧大腿内侧。患侧附睾和睾丸轻度肿大、变硬，有硬结，局部压痛不明显，同侧输精管可增粗，偶有急性发作史。

诊断 根据病史、症状和体征多可诊断。超声检查有助于诊断及鉴别诊断。急性附睾炎时，B

超显示附睾弥漫性均匀肿大；也可局部肿大，多见于尾部，呈结节状，有球形感；内部回声不均匀，光点增粗，回声强度比睾丸低，边界模糊。部分可与阴囊壁粘连，阴囊壁增厚，常伴鞘膜积液。同侧精索增粗，精索静脉曲张。彩色多普勒血流成像显示血流信号明显增多，脉冲多普勒检测动脉血流速加快。

鉴别诊断 急性附睾炎应与睾丸扭转鉴别，但青少年患者或发育早期鉴别困难较大。睾丸扭转多见于青少年，早期可无阴囊红肿，睾丸肿胀显著，触痛、压痛明显，精索扭转缩短增粗，睾丸向上移位或横位，扭转时间长或严重者睾丸与附睾边界不清，阴囊抬高试验（Prehn sign）阳性，是此病的特点性表现。提睾反射的存在是排除小儿睾丸扭转最有价值的体征。急性附睾炎与睾丸炎、睾丸损伤、精索炎、睾丸肿瘤及阴囊感染等鉴别不难，根据病史和体征，结合二维超声及彩色多普勒血流成像检测多能明确。

治疗 分为急性附睾睾丸炎治疗和慢性附睾睾丸炎治疗。

急性附睾睾丸炎 ①一般处理：卧床休息，应用阴囊托可减轻症状。疼痛重者可用镇痛药，避免性生活和体力劳动，防感染加重。②应用抗菌药：选择细菌敏感药物，通常静脉给药1~2周后，口服抗菌药2~4周，预防转为慢性炎症。③手术治疗：若抗生素治疗无效，疑有睾丸缺血者，应行附睾切开减压，纵行或横行多处切开附睾脏层鞘膜，切忌伤及附睾管。

慢性附睾睾丸炎 除应用有效广谱抗菌药外，还可行局部热敷等物理治疗。若有慢性前列腺炎存在，必须同时治疗。反复发作源于慢性前列腺炎的附睾睾丸炎，可考虑结扎输精管后再进行治疗。对多次反复发作者，可考虑做附睾切除术。

预防 开展健康教育和性教育，不要穿过紧的内裤。

（毛 青）

qiánlièxiànyán

前列腺炎（prostatitis） 病原体和/或某些非感染因素所致前列腺炎症性疾病。通过比较初始尿液、中段尿液、前列腺按摩液、前列腺按摩后尿液标本中白细胞数量和细菌培养结果，将前列腺炎分为急性细菌性前列腺炎（acute bacterial prostatitis，ABP）、慢性细菌性前列腺炎（chronic bacterial prostatitis，CBP）、慢性非细菌性前列腺炎（chronic nonbacterial prostatitis，CNP）、前列腺痛（prostatodynia，PD）。1995年美国国立卫生研究院（National Institutes of Health，NIH）制定了一种新的分类方法。①Ⅰ型：相当于传统分类方法中的ABP。②Ⅱ型：相当于传统分类方法中的CBP。③Ⅲ型：慢性前列腺炎/慢性骨盆疼痛综合征（chronic prostatitis/chronic pelvic pain syndrome，CP/CPPS），相当于传统分类方法中的CNP和PD，是前列腺炎的最常见类型，占慢性前列腺炎的90%以上。④Ⅳ型：无症状性前列腺炎（asymptomatic inflammatory prostatitis，AIP），无主观症状，仅在前列腺检查时发现炎症证据。

病因及发病机制 前列腺炎由多种复杂原因和诱因引起，包括前列腺炎症、免疫、神经内分泌参与的病理变化。①Ⅰ型前列腺炎：病原体感染为主要致病因素。由于机体抵抗力低下，毒力较强的细菌或其他病原体感染前列腺并迅速大量生长繁殖而引起，多为血行感染、经尿道逆行感染。主要为大肠埃希菌，绝大多数为单一病原菌感染。②Ⅱ型前列腺炎：致病因素亦主要是病原体感染，但机体抵抗力较强或（和）病原体毒力较弱，以逆行感染为主，病原体主要为葡萄球菌属，其次为大肠埃希菌、棒状杆菌属及肠球菌属等。前列腺结石和尿液反流可能是病原体持续存在和感染复发的重要原因。③Ⅲ型前列腺炎：发病机制未明，病因十分复杂。多数学者认为其主要病因可能是病原体感染、炎症和异常的盆底神经肌肉活动和免疫异常等共同作用结果。④Ⅳ型前列腺炎：可能与Ⅲ型前列腺炎的部分病因与发病机制相同。

临床表现 以尿道刺激症状和慢性盆腔疼痛为主。

Ⅰ型（急性细菌性前列腺炎） 起病急，可表现为寒战、高热，伴持续和明显的下尿路感染症状，如尿频、尿急、尿痛、排尿烧灼感，排尿困难、尿潴留，后尿道、肛门、会阴区坠胀不适。血液和尿液中白细胞计数升高，细菌培养阳性。

Ⅱ型（慢性细菌性前列腺炎） 有反复发作的下尿路感染症状，持续时间超过3个月。

Ⅲ型（慢性前列腺炎） 主要表现为骨盆区域疼痛，可见于会阴、阴茎、肛周、尿道、耻骨部或腰骶部等部位。排尿异常可表现为尿急、尿频、尿痛和夜尿增多等。由于慢性疼痛久治不愈，患者生活质量下降，并可能有性功能障碍、焦虑、抑郁、失眠、记忆力下降等。

Ⅳ型（无症状性前列腺炎） 无主观症状，仅在前列腺检查时发现炎症证据。

诊断 ①Ⅰ型前列腺炎：诊断主要依靠病史、体格检查和血、尿的细菌培养结果。对患者进行直肠指检为必需，但禁忌进行前列腺按摩。抗生素治疗前应进行中段尿培养或血培养。②Ⅱ型和Ⅲ型前列腺炎：详细询问病史、全面体格检查（包括直肠指检）、尿液和前列腺按摩液常规检查。推荐应用 NIH 慢性前列腺炎症状指数进行症状评分。推荐两杯法或四杯法进行病原体定位试验。③Ⅳ型前列腺炎：无症状，在前列腺按摩液、精液、前列腺按摩后尿液、前列腺组织活检及前列腺切除标本的病理检查时被发现。

鉴别诊断 Ⅲ型前列腺炎缺乏客观、特异性的诊断依据，临床诊断时应与可能导致骨盆区域疼痛和排尿异常的疾病鉴别。以排尿异常为主的患者应明确有无膀胱出口梗阻和膀胱功能异常。需要鉴别的疾病包括：良性前列腺增生、睾丸附睾和精索疾病、膀胱过度活动症、神经源性膀胱、间质性膀胱炎、腺性膀胱炎、性传播疾病、膀胱肿瘤、前列腺癌、肛门直肠疾病、腰椎疾病、中枢和周围神经病变等。

治疗 根据分型进行。Ⅱ型和Ⅲ型前列腺炎的治疗目标主要是缓解疼痛、改善排尿症状和提高生活质量，疗效评价应以症状改善为主。

Ⅰ型前列腺炎 主要是应用广谱抗生素、对症治疗和支持治疗。开始时经静脉应用抗生素，发热等症状改善后改口服，疗程至少 4 周。伴尿潴留者可用细管导尿或耻骨上膀胱穿刺造瘘引流尿液，伴前列腺脓肿者可行外科引流。

Ⅱ型前列腺炎 治疗以口服抗生素为主，根据细菌培养结果和药物穿透前列腺的能力选择抗生素。前列腺炎确诊后，抗生素治疗的疗程为 4~6 周，期间应对患者进行阶段性的疗效评价。疗效不满意者可改用其他敏感抗生素。可选用 α 受体阻断剂改善排尿症状和疼痛。植物制剂、非甾体抗炎药和 M 受体阻断剂等也能改善相关症状。

Ⅲ型前列腺炎 可先口服抗生素 2~4 周，根据疗效决定是否继续。对临床症状确有减轻者，才建议继续应用抗生素。推荐的总疗程为 4~6 周。推荐用 α 受体阻断剂改善排尿症状和疼痛，也可选择植物制剂、非甾体抗炎镇痛药和 M 受体阻断剂等改善排尿症状和疼痛。

Ⅳ型前列腺炎 一般不需治疗。若患者合并血清前列腺特异抗原（PSA）升高或不育症等，应注意鉴别诊断并进行相应治疗。

预防 应自我进行心理疏导，保持开朗乐观的生活态度。戒酒，忌辛辣刺激食物。避免憋尿、久坐及长时间骑车、骑马。注意保暖，加强体育锻炼。

(毛 青)

pénqiāng gǎnrǎn

盆腔感染 (infection of female pelvis)

病原体侵袭盆腔所致感染性疾病。是由女性上生殖道炎症引起的一组疾病，包括子宫内膜炎、输卵管炎、输卵管-卵巢脓肿、盆腔结缔组织炎以及盆腔腹膜炎。

病因及发病机制 主要是通过阴道而感染宫颈并上行，最重要的病原体是沙眼衣原体和淋病奈瑟菌。其他病原体包括阴道菌群（如厌氧菌、阴道加德纳菌、流感嗜血杆菌、革兰阴性肠杆菌和无乳链球菌）。巨细胞病毒、人型支原体、解脲脲原体和生殖支原体等也可能与盆腔感染有关。

临床表现 疼痛是主要表现，占90%以上。盆腔器官多由内脏神经支配，疼痛感觉常定位不准确，炎症本身并不是局限于某个盆腔器官。临床上有时不能确定炎症的确切部位。可有下腹痛伴发热，若病情严重可有寒战、高热、食欲减退等。腹膜炎时，可出现恶心、呕吐、腹胀等消化系统症状。若有脓肿形成，可有下腹肿物及局部压迫刺激症状。肿物位于前方可有泌尿系统症状，肿物位于后方可有腹泻、里急后重及排便困难等直肠刺激症状。

患者呈急性病容，体温升高、心率增快，下腹部可有肌紧张、压痛及反跳痛。妇科检查可见宫颈内有大量脓性分泌物，穹隆有明显触痛，后穹隆可能饱满、有波动感，提示可能有盆腔脓肿；宫颈充血、举痛明显；宫体有压痛，活动受限；子宫的两侧压痛明显，可触及输卵管增粗，有明显压痛；若为脓肿，则可触及压痛明显的肿物，有波动感；宫旁结缔组织炎时，可触及宫旁一侧或两侧有片状增厚，或两侧宫底韧带高度水肿、增粗，压痛明显。

诊断 盆腔感染的最低诊断标准：①宫颈举痛。②子宫压痛。③附件压痛。

盆腔感染的附加标准：①体温>38.3℃。②宫颈或阴道异常黏液脓性分泌物。③阴道分泌物生理盐水涂片可见白细胞。④红细胞沉降率增快。⑤C 反应蛋白水平升高。⑥病原学证实宫颈淋病奈瑟菌或衣原体阳性。

盆腔感染的特异标准：①子宫内膜活检证实子宫内膜炎。②阴道超声或磁共振成像检查显示输卵管增粗，输卵管积液，伴或不伴盆腔积液、输卵管卵巢肿块，以及腹腔镜检查发现输卵管表面明显充血，输卵管壁水肿，或输卵管伞端或浆膜面有脓性渗出物。

治疗 主要用抗生素治疗，必要时手术。

抗生素治疗 确诊后应及时、广谱、合理及个体化应用抗生素，以减少不孕、异位妊娠、慢性盆腔痛等盆腔感染后遗症。抗生素选择应尽可能覆盖盆腔感染的病原体。抗生素应用方案，应根据药物有效性、药物敏感性、药品价格、患者依从性等多方面综合考虑，达到个体化治疗。妊娠期盆腔感染可增加孕产妇死亡、死胎、早产风险，可疑盆腔感染的妊娠妇女应住院接受静脉抗生素治疗。

静脉用抗生素方案如下。①推荐方案 A：单药方案，第二代或第三代头孢菌素；联合方案，加用硝基咪唑类覆盖厌氧菌或加用多西环素或米诺环素或阿奇霉素覆盖非典型病原微生物。②推荐方案 B：喹诺酮类，或加用硝基咪唑类。③推荐方案 C：氨苄西林钠/舒巴坦钠或阿莫西林/克拉维酸钾，或加用覆盖非典型病原微生物药物。

非静脉抗生素：头孢曲松或头孢西丁单次肌内注射，可加多西环素 0.1g/12h 或米诺环素 0.1g/12h，口服 14 天；或阿奇霉素 0.5g/d 口服，2 天后改为 0.25g/d，共 5~7 天；也可加用甲硝唑 0.4g/12h 口服。此外，可选择氧氟沙星 0.4g/12h 或左氧氟沙星 0.5g/d 加用甲硝唑。

手术治疗 适应证：①药物治疗无效，输卵管卵巢脓肿或盆腔脓肿经药物治疗 48~72 小时，体温持续不降，患者中毒症状加重或包块增大者，应及时手术，以免发生脓肿破裂。②脓肿持续存在，经药物治疗病情有好转，继续控制炎症 2~3 周，包块仍未消失但已局限化，应手术切除，避免日后再次急性发作或形成慢性盆腔炎。③脓肿破裂，突然腹痛加剧、寒战、高热、恶心、呕吐、腹胀，检查腹部拒按或有中毒性休克表现，应怀疑脓肿破裂。若脓肿破裂未及时诊治，死亡率高。因此，一旦怀疑脓肿破裂，需立即在抗生素治疗的同时行剖腹探查。

手术范围应根据病变范围、患者年龄、一般状态等全面考虑。原则以切除病灶为主。对年轻妇女应尽量保留卵巢功能，以保守性手术为主；对年龄大、双侧附件受累或附件脓肿屡次发作者，行全子宫及双附件切除术；对极度衰弱危重患者，手术范围应根据具体情况决定。若盆腔脓肿位置低、突向阴道后穹隆，可经阴道切开排脓，同时注入抗生素。

预防 沙眼衣原体感染筛查和高危妇女的治疗能有效降低盆腔感染的发病率。对高危妇女的宫颈分泌物筛查可以预防大部分盆腔感染的发生。对盆腔感染患者出现症状前 60 天内接触过的性伴侣进行检查和治疗。淋病奈瑟菌或沙眼衣原体感染引起盆腔感染患者的男性性伴侣常无症状。无论盆腔感染患者分离的病原体如何，其性伴侣均应做性传播疾病的检测和治疗。女性盆腔感染患者治疗期间应避免无保护屏障（安全套）的性交。

（毛 青）

zhōngshū shénjīng xìtǒng gǎnrǎn

中枢神经系统感染 （ infection of central nervous system） 包括脑膜炎（脑膜或脊膜的炎症）、大脑炎（中枢神经系统受到细菌侵犯出现脑部临床表现）、脑炎（中枢神经系统病毒感染引起的脑部临床表现）、脓肿及蠕虫感染。中枢神经系统对各种病原体的侵犯有较强的抵抗力，但是脑和脊髓一旦受到感染后果非常严重。病原体有病毒、细菌、立克次体、螺旋体、真菌、寄生虫等。脑膜炎由细菌或病毒感染引起。无菌性脑膜炎有时指病毒引起的脑膜炎症，但也可由自身免疫反应（如多发性硬化）、药物副作用（如布洛芬）或骨髓腔注入化学物质引起。脑炎是脑组织的炎症，常由病毒感染引起，也可为自身免疫反应引起。脓肿是局限性感染，可在身体各部位形成，包括脑。细菌和其他感染源可通过多种途径感染中枢神经系统，如血行感染、通过穿透伤直接感染、手术或邻近组织感染蔓延入颅。

（李兴旺）

jíxìng nǎomóyán

急性脑膜炎 （acute meningitis） 病原体侵袭脑膜所致急性感染性疾病。包括细菌、病毒、螺旋体、真菌和寄生虫等。主要临床表现为发热、头痛、喷射性呕吐及颈项强直，脑膜刺激征阳性，可伴意识障碍等。常见有细菌性脑膜炎、病毒性脑膜炎、真菌性脑膜炎等。

（李兴旺 李 辉）

xìjūnxìng nǎomóyán

细菌性脑膜炎 （bacterial meningitis） 细菌侵袭脑膜所致感染性疾病。以肺炎链球菌、脑膜炎奈瑟菌和流感嗜血杆菌多见。肺炎链球菌是社区获得性脑膜炎的首位病原体，除可导致脑膜炎外，也可引起肺炎。脑膜炎奈瑟菌常见于 5 岁以下儿童，可呈地区性流行，随着预防接种的开展，儿童病例明显减少，有向成人发展

趋势。流感嗜血杆菌常为婴幼儿脑膜炎的首位病原体。

病因及发病机制 肺炎链球菌引起的脑膜炎常源于原发病灶感染扩散，如经乳突炎、中耳炎、鼻窦炎、脑脊液鼻漏或耳漏等脑部邻近部位的感染病灶，或经脑外伤、颅底骨折直接或血液扩散，或经腰椎穿刺、脑室穿刺引流等医疗操作带入。脑膜炎奈瑟菌性脑膜炎多是上呼吸道感染造成菌血症和败血症，最后突破血脑屏障引起。

临床表现 发病前可有上呼吸道感染、肺炎或中耳炎等前驱感染。起病较急，皮肤可出现皮疹、皮肤黏膜淤点或淤斑，可有畏寒、发热，以及严重头痛、恶心、呕吐等颅内压增高表现，严重者可有意识模糊、昏睡甚至昏迷，部分可表现为癫痫发作。还可有颈项强直等脑膜刺激征表现。老人或幼儿的脑膜刺激征可不明显或缺如。部分患者可有多发性脑神经麻痹或脑水肿等并发症。

辅助检查 ①血常规检查：白细胞计数明显增高，以中性粒细胞为主，C反应蛋白水平可升高。②脑脊液检查：早期仅有压力增高，外观无明显异常。典型表现为压力明显增高，外观浑浊，可呈脓样，白细胞明显增多，中性粒细胞为主。蛋白含量明显增高，糖和氯化物含量降低。乳酸脱氢酶活性增高，细菌涂片或培养可发现不同致病菌。需要注意的是脑膜炎奈瑟菌所致暴发休克型病例，脑脊液检查可无明显改变，以感染性休克和皮肤大量淤点、淤斑为主要表现。对颅内压增高明显的病例，应降颅压后再行腰椎穿刺，以防止脑疝发生。③细菌学检查：外周血、脑脊液涂片或细菌培养可发现致病菌，

并可行药敏试验。也可做血液和脑脊液特异性抗体等免疫学检查。

诊断 急性起病，早期有呼吸道、肺部感染或其他感染征象，突发出现高热、头痛、脑膜刺激征、不同程度的意识障碍及休克，结合实验室检查以及血和脑脊液阳性结果可确诊。

鉴别诊断 ①病毒性脑膜炎：脑脊液清亮透明，糖和氯化物含量多无异常，白细胞增多，以淋巴细胞增多为主。②结核性脑膜炎：起病缓慢，低热、消瘦、乏力常见，无皮肤淤点、淤斑，可有结核原发病灶，脑脊液外观清，以淋巴细胞为主，抗酸染色和结核特异性聚合酶链反应检测可辨别。③新型隐球菌性脑膜炎：起病较隐匿，发热、头痛、呕吐及脑膜刺激征等不明显较轻。脑脊液墨汁染色与细胞学可见到厚荚膜发亮的圆形新型隐球菌。沙氏培养基可见新型隐球菌生长。④中毒性细菌性痢疾：儿童多见，可快速出现高热、昏迷、休克，无皮肤淤点，脑脊液检测无异常，粪便黏液脓血，镜下可见大量红细胞，粪便培养可确诊。

治疗 患者需卧床休息，维持水电解质平衡，及时行实验室检查和细菌培养，加强护理，防止呼吸道感染和维持颅内压稳定。根据细菌培养和药敏试验结果选择抗生素，并注意抗生素在脑脊液中的浓度，一般静脉给药，避免鞘内给药，疗程因病原菌而异。激素类药物有抗炎、抗休克和抗脑水肿作用，可酌情选用。同时应给予解热镇痛抗惊厥等对症治疗。慢性败血症以抗菌治疗为主。疑有弥散性血管内凝血或休克早期者，应及时应用肝素减少出血，纠正休克，必要时应用血浆以补充凝血因子。抗休克治疗应快速

静脉滴注扩充血容量，纠正酸中毒，应用血管活性药物。暴发型脑膜炎应及时应用大剂量抗生素，同时降低颅内压，减轻脑水肿，防止脑疝和呼吸衰竭。对有严重梗阻性脑积水患者可行脑室引流或分流术。

预后 若能及时彻底治疗，预后较好。机体免疫力较差或治疗不彻底者可导致暴发型感染，预后差，病死率较高。

预防 早期发现并给予及时治疗，注意保持室内空气流通，注意环境卫生，积极注射特异性疫苗能较好保护机体。

(李兴旺 李辉)

bìngdúxìng nǎomóyán

病毒性脑膜炎 (viral meningitis) 病毒侵袭所致脑膜感染性疾病。又称无菌性脑膜炎。可有脉络膜受累，脑实质受损一般较轻，1~2周可自然痊愈。以肠病毒最常见，其他如腮腺炎病毒、疱疹病毒。

症状比细菌性脑膜炎轻，患者早期表现为有发热、咽痛、全身肌肉痛和无力。随着疾病进展出现明显头痛和颈项强直等脑膜刺激征。部分患者脑部受损时可出现抽搐、瘫痪和昏睡。疱疹病毒性脑膜炎可伴皮肤疱疹，腮腺炎病毒脑膜炎常伴腮腺炎等。

辅助检查如下。①血常规检查：白细胞计数多正常，淋巴细胞增多。②脑脊液检查：外观多清亮、透明，压力轻度增高；白细胞增多，以淋巴细胞和浆细胞为主；糖和氯化物含量正常，蛋白含量可有轻度增高；乳酸脱氢酶可有轻度增高。单纯疱疹病毒性脑膜炎的淋巴样细胞胞质中可见包涵体。③免疫学检查：免疫荧光法、酶联免疫吸附试验和凝集试验等相关抗原或抗体检测。

④病毒分离检测：血清或脑脊液病毒分离检测，以及病毒特异性聚合酶链反应检测有助于诊断。

根据急性感染表现、脑膜刺激征和脑脊液检查，结合病毒分离和免疫学检测，排除其他原因所致脑膜炎后可诊断。

需与以下疾病鉴别。①结核性脑膜炎：起病缓慢、低热、消瘦、乏力等全身中毒症状常见，脑脊液蛋白含量增高明显，糖和氯化物含量降低，可有结核原发病灶，抗酸染色和结核特异性聚合酶链反应检测可辨别。②新型隐球菌性脑膜炎：慢性起病，脑脊液蛋白含量较高，糖和氯化物含量降低，脑脊液检测到隐球菌有助于鉴别。③细菌性脑膜炎：起病较急，外周血白细胞增多，以中性粒细胞为主。脑脊液较浑浊，白细胞明显增多，以中性粒细胞为主，蛋白含量明显增多，糖和氯化物含量降低。脑脊液涂片或细菌培养发现致病菌可鉴别。

治疗方法如下。①对症支持治疗：是主要方法，注意维持水电解质平衡，高热者给予降温，颅内压增高者可给予 20% 甘露醇脱水治疗。②抗病毒药物：适用于疱疹病毒感染者，可选用利巴韦林、阿昔洛韦或更昔洛韦等。③糖皮质激素：可预防和治疗脑水肿，降低颅内压，可配合抗病毒药物使用。

（李兴旺 李辉）

zhēnjūnxìng nǎomóyán

真菌性脑膜炎（fungal meningitis） 真菌侵袭脑膜所致感染性疾病。可伴脑实质受累。常继发于皮肤等其他器官的真菌感染。由于糖皮质激素和免疫抑制药的应用，以及艾滋病的流行等，真菌机会性感染逐渐增多。以曲菌、毛霉菌和组织胞浆菌等多见。

早期可有鼻窦炎、头痛等，也可见于健康人，突然发病，病情快速进展加重，出现高热，可有全身酸痛、肝脾淋巴结肿大等。脑膜受累者可有头痛、呕吐、颅内压增高及脑膜刺激征等表现。也可见上睑下垂、眼球运动受限，瞳孔和视力改变等脑神经受损表现。部分患者还有偏瘫、失语等。

辅助检查如下。①脑脊液检查：外观清亮或微浑浊，压力和蛋白含量增高，细胞数增多，以淋巴细胞或中性粒细胞多见。糖和氯化物含量降低或正常。脑脊液培养可检出病原体。②骨髓涂片：六胺银染色法检查组织胞浆菌检出率较高。③组织活检：病变区组织和分泌物活检和培养可找到致病真菌。④影像学检查：头颅 CT、磁共振成像可有鼻窦炎、窦壁骨质破坏、脑梗死和脑脓肿表现。

根据发病前有慢性疾病和糖皮质激素、抗生素应用史，根据全身和局部表现，以及中枢神经系统表现，结合组织和分泌液涂片和培养检查发现病原菌可确诊。

治疗可选用两性霉素 B、伊曲康唑等抗真菌药物。注意纠正高血糖和水电解质紊乱，停止使用糖皮质激素和免疫抑制药，积极治疗鼻和面部原发病灶。

（李兴旺 李辉）

mànxìng nǎomóyán

慢性脑膜炎（chronic meningitis） 病原体侵袭蛛网膜下腔感染软脑膜、蛛网膜和脑实质的慢性疾病。主要有结核性脑膜炎、新型隐球菌性脑膜炎。

（李兴旺 李辉）

jiéhéxìng nǎomóyán

结核性脑膜炎（tuberculous meningitis） 结核分枝杆菌感染所致软脑膜和蛛网膜非化脓性炎

性疾病。简称结脑。可累及脑实质和脑血管。常继发于肺、淋巴和肠等结核病，儿童多见。

病因及发病机制 结脑常继发于肺结核，结核分枝杆菌经血液播散到脑膜、软脑膜下皮质和脑室的脉络丛形成微小的结核结节。机体抵抗力低下或其他疾病时诱发，结节破溃，大量炎性渗出物和结核分枝杆菌进入蛛网膜下腔形成脑膜炎。随着病情进展迁延，脑膜增厚、粘连，可以形成脑积水、脑梗死，也可有结核结节形成。

临床表现 多数患者起病缓慢，病程较长，症状轻重不一，起病前常有低热、盗汗、乏力、食欲减退、烦躁不安、头痛、体重下降等前驱表现，儿童可有易激惹、夜眠不安等性情和行为改变，或首先表现为惊厥。典型表现可为头痛、呕吐等颅内压增高症状，伴发热。查体可见颈项强直、克氏征（Kernig sign）阳性和巴宾斯基征（Babinski sign）阳性等脑膜刺激征，视盘水肿。儿童常有手足徐动、肌阵挛抽搐发作，前囟可饱满、隆起。部分患者也可表现为脑神经受损，出现视力障碍、复视、听力减退等。晚期病情加重，可出现惊厥持续发作，肢体瘫痪、尿便障碍。重症者逐渐高热、昏迷，视盘水肿，呼吸不规则，甚至死亡。

辅助检查 ①脑脊液检查：多数患者伴颅内压增高，该检查应慎重进行，可先降低颅内压，再行检查。腰椎穿刺示压力增高，脑脊液外观清亮或稍浑浊呈磨玻璃状，放置后常有薄膜或凝集物形成。脑脊液白细胞增多，早期以中性粒细胞为主，以后淋巴细胞和单核细胞增多。蛋白含量中度增高，糖和氯化物含量降低。

病情晚期或不典型结脑者变化不明显。脑脊液离心涂片抗酸染色后镜检可早期确诊。细菌培养需时较长。结核分枝杆菌聚合酶链反应敏感性和特异性较高，早期即可查出。溴化物分配比试验：若结脑患者血清与脑脊液之比<1.6∶1，有助于结脑诊断，该试验准确率高，敏感性强。腺苷脱氨酶活动计量化试验：脑脊液其值升高，提示细胞介导的免疫反应增高。酶联免疫吸附试验可检测脑脊液中结核分枝杆菌可溶性抗原或抗体。②结核菌素试验：可提示感染过结核分枝杆菌。③X线胸片检查：可以了解肺部病变情况。④血液检查：红细胞沉降率增快。⑤头颅影像学检查：有助于对脑积水、脑梗死、粟粒性脑结核、钙化灶等情况的诊断。

诊断　根据结核病病史或接触史，有肺部或其他部位结核灶，出现低热、盗汗、乏力等结核中毒症状，以及头痛、呕吐、癫痫、肢体瘫痪等，脑膜刺激征阳性，结合脑脊液特异性表现、影像学检查结果和抗结核药物治疗反应表现可诊断。

鉴别诊断　需与以下疾病进行鉴别。

新型隐球菌性脑膜炎　与结脑临床表现相似，脑脊液常规和生化改变也相同。但隐球菌脑膜炎患者常有长期使用抗生素或免疫抑制药的病史，或饲养家禽史。隐球菌脑膜炎起病较缓慢，脑膜刺激征不明显，欣快等性格改变较常见，常伴视神经功能障碍。可伴发肺真菌性病变，脑脊液涂片墨汁染色检查和脑脊液培养可找到隐球菌。影像学检查头颅异常改变少见，而结脑多见脑积水、脑梗死、结核瘤等。

化脓性脑膜炎　多起病急，高热、寒战、头痛和呕吐，病程较短。多有身体其他部位的原发感染病灶，如中耳炎、脑脓肿、外伤等。脑脊液检查外观浑浊，中性粒细胞明显增多，经敏感抗生素治疗后中性粒细胞数明显下降或消失，但结脑较缓慢。脑脊液涂片镜检或培养能发现致病菌。临床症状重，脑膜刺激征明显，但很少合并脑神经损害。

病毒性脑膜炎　起病较快，发病前有上呼吸道、肠道感染或腮腺炎病史。临床症状较轻，脑膜刺激征不明显。脑脊液糖和氯化物含量正常，蛋白含量稍高或正常，早期见中性粒细胞，以后以转移性淋巴细胞或大淋巴样细胞为主。相关病毒学检查可确诊。

癌性脑膜炎　起病较急，无发热等感染病史。头痛、呕吐呈进行性加重过程，抗生素治疗不缓解，脑膜刺激征持续存在。脑脊液细胞学找到癌细胞。影像学可发现占位病灶。

治疗　包括以下几方面。

抗结核药物治疗　根据WHO推荐全程督导方法，采用在医务人员督导下的短程化疗方法，简称DOTS。临床验证疗效较好。抗结核治疗必须遵循早期、联合、适量、规律、全程的原则。抗结核药物有异烟肼、利福平、吡嗪酰胺、链霉素、对氨基水杨酸、乙胺丁醇。联合用药方案如下：异烟肼、利福平和对氨基水杨酸；异烟肼、利福平和乙胺丁醇；异烟肼、利福平、吡嗪酰胺和链霉素。

糖皮质激素　有抑制炎症、减轻脑水肿、抑制纤维化、减少渗出物和脑脊液分泌等作用。与抗结核药物同时应用，可减少并发症和后遗症的发生。

对症治疗　颅内压增高者应降颅内压治疗。给予维生素B_6和镇静解痉药物可减少异烟肼药物引起的痉挛癫痫发作。

并发症治疗　脑积水轻者可服用乙酰唑胺，重者可用脑室引流术或分流术。脑脊髓蛛网膜炎可以鞘内注射地塞米松。结核瘤者除给予抗结核治疗外，可手术切除。

预防　早发现早治疗，有结核病症状或结核接触史者应及时就诊，尽快确诊，给予全疗程正规治疗。新生儿、婴幼儿应准时接种卡介苗。对已经感染和易感结核分枝杆菌的人群，可行抗结核药物预防性治疗，对防止结核病的发生也非常有效。

(李兴旺　李辉)

xīnxíngyǐnqiújūnxìng nǎomóyán
新型隐球菌性脑膜炎　（Cryptococcus neoformans meningitis）
新型隐球菌感染所致脑膜慢性炎性疾病。可伴发脑实质损害。常见于自身免疫缺陷的患者。

新型隐球菌是球形真菌的一种，外面包裹荚膜。通过呼吸道进入体内。若机体免疫功能低下，可引起脑膜炎症。蛛网膜下腔渗出物积聚，脑底部较明显。发生粘连者可有脑脊液循环障碍、脑室扩大和颅内压增高。脑实质可受累，可见结节和肉芽肿。

起病一般较慢，症状不明显，可有头痛，伴低热、萎靡不振等非特异性症状。随病情进展，呈持续性头痛加剧，出现恶心、呕吐。患者还可出现精神改变、记忆力减退和人格改变。粘连所致颅内压增高会出现视神经损伤和意识障碍等典型表现。部分患者出现肢体瘫痪、展神经等脑神经障碍表现。少数出现病情反复加重，迁延不愈。

辅助检查如下。①脑脊液检

查：压力增高，细胞数增多，以淋巴细胞为主。蛋白增多，糖和氯化物含量降低，脑脊液墨汁染色多可发现含荚膜的隐球菌。脑脊液培养可检出病原体。②免疫学检查：乳胶凝集试验可以检测隐球菌荚膜内特异性多糖抗原，敏感性较高，是早期诊断的重要方法。③影像学检查：起病早期可无明显改变，病情进展时，头颅 CT 可见脑实质内片状不规则低密度影，磁共振成像显示 T1 低信号和 T2 高信号。晚期还可见脑室扩大伴脑积水征象。

根据起病缓慢、进展性头痛伴呕吐等脑膜刺激征，结合脑脊液涂片和培养，以及病原学检查、血清或脑脊液免疫学检测可诊断。影像学检查有助于判断预后。

需与以下疾病鉴别。①结核性脑膜炎：多有肺结核等原发感染病灶，发热出现较早，脑脊液细胞数和蛋白增多，脑脊液细菌学检查可发现结核分枝杆菌。②脑脓肿：多有中耳炎等化脓性感染病灶，近期有急性发作。病程中有发热、白细胞增多等全身感染表现。脑脊液检查白细胞增多，以中性粒细胞为主。影像学检查可见其中央低密度病灶，周围有脓肿壁和脑水肿表现。③脑肿瘤：起病较慢，发热少见，脑脊液生化指标多无变化，细菌学检查阴性，影像学检查发现占位性病变有助于鉴别。

治疗包括抗真菌和对症治疗。注意营养支持，维持水电解质平衡，预防肺部和皮肤等并发感染。体温升高者应注意降温，警惕癫痫发作。两性霉素 B 常作为首选药物，也可选用氟胞嘧啶和氟康唑。对颅内压增高者可给予脱水或脑室穿刺引流降低颅压，防止脑疝。

此病死亡率较高，部分患者治愈后遗留不同程度的后遗症。

（李兴旺 李辉）

wújūnxìng nǎomóyán
无菌性脑膜炎（aseptic meningitis）

有脑膜刺激征和脑脊液检查细胞轻中度增多，培养无细菌或真菌的临床综合征。其特征是头痛、发热、恶心，伴脑膜刺激征，脑脊液细胞数增多，以淋巴细胞为主，常能自愈。多发生于夏秋季，以儿童多见。

此病多与病毒感染特别是肠道病毒感染有关，少见于细菌、螺旋体，也有报道与药物过敏、感染后炎症、脑膜周围感染等相关。肠道病毒通过粪-口感染，病毒侵犯胃肠道或上呼吸道，多数感染表现为无症状或轻微的上呼吸道感染症状，机体抵抗力低下时，病毒可经血液进入脑脊液，感染脑膜细胞，同时诱发淋巴细胞炎症反应清除病毒。

常有原发病表现，如腮腺炎、胃肠炎或咽炎。主要有呕吐、腹痛等胃肠道症状，发热、头痛、颈项强直等脑膜刺激征，也可有嗜睡、视盘水肿等表现。

外周血检查多正常。脑脊液检查显示颅内压多正常或轻度升高，外观无色透明，发病早期白细胞增多，以中性粒细胞为主，蛋白和葡萄糖含量多正常，必要时可行特异性抗体检查。

诊断主要依据流行病学和临床表现，结合典型脑脊液变化及细菌和病毒的实验室检查。

需与以下疾病鉴别。①化脓性脑膜炎：常有高热、寒战等明显感染症状，脑脊液细胞增多，以中性粒细胞为主，蛋白含量升高，糖含量减低，脑脊液检查或培养细菌阳性，头颅影像学检查化脓性脑膜炎可有局灶性脑水肿，

而无菌性脑膜炎多表现正常。②结核性脑膜炎：常继发于肺结核，可有神经系统异常，脑脊液淋巴细胞轻度增多，影像学检查大脑皮质增强，可有脑水肿或脑积水征象。结核特异性细菌学检查有助于鉴别。③药物性脑膜炎：常有高热，脑脊液细胞增多，以中性粒细胞为主，蛋白含量升高明显，葡萄糖正常，脑脊液培养无菌。

以对症治疗为主。颅内压增高者给予甘露醇等脱水治疗；高热者可给予物理或药物降温治疗；恶心、呕吐胃肠道症状较重者可给予镇吐药。药物所致脑膜炎，应停用该药并给予支持治疗。对原发病如腮腺炎等予必要治疗。

病毒性和药物性脑膜炎一般预后较好。少数也可遗留神经系统功能障碍。其他原因导致的无菌性脑膜炎的预后取决于病因。

（李兴旺 李辉）

nǎojǐyè fēnliú zhuāngzhì gǎnrǎn
脑脊液分流装置感染（cerebrospinal fluid shunt infection）

脑脊液分流术的并发症。脑脊液分流术是将脑室或蛛网膜下腔异常增多的脑脊液转移到神经系统内部或外部的治疗方法。包括脑室-腹腔分流术、脑室-心房分流术等。利用各种分流装置将脑脊液分流至颅外是临床上治疗脑水肿的常用方法，疗效较肯定。随着该术式的推广应用，其术后并发症亦逐年增多。

病因及发病机制　病原菌以表皮葡萄球菌最常见，其次为金黄色葡萄球菌、大肠埃希菌、变形杆菌、化脓性链球菌、念珠菌等。感染途径可有直接感染、血源播散、插管逆行感染和分流装置受污染等。表皮葡萄球菌等皮

肤菌群因隐藏在皮脂腺和深部隐窝中可幸存于常规消毒，经插管皮肤处的手术切缘直接进入体内。还可因菌血症时细菌经分流管进入导管下端导致血源扩散。细菌还可经导管远端逆行进入脑脊液，导致颅内细菌的扩散。分流装置制造和使用过程消毒不严格也可引起感染，此种情况较少见。

临床表现 脑脊液分流装置感染无特异性临床表现，可有发热、头痛等，也有畏光、嗜睡等精神状态异常的全身表现。感染也可以经分流导管引起切口周围皮肤红、肿胀、压痛和渗液等局部感染表现，还可伴腹痛、腹腔内囊肿、腹胀等深部组织炎症表现。若感染未得到及时控制，术后感染可以转为败血症，表现为高热、寒战及白细胞明显增多。脑室-腹腔分流术常表现为分流管堵塞的症状，分流异常者常有脑水肿加重，恶心、呕吐等颅内压增高症状也会反复出现和加重。感染也可表现为免疫复合物肾炎、心内膜炎等。这些感染也可以引起脑室炎、脑膜炎而出现相应临床症状。

辅助检查 ①实验室检查：外周血白细胞计数不同程度增高。腰椎穿刺时椎管内压力升高，脑脊液外观浑浊，白细胞数常增多，蛋白含量正常或升高，糖和氯化物含量则降低，脑脊液细菌涂片及细菌培养可发现病原菌。经皮穿刺分流装置和切口分泌物培养是诊断分流感染比较可靠的方法。②影像学检查：头颅CT检查和磁共振成像显示脑室由于分流管的堵塞，致脑脊液回流障碍，脑室内压力增高导致脑室扩大，周围脑组织显示受压症状。腹部B超检查可见到腹部因炎症感染所致的腹部包块及周围组织的毗邻和受压情况，上述病变有助于与肿瘤鉴别。

诊断 对于分流术后出现不明原因的发热应首先考虑感染的可能，尤其是合并有头痛不适者，若脑脊液白细胞数明显增多，结合影像学检查阳性结果即可诊断。

治疗 一经确诊，应立即撤去分流装置，同时应用抗生素治疗。若切口处皮下出现感染，应及时治疗，避免感染经皮下隧道侵入颅内和腹腔。对脑室-腹腔分流术后并发腹腔假性囊肿者，应首先考虑分流管的感染，此时应立即取出腹腔管，抽出积聚的囊液并行化验和培养，根据药敏试验及时应用抗生素治疗。

预防 脑室-腹腔分流术是神经外科的一项基本手术。分流装置感染大多数情况下可以有效预防。术中应严格注重无菌技术的要求，术后可预防性应用抗生素，以降低分流术后的感染发生率。

预后 若能及时除去分流装置再行有效的抗生素治疗，大部分患者可治愈，少数人可能出现与分流相关的并发症。若只单纯应用抗生素治疗，常是抗生素治疗后感染暂时控制，停药后又复发，最后迁延不愈而致手术失败。

（李兴旺 李辉）

nǎoyán

脑炎（encephalitis） 病原体或化学刺激、毒素、过敏反应等非感染因素侵犯脑实质所致炎症。常见病原体包括病毒、细菌、真菌、螺旋体等。病原体可通过多种途径进入颅内。

（李兴旺 李辉）

xìjūnxìng nǎoyán

细菌性脑炎（bacterial encephalitis） 致病菌侵袭脑实质所致化脓性炎症。常与化脓性脑膜炎同时存在。

病因及发病机制 中耳炎、乳突炎和鼻窦炎等邻近部位或头颅外伤及术后感染病灶的病原菌可直接侵入，也可见肺脓肿、皮肤化脓性感染、感染性心内膜炎等其他部位病原菌经血行感染。常见细菌为金黄色葡萄球菌、溶血性链球菌、铜绿假单胞菌等。若机体抵抗力弱，病菌毒力强，可有脑组织水肿、坏死，进一步发展可有组织液化，形成脓液，被周围肉芽肿包裹，即为脑脓肿。

临床表现 早期有畏寒、寒战、发热，伴头痛、头晕、乏力等全身感染症状。若进展为弥漫性脑炎，可有高热、寒战、剧烈头痛、不同程度意识障碍等。患者早期可有躁动不安、情感异常以及记忆力和注意力减退，反应迟钝，逐渐进展为意识模糊、嗜睡甚至昏迷。多伴原发化脓病灶或化脓感染史，继发于手术者可见手术伤口感染，鼻窦炎常有相应部位压痛等，继发于乳突炎者可有乳突部皮肤红肿和压痛等。

辅助检查 ①血液学检查：外周血白细胞增多，以中性粒细胞为主，红细胞沉降率增快，多伴C反应蛋白增多。②脑脊液检查：脑脊液压力增高，细胞数增多，以白细胞为主，蛋白含量增多，糖含量下降不明显，乳酸盐含量可增高。③影像学检查：头颅CT扫描显示局部低密度改变，边缘不清，增强扫描病灶不被强化。头颅磁共振成像增强扫描能较早显示早期脑炎改变，脑干及颅底病变显示较好。

诊断 有原发感染病灶或化脓性感染史，继发出现全身感染症状和神经系统症状，结合脑脊液改变表现和头颅影像学检查可诊断。

鉴别诊断 ①细菌性脑膜炎：二者可并存，脑膜炎以脑膜刺激征为明显，脑脊液明显异常，外观呈浑浊脓性，白细胞计数明显增高，糖含量降低，脑脊液涂片和细菌培养可找到致病菌，结合影像学检查有助于鉴别。②脑脓肿：多为化脓性脑炎进一步发展的结果，脓肿局限，周围可有包膜形成，全身感染较轻，头颅影像学检查可协助诊断。③病毒性脑炎：二者临床表现相似，但脑脊液检查细胞数轻度增高，糖和氯化物含量可正常。不同病毒感染可有不同表现。脑脊液和血清病毒学和免疫学检查可鉴别。

治疗 早期选用对病原菌敏感且易透过血脑屏障的抗生素足疗程治疗是关键，一般多静脉给药。首选青霉素加氯霉素，亦可选用氨苄西林。青霉素过敏者可选用红霉素或氯霉素。对耐药菌可选用头孢菌素类抗生素。糖皮质激素可减轻脑水肿，清除炎症过程中产生的氧自由基，减轻炎症反应。病情好转后逐渐减量至停药。高热者可予退热药或物理降温，维持水电解质平衡。脑水肿者可予20%甘露醇脱水。

预后 治疗原发感染病灶，外伤手术应严格清创。细菌性脑炎若及时诊治，一般预后良好。若机体抵抗力差、病原菌毒力强或治疗延误者，可迅速扩展为弥漫性化脓性大脑炎，预后较差。

（李兴旺 李辉）

bìngdúxìng nǎoyán

病毒性脑炎（viral encephalitis） 病毒侵袭脑实质所致感染性炎症。可有虫媒病毒、疱疹病毒和肠道病毒等。多见于青壮年，全年均可发病，以7～9月最多见。

病因及发病机制 致病性病毒多经破损的皮肤、黏膜经血液、淋巴系统或周围神经轴索进入颅内。病毒选择性感染和损害中枢神经系统的特定部位，不同病毒感染可出现不同临床表现，这可能与病毒基因和蛋白质与宿主的若干因素之间相互作用有关，使得对不同病毒的易感性不同所致。有些病毒感染后很长时间才出现炎症反应，如麻疹病毒常导致亚急性硬化性全脑炎。艾滋病患者在进入艾滋病期可合并多种机会性感染，如巨细胞病毒脑炎、弓形虫脑病等。人类免疫缺陷病毒本身亦可引起相关脑病。

临床表现 各种病毒性脑炎表现各异，共同临床表现可有如下表现，不同病毒可有特殊临床表现，有助于诊断。患者可有前驱症状，如急性呼吸道感染、消化道感染、口周疱疹、鼻窦炎、牙龈炎及腮腺炎等。病毒直接侵犯脑组织可急性起病，出现发热、头痛、恶心、呕吐、意识障碍、失语、抽搐、神经损害定位体征；瘫痪、共济失调等，查体可见病理征阳性。慢性起病者以出现渐进性智力减退、痴呆、精神障碍、嗜睡或昏迷等精神异常为首发症状。脑膜受累者可有发热、头痛、脑膜刺激征等脑膜炎表现。

辅助检查 ①外周血检查：多无特异性改变，一般白细胞计数不增高，中性粒细胞相对低，淋巴细胞相对高，但流行性乙型脑炎时白细胞总数及中性粒细胞均增高。常有低钠血症、低钾血症等电解质异常及酶学改变。②脑脊液：无色透明或微浑浊，压力多升高，白细胞计数多增高，起病早期以中性粒细胞增多为主，此后淋巴细胞增多较明显，蛋白含量正常或轻度升高，葡萄糖含量正常或偏低，氯化物多正常。③病毒学和免疫学检查：聚合酶链反应检测脑脊液病毒是敏感性及特异性均较高的早期诊断方法。抗体测定，常用方法有酶联免疫吸附试验、免疫荧光技术、抗体中和试验、血凝抑制试验等可协助诊断。④影像学检查：头颅CT扫描显示脑实质边界模糊低密度影及造影剂不均匀增强，敏感性较差，早期诊断困难，可用于排除其他疾病。头颅磁共振成像显示局部炎性反应，T1加权像、T2加权像可出现异常信号，高信号T2加权像仍然是病毒性脑炎诊断中最敏感的指标之一。⑤脑组织活检：属于有创性检查，临床上仅用于少数疑难病例。

诊断与鉴别诊断 临床有病毒感染所致脑实质受损征象，结合脑脊液病原学和病毒抗原或特异性抗体检查，排除细菌感染、占位性病变，辅助影像学检查等可诊断。

此病需与肝性脑病、尿毒症、大面积脑梗死、脑出血、其他炎症（如其他微生物、寄生虫所致炎症）、肿瘤、颅内静脉血栓等鉴别。

治疗 ①对症治疗：出现高热、头痛和精神症状者，应及时给予降温、脱水和抗精神药物治疗；加强营养，保持呼吸道通畅，防止并发症；及早给予康复治疗。②高压氧：提高脑组织和脑脊液的氧分压，增强氧的弥散范围，并增加脑组织的血氧含量，同时使脑血管收缩，减少渗出，降低脑功能损伤的风险。③抗病毒治疗：抗病毒药物有阿昔洛韦、更昔洛韦、利巴韦林、干扰素等，具有一定疗效，可选用。④糖皮质激素：可抑制抗体的产生，有利于病毒复制，故对真性病毒性脑炎是否使用糖皮质激素存在争议，一般认为对病情危重、有出血坏死性改变的脑炎患者可酌情使用，采用早期、大剂量冲击给药的原则。

预后 临床治疗后可有不同后遗症，预后差异较大。

（李兴旺 李辉）

luóxuántǐxìng nǎoyán

螺旋体性脑炎 （spirochetotic encephalitis）

螺旋体侵袭脑实质所致感染性炎症。人群普遍易感。螺旋体感染人体后，侵犯体内多系统和多脏器，脑炎只是其中一个临床表现，可表现为情感异常、意识障碍和脑神经功能异常等，还可伴发热、黄疸和肾功能异常等表现。

病因及发病机制 螺旋体性脑炎可见于钩端螺旋体病、莱姆病和梅毒螺旋体病。致病性螺旋体经破损的皮肤、黏膜经淋巴系统或直接进入血循环繁殖，引起皮肤原发损害及败血症。脑组织和其他器官病变多与血管炎症细胞浸润和机体的变态反应有关。

临床表现 由于感染的螺旋体种类不同和机体免疫状态的差异，临床表现不同。潜伏期长短不一。早期皮肤可有慢性游走性红斑，全身表现为头痛、畏寒、发热和肌肉痛。中期主要表现为器官损伤，如黄疸，黏膜出血，肾脏、心脏和神经系统损害等。晚期表现为膝关节等炎症改变，视神经、面神经和外周神经系统损伤等。莱姆病面神经受累多见，常为单侧。钩端螺旋体病以眼部症状多见。

辅助检查 ①一般检查：外周血白细胞计数可增高，脑脊液检查白细胞和蛋白含量可升高。②病原学检查：暗视野显微镜检、超速离心集菌后直接镜检、镀银染色法、荧光抗体染色法及甲苯胺蓝染色法可直接检查螺旋体。③血清学检查：酶联免疫吸附试验可用于判断螺旋体感染，间接红细胞凝集试验和凝溶试验对钩端螺旋体感染的诊断有特异性。④聚合酶链反应：有较高敏感性。

诊断与鉴别诊断 螺旋体性脑炎诊断主要依据流行病学史和临床表现，确诊依靠血和其他体液标本的病原学或血清学检查。

此病应与黄疸型肝炎、流行性脑炎和无菌性脑膜炎等疾病鉴别。

治疗 注意休息，给予高热量饮食，维持水电解质和酸碱平衡等支持治疗。用敏感抗生素抗感染，常用的有青霉素、红霉素、四环素等。对有脑膜脑炎患者可短程给予糖皮质激素和脱水剂控制脑水肿等对症治疗。

预防 预防措施包括控制传染源、菌苗预防接种、口服化学药物和接触疫水时的个人防护。灭鼠和防止蜱咬伤，可有效控制此病的发生。

（李兴旺 李辉）

nǎo nóngzhǒng

脑脓肿 （brain abscess）

病原体侵袭脑实质形成局限性化脓性炎症和其周围脓腔的颅内感染性疾病。随着中国医疗卫生条件的改善和诊疗水平的提高，发病率有明显下降趋势。任何年龄均可发病，以青壮年最常见，男性多于女性。

病因及发病机制 致病菌主要为细菌，也可见到霉菌及寄生虫，最常见的致病菌为金黄色葡萄球菌、溶血性链球菌、厌氧菌等。其感染途径根据原发感染灶的部位可分为耳源性、鼻源性、血源性、外伤性、隐源性等。感染途径不同其相应的好发部位和病原体也不同：中耳炎、乳突炎、鼻窦炎及颅骨骨髓炎等感染病灶可以直接侵袭邻近脑组织；耳源性脑脓肿多位于病灶同侧的颞叶；鼻窦炎常引起额叶前部或底部的脑脓肿；颅骨骨髓炎所致脑脓肿常位于其邻近部位。肺和支气管感染、感染性心内膜炎、脓毒血症及皮肤的疖、痈等可经血行播散，此类脓肿可散布于脑的任何部位，常位于大脑中动脉分布区的额叶或顶叶，且常为多发性脓肿。婴幼儿先天性心脏病所致脑脓肿也属于此类。开放性颅脑损伤时，化脓性细菌可以直接侵入脑部，特别有异物或碎骨片存留，或清创不彻底时可有脑脓肿形成，此类脑脓肿多位于伤道或异物所在处。临床上无法确定其感染来源的脑脓肿称为隐源性脑脓肿，这可能源于原发感染症状不明显而被忽略，此类脑脓肿有逐步增多的趋势。

临床表现 典型脑脓肿常有感染相关症状、颅内压增高及局限性定位体征三方面的临床表现，病情恶化者也可有脑脓肿危象的表现。

感染相关症状 起病初期，大多数有鼻窦炎、中耳炎等其他局部感染表现，也可有发热、寒战、全身乏力、肌肉痛等全身感染表现，并可能伴头痛、恶心、呕吐等脑炎症状。隐源性脑脓肿感染症状可不明显或缺失。

颅内压增高 随着病情进展，脑脓肿周围可以形成包膜，全身症状不明显，体温可正常或仅轻度升高。脑脓肿形成和扩大后可引起颅内压增高，出现持续性头痛、呕吐、嗜睡甚至意识障碍。可以出现视盘水肿、脉缓、血压增高、呼吸频率降低等体征，应紧急处理，避免脑疝。

局灶性定位体征 脓肿所在部位不同而出现相应部位局灶症状和体征。颞叶脓肿患者头痛常在病灶侧的额颞部，可有对侧同向偏盲、轻度偏瘫、感觉性失语、浅感觉减退。额叶脓肿常有头痛，前额部为主，可有叩击痛，精神意识改变较明显，可有表情淡漠、记忆力和注意力减退、人格改变、对侧肢体共济失调、对侧偏瘫、局限性癫痫等。顶叶脓肿可有象限性偏盲，深浅感觉障碍或皮质性感觉障碍，优势半球受累还可表现为语言、认知和定位功能异常。枕叶脓肿可有视觉障碍，出现同向偏盲。小脑脓肿头痛常位于耳后部、枕部及颈后部，可伴颈项强直、同侧肢体共济失调及肌张力减低，多见颅内压增高等。癫痫发作多见，特别是隐源性脑脓肿和小脓肿常为首发症状。

脑脓肿危象 包括脑疝形成和脑脓肿破裂，应特别注意。颞叶或小脑易发生脑疝危象。颞叶脑脓肿常见患侧颞叶钩回疝，导致脑脊液循环障碍，患者可出现嗜睡、昏迷等，意识障碍加重后，患侧瞳孔散大、血压升高、呼吸和脉搏变缓。小脑脓肿易出现小脑扁桃体疝，患者可突然昏迷，双侧瞳孔散大，呼吸骤停而致死亡。因腰椎穿刺、脑室造影、不恰当的脓肿穿刺等可使位于脑室或脑表面的脑脓肿腔破溃，脓液可溃入脑室或蛛网膜下腔，形成急性化脓性脑室炎或脑膜炎，患者出现高热、昏迷，脑膜刺激征或癫痫发作。外周血和脑脊液白细胞明显增多，甚至脑脊液呈脓性，危及生命。

辅助检查 包括以下几方面。

影像学检查 ①头颅 CT 检查：可准确显示脑脓肿的部位、大小、数目及形态。可协助选择治疗方法，通过复查了解治疗效果。急性期病灶表现为低密度区，边界不清，可出现占位效应，表现为一个或多个环状或实体性增强，延迟扫描呈结节性增强。脓肿和包膜出现后，病灶表现为低密度，其周围显示等密度的脓肿壁，壁外周可见片状低密度水肿带。包膜形成早期增强扫描显示脓肿壁呈环状强化，形成后期可见完整、薄壁、厚度均一的环状强化，中间呈低密度区，壁周围出现低密度水肿带。若脓肿腔内出现气体，可直接确诊脑脓肿。②磁共振成像（MRI）：敏感性比 CT 更强，可区分较小的脓肿。急性脑炎期，T1 加权像显示白质内不规则的略弱 T1 信号，T2 加权图像显示强信号，并有明显的占位效应。增强后，T1 加权像显示不规则的弥漫性强化。在包膜形成后，T1 加权像脓肿显示边界清晰的弱信号。其周围水肿带显示较弱信号。T2 加权像显示较强信号，周围的水肿区显示明显的强信号。脓肿壁是一个分离的较强信号，增强扫描 T1 加权像显示环状的明显增强信号。

血液检查 早期外周血白细胞显著增多，以中性粒细胞为主，后期可见有轻度升高或正常。红细胞沉降率增快，C 反应蛋白水平可增高。

脑脊液检查 颅内压可有中度或重度增高，腰椎穿刺可能诱发脑疝，应慎重进行。化脓性脑膜炎期，脑脊液呈浑浊状，白细胞明显增多，以中性粒细胞为主。脓肿形成后，脑脊液白细胞正常或轻度增加，以淋巴细胞为主。蛋白含量大多增高。脑脊液可以进行细菌培养和药敏试验。

脑组织活检 对不典型脑脓肿，可行脑立位定位活检做病理检查，以助鉴别诊断。

诊断 有原发性感染病灶和近期急性或亚急性发作，颅内压增高和神经系统定位体征，结合影像学和实验室检查结果，诊断一般不难。

鉴别诊断 ①脑肿瘤：一般病程较长，无感染病灶，红细胞沉降率和 C 反应蛋白多正常，可结合影像学检查综合判断。②结核性脑膜炎：常有肺结核等结核病灶，病程缓慢，脑脊液检查可有特征性表现，细胞数增多，以单核细胞为主，糖及氯化物含量减低，蛋白含量增高，脑脊液抗酸染色阳性率较高，脑脊液结核分枝杆菌培养和结核分枝杆菌特异性聚合酶链反应阳性可辨别，抗结核治疗效果好。③病毒性脑炎：脑脓肿与流行性乙型脑炎临床表现相似，如发热、弥漫或局限性脑症状，应注意鉴别。各种不同病毒感染各具特征，可通过特异性抗体检查、病毒分离鉴别。④脑梗死：多见于老年人，尤其有高血压史者更应注意，早期不易辨别。头颅影像学检查可有梗死灶表现。依靠脑脊液病原菌检查和特异性抗体等实验室检查鉴别。⑤化脓性脑膜炎：脑膜炎常有发热、脉快和脑膜刺激征表现，影像学检查无占位性病变，脑膜病变较重。⑥硬脑膜外或硬脑膜下脓肿：多并发脑脓肿，单纯硬脑膜外脓肿的颅内压增高和神经系统局灶病变表现不明显，而硬脑膜下脓肿病情进展较快，意识障碍和脑膜刺激征出现较早。

治疗 脓肿形成前一般给予内科保守治疗，主要是抗感染，早期给予足量抗生素，对颅内压增高患者应给予甘露醇等高渗溶液脱水。视患者病情行物理降温、抗癫痫，注意水电解质平衡及营养等对症治疗。脓肿形成后多数需手术治疗。出现严重的颅内压增高者应紧急手术。脑脓肿形成后可在 CT 或 MRI 定位下行脓肿穿刺术，包膜形成较好者也可行手术切除术。

预后　随着临床检测技术进步和抗生素广泛应用以及手术治疗，脑脓肿的预后较好，但术后可有癫痫等后遗症。

预防　根除中耳乳突炎、鼻窦炎、颅脑损伤异物等其他部位原发感染病灶，可有效预防脑脓肿的发生。

（李兴旺　李　辉）

yìngnǎomó xià nóngzhǒng

硬脑膜下脓肿 （subdural empyema）

颅内感染后在硬脑膜和蛛网膜之间的硬脑膜下间隙脓液积聚。又称硬脑膜下积脓。临床少见，易误诊。一旦破溃病死率极高。

病因及发病机制　多见于开放性颅脑损伤或颅底骨折，清创不彻底是导致硬脑膜下脓肿的主要原因。可直接起源于中耳、鼻窦或脑脊膜感染的扩散，或由败血症经血行感染蔓延。其感染途径多为开放性颅脑损伤、邻近感染灶的扩散或颅脑手术后。常见致病菌为链球菌和葡萄球菌，婴幼儿多为流感嗜血杆菌或肺炎链球菌。

临床表现　可有颅内压增高、脑膜刺激征及局限性脑皮质损害体征。发病前常有鼻窦炎、中耳炎等原发病表现。发热是最常见症状，随后出现顽固性头痛、畏寒、恶心、呕吐、烦躁不安、嗜睡甚至昏迷。可有颈项强直，克氏征（Kernig sign）阳性，眼底见视盘水肿，视网膜可见出血、渗出。若脓腔累及脑皮质功能区及血栓性静脉炎，可引起局限癫痫

发作、偏瘫、失语等，严重者可继发脑疝。也可产生占位效应，常伴脑水肿。婴幼儿患者多为 2 岁以下小儿，常表现为发热、颅缝分离、颈项强直、呕吐、易激惹、头颅逐渐增大和癫痫发作。根据临床表现可分为急性、亚急性或慢性过程。急性患者病情较重且发展较快，若发现和治疗不及时，常可危及生命。

辅助检查　①外周血检查：白细胞增多，红细胞沉降率增快。②脑脊液检查：颅内压常增高，白细胞增多，蛋白含量增高，糖和氯化物含量稍低或正常，细菌培养阳性率较低，行腰椎穿刺及留取脑脊液时应注意有无明显占位效应，因其有诱发脑疝的危险，应避免。③影像学检查：X 线检查可有鼻窦炎、乳突炎或骨髓炎等原发病灶。颅脑 CT 扫描可见大脑和颅骨间范围广泛的新月形低密度影。邻近脑组织因局部压迫，占位效应显著者可见中线结构移位表现。增强扫描可见包膜强化带，病程长者包膜壁增强较厚。中心积脓无强化。磁共振成像（MRI）检查 T1 加权像脓肿信号低于脑实质，T2 加权像脓肿信号高于脑实质，多呈新月形。

诊断　根据原发病灶、临床表现，结合必要的辅助检查，诊断不难。

鉴别诊断　①脑脓肿：易有颅内压增高、神经体征，影像学检查可助鉴别。②硬脑膜外脓肿：症状轻，CT 扫描病灶局限，呈梭形。MRI 见脓肿内缘在 T1 或 T2 加权像均为低信号的弧形环带。

治疗　确诊后应对积脓行手术引流。若病灶内增生组织较多，行开颅病灶清除术的同时给予降颅压及抗生素治疗。病情稳定后，根据原发病灶的情况施行根治性

手术。

预后　此病的病死率为 15%～43%，其死亡原因与对疾病认识不足而延误诊断、患者年龄、炎症未能控制及未能及时外科治疗有关。部分患者遗留神经系统后遗症。

（李兴旺　李　辉）

yìngnǎomó wài nóngzhǒng

硬脑膜外脓肿 （epidural abscess）

化脓性感染后在硬脑膜外间隙与颅骨之间脓液积聚。是较少见的颅内感染。

病因及发病机制　致病菌经由邻近感染源（如中耳炎、乳突炎、额窦炎或颅骨骨髓炎）直接侵入相应部位所致，也可由头面部感染灶通过颅骨导静脉进入颅内所致，也可见于全身各处的感染灶或败血症等经血行播散引起。致病菌多样且复杂，常见者有链球菌和厌氧菌，亦有革兰阴性菌。

临床表现　起病较急，常有发热、头痛、呕吐、嗜睡、视盘水肿，数日或数周后可出现意识模糊、偏瘫。继发于手术后的硬脑膜外脓肿可见手术伤口感染，常合并皮下积脓；继发于额窦炎者常有原发感染灶的症状和体征，如脓性鼻分泌、眼眶肿胀压痛；继发于中耳炎、乳突炎者，可有乳突部皮肤的红肿和压痛。

辅助检查　①外周血检查：白细胞数正常或轻度增多。②脑脊液检查：可有颅内压增高，常规检查及生化检查多在正常范围。③影像学检查：颅骨 X 线平片可发现颅骨骨髓炎、鼻窦炎等原发病灶。头颅 CT 扫描在颅骨内板下方、硬脑膜外可显示梭形低密度区，增强 CT 扫描可显示脓肿边缘有环状强化，周围脑组织可有受压和水肿病变。头颅磁共振成像（MRI）显示在颅骨内板下边界清

晰的梭形异常信号区，脓肿病灶信号在 T1 加权像介于脑脊液和脑组织之间，在 T2 加权像则高于脑组织的信号。由于硬脑膜在 T1 和 T2 加权像皆为高信号，梭形区内缘还可显示一高信号的弧形带，此为局部脑脓肿病灶挤压硬脑膜内移所致。若脓肿内出现液平面则提示含有气体。

诊断　主要根据病史和临床表现，辅以必要的影像学检查。患有颅骨骨髓炎、中耳炎、乳突炎、额窦炎及邻近部位感染者，出现发热等全身感染症状，局部皮肤肿胀、压痛等局部感染症状，甚至出现脑膜刺激征，应考虑此病的可能。结合实验室检查，必要时可钻颅及引流脓肿以确诊。

鉴别诊断　①硬脑膜下脓肿：常起病急，病情较重，常恶心、头痛、发热及脑膜刺激征等。可借助 CT 或 MRI 鉴别脓肿位于硬脑膜下或硬脑膜外。②化脓性脑膜炎：常有发热，脑膜刺激征较明显，腰椎穿刺抽取脑脊液检查白细胞常升高，蛋白含量增多常见。③硬脑膜外血肿：一般有外伤病史，早期 CT 扫描显示血肿为高密度信号。④硬脑膜外积液：临床表现不明显，CT 扫描积液为低信号，增强扫描无强化，有助于鉴别。

治疗　钻颅引流脓肿，并给予抗生素治疗。若为外伤或手术所致，应彻底清创，清除异物或死骨。对颅骨骨髓炎引起者，应切除死骨，并根治原发病灶。若有癫痫发作，给予相应处理。

预后　若处理及时、恰当，预后比硬脑膜下脓肿好，后遗症少见。

预防　根治原发感染灶有助于预防此病，如根治鼻窦炎等。

---

lúnèi huànóngxìng xuèshuānxìng jìngmàiyán

颅内化脓性血栓性静脉炎

（intracranial suppurative thrombophlebitis）　颅内静脉窦和静脉感染引发血栓形成，导致静脉和脑脊液循环障碍的感染性疾病。常见于糖尿病或免疫功能低下者。其临床表现差异很大，早期诊断困难，病死率较高，存活者常遗留后遗症。

病因及发病机制　常继发于面部、眼眶、鼻窦、乳突等感染病灶，以及脑膜炎和败血症，经无瓣膜静脉扩散至颅内引起。被感染的静脉窦常见为海绵窦、横窦、矢状窦。常见病原菌为金黄色葡萄球菌、链球菌、流感嗜血杆菌和变形杆菌。

临床表现　发热、乏力、肌肉酸痛，以及头痛、呕吐和神经功能障碍。

感染部位不同，临床表现各异：①海绵窦血栓致眼眶内静脉回流障碍，眼球前向突出，眼球疼痛和压痛，可伴视神经功能减退，眼眶或眶周充血红肿。双侧海绵窦由环窦相连接，故感染先起于单侧并很快扩散至双侧。若感染累及周围神经，可出现眼球固定和活动受限伴瞳孔散大、上睑下垂，对光反射消失及角膜反射迟钝等异常。②横窦血栓常继发于乳突炎，可有乳突肿胀、压痛。若血栓累及患侧颈静脉，静脉和脑脊液回流受阻，可有颈项强直和颅内压增高。若感染累及周围脑神经，出现声音嘶哑和进食功能障碍。尚可有视神经功能受累等表现。③矢状窦血栓多出现意识障碍，而局限体征较少。患者常诉头痛、发热、恶心、呕吐等，随之可有意识障碍，局限性癫痫或大发作常见。亦可出现颈项强直等脑膜刺激征，伴视盘水肿等颅内压增高表现，一侧瞳孔散大应警惕脑疝。上矢状窦化脓性血栓形成后可并发静脉性梗死及出血。

辅助检查　①实验室检查：外周血白细胞增多。血、皮肤等病灶应行细菌培养及药敏试验。腰椎穿刺显示椎管内压力升高，脑脊液中白细胞正常或增多，蛋白含量增加，糖含量减少。②影像学检查：X 线平片可有乳突骨破坏。胸部 X 线片用于排除栓子可能从颈静脉至肺形成肺栓塞。CT 扫描可发现脓肿、出血梗死灶及脑积水。CT 增强扫描窦栓塞区可见病灶强化和其周围硬脑膜炎性改变。磁共振成像和数字减影血管造影可定位血栓并作出正确诊断。

诊断与鉴别诊断　根据患者咽部、鼻窦、乳突等原发感染病灶，程度不一的意识障碍和神经功能障碍等特异临床表现，通过必要影像学检查可确诊。

此病应与海绵窦动静脉瘘、蝶鞍区肿瘤、导水管粘连等脑积水鉴别，不同临床体征结合辅助检查有助于鉴别。

治疗　早期应联合使用有效抗生素，然后根据药敏试验调整用药以控制感染。若有硬脑膜下脓肿或脑脓肿应及时清除。小脑脓肿肿胀压迫脑干者，可行颅后窝减压术，脑积水时可行引流术。糖皮质激素可以提高机体对炎症的稳定性，降低血管通透性，减少炎症粘连。

预后　此病病死率较高，治愈后常遗留不同程度的后遗症。

预防　及时防治鼻窦炎、乳突炎等原发病，可减少此病的发生。

（李兴旺　李　辉）

jǐsuǐyán

脊髓炎（myelitis） 病原体侵袭或预防接种所致脊髓炎症细胞浸润、细胞变性坏死、白质脱髓鞘改变的一组疾病。按感染病原体分为细菌性、病毒性、螺旋体性等；按炎症部位可分为灰质性、白质性、横贯性、弥漫性等；按病程分为急性、亚急性和慢性。急性脊髓炎常见。

（李兴旺 李 辉）

jíxìng jǐsuǐyán

急性脊髓炎（acute myelitis） 病因未明的急性脊髓横贯性非特异性炎症。局限于脊髓的数个节段，病变可迅速上升波及延髓。常年散发，秋冬季多见，青壮年多发。

病因及发病机制 直接病因尚不明确，多数患者在出现脊髓症状前 1~4 周有发热、上呼吸道感染、腹泻等病毒感染症状或疫苗接种史，包括流行性感冒、麻疹、水痘、风疹、流行性腮腺炎，以及 EB 病毒、巨细胞病毒、支原体等许多感染因素都可能与此病有关，但其脑脊液未检出病毒抗体，脊髓和脑脊液中未分离出病毒，推测可能与病毒感染后自身免疫反应有关，并非直接感染所致。

临床表现 发病前数天或数周常有上呼吸道感染、消化道感染或预防接种史。迅速发病，以胸段脊髓炎最常见。

运动障碍 常表现急性脊髓横贯性损害。早期表现为脊髓休克，出现肢体瘫痪，肌张力降低，腱反射消失，病理反射阴性。随着脊髓休克的恢复，肢体肌张力增高，腱反射亢进，病理反射阳性。运动障碍依据损害节段的不同各有特点。高颈髓脊髓炎出现四肢痉挛性瘫痪，可有呼吸困难；累及颈膨大者，双上肢呈弛缓性瘫痪，双下肢呈痉挛性瘫痪；胸段脊髓炎，双上肢无改变，双下肢呈痉挛性截瘫；腰段脊髓炎，双下肢呈弛缓性瘫痪；骶段脊髓炎仅鞍区感觉缺失。

感觉障碍 可有病变相应部位的背痛或烧灼感，脊髓病变水平以下所有感觉缺失，有些患者在感觉缺失区上缘 1~2 节段出现感觉过敏区。局灶型脊髓炎可表现为病侧深感觉缺失和对侧肢体浅感觉障碍。

膀胱、直肠和自主神经功能障碍 脊髓炎早期和休克期出现尿潴留、充盈性尿失禁、排便失禁、便秘。自主神经功能损害表现为病损水平以下无汗或少汗，皮肤营养障碍如皮肤水肿或干燥脱屑等。

辅助检查 ①血液和脑脊液检查：血液检查无明显改变。脑脊液外观透明或微黄，白细胞数轻至中度升高，淋巴细胞为主。蛋白含量可增高。②影像学检查：X 线和 CT 检查一般无异常。磁共振成像可以显示病变脊髓的部位和范围，急性期 T1 加权像为低信号，T2 加权像为高信号。

诊断 病前有病毒感染史或预防接种史，典型脊髓病变水平以下肢体瘫痪，感觉缺失，膀胱、直肠和自主神经功能障碍，结合实验室和影像学检查不难诊断。

治疗 主要是对症治疗。呼吸困难者应吸氧，保持皮肤清洁，勤翻身以防发生压疮。可应用糖皮质激素，也可行血浆置换疗法。

（李兴旺 李 辉）

pífū ruǎnzǔzhī gǎnrǎn

皮肤软组织感染（skin and soft tissue infections） 病原体侵袭皮肤、皮下软组织及浅表淋巴管和淋巴结所致炎症反应。其所致病变包括皮肤溃疡、脓疱病、坏疽性脓皮病、传染性软疣、毛囊炎、蜂窝织炎、气性坏疽、坏死性筋膜炎、淋巴结炎、急性淋巴管炎、浅部真菌病、马拉色菌属感染、足菌肿。

（毛 青）

pífū kuìyáng

皮肤溃疡（skin ulcer） 皮肤缺损或破坏达真皮或真皮以下的皮肤病。是常见的皮肤继发性损害，可单发或多发。

病因及发病机制 根据病因不同分类如下。①外伤性溃疡：由物理和化学因素直接作用于组织引起局部缺损，包括冻疮、褥疮等。②感染性溃疡：包括细菌、真菌、螺旋体、病毒等引起组织破坏，如蜂窝织炎、汗腺炎、皮肤结核、孢子丝菌病、皮肤隐球菌病等。③静脉曲张性溃疡、麻风溃疡：循环障碍和神经功能障碍，引起组织坏死。④肿瘤性溃疡：如鳞状细胞癌、基底细胞癌等侵袭，引起皮肤缺损。⑤免疫异常性溃疡：如白细胞破碎性血管炎、坏疽性脓皮病、贝赫切特（Behcet）综合征等。

临床表现 不同病因所致溃疡各具特征。①静脉曲张性溃疡：溃疡呈圆形或不规则形，边缘坚硬呈斜坡状，腔浅，基底高低不平，有脓性分泌物或脓苔，周围皮肤色暗，常伴淤滞性皮炎改变。②结核性溃疡：溃疡呈不规则锯齿状，边缘潜行，底部肉芽苍白，有淡黄色稀薄脓性分泌物，经久不愈。③压迫性溃疡：压疮最常见，好发于骶尾、髂骨及踝部，溃疡呈圆形，边缘硬韧隆起，呈漏斗状损害，创面覆焦痂或坏疽，分泌物稀薄。④恶性溃疡：溃疡呈不规则形，边缘隆起，外翻呈菜花状，基底不平，易出血，分泌物腥臭。

急性期溃疡迅速扩大，表面覆有坏死组织、渗出物、结痂，溃疡周边皮肤红肿，局部引流淋巴结肿大，有时可出现传染性湿疹样皮炎改变，伴或不伴疼痛和异味，可出现发热、乏力、食欲减退等全身症状。慢性期溃疡边缘硬化，基底见淡红色肉芽组织增生，局部皮肤萎缩变薄、色素沉着，溃疡周边纤维组织增生包裹。

诊断 主要根据病史、体格检查、实验室检查，确定溃疡的类型、病因。①病史：详细询问溃疡发生的起因、经过、发展过程，因溃疡通常为继发性损害，因此在现病史中了解皮损最初损害的特点尤其重要。还应了解皮损发展变化情况、病期及用药情况、既往疾病等。②体格检查：应注意观察患者全身状况，溃疡发生的部位、大小、数目、颜色、形状，以及边缘清楚与否、基底是否浸润、表面分泌物等情况。③实验室检查：根据溃疡类型用不同方法。组织病理学检查是最常用的诊断方法，对肿瘤性、免疫异常性溃疡有确诊意义。一般炎性溃疡可进行细菌或真菌培养，以助确定病原菌。

治疗 ①对症治疗：局部制动、抬高患部、优质护理等，注意水电解质平衡，予高蛋白、高热量和富含维生素饮食，提高机体免疫力。②病因治疗：针对溃疡病因进行，如感染引起者，根据细菌、真菌培养及检查结果，全身或局部应用抗菌药。③局部治疗：溃疡清创换药，清除坏死组织、瘢痕、陈旧肉芽组织、异物等，直至恢复健康。

预防 积极控制原发病，如糖尿病患者的血糖控制。对有损伤危险的环境，做好皮肤保护或

远离刺激源，注意皮肤保暖，预防冻疮。对长期卧床患者，注意翻身拍背，局部皮肤护理，防止压疮。

（毛 青）

dāndú

丹毒（erysipelas） 乙型溶血性链球菌感染累及真皮浅层淋巴管所致急性炎症。是皮肤淋巴管网的急性炎性病变，故又称急性网状淋巴管炎。发生于下肢者多有足癣、靴裂，发生于头面部者常有邻近感染病灶。

病因及发病机制 乙型溶血性链球菌侵袭破损皮肤或黏膜，导致淋巴管网分布区域的皮肤出现炎症反应，常累及引流区淋巴结。诱因为手术伤口或鼻孔、外耳道、耳垂下方、肛门、阴茎和趾间裂隙。皮肤的任何炎症，尤其是有靴裂或溃疡，为致病菌提供了入侵途径。轻度擦伤或搔抓、头部以外损伤、不清洁的脐带结扎、预防接种和慢性小腿溃疡均可能导致此病。致病菌可潜伏于淋巴管内，引起复发。

临床表现 潜伏期2~5天。前驱症状有突然高热、寒战、不适和恶心。起病急，数小时到1天后出现红斑，多见于小腿、足背及头面部，并进行性扩大，界限清楚。患处皮温高、紧张，并出现硬结和非凹陷性水肿，受累部位有触痛、灼痛，常有局部淋巴结肿大，伴或不伴淋巴结炎。也可出现脓疱、水疱或小面积出血性坏死。

丹毒复发可引起持续性局部淋巴水肿，致永久性肥厚性纤维化，称为慢性链球菌性淋巴水肿。局部皮肤粗厚，肢体肿胀，甚至发展为象皮肿。乳腺癌患者腋部淋巴结清扫术后由于淋巴循环淤滞，也易反复患丹毒。

诊断 根据临床表现一般可诊断。实验室检查提示外周血白细胞增多，伤口及破损处可发现细菌。

治疗 包括以下几方面。

全身治疗 首选青霉素静脉滴注，疗程10~14天。对青霉素过敏者可选用大环内酯类抗生素。复发性丹毒患者在淋巴管炎的活动期间，大剂量抗菌药治疗有效，但需继续以间歇性小剂量维持较长时间，以取得完全效果。

局部治疗 皮损表面可外用各种抗菌药。加压治疗可减轻淋巴水肿，有助于预防复发。可辅以物理疗法，如窄波紫外线照射。

外科疗法 对以上治疗无效的持续性硬性水肿，可用整形外科手段治疗。

预防 应积极寻找可引起致病菌进入的皮肤病变，如湿疹的搔抓、破损或外伤。一旦发现，应积极治疗。最常见、易被忽视而未予治疗的易感因素是足癣，可成为细菌进入皮肤的门户。

（毛 青）

nóngpàobìng

脓疱病（impetigo） 以发生水疱、脓疱，易破溃结脓痂为特征有传染性的浅表皮肤感染性疾病。俗称黄水疮。传染性强，易暴发流行。常累及2~5岁儿童。各个年龄段的发病率有明显差异，0~4岁儿童年发病率为2.8%，5~15岁儿童发病率为1.6%。

病因及发病机制 病原菌主要是金黄色葡萄球菌，其次为A组乙型溶血性链球菌和二者的混合感染。金黄色葡萄球菌产生的表皮松解毒素是致病的主要原因。患者很容易通过搔抓感染部位而将感染散布至自身或他人。

临床表现 根据主要临床表现分为3型。

大疱性脓疱病 最常发生于新生儿,也可发生于年长的儿童和成人,为葡萄球菌性烫伤样皮肤综合征的一种局限形式。皮损初起为米粒大小水疱或脓疱,迅速变为大疱,疱内容物先澄清,后浑浊,疱壁先紧张,后松弛,疱内可见半月状积脓,疱壁薄,易溃破形成糜烂结痂。好发于潮湿、易擦烂部位,如尿布区域、腋下和颈项。系统症状不常见,可能出现的系统症状有虚弱、发热和腹泻。大多有自限性,数周内创面可无瘢痕性愈合。传染性比非大疱性脓疱病小,通常为偶发。

非大疱性脓疱病 此型约占脓疱病的70%,传染性强,常在托儿所和幼儿园中引起流行,又称接触传染性脓疱病。皮损开始表现为丘疹或红斑,迅速形成水疱,且水疱易破溃,其内容物干燥,可形成典型的黄痂,伴瘙痒。感染通常为易遭受外伤的部位,如手、足及面部。不经治疗,创面也能在数周内自愈,且无瘢痕形成。

葡萄球菌性烫伤样皮肤综合征 起病前常有上呼吸道感染,或咽、鼻、耳和鼓膜等处的化脓性感染,皮损常由口周和眼周开始,迅速波及躯干和四肢,大片红斑基础上出现松弛性水疱,尼氏征阳性。此型主要由凝固酶阳性噬菌体Ⅱ组71型或55型金黄色葡萄球菌引起。

诊断 根据临床表现一般可诊断。尽可能有病原学检查结果,便于确诊,并可根据药敏试验结果指导治疗。

治疗 旨在减轻不适,改善外观,防止病原菌扩散。无固定治疗模式,主要包括局部和全身应用抗生素。无论选择何种给药方式,一般均应做细菌培养及药敏试验,做针对性治疗。随着抗生素的广泛应用甚至滥用,耐药金黄色葡萄球菌发生率增长趋势明显,受到广泛关注。

预后 脓疱病通常可在2周内无瘢痕性自愈。

预防 对出现脓疱病的患儿立即隔离,对患儿的衣服、毛巾等物品及时消毒,保证患儿房间的消毒隔离措施落实到位;对创面实行有效护理,防止感染蔓延。及时上报感染病例,以便及时查找感染原因,防止感染暴发。严格无菌技术和消毒隔离。加强病房管理,落实基础护理,保持病床单元清洁,定期做环境卫生学监测。重视手卫生。对家长进行健康教育,指导家长保持新生儿皮肤干净、卫生和干燥,勤换洗衣物,勤剪指甲。

(毛青)

huàijūxìng nóngpíbìng

坏疽性脓皮病 (gangrenous pyoderma)

慢性复发性溃疡性皮肤病。于1930年由布伦斯汀(Brusting)首次报道。多见于成人,以30~50岁最常见,男性略多于女性。

病因及发病机制 病因尚不明确,大部分学者认为该病是自身免疫病。诱因常与外伤、劳累和上呼吸道感染等有关。坏疽性脓皮病常伴溃疡结肠炎和局限性肠炎、关节疼痛、畸形性关节炎、淋巴瘤、再生障碍性贫血、粒细胞减少症、白血病、慢性活动性肝炎、糖尿病、急性发热性嗜中性皮肤病、角层下脓疱病、皮肤持久性隆起性红斑及疱疹样皮炎等。

临床表现 主要表现为慢性、复发性、破坏性、潜行性皮肤溃疡,伴剧痛。此病可伴不同程度的全身症状:发热,体温在38~40℃;部分患者伴关节肿痛、呼吸困难和肺部不明性质炎症;还可有心脏病变、肠道寄生虫病、眼部病变等。常与炎症性肠病、血液病和自身免疫病等内科疾病并存。根据皮损特点可分为溃疡型、化脓型(顿挫型)、大疱型(表浅型)、增殖型4型。

溃疡型 初起皮疹可以为炎性斑丘疹、水疱、脓疱和结节。中心部位很快发生坏死,形成溃疡,境界清楚,边缘皮肤呈紫红色,水肿,溃疡边缘之下组织有潜行性破坏。溃疡中心可不断愈合,形成菲薄的萎缩性瘢痕,同时不断向四周离心性扩大,形成大的向周边伸展的崩蚀性溃疡。皮损好发于四肢、臀部等易受外伤部位。部分患者出现同型反应。

顿挫型(化脓性) 表现为发生于正常皮肤上的散在痛性脓疱,周围绕以红晕,随后发展为潜蚀性溃疡。此型好发于四肢伸侧。常发生于炎症性肠病的急性加重期,病情控制后,皮损随之减轻或消失。

大疱型(表浅性) 表现为皮损迅速出现浅表性、出血性大疱,为炎症性斑块,表皮可出现浅表性糜烂,溃疡愈合,常留有瘢痕。好发于双上肢。其斑块性皮损类似于急性发热性嗜中性皮病,病理改变也与急性发热性嗜中性皮病相似,常合并白血病、真性红细胞增多症或骨髓增殖性疾病等。

增殖型 表现为非痛性、浅表性筛状溃疡,溃疡底部清洁,皮损无紫红色潜行性边缘,为隆起性肉芽肿性边缘。好发于躯干。皮损常单发,常不合并任何潜在性系统性疾病,一般治疗后可消退。

诊断与鉴别诊断 根据炎性丘疹、脓疱、潜行性溃疡，有剧痛，特定的发病部位，年龄及全身症状等临床特点，可诊断。

此病需与皮肤痛、急性蜂窝织炎、结核、晚期梅毒及着色真菌病等鉴别，并明确是否合并其他自身免疫病。

治疗 包括以下几方面。

一般治疗 卧床休息，进食富含维生素和蛋白质的食物，增强体质，预防继发感染，并应积极治疗原发病。

全身治疗 ①非甾体抗炎药：适用于有发热、皮疹、疼痛较剧者。本药耐受量小、副作用多，可损伤胃肠黏膜、肝细胞等，应予注意。②氯苯酚嗪：已被成功应用于坏疽性脓皮病的治疗，疗效多较好。此药对巨噬细胞的功能有促进作用，并可增强中性粒细胞的吞噬功能，对于急性期患者疗效尤好。③糖皮质激素：是坏疽性脓皮病的首选药物。开始时用较大剂量，控制后缓慢减量长期维持，无效者应迅速加量。皮损活动性控制后，可缓慢减量。若常规剂量无效，病变进展迅速，累及其他脏器，病人条件允许时，可试用甲泼尼龙冲击疗法，连续3~5天。④免疫抑制剂：一般用于不能耐受糖皮质激素者，或与糖皮质激素联合应用以减少糖皮质激素的用量。但应注意免疫抑制剂的适应证和禁忌证，以及药物副作用和与其他药物之间的相互作用。包括环磷酰胺、硫唑嘌呤、环孢素、氨甲蝶呤、他克莫司、西罗莫司和霉酚酸酯等，其中环孢素的疗效最肯定。⑤其他治疗：高压氧、血浆置换、免疫球蛋白冲击治疗等。

局部治疗 旨在减轻局部炎症和疼痛，防治并发症如继发细菌感染、瘢痕形成等，促进溃疡愈合。通常用生理盐水、1∶5000呋喃西林液、2.5%醋酸液或1∶10000高锰酸钾液湿敷，并清创，外用抗生素抑制剂（如磺胺嘧啶银霜、10%~20%过氧化苯甲酰洗剂）。虽然糖皮质激素软膏外用效果不尽如人意，但是糖皮质激素局部注射经多次验证有效。

预防 皮肤的任何小割伤、擦伤均应迅速清洗及处理。保持患处清洁，避免接触及搔抓。照料患者时，应经常用肥皂洗手，以防传播自己及他人。不与患者共用毛巾、浴巾、衣物，除非事先处理过。此病治愈后，由于患者的特殊体质，应避免再次受伤。

（毛 青）

chuánrǎnxìng ruǎnyóu

传染性软疣（molluscum contagiosum）

传染性软疣病毒感染所致传染性皮肤病。故 WHO 将其列入性传播疾病。好发于儿童及青年人。

病因及发病机制 病原体是传染性软疣病毒，属豆类病毒。大小 300nm×310nm，在普通显微镜下也可看到。其结构类似于天花病毒，属 DNA 病毒，衣壳完全对称，外包囊膜。传染途径有直接接触和间接接触，也可自体接种。直接接触传染是主要途径，一般在公共浴池、宾馆饭店或游泳池，幼儿园的公用毛巾、浴具等。也包括性接触，对成人发生于阴部、股部的传染性软疣多源于性接触。皮损组织病理学检查提示表皮角质形成细胞胞质内可见特征性包涵体，即软疣小体。

临床表现 潜伏期 14 天~6个月。皮损初起为白色、半球形丘疹，逐渐增大至 5~10mm，中央微凹如脐窝，有蜡样光泽，挑破顶端后可挤出白色乳酪样物质，称为软疣小体。皮损数目不定，或散在，或簇集，一般互不融合。可发生于身体任何部位，儿童及非性接触感染的成人以颈部、背部、面部、四肢、臀部多见，经性接触传染者好发于生殖器部位、耻骨、股内侧，同性恋者好发于肛周。6~9个月后皮损多可自行消退，但也可持续3~4年，个别皮损可持续5年以上，一般不留瘢痕。在免疫功能低下或使用免疫抑制药和糖皮质激素情况下，皮疹可泛发。

诊断与鉴别诊断 根据典型的皮损特点（顶端凹陷如脐窝、有蜡样光泽、能挤出乳酪样物质），一般不难诊断，必要时通过皮损组织病理学检查发现特征性软疣小体即可确诊。单发、较大皮损有时需与基底细胞上皮瘤、角化棘皮瘤、化脓性肉芽肿等鉴别。

治疗 ①局部治疗：首选刮除。在无菌条件下，挑破传染性软疣的顶端，可见乳酪样的软疣小体，用镊子轻轻挤出。或直接用小镊子夹住疣体将其拔出，而后涂 2%~2.5%碘酊，压迫止血即可。其他如冷冻治疗、电灼法、外用3%酞丁安软膏、酞丁安霜、氟尿嘧啶溶液或西多福韦软膏等均有效。②全身治疗：一般不需全身用药。若皮疹过多可用利巴韦林、聚肌胞等抗病毒治疗，以及左旋咪唑促进免疫治疗。

预防 杜绝不洁性交和性乱。洁具不混用。勿用搓澡巾搓澡，以免损伤皮肤，引起病毒感染。患病后衣服应煮沸消毒，禁止搔抓，以免抓破继发感染和传染他人。

（毛 青）

máonángyán

毛囊炎（folliculitis）

毛囊口化脓性炎症。可分为浅表性和深在

性。浅表性毛囊炎主要表现为毛囊口小脓疱，自觉瘙痒或痛，疱周围绕以狭窄的红晕，愈后无瘢痕，包括毛囊性脓疱疮、坏死性痤疮等。深在性毛囊炎可由小脓疱发展为较深较大的脓肿，愈后留有瘢痕和毛发脱落，包括单纯性毛囊炎、疖、须疮等。

病因及发病机制 病原菌多为金黄色葡萄球菌，偶见表皮葡萄球菌、链球菌、假单胞菌属、类大肠埃希菌、铜绿假单胞菌等。不清洁、搔抓及机体抵抗力低下可为此病诱因。单纯性毛囊炎病理特点为毛囊口、毛囊深部的毛囊壁及部分毛霉周围组织有化脓性炎症。毛囊性脓疱疮病理特点为在毛囊开口处有角层下脓疱，脓疱四周表皮细胞水肿，毛囊上部周围结缔组织水肿，有较多的中性粒细胞浸润。

临床表现 毛囊性脓疱疮在毛发皮脂腺开口处发生浅表性圆形小脓疱，四周绕以红晕，自觉轻度瘙痒或灼痛感。经搔抓可结成脓痂，皮疹常成批发生，单个损害经 7 ~ 10 天痊愈。主要侵犯毛发较多者，好发于头部及四肢，尤以股部及小腿最常见。

单纯性毛囊炎起初为与毛囊口一致的红色充实性丘疹或由毛囊性脓疱疮开始，以后迅速发展演变成丘疹性脓疱，中间贯穿毛发，四周红晕有炎症，继而干燥结痂，约经 1 周痂脱而愈，但也有反复发作，多年不愈，有的也可发展为深在感染，形成疖、痈等，一般不留瘢痕。皮疹数目较多，孤立散在，自觉轻度疼痛。成人主要发生于多毛的部位，如头皮、颈部、胸背部、外阴或臀部。小儿则好发于头部，其皮疹有时可互相融合，愈后可留有小片状秃发斑。

诊断与鉴别诊断 毛囊炎的基本损害为以毛囊为中心的炎性丘疹及小脓疱，根据典型临床表现一般可诊断。实验室检查可取脓血直接涂片，革兰染色镜检。根据细菌形态、排列和染色性质可初步诊断。将标本接种分离培养后鉴定菌种。若疑有败血症，应抽血做细菌培养。

此病应与其他病原体所致毛囊炎鉴别，如最易误诊的马拉色菌毛囊炎。尚需与须癣鉴别，后者为面部胡须部位皮肤和须毛的皮肤癣菌感染。

治疗 ①一般疗法：注意皮肤清洁卫生，防止外伤，积极治疗基础疾病，增强机体免疫力。对于全身长期使用糖皮质激素或免疫抑制药者应尽量减量或停用。②局部疗法：对毛囊炎和疖局部可涂莫匹罗星软膏或聚维酮碘溶液，也可用 5% 新霉素软膏。可试用紫外线照射。③全身疗法：脱发或严重的毛囊炎首选青霉素，或用头孢菌素、大环内酯类或喹诺酮类抗菌药，也可根据细菌培养及药敏试验结果选用敏感抗生素，疗程 10 ~ 14 天。必要时应静脉给药。对反复发作者可试用自家细菌疫苗或多价葡萄球菌疫苗。

(毛 青)

jiē

疖 （furuncle, boil） 发生在一个毛囊及所属皮脂腺周围组织的急性化脓性炎症。相邻多个毛囊及皮脂腺累及者称痈。若其病变累及皮肤深层毛囊间组织，可沿筋膜浅面扩散至皮下脂肪层，造成较大范围炎性浸润或组织坏死。

病因及发病机制 疖、痈绝大多数的病原菌为金黄色葡萄球菌，少数为白色葡萄球菌。通常情况下，人体表面皮肤及毛囊皮脂腺有细菌污染，但不致病。若皮肤不洁，抵抗力降低，尤其是某些代谢障碍性疾病，如糖尿病，细菌侵入很易引起感染。面部经常活动，富含淋巴、血管网，血供丰富，其静脉无瓣膜，血液可逆行。由于颜面部局部组织松软，血运丰富，静脉缺少瓣膜，且面部静脉经面前静脉、内眦静脉、眼静脉等与颅内海绵窦相通。基于上述特点，唇部疖痈，尤其是发生在颌面部的"危险三角区"，若经挤压、搔抓等不正确处理，感染可扩散入血液循环引起败血症等全身性感染，或感染进入颅内导致海绵窦血栓性静脉炎、脑膜炎或脑脓肿。

临床表现 疖初起为一圆形红色突起，有硬结，稍感疼痛。若不治疗，逐渐扩大，表面出现黄色小脓点，周围红肿，疼痛加重。一般情况下脓头自行破溃，脓液排出，自行愈合。病程中除引流区淋巴结可伴肿胀外，一般无明显全身症状。若处理不当，如随意搔抓或挤压排脓、热敷、药物烧灼腐蚀及不恰当切开等，都可促使炎症扩散。痈好发于上唇，常由疖发展而来，病初局部可见相继多个脓头，且有脓血渗出液，周围红肿。唇痈患者因唇部极度肿胀、疼痛、张口受限而致进食困难和言语困难，局部区域淋巴结肿大、压痛，全身中毒症状明显，如畏寒、高热、头痛、食欲减退。唇痈比疖更易伴发颅内海绵窦静脉炎、败血症、脓毒血症、中毒性休克和水电解质紊乱，导致较高的死亡率。外周血白细胞增多，中性粒细胞比例可上升。

疖、痈的主要并发症是经血行扩散至全身的化脓性感染。若并发败血症，可引起其他器官的转移性脓肿，多见于肺部。有时可导致中毒性休克。

诊断　根据临床表现诊断一般不难。

治疗　疖、痈局部一般采用保守治疗，用2%碘酊涂敷患处，局部保持清洁。若脓头破溃，可用高渗盐水或抗生素液纱布湿敷。颜面疖、痈一般不用热敷，尽量避免切开引流等刺激。若感染已明显局限，似要破溃，在尽量减少刺激的情况下切开表面皮肤，以利引流。

对病情较重者应用有效抗生素，做脓液血培养及药敏试验制订治疗方案。对已有严重并发症者，应加强全身综合治疗，严密观察病情，采取相应措施，加强急救处理。

（毛　青）

yōng

痈（carbuncle）　相邻多个毛囊及皮脂腺周围组织的急性化脓性炎症。若其病变累及皮肤深层毛囊间组织，可沿筋膜浅面扩散累及皮下脂肪层，造成较大范围的炎性浸润或组织坏死。见疖。

（毛　青）

fēngwōzhīyán

蜂窝织炎（cellulitis）　皮肤和皮下组织的弥漫性、化脓性炎症。病原菌多为金黄色葡萄球菌，有时为溶血性链球菌，也可由厌氧菌等引起。大部分是原发性，细菌通过皮肤小的创伤而侵入皮内；也可以是继发性，即由其他局部化脓性感染直接扩散而来，或者经淋巴或血行感染所致。真皮及皮下组织有广泛性、急性、化脓性炎症改变，毛囊、皮脂腺、汗腺皆被破坏，后期有肉芽肿形成。

患处皮肤局部剧痛，呈弥漫性红肿，边界不清，可有显著的凹陷性水肿，严重者其上可发生水疱，初为硬块，后中央变软、

破溃而形成溃疡，约2周形成瘢痕而愈。可有畏寒、发热等全身症状，部分患者可发生淋巴结炎、淋巴管炎、坏疽、败血症等。常发生于四肢，局部有明显搏动痛和压痛。炎症进一步向深部组织蔓延可累及肌腱和骨。

眼眶蜂窝织炎是一种严重的蜂窝织炎，延误治疗不仅会损伤视力导致失明，而且可引起颅内并发症或败血症甚至危及生命。表现为眼痛、眼睑皮肤高度红肿、球结膜高度水肿，眼球突出，眼球运动功能受限甚至固定，视力下降，约半数病例伴头痛、发热。应及时应用X线或CT检查眼眶与鼻窦情况。

根据皮肤上边界不清的红肿，有自发痛及压痛，中心可软化、波动及破溃即可诊断。应与丹毒鉴别，丹毒为边界清楚的炎症性红斑，病损较浅，浸润较轻。

治疗应给患者加强营养，给予多种维生素口服。必须及早应用大剂量抗生素。局部可热敷，患肢应减少活动，也可用紫外线或超短波物理疗法。脓肿形成后需切开引流及每日换药。眼眶蜂窝织炎发病后进展迅速，若延误治疗时机，炎性反应扩散，易造成严重后果，故应强调早期治疗原发病，积极查明病因。针对病因早期采用足量广谱抗生素，做细菌培养及药敏试验，选择有效抗生素是治疗的关键。对于全身反应较重者，除重视全身并发症外，还需重视眼球局部并发症，如暴露性角膜炎、视网膜视盘水肿、视神经萎缩等，及时对症治疗。

预防应注意皮肤清洁卫生，及时处理皮肤感染。控制糖尿病等全身性疾病。

（毛　青）

qìxìng huàijū

气性坏疽（gas gangrene）　产气荚膜梭菌等致肌坏死厌氧菌所致感染性疾病。进展迅速，预后较差。又称梭菌性肌坏死。

病因及发病机制　致病菌主要有产气荚膜梭菌、水肿梭菌、败毒梭菌、梭状梭菌和溶组织梭菌等，多为混合感染。产气荚膜梭菌在局部生长繁殖，产生多种外毒素和酶（α毒素、胶原酶、透明质酸酶、纤溶酶和脱氧核糖核酸酶等），一方面破坏周围组织的胶原纤维，使感染迅速沿肌束和肌肉群扩散，使肌肉色泽变暗红色，失去弹性；另一方面，这些酶具有强大的糖和蛋白质分解作用，产生大量不溶性气体如硫化氢、氮等，在组织间积聚，蛋白质分解，使得组织细胞坏死、渗出、水肿明显。积气和水肿使得局部压力骤升，血管受压引起血供障碍，加重组织缺血缺氧，更有利于细菌繁殖，使病情恶化。大量外毒素吸收可引起严重的毒血症，直接侵犯心、肝、肾，引起休克、肾功能不全甚至多器官功能障碍综合征。

临床表现　潜伏期一般为伤后1~4天（6小时~6天）。患者多有明显全身和局部表现。

全身表现　严重的毒血症状，体温可高达40℃以上，患者极度虚弱，表情淡漠，但神志清楚，面色苍白。气促、心率增快、进行性贫血，全身症状迅速恶化，晚期可出现溶血性黄疸，外周循环衰竭、多器官功能障碍综合征。

局部表现　最早症状是受伤部位剧痛，呈胀痛感，一般镇痛药难缓解。随后伤口周围肿胀，皮肤苍白，紧张发亮，伤口中有大量浆液性血性渗出物，有时可见气泡冒出。随着病情进展，局

部肿胀加剧，静脉回流障碍，皮肤由红变白，再转为暗红、黑紫，表面呈现大理石样斑纹。组织分解、液化、腐败产生硫化氢气体，伤口恶臭，轻压之有捻发音。肌肉病变是气性坏疽的特点，肌肉失去弹性和收缩力，切割不出血，肌纤维肿胀、发黑。远端肢体苍白、厥冷、水肿，严重者整个肢体坏死。

诊断 主要依据早期局部表现。早期诊断的三大特征如下：①伤口周围触诊有捻发音。②渗出液细菌涂片发现粗大的革兰阳性杆菌。③X线平片检查发现肌群中有气体存在，血红蛋白浓度显著下降，白细胞计数一般不超过 5×10^9/L，血清肌酸激酶水平升高。确诊依据为厌氧菌培养检测到产气荚膜梭菌、水肿梭菌、败毒梭菌、梭状梭菌或溶组织梭菌等病原菌，或聚合酶链反应检测病原菌 DNA 阳性。

鉴别诊断 ①厌氧菌（包括梭菌性和非梭菌性）性蜂窝织炎：此病发病缓慢，病变主要位于皮下，可引起皮下组织或筋膜坏死，很少有肌肉坏死，全身中毒症状轻。②兼性需氧菌感染：如大肠埃希菌等，主要产生可溶性的二氧化碳气体，不易在组织间积聚，无特殊臭味。③厌氧链球菌感染：发病较缓慢，全身症状较轻，局部肿胀不明显，伤口渗出液呈浆液脓性，涂片检查有革兰阳性菌。

治疗 早期诊断和紧急手术是保全患肢、挽救生命的关键。一旦伤口被疑有气性坏疽，应尽早敞开伤口，以氧化剂大量清洗。同时尽快明确诊断。一经诊断，应紧急手术。

紧急手术清创 手术范围应超过表面皮肤显示范围，病变区做广泛多处切口，彻底清除变色、不收缩、不出血的肌肉，直达色泽红润能流出鲜血的正常组织，并行筋膜切开减压。对限于某一筋膜的感染，应切除该筋膜腔内的所有肌群。若整个患肢已被广泛感染，应果断截肢。术前应静脉应用青霉素和甲硝唑，输血、纠正水电解质紊乱。术中应用大量过氧化氢冲洗伤口并湿敷。清创后若感染仍无法控制，应再次清创。

应用抗生素 首选青霉素，剂量宜大，并予克林霉素等抑制产气荚膜梭菌生长。

高压氧治疗 有条件者可应用。治疗后氧舱应严格消毒，避免交叉感染。

全身支持治疗 包括少量多次输血，纠正水电解质紊乱，予高蛋白、高热量的营养支持，以及镇痛、镇静、退热等对症处理。

预防 彻底清创是预防创伤后发生气性坏疽的最可靠方法。对一切开放性创伤，特别是有泥土污染、损伤严重和肌肉坏死者，均应及时进行彻底的清创术，去除一切失活坏死组织和异物。对疑有气性坏疽的伤口，可用3%过氧化氢等冲洗、湿敷；对已缝合的伤口，应拆线敞开伤口。青霉素预防气性坏疽有较好作用，可根据创伤情况在清创前后应用，但不能代替清创术。隔离患者，用过的一切衣物、敷料、器材均应单独收集，进行消毒。煮沸消毒应在 1 小时以上，最好用高压蒸气灭菌，换下的敷料应行销毁。对气性坏疽患者进行手术时，应严格按照相关隔离消毒要求处理。

(毛青)

huàisǐxìng jīnmóyán

坏死性筋膜炎（necrotizing fasciitis）

表现为皮下组织和筋膜广泛性坏死伴全身中毒症状的软组织感染性疾病。由梅勒尼（Meleney）于 1924 年提出。起病急、进展快、死亡率高。延误诊断或治疗不当可导致患者残疾甚至死亡。男女均可发病，比例约为 1.9∶1，可发生于任何年龄，以婴儿、儿童、老年人多见，免疫功能欠佳者发病率和病死率高。

病因及发病机制 发病机制仍无确切定论。一般认为坏死性筋膜炎可由单一细菌如链球菌、金黄色葡萄球菌、产气荚膜梭菌等引起，但大多数为需氧菌和厌氧菌混合感染，偶为真菌感染。致病菌入侵皮肤后，首先在皮下浅深静脉引起炎症反应，然后在血管和淋巴管内形成血栓，阻塞血供和淋巴回流，导致大面积皮肤和皮下浅筋膜、深筋膜坏死。细菌感染与外伤、免疫功能低下、恶性肿瘤等易感因素有关，常见于糖尿病、肛周感染、放疗、化疗、恶性肿瘤、外科腹壁造口、肛周外伤者。感染只局限于皮下组织和筋膜，不累及感染部位的肌组织是其重要特征。

临床表现 此病可累及全身各个部位，以下肢多见，其次是腹壁、会阴、背部、臀部和颈部等。特征性表现是局部症状尚轻即可出现严重的全身中毒症状。

局部症状 起病急，早期局部体征常较隐匿，感染24小时内可波及整个肢体。①片状红肿、疼痛：早期皮肤红肿，呈紫红色片状，边界不清，疼痛。此时皮下组织已坏死，淋巴通路已被迅速破坏，故少有淋巴管炎和淋巴结炎。个别病例可起病缓慢、早期处于潜伏状态。受累皮肤发红或发白，水肿，触痛明显，边界不清，呈弥漫性蜂窝织炎状。②疼痛缓解，患部麻木：源于炎性物质的刺激和病原菌的侵袭，早期感染局部有剧烈疼痛。病灶部位的感觉神经被破坏后，剧烈疼痛可被麻木或麻痹所替代，这是此病的特征之一。③血性水疱：由于营养血管被破坏和血管栓塞，皮肤颜色逐渐发紫、发黑，出现含血性液体的水疱或大疱。④奇臭的血性渗液：皮下脂肪和筋膜水肿、渗液发黏、浑浊、发黑，最终液化坏死。渗出液为血性浆液性液体，奇臭。坏死广泛扩散，呈潜行状，有时产生皮下气体，检查可发现捻发音。

全身中毒症状　疾病早期，局部感染症状尚轻，患者即有畏寒、高热、食欲减退、脱水、意识障碍、低血压、贫血、黄疸等严重的全身性中毒症状。若未及时救治，可出现弥散性血管内凝血和中毒性休克等。局部体征与全身症状的轻重不相符是此病的主要特征。

诊断　早期临床表现缺乏特异性给早期诊断带来困难，若出现以下症状和体征，应高度怀疑此病：①与体征不相符的剧痛。②高张力性肿胀（硬性肿胀），触诊时皮下组织坚硬，呈木质感。③肿胀边缘超过红斑。④皮损呈淡紫色改变。⑤皮肤感觉迟钝或缺失（可能由于肿胀压迫或皮肤神经纤维损害）。

中晚期有一种特殊的恶臭是诊断此病的可靠依据。辅助检查有助于确诊。红细胞沉降率增快；白细胞增多，出现中性粒细胞核左移；血气分析异常；肌酸激酶水平增高；X线平片、磁共振成像及超声检查可探及组织结构紊乱和气体形成，并可确定健康组织边缘及软组织中的液体，真正了解病变的进展情况。可做皮损组织病理学检查及创面坏死物细菌培养加药敏试验，以指导临床用药。

鉴别诊断　①丹毒：局部为片状红斑，无水肿，边界清楚，且常有淋巴结和淋巴管炎。有发热，但全身症状较轻，无坏死性筋膜炎的特征性表现。②蜂窝织炎：只累及皮下组织，筋膜正常，深部结构正常，大多数病例单用抗生素即可治愈。③肌炎和肌坏死：源于肌肉的软组织感染，如气性坏疽、非坏疽性肌坏死、全身坏死性蜂窝织炎等。

治疗　早期诊断、及时治疗是坏死性筋膜炎治疗成功的关键。其原则是纠正水电解质紊乱和酸碱平衡失调，使用敏感抗生素及彻底清创引流。加强营养支持。密切监测患者生命体征变化。

应用抗生素　确定病原菌前，应予广谱抗生素治疗，包括革兰阳性及革兰阴性细菌敏感的抗生素，兼顾厌氧菌。根据创面分泌物细菌培养结果及时调整药物。

清创和引流　皮肤、皮下及筋膜组织高度炎性肿胀，组织液压力异常升高，应尽早切开减张引流或彻底清创。用过氧化氢彻底冲洗后，用0.2%甲硝唑或庆大霉素稀释液冲洗。清创时切开引流范围应至边缘正常组织。

治疗原有疾病　治疗控制原有全身疾病，如糖尿病降糖，肿瘤患者及年老体弱患者应补充高蛋白、高热量。

其他治疗　给予全静脉营养或部分静脉营养有利于机体抵抗力恢复。必要时间断输新鲜血浆、白蛋白甚至全血。患者高热时可物理降温，应用退热药物，疼痛剧烈者可用镇痛药。其他治疗包括适当使用抗凝药或改善微循环药物。外科感染中合并厌氧菌的混合性感染日益增多，高压氧治疗对专性厌氧菌有效，但绝不能取代外科清创和抗生素治疗。短期、大量免疫球蛋白应用可提高机体的非特异性免疫功能。加强并发症的治疗。

预防　提高机体免疫力，积极治疗原发的全身性疾病和局部皮肤损伤。长期使用糖皮质激素和免疫抑制药者应注意加强全身营养，预防外伤。皮肤创伤时应及时清除污染物，消毒创口。

（毛　青）

línbājiéyán

淋巴结炎（lymphadenitis）　病原体沿淋巴管侵袭淋巴结所致感染性疾病。长期营养不良、贫血及其他慢性疾病使抵抗力明显下降者是易患群体。根据病程长短，淋巴结炎分为急性淋巴结炎和慢性淋巴结炎。

病因及发病机制　急性淋巴结炎继发于其他化脓性感染病灶，溶血性链球菌、金黄色葡萄球菌等化脓性细菌沿淋巴管侵入所属区域的淋巴结引起，常出现淋巴结肿大的症状。慢性淋巴结炎由多种原因造成组织和器官的慢性感染，以及组织破坏产物的吸收，均可波及引流淋巴结而导致所属淋巴结的慢性炎症。

临床表现　急性淋巴结炎和慢性淋巴结炎表现有所不同。

急性淋巴结炎　常继发于其他化脓性感染性疾病。淋巴结迅速肿大，有压痛。若患者抵抗力较强，可无全身症状，不需治疗也可自愈。较重者局部红肿热痛，常伴畏寒、发热、头痛等，通过及时治疗，红肿即能消退，但有时因炎症引起组织增生，可遗留小硬结。若炎症未能及时控制，扩散到淋巴结且互相粘连，严重者可形成脓肿。若治疗不及时，可引起败血症。

慢性淋巴结炎　局部淋巴结

肿大，可无症状或伴轻度压痛。病情继续发展，淋巴结炎症波及周围组织时，触诊淋巴结不活动，疼痛加剧，进一步发展为腺源性蜂窝织炎。慢性淋巴结炎有反复消胀史，淋巴结质地中等硬度，可活动，有压痛。

诊断与鉴别诊断 急性淋巴结炎一般根据临床表现可诊断。慢性淋巴结炎诊断首先应排除多种特异性淋巴结炎，常需活检方可确诊。慢性淋巴结炎应与转移癌和淋巴瘤鉴别，常需淋巴结病理和免疫学检查方可鉴别。

治疗 急性淋巴结炎应首先控制炎症，避免扩散，选用有效足量的抗生素，亦可根据药敏试验选择用药。一旦脓肿形成，应及时切开引流。慢性淋巴结炎治疗取决于基本病因，淋巴结肿大常随原发病而消失。

预防 患者平时应注意劳动保护，避免外伤。若有皮肤损伤，应及时处理，防止感染蔓延。若患扁桃体炎、龋齿、手指感染、足癣、疖、痈等，也应及时治疗以控制感染。平日应注意锻炼身体，增强体质。饮食宜清淡，营养宜均衡，忌食辛辣刺激食物。

(毛 青)

jiéhéxìng línbājiéyán

结核性淋巴结炎 (tuberculous lymphadenitis)

结核分枝杆菌侵袭淋巴结所致炎症。可为原发，也可继发于血行播散性结核、结核性胸膜炎、骨结核等。受累淋巴结缓慢进行性肿大伴轻度触痛，触诊结节常是不光滑和不规则团块，淋巴结可相互粘连，形成由多个淋巴结组成的大团块。若不治疗，可形成干酪样坏死，穿透皮肤形成窦道；治疗后大多数结节可消退，但常可复发。继发于血行播散性结核、结核性胸膜炎、

骨结核，可同时有相应的临床表现。结核性淋巴结炎常有结核中毒症状和其他部位结核的表现，确诊需活检行病理检查。应与转移癌和淋巴瘤鉴别，常需淋巴结病理和免疫学检查方可鉴别。结核性淋巴结炎应抗结核治疗。若需外科手术，应完全切除淋巴结而不残留感染伤口。

(毛 青)

jíxìng línbāguǎnyán

急性淋巴管炎 (acute lymphangitis)

发生在管状淋巴管的急性炎症。致病菌多为金黄色葡萄球菌和溶血性链球菌。细菌从受损的皮肤或黏膜侵入，或从其他感染病灶如疖、足癣等处扩散至病灶周围淋巴间隙，进入淋巴管内，引起淋巴管及其周围组织的急性炎症。淋巴管腔内有细菌、凝固的淋巴液和脱落细胞。好发于四肢，尤以下肢多见。

管状淋巴管炎可发生在浅层或深层淋巴管，临床特征不同。①浅层淋巴管炎：肢体皮肤表面有一条或数条线状发红病变，称为红线，是浅层淋巴管炎的主要特征，自感染病灶延伸至所属淋巴结处，略硬且有压痛，为发炎的淋巴管。严重者可有全身不适、乏力、食欲缺乏、发热等。②深层淋巴管炎：淋巴管位置较深，故肢体不出现红线。患肢出现肿胀、疼痛，病变累及区有压痛。感染严重者伴畏寒、发热、头痛、食欲减退等。炎症蔓延到所属淋巴结可出现相应部位淋巴结炎症，局部淋巴结肿大，甚至化脓破溃。

根据发生在四肢的典型红线表现，以及患肢肿胀、压痛等特征，急性淋巴管炎的诊断一般不难。血常规检查白细胞及中性粒细胞多增多。对原发病灶做细菌培养可供治疗参考。累及下肢的

急性淋巴管炎，可能是丝虫病的表现，应注意鉴别。

治疗原则为早期、及时、彻底，以避免淋巴管阻塞。因有原发灶，又可并发淋巴结炎，故宜住院治疗：①卧床休息，抬高患肢。②患肢局部理疗，可沿病变途径用50%硫酸镁溶液、呋喃西林溶液湿敷。③全身应用抗生素，剂量要大、时间要长，以防复发。可选用青霉素、红霉素、头孢菌素等敏感抗生素。④合并急性淋巴结炎者，应按急性淋巴结炎处理，适当延长抗生素应用时间。⑤积极治疗原发病灶，控制感染源，如用1∶5000的高锰酸钾溶液浸泡患肢。

患者平时应注意劳动保护，避免外伤。若有皮肤损伤则应及时处理，防止感染蔓延。及时治疗原发病灶，如疖、刺伤、足癣等，可预防急性淋巴管炎的发生。

(毛 青)

jìfā gǎnrǎnxìng pífūbìng

继发感染性皮肤病 (secondarily infected dermatoses)

原有皮肤病或外伤性破损基础上继发的感染性皮肤病。包括变态反应性皮炎继发感染和外伤继发感染性皮肤病两大类。

变态反应性皮炎继发感染
变态反应性皮炎基础上继发感染。变态反应性皮炎包括接触性皮炎和特应性皮炎。接触性皮炎是接触某种物质后在皮肤、黏膜接触部位发生的急性或慢性炎症反应。皮损常局限于接触部位，有一定形态，境界清楚，有特殊的接触史。去除接触物，适当处理后皮损很快消退。斑贴试验是诊断接触性皮炎的最简单可靠的方法。特应性皮炎是一种与遗传、过敏素质有关的皮肤炎症性疾病，曾称异位性皮炎、遗传过敏性皮炎。

其特征是皮肤瘙痒,皮疹多形性并有渗出倾向,不同年龄阶段有不同临床表现。患者常伴哮喘、过敏性鼻炎及血清 IgE 水平增高等。应避免各种可疑的致病因素,积极对症处理。视病情轻重,用抗组胺药、镇静安定药治疗。根据渗出轻重选用局部洗剂、霜剂或软膏。同时抗感染治疗。

外伤继发感染性皮肤病 病原菌侵袭外伤导致破损皮肤或黏膜所致皮肤感染性疾病。包括皮肤溃疡、丹毒、蜂窝织炎、气性坏疽、坏死性筋膜炎。

急性期溃疡表面覆有坏死组织、渗出物、结痂,溃疡周边皮肤红肿。慢性期溃疡边缘硬化,基底见淡红色肉芽组织增生,溃疡周边纤维组织增生包裹。根据细菌、真菌检查及培养结果,全身或局部应用抗生素和抗真菌药。

丹毒为乙型溶血性链球菌侵袭破损的皮肤或黏膜,导致淋巴管网分布区域的皮肤出现炎症反应。又称急性网状淋巴管炎。首选青霉素,对青霉素过敏者可选用大环内酯类抗菌药。

蜂窝织炎为广泛皮肤和皮下组织弥漫性、化脓性炎症。患处皮肤局部剧痛,呈弥漫性红肿,边界不清,可有显著的凹陷性水肿。可有畏寒、发热等全身症状。应针对病因早期采用足量的广谱抗生素,做细菌培养及药物敏感试验,选择有效抗生素是治疗的关键。局部可热敷,脓肿形成后需切开引流。

气性坏疽是产气荚膜梭菌等所致的肌坏死,是一种发展迅速、预后差的厌氧菌感染。主要表现为严重的毒血症状,体温可高达40℃以上。最早的局部症状是受伤部位剧痛,呈胀痛感。伤口恶臭,轻压之有捻发音。早期诊断

和紧急手术是保全患肢、挽救生命的关键。一旦伤口怀疑有梭菌性肌坏死,应尽早敞开伤口,以氧化剂大量清洗。一经诊断,应紧急手术。抗感染首选青霉素,剂量宜大,同时给予克林霉素等抑制产气荚膜梭菌生长。

坏死性筋膜炎是需氧菌和厌氧菌所致混合感染。感染只损害皮下组织和筋膜,不累及感染部位的肌组织是其重要特征。坏死广泛扩散,呈潜行状,有时产生皮下气体,可发现捻发音。患者局部症状尚轻全身即表现出严重的中毒症状是此病的特征。治疗原则是纠正水电解质紊乱及酸碱平衡失调,使用敏感抗生素及彻底清创引流。病原菌确定前应给予广谱抗生素治疗,并根据药敏试验结果调整用药。同时加强营养支持。

(毛 青)

qiǎnbù zhēnjūnbìng

浅部真菌病 (superficial fungal infection)

由寄生于皮肤角蛋白组织的致病真菌感染皮肤、黏膜、手足、头部、躯干、指(趾)甲、毛发所致皮肤病。根据其侵犯部位不同,临床可分为头癣、体癣、股癣、手足癣和甲癣,根据侵犯组织和培养特点不同将致病真菌划分为 3 个属:毛癣菌属、孢子菌属和表皮癣菌属,包括皮肤癣菌、念珠菌、马拉色菌等。上述 3 个属的皮肤癣菌,感染人体后可引起组织反应,从而发生红斑丘疹、水疱、鳞屑、断发、脱发和甲板改变等。

浅部真菌病根据病史、临床表现特点,诊断一般较容易。实验室检查是临床诊断的重要依据。临床真菌标本检查目前仍以形态学为主,直接镜检法是最普遍的真菌检查法。镜检阳性可确定为

真菌感染,但一般不能确定致病菌种,镜检阴性不能排除真菌感染,若高度怀疑真菌感染可多次重复直接镜检或进行真菌培养。

浅部真菌培养出致病菌后,针对菌种选择有效的口服抗真菌药,并用相应的外用抗真菌药,可以达到满意的疗效。

做好卫生宣传教育工作,普及癣病的防治常识和措施。积极医治癣病患者,特别是头癣和手足癣,充分发动群众,开展群防群治。注意个人卫生。

(毛 青)

pífū xuǎnjūnbìng

皮肤癣菌病 (dermatomycosis)

病原真菌侵犯表皮所致感染性疾病。又称癣。此类疾病的共同特点是发病率高、具有传染性、易复发或再感染。不规范治疗会造成反复发作、反复治疗,极大影响患者的生活质量。常见的有头癣、体癣、股癣、足癣、手癣等。

病因及发病机制 体癣常见病原菌为红色毛癣菌、石膏样毛癣菌、絮状表皮癣菌、紫色毛癣菌等。股癣病原菌以絮状表皮癣菌为常见。手足癣主要病原菌是红色毛癣菌、絮状表皮癣菌、石膏样毛癣菌和玫瑰色毛癣菌等。病原菌感染人体后可引起组织反应而发生红斑丘疹、水疱、鳞屑、断发、脱发和甲板改变等。

临床表现 主要包括以下几方面。

头癣 发生于头部皮肤和毛发的浅部真菌病,在中国头癣分为 4 型。①黄癣:多见于 7~13 岁儿童,起初皮损为丘疹或脓疱,以后干燥结痂,颜色淡黄。②白癣:头皮损害为鳞屑斑片,小者如蚕豆,大者似钱币,日久蔓延、扩大成片,多呈不规则形状。

③黑点癣：主要侵犯儿童。头部损害与白癣近似，亦呈鳞屑斑片，病变面积较小但数目比白癣多。④脓癣：皮损多呈大块状痈样隆起，炎症反应剧烈，患处毛囊化脓，可从中挤出脓液。

体癣　发生在除头、手、足、掌跖、阴部、甲板外的人体光滑皮肤上的皮肤癣菌感染。多见于儿童，其次是青少年。病变呈环状、多环状或地图状红斑，边缘高起，可有活动性丘疹或水疱，有小片状鳞屑附着，中心可自愈脱屑，或有色素沉着。皮损大小有差别，数目也不定，以1~2个或数个居多，全身泛发较少见，且分布呈不对称。有免疫缺陷病或长期使用糖皮质激素和免疫抑制药者，皮疹有可能出现全身播散状分布。

股癣　发生于腹股沟及股内侧的皮肤癣菌感染，是特殊型体癣。股癣绝大多数为成年男性，女性少见。多为不规则形或弧形，皮损为苔藓样变或急性和亚急性湿疹样变，较易并发细菌感染。常为单侧，也可两侧对称分布。病情严重者皮损可向上蔓延至下腹部，向后扩展波及臀部，向下延伸累及股部他处。股癣一般从足癣或手癣自身传染引起，病情与季节变化有关，入夏复发或加重，冬季可缓解。

足癣　致病真菌感染足部，是最常见的浅部真菌病。以中青年发病菌占多数。儿童、老年患者较少见，可能与人群活动少、趾间较干燥有关。跖部群集或散在小水疱，或形成小片红斑，皮损边缘附着弧形或环状小片状脱屑，或在趾间，尤好发于第三、四趾间，表皮角质浸渍发白，除去后则暴露出红斑糜烂。慢性可表现为角化过度，皮肤粗糙，常致皮肤皲裂。

手癣　发生于掌面的浅部真菌病。原发或从足癣自身传染而来。临床表现与足癣相似。手是露出部位，通风性比足好得多，故指间糜烂少现，仅见水疱和鳞屑角化。偶见糜烂，但为念珠菌感染所致，并非皮肤癣菌感染。

甲癣　甲部感染皮肤癣菌所致，俗称灰指甲。

诊断与鉴别诊断　根据病史、临床表现特点，诊断一般容易。必要时可行真菌显微镜检查、真菌培养和滤过紫外线灯检查。头癣应与银屑病、脂溢性皮炎及斑秃鉴别，体癣需与玫瑰糠疹和银屑病鉴别，股癣应与神经性皮炎和慢性湿疹鉴别，手足癣应与湿疹和汗疱疹鉴别。

治疗　针对菌种选择有效抗真菌药口服，相应外用抗真菌药。常用口服抗真菌药物有酮康唑、特比萘芬和伊曲康唑等，疗程结束时症状可能尚未完全消退，但仍有持续抗菌作用，故不需服药至临床表现完全消退。外用药物除复方水杨酸酊剂、复方苯甲酸软膏、卡氏擦剂外，可用1%益康唑霜、克霉唑霜、2%咪康唑霜、联苯苄唑霜、酮康唑霜或1%特比萘芬霜。

(毛　青)

qiǎnbù niànzhūjūnbìng

浅部念珠菌病（superficial candidiasis）

念珠菌属主要是白念珠菌引起皮肤、黏膜感染的浅部真菌病。无性别差异，可累及任何年龄组。

病因及发病机制　多数念珠菌病可能是内源性感染。念珠菌广泛存在于自然界，尤其是水、蔬菜、水果、奶制品中。白念珠菌最常见，致病力也最强。正常情况下，白念珠菌在健康人的口腔、肠道、阴道等处都存在，并不致病，只有在抵抗力下降时才引起感染，为条件致病真菌。健康人消化道的念珠菌带菌率最高，阴道次之，皮肤和泌尿道最低。念珠菌侵入人体能否引起感染，既取决于念珠菌的毒力、数量、入侵途径和对人体的适应性；又取决于人体对病原体抵抗力的强弱。还存在诱因，其中主要是医源性因素，如长期应用抗生素可引起菌群失调，应用糖皮质激素、免疫抑制药、化疗和放疗可抑制炎症反应，降低吞噬功能。导管置入和输液及腹膜透析也可诱发感染。

临床表现　包括皮肤型和皮肤黏膜型。

皮肤型　多属外源性感染。经常接触带念珠菌的污水易染此病。表现有皱襞擦烂（如指或趾间、乳房下、腋窝、会阴等处）、甲沟炎、甲床和甲板增厚（甲真菌病）、丘疹或肉芽肿性损害。由于白念珠菌在表皮生长繁殖，检查皮层可见假菌丝和芽生孢子，一般不伴黏膜或内脏感染。

皮肤黏膜型　主要是内源性感染。白念珠菌在体内大量繁殖，侵入消化道、呼吸道和皮肤引起炎症，最常见的是鹅口疮，在舌表面和颊黏膜可见乳白色斑片，刮除后可见鲜红色湿润基底，若不及时治疗，可直接蔓延到呼吸道，或通过血液循环侵入泌尿道或其他器官。其次是念珠菌阴道炎和包皮龟头炎，阴道分泌物增多，龟头出现红斑丘疹，可通过性交传播。慢性黏膜皮肤念珠菌病，较少见，主要见于儿童。

诊断与鉴别诊断　诊断应根据患者有无宿主高危因素、临床表现和真菌学依据。临床表现不能用其他疾病解释，同时存在诱因且常规真菌检查阳性，应考虑念珠菌病的可能，并做进一步检查。成人出现鹅口疮提示为深部念珠菌病的早期表现，不可忽视。标本直接镜检发现大量假菌丝和成群芽生孢子有诊断意义。若只见芽生孢子，特别是在痰或阴道分泌物中可能属于正常带菌，无临床意义。假菌丝的存在表示念珠菌处于致病状态。怀疑有念珠菌食管炎者，则不仅应做内镜刷取标本检查，还应做活检，进一步从组织病理学查找念珠菌侵袭黏膜的证据。临床上应首先与原发病鉴别；组织病理学上应与曲菌病鉴别；真菌学上与其他酵母菌鉴别。

治疗 应尽量去除诱因，如长期大量应用广谱抗生素、糖皮质激素或免疫抑制药者应考虑停药或减量；若有糖尿病和恶性肿瘤等，应予以相应处理。保持患处干燥、清洁。常用药物为制霉菌素、氟康唑、伊曲康唑等，可局部或全身应用。

（毛 青）

mălāsèjūnshǔ gǎnrǎn

马拉色菌属感染（malassezia infection）

马拉色菌侵袭皮肤角质层所致浅部真菌病。包括花斑癣、马拉色菌毛囊炎、脂溢性皮炎、特应性皮炎、银屑病等。马拉色菌属是一组常见的条件致病菌，广泛存在于人类及温血动物皮肤上，是人体正常菌群之一，与机体处于共生状态。根据形态学、显微结构、生理生化学和分子学生物研究，马拉色菌属分为10个种。作为一种条件致病菌，在某些易感因素的作用下引起皮肤感染。

花斑糠疹 俗称花斑癣。马拉色菌侵犯皮肤角质层所致慢性、无症状的浅部真菌病。患病人群在各个年龄段均有分布，以20～40岁的人群中更流行。发病与环境因素密切相关，如温度、湿度、机体免疫状态，并有一定的遗传倾向。临床原发损害为绿豆大小的斑疹，无炎症，上覆糠秕样细小鳞屑，以感染部位皮肤深色、浅色与正常皮色间杂如花斑为特征。好发于前胸、后背等皮脂腺丰富的部位，可反复发作多年不愈。外用抗真菌药如2%酮康唑乳膏或香波剂型、1%特比萘芬乳膏、1%环吡酮胺，以及外用二硫化硒、吡硫翁锌是对花斑癣有效且患者耐受性良好的一线治疗药物。伊曲康唑、氟康唑等口服唑类抗真菌药通常用于有泛发性或复发性花斑癣，或外用药物治疗失败的患者。口服疗法通常不推荐用于儿童花斑癣。对于经常复发者，可采取局部或口服药物预防复发。

马拉色菌毛囊炎 马拉色菌所致慢性毛囊性感染。虽然从马拉色菌毛囊炎的皮损中经常可分离出马拉色菌，但从正常的毛囊皮脂腺和未感染的开放性寻常痤疮中也可分离出该菌。多见于青年，好发于人体上半部皮脂腺丰富部位，表现为外观形态一致的暗红色圆顶丘疹或脓疱，不融合，自觉瘙痒。治疗首先去除诱因，停用糖皮质激素或抗生素。治疗原则同花斑癣。轻者以外用抗真菌药为主，严重者需全身性抗真菌治疗。外用药物包括2%酮康唑洗剂、二硫化硒洗剂、50%丙二醇、咪唑类、三唑类及丙烯胺类抗真菌乳膏或溶液、吡硫翁锌等。严重者可口服氟康唑或伊曲康唑。由于常见复发，通常需长期定期局部用药以预防复发。

脂溢性皮炎 发生在皮脂溢出基础上的慢性皮肤炎症。马拉色菌在脂溢性皮炎中的发病机制尚不清楚。马拉色菌感染导致相关皮肤疾病的发生可能与紫外线辐射、致病微生物等环境因素有关，马拉色菌属对局部皮肤产生的免疫反应有积极作用，其感染增加的敏感性和产生的次级代谢产物，可能参与诱发和维持脂溢性皮炎。主要表现为皮肤皮脂分泌旺盛，好发于头皮、眉毛、鼻部、胸部、后背、腋下、阴部，表现为反复发作的红斑鳞屑伴皮脂分泌增多。治疗以局部和系统抗真菌治疗为主，辅以抗炎治疗。包括外用抗真菌药（酮康唑、其他唑类药物、环吡酮胺）、局部用抗炎药（氢化可的松、倍他米松等外用皮质类固醇）及具有非特异性抗微生物、抗炎或角质剥脱性的外用药物（二硫化硒、琥珀酸锂、葡糖酸锂、吡硫翁锌、水杨酸、煤焦油）。外用钙调磷酸酶抑制剂（他克莫司、吡美莫司）具有较强抗马拉色菌活性和较强抗炎活性，且无糖皮质激素的不良反应，可作为外用皮质类固醇的替代选择。口服抗真菌药用于外用药物治疗未充分控制病情的中重度脂溢性皮炎患者，可选用伊曲康唑、氟康唑等。对于大多数脂溢性皮炎患者，建议间断性外用药物以预防复发。

特应性皮炎 慢性、瘙痒性皮肤病。具有发病年龄早、患病率高、易复发等特点。其发病机制尚不十分清楚，可能与遗传、微生物感染、免疫功能紊乱、环境等多种因素有关。马拉色菌易定植于头颈部等皮脂溢出部位，特应性皮炎患者多有皮肤屏障功能缺陷，马拉色菌可作为变应原，诱发机体产生 IgE 介导的 I 型变态反应和 T 细胞介导的 IV 型变态反应。特应性皮炎以剧烈瘙痒、红斑、脱屑、皮肤慢性苔藓化为特征。患者或其家族中常有哮喘、过敏性鼻炎等病史。患者或其家族中常有哮喘、过敏性鼻炎等病史。外用钙调磷酸酶抑制剂（他克莫司、吡美莫司）可抑制马拉色菌生长。口服抗真菌药报道的疗效不一。口服伊曲康唑或氟康唑有效者，通常需长期维持治疗。

银屑病 常见的慢性复发性红斑鳞屑性皮肤病。病因不清，发病机制复杂，认为与遗传、感染、免疫功能紊乱、精神及神经内分泌等因素有关。临床早期即发现微生物感染可诱发或加重银屑病，抗真菌药显示出对银屑病的治疗作用也支持真菌在银屑病发病中的作用。有研究发现，银屑病皮损中的主要菌种是球形马拉色菌，而正常皮肤上的主要菌种是限制性马拉色菌，二者有显著差异，且菌种分布与皮损严重程度也存在显著关系。临床上主要以炎症性红色丘疹或斑块，上覆多层银白色鳞屑为特征，米粒至绿豆大小，边界清楚，可逐渐融合。临床上对于一些脂溢部位皮损顽固的银屑病患者予抗真菌药治疗，随着皮肤上马拉色菌数量的减少，银屑病的临床症状得以改善。在中国酮康唑等抗真菌药未被列为治疗银屑病的一线药物，但欧洲专家在头皮银屑病分级及管理共识中提出，酮康唑有利于改善免疫抑制或合并马拉色菌感染的银屑病患者病情。由于马拉色菌亚种对抗真菌药的敏感性存在差异，若疗效不佳，建议根据药敏结果选择抗真菌药。

(毛 青)

zújūnzhŏng

足菌肿（mycetoma） 真菌或放线菌等引起，表现为无明显自觉症状的慢性局限性皮肤肿胀的一组临床复合病变。又称足分枝菌病。累及皮下组织、筋膜和骨骼，有窦道形成，并可造成组织破坏和畸形。常发生在热带及亚热带。多见于中年人，男性多于女性。

病因及发病机制 足菌肿的致病菌很广，约半数由真菌引起（真菌性足菌肿），另一半由放线菌引起（放线菌性足菌肿）。真菌性足菌肿的致病菌有 10 条种，其中包括波氏足菌肿霉、尖端单孢霉、镰刀状头孢霉等。放线菌性足菌肿的致病菌以马杜拉放线菌、以色列放线菌、星形诺卡菌较常见。某些细菌和短杆菌亦可引起足菌肿样损害。足部是最易感染的部位，外伤后病原菌通过土壤接种于皮肤，导致真皮和皮下组织感染，皮下组织感染后周围组织肿胀，逐渐形成化脓性窦道，流出含有特征性颗粒的脓液，随之出现深部组织感染，甚至侵袭骨骼。病程可以短至数月或长达数十年。

临床表现 好发于四肢暴露部位，尤其是足部。病变开始，多在足部发生丘疹结节，融合形成肿块及多发性脓肿，表面暗红色，与皮肤粘连，穿透皮肤后可形成瘘管。病变可暂时缓解、消散。病变经数月或数年反复发作后，可累及肌肉、骨骼、筋膜及肌腱。皮肤表面可满布结节、瘘管，局部肿胀，形成瘢痕，高低不平。瘘管中经常排出浆液脓性或油样液体，其中混有不同色泽的黄白或黑色颗粒。全身反应轻微，局部很少疼痛。患者一般无行动障碍。病程可长达 10～20 年。病变可播散到身体其他部位，尤以肺部多见。

诊断与鉴别诊断 诊断依据：①到过或居住在流行地区，有混有致病菌土壤的直接接触史。②脓液中有不同色泽的颗粒。③渗出物和引流物等标本直接镜检及培养、鉴定；病理学检查主要为化脓性肉芽肿性反应导致的致密瘢痕组织及局部末梢动脉炎性改变。X 线检查示感染部位的手或足可显示小骨的破坏或增生。肺部感染可表现为广泛的浸润性阴影。

此病应与骨髓炎、骨结核、肿瘤、象皮肿、球孢子菌病等鉴别，主要依据临床表现和镜检真菌形态。

治疗 对早期局限性病灶可用局部切除。若是深部组织病灶，切除范围要广泛。两性霉素 B 对此病有效，局部病灶可做局部封闭。若是系统性感染，可用两性霉素 B 静脉滴注。对放线菌和诺卡菌引起的足菌肿，可用抗生素或磺胺类药物治疗。

预防 尽量避免外伤和接触腐物，有外伤应及时清创处理。发现有小的病损应尽早就医，及时治疗，可避免更多组织受累。

(毛 青)

jīròu-gǔgé gǎnrǎn

肌肉骨骼感染（musculoskeletal infection） 病原体侵袭肌肉、骨骼所致炎症反应。常见肌肉骨骼感染包括感染性关节炎、腰大肌脓肿、化脓性肌炎、骨髓炎、手术后感染、感染性多肌病。

(毛 青)

gǎnrǎnxìng guānjiéyán

感染性关节炎（infectious arthritis） 病原体侵袭关节所致炎症。病原体包括细菌、病毒、真菌、螺旋体。最常见受累的关节是膝关节和髋关节。90% 感染性关节炎为单关节发病。

病因及发病机制 正常情况下关节内无菌。细菌可由血行途径，经滑膜进入关节；或通过邻近的软组织感染灶、骨髓炎症直接侵入关节；或由关节手术、创伤、穿刺、注射药物时带入。细菌性关节炎分为淋菌性关节炎和非淋菌性关节炎两大类，后者包括结核分枝杆菌性关节炎。细菌性关节炎成年人常见的病原体是淋病奈瑟菌。非淋菌性关节炎多由金黄色葡萄球菌、链球菌、革兰阴性菌和结核分枝杆菌引起。

引起病毒性关节炎的病毒包括细小病毒 B19、乙型肝炎病毒、丙型肝炎病毒、风疹病毒、水痘-带状疱疹病毒、腮腺炎病毒、腺病毒、柯萨奇病毒等，比细菌更易引发多关节炎。

真菌性关节炎常发生在全身或局部抵抗力降低时，如早产儿、慢性消耗性疾病、长期使用抗生素及糖皮质激素、免疫抑制药者。膝关节最常受累，多伴骨髓炎。

伯氏疏螺旋体引起的莱姆病主要造成皮肤、心脏、神经和关节损害。

临床表现　患侧关节肿胀、疼痛，关节腔内积聚大量浆液性、纤维素性或脓性渗出液，关节囊膨胀，有波动感。患肢跛行，常伴体温升高。病变持续则关节软骨破坏，软骨下骨被侵袭，关节骨周缘骨质增生，滑膜增厚。后期可发展为纤维性或骨性关节愈合，关节强硬或死关节。

诊断与鉴别诊断　诊断感染性关节炎要有高度可疑指征，尤其是有无非关节的外源性感染病灶，因为各种关节炎的症状相似。临床表现和感染部位的微生物检查有利于诊断。

此病需与类风湿关节炎鉴别。感染性关节炎有以下特点：①大多累及单关节，偶有两个以上，呈不对称性。②发病急，关节疼痛更剧烈，全身症状明显。③关节腔穿刺可抽出脓液，培养可检出致病菌。④类风湿因子阴性，免疫检查正常。

治疗　病原体不同，治疗方法各异。

细菌性关节炎　原则如下。①早期采取有效抗生素治疗：是首选疗法。根据临床特征、滑液性状、涂片检查结果等初步估计可能的致病菌选择抗生素。根据药敏试验结果调整用药。抗生素剂量为常规剂量的 2~3 倍，给药途径为胃肠外给药。滑膜是高度血管化组织，抗生素易从血液循环进入关节腔，使关节腔内药物浓度达到有效剂量，不需将抗生素直接注射入关节腔。关节腔注射除可增加关节内感染机会，尚可产生化学性滑膜炎。淋菌性关节炎首选青霉素，此病很少引起关节破坏，关节积液穿刺抽吸即可，不需外科清创。此病预后好，对青霉素、头孢菌素反应好，若治疗 7 天后无明显改善，应考虑诊断是否正确。5 岁以下的非淋菌性关节炎患者初始治疗宜选用头孢呋辛、头孢哌酮、头孢曲松。5 岁以上的非淋菌性关节炎根据滑液革兰染色结果选择抗生素。革兰染色阳性者选用青霉素类，阴性者选用第二代或第三代头孢菌素，根据培养结果调整治疗方案。结核性关节炎的抗结核治疗除可采用 1.5 年标准方案外，还可采用 6 个月疗法和 9 个月疗法。②充分的关节引流：分穿刺引流、关节镜引流和手术引流 3 种方法。③支持疗法：注意休息，保证充足营养，必要时输血或白蛋白。可用石膏、夹板、牵引限制患肢活动，防止感染扩散，减轻疼痛。急性期炎症消退后，应及时开始主动和被动关节活动，预防关节强直。

病毒性关节炎　对症治疗为主。急性期卧床休息，非甾体抗炎药可迅速缓解症状，还可应用病情改善药，如青霉胺、金制剂、抗疟药和柳氮磺吡啶。大多数病毒性关节炎预后好。应避免使用免疫抑制药。

真菌性关节炎　去除诱因，积极治疗原发病，口服或静脉应用抗真菌药。有关节腔积液者需行闭式引流或手术清创。

莱姆病关节炎　主要是抗生素治疗，依据患者不同阶段和不同特点选择合适的抗生素。

预防　预防性治疗似乎仅适合于患有皮肤、泌尿系生殖道及呼吸道感染的易感性增高者。对于曾行微创手术者，预防性治疗仅适合高度易感者。

（毛　青）

yāodàjī nóngzhǒng

腰大肌脓肿（psoas abscess）

腰部或腹腔炎症导致腰大肌局限性化脓性炎症病灶，并因组织坏死、溶解而形成充满脓液腔隙的病理状态。

病因及发病机制　按病原学可分为两类：①多见于胸椎、腰椎结核合并腰大肌脓肿，结核分枝杆菌侵及腰大肌，形成腰大肌脓肿。结核分枝杆菌经血流进入骨组织，若机体抵抗力强，可抑制结核分枝杆菌，使其处于潜伏状态；若机体抵抗力弱，侵入的结核分枝杆菌则进行繁殖，于松质骨内形成结核病灶。以后病变逐渐扩大发生干酪样坏死及结核性肉芽肿形成。病变常累及周围软组织，引起结核性肉芽形成及干酪样坏死，干酪物质软化、液化形成软组织的结核性脓肿。患者无红、肿、热、痛，故称冷脓肿，又称寒性脓肿。②腹膜后化脓性感染累及腰大肌而形成的脓肿较罕见，病原菌最常见的是大肠埃希菌、金黄色葡萄球菌和类杆菌。

临床表现 临床表现多有结核中毒症状，低热、盗汗，多伴结核病史，腰背疼痛或腹部包块。

疼痛 多为轻微钝痛，休息则轻，劳累则重，咳嗽、打喷嚏或持物时加重，但夜间多有较好睡眠，这与恶性肿瘤不同。

姿势异常 病变部位不同，患者所采取的姿势各异。颈椎结核患者常有斜颈畸形，头前斜，颈短缩，双手托下颌。胸腰椎、腰椎及腰骶椎结核患者站立或走路时尽量将头与躯干后仰，坐时喜用手扶椅，以减轻体重对受累椎体的压力。腰椎结核患者从地上拾物尽量屈膝、屈髋，避免弯腰，起立时用手扶股前方，即拾物试验阳性。

脊柱畸形、压痛和叩击痛 以后凸畸形最常见，多为角形后凸，侧凸不常见，也不严重。因椎体离棘突较远，故局部压痛不太明显。局部棘突可有叩击痛。

脊髓受压现象 部分患者因出现截瘫就诊。即使患者无神经障碍的主诉，医师也应常规检查双下肢的神经情况，以便及时发现早期脊髓受压现象。

诊断 根据病史、临床表现、实验室检查和 X 线检查表现，诊断一般不难，但确诊需依据细菌学和病理学检查。腰大肌脓肿大多数是结核性寒性脓肿。若患者起病急，高热，白细胞计数增高，中性粒细胞比例增高，红细胞沉降率不增快或增快不明显，下腹部或腰部左侧或右侧包块明显增大，压痛明显，患侧下肢屈曲不能伸直，X 线胸片检查和脊柱影像学检查无异常，抗结核治疗效果不明显，但一般的抗感染治疗效果显著，应考虑化脓菌感染性腰大肌脓肿或髂窝脓肿可能。

鉴别诊断 ①化脓性感染所致脓肿较局限，多位于单个椎间隙。若脓肿范围大于两个椎间隙，则结核的可能性较大。②此病应与脊柱的化脓性骨髓炎、类风湿关节炎、布氏菌病、伤寒、梅毒、放线菌病等鉴别。③此病应与自发性寰枢关节脱位、椎间隙退化、骨髓炎、腰椎间盘突出症、半椎体畸形、先天性椎体融合、脊柱肿瘤鉴别。

治疗 脊柱结核合并腰大肌寒性脓肿的治疗原则是在积极抗结核治疗的基础上，做骨结核病灶清除的同时清除脓肿。对有严重结核中毒症状不能做病灶清除术者，可选择下列手术方式：穿刺抽液、闭式引流、切开引流、脓肿刮除、术后残腔闭式负压引流、窦道缩短术。对腹膜后化脓性感染累及腰大肌而形成的脓肿，应积极抗感染治疗，必要时切开引流。

(毛 青)

huànóngxìng jīyán

化脓性肌炎 (pyomyositis)

细菌感染所致横纹肌化脓性炎症。较少见，但可发生于免疫力较低患者，特别是糖尿病患者。

病因及发病机制 大部分由葡萄球菌引起，其余常见致病菌以 A 组溶血性链球菌较多，肺炎链球菌、大肠埃希菌、肺炎克雷伯菌、铜绿假单胞菌也偶见报道。化脓性肌炎主要侵犯股、臀部和骨盆区域的肌肉，如腰肌、髂肌、股四头肌、股二头肌、臀大肌、闭孔内肌等。根据形成原因可分为两类。①原发性化脓性肌炎：病因尚不明确。可能来自潜在感染源，或菌血症经血行播散至受损肌肉，受创伤肌肉比未受创伤的肌肉更易受感染。②继发性化脓性肌炎：较常见于邻近感染区域的直接扩散，如阑尾炎，也可因穿透性外伤引起。基础状况差（如免疫异常、免疫缺陷、人类免疫缺陷病毒感染、营养缺乏、寄生虫病、糖尿病、静脉滥用药物等）也使化脓性肌炎易感性增加。早期可出现肌肉水肿、纤维分离，随后肌纤维斑片状溶解直至完全崩解，进一步由细菌和中性粒细胞分解化脓，最后形成充满脓液的腔。

临床表现 主要分为 3 期。①一期（1~2 周）：表现为肌肉疼痛，皮肤红斑、肿胀和水肿，无发热。②二期（2~3 周）：局部出现硬结、疼痛和逐渐增大的肿块。③三期：局部疼痛加剧，化脓，累及邻近关节和骨质，约 1.8% 的病例可发展为败血症，导致休克和死亡。病变部位常见于股部及臀部肌群，还可累及上臂肌肉及小腿肌肉，少数还可累及胸大肌、胸小肌、锁骨和肋间肌群。

诊断 化脓性肌炎在二、三期临床表现较典型，诊断不难。早期临床表现不明显、不典型，实验室检查无特异性，临床常易漏诊或误诊。超声、CT、磁共振成像（MRI）等影像学检查可辅助诊断。初期 MRI 可以区分肌肉弥漫性炎症及随后的脓肿形成，是化脓性肌炎最有价值的早期检查手段。

鉴别诊断 需鉴别的良性病变主要有血肿、糖尿病肌肉梗死、结节性神经纤维瘤病、骨折后继发感染等。需鉴别的恶性病变主要有滑膜肉瘤、脂肪肉瘤、神经纤维瘤病等。除临床表现的特点外，影像上的鉴别点主要有脓肿周边有包膜，增强扫描明显强化，常合并蜂窝织炎、静脉血栓形成，而其他病变不具备该特点。糖尿病合并化脓性肌炎还需与多发性肌炎鉴别。

治疗 早期诊断和及时抗生素治疗对避免脓肿形成和败血症等主要并发症的发生很重要。使用耐青霉素酶青霉素进行抗感染治疗，非化脓期单用抗生素对化脓性肌炎有效，若已有脓液，则应切开引流。化脓性肌炎常合并化脓性心肌炎、胸腔积液、脓胸、肺炎、肺脓肿等，治疗不及时可引起严重并发症如骨髓炎等。

预防 增强体质，积极治疗原发病。预防外伤的发生。皮肤创伤时应及时清除污染物，消毒创口。

（毛　青）

gǔsuǐyán
骨髓炎（osteomyelitis）　致病菌引起并累及骨各部分伴骨组织破坏的炎症。可局限发病于单一类型骨组织，也可同时波及骨髓、骨质、骨膜及周围软组织。

病因及发病机制 根据发病机制分类如下。①创伤性骨髓炎：致病菌通过体表伤口或切口进入骨损伤局部引起骨组织感染。常见致病菌为金黄色葡萄球菌、厌氧杆菌及铜绿假单胞菌。常因开放性骨损伤未经彻底清创，或虽彻底清创但创伤及污染较重，或由闭合性损伤手术时无菌操作不严格引起，常发生于骨折部位。②血源性骨髓炎：细菌从体内其他感染病灶通过血液循环到达某一骨组织引起骨组织感染。感染病灶常为扁桃体炎、中耳炎、疖及脓肿等，外伤常为局部诱因，抵抗力低下、身体状况较差的婴幼儿多发。常发生于四肢长管骨干骺端，多见于胫骨、股骨干骺端。③蔓延性骨髓炎：邻近软组织感染直接蔓延发生的骨髓炎，

如指端软组织感染所致指骨骨髓炎、糖尿病足所致骨髓炎等。常见致病菌多见于铜绿假单胞菌、链球菌、大肠埃希菌等，常发病于感染灶邻近的骨质。

临床表现 骨髓炎按其病程可分为急性骨髓炎（病程数天到数周）和慢性骨髓炎（病程数月甚至更长）。急性骨髓炎常有高热和全身感染症状，局部主要表现为患肢疼痛、肿胀、压痛和活动受限。转为慢性骨髓炎有溃破、流脓、有死骨或空洞形成。患处死骨的异物刺激，可造成长期流脓发臭，时好时坏，经久不愈。症状取决于感染部位、范围、严重程度、病程、年龄、抵抗力和细菌毒力。

诊断与鉴别诊断 若常出现局限性骨痛、发热和不适，则提示骨髓炎可能。X线平片可提供有价值的诊断信息。若出现骨质减少、虫蚀样改变及周围软组织肿胀，则强烈提示存在骨髓炎。X线检查发现骨质破坏常有一定的滞后性，常到感染出现10~21天后才有较典型的表现。骨髓炎 CT 表现包括骨组织和相邻的肌肉、肌间隙或皮下组织肿胀，还可形成囊肿样囊腔及骨膜下血肿，软组织中出现气体、脂液平面及窦道。磁共振成像可早期发现骨组织病变，更适合于早期诊断，且其具有良好的软组织对比度，在确诊骨髓炎和软组织感染的范围方面优于 X 线、CT。

此病需与骨肉瘤、尤因（Ewing）肉瘤、骨组织细胞增多症和骨样骨瘤等鉴别，X线检查鉴别困难，可通过 CT、磁共振成像及活体组织检查鉴别。

治疗 基本原则包括：彻底清除病灶、消灭残存细菌、适时重建骨组织修复骨缺损、修复皮

肤软组织缺损、局部及全身应用抗生素。辅助治疗方案如骨缺损局部血运重建和高压氧治疗也是有益的。急性骨髓炎有时通过早期敏感抗生素治疗即可治愈。慢性骨髓炎伴无血运的坏死组织及对抗生素渗透有阻碍作用的细菌生物被膜，一般单独采用抗生素治疗很难达到痊愈，清创是必须手段，联合全身或局部应用抗生素显著提高其治愈率。

预防 外伤感染包括组织损伤后感染和骨骼损伤后感染，是引起骨髓炎的常见原因。日常生活中应注意积极预防。对感染性疾病，应及早发现、及时治疗。开放性骨折首先应防止感染。已行内固定的开放性骨折，一旦发生感染并蔓延到髓腔，炎性感染常沿髓内针向两端扩散，在髓内针穿入或穿出部位的皮下也可能形成感染，一旦发生，应特别注意首先取出内固定物以控制感染。

（毛　青）

jíxìng xuèyuánxìng gǔsuǐyán
急性血源性骨髓炎（acute hematogenous osteomyelitis）　化脓性细菌经血行感染到达骨组织所致骨髓炎症。任何年龄均可发生，但多见于抵抗力低下、身体状况较差的婴幼儿。

病因及发病机制 其原发病灶常为扁桃体炎、中耳炎、疖及脓肿等，各种炎症引起败血症侵入骨髓。最常见的致病菌为金黄色葡萄球菌，其次为链球菌、表皮葡萄球菌、大肠埃希菌、肺炎链球菌等。任何骨骼均可发生，易发部位为股骨下端、胫骨上端，其次为股骨上端和桡骨下端。3~15 岁的患儿骨骼生长处于最活跃的时期，全身及局部骨骼组织的抵抗力小但血运较丰富，且长骨干骺端有丰富、多弯曲的终末

小动脉，血流较缓慢，细菌常形成菌团，并在此处易脱落形成小血栓，造成末端循环消失，局部组织坏死，更加利于细菌繁殖生长，最终导致局部骨组织感染。

临床表现 有典型感染症状，可出现全身不适、寒战等，但以高热最明显，发展至脓毒血症时可表现出明显的全身中毒症状。骨骼感染也可引起明显的炎性渗出，造成骨髓腔内压力增高及骨膜下脓肿形成，造成严重疼痛，常表现为拒绝行走、拒绝负重、跛行或拒动，多为剧烈疼痛，难忍受，小儿多表现为烦躁不安拒绝活动，常伴疼痛性或保护性功能受限，使关节屈曲以减轻疼痛症状。骨组织感染炎性渗出可导致局部皮肤温度增高，软组织明显肿胀，以及环形压痛、叩痛。

诊断与鉴别诊断 诊断依据：①有局部感染、皮肤破损、外伤、呼吸道感染等诱因。②有明显全身中毒症状，如高热、寒战、白细胞增多和红细胞沉降率明显增快，血培养阳性。③局部疼痛，压痛、叩痛，局部皮温增高，软组织肿胀，保护性功能受限。④局部分层穿刺阳性，脓液培养阳性，且是常见致病菌群。⑤磁共振成像提示有骨质和骨髓信号的改变，骨膜反应阳性。

此病应与尤因（Ewing）肉瘤鉴别，后者多发生于长骨骨干，全身症状较轻，X线表现有骨膜下骨质增生，呈"大葱皮"样改变，有明显的夜间痛，局部穿刺活检可确诊。

治疗 一旦确诊，应立即应用大量抗生素，选用经验用药，患肢制动，高热量饮食，然后再根据细菌培养及药敏试验结果及时调整用药。选用开窗减压和持续引流术，以清除脓液和坏死物质，减轻症状，控制炎症并防止炎症扩散。

预防 外伤感染包括组织损伤后感染和骨骼损伤后感染，也是引起急性血源性骨髓炎炎的常见原因。因此，日常生活中应注意积极预防。

(毛 青)

júxiànxìng gǔ nóngzhǒng

局限性骨脓肿 （localized bone abscess）

低毒性致病菌所致局限性骨质破坏的慢性化脓性炎症。又称布罗迪骨脓肿（Brodie abscess），1930 年由布罗迪（Brodie）首先报道。好发于下肢长骨，多见于干骺端，骨骺闭合前干骺端最常受累，成年人干骺端、骨干均可受累。好发于青少年。

病因及发病机制 常为低毒力的金黄色葡萄球菌或链球菌感染所致。其病因主要有两方面：①致病菌通过血液循环进入并停留在骨内，形成病灶，由于致病菌毒力较低而患者自身抵抗力较强，使得病灶局限。②病变早期使用抗生素治疗未能彻底控制病情，使病变得以持续，在病变区形成局限性骨破坏。病理表现为炎症细胞浸润及多核细胞反应，纤维性及脓性渗出。病灶局限，内部充满炎性渗出物及增生肉芽组织，部分可见碎屑样坏死骨，由于长期炎性刺激，周围正常骨质出现反应性致密硬化，还可出现骨膜反应。

临床表现 起病缓慢，病程较长。症状一般较轻微，可表现为长期间歇性疼痛，局部可有压痛，也可出现红肿胀及发热，经抗生素治疗后缓解。多有反复发作病史。

诊断 此病临床表现不典型，应结合病史、体检和辅助检查综合判断。实验室检查可正常。典型的慢性局限性骨脓肿 X 线表现为长管状骨或不规则骨骨端的圆形或类圆形骨破坏，环绕以边界清楚的硬化带，病灶内通常无死骨，周边无骨膜反应。不典型的慢性局限性骨脓肿表现为病灶形态不规则，病灶内出现死骨，局部骨皮质溶解破坏，骨膜反应及软组织炎性改变，这些表现是造成误诊的主要原因。骨穿刺抽吸到脓液可确诊。

鉴别诊断 包括以下几方面。

骨样骨瘤 好发于胫骨、股骨等长骨干，有持续局限性疼痛，程度比一般良性肿瘤明显，夜间痛加重，性质为钝痛或刺痛，小剂量阿司匹林可缓解。随病程加长，疼痛加剧，变为持续性，局部有压痛，病程长者可有肌萎缩。镜下肿瘤中央为骨样组织，周围有少量纤维组织及骨母细胞围绕，也可有破骨细胞存在，间质中有丰富的血管，瘤巢中央可钙化或骨化。局限性骨脓肿镜下见有少许炎症细胞浸润，可鉴别。

非骨化性纤维瘤 以长管状骨的干骺端皮质处较常见，多呈膨胀性生长，边缘为硬化骨组织的薄壳。病灶发展缓慢、潜在，且数年后才有局部疼痛和肿胀。局限性骨脓肿边缘硬化不明显，容易与之鉴别，典型非骨化性纤维瘤表现为向外突出，骨壳变薄，这与骨感染病灶四周均硬化增厚有明显区别。非骨化性纤维瘤病理检查镜下多见骨样组织骨小梁呈放射状或条索状排列，大量骨样组织、基质钙化不均，富含血管，常见多核巨细胞；与局限性骨脓肿镜下所见有明显区别。

骨囊肿 是一种常见的良性骨肿瘤样病变，多见于青少年和儿童，好发于长管状骨干骺端，最常见部位是股骨、肱骨上端，病因不清。多数患者无明显症状，有时局部隐痛或肢体局部肿胀，绝大多数患者发生病理性骨折后就诊。X 线表现病变多位于长管状骨的干骺端，髓腔呈现出中心性、单房性、椭圆形透亮区，边缘清晰而硬化，骨皮质有不同程度膨胀变薄，且骨皮质越接近囊肿中心越菲薄。

治疗 以手术为主。行病灶清除术，可一期骨移植，自体松质骨最佳。术前、术后应用抗生素。术后患肢制动。

（毛 青）

mànxìng gǔsuǐyán

慢性骨髓炎（chronic osteomyelitis）

病程数月甚至更长的骨髓炎。20 世纪 80 年代以前，慢性骨髓炎主要是急性血源性骨髓炎未及时治疗或处理不当造成；80 年代以后，慢性骨髓炎主要源于创伤性骨髓炎和蔓延性骨髓炎，且发病率逐渐增高。

病因及发病机制 常见病因如下：①急性期未能及时和适当治疗，有大量死骨形成。②有死骨或瘢痕等异物和死腔存在。③局部广泛瘢痕组织及窦道形成，循环不佳，有利于细菌生长，而抗菌药又不能达到。④患者有全身性疾病如糖尿病、服用糖皮质激素或免疫缺陷等。主要致病菌为金黄色葡萄球菌，占 50% 以上，其次为厌氧菌、假单胞菌属、变形杆菌属和大肠埃希菌。也可能是革兰阳性菌和革兰阴性菌的混合感染。

由急性血源性骨髓炎处理不当转为慢性者越来越少，而源于创伤性感染导致的慢性骨髓炎发病率逐渐增高。可能原因如下：①由于广谱抗生素的应用，使得急性骨髓炎的治愈率非常高，极

少转化为慢性骨髓炎。②越来越多的车祸伤、机器伤及高空坠落伤，在造成开放性、粉碎性复杂性骨折的同时，软组织严重损伤直至皮肤坏死骨外露，处理不及时或处理不当发展成慢性骨髓炎。③闭合性骨折开放复位内固定和抗生素滥用所致慢性骨髓炎，呈逐年递增趋势。

临床表现 有急性炎症反复发作病史。患肢比对侧粗大，病骨变粗，不规则皮下组织变粗、变硬，有压痛。有窦道或瘘管形成，且长期不愈合，偶有小块死骨排出。多处窦道形成，对肢体功能影响较大，可出现肌肉萎缩；若发生病理骨折，可有肢体短缩或成角畸形；若病变接近关节，多有关节挛缩或僵硬。慢性骨髓炎长期不愈、窦道发生恶变形成鳞状上皮癌。部分患者可伴消耗性贫血。

诊断与鉴别诊断 根据既往有急性炎症反复发作史或开放性骨折病史，患肢变形畸形、功能障碍，有窦道或瘘管，少数患者晚期恶变，X 线片显示骨质破坏和骨质增生并存，有死骨、死腔形成等，一般诊断不难。

此病需与骨肉瘤、尤因（Ewing）肉瘤、骨组织细胞增多症和骨样骨瘤等鉴别，X 线、CT、磁共振成像及活体组织检查可以鉴别。

治疗 包括以下几方面。

手术治疗 要求彻底切除瘘管，在病灶处开凿骨窗，将髓腔内脓液、异物、瘢痕纤维组织及坏死组织彻底切除，彻底摘除死骨，消除死腔，修整骨窗，使其成为便于引流和易于组织长入的口阔、腔浅、底小的蝶形骨缺损。病灶清除后残留的骨缺损，传统上不能一期植骨修复，因为残存

的致病菌在骨移植材料植入的条件下，更易大量繁殖并增加毒力，导致早期植骨修复失败。对残存的骨缺损，常用手术有碟形手术、奥尔（Orr）疗法和肌瓣填塞等。彻底清除死骨及坏死组织后用抗生素缓释系统临时填充死腔，进一步消灭残存致病菌，确保感染完全控制后，再二期植骨修复。

皮肤软组织缺损修复 病灶清除后留有皮肤软组织缺损，伤口难闭合，成为影响手术疗效的一大因素。随着显微外科技术的发展，局部随意皮带蒂或游离皮瓣、肌瓣或复合组织瓣，已广泛应用于慢性炎症创面的覆盖，既可及时消灭死腔，又可改善局部血供。

抗生素治疗 对骨髓炎的治疗，早期应用大剂量敏感抗生素是治疗的基础。应选择有可靠的骨组织浓度、对致病菌高度敏感的抗生素，包括全身应用及局部应用。长期全身应用大剂量的抗生素费用高、毒副作用大，慢性骨髓炎患者局部骨及软组织血供差，病变骨质缺血硬化，全身应用抗生素很难达到局部有效杀菌浓度。外科清创联合局部抗生素及其缓释系统的应用可弥补以上不足。

预防 对急性骨髓炎应尽早诊治，减缓病情进展为慢性骨髓炎。避免创伤，正确治疗创伤性感染。

（毛 青）

shǒushùhòu gǎnrǎn

手术后感染（post-operative infection）

手术造成致病微生物对机体感染的病理状态。

病因及发病机制 造成手术后感染的主要致病微生物是细菌，真菌、病毒等也可致病。特异性感染的致病微生物有结核分枝杆

菌、破伤风杆菌、炭疽杆菌和放线菌等。创伤及手术后感染多是两种以上致病微生物混合性感染，初期是单一感染，但随着病情的演变，常发展为多种致病微生物参与的混合性感染。手术后感染的致病机制主要有两方面：一是致病微生物的存在和侵入，二是机体免疫功能状态受损。

临床表现 可分为两部分。①全身症状与体征：典型的感染中毒症状，一般在创伤及手术后，体温升高，脉快，伴头晕、头痛、精神萎靡、乏力、食欲减退等。若发生重症感染，则可出现由此引发的多器官功能障碍综合征。②局部症状与体征：包括手术切口感染、腹腔内感染、呼吸系统感染、泌尿系统感染等。

诊断与鉴别诊断 手术后一旦发生持续发热，应考虑可能存在感染，通过临床表现及辅助检查，基本可确认是否存在感染性疾病。原发病灶的确认，必须依靠对局部症状、体征及实验室检查结果的分析。

治疗 ①全身治疗：旨在改善患者整体状况，包括营养状况、免疫状况、凝血机制及各个相关脏器系统的功能状况，缓解感染中毒症状并控制应激反应程度，提高患者的免疫力。②局部治疗：旨在控制并消灭感染病灶的同时缓解局部症状，治疗方案必须根据局部病灶的实际情况制订。

预防 ①努力减少和消灭致病微生物，控制其侵入途径，严格无菌操作，避免造成更严重的病原体污染，尽可能降低感染灶的病原体含量。对一些特殊形式感染，如破伤风等，可选择免疫预防疗法。②改善机体免疫功能，提高抵抗力。对糖尿病、肾脏疾病等影响免疫功能的疾病应积极

治疗；对严重创伤造成的机体病理生理改变应给予纠正，改善营养状态，并根据相应指征及时用预防性抗菌药。

(毛 青)

gǔ-guānjié jiǎtǐ gǎnrǎn

骨关节假体感染 （prosthetic joint infection）

骨、关节置换术并发感染的病理状态。尽管其发生率很低，但严重影响关节功能、降低患者的生活质量，通常需要接受再次手术和长期的抗生素治疗，严重时需行关节融合术甚至截肢，给患者带来了巨大的生理和心理及社会经济负担。根据假体置换后感染出现的时间分为3种类型。①早期感染：指在置换后3个月内出现感染征兆和临床症状。②迟发型感染：指置换后3个月~2年出现感染征兆和临床症状。③晚期感染：指置换后2年以上出现感染征兆和临床症状。3种类型在骨关节假体感染的发生比例大体相近。

病因及发病机制 骨关节假体感染的危险因素主要包括置换部位之前有过置换史、年龄过大、口服免疫抑制药、类风湿关节炎、糖尿病、营养不良、肥胖、银屑病、艾滋病、长期留置导尿管、置换部位感染等。先前有过关节置换史是独立危险因素。菌血症是血源性假体感染的危险因素。

病原微生物一般通过3种途径引起假体感染：①定居于假体，置换后直接种植。②菌血症通过血源性播散到达假体。③邻近部位感染灶直接接触种植。急性和亚急性感染是假体植入过程中接触细菌而感染，慢性感染大多是血源性传播。其中细菌生物膜是假体感染反复发作和难控制的主要原因。细菌生物膜是一种包裹于细胞外多聚物基质中的微生物

细胞菌落。导致骨关节假体感染的细菌一般是单一菌种，且大多为革兰阳性需氧球菌，其中凝固酶阴性葡萄球菌占大多数。其他细菌包括肠球菌属、链球菌属、铜绿假单胞菌和肠杆菌属，分枝杆菌属和真菌则少见。

临床表现 急性假体感染通常由污染的血液或表浅创口感染扩散至深部的假体周围，置换后即可表现为持续性关节疼痛。患者可出现局部红斑、肿胀和创口反复排出脓性液体，可伴全身性感染症状，包括发热、寒战和出汗。慢性假体感染主要表现为逐渐严重的功能障碍和置换后持续性疼痛，常在置换后数月内出现，多由血源性感染播散而来，可在关节术后早期或晚期发生，患者有时在置换后功能恢复良好，但数月或数年后突然出现疼痛和肿胀，伴发热和寒战等全身表现。

诊断 出现以下情况，应首先考虑假体感染：患者在骨关节置换后持续疼痛，或短期内出现疼痛，甚至休息时或关节功能良好时也发生疼痛，或短期内（2~4年）假体即松动。

对骨关节假体感染的诊断尚无一项临床或实验室检查令人满意，综合临床表现、实验室检查、组织病理学检查、生物学和影像学检查才能确诊。诊断标准为：①存在与假体相通的窦道。②感染假体周围至少两处软组织或关节液中培养分离出一种病原微生物。③以下6项中存在4项：红细胞沉降率增快和C反应蛋白水平升高；关节液白细胞计数升高；关节液中性粒细胞比例升高；受累关节内存在脓液；从一处假体周围组织或关节液中培养分离出病原微生物；假体周围组织的病理学分析，中性粒细胞计数≥5

个/HPF，至少5个视野。

治疗 以彻底清除感染灶，保留关节功能和改善患者生活质量为主。单纯抗生素治疗通常不够，除合并严重内科疾病不能耐受手术治疗者外，大多需手术治疗。

手术治疗 手术方式包括以下4种。①保留假体的清创术：创伤最小且能很好保留患肢功能，越来越受关注。②一期关节再置换术：减少住院时间、降低住院费用、只需接受一次手术，适用于软组织极少受累、致病菌毒力较弱、术前已给予抗生素治疗的假体感染者。成功率较低，一般较少采用。③二期关节再置换术：成功率比前者明显提高，适用于关节周围软组织中重度受累，伴或不伴关节周围窦道形成的慢性骨关节假体感染。④关节成形术和截肢术：适用于骨关节假体顽固性感染，大量骨量丢失且患肢功能很难恢复者。

抗生素治疗 最佳方案和疗程尚不明确。人工关节感染抗菌药的选择仅凭药敏试验结果是不够的，理想的药物应为渗透性好、对抗细菌生物膜及对缓慢生长的细菌有杀灭作用。喹诺酮类药物对生物膜的渗透作用最强，大环内酯类药物能抑制生物膜的形成，利福平则两者兼有。联合应用大环内酯类和喹诺酮类药物对生物膜有较强的抑制作用。骨关节假体感染患者通常需要接受长期的抗生素治疗，保留假体的清创术需要接受3~6个月的抗生素治疗（髋关节为3个月，膝关节为6个月），对需行二期关节再置换手术者术前需4~6周的抗生素治疗，静脉给药1周，随后予口服。

预防 严格掌握手术适应证，严格控制手术室无菌状态，戴双层手套，尽量缩短手术时间，彻底冲洗和止血以减少术后血肿形成，骨水泥型髋关节置换时可在骨水泥中加入抗菌药等。预防性应用抗生素可减少术后感染发生率。抗生素预防的目标是使血液和组织药物浓度超过最低血药浓度，以防术中感染。全身应用抗生素应在术前进行。定期去除牙菌斑，保持口腔卫生能很好降低菌血症发生率。有牙科、泌尿系和胃肠道感染者，使用单剂量抗生素。

（毛 青）

gǔ-guānjié yìwù gǎnrǎn
骨关节异物感染（foreign body infection in joint）
外伤或手术并发骨关节内植入异物感染的病理状态。按异物来源不同可分为外伤导致的异物感染和手术导致的异物感染两大类。骨科手术使用的内植入物有很多种类，常见的包括钢板、髓内钉、人工关节、人工韧带、椎间融合器等。根据保留时间长短分为永久性内植入物和临时性内植入物。

异物感染的主要致病微生物是细菌，真菌等也可致病。异物感染多是两种以上致病微生物构成的混合性感染，有时初期是单一感染，但随着病情演变，也常发展为多种致病微生物参与的混合性感染。异物感染的致病机制主要有两方面：一是致病微生物的存在和侵入，二是异物对组织器官的机械性损伤。

临床表现可分为全身症状与体征和局部症状与体征。前者常表现为典型的感染中毒症状，如发热、脉快，伴头晕、头痛、精神萎靡、乏力、食欲减退等。若发生重症感染，则可出现由此引发的多器官功能障碍综合征的表现。局部症状与体征与异物存在的部位有关。

依据全身症状、体征和辅助检查结果，诊断基本可确认。还可借助B超检查明确病变性质、范围，必要时可行诊断和治疗性穿刺。

若异物感染为全身性感染，且表现出严重的感染中毒症状，或机体深部组织结构出现感染病灶，应使用抗菌药。一般情况下，可进行血液或感染灶标本培养，根据药敏试验结果选择抗菌药。若无法迅速得到培养结果，可根据其特征性临床表现如发热形式、血象特点、造成感染的病史及发病机制等情况，或根据感染灶标本如渗出液或脓液的性状、气味及光镜下涂片染色检查结果，初步判断致病微生物的类型并选择敏感抗菌药。局部治疗旨在去除异物的同时控制并消灭感染病灶，治疗方案必须个体化。

（毛 青）

gǎnrǎnxìng duōfāxìng jīyán
感染性多发性肌炎（infectious polymyositis）
感染诱发的多发性肌炎。多发性肌炎是皮肌炎的一种临床类型。皮肌炎是累及皮肤和肌肉的非感染性炎症性疾病，属于系统性结缔组织病。

病因及发病机制 尚不十分清楚，一般认为与免疫、感染、肿瘤、遗传有关。有学者在肌细胞内已发现微小RNA病毒样结构，用电子显微镜观察，在皮肤和肌肉血管壁的肌细胞与内皮细胞中，发现类似副黏病毒核壳体的管状包涵体。有的患者体内检出鼠弓形虫抗体，抗弓形虫治疗有效。病理上以骨骼肌纤维变性和间质性炎症改变为特征。

临床表现 急性或隐匿起病。急性感染可为其前驱表现或发病的诱因。

皮损 典型表现为上睑出现淡紫色红斑与水肿，逐渐扩展到眶周、颧部及口角，以后颈部、前胸、膝肘关节伸面和指甲周围亦出现相同的红斑与水肿。随病情进展，病变皮肤出现脱屑、萎缩及色素沉着。

肌肉症状 以对称性近端肌无力开始，肩胛带肌无力使两肩抬高困难，下肢带肌无力出现上楼和蹲起困难，颈肌亦常受累，患儿抬头无力，部分患儿伴关节和肌肉疼痛。病情可长时间稳定，也可缓慢进展，累及咽喉肌者出现吞咽和构音困难，腱反射早期存在，晚期随肌萎缩加重而减弱或消失。呼吸肌也可受累，导致呼吸困难及吸入性肺炎，儿童呼吸肌麻痹较成人少见。

其他 可有不规则发热、消瘦、贫血、关节炎、间质性肺炎、末梢神经炎、癫痫以及蛛网膜出血等。

诊断与鉴别诊断 根据临床表现，结合血清肌酶、肌电图检查（提示肌源性和神经源性病变共存，可见自发纤颤电位和正相尖波增多）或肌肉活检特点（可发现肌纤维变性、坏死、肌萎缩与再生，肌纤维间质炎症细胞浸润，小血管阻塞，毛细血管内皮细胞增生等病理改变）可确诊。

此病应与急性感染性肌炎鉴别，后者常继发于流行性感冒和其他呼吸道感染，表现为严重的对称性肌肉疼痛和无力，休息后可在数天内完全缓解。除肌酶增高外，肌电图和肌肉活检无异常。

治疗 注意休息，控制感染，尽早使用足量有效抗生素。糖皮质激素（简称激素）可抑制炎症反应，改善症状，早期应用效果好。激素治疗无效者可改用或加用免疫抑制药（环磷酰胺、硫唑嘌呤或甲氨蝶呤），大剂量丙种球蛋白和血浆交换有治疗作用，但需较高的医疗费用。长期大量应用激素、免疫抑制药，应注意药物副作用，加强对症和支持治疗。

（毛青）

xìng chuánbō jíbìng

性传播疾病（sexually transmitted disease，STD） 通过性接触传播的一组感染性疾病。主要病变不仅发生在生殖器部位，也可侵犯附属淋巴结及其他器官。包括淋病、梅毒、软下疳、性病性淋巴肉芽肿和腹股沟肉芽肿5种，曾称"花柳病"。国外列入STD的病种多达20余种，其中包括传统的5种性病，以及非淋菌性尿道炎、尖锐湿疣、生殖器疱疹、艾滋病、细菌性阴道病、外阴阴道念珠菌病、阴道毛滴虫病、疥疮、阴虱和乙型病毒性肝炎等。中国要求重点防治的8种STD是淋病、梅毒、软下疳、性病性淋巴肉芽肿、生殖道沙眼衣原体感染、尖锐湿疣、生殖器疱疹及艾滋病。

高危人群 极有可能感染性病的人群，包括卖淫者、嫖娼者、吸毒者、多性伴侣者、婚外恋者、同性恋者及性病患者的性伴侣等。

病因 ①病毒：如引起尖锐湿疣、生殖器疱疹、艾滋病。②衣原体：如引起性病性淋巴肉芽肿、非淋菌性尿道炎。③支原体：如引起非淋菌性尿道炎。④螺旋体：如引起梅毒。⑤细菌：如引起淋病、软下疳。⑥真菌：如引起外阴阴道念珠菌病。⑦寄生虫：如引起阴道毛滴虫病、疥疮、阴虱等。这些病原体广泛存在于自然界，在适宜的温度下生长繁殖而发病。

临床表现 STD是一组疾病的总称，其症状因病而异，感染性病病原体后，有的患者有明显临床症状，有的无任何表现。男性常出现尿频、尿急、尿痛及尿道口分泌物，阴囊肿大；女性阴道分泌物异常（增多、色黄、异味、脓性或血性等）；外阴瘙痒，下腹痛。生殖器部位出现水疱、糜烂、溃疡；生殖器部位出现赘生物；腹股沟淋巴结肿大；全身，尤其是在手掌、足底出现不痛不痒的对称分布的皮疹。

治疗 可治愈或易治愈的性病通常是细菌、衣原体、支原体、螺旋体等病原体感染，如淋病、非淋菌性尿道炎、梅毒（早期梅毒）、软下疳等，应用合适的抗生素治疗均可达到临床和病原学治愈。不可治愈或难治愈的性病主要由病毒感染引起，如生殖器疱疹、尖锐湿疣、艾滋病。不可治愈指相当一段时期内不能达到病原学治愈，治疗可达到临床治愈。抗病毒药物只起抑制作用，短期内无法彻底清除。患上述性病后，虽然可达到临床治愈，但是病毒仍可能潜伏在体内，是部分患者生殖器疱疹或尖锐湿疣容易复发的原因。人体对这些病毒可逐渐产生免疫力，对病毒起抑制作用而对人体不再有危害。

预防 ①社会预防：坚决取缔卖淫嫖娼、吸毒贩毒和淫秽书刊，加强健康教育，提倡洁身自爱，抵制社会不良风气。②个人预防：提高文化素养，防止不洁性行为；采取安全性行为；使用优质安全套；注意个人卫生，不吸毒，不与他人共用注射器；避免输血，尽量不注射血制品；出现生殖器可疑症状及时就医，早发现、早治疗；配偶患性病应及时就医，治疗期间避免性生活，需要时使用安全套；做好家庭内部的清洁卫生，防止对衣物等生活用品的污染。

（吴　昊　黄晓婕）

línbìng

淋病（gonorrhea）

淋病奈瑟菌引起以泌尿生殖系统化脓性感染为主要表现的性传播疾病。其发病率居中国性传播疾病第二位。自1975年以后，中国淋病又死灰复燃，患者逐年呈直线增多，是性病主要病种。近年来随着梅毒病例的大幅增加，淋病病例呈下降趋势，但淋病仍是中国常见的性传播疾病，也是《中华人民共和国传染病防治法》中规定的需要重点防治的乙类传染病。

病原学 淋病病原体即淋病奈瑟菌（简称淋球菌），1879年由奈瑟（Neisseria）首次分离。属奈瑟球菌科，奈瑟球菌属。呈肾形，两个凹面相对，大小一致，长约0.7μm，宽0.5μm。是嗜二氧化碳需氧菌，革兰染色阴性，最适宜在潮湿、35℃、含5%二氧化碳的环境中生长。常存在于中性粒细胞内，椭圆形或球形，常成双排列，无鞭毛、无荚膜，不形成芽胞。对外界理化条件抵抗力弱，最怕干燥，干燥环境中1~2小时即可死亡。高温或低温都易致死。

流行病学 主要通过性接触传播，淋病患者为主要传染源，接触含淋病奈瑟菌的分泌物或被污染的用具也可传播。妊娠期女性患者可累及羊膜腔导致胎儿感染，分娩时新生儿通过产道可引起淋菌性眼炎。此病可发生于任何年龄，尤其是性活跃的中青年。

发病机制 人类是淋病奈瑟菌的唯一天然宿主。该菌有黏附宿主黏膜的能力，尤其对单层柱状上皮和移行上皮细胞黏膜有特殊亲和力。淋病奈瑟菌侵入尿道或宫颈后，细菌的菌毛、外膜蛋白Ⅱ等使淋病奈瑟菌迅速黏附于上皮细胞，被上皮细胞吞噬后在其中繁殖。上皮细胞损伤发生溶解形成局部炎症反应，24~48小时后炎症加重，诱导白细胞聚集和吞噬，黏膜广泛水肿，上皮细胞坏死脱落，出现充血水肿、化脓和疼痛。淋病奈瑟菌可侵犯泌尿生殖道的腺体和隐窝，并可上行蔓延，引起男性前列腺、精囊、输精管及附睾炎症，女性可并发子宫内膜炎、输卵管炎及盆腔腹膜炎症。若炎症反复发作，男性尿道、输精管及女性输卵管因结缔组织纤维化可引起狭窄，导致不育和异位妊娠。淋病奈瑟菌入血后可引起败血症及播散性淋病。

临床表现 包括无合并症的淋病表现和泌尿生殖器外的淋病表现。

无合并症的淋病 包括男性淋病和女性淋病。

男性淋病 ①男性急性淋病：潜伏期一般为2~10天，一般均3~5天。起初尿道口灼痒、红肿及外翻。排尿时灼痛，伴尿频，尿道口有少量黏液性分泌物。3~4天后，尿道黏膜上皮发生多数局灶性坏死，产生大量脓性分泌物，排尿时刺痛，龟头及包皮红肿显著。伴全身症状。②男性慢性淋病：一般多无明显症状，比急性期炎症轻，尿道分泌物少而稀薄，仅于晨间在尿道口有脓痂黏附，即糊口现象。由于尿道长期存在炎症，尿道壁纤维组织增生而形成瘢痕，前尿道形成多处瘢痕，致使分泌物不能通畅排出，炎症易向后尿道、前列腺及精囊扩延，并发前列腺炎、精囊炎，甚至逆行向附睾蔓延，引起附睾炎。

女性淋病 ①女性急性淋病：感染后开始症状轻微或无症状，一般经3~5天的潜伏期后，相继出现尿道炎、宫颈炎、尿道旁腺炎、前庭大腺炎及直肠炎等，其中以宫颈炎最常见。70%的女性淋病患者存在尿道感染。淋菌性宫颈炎常见，多与尿道炎同时出现。②女性慢性淋病：急性淋病若未充分治疗可转为慢性。表现为下腹坠胀、腰酸背痛、白带增多等。③妊娠合并淋病：多无临床症状。患淋病的孕妇分娩时，可经过产道而感染胎儿，特别是胎位呈臀先露者尤易被感染，可发生胎膜早破、羊膜腔感染、早产、产后败血症和子宫内膜炎等。④幼女淋病奈瑟菌性外阴阴道炎：外阴、会阴和肛周红肿，阴道脓性分泌物较多，可引起尿痛、局部刺激症状和溃烂。

泌尿生殖器外的淋病 包括淋病奈瑟菌性结膜炎、淋病奈瑟菌性咽炎和淋病奈瑟菌性直肠炎。

淋病奈瑟菌性结膜炎 此病少见。可发生于新生儿和成年人，结膜充血、水肿，有脓性分泌物，严重者可致角膜溃疡和失明。新生儿分娩通过产道时引起淋病性结膜炎，出生后1~14天发生，表现为双眼睑明显红肿，有脓性分泌物，若未及时治疗，可累及角膜，形成角膜溃疡和角膜白斑，导致失明。

淋病奈瑟菌性咽炎 多无症状，有症状者可表现为咽喉部红肿、脓性分泌物。

淋病奈瑟菌性直肠炎 多为肛门瘙痒和烧灼感，排便疼痛，排出黏液和脓性分泌物，直肠充血、水肿、脓性分泌物、糜烂、小溃疡及裂隙。

播散性淋病 播散性淋病奈瑟菌感染，罕见。出现轻至中度发热，体温多在39℃以下，可伴乏力、食欲下降等。可出现心血管、神经系统受累的表现。

诊断 患者有婚外性行为或卖淫嫖娼史，配偶有感染史，与淋病患者（尤其家中淋病患者）共用物品史，新生儿母亲有淋病史。有尿频、尿急、尿痛、尿道口流脓或宫颈口阴道口有脓性分泌物等，或有淋病奈瑟菌性结膜炎、咽炎、直肠炎等表现，或有播散性淋病症状。男性急性淋病奈瑟菌性尿道炎涂片检查有诊断意义，但对女性应进行淋病奈瑟菌培养。若条件允许，可采用聚合酶链反应确诊。

鉴别诊断 淋病奈瑟菌性尿道炎应与沙眼衣原体性尿道炎鉴别。女性淋病奈瑟菌性宫颈炎应与沙眼衣原体性宫颈炎鉴别。淋病奈瑟菌性宫颈炎可出现阴道分泌物异常等症状，还应与阴道滴虫病、外阴阴道念珠菌病和细菌性阴道病鉴别。

治疗 原则如下：①患病后应尽早确诊，确诊前不随意治疗，确诊后立即治疗。②判断是否有合并症，明确临床分型对正确指导治疗很重要。③明确是否耐青霉素或耐四环素。④明确是否合并衣原体或支原体感染。⑤选择对淋病奈瑟菌最敏感的药物进行治疗，药量充足，疗程正规，用药方法正确。⑥严格掌握治愈标准，坚持疗效考核。达到治愈标准才能判断为痊愈。治愈者应坚持定期复查。⑦患者夫妻或性伴侣双方应同时检查和治疗。治愈前禁止性行为，注意休息，有合并症者应维持水电解质平衡，保持阴部洁净。

无合并症的淋病治疗 如淋病奈瑟菌性尿道炎、宫颈炎、直肠炎，首选头孢曲松、大观霉素或头孢噻肟。次选为其他第三代头孢菌素类，若已证明其疗效较好，亦可选作替代药物。若沙眼衣原体感染不能排除，应加用抗沙眼衣原体感染药物。

根据近年来中国淋病奈瑟菌耐药监测的资料，中国淋病奈瑟菌分离株对青霉素及四环素耐药性较普遍，已不作为推荐药物。耐喹诺酮淋病奈瑟菌在中国已较普遍，且耐药菌株比例逐年升高，部分地区淋病奈瑟菌分离株对该类药的耐药率达75%~99%，临床上亦常可见到喹诺酮类药物治疗淋病失败的病例。不推荐其用于治疗淋病。

体重>45kg的儿童淋病按成人方案治疗，体重<45kg儿童按如下方案：年龄<8岁者禁用四环素类药物，推荐使用头孢曲松或大观霉素，由医师决定用药剂量。

有合并症的淋病治疗 如淋病奈瑟菌性附睾炎、精囊炎、前列腺炎，可用头孢曲松、大观霉素或头孢噻肟。

疗效判定 治疗结束后2周内，在无性接触史情况下，符合以下标准为治愈：①症状和体征全部消失。②治疗结束后4~7天内从患病部位取材，复查淋病奈瑟菌阴性。

（吴昊 黄晓婕）

méidú

梅毒（syphilis） 梅毒螺旋体感染引起的慢性系统性性传播疾病。是《中华人民共和国传染病防治法》中列为乙类防治管理的病种。临床表现复杂，可侵犯全身各器官，造成多器官损害。

病原学 梅毒螺旋体属螺旋体目，螺旋体科，密螺旋体属。不易着色，故又称苍白螺旋体，由8~14个整齐规则、固定不变、折光性强的螺旋组成，长4~14μm，宽0.2μm，以旋转、蛇行、伸缩3种方式运动。为厌氧微生物，离开人体不易生存。煮沸、干燥、日光、肥皂水和普通消毒剂均可迅速将其杀灭，但其耐寒力强。

流行病学 性接触是梅毒的主要传播途径，占95%以上。感染梅毒的早期传染性最强。随着病期延长传染性越来越小，一般认为感染后4年以上者性接触传染性十分微弱。患梅毒孕妇可通过胎盘传染胎儿，引起胎儿宫内感染，可导致流产、早产、死胎或分娩胎传梅毒儿。

梅毒在全世界流行，据WHO估计，全球每年约有1200万新发病例，主要集中在南亚、东南亚和撒哈拉以南非洲。梅毒在中国增长迅速，已成为报告病例数最多的性病。所报告的梅毒中，隐性梅毒占多数，一期、二期梅毒较常见，胎传梅毒报告病例数也在增加。

发病机制 梅毒的发病与梅毒螺旋体在体内大量繁殖及其引起宿主变态反应密切相关。性接触过程中，梅毒螺旋体可通过破损的皮肤黏膜由感染者传给性伴侣。梅毒螺旋体侵入人体后，经2~4周的潜伏期，梅毒螺旋体在入侵部位大量繁殖，通过变态反应引起侵入部位破溃，即硬下疳。由于局部免疫力增强，硬下疳经3~8周可自行消失。螺旋体在原发病灶大量繁殖后，可侵入附近的淋巴结，再经血液播散到全身其他组织和器官，出现梅毒疹和系统性损害如关节炎。若不经治疗，部分患者的病情可进一步发展到晚期阶段，发生心血管或神经系统损害，以及皮肤、骨与内脏的树胶肿损害。梅毒感染后，机体产生抗心磷脂抗体和抗梅毒螺旋体抗体，但这些抗体对机体无免疫保护作用。早期梅毒治愈后，可再感染梅毒；晚期梅毒则不发生再感染，可能与机体已产生细胞免疫有关。

临床表现 根据传播途径不同分为获得性（后天）梅毒和胎传（先天）梅毒；根据病程的不同分为早期梅毒和晚期梅毒。

获得性显性梅毒 不同分期表现不同。

一期梅毒 硬下疳好发部位为阴茎、龟头、冠状沟、包皮、尿道口；大小阴唇、阴蒂、宫颈；肛门、肛管等。也可见于唇、舌、乳房等处，于感染梅毒螺旋体后7~60天出现，大多数患者硬下疳为单发、无痛不痒、圆形或椭圆形、边界清晰的溃疡，较清洁，触之有软骨样硬度，持续时间为4~6周，可自愈。出现硬下疳后1~2周，部分患者出现腹股沟或近卫淋巴结肿大，可单个也可多个，肿大的淋巴结大小不等、质硬、不粘连、不破溃、无痛。

二期梅毒 以二期梅毒疹为特征，有全身症状，一般在硬下疳消退后相隔一段无症状期再发生。梅毒螺旋体随血液循环播散，引发多部位损害和多样病灶。侵犯皮肤、黏膜、骨骼、内脏、心血管、神经系统。全身症状发生在皮疹出现前，发热、头痛、骨关节酸痛、肝脾淋巴结肿大。①皮肤梅毒疹：见于80%~95%患者。特点为疹型多样、反复发生、广泛而对称、不痛不痒、愈后多不留瘢痕、驱梅治疗迅速消退。主要疹型有斑疹样、丘疹样、脓疱性梅毒疹、扁平湿疣、掌跖梅毒疹等。②复发性梅毒疹：初期梅毒疹自行消退后，约20%二期梅毒患者于1年内复发，以环状丘疹最多见。③黏膜损害：见于约50%患者。发生在唇、口腔、扁桃体及咽喉，为黏膜斑或黏膜炎，有渗出物，或发生灰白膜、黏膜红肿。④梅毒性脱发：约占10%。多为稀疏性，边界不清，如虫蚀样，少数为弥漫样。⑤骨关节损害：表现为骨膜炎、骨炎、骨髓炎及关节炎，伴疼痛。⑥二期眼梅毒：梅毒性虹膜炎、虹膜睫状体炎、脉络膜炎、视网膜炎等，常为双侧。⑦二期神经梅毒：多无明显症状，脑脊液异常，脑脊液快速血浆反应素环状卡片试验（RPR）阳性。可有脑膜炎或脑膜血管症状。

三期梅毒 1/3的未经治疗的显性梅毒螺旋体感染发生三期梅毒。其中，15%为良性晚期梅毒，15%~20%为严重的晚期梅毒。①皮肤黏膜损害：结节性梅毒疹好发于头皮、肩胛、背部及四肢伸侧。树胶样肿常发生在小腿，为深溃疡形成，萎缩样瘢痕；发生在上额部时，组织坏死、穿孔；发生于鼻中隔者则骨质破坏，形成马鞍鼻；舌部者为穿凿性溃疡；阴道损害为出现溃疡，可形成膀胱阴道瘘或直肠阴道瘘等。②近关节结节：是梅毒性纤维瘤缓慢生长的皮下纤维结节，对称性、大小不等、质硬、不活动、不破溃、表皮正常、无炎症、无痛，可自行消退。③心血管梅毒：主要侵犯主动脉弓部位，可发生主动脉瓣关闭不全，引起梅毒性心脏病。④神经梅毒：发生率约10%，可在感染早期或数年、十几年后发生。可无症状，也可发生梅毒性脑膜炎、脑血管梅毒、脑膜树胶样肿、麻痹性痴呆。

获得性隐性梅毒 后天感染梅毒螺旋体后未形成显性梅毒而呈无症状表现，或显性梅毒经一定的活动期后症状暂时消退，梅毒血清试验阳性、脑脊液检查正常，称为隐性梅毒。感染后2年内者称为早期隐性梅毒；感染后2年以上者称为晚期隐性梅毒。

妊娠梅毒 是孕期发生的显性或隐性梅毒。妊娠梅毒时，梅毒螺旋体可通过胎盘或脐静脉传给胎儿，形成以后所生婴儿的胎传梅毒。孕妇因发生小动脉炎导致胎盘组织坏死，造成流产、早产、死胎，只有少数孕妇可生健康儿。

先天性显性梅毒 早期和晚期表现各异。

早期先天梅毒 患儿出生时即瘦小，出生后3周出现症状，全身淋巴结肿大，无粘连、无痛、质硬。多有梅毒性鼻炎。出生后约6周出现皮肤损害，呈水疱-大疱型皮损（梅毒性天疱疮）或斑丘疹、丘疹鳞屑性损害。可发生骨软骨炎、骨膜炎。多有肝脾大，血小板减少和贫血。可发生神经梅毒。不发生硬下疳。

晚期先天梅毒 发生在2岁以后。一类是早期病变所致骨、齿、眼、神经及皮肤的永久性损害，如马鞍鼻、哈钦森（Hutchinson）牙等，无活动性；另一类是仍具活动性损害所致临床表现，如角膜炎、神经性聋、神经系统表现异常、脑脊液变化、肝脾大、鼻或腭树胶样肿、关节积水、骨膜炎、指炎及皮肤黏膜损害等。

先天性潜伏梅毒 患梅毒母亲所生，未经治疗，无临床表现，但梅毒血清反应阳性，年龄<2岁者为早期先天性潜伏梅毒，>2岁者为晚期先天性潜伏梅毒。

诊断 有不安全性接触史，或孕产妇梅毒感染史，或输血史，出现各期梅毒的相应临床表现（若为隐性梅毒则无明显临床表现），结合实验室检查可诊断。①暗视野显微镜检查：取患者可疑皮损（如硬下疳、扁平湿疣、湿丘疹等），在暗视野显微镜下检查，见到可运动的梅毒螺旋体，可作为梅毒的确诊依据。②梅毒血清学试验：方法很多，所用抗原有非螺旋体抗原（心磷脂抗原）和梅毒螺旋体特异性抗原两类。前者有 RPR、甲苯胺红不加热血清学试验（TRUST）等，可做定量试验，用于判断疗效和病情活动程度；后者有梅毒螺旋体颗粒凝集试验（TPPA）、梅毒螺旋体血凝试验（TPHA）、荧光梅毒螺旋体抗体吸收试验（FTA-ABS）、梅毒螺旋体酶联免疫吸附试验（TP-ELISA）等，特异性强，用于梅毒螺旋体感染的确证。③脑脊液检查：适用于出现神经症状或驱梅治疗无效者。该检查对神经梅毒的诊断、治疗及预后判断均有帮助。检查项目应包括：细胞计数、总蛋白测定、RPR 及 TPPA 试验等。

鉴别诊断　一期梅毒硬下疳应与软下疳、固定性药疹、生殖器疱疹等鉴别。一期梅毒近卫淋巴结肿大应与软下疳、性病性淋巴肉芽肿所致淋巴结肿大鉴别。二期梅毒的皮疹应与玫瑰糠疹、多形红斑、花斑癣、银屑病、体癣等鉴别。扁平湿疣应与尖锐湿疣鉴别。

治疗　强调早诊断、早治疗、疗程规则、剂量足够。治疗后定期做临床和实验室随访。梅毒治疗后第一年内应每 3 个月复查血清 1 次，以后每 6 个月 1 次，共 3 年。神经梅毒和心血管梅毒应随访终身。性伴侣应同查同治。早期梅毒经彻底治疗可临床痊愈，消除传染性。晚期梅毒治疗可消除组织内炎症，但已破坏的组织难以修复。青霉素，如水剂青霉素、普鲁卡因青霉素、苄星青霉

素等为不同分期梅毒的首选药物。对青霉素过敏者可选四环素、红霉素等。部分患者青霉素治疗之初可能发生赫氏反应，即首次用药后数小时内，可能出现发热、头痛、关节痛、恶心、呕吐、梅毒疹加剧等情况，症状多在 24 小时内缓解。为预防发生赫氏反应，青霉素可由小剂量开始，逐渐增加到正常量，对神经梅毒及心血管梅毒可在治疗前给予一个短疗程泼尼松，分次给药，驱梅治疗后 2~4 天逐渐停用。糖皮质激素可减轻赫氏反应的发热，但对局部炎症反应的作用不确定。

早期梅毒治疗　包括一期梅毒、二期梅毒及早期隐性梅毒。可用苄星青霉素或普鲁卡因青霉素肌内注射。对青霉素过敏者可应用四环素或多西环素，疗程 15 天。

晚期梅毒治疗　包括三期梅毒（皮肤、黏膜、骨骼）、晚期隐性梅毒及二期复发梅毒。可用苄星青霉素或普鲁卡因青霉素肌内注射。对青霉素过敏者可用四环素或多西环素，疗程 30 天。

神经梅毒治疗　应住院治疗。应用水剂青霉素静脉滴注，连续 14 天。普鲁卡因青霉素肌内注射，同时口服丙磺舒，共 10~14 天。上述治疗后，再接用苄星青霉素肌内注射，连续 3 周。为避免治疗中产生赫氏反应，注射青霉素前一天口服泼尼松，连续使用 3 天。

妊娠期梅毒治疗　实施相应病期的梅毒治疗方案，妊娠最初 3 个月内用一个疗程；妊娠后 3 个月用一个疗程。对青霉素过敏者用红霉素，早期梅毒连服 15 天，二期复发及晚期梅毒连服 30 天。其所生婴儿应用青霉素补治。

胎传梅毒治疗　早期胎传梅毒（2 岁以内）脑脊液异常者可

用水剂青霉素或普鲁卡因青霉素。脑脊液正常者用苄星青霉素肌内注射。若无条件检查脑脊液，可按脑脊液异常者治疗。

预后　梅毒经过治疗用梅毒血清学检测判断是否痊愈，常用的是 RPR 试验。若两次定量试验效价变化相差 2 个稀释倍数以上，可判定效价下降。梅毒患者在经过正规治疗以后，每 3 个月复查一次 RPR，半年后每半年复查一次 RPR，随访 2~3 年，观察比较当前与前几次的 RPR 效价变化的情况。治疗后 3~6 个月，若效价有 4 倍以上的下降，说明治疗有效。效价可持续下降甚至转为阴性。若连续 3~4 次检测结果都是阴性，则可以认为该患者的梅毒已临床治愈。

（吴 昊　黄晓婕）

ruǎn xiàgān

软下疳（chancroid）　杜克雷嗜血杆菌感染引起的性传播疾病。20 世纪 40 年代，在中国此病较常见，发病率仅次于梅毒和淋病，故有"第三性病"之称。60 年代初期，中国基本消灭了性病，之后 20 多年未再发现软下疳的病例。直到 20 世纪 80 年代以后，各地开始有个别的临床病例报告，但多未经培养鉴定证实。

病原学　杜克雷嗜血杆菌是一种革兰阴性、无芽胞杆菌，需氧，对二氧化碳亲和力强。人工培养必须供给新鲜血液才能生长，故称嗜血杆菌。大小约为 $0.5\mu m \times 1.5\mu m$，短杆菌，两端呈钝圆形，在溃疡面脓液中的菌体为链锁状、双球菌状、大球菌、棒状等多形性。从病灶中或培养菌落中取材检查可见 2 个或 2 个以上细菌连成锁状有如鱼群在游泳，故称鱼群状。在淋巴组织切片中可见典型的连锁杆菌。该菌对温度敏感，

43℃以上温度失去抵抗能力，20分钟可死亡。对42℃抵抗性稍强，但也在4小时死亡。37℃可存活6~8天，10~20℃之间存活7~10天。对干燥的抵抗力弱。在人工培养中温度是发育的重要因素。

流行病学　性接触传播，卖淫嫖娼是传播的危险因素。男性多于女性。此病呈世界性分布，据WHO估计，全世界每年约有700万例软下疳发生。主要流行于热带及亚热带地区，多见于非洲、亚洲和拉丁美洲，尤其是在发展中国家，软下疳可能是生殖器溃疡主要原因之一。

发病机制　机体感染杜克雷嗜血杆菌后，主要由中性粒细胞参与清除软下疳局部细菌，其他免疫途径是否参与尚不清楚，如补体激活的替代途径，补体是否参与杀灭血清中杜克雷嗜血杆菌，这个过程可能主要是抗体依赖性。补体起增强抗体的作用。该菌的免疫应答对宿主本身所起的作用仍不清楚，人类可重复感染，很明显不存在完全保护性免疫。

临床表现　潜伏期3~14天，一般4~7天。男性好发部位有冠状沟、包皮、包皮系带、龟头、阴茎体、会阴部及肛周等处，女性为小阴唇、大阴唇、阴唇系带、前庭、阴蒂、子宫颈、会阴部及肛周等处。也有报告溃疡见于乳房、股内侧、手指及口腔。接触病原体后，感染部位出现小的炎性丘疹或脓疱，以后迅速变为脓疱，3~5天后损害继续侵袭患处，形成疼痛剧烈的深溃疡。溃疡呈圆形或卵圆形，质地柔软，易出血，边缘粗糙不整齐，表面覆有恶臭的黄灰色渗出物。多伴腹股沟化脓性淋巴结炎，疼痛，进一步可以发生化脓、表面皮肤发红现象。肿大的淋巴结常有波动感，

可自然破溃流脓，形成溃疡和窦道。并发症包括包皮炎、嵌顿包茎、尿道瘘、尿道狭窄、阴茎干淋巴管炎、阴囊或阴唇象皮肿以及溃疡继发其他感染等。

诊断与鉴别诊断　根据当地流行病学背景，患者发病前4~5天有性接触史，临床上在生殖器部位发生一个或多个痛性溃疡，基底软，有触痛，腹股沟淋巴结疼痛、肿大，甚至破溃形成溃疡，暗视野显微镜检查及梅毒血清学试验阴性排除梅毒，进一步行实验室检查诊断。①显微镜检查：直接涂片检查若发现革兰染色阴性杜克雷嗜血杆菌，可作出临床诊断，此法敏感性差。②培养法：杜克雷嗜血杆菌培养阳性可确诊。③病理学检查：有符合软下疳溃疡的组织病理表现，组织切片中有时可找到杜克雷嗜血杆菌。④核酸检测：聚合酶链反应检测杜克雷嗜血杆菌核酸阳性。

此病需与一些生殖器溃疡性疾病鉴别，如硬下疳、生殖器疱疹、性病性淋巴肉芽肿、急性女阴溃疡、贝切赫特综合征等。

治疗　遵循及时、足量、规则用药原则。治疗期间避免性生活，性伴侣应同查同治，治疗后应随访判愈。可选用阿奇霉素、红霉素、环丙沙星或大观霉素。溃疡可用高锰酸钾或过氧化氢溶液冲洗，然后外用红霉素乳膏。对淋巴结脓肿，穿刺应从远位正常皮肤刺入脓腔，抽取脓液。可反复远位刺入抽取脓液，注入抗生素。

（吴　昊　黄晓婕）

xìngbìngxìng línbā ròuyázhǒng
性病性淋巴肉芽肿（venereal lymphogranuloma）　沙眼衣原体L1、L2和L3型感染以生殖器部位损害和淋巴结炎为特征的性传

播疾病。又称第四性病，是经典的性病之一。在新中国成立前及建国初期，此病较常见。1991年以后，部分地区陆续有散发病例报道。至2001年每年报告数百例，但均未经血清学检测或培养证实。此病目前在中国较罕见。

病原学　此病病原体为沙眼衣原体的L1、L2、L3血清型。与其他血清型相比，L型具有更强的侵袭力。与其他衣原体一样，沙眼衣原体有其独特的生活周期，可于鸡胚卵黄囊中增殖，有些株可使鸡胚很快死亡。也能在组织或细胞培养中生长。在被感染细胞胞质内出现含糖原的包涵体。此病病原体抵抗力较低，一般消毒剂可将其杀死。在体外可存活2~3天，于50℃30分钟或90~100℃1分钟可被灭活。70%乙醇、2%来苏水、2%氯胺、紫外线及干燥室温中均不能存活。

流行病学　人是此病的唯一自然宿主，主要通过性接触传播，偶尔经污染或实验意外传播。发病高峰与性活跃高峰年龄20~30岁一致，接触感染率比淋病和梅毒低得多。

发病机制　病原体易于侵犯皮肤、淋巴结及巨噬细胞，其血清型侵袭力较强，引起全身病变多，不像其他沙眼衣原体血清型主要局限于黏膜。感染后血清中出现补体结合抗体。细胞免疫和体液免疫可限制但不能完全消除局部和全身感染的扩散。即使到疾病晚期仍可从感染组织中分离出病原体。

临床表现　有不洁性交史，潜伏期5~21天。主要为生殖器部位出现一过性水疱性损害，局部淋巴结肿大，未经治疗晚期可发生象皮肿和直肠狭窄，对组织的破坏性强。

早期症状　初疮为 5~6mm 的小水疱、丘疱疹、糜烂、溃疡，常为单个，有时数个，多发生在男性阴茎体、龟头、冠状沟及包皮，女性阴道前庭、小阴唇、阴道口、尿道口周围，无明显症状，数日不愈，愈后不留瘢痕。

中期症状　初疮出现 1~4 周后，男性腹股沟淋巴结肿大（第四性病性横痃）、疼痛、压痛、粘连、融合，可见槽沟征（腹股沟韧带将肿大的淋巴结上下分开，皮肤呈出槽沟状）。数周后淋巴结软化、破溃，排出黄色浆液或血性脓液，形成多发性瘘管，似"喷水壶"状，数月不愈，愈后留下瘢痕。女性初疮多发生于阴道下部，向髂及直肠淋巴结回流，引起该部淋巴结炎、直肠炎和直肠周围炎，临床可有便血、腹痛、腹泻、里急后重及腰背疼痛，形成肛周肿胀、瘘管、直肠狭窄及大小阴唇象皮肿等。

晚期症状　数年或数十年后，长期反复性的腹股沟淋巴管（结）炎可致阴部象皮肿、直肠狭窄等。

全身症状　淋巴结肿大化脓期间可有寒战、高热、关节痛、乏力及肝脾大等。亦有皮肤多形红斑、结节红斑、眼结膜炎、无菌性关节炎、假性脑膜炎等。

诊断与鉴别诊断　有婚外性接触史或配偶感染史，潜伏期 5~21 天。早期在生殖器部位出现小水疱、糜烂或溃疡。感染数周后出现淋巴结肿大，腹股沟淋巴结红、肿、热、痛，男性有沟槽征及多数瘘管呈"喷水壶"状；女性可发生直肠炎和直肠周围炎。晚期可出现生殖器象皮肿及直肠狭窄的临床表现。结合辅助检查可诊断。①血清抗体检测：主要有微量免疫荧光试验、酶联免疫吸附试验等。检出高效价的抗沙

眼衣原体抗体对诊断此病有重要意义。②衣原体培养、抗原检测法、核酸检测法：衣原体培养是诊断此病最特异的方法，但敏感性不高。细胞培养分离到 L1、L2 或 L3 血清型沙眼衣原体可诊断。抗原检测法如酶联免疫吸附试验较简便、快速，但敏感性也不高。核酸检测法十分敏感和特异，也可用于此病的实验室检查。③组织病理学检查：特征性病变为淋巴结星状溃疡，对诊断有一定的参考价值。

此病应与软下疳、梅毒性腹股沟淋巴结肿大、生殖器疱疹、丝虫病、直肠癌等鉴别。

治疗　原则为早期治疗、规范、足量、性伴侣同治。推荐的治疗方案如下：多西环素口服，每日 2 次，疗程 21 日；或红霉素口服，每日 4 次，疗程 21 天；或四环素口服，每日 4 次，疗程 14~28 天；或米诺环素口服，每日 2 次，疗程 21 天。上述治疗可根据病情适当延长用药时间。对急性腹股沟综合征，波动的淋巴结可抽去脓液或切开引流，以防形成腹股沟溃疡。直肠狭窄初起时可做扩张术，严重的直肠狭窄可手术。手术前后必须完成数月或足够疗程的抗生素治疗。

（吴昊　黄晓婕）

mìniào-shēngzhí xìtǒng zhīyuántǐ gǎnrǎn

泌尿生殖系统支原体感染

（genitourinary system mycoplasma infection）　支原体侵袭泌尿生殖系统引起的感染性疾病。见生殖支原体病。

（吴昊　黄晓婕）

fùgǔgōu ròuyázhǒng

腹股沟肉芽肿（granuloma inguinale）　肉芽肿荚膜杆菌感染以生殖器部位肉芽组织增生性斑

块为主要表现的慢性、轻度传染的性传播疾病。此菌在感染组织中的单核细胞内表现为一卵圆形小体，即杜诺凡小体（Donovan body），故此病又称杜诺凡病（Donovanosis）。

病原学　病原体为肉芽肿荚膜杆菌，属细胞内微生物，革兰阴性短杆状细菌。有研究认为该菌是一种裂殖菌，存在于肉芽组织中的单核细胞内外，在空泡中组成巨噬细胞，大小为 $0.6\mu m \times 1.5\mu m$，此细菌的组织球，有时因中性粒细胞、巨噬细胞增殖在细胞内的空泡中可集聚 20~30 个之多，从细胞放出，称为杜诺凡小体。

流行病学　除性接触传播外，也能借阴虱传播。

发病机制　肉芽肿荚膜杆菌仅对人类有致病性。病原体在入侵部位首先形成一个进展缓慢的丘疹或皮下结节，以后形成溃疡，累及周围组织，病理基础为大量炎症细胞浸润。

临床表现　潜伏期 8~84 天，但多数于性接触后 30 天发生。以肉芽组织增生性斑块为主要表现，形成无痛性溃疡，并可自身接种。病变主要位于生殖器部位，如男性包皮、冠状沟、龟头、阴茎体、阴茎系带，女性的大小阴唇、阴唇系带等处，以及面部和背部。由丘疹、水疱、脓疱等，伴剧痒，经搔抓或自行破溃形成溃疡，溃疡面柔软，有黄色分泌物渗出，周围稍发红，表面覆有浅灰白色或黄色苔，并有恶臭味，数个溃疡相融合，逐渐扩大面积，一般无自愈倾向，固定的溃疡形成块状，其溃疡底面组织增生，形成肉芽隆起。女性病损常自阴唇系带起，沿外阴向前呈 V 形发展。10%~15% 患者可累及肛周（尤其

是同性恋者）及腹股沟。约6%患者可经血行或淋巴途径播散到非生殖器部位及内脏器官，如颈、鼻、口腔、四肢、胸、腹、臀、肠、肝、肾、骨髓及关节等部位。孕妇易发生血行播散，分娩可使宫颈病变向上蔓延至宫内。此病可因淋巴管堵塞发生外生殖器如阴唇、阴蒂、阴茎、阴囊等呈假性象皮肿，亦可因瘢痕及粘连引起尿道、阴道、肛门等处狭窄，还可癌变以及引起外生殖器残毁。

诊断与鉴别诊断 根据性接触史、临床表现（如初发生外生殖器结节，特异性边缘隆起，牛肉红色无痛性肉芽肿溃疡）及实验室检查确诊。镀银染色可在病理组织切片中找到杜诺凡小体，最好采用组织涂片，即在病变边缘部穿刺活检，或行深部切开取一小块组织，用两块玻片将标本压碎，自然干燥，甲醛固定，再用瑞氏（Wright）染色或吉姆萨（Giemsa）染色镜检。在大单核细胞质的囊性间隙区内可见杜诺凡小体，为圆形或卵圆形，大小1~2μm，其荚膜被染成围绕于细菌的嗜酸性致密区带，因染色质浓集于两极，类似闭合别针。特征性的单核细胞直径为25~90μm，内有许多含杜诺凡小体的囊性区。

此病早期生殖器溃疡与肛门部位损害应与软下疳、梅毒的硬下疳和扁平湿疣鉴别；慢性溃疡或瘢痕性病变应与性病性淋巴肉芽肿鉴别。

治疗 此病应用抗生素，特别是土霉素、四环素及链霉素均有效。青霉素无效。

预后 以往预后不良，由于抗生素的发展及应用，预后已大有改观。

（吴 昊 黄晓婕）

jiānruìshīyóu

尖锐湿疣（condyloma acuminatum） 人乳头瘤病毒感染所致以肛门生殖器部位增生性损害为主要表现的性传播疾病。较常见。

病原学 人乳头瘤病毒（human papilloma virus，HPV）有不同的亚型。最常引起尖锐湿疣的HPV有6型、11型等。HPV在人体温暖潮湿的条件下易生存繁殖，故外生殖器和肛周是最易发生感染的部位。

流行病学 大多数发生于18~50岁的中青年人。传播途径有以下3种。①性接触传播：最主要传播途径，故此病主要发生在性活跃的人群。②间接接触传播：少部分患者可因接触患者使用过的物品传播而发病，如内衣、内裤、浴巾、澡盆、马桶圈等。③母婴传播：分娩过程中通过产道传播而发生婴儿喉乳头瘤病等。

发病机制 HPV易感染皮肤和黏膜的鳞状上皮细胞，性接触部位的细小伤口促进感染发生。基底细胞层整合素α6可能是病毒附着的受体，L1蛋白在病毒结合、进入细胞时起协调作用。基底细胞中的HPV抗原性弱，易逃避机体免疫系统的识别和清除，其基因早期表达e1和e2编码蛋白。e1蛋白是核酸磷酸化磷脂蛋白，有腺嘌呤和鸟嘌呤三磷酸酶活性以及DNA螺旋酶活性；e2蛋白既是转录激活剂又是限制剂，通过固定在12-核苷复苏物启动转录调节。随着向棘细胞分化生长过程，携有高复制HPV的DNA的完整病毒颗粒出现在中上层细胞中，e6、e7编码蛋白发挥重要的转化细胞功能，特别是在高危型HPV（16型、18型）感染中。病毒颗粒在角质形成细胞终末分化阶段装配，子代病毒随死亡角

层细胞脱落而释放。

尖锐湿疣的发生、自发消退、对治疗的反应及恶性转化还与机体免疫有关，尤其是细胞免疫。机体感染HPV后，全身及局部免疫反应受到抑制。在皮疹持久不退的尖锐湿疣患者中，外周血抑制性T细胞增多，自然杀伤（NK）细胞活性下降，γ-干扰素和白介素-2也下降。而在皮疹消退期的患者中，可见NK细胞浸润和活化的抑制性T细胞，表现出机体免疫功能恢复。

临床表现 潜伏期1~8个月，平均3个月。

典型的尖锐湿疣 生殖器和肛周为好发部位，男性多见于包皮、系带、冠状沟、龟头、尿道口、阴茎体、肛周、直肠和阴囊，女性多见于大小阴唇、后联合、前庭、阴蒂、宫颈和肛周。偶可见于阴部及肛周以外的部位，如腋窝、脐窝、口腔、乳房和趾间等。女性阴道炎和男性包皮过长是尖锐湿疣发生的促进因素。损害初起为细小淡红色丘疹，以后逐渐增大、增多，单个或群集分布，湿润柔软，表面凹凸不平，呈乳头样、鸡冠状或菜花样突起，红色或污灰色。根部常有蒂，且易发生糜烂渗液，触之易出血。皮损裂缝间常有脓性分泌物淤积，致有恶臭，且可因搔抓而引起继发感染。患者常无自觉症状，部分可出现异物感、痛、痒感或性交痛。直肠内尖锐湿疣可发生疼痛、便血、里急后重。

HPV亚临床感染 HPV感染后在临床上肉眼不能辨认，但以醋酸白试验（用5%醋酸溶液涂抹或湿敷后发现局部发白）、组织病理学或核酸检测技术能够发现HPV感染的证据。

与肿瘤的关系 HPV感染

（主要是高危型 HPV，如 16 型、18 型）与生殖器癌的发生有密切关系，如子宫颈癌、阴茎癌等。

诊断　患者多有不洁性生活史或配偶感染史，少数尖锐湿疣通过接触污染的用具感染，新生儿亦可通过产道受感染。典型皮损为生殖器或肛周等潮湿部位出现丘疹，乳头状、菜花状或鸡冠状肉质赘生物，表面粗糙角化。结合辅助检查可诊断。①醋酸白试验：用 3%~5% 醋酸液局部外涂或湿敷 5~10 分钟，HPV 感染区域发白，即醋酸白现象。该试验特异性不高，有些慢性炎症如念珠菌性外阴炎、生殖器部位外伤和非特异性炎症均可出现假阳性。②核酸杂交试验：是检测HPV 感染的重要手段，包括斑点印迹法、组织原位杂交法、DNA 印迹法。这些方法的特异性和敏感性均较高，是诊断 HPV 感染的敏感而可靠的方法。但技术操作烦琐，临床上没有普遍开展。核酸杂交试验检出 HPV DNA 相关序列可诊断。③聚合酶链反应：见特异性 HPV DNA 扩增区带可诊断。是目前检出 HPV 感染的最敏感方法，又可做型特异性分析，敏感性高，方法简便迅速，已在临床广泛使用。④细胞学检查：用阴道或宫颈疣组织涂片，巴氏染色，可见空泡化细胞及角化不良细胞同时存在，对尖锐湿疣有诊断价值。⑤组织病理学检查：如在棘层上方及颗粒层出现空泡化细胞，是诊断 HPV 感染的重要证据。⑥免疫学检查：用抗 HPV 蛋白的抗体检测病变组织中的 HPV 抗原。该法敏感性不高，检出率仅约 50%。

治疗　采用综合治疗。

治疗诱因　包括包皮过长、阴道炎、包皮龟头炎、淋病等。

化学治疗　①0.5% 鬼臼毒素酊（或 0.15% 霜剂）：适用于治疗直径≤10mm 的生殖器疣，临床治愈率可达 90%。用药后应待局部药物自然干燥。副作用以局部刺激作用为主，可有瘙痒、灼痛、红肿、糜烂及坏死。此药有致畸作用，孕妇忌用。②5% 咪喹莫特霜：治疗尖锐湿疣，疣体的清除率平均 56%。该疗法的优点为复发率低，约为 13%。③80%~90% 三氯醋酸或二氯醋酸：需由医师实施治疗。使用时，在疣损害上涂少量药液，待其干燥，此时见表面形成一层白霜。治疗时应注意保护周围的正常皮肤和黏膜，若外用药液量过剩，可敷上滑石粉或碳酸氢钠或液体皂，以中和过量的、未反应的酸。

冷冻疗法　用 -196℃ 低温液氮压冻法治疗尖锐湿疣，促进疣组织坏死脱落，操作简便、高效，患者易耐受。适用于数量少、面积小的湿疣，可行 1~2 次治疗，间隔时间为 1 周。

激光治疗　用二氧化碳激光烧灼法治疗尖锐湿疣，对单发或少量多发疣体可行一次性治疗，对多发或面积大的疣体可行 2~3 次治疗，间隔时间一般为 1 周。

电灼治疗　用高频电针或电刀切除湿疣，适用于数量少、面积小的湿疣。

氨基酮戊酸光动力学疗法　可选择性杀伤增生旺盛细胞，不仅对肉眼可见的尖锐湿疣有破坏作用，还可清除亚临床损害和潜伏感染组织。治愈率高、复发率低、不良反应少且轻微、患者依从性好。

免疫疗法　不主张单独使用，可作为辅助治疗及预防复发。可用干扰素肌内、皮下和损害基底部注射，白介素-2 皮下或肌内注射，以及聚肌胞肌内注射等。

手术治疗　适用于巨大尖锐湿疣，对疣体整个或分批切除。

预后　治疗后一般预后良好。不论何种方法治疗，均有复发的可能。

（吴　昊　黄晓婕）

huòdéxìng miǎnyì quēxiàn zōnghézhēng

获得性免疫缺陷综合征（acquired immunodeficiency syndrome，AIDS）

人类免疫缺陷病毒引起以免疫缺陷为特征的传染性疾病。简称艾滋病。人类免疫缺陷病毒（human immunodeficiency virus，HIV）感染仍然是全球主要公共卫生问题。据 WHO 估计，截至 2016 年底，全球共存活 HIV 感染者 3670 万人，其中 100 万人死于 AIDS。随着抗病毒治疗的普及，全球 AIDS 疫情有所控制。每年新感染的 HIV 人数较前减少，但与原定的目标仍有较大距离。大多数 HIV 感染者来自低收入及中等收入国家，特别是撒哈拉以南非洲地区受到的影响最重，每 20 位成年人中几乎就有 1 人携带 HIV。这部分国家和地区的患者数量占据全球患者总数的 70%。中国 HIV 感染疫情主要呈现 4 个特点：①全国疫情整体保持低流行状态，但部分地区流行程度较高。②经静脉吸毒和经母婴传播降至较低水平，经性传播成为主要传播途径，其中同性性传播比例逐渐增加。③各地流行模式存在差异，中老年人、青年学生等重点人群疫情上升明显。④存活的感染者和患者数量明显增多，发病人数增加。

病原学　HIV 属于反转录病毒科慢病毒属中的人类慢病毒组，分为 1 型和 2 型。目前世界范围内主要流行 HIV-1。它是直径

100～120nm 的球形颗粒，由核心和包膜组成。核心包括两条单股 RNA 链、核心结构蛋白和病毒复制所必需的酶类，含有反转录酶、整合酶和蛋白酶。HIV-1 是一种变异性很强的病毒，不规范的抗病毒治疗是导致病毒耐药的重要原因。HIV-2 主要存在于西非，目前在美国、欧洲、南非、印度等地均有发现。HIV-2 的超微结构及细胞嗜性与 HIV-1 相似，其核苷酸和氨基酸序列与 HIV-1 相比明显不同。

HIV 在外界环境中的生存能力较弱，对物理因素和化学因素的抵抗力较低。对热敏感，56℃ 30 分钟、100℃ 20 分钟可灭活。巴氏消毒及多数化学消毒剂的常用浓度，如 75% 乙醇、0.2% 次氯酸钠、1% 戊二醛、20% 乙醛及丙酮、乙醚及漂白粉等均可灭活。但紫外线或 γ 射线不能灭活。

流行病学 人类是 HIV 的唯一宿主。HIV 主要存在患者血液、精液、子宫和阴道分泌物中。其他体液如唾液、眼泪及乳汁等也含有该病毒。主要传播方式如下。①性传播：是主要传播方式，包括同性、异性及双性性传播。②血液传播：包括使用含有 HIV 的针具，输入被 HIV 污染的血液及血制品等。③母婴垂直传播。

发病机制 HIV 主要感染 CD4$^+$T 细胞、巨噬细胞和树突状细胞等，通过病毒表面的糖蛋白 gp120、免疫细胞表面受体 CD4 和辅助受体（主要为 CCR5 和 CXCR4），导致 CD4$^+$T 细胞数量进行性下降。CD4$^+$T 细胞是人类适应性免疫的重要组成细胞之一，其数量和功能下降导致机体出现免疫缺陷。

HIV 特异性体液免疫反应 预存的中和抗体可阻止 HIV 的感染。人们寄希望于抗体疫苗策略产生的针对不同抗原表位的广谱中和抗体（bNAbs）能发挥好的免疫保护效应

近年来已提出许多诱发 HIV-1 bNAbs 的策略，但均未真正成功。现在有自然的例子（精英控制者）来模仿。目前对于 bNAbs 的启动和成熟的了解，引发了基于家系的疫苗设计理念。其策略是给研究对象接种一种初始 Env 蛋白后，再接种几种能诱导 bNAbs 的蛋白。此法的一个目标是产生聚甘露糖的补丁，后者是产生 bNAbs 的患者中通用的免疫靶点。

HIV 特异性细胞免疫反应 作为 HIV 主要的靶细胞，CD4$^+$T 细胞计数至今仍是高效抗反转录病毒治疗（highly active antiretroviral therapy，HAART）开始的依据。尚不确定 HIV 特异性 CD4$^+$T 细胞是控制还是促进 HIV 在体内的复制过程。有体外试验证据表明在活化的 CD4$^+$T 细胞中 HIV 能更有效的复制，最新研究则揭示了在 HIV 感染者中，精英控制者的 CD4$^+$T 细胞直接参与病毒的杀伤和清除过程。尽管 HIV 易感染 CD4$^+$T 细胞，体内试验的研究显示，即使在高病毒载量的情况下，仅有很少部分 CD4$^+$T 细胞被感染；无论在效应性 B 细胞还是杀伤性 T 细胞介导的抗病毒反应中，CD4$^+$T 细胞都是不可或缺的。HIV 急性感染期 CD8$^+$T 细胞免疫反应能力和感染初期患者对病毒载量的控制能力成正比，在长期不进展患者中也观察到了较强的 CD8$^+$T 细胞免疫应答。在猴免疫缺陷病毒（simian immunodeficiency virus，SIV）感染的恒河猴模型中，CD8$^+$T 细胞被剔除后，恒河猴对病毒控制能力急剧下降。

T 细胞介导的免疫反应局限是不可能阻止 HIV 的感染的获取。而 HIV 一旦感染机体，会在静息 CD4$^+$T 细胞建立潜伏库，T 细胞终身无法将其清除。随着 HIV 感染进入慢性期，CD8$^+$T 细胞逐渐表现出功能受损的耗竭性表型，表现为抑制性受体的上调表达，T 细胞杀伤性功能及保护性细胞因子分泌功能减弱，细胞增殖能力减弱。

黏膜免疫反应 生殖道及消化道黏膜是 HIV 传播的主要部位。HIV 持续性感染过程伴随黏膜部位损伤，HIV 感染的黏膜免疫反应近年来逐渐受到关注。在 SIV 模型中，研究者发现 SIV 感染后病情不进展恒河猴小肠黏膜屏障的功能紊乱程度明显低于病情进展猴。小鼠模型的研究表明，敲除固有免疫基因后，宿主黏膜屏障的改变导致适应性免疫系统活化。固有免疫应答可能对于 HIV 感染的进展发挥重要作用。

肠道中的 CD4$^+$T 细胞是 HIV 感染过程中早期关键的靶标，此类细胞的特点是表达 $\alpha_4\beta_7$ 整合素，该分子可作为 HIV 感染的辅助受体。同时，$\alpha_4\beta_7$ 整合素分子可促进这些 T 细胞归巢到肠相关淋巴组织。在动物实验中，通过利用一种 $\alpha_4\beta_7$ 整合素抗体，研究人员设法"掩盖"了这些细胞，阻止其归巢肠道以及与传染性病毒相互作用。抗 $\alpha_4\beta_7$ 治疗不仅可以抑制急性 SIV 感染动物的病毒载量，还可使治疗动物数年维持健康，同期对照动物的 SIV 感染则发展成为 AIDS。

临床表现 在 HIV 感染早期，患者可无症状或仅有一过性发热、肌肉酸痛等流感样症状，称为急性感染期，该期可持续数周；而后 CD4$^+$T 细胞计数进行性缓慢下

降，但仍能维持正常的免疫功能，此期称为无症状期，可持续数年；最终，CD4⁺T 细胞数量进一步下降，人体免疫功能无法维持其免疫监视、免疫杀伤等正常功能，导致机体出现各种机会性感染和肿瘤，此期称为 AIDS 期。该期主要是各种机会性感染和肿瘤的表现。不同患者在不同疾病阶段，其临床症状有较大差异。

诊断与鉴别诊断 HIV 感染的诊断可通过实验室检查，主要是检测 HIV 特异性抗体和 HIV RNA 而明确。在新生儿中，可通过检测整合的 DNA 诊断。

根据美国疾病预防控制中心（CDC）的定义，成人和青少年感染 HIV 且出现下列情况之一，定义为 AIDS。① CD4⁺T 细胞计数<200 个/μl（或 CD4⁺T 细胞百分比<14% 总淋巴细胞）。②发生以下任何一种疾病，如气管、支气管或肺的念珠菌病；念珠菌食管炎；子宫颈癌（侵入性）；播散性或肺外球孢子菌病；肺外隐球菌病；隐孢子虫病（慢性肠炎超过 1 个月）；巨细胞病毒疾病（肝、脾或淋巴结除外）；脑病（HIV 相关）；单纯疱疹（慢性溃疡超过 1 个月，或支气管炎、肺炎或食管炎）；播散性或肺外组织胞浆菌病；卡波西肉瘤；伯基特淋巴瘤（免疫母细胞或神经系统原发性）；鸟胞内分枝杆菌复合群感染；播散性或肺外分枝杆菌感染；肺孢子菌肺炎；反复肺炎；进行性多灶性脑白质硬化症；复发性沙门菌败血症；脑弓形虫病；结核；HIV 所致消瘦综合征。

治疗 HAART，即同时用多种（通常为 3 种）针对 HIV 不同复制周期靶点的药物进行抗病毒治疗。HAART 的开展使患者的病死率较前明显降低，生存质量较前显著改善。若 HIV 感染者在急性期或无症状期即开始 HAART，其预期寿命将接近同龄人。HIV 是一种反转录病毒，感染 CD4⁺T 细胞后，HIV 在 CD4⁺T 细胞内反转录为 DNA，并整合到人体的 DNA 中。在 HAART 时，HIV 在长期静息的 CD4⁺T 细胞中潜伏，抗病毒治疗无法将其清除，称为 HIV 病毒存储库。若暂停 HAART，HIV 可在细胞活化后再次复制导致病毒血症。存储库的长期存在导致现有治疗方法无法彻底根除 HIV。

发展史 AIDS 自 1981 年被首次报道以来，其治疗经历了"不治阶段""难治阶段"及"可治阶段"。1981~1987 年，人们致力于 AIDS 病因及发病机制的研究，临床尚无用于治疗 AIDS 的药物，故 AIDS 处于"不治阶段"。1987 年首个抗 HIV 药物齐多夫定问世，继后又有数个其他反转录酶抑制剂上市，但由于作用机制单一，病毒很快产生耐药性。1987~1996 年，AIDS 处于"难治阶段"。1995 年 12 月起，其他种类药物，包括蛋白酶抑制剂（PIs）、整合酶抑制剂（INIs）、融合抑制剂（FIs）相继问世，治疗手段增多，采用多种药物联合治疗，即人们所称的"鸡尾酒疗法"，效果明显增强。从 1996 年至今，AIDS 防治进入"可治阶段"。

HAART 即"鸡尾酒疗法"，于 1996 年第 11 届世界 AIDS 大会上提出。它是 AIDS 防控工作中一项行之有效的措施。HAART 能阻止 AIDS 病程发展，提高 AIDS 患者生活质量，并减少对周围的传播，使 AIDS 的发病率和病死率明显下降。

抗反转录病毒治疗目标 ①减少 HIV 相关疾病的发病率和病死率，减少非 AIDS 相关疾病的发病率和病死率，使患者获得正常的期望寿命，改善生活质量。②抑制病毒复制使病毒载量降低至检测下限并减少病毒变异。③重建或维持免疫功能。④减少异常的免疫激活。⑤减少 HIV 的传播，预防母婴传播。

中国现有抗反转录病毒药物 目前国际上共有六大类 30 多种（包括复合制剂），分为核苷类反转录酶抑制剂（NRTIs）、非核苷类反转录酶抑制剂（NNRTIs）、PIs、INIs、FIs 及 CCR5 抑制剂。中国抗反转录病毒治疗药物有 NRTIs、NNRTIs、PIs 和 INIs 四大类，包括复合制剂共有 19 种（表 1）。

抗反转录病毒治疗的时机和方案 对所有确诊 HIV 感染患者，推荐尽早开始抗反转录病毒治疗，即"发现一例，治疗一例"，尤其是 CD4⁺T 细胞计数<350 个/μl、高病毒载量、合并 HBV/HCV 感染、合并 HIV 相关肾脏病、合并妊娠者等。开始 HAART 前，一定要取得患者的配合和同意，教育好患者服药依从性；若患者存在结核或新型隐球菌性脑膜炎等严重机会性感染和既往慢性疾病急性发作期，可考虑控制病情稳定后再开始治疗。

对初治患者，推荐 HAART 方案为：2 种 NRTIs＋1 种 NNRTIs，或 2 种 NRTIs＋1 种加强 PIs（含利托那韦），或 2 种 NRTIs＋1 种 INIs。中国 AIDS 诊疗指南第三版（2015 版）推荐成人及青少年初治患者抗反转录病毒治疗方案为：TDF（ABC）＋3TC（FTC）＋EFV 或 LPV/VPR 或 ATV 或 RAL，替代方案为：AZT＋3TC＋EFV/NVP＋

RPV。对基线 CD4+ T 细胞计数>250 个/μl 及合并 HCV 感染者尽量避免使用含 NVP 的方案。RPV 方案仅用于病毒载量 < 10^5copies/ml 者。

特殊患者的抗病毒治疗 包括以下几方面。

儿童 HIV 感染儿童应尽早开始抗病毒治疗，若未及时抗病毒治疗，AIDS 相关病死率在出生后第一年达到 20%~30%，第二年可以超过 50%。初始治疗方案应依据患者一般情况、所推荐治疗用药及 HIV 耐药结果制订个体化治疗方案（表2）。

孕妇及哺乳期妇女 为阻断母婴传播，对妊娠期女性，无论 HIV 感染状况，均应尽快进行抗

表 1 中国抗反转录病毒药物介绍

药物名称	缩写	类别	用量及用法*	主要不良反应	备注
齐多夫定	AZT	NRTIs	300mg, q12h	骨髓抑制、胃肠道不良反应，肌酸激酶升高，乳酸酸中毒等	已有国产药
拉米夫定	3TC	NRTIs	300mg, qd	较少，偶有头痛、恶心、腹泻	已有国产药
阿巴卡韦	ABC	NRTIs	300mg, q12h	超敏反应、恶心、呕吐、腹泻等	已有进口药
替诺福韦	TDF	NRTIs	300mg, qd	肾毒性，骨质疏松	已有进口药
恩曲他滨	FTC	NRTIs	0.2g, qd	头痛、恶心、皮疹、皮肤色素沉着	已有国产药
齐多夫定/拉米夫定	AZT/3TC	NRTIs	1 片, q12h	见 AZT 和 3TC	已有国产药
齐多夫定/拉米夫定/阿巴卡韦	AZT/3TC/ABC	NRTIs	1 片, q12h	见 AZT、3TC、ABC	已注册
恩曲他滨/替诺福韦	FTC/TDF	NRTIs	1 片, qd	见 FTC、TDF	已有进口药
奈韦拉平	NVP	NNRTIs	200mg, q12h	皮疹，肝损害	已有国产药
依非韦伦	EFV	NNRTIs	600mg, qn	中枢毒性，如头晕、失眠等；皮疹，肝损害，高脂血症	已有进口和国产药
依曲韦林	ETV	NNRTIs	200mg, q12h	皮疹、恶心、呕吐、腹泻、乏力、周围神经病、头痛等	已注册
利匹韦林	RPV	NNRTIs	25mg, qd	抑郁、失眠、头痛和皮疹	已注册
利托那韦	RTV	PIs	600mg, q12h	恶心、呕吐、腹泻、脂肪分布异常，糖耐量降低	已注册
洛匹那韦/利托那韦	LPV/r	PIs	2 片（400mg/100mg），q12h	腹泻、恶心、血脂异常	已有进口药
替拉那韦	TPV	PIs	500mg, q12h	腹泻、恶心、呕吐、头痛、血脂异常，转氨酶升高等	已注册
阿扎那韦	ATV	PIs	400mg, qd	恶心、呕吐、腹泻、皮疹、发热、失眠	已注册
达茹那韦	DRV	PIs	600mg, q12h	肝损害	已注册
拉替拉韦	RAL	INIs	400mg, q12h	腹泻、恶心、头痛、发热等	已有进口药
多替拉韦	DTG	INIs	50mg, qd	腹泻、恶心、头痛等	已有进口药

注：*成人服药剂量；qd：每日 1 次；q12h：每 12 小时 1 次；qn：每晚 1 次

表 2 儿童抗反转录病毒治疗方案

年龄	首选一线方案	备选一线方案
<3 岁儿童	ABC 或 AZT+3TC+LPV/r	ABC 或 AZT+3TC+NVP
3~10 岁儿童	ABC+3TC+EFV	AZT/TDF+3TC+NVP/EFV/LPV/r
>10 岁儿童及青少年	ABC+3TC+EFV	TDF/AZT+3TC+NVP/EFV/LPV/r

注：曾暴露于 NNRTIs 药物的婴幼儿选择 LPV/r，TDF 不能用于 3 岁以下儿童。美国已经批准 TDF 用于 3 岁以上儿童，中国指南暂未推荐该药用于 3~10 岁儿童

病毒治疗，以期长期、持续抑制 HIV 复制。除不能选用对胎儿、孕妇有明显毒副作用的药物外，用药方案原则与非孕妇无异。对临近分娩而血 HIV RNA 载量 >1000copies/ml 者，无论孕妇采用的抗病毒方案、耐药情况及分娩方式，均予 3 种药物联合预防，以加强母婴传播阻断。分娩过程中抗病毒用药不可中断，产后母乳喂养。其余的抗病毒方案选择和监测方案同成人抗 HIV 治疗。母乳喂养有传播 HIV 的风险，感染 HIV 的母亲应尽可能避免母乳喂养。若坚持母乳喂养，则整个哺乳期都应持续抗病毒治疗。治疗方案同妊娠期，且新生儿在 6 月龄后立即停止母乳喂养。

合并 HBV 感染者　方案选择应包括两种对 HBV 有抑制作用的药物。NRTIs 药物首选替诺福韦+恩曲他滨或拉米夫定；若替诺福韦禁忌使用，可考虑加用恩替卡韦，同时保持对 HIV 抑制的作用。

合并 HCV 感染者　应尽早开始抗病毒治疗，选择肝毒性小的抗病毒药物，HCV RNA 阳性者避免选择 NVP。中国目前抗 HCV 药物主要仍为长效干扰素联合利巴韦林。对合并 HCV 感染而暂未抗 HCV 治疗者，方案选择同未感染 HCV 者。若 CD4$^+$T 细胞计数>350 个/μl，可待抗 HCV 治疗后再启动抗 HIV 治疗；若 CD4$^+$T 细胞计数 < 200 个/μl，应尽快开始抗 HIV 治疗。随着抗 HCV 的小分子药物不断问世，在 HIV/HCV 合并感染者选择抗病毒治疗方案时应注意两者用药的相互作用。

合并结核分枝杆菌感染者建议先给予抗结核治疗，之后启动抗 HIV 治疗。对 CD4$^+$T 细胞计数<200 个/μl 者，建议抗结核治疗 2 周内开始 HAART，而中枢神经系统结核建议抗结核治疗 4 周后开始 HAART。对于 CD4$^+$T 细胞计数>200 个/μl 者，肺结核病情较严重者建议抗结核治疗 8 周内开始 HAART。病情较轻者可在抗结核治疗 2 周后开始 HAART。AIDS 合并结核患者的一线抗病毒治疗方案推荐：AZT（TDF）+3TC（FTC）+EFV，若采用利福布汀抗结核治疗，也可选用含有 PIs 或 INIs 的方案。

抗病毒治疗监测　抗病毒治疗前后应进行临床评估和实验室检查，以了解患者感染状况，制订合适治疗方案，监测治疗效果，发现抗病毒药物的副作用，提高患者服药依从性。治疗前完善常规检测，如血常规、肝肾功能、淀粉酶、血糖、血脂、CD4$^+$T 细胞计数、病毒载量及基线耐药（有条件时）、胸部 X 线片及潜在机会性感染的筛查。治疗后 2 周、1 个月、2 个月、3 个月定期随访，之后每 3 个月查血常规、肝肾功能、血糖、血脂、血清淀粉酶等指标，每 3 个月复查 CD4$^+$T 细胞计数，治疗后半年查 HIV RNA，之后每年查。若治疗后 3~6 个月 HIV RNA 低于检测下限，治疗后 1 年 CD4$^+$T 细胞计数增多 100 个/μl 提示治疗有效。怀疑治疗失败者，需要进行耐药检测。随访时还应通过查体和询问的方式，检测药物的副作用，给予适当处理。特殊人群用药必要时尚需监测治疗药物浓度，如儿童、妊娠妇女及肾衰竭者等。

治疗失败患者的抗病毒治疗　病毒学治疗失败的定义：在持续进行 HAART 患者中，开始治疗（启动或调整）48 周后血浆 HIV RNA 持续>200copies/ml。治疗失败时应评估患者服药依从性、药物-药物相互作用及药物-食物相互作用，若不存在上述问题，HIV RNA 抑制仍无改善，则需进行耐药性检测。根据耐药检测结果调整方案。二线治疗方案的选择原则是至少包括 2 种，最好 3 种有抗病毒活性的药物；任何二线治疗方案都应包括至少一个具有完全抗病毒活性的 PI/r，加用一种未曾用过的药物类型或一种 NNRTIs。

预防　尽管 HAART 无法根除 HIV，但是 HAART 不仅使感染者获益，也显著降低其传染性。对 HIV 感染者及早开始抗病毒治疗，可作为一种未感染者预防 HIV 感染的手段，即"治疗即预防"。这对于降低全球 HIV 感染的发病率有重要意义。除 HAART 外，尚有多种预防手段，包括安全套使用、男性包皮环切术、女性杀阴道微生物制剂等，均具有一定的预防效果。而包括疫苗、免疫细胞、抗体和骨髓移植等手段也在临床研究，将可能实现预防和治愈 HIV 感染。

HIV 感染的预防，从暴露时间来分，可分为暴露前预防和暴露后预防。可根据传染病的预防三大原则分为控制传染源、切断传播途径和保护易感人群。

控制传染源：是整个传染病环节中最关键的一环。目前全球已开展的"治疗即预防"策略，即是对该原则的最好诠释。HIV 感染者的传播风险与病毒载量密切相关。若患者经过抗病毒治疗后，血浆中病毒载量维持在低于检测下限（<20copies/ml），其传播风险几乎可忽略不计。及时发现 HIV 感染者，及时治疗，并使其维持病毒学抑制，对于整个人群来说是目前最好的预防措施。

切断传播途径：根据 HIV 的传播途径，即血液传播、性传播和母婴传播 3 个传播途径，可分别展开预防措施。①血液传播：对血制品进行 HIV 检测；普遍推广应用一次性注射器包括针头、针灸针，使用后严格销毁；手术器械、内镜和其他相关设备要严格消毒。②性传播：不安全性行为是 HIV 传播的最主要途径之一，规范和约束个人性行为，不发生性乱，禁止卖淫嫖娼，对预防 HIV 感染至关重要。安全套的使用对切断 HIV 感染性传播有重要意义。对已知另一方为 HIV 感染者或不清楚其是否为 HIV 感染者，在发生性行为时，均应使用安全套。男性包皮环切术也可降低 HIV 传播风险。③母婴传播：避免未妊娠的妇女感染 HIV，做好孕妇产前 HIV 检查和随访，对感染 HIV 妇女积极进行抗反转录病毒治疗，并在专科医院进行就诊和生产。

保护易感人群：人类对 HIV 普遍易感，目前尚无有效预防疫苗，保护高危人群免于感染至关重要。主要途径包括在暴露前预防，如妇女可使用阴道内杀微生物制剂，使用暴露前预防用药。若暴露于 HIV，需在 72 小时内开始暴露后预防用药，以避免感染。

（卢洪洲 乐晓琴 王珍燕）

àizībìng
艾滋病（acquired immunodeficiency syndrome，AIDS） 见获得性免疫缺陷综合征。

（卢洪洲）

rénlèimiǎnyìquēxiànbìngdú gǎnrǎn xiāngguān jíbìng
人类免疫缺陷病毒感染相关疾病（diseases associated with human immunodeficiency virus infection） 人类免疫缺陷病毒（human immunodeficiency virus，HIV）感染不同阶段出现与 HIV

有关的不同疾病。主要分为三大类，与疾病进程有关。①感染早期，大部分患者可出现急性反转录病毒综合征。HIV 病毒初始感染后的一段时间内（通常为 1~4 周），部分患者出现流感样症状或类似急性传染性单核细胞增多症的表现。又称急性 HIV 感染。需与 EB 病毒或巨细胞病毒感染导致的急性传染性单核细胞增多症鉴别。最常见症状包括发热、淋巴结肿大、咽炎、皮疹、肌痛、乏力、口腔和食管溃疡；不常见的症状包括头痛、恶心、呕吐、疲劳、生殖器溃疡、肝大、脾大、消瘦、鹅口疮、盗汗、腹泻和神经症状。症状持续时间平均 28 天，其中最短者约 1 周。部分早期 HIV 感染患者可能无上述症状。此后进入较长时间的无症状期。②随着免疫功能持续损伤，患者出现细胞免疫功能严重下降，或发生 AIDS 定义性疾病，此种状态称为获得性免疫缺陷综合征（acquired immunodeficiency syndrome，AIDS），简称艾滋病。③抗反转录病毒治疗（anti-retroviral therapy，ART）的推广，AIDS 定义性疾病的发病率和死亡率显著下降，但是不良代谢并发症、重要脏器损伤、非 AIDS 定义性恶性肿瘤等事件发生率增加，通常被归类为非艾滋病定义事件（non-AIDS defining events，NADEs），已逐渐成为 HIV 感染者的主要健康问题。NADEs 常被分类为心血管、肾脏、肝脏相关疾病或非艾滋病定义恶性肿瘤，原因可能是多因素的，包括人口统计学（如较长的年龄、ART 的成人生存期较长），生活方式（如吸烟、酒精使用或滥用），HIV-1 持续复制导致的损害（如免疫抑制、免疫或凝血途径激活），存在某些合并症（如慢性乙

型肝炎、慢性丙型肝炎），以及与长期 ART 相关的并发症（如血脂异常、向心性肥胖、胰岛素抵抗、糖尿病、高血压）。美国和西欧的研究发现，HIV 感染者中 CD4[+] T 细胞计数较高者，严重的 NADEs 发生更频繁；与艾滋病定义事件相比，死亡风险更高。较低的 CD4[+]/CD8[+] 细胞比例增加患者发生 NADEs 的风险。

（卢洪洲 齐唐凯）

jíxìng fǎnzhuǎnlù bìngdú zōnghézhēng
急性反转录病毒综合征（acute retroviral syndrome，ARS）

人类免疫缺陷病毒（human immunodeficiency virus，HIV）初始感染后的一段时间内（通常为 1~4 周）患者出现流感样症状或类似急性传染性单核细胞增多症表现的临床综合征。又称急性 HIV 感染。此概念有别于早期 HIV 感染，后者指 HIV 感染发生后约 6 个月，不论是否有症状。A 亚型的个体比 C 或 D 亚型的个体更可能报告任何 ARS 症状。不同地区 ARS 发生率的差异可能与亚型分布有关，这也影响基于症状的急性 HIV 感染检测筛查策略是否有效。

ARS 的最常见症状包括发热、淋巴结肿大、咽炎、皮疹、肌痛、乏力、口腔和食管溃疡；不常见的症状包括头痛、恶心、呕吐、疲劳、生殖器溃疡、肝大、脾大、消瘦、鹅口疮、盗汗、腹泻和神经症状（表）。症状持续时间平均 28 天，最短者约 1 周。部分早期 HIV 感染患者可能无上述症状。

这些症状不具特异性，与其他病毒（如 EB 病毒、巨细胞病毒、流感病毒等）或其他病原体（梅毒、弓形虫等）的急性感染症状相似，不用于诊断 HIV 感染；即使无上述症状，也不能排除

HIV 感染。对有明确流行病学史者，若出现 ARS 表现，对急性 HIV 感染仍有较大提示意义。

表　急性 HIV 感染的症状体征

症状体征	敏感性（%）	特异性（%）
发热	88	50
精神不振	73	42
肌痛	60	74
皮疹	58	79
头痛	55	56
盗汗	50	68
咽痛	43	51
淋巴结肿大	38	71
关节痛	28	87
鼻塞	18	62

这一阶段的患者通常有极高的 HIV 载量，CD4$^+$T 细胞计数可能发生急剧波动，而 HIV 抗体尚未产生，普通酶联免疫吸附试验或胶体金方法检测抗体可能漏诊。对此类患者，应及时开展 HIV 病毒载量或 HIV 抗原检测。若能及时发现急性感染患者并及早治疗，可降低患者体内 HIV 储存库规模，也有助于防控 HIV 的传播。

（卢洪洲　齐唐凯）

àizībìng xiāngguān kǒuqiāng bìngbiàn

艾滋病相关口腔病变 （oral manifestations associated with acquired immunodeficiency syndrome）

主要包括口腔念珠菌感染、卡波西肉瘤和口腔毛状白斑。此病本身并不会导致口腔病变。人类免疫缺陷病毒（human immunodeficiency virus，HIV）感染者在疾病不同阶段均可出现相关的口腔黏膜损害，甚至有部分 HIV 感染者以口腔黏膜损害为首发临床表现。

口腔念珠菌感染　是 HIV 感染最常见的真菌感染，绝大多数未开始抗 HIV 治疗的患者均可出现口腔念珠菌感染，以假膜型最常见，其次是红斑型，角化性唇炎和增生性念珠菌病少见。主要临床表现为口腔或口咽部黏膜或舌表面覆无痛性、乳白色薄膜。用压舌板等检查器械可以容易将薄膜刮除，留下鲜红色湿润基底。在非 HIV 感染的人群中，白念珠菌感染损害极少累及附着龈，而在 HIV 感染者中，附着龈则为白念珠菌感染损害的好发部位。部分患者口腔念珠菌感染可发展为真菌性食管炎，表现为吞咽困难，吞咽时胸骨后疼痛。

口腔毛状白斑　主要发生于男性 HIV 感染者的舌侧缘黏膜，表现为白色斑块或白色不规则皱褶状，形成似毛绒地毯的表现。病损大小不一，不易擦掉，可出现溃疡。绝大多数口腔毛状白斑损害伴机会性白念珠菌感染。EB 病毒与 HIV 在黏膜上皮中的协同作用是口腔毛状白斑的致病因素。毛状白斑损害无需特殊治疗，在抗 HIV 治疗后自行消失。

卡波西肉瘤　是最常见的 HIV 相关性口腔恶性肿瘤，可见于 HIV 感染的各个阶段，男性患者多见。人疱疹病毒 8 型感染与其发病有关。口腔黏膜是卡波西肉瘤常见的首发部位。口腔卡波西肉瘤常见于上腭、牙龈边缘和舌背部，疾病早期表现为平坦、红色和无症状的病变，随着病变老化，颜色变深呈紫红色，逐渐发展为隆起的结节状，伴表面出血或溃疡。

非霍奇金淋巴瘤　是 HIV 相关性肿瘤，其发病率为非 HIV 感染者的 60 倍，约 25% 的淋巴结外非霍奇金淋巴瘤为口腔病变，表现为口腔肿胀，可类似牙齿感染症状，也可表现为口腔单发或多发溃疡。组织活检可区分非霍奇金淋巴瘤和长期口腔溃疡，也是确诊非霍奇金淋巴瘤的必要手段。

牙龈牙周病　常见的有线性牙龈红斑和坏死性溃疡性牙周炎。HIV 感染者的唾液腺功能受损，可引起 HIV 相关性牙龈牙周病的发病率增高。线性牙龈红斑表现为沿牙龈边缘的红色带，最常见于前牙，也可延伸至后牙，念珠菌感染可能与其发病有关，多见于 CD4$^+$T 细胞计数 < 200 个/μl 者。坏死性溃疡性牙周炎是严重免疫抑制的标志，其主要临床表现剧烈疼痛，牙齿松动，出血，臭味，牙龈乳头状溃烂，骨和软组织快速脱落。

唾液腺疾病　包括唾液腺肿大和唾液分泌减少，通常表现为腮腺尾部肿大或颌下腺肿大。肿大的唾液腺可以是双侧也可以是单侧。病理表现为唾液腺淋巴细胞浸润和良性囊肿形成。多见于男性患者。

（卢洪洲　杨君洋）

àizībìng xiāngguān pífū-niánmó bìngbiàn

艾滋病相关皮肤黏膜病变 （skin and mucosal manifestations of acquired immunodeficiency syndrome）

可见于人类免疫缺陷病毒（human immunodeficiency virus，HIV）感染的各个阶段，90% 以上的艾滋病（acquired immunodeficiency syndrome，AIDS）患者均有不同程度的皮损，有反复发作、严重、不典型和治疗困难的特点，一般可分为感染性和非感染性两类，前者包括病毒感染、真菌感染、梅毒等，后者包括脂溢性皮炎、瘙痒性丘疹、嗜酸性毛囊炎、药疹、银屑病、卡波西肉瘤等。AIDS 患者出现皮肤黏膜病变，多提示 CD4$^+$T 细胞计数下降，病毒学治疗失败。

感染性皮肤黏膜病变 包括以下几方面。

真菌感染 绝大多数 AIDS 患者的皮肤黏膜病变由真菌感染引起，以念珠菌、隐球菌和马尔尼菲青霉菌感染最常见。表现为边界清楚的红斑、表面糜烂，外周散在米粒大丘疹，覆有细圈鳞屑，病损中央有水疱、脓疱，有时呈干燥脱屑。皮肤隐球菌感染的皮损形态多样，以大小不等的传染性软疣样损害多见。马尔尼菲青霉菌感染的皮损常见于面部、躯干上部及上肢，皮损多样，以坏死性丘疹为特征性表现，即隆起于皮肤的丘疹中央发生坏死，坏死处凹陷呈脐窝状。

病毒感染 皮肤病毒感染可分为单纯疱疹病毒感染、水痘-带状疱疹病毒感染及人乳头瘤病毒感染。单纯疱疹病毒感染引起的皮肤病变多见于口周、生殖器及肛周，表现为进展性皮损从丘疹、小水疱、溃疡开始，而后结痂。溃疡性皮损只见于黏膜表面，先是疼痛和瘙痒，后形成溃疡性病损，若不治疗皮损可反复发作。水痘-带状疱疹病毒感染先表现为烧伤或刀割样疼痛，继而出现皮损及红斑基底上的水痘，伴剧烈疼痛。水痘多见于面部和躯干，四肢相对少见。人乳头瘤病毒感染可以引起寻常疣、传染性软疣、鲍温病。传染性软疣为珍珠白色或肉色丘疹，中间有脐，直径 $2\sim4mm$。鲍温病是一种鳞状细胞癌前病变，可发生在身体任何部位，但生殖器多发，呈棕色或紫罗兰色，可分为 3 型，即苔藓样丘疹型、红斑型、白斑病样型。

梅毒 AIDS 患者易于发生梅毒感染，其临床表现与一般人群无异。其皮肤黏膜早期表现为外生殖器硬下疳、硬化性淋巴结炎、广泛对称性梅毒疹、梅毒性脱发、黏膜损害；晚期表现为结节性梅毒疹、梅毒性树胶肿。

非感染性皮肤黏膜病变 包括以下几方面。

脂溢性皮炎 是一种常见的慢性疾病，易发生自行性消退，治疗后易复发。多发生在皮脂丰富的皮脂腺区域，表现为红斑，边缘清楚的皮损，伴油腻的鳞屑。AIDS 患者的脂溢性皮炎发病率明显高于一般人群，且其临床表现更严重，皮损甚至可遍布全身，更易复发。抗 HIV 治疗虽然无法治愈脂溢性皮炎，但可降低其发病率及复发频率。

瘙痒性丘疹 是热带和亚热带地区与 AIDS 相关的最常见的皮肤疾病之一。表现为四肢、面部和躯干对称性分布的瘙痒性丘疹。严重瘙痒可导致炎症性色素沉着、痒疹结节和瘢痕形成及继发性广泛排斥反应。

嗜酸性毛囊炎 与 AIDS 患者的免疫功能严重抑制有关。表现为直径为 $2\sim3mm$ 的红斑，伴高度瘙痒的风疹样丘疹，最常见于肩膀、躯干、上臂、颈部和前额。抗 HIV 治疗可降低其发病率。

药疹 HIV 感染者的药疹比一般人群高 100 倍，且随着免疫缺陷的严重程度而增加，患病率也上升。重症多形性红斑和中毒性表皮坏死松解症是药疹罕见的严重皮肤黏膜炎，以弥漫性红斑、疱疹和皮肤剥脱为特征，前者剥脱的体表面积 $<10\%$，后者则 $>30\%$，介于 $10\%\sim30\%$ 者称为重叠的重症多形红斑和中毒性表皮坏死松解症。

卡波西肉瘤 特征性表现是皮肤损害。早期表现为高出皮肤的单个或多个红色或紫红色斑块，不伴疼痛，可见于全身任何部位，病损颜色随病情进展逐渐加深，由淡粉色到紫色到棕色。晚期表皮可出现萎缩，局部淋巴结肿大，伴疼痛，以面部、足部、外阴部和腹股沟等处疼痛最明显。

（卢洪洲 杨君洋）

àizībìng xiāngguān yǎnbìng

艾滋病相关眼病（ocular manifestations of acquired immunodeficiency syndrome）

分为机会感染和非机会性感染。最常见的微血管病变为视网膜棉絮状白斑及视网膜微血管异常，最常见是巨细胞病毒性视网膜炎。HIV/AIDS 患者初期可无任何不适，但实则眼底已多有病变，如视网膜出血、眼底白斑、血管阻塞等，患者可出现视力下降，视物模糊，有悬浮物出现、视野缺损，炎症的患者多数有眼红，巩膜炎的患者可有眼痛，若未及时治疗可致盲。

巨细胞病毒性视网膜炎 AIDS 患者最常见的眼部机会性感染，常发生于 $CD4^+$ T 细胞计数 <50 个/μl 者，可引起视网膜组织持续性破坏而导致视力下降。发达国家在高效抗反转录病毒治疗应用之前，有 $20\%\sim30\%$ 的 HIV 感染者合并此病，且对治疗不敏感，最终因视网膜坏死导致失明。

带状疱疹病毒性眼病 水痘-带状疱疹病毒感染所致。治疗主要以抗病毒为主：①早期口服阿昔洛韦持续用 1 周后，眼周皮肤无新生水疱生成，患处开始结痂，且视网膜炎无加重趋势。②利索夫定与阿昔洛韦的疗效相似，比阿昔洛韦更有利于阻止新疱疹产生，更快结痂。但利索夫定的代谢产物能促使骨髓发生毒性反应，产生致癌效果，最终限制其使用。③阿昔洛韦与中性氨基酸酯的化合物，能延长前体药物代谢时间，提高生物利用度，并特异性识别结膜、角膜和视网膜上的转运蛋白，使阿昔洛韦更快、更稳定的渗透到眼内，起到眼内高浓度药物抗病毒作用，比口服阿昔洛韦疗效更显著。

真菌感染 在 AIDS 患者中，真菌性机会性感染最常见的是新型隐球菌性脑膜炎，眼部真菌感染并不多见。眼部隐球菌性机会性感染可源于蛛网膜下腔病原体的播散，葡萄膜视网膜的病变呈多个白色和黄色病灶，常伴视盘水肿，视神经直接受累者可致视力迅速丧失。眼部隐球菌性机会性感染与巨细胞病毒性视网膜炎可同时存在。

肺孢子菌感染 是 AIDS 患者常见肺部机会性感染，累及眼部可表现为眼底多个橘黄色的葡萄膜损害病灶，口服甲氧苄啶和/或氨苯砜，可降低肺孢子菌所致脉络膜炎的发病率。

梅毒所致眼病 包括虹膜炎、脉络膜视网膜炎、基质性角膜炎、视网膜血管炎、视盘炎及视神经萎缩等。梅毒性脉络膜视网膜炎患者常有神经症状，并可有不同程度的视神经萎缩。对 AIDS 患者静脉内注射青霉素 G 水剂进行诱导治疗 2 周，对所有眼或神经受梅毒侵犯的病例再用长效青霉素，维持治疗 3~4 周。

弓形虫所致眼部病变 是弓形虫随血流到达眼部所致局限坏死性视网膜脉络膜炎，常伴弓形虫脑炎。眼部表现可能是颅内或播散性弓形虫病的首发症，先表现为眼红、痛、急性视力减退等症状。若发现弓形虫眼病，应考虑可能伴其他部位的弓形虫病，特别是脑部，需早期预防治疗。治疗可用克林霉素和乙胺嘧啶联合方案，随后的预防性用药可用乙胺嘧啶或氨苯砜，以防治疗停止后复发。

眼部肿瘤 卡波西肉瘤和淋巴瘤是 AIDS 患者中可见的眼部肿瘤。卡波西肉瘤是一种多发性色素性血管肉瘤，好发于皮肤，可累及内脏。其中 20% 有眼部损害，表现为眼睑、结膜出现微紫红色的结节样病变。淋巴瘤可引起广泛眼球内损害，包括视网膜炎、葡萄膜损害和视神经炎等。可放疗、化疗，卡波西肉瘤对放疗敏感，长春碱和长春新碱是常用的单一化疗药物，尚有干扰素治疗及外科手术切除等。

免疫重建性眼病 一般发生在抗病毒治疗的前 3 个月，表现为在抗 HIV 治疗后出现以巨细胞病毒性视网膜炎加重或复发、眼内炎、白内障、葡萄膜炎、黄斑水肿、黄斑前膜等为表现的一组疾病。可导致视力的严重损害，以预防、早发现、早治疗为主。对所有 AIDS 患者，用抗病毒药物前进行全面眼科检查，用药物后 1 周、2 周、1 个月、2 个月、3 个月分别再做检查。对检出的病变用药前予充分治疗，未检出病变的高危人群预防性给药，用药后检出者早期给予处理，以尽量减轻眼部损害，保护视功能。

(卢洪洲 何小清)

àizībìng xiāngguān xīnzàngbìng

艾滋病相关心脏病 (cardiac manifestations of acquired immunodeficiency syndrome) 随着艾滋病 (acquired immunodeficiency syndrome，AIDS) 人数的增加和病期延长，AIDS 在心血管系统损害明显增多，包括心功能不全、冠心病、心包积液、感染性心内膜炎、心脏瓣膜病、心律失常、梅毒性心脏病、心脏肿瘤及继发性心肌病等。可能源于人类免疫缺陷病毒 (human immunodeficiency virus，HIV) 直接损伤，或相关并发症或合并症，或最后 AIDS 期发展为多脏器受累引起心脏病变，甚至与长期应用高效抗反转录病毒治疗对心肌的不良反应相关。

心功能不全 HIV/AIDS 患者最常见也可能是最重要的心脏并发症，预后大多不良。发病机制尚不明确。各种原因的心肌炎、心室顺应性损害、药物毒性、心肌纤维化、心肌坏死等均可以引起患者心肌舒张和收缩功能异常。出现胸闷、气促、咳嗽、咳痰、咯血、下肢水肿、夜间不能平卧等。心电图检查提示心肌缺血缺氧表现，B 型利尿钠肽 (BNP) 升高。超声心动图示左心室射血分数下降 (一般 <50%)，高度提示心功能不全，需予改善心力衰竭、预防恶性心律失常及抑制心肌重构等治疗。

冠心病 HIV/AIDS 患者的血管病变多累及中小动脉，服用抗病毒药物引起血脂紊乱可导致心脏血管粥样硬化。血管狭窄引起心肌血流减少甚至中断，严重者引起急性心肌梗死。临床上存在 HIV/AIDS 患者合并冠心病，需积极予药物甚至冠状动脉介入治疗，警惕心血管药物与抗反转录病毒治疗药物之间的相互作用。

心包积液 HIV/AIDS 患者较常见的并发症，大多患者合并有肺结核，或合并真菌等病原体感染。患者可出现胸闷、气促，心电图检查异常，超声心动图可以判断积液量。若合并肺结核应积极抗结核治疗，必要时可给予适量糖皮质激素治疗。若出现心脏压塞，可行心包穿刺等抢救治疗。

感染性心内膜炎及心脏瓣膜

病 HIV/AIDS 患者因细菌性、真菌性等感染引起疾病，病因可分为患者免疫功能低下继发机会性感染或常见一些通过静脉注射毒品产生败血症所致。临床常见高热、胸闷、气促、心脏杂音、贫血、脾大及皮肤黏膜微血栓形成，一般心内膜炎引起赘生物累及心脏瓣膜，临床上宜在使用抗生素前多次多部位采血行血培养及药敏试验。超声心动图提示赘生物附着于心脏瓣膜可确诊，需 4~6 周抗生素治疗。内科保守治疗无效或合并急性心力衰竭、急性心肌梗死等，可考虑外科手术治疗。疾病本身顽固棘手，易出现血栓转移，可出现肾血管栓塞、脑血栓、脑出血等恶性事件，预后不佳。

梅毒性心脏病 梅毒螺旋体进入主动脉外层，导致主动脉炎，产生主动脉瘤、冠状动脉瘤、冠状动脉口狭窄和主动脉关闭不全等病变，并引起相应临床表现。源于 HIV/AIDS 患者合并梅毒未彻底治愈，常在患梅毒后 10~20 年发病。应积极高效抗反转录病毒治疗及驱梅治疗，必要时可考虑外科手术治疗。

心律失常 HIV/AIDS 患者合并心血管系统损害在临床上常见。心律失常发病率随病情加重而增加。出现心电图异常，特别是处于 AIDS 期或 CD4$^+$T 细胞计数 < 100 个/μl 者出现心律失常概率增高，如非特异性 ST-T 改变、窦性心动过速、窦性心动过缓、QT 间期延长、肢体导联低电压、窦性心律不齐、左心室高电压、电轴偏移、期前收缩、窦房结游走性心律、心房颤动等，应根据病情决定是否进一步干预，轻度异常者可定期复查，积极治疗原发病，警惕抗病毒药物相关心脏不良反应。

心脏肿瘤 源于 HIV/AIDS 患者免疫功能低下，主要是淋巴瘤和卡波西肉瘤，后者最常见。主要累及脏层和壁层心包膜，部分可累及心肌、心外膜等。淋巴瘤在 AIDS 肿瘤患者中位居第二位，随病情进展多数以心脏损害症状为首发临床表现。应积极抗病毒治疗及化疗，必要时行外科手术治疗。

继发性心肌病 HIV/AIDS 患者受病毒侵犯引起心肌病变导致心功能障碍的疾病。扩张型心肌病与病毒感染和免疫损伤有关。多种病毒感染均可引起心肌损伤，病毒感染形成心肌炎，病毒性心肌炎可以发展成心肌病。应积极治疗原发病，警惕抗病毒药物相关心脏不良反应，若进展至心力衰竭阶段应给予改善心力衰竭、预防恶性心律失常、抑制心肌重构等治疗。一旦出现临床心力衰竭症状，预后差，猝死风险高。

（卢洪洲 孙建军）

àizībìng xiāngguān fèibìng
艾滋病相关肺病 （pulmonary manifestations of acquired immunodeficiency syndrome） 主要包括两大类，第一类是由于人类免疫缺陷病毒（human immunodeficiency virus，HIV）感染所致免疫缺陷而出现的机会性感染和肿瘤，第二类为非免疫缺陷所出现的疾病，如慢性阻塞性肺疾病（chronic obstructive pulmonary disease，COPD）、哮喘、肺动脉高压和非机会性感染性肺炎等。

免疫缺陷相关肺病 包括感染性和非感染性。

机会性感染 艾滋病（acquired immunodeficiency syndrome，AIDS）相关的肺部机会性感染疾病谱与患者免疫功能水平密切相关，如结核等可出现在 HIV 感染的各个阶段，而肺孢子菌肺炎、非结核分枝杆菌感染等主要见于 CD4$^+$T 细胞计数 < 200 个/μl 患者中。

肺孢子菌肺炎 是 AIDS 患者最常见的肺部机会性感染，由肺孢子菌引起，主要累及肺间质。主要表现为进行性呼吸困难，且进展多较迅速，病死率较高。具体见艾滋病相关机会性感染。

结核 在结核流行的国家，结核病是重要的机会性感染之一。可由新近感染或由潜伏于患者体内的结核分枝杆菌活动而发病。在 HIV 感染者中，潜伏的结核分枝杆菌活动的风险约为每年 10%。肺结核的临床表现包括发热、咳嗽、盗汗、消瘦。结核也可以累及肺外组织，如淋巴结、腹腔、中枢神经系统等，造成相应的临床症状。肺结核需抗结核治疗并及早进行抗病毒治疗以改善患者预后，但需注意抗病毒治疗的启动时机，以减少免疫重建炎症反应综合征的发生。由于部分抗结核药物与抗病毒药物之间存在药物-药物相互作用，需注意调整药物及剂量。除结核分枝杆菌感染外，AIDS 患者也易感染非结核分枝杆菌，其症状与结核类似，鉴别诊断有赖于病原学检测。非结核分枝杆菌感染需做相应治疗，注意免疫重建炎症反应综合征和药物-药物相互作用问题。

其他 还包括巨细胞病毒性肺炎、隐球菌性肺炎、弓形虫肺炎、马尔尼菲青霉菌肺炎和组织胞浆菌肺炎等，发病率比上述几种疾病低。AIDS 患者存在严重免疫缺陷，肺部感染可能源于多种病原体混合感染。治疗后可能诱导耐药菌株出现或导致二重感染，使 AIDS 相关肺部机会性感染治疗存在较大困难。

肿瘤 AIDS 相关肿瘤也可累及肺部，如卡波西肉瘤、霍奇金淋巴瘤及非霍奇金淋巴瘤，并出现相应临床症状，具体见艾滋病相关恶性疾病。

非免疫缺陷相关肺病 可再次分为感染性和非感染性。前者包括细菌性肺炎（如链球菌、金黄色葡萄球菌感染）、病毒性肺炎（如流感病毒感染等）等见于免疫功能正常患者的疾病。非感染性疾病包括COPD、哮喘、肺恶性肿瘤。HIV感染者上述疾病的发病率比普通人群更高，可能原因是HIV感染者存在长期的免疫激活。以COPD为例，HIV感染者中患病率为10.5%，其风险为非HIV感染者的1.4倍。即使排除吸烟因素，HIV感染也使COPD的风险增加至2.58倍。HIV感染者发生肺部肿瘤的风险也显著高于非HIV感染者（约为1.4倍），其中吸烟者患肿瘤的风险更加高。

（卢洪洲 陈军）

àizībìng xiāngguān xiāohuà xìtǒng jíbìng

艾滋病相关消化系统疾病

（gastrointestinal and hepatobiliary manifestations of acquired immunodeficiency syndrome）宿主免疫功能缺陷所致胃肠道机会性感染和肿瘤等疾病。其临床表现与非艾滋病（acquired immunodeficiency syndrome，AIDS）者消化系统疾病类似，如长期腹泻、严重消化及吸收不良、消瘦、吞咽困难、腹痛、黄疸、腹部包块等，不同地区、不同病毒亚型、不同时期的表现各有其特点。

机会性感染 包括以下几种。

念珠菌性口腔炎/食管炎 白念珠菌性口腔炎临床表现为口腔黏膜、舌、咽喉、牙龈或唇黏膜上的乳白色斑片物，易剥离，剥离后露出红润基底。患者感觉咽部不适、咽痛、吞咽痛，甚至因疼痛而畏食等。分泌物涂片可找到念珠菌。AIDS患者常以食管机会性感染为首发症状，是AIDS远期预后不良的表现之一，常发生在$CD4^+T$细胞<100个/μl者，表现为胸骨后不适、吞咽时胸骨后疼痛加重、吞咽困难等。内镜下可见食管部分或全部受累，表现为食管黏膜弥漫性充血、变脆、糜烂、溃疡，黏膜表面被覆白色假膜，内镜下细胞刷片可找到念珠菌。

单纯疱疹性口腔炎/食管炎 唇周的单纯疱疹病毒感染表现为唇沿和口角周围高密度、成群的小水疱，基底稍红，水疱被擦破可形成溃疡。其特点为病损大而深，且有疼痛，常伴继发感染，症状多较严重，病程时间长。食管炎可单独存在或与口腔炎同时发生。患病部位活检可查到典型的包涵体。

巨细胞病毒性食管炎/胃炎/肠炎 巨细胞病毒性胃炎可引起剧烈的炎症反应，出现溃疡、黏膜皱褶扩大、水肿，内镜下可见胃黏膜大面积损伤。巨细胞病毒还可导致结肠感染，结肠镜显示病变多为灶性充血或点状出血，偶见小泡囊或糜烂，严重者可见散在分布的溃疡。

小肠感染性病变 ①细菌性小肠感染：AIDS患者小肠感染的病原体多为条件致病菌，鸟型分枝杆菌、沙门菌属、弯曲菌属较常见，病理变化类似于其他脏器感染，但炎症反应一般较轻，多数患者无明显临床症状。②隐孢子虫小肠感染：小肠感染隐孢子虫是导致AIDS腹泻的最常见原因，主要表现为吸收不良性腹泻，可引起严重的水性霍乱样腹泻，水样便量大，且难以控制，可伴痛性肠痉挛，有时伴恶心、呕吐等。$CD4^+T$细胞>200个/μl的感染者腹泻常为自限性；而$CD4^+T$细胞<200个/μl者，腹泻则难以缓解。患者体重明显下降，出现腹泻-消耗综合征，病死率可高达50%以上。确诊主要依据肠道黏膜活检或粪便内查到原虫卵囊。

寄生虫性大肠病变 病原体多为溶组织内阿米巴、蓝氏贾第鞭毛虫等，引起结肠和直肠感染。临床表现为局部红肿、糜烂溃疡、全身发热及肛周疼痛等症状。内镜下可见黏膜溃疡形成。

人乳头瘤病毒性肛周感染是导致肛门上皮内新生物、引起肛门癌的危险因素。肛门癌表现为局部出血、疼痛、肿块，有时伴瘙痒，确诊依据组织活检病理学检查。人乳头瘤病毒感染引起的肛周溃疡呈慢性化趋势，常伴黏液脓性分泌物。

机会性肿瘤及其他病变 主要包括以下几种。

卡波西肉瘤 胃十二指肠的卡波西肉瘤多同时合并皮肤或淋巴结病变，但也可单独存在。AIDS中38%的卡波西肉瘤可侵犯胃，在胃肠道的数量可较多，但肿瘤体积一般较小。可出现上消化道出血、上消化道梗阻、贫血。

乙型和丙型病毒性肝炎 具有共同传播途径，表现类同于单纯嗜肝病毒感染，但疾病进展更快。

胰腺病变 AIDS患者尸检发现，约90%有胰腺组织学改变，如腺泡萎缩、酶原颗粒减少、核变性及胰腺脂肪变性等，免疫组化检查可显示分枝杆菌病、弓形虫病，以及巨细胞病毒、肺孢子菌等的感染。多数患者无任何症状，B超检查无大体形态改变，无血糖升高等。腹部B超、CT、组织抽取液或活检有助于诊断。

（卢洪洲 孙建军）

àizībìng xiāngguān shénjīng xìtǒng jíbìng

艾滋病相关神经系统疾病

（neurological manifestations of acquired immunodeficiency syndrome） 早在 20 世纪 80 年代，人们已发现人类免疫缺陷病毒（human immunodeficiency virus，HIV）感染可造成神经系统功能异常，随着抗反转录病毒治疗（anti-retroviral therapy，ART）广泛开展，HIV 感染者生存期延长，生活质量明显改善，而相关神经系统疾病仍然存在。根据发生机制不同，主要分为 3 类：HIV 直接引起的神经系统损害；中枢神经系统机会性感染；中枢神经系统肿瘤。

HIV 直接引起的神经系统损害 常表现为 AIDS 痴呆综合征，早期出现淡漠、回避社交、性欲降低、思维减慢、注意力不集中和健忘，可有抑郁或躁狂、行动迟缓、下肢无力、共济失调和帕金森综合征等，晚期出现严重痴呆、无动性缄默、运动不能、截瘫和尿失禁等。CT 或磁共振成像可见皮质萎缩、脑室扩张和白质改变，脑脊液检查无明显异常。尚无改善 HIV 引起的神经系统损害的方法，病毒复制是导致中枢神经系统炎症的诱因，尚不清楚 ART 可使病毒抑制但不能解除中枢神经系统炎症的原因。有一种假说认为，病毒可干扰脑细胞合成蛋白功能并扰乱对应激的自动调节功能。

中枢神经系统机会性感染 常引起中枢神经系统机会性感染的病原体包括：病毒感染；中枢神经系统结核及非结核分枝杆菌感染；弓形虫脑病；隐球菌脑膜炎等。常引起急性脑病、脑膜脑炎、亚急性脑炎（又称亚急性 HIV 脑病）。初期可无症状；急性可逆性脑病表现意识模糊、记忆力减退和情感障碍；急性化脓性脑膜炎表现为头痛、颈项强直、畏光和四肢关节疼痛，偶见皮肤斑丘疹，可有脑膜刺激征；尚可表现为单发脑神经炎（如特发性面神经麻痹）、急性上升性或横贯性脊髓炎、炎症性神经病（如吉兰-巴雷综合征）。中枢神经系统机会性感染可根据患者流行病学资料、临床表现、免疫学和病毒学检查综合判定。治疗上应进行降低颅内压、纠正电解质紊乱、支持、营养、对症治疗等，同时应根据不同病原进行针对性治疗，如隐球菌脑膜炎应用两性霉素 B、氟胞嘧啶、氟康唑、伊曲康唑等药物抗真菌治疗，结核分枝杆菌、非结核分枝杆菌及弓形虫感染均应进行相应针对性治疗。

中枢神经系统肿瘤 淋巴瘤最常见，病程短，大多为半年，主要临床表现源于其病理上的占位效应或弥散性脑水肿，早期表现为头痛、呕吐等颅内压增高症状，可伴精神改变，如性格改变和嗜睡等。局限性体征取决于肿瘤的部位和范围，可出现肢体麻木、瘫痪、失语和共济失调，癫痫少见。中枢神经系统肿瘤应予 HIV 感染者早期 ART，并根据肿瘤性质进行手术或化疗。

（卢洪洲 张锋镝）

àizībìng xiāngguān dàixièxìng jíbìng

艾滋病相关代谢性疾病

（metabolic manifestations of acquired immunodeficiency syndrome） HIV/AIDS 患者可有内分泌系统功能紊乱，一方面与 HIV 感染本身有关，另一方面与抗反转录病毒治疗（anti-retroviral therapy，ART）有关。包括 ART/HIV 相关性糖尿病、ART/HIV 相关性脂代谢异常、ART/HIV 相关性骨代谢病及 ART 相关性血乳酸异常。

ART/HIV 相关性糖尿病 HIV 感染与胰岛功能有关，导致罹患糖尿病风险升高，出现多饮、多尿、多食和消瘦。空腹血糖 ≥7.0mmol/L，任意时间血糖 ≥11.1mmol/L，或 75g 葡萄糖负荷后 2 小时血糖≥11.1mmol/L 即可诊断糖尿病。一般治疗包括进行糖尿病知识教育、饮食治疗和运动疗法等。一般治疗无效可选用药物治疗。①一线药物：首选二甲双胍，备选方案为 α 糖苷酶抑制剂/胰岛素促泌剂。②二线药物：为胰岛素促泌剂/α 糖苷酶抑制剂/二肽基肽酶Ⅳ抑制剂/噻唑烷二酮类。③三线药物：基础胰岛素/每日 1~2 次预混胰岛素，或胰岛素促泌剂/α 糖苷酶抑制剂/二肽基肽酶Ⅳ抑制剂/噻唑烷二酮类/胰高血糖素样肽 1 受体激动剂。④四线药物：基础胰岛素+餐时胰岛素/每日 3 次预混胰岛素类似物，或基础胰岛素/每日 1~2 次预混胰岛素类似物。调整 ART 方案，有条件者可更换最可能引起血糖升高的抗 HIV 药物。

ART/HIV 相关性脂代谢异常 HIV 感染与脂代谢有关，HIV 感染者血脂异常，可导致罹患心血管疾病风险升高。艾滋病尤其是长期接受 ART 患者，且方案中包含蛋白酶抑制剂、司他夫定、齐多夫定者更易出现脂代谢异常。常表现为周围皮下脂肪组织缺失，尤其是面部、四肢和臀部；向心性肥胖，内脏脂肪蓄积；脂肪瘤，好发于颈背部（水牛背）。实验室检查提示血总胆固醇及甘油三酯升高，高密度脂蛋白胆固醇降低，胰岛素抵抗等。治疗主要包括一般治疗、改变生活方式、减少饱和脂肪酸和胆固醇摄入、控制体重及增加体育活动。药物可选生长因子类似物替莫瑞林醋酸盐，减少腹部脂肪堆积。对于高脂血症，以高胆固醇为主者，选用他汀类降脂药；以高甘油三酯为主者，选用贝特类降脂药，并视病情可联合使用烟酸类或树脂类药物。调整 ART 方案，将司他夫定或齐多夫定改为阿巴卡韦或替诺福韦，或调整为不包括核苷类反转录酶抑制剂的治疗方案，将蛋白酶抑制剂换为非核苷类反转录酶抑制剂或蛋白酶抑制剂为基础的治疗方案。怀疑由依非韦伦引起者可换为奈韦拉平，必要时外科治疗，如面部脂肪填充、脂肪瘤切除等。

ART/HIV 相关性骨代谢病

HIV 感染与骨代谢有关，通过骨骼内的破骨细胞加速活化而导致骨质疏松。虽然 ART 可较好控制 HIV 感染，但部分药物本身也可引起代谢性疾病。表现为手足搐搦、骨痛、骨折、肌无力或畸形等。除典型临床表现外，骨代谢病可通过 X 线、CT、钙磷代谢生化检查、放射免疫法及放射性核素法检查骨钙素、骨密度检查、骨形态计量学测定等诊断。治疗方法主要为应用维生素 D 及调整钙磷代谢的药物。

ART 相关性血乳酸异常

常发生在开始治疗的 8～9 个月，任何一种核苷类反转录酶抑制剂均可导致高乳酸血症，其中最主要的是去羟肌苷，其次是司他夫定和齐多夫定，去羟肌苷和司他夫定合用时发生率更高。主要临床表现为难解释的疲惫乏力、恶心、呕吐、腹痛、肝大和体重减轻等。实验室检查提示血乳酸水平升高（>2mmol/L），血 pH 正常，可伴二氧化碳结合力和碳酸氢根浓度降低。合并乙型病毒性肝炎、丙型病毒性肝炎、肥胖、妊娠、女性、同时使用二甲双胍或利巴韦林、大量饮酒及低 $CD4^+T$ 细胞等人群更易发生高乳酸血症。若血乳酸 2～5mmol/L 且无症状，可密切监测；有症状者可考虑停用导致高乳酸血症的核苷类反转录酶抑制剂，改用低危核苷类反转录酶抑制剂；若血乳酸 >5mmol/L，不论有无症状均应停用核苷类反转录酶抑制剂，改用低危核苷类反转录酶抑制剂；补充维生素及对症支持治疗。

（卢洪洲 张锋镝）

àizībìng xiāngguān èxìng jíbìng

艾滋病相关恶性疾病（malignancies associated with acquired immunodeficiency syndrome）

相较于普通人群，人类免疫缺陷病毒（human immunodeficiency virus，HIV）感染者人群肿瘤发生率明显升高。在 HIV 感染早期阶段，非霍奇金淋巴瘤、卡波西肉瘤和子宫颈癌前病变发生被发现与 HIV 感染所引起免疫功能缺陷密切相关。国外流行病学研究结果表明，HIV 感染者卡波西肉瘤、子宫颈癌、弥漫性大 B 细胞淋巴瘤、中枢神经系统原发性淋巴瘤发病风险比普通人群分别上升 5000、80、5000、98 倍，且 HIV 感染导致免疫功能低下是上述肿瘤发病率升高的重要原因。20 世纪 90 年代初美国疾病预防与控制中心（CDC）将卡波西肉瘤、非霍奇金淋巴瘤（特定病理类型包括中枢神经系统原发性淋巴瘤、伯基特淋巴瘤、弥漫性大 B 细胞淋巴瘤、浆母淋巴细胞瘤及原发渗出性淋巴瘤）和子宫颈癌列为艾滋病（acquired immunodeficiency syndrome，AIDS）相关性肿瘤。随着高效抗反转录病毒治疗（highly active antiretroviral therapy，HAART）的推广，AIDS 相关性肿瘤发病率显著下降，而非 AIDS 相关性肿瘤发病率上升。目前认为 HAART 治疗所带来 HIV 感染者生存期延长是非 AIDS 相关性肿瘤发病率升高的重要原因。

从发病机制来看，HIV 感染后特殊病毒的机会性感染、免疫功能异常及炎症水平升高是导致肿瘤发生的始动因素。例如，人疱疹病毒 8 型感染可导致卡波西肉瘤，EB 病毒感染与非霍奇金淋巴瘤密切相关。HIV 自身病毒蛋白如 Tat 可影响细胞增殖、凋亡以及 DNA 修复，参与肿瘤发生。HIV 感染后宿主免疫监视功能异常导致免疫系统无法及时识别和清除恶变细胞被认为是该人群肿瘤疾病高发的重要原因。HIV 感染后持续炎症状态也被认为与肿瘤发生密切相关。

免疫功能缺陷是化疗的禁忌证之一，HAART 未推广前大多 HIV 感染肿瘤患者无法接受化疗。进入 HAART 时代后，HIV 感染肿瘤患者化疗治疗率升高，且预后明显改善。对 HIV 感染肿瘤患者治疗来说，化疗药物与 HAART 药物之间可能存在的相互作用是治疗的障碍之一。例如，HIV 病毒蛋白酶抑制剂利托纳韦与化疗药物紫杉醇等均通过肝脏 CYP34A 酶进行代谢，上述药物合用可加重化疗不良反应。肿瘤化疗及放疗可导致患者免疫抑制和骨髓抑制，HIV 感染肿瘤患者应注意预防机会性感染的发生。

（卢洪洲 纪永佳）

yùnfù rénlèimiǎnyìquēxiànbìngdú gǎnrǎn

孕妇人类免疫缺陷病毒感染（human immunodeficiency virus infection in pregnant women）

人类免疫缺陷病毒（human immunodeficiency virus，HIV）可导致孕产妇免疫功能下降，增加妊娠继发感染的风险。儿童艾滋病（acquired immunodeficiency syndrome，AIDS）90%来自母婴传播。宫内感染是 HIV 垂直传播的主要方式，出生后母乳喂养也可感染新生儿。垂直感染易被阻断。中国 2002 年开始开展 HIV 母婴传播阻断工作，有效的干预措施可将母婴传播率下降至 5%以下。但与国外的母婴阻断相比，中国尚未做到 100%阻断。2017 年 7 月全国 AIDS 疫情报告显示仍有 0.4%的母婴传播发生。建议 HIV 感染者尽量避免非计划妊娠，妊娠后尽量终止妊娠，需要继续妊娠者应接受规范的 HIV 阻断治疗，分娩后实行人工喂养。产前检查和规范孕检对于孕妇 HIV 感染的早发现早处理具有积极意义。

流行病学　HIV 感染者中 50%以上为女性。随着女性感染例数增加，孕妇感染 HIV 的概率增大。HIV 阳性孕妇所生婴儿感染的风险为 15%~45%，但若采取合理的预防 HIV 母婴传播措施，婴儿感染率可下降 5%以下。了解孕妇 HIV 感染情况及 HIV 阳性孕妇的母婴传播极为重要。即使对孕妇进行高效抗反转录病毒治疗和采取剖宫产，HIV 垂直传播也不能完全避免。孕妇感染 HIV 病毒在妊娠期可通过胎盘感染胎儿，分娩过程中经阴道分泌物、羊水及血液感染新生儿，产后经母乳感染婴儿（5%~20%）。

治疗　妇女在 AIDS 传播中起特殊作用，故妇女 AIDS 问题引起人们的特别关注。妇女 AIDS 早期诊治对提高患者生存质量、改善预后至关重要。有效的抗病毒治疗可将 HIV 垂直传播的可能性降到最低，有效控制 AIDS 的传播。

孕妇使用药物旨在最大限度降低妊娠期和分娩期妇女体内 HIV 的病毒载量，达到保护胎儿免于感染目的。孕妇与成年人开始抗病毒治疗的时机相同，但必须同时考虑以下问题：所采用的治疗方案具有能同时降低母婴传播的效果，权衡抗病毒药物对孕妇、胎儿和新生儿的影响。孕妇 CD4[+] T 细胞比正常人群低 10%~20%，开始高效抗反转录病毒治疗前应考虑这一生理现象。所有感染 HIV 的孕妇不论其 CD4[+] T 细胞计数多少或临床分期如何，均应终身维持治疗。

预防　AIDS 自愿咨询检测服务是对 HIV 感染者进行干预、治疗和关怀的最好切入点，是发现 HIV 阳性孕妇的重要途径之一。WHO 和联合国 AIDS 预防规划署（UNIAIDS）提出预防 AIDS 母婴传播的 4 项措施：①通过健康教育、避免危险行为、安全性行为等方式预防育龄妇女感染 HIV。②预防感染 HIV 的育龄期妇女非意愿妊娠。③预防感染 HIV 的孕产妇的母婴传播。④为感染 HIV 的妇女和家庭提供综合关怀和支持。

（卢洪洲　陈军　陈蓉）

értóng rénlèimiǎnyìquēxiànbìngdú gǎnrǎn

儿童人类免疫缺陷病毒感染

（human immunodeficiency virus infection in children）　据 WHO 和联合国艾滋病预防规划署（UNAIDS）公布的数据，截至 2015 年，全球人类免疫缺陷病毒（human immunodeficiency virus，HIV）感染者约为 3700 万，其中<15 岁儿童 HIV 感染者约 370 万。全球 1/6 的 HIV 相关疾病死亡和 1/7 的新发 HIV 感染是 15 岁以下儿童，其中绝大多数因未接

受抗反转录病毒治疗在 2 岁以前死亡。2014 年全球暴露在 HIV 下的婴儿，仅有 50%在出生后第二个月能接受 HIV 检测。

中国目前 HIV 感染的儿童数据不明，这些儿童几乎全部生活在农村。儿童 HIV 感染 90%以上是母婴垂直传播所致。先天性感染者发病早，多发于 3~4 月龄。儿童从 HIV 感染进展为艾滋病（acquired immunodeficiency syndrome，AIDS），1~2 年内约为 25%，3 年内约为 60%，4 年内为 80%，其潜伏期明显短于成年人。

临床特点　儿童处于特殊的生长发育时期，疾病对儿童的作用以及儿童对药物的代谢过程都异于成年人。①生长发育迟缓或停滞：是儿童 AIDS 最常见的临床表现，主要有体重不增、营养不良、低蛋白性水肿、贫血、皮炎等。②消耗综合征：年长儿表现为体重明显下降，可达 20%~40%。③间歇或持续性低热或高热。④淋巴结病综合征：除腹股沟以外两处或两处以上淋巴结肿大，直径>1cm，无触痛，可活动，持续数月至数年；肝大，但肝功能不一定异常；脾大，持续 2 个月以上；无痛性、对称性腮腺肿大，持续 1 个月以上，血清淀粉酶常升高。⑤肺部疾病：是儿童 AIDS 发病和死亡的主要原因。⑥反复细菌性感染：常为儿童 HIV 感染者首发症状，表现为急性细菌性肺炎、败血症、慢性化脓性中耳炎、蜂窝织炎、细菌性脑膜炎等。⑦慢性腹泻：可能是机会性感染，也可能是 HIV 对胃肠道黏膜的直接作用。⑧神经系统损害：婴幼儿常合并 HIV 相关性脑病。⑨不明原因血小板减少：也可以是小儿 AIDS 的首发症状。⑩皮肤、黏膜反复感染：常见念

珠菌性口腔炎、单纯疱疹、带状疱疹、脓毒血症等。⑪恶性肿瘤：多为淋巴瘤。⑫其他：心肌病、肾病综合征。

诊断 18 月龄以上儿童，符合下列一项者即可诊断：①HIV 抗体筛查试验阳性和 HIV 补充试验阳性（抗体补充试验阳性或核酸定性检测阳性或核酸定量 > 5000copies/ml）。②分离出 HIV。

18 月龄以下儿童，符合下列一项者即可诊断：①HIV 感染母亲所生和 HIV 分离试验结果阳性。②HIV 感染母亲所生和两次 HIV 核酸检测均为阳性（第二次检测在出生后第 4 周）。

治疗 中国目前对儿童 HIV 防治的关注仍然较少，患童的心理、教育、医疗保障都极缺乏，儿童抗 HIV 药物研发几乎没有，造成极大的社会安全问题。治疗原则同成年人，包括控制机会性感染、对症治疗、抗反转录病毒治疗、支持疗法及心理治疗。儿童 HIV/AIDS 的机会性感染治疗与成人相同。<1 岁婴幼儿，无论 CD4$^+$T 细胞计数结果或 WHO 分期如何，均应启动抗病毒治疗（强烈建议，中等质量证据）；1~5 岁儿童，无论 CD4$^+$T 细胞计数结果或 WHO 分期如何，均应启动抗病毒治疗（有条件建议，极低质量证据），以下情况优先启动治疗：所有 1~2 岁 HIV 感染患儿、重症或晚期 AIDS 患儿（WHO 临床分期 3 或 4 期），CD4$^+$T 细胞计数 ≤ 750 个/μl 或 <25% 者（以二者中较低者为准）；>5 岁儿童，CD4$^+$T 细胞计数 ≤500 个/μl，应启动抗病毒治疗，以下情况优先启动治疗：重症或晚期 AIDS 患儿（WHO 临床分期 3 或 4 期）或 CD4$^+$T 细胞计数 ≤350 个/μl（强烈建议，中等

质量证据）。其他应启动治疗的情况包括：活动性结核患者，合并乙型肝炎病毒感染的重症慢性肝病患者。

推荐一线方案：3 岁以下儿童，阿巴卡韦或齐多夫定+拉米夫定+洛匹那韦/利托那韦；3 岁以上儿童以及青少年，阿巴卡韦+拉米夫定+依非韦伦。

备选方案：3 岁以下儿童，阿巴卡韦或齐多夫定+拉米夫定+奈韦拉平；3 岁以上儿童以及青少年，齐多夫定/替诺福韦+拉米夫定+奈韦拉平/依非韦伦/洛匹那韦/利托那韦。

预防与控制 母婴阻断是减少儿童 HIV 感染最重要的手段，主要措施包括：鼓励和提倡婚前医学检查；在 AIDS 高发区对孕产妇做 HIV 监测；HIV 孕妇宜终止妊娠或母婴阻断治疗；婴幼儿的 HIV 暴露后预防；婴儿不做母乳喂养。对已感染 HIV 的儿童，建立包括家庭、学校、社区为支持系统的 HIV 防治体系，降低儿童 AIDS 发生，提高儿童的健康水平。

(卢洪洲 陈 蓉)

lǎoniánrén rénlèimiǎnyìquēxiànbìngdú gǎnrǎn

老年人人类免疫缺陷病毒感染 (human immunodeficiency virus infection in the elderly)

中国对老年的界定是 60 岁或以上，但是在艾滋病（acquired immunodeficiency syndrome，AIDS）研究领域一般将 50 岁或以上人群归属老年人。澳大利亚 2009 年报道其老年 HIV/AIDS 病例构成比与过去 10 年相比由 12%~14% 增加至 23% ~ 28%。美国约有半数的 HIV/AIDS 患者为 50 岁以上老年人。中国老年 HIV/AIDS 比例从 2000 年 1.9% 上升至 2011 年的 21.1%，华东地区 2012 年达到

22.45%，南宁市在 2011 年甚至达到 42.7%。老年男性嫖娼、男男性行为是发生 HIV/AIDS 的主要风险，女性多以配偶传播为主。随着高效抗反转录病毒治疗 (highly active antiretroviral therapy，HAART) 的普及，接受治疗的 HIV 患者寿命已显著延长，老年 HIV 感染患者的数量逐渐增多。

临床特点 ①老年人随着机体的老化，从造血干细胞和幼稚淋巴细胞到成熟淋巴细胞都发生了改变，导致免疫功能失调，老年人患感染性疾病，如肺炎、尿路感染的危险分别比年轻者高 3 倍和 20 倍。②老年人感染性疾病的症状通常不典型，主要表现为食欲减退、乏力、意识模糊，发热常呈低热甚至无发热。老年 HIV/AIDS 诊断常被延误，主要源于合并机会性感染时表现不典型，首诊医师常认为他们不是吸毒人群或性活跃人群而忽视了 HIV 感染的可能。③老年人 HIV/AIDS 存在潜在的合并症，包括心脑血管疾病，如高血压病、脑梗死、冠心病，以及慢性病毒性肝炎、恶性肿瘤、糖尿病等。可见机会性感染和老年病同时发生的情况是存在的，这使老年 AIDS 患者症状复杂化、多样化，给诊断带来困难。

诊断 老年 HIV/AIDS 的诊断应多方面考虑，既要考虑复杂的机会性感染和各种老年性疾病，还要考虑老年人也是 HIV 感染的高危人群，及时做 HIV 抗体初筛试验及确认试验，并结合患者的 CD4$^+$T 细胞计数、病毒载量，才能作出准确的诊断。

治疗 目前有关 HAART 药物疗效和安全性的数据都由对青壮年成人病例研究得出，有关老年人抗病毒治疗的研究并不十分充分。由于年龄增大造成患者肝肾

功能下降，会改变药物代谢从而改变抗病毒药物的疗效。同时合并其他慢性疾病如心脑血管疾病、糖尿病、肾病等，使用药物品种数比青壮年多，药物相互作用复杂，不良反应发生率高，在 HIV 治疗时需注意此方面的问题。目前国际上的共识是：老年患者使用目前的抗病毒药物，同样能够达到充分抑制血液中病毒载量的疗效，延长生存期和改善生活质量。老年人进行 HAART 治疗的病毒学反应良好，免疫系统的恢复却比较迟缓，可能与老年患者 T 细胞前质物不可逆性受损或细胞因子的改变有关。发生机会性疾病的风险比青壮年更大。

预防与控制 在预防和控制 AIDS 的行动中，老年群体是一个不可忽略的人群。老年人 HIV 感染率下降，对控制总人口 HIV 感染率产生积极作用，这不仅意味着这些人的生命会被拯救、其疾病得到预防，而且意味着将获得巨大的社会效益和经济效益。应避免老年人成为预防和控制 AIDS 工作的盲点。宣传教育计划必须包括老年人，增加对 AIDS 知识的了解，并向他们提供如何处理症状等问题的咨询和服务。从根本上控制 AIDS 在老年人群中的传播，还需加大在老年人群中的监测和检测力度，增加 50 岁及以上的数据统计，加强 AIDS 行为学干预，堵住工作漏洞，最终遏制 AIDS 在老年人群中的传播态势。

（卢洪洲　陈蓉）

jìngmài xīdúzhě rénlèimiǎnyìquēxiànbìngdú gǎnrǎn

静脉吸毒者人类免疫缺陷病毒感染（human immunodeficiency virus infection in intravenous drug users）

联合国毒品和犯罪问题办公室在纽约联合国总部发布的《2017 年世界毒品报告》指出：估计目前全世界静脉吸毒者为 1200 万，其中人类免疫缺陷病毒（human immunodeficiency virus，HIV）感染者为 160 万，注射吸毒者中 HIV 的全球平均流行率约为 17.9%，这意味着全球有 280 万注射吸毒者呈 HIV 抗体阳性。

吸毒人群是中国 HIV 感染的高危人群，尤其是跨境注射吸毒导致的 HIV 重组流行已成为中国 HIV 传播的重要途径之一，主要与吸毒者之间共用注射器有关。近年来随着新型毒品的不断出现，使用毒品后的性乱行为促进了 HIV 的传播。截至 2011 年底，估计中国存活 HIV/AIDS 患者 78 万（62 万～94 万），经异性传播占 46.5%，经同性传播占 17.4%，经注射吸毒传播占 28.4%，其中云南、新疆、广西、广东、四川和贵州 6 个省（自治区）注射吸毒传播占患者估计数之和，占全国该人群估计数的 87.2%。估计 2011 年当年艾滋病相关死亡人数 2.8 万人，其中吸毒传播占 32.7%。2017 年 7 月新发现的 HIV/AIDS 患者中，4.1% 为注射毒品传播，0.2% 为性接触加注射毒品传播。

吸毒者 HIV 感染率高，原因如下：①吸毒危害健康，降低人体对疾病的抵抗能力；吸毒者之间共用注射器；吸毒者有危害健康的行为，如性乱、卖淫等。吸毒者中的构成以中青年、文化程度低、卫生观念淡薄者为多。偏远乡村和边境地区也存在大量的吸毒人群。由于海洛因的成瘾性，吸毒者常走向静脉注射毒品方式吸毒的道路，吸毒者毒瘾发作时总是急不可待地由静脉推入海洛因溶液。由于卫生观念差和吸毒者成群接触，同一个注射器常反复使用或多人共用，只要其中有一个是 HIV 感染者，HIV 便可通过此途径进入其他人体内。②不少女性吸毒者为了购买毒品而"以淫养吸"。

近年来随着国际社会对社会工作及非政府组织介入吸毒人群开展艾滋病防治工作的效果越来越肯定，以及国内社会工作在各个实务领域的迅速推进，从社会工作理论视角对吸毒人群的艾滋病防治开展研究越来越受到关注。

中国从 20 世纪 90 年代至今，美沙酮被广泛用于阿片类物质依赖的脱毒治疗的重要药物之一。基于对阿片类物质成瘾机制的深入研究和面对 HIV/AIDS 蔓延的威胁，世界上越来越多的国家开始广泛推广美沙酮维持治疗。

截至 2011 年底，全国有 716 个美沙酮门诊，累计治疗 332 996 人，在治 132 879 人。门诊综合干预加强，治疗效果进一步提高，全国参加美沙酮维持治疗人员 HIV 新发感染率由 2004 年的 1% 降至 2010 年的 0.5% 以下，估计累计减少新发 HIV 感染约 7000 例；2010 年全国月均有 937 个针具交换点展开工作，月均参加针具交换人数为 39504 人。这些针对吸毒者特别是注射吸毒者展开的干预措施，减少了 HIV 经注射吸毒途径的传播。禁毒、控毒，加强对娱乐场所的监管，加强青少年的安全教育，使其自觉抵制毒品，有助于降低毒品滥用对社会的危害。

（卢洪洲　纪永佳）

rénlèimiǎnyìquēxiànbìngdú hébìng bǐngxínggānyánbìngdú gǎnrǎn

人类免疫缺陷病毒合并丙型肝炎病毒感染（human immunodeficiency virus and hepatitis C virus coinfection）

世界范围来看，人类免疫缺陷病毒（human

immunodeficiency virus，HIV）感染者中丙型肝炎病毒（hepatitis C virus，HCV）感染率约为 25%。美国、荷兰、法国等西方国家研究结果表明，HCV/HIV 合并感染与 HIV 感染途径相关，高危人群如静注吸毒 HIV 感染者中 80%~90% 存在 HCV 感染。中国研究结果提示，针对不同途径的 HIV 感染者，HCV 的感染率为 8.25%~56.9%，其中静注吸毒人群为 53.4%~92.7%，经血液途径传播为 71.7%~100%（主要为有偿献血人群）。

临床特点　HIV/HCV 合并感染促进肝损伤。HIV/HCV 合并感染者转氨酶水平较高，超声影像学发现，HIV/HCV 合并感染者肝和脾的体积约为单独感染 HCV 者的 2 倍。

HIV/HCV 合并感染者发生肝硬化的危险增加，肝脏纤维化进程明显加速，进展迅速者可从最初感染 HCV 起 6~10 年即发展至肝硬化。HIV 引起的免疫抑制加速慢性丙型肝炎的进展，在低 CD4$^+$T 细胞计数的患者中更易出现肝脏坏死性炎症和肝纤维化。CD4$^+$T 细胞计数 <200 个/μl 与肝硬化有关。HIV/HCV 合并感染者 HCV 相关的肝衰竭发生率和病死率也明显高于单纯 HCV 感染者。

HIV/HCV 合并感染者一般比 HCV 单纯感染者具有更高的血清和肝脏中 HCV RNA 水平，尤其在低 CD4$^+$T 细胞计数的患者中更明显，这可能与免疫系统功能障碍清除 HCV 的能力显著下降有关。HIV 阳性者合并 HCV 感染，其 HCV 抗体转阳时间延迟，平均 HCV 抗体转阳时间为 90 天。

治疗　抗 HCV 疗效与治疗前 CD4$^+$T 细胞计数有关，CD4$^+$T 细胞计数越高者其长期疗效越好。HIV/HCV 合并感染者开始抗 HCV 治疗越早，完全应答率越高。部分患者病程较短，HCV 发生变异率低，对肝脏的损害小，机体的免疫系统反应更佳。若 CD4$^+$T 细胞计数 >500 个/μl，宜先行抗 HCV 治疗；CD4$^+$T 细胞计数 <200 个/μl，抗 HCV 疗效较差，一般首选高效抗反转录病毒治疗，充分抑制 HIV 复制，待 CD4$^+$T 细胞计数恢复至一定程度，再适时开始抗 HCV 治疗。抗 HCV 治疗能降低抗反转录病毒治疗相关的肝毒性。

预防与控制　应对所有 HIV 感染者进行 HCV 筛查，推广针具交换和健康教育等，从多种途径开展预防工作。由于静脉药瘾而感染 HIV/HCV 的患者占所有新发病例的 2/3。严格的注射针头与注射器的替换项目，以及普遍推广的健康教育，可有效地预防 HIV 的传播，同时也有助于 HCV 传播的减少。感染 HIV 而未感染 HCV 的人群应劝阻静注吸毒，已吸毒者应建议使用安全注射方式。预防经性途径传播时，HIV 比 HCV 更重要。美国公共卫生服务中心和儿科协会联合建议：对所有孕妇进行 HIV 筛查，对有 HCV 危险因素的孕妇进行 HCV 检测。建议有选择性的剖宫产，不用母乳喂养，对母亲进行抗病毒治疗。

在合并感染的研究取得进展的同时，还存在着如下问题：HIV 对 HCV 感染的自然史的影响观点基本一致，而关于 HCV 对 HIV 自然史的影响尚存在争议，亟待进一步研究，以求对两种病毒的相互影响有更深入的了解，为临床治疗提供依据。

（卢洪洲　邵家胜）

人类免疫缺陷病毒合并乙型肝炎病毒感染（human immunodeficiency virus hepatitis B virus coinfection）

在人类免疫缺陷病毒（human immunodeficiency virus，HIV）感染者人群中，重叠乙型肝炎病毒（hepatitis B virus，HBV）感染现象十分常见，已成为世界性公共卫生问题之一。据西方国家估测，5%~15% 的 HIV 感染者合并 HBV 慢性感染，比普通人群感染风险升高 100 倍以上。部分地区如非洲南部和东南亚地区，HIV 感染者中 HBsAg 阳性率甚至高达 15%~20%。中国 HIV 感染者中重叠 HBV 感染率约为 8.3%。从 HBV 感染途径来看，与欧美国家 HIV/HBV 合并感染多见于国外移民和男同性恋等高危行为人群所不同，中国等发展中国家仍以母婴传播为主。

HIV 感染者血清学检测发现 HBsAg（+）6 个月以上即可诊断为 HIV 合并 HBV 慢性感染，可在外周血测得 HBV DNA。HIV 合并 HBV 慢性感染者比单独 HBV 慢性感染预后差，表现为血清 HBV DNA 载量高，HBsAg 和 HBeAg 自发清除率低，且进展为终末期肝病及肝细胞癌速度更快。其原因是 HIV 可直接造成肝损伤，HIV 感染相关免疫缺陷导致 HBV 复制速度加快。

随着高效抗反转录病毒治疗（highly active antiretroviral therapy，HAART）的广泛应用，机会性感染等并发症明显减少，但在艾滋病（acquired immunodeficiency syndrome，AIDS）合并慢性乙型肝炎患者中肝脏相关事件发生率仍然居高不下，引起广大医疗工作者及研究者的关注并制订更具针对性的治疗预防措施。目前中国 AIDS 诊疗指南建议 HIV 合并 HBV 慢性感染患者，一旦具备抗 HBV 指征（肝硬化或外周血 HBV DNA>2000U/ml 且 ALT 升高等），需立即给予 HAART 而无需评估 CD4$^+$T 细胞计数。治疗 HIV 和 HBV 感染药物之间存在抗病毒活性及耐药性重叠，制订治疗方案应综合考虑 HIV、HBV 治疗药物的抗病毒活性及耐药特征，避免单独使用核苷类药物。在 HBV DNA 载量较高（>20 000U/ml）情况下，应选用含有多个抗 HBV 活性药物的治疗方案避免耐药。替诺福韦（TDF）+拉米夫定（3TC）/恩曲他滨（FTC）是中国指南中推荐的 HIV 合并慢性乙型肝炎的核苷类药物治疗方案，TDF 有肾毒性，应在患者治疗中定期监测肾功能。患者肾功能不全无法使用 TDF，应加用恩替卡韦（ETV）。ETV 抗 HIV 活性弱且可诱导耐药，必须联合有效抑制 HIV 药物共同使用。其他抗 HBV 核苷类药物如阿德福韦（ADV）、替比夫定（LdT）等由于缺乏抗 HIV 活性且抗 HBV 活性低，避免用于 AIDS 合并慢性乙型肝炎治疗。HIV 感染者多伴免疫缺陷，干扰素治疗 HBV 感染效果大多不佳，仅在 CD4$^+$T 细胞计数正常且不愿接受 HAART 的 HIV 感染合并慢性乙型肝炎患者中可选用长效干扰素进行治疗。若治疗过程中需更换 HAART 方案，应保留抗 HBV 活性药物。

HIV 和 HBV 传播途径相似，目前建议所有 HIV 感染且血清学检查为 HBsAb 阴性者，应接种乙肝疫苗预防 HBV 感染。但相较于 HIV 阴性者，HIV 感染者乙肝疫苗接种后总体应答率较低，且与感染者 CD4$^+$T 细胞及外周血 HIV RNA 载量相关。HIV 感染者接种疫苗后应监测 HBsAb 效价，应答不佳者可再次接种。部分专家建议在 HIV 感染者 CD4$^+$T 细胞<200 个/μl，可先行给予 HAART 治疗 6 个月再接种乙肝疫苗，提高应答率。

（卢洪洲　纪永佳）

àizībìng xiāngguān jīhuìxìng gǎnrǎn
艾滋病相关机会性感染（opportunistic infection of HIV/AIDS）

机会性感染是由于人类免疫缺陷病毒（human immunodeficiency virus，HIV）感染者免疫系统受到抑制而出现的较罕见或更严重的感染，免疫功能逐步下降、机会性感染发生是 AIDS 发生及进展过程中的最主要特征。在高效抗反转录病毒治疗（highly active antiretroviral therapy，HAART）广泛开展之前，机会性感染是该人群主要致病和致死的原因。即使在普遍推广 HAART 的国家，机会性感染仍然存在一定的发病率和死亡率，其原因主要有以下 3 种：①很多患者不清楚自己的 HIV 感染状态，只在机会性感染成为主要疾病症状时才就诊，这种情况多数发生在不发达地区。②一些患者尽管意识到自身的 HIV 感染状况，但迫于社会心理和经济等问题未接受 HAART。③部分患者已接受 HAART，但由于依从性或其他不能解释的生物学因素而未能获得充分的病毒学和免疫学应答。

机会性感染和 HIV 感染之间相互影响，HIV 引起的免疫抑制可使机会性病原体在 HIV 感染者中引起严重疾病，而某些机会性感染可导致 CD4$^+$T 细胞进一步耗竭、加重免疫缺陷。AIDS 患者与非 AIDS 患者的感染谱存在显著差异，常见机会性感染如下。

肺孢子菌肺炎　由肺孢子菌引起，该菌是一种常见的微生物，归属为真菌，但其很多生物学特性和原虫类似。原发感染常发生在儿童期的早期，2/3 健康儿童在 2~4 岁时有肺孢子菌抗体。肺孢子菌通过空气传播。HAART 和复方磺胺甲噁唑预防性治疗广泛开展之后，肺孢子菌肺炎（*Pneumocystis carinii* pneumonia，PCP）的发病率显著下降，西欧和美国 HIV/AIDS 患者中的发病率为（2~3）/100（人·年）。PCP 主要发生于不清楚自己 HIV 感染状态或免疫功能受到严重抑制（CD4$^+$T 细胞<100 个/μl）者。

刚地弓形虫脑病　绝大多数是刚地弓形虫潜伏感染复燃引起的中枢神经系统占位性病变，极少数为原发感染引起的急性脑病。刚地弓形虫潜伏感染在人群中常见，美国约为 15%，部分欧洲国家为 50%~75%。在前 HAART 时代，刚地弓形虫血清学阳性的晚期 HIV 患者，若未应用药物预防，12 个月内刚地弓形虫脑病（toxoplasmic encephalitis，TE）的发病率约 33%。刚地弓形虫血清学阴性的患者中，TE 的发病率低。CD4$^+$T 细胞>200 个/μl 的患者 TE 很少发生；而 CD4$^+$T 细胞<50 个/μl 的患者风险最大。TE 的原发感染发生于口服含有组织包囊的未煮熟的肉或摄入从猫粪中脱落或在环境中形成孢子的包囊，但该病原体不在人与人之间传播。

隐孢子虫病　由隐孢子虫属的多种原虫引起，主要感染小肠黏膜，在免疫抑制患者也会侵犯大肠和肠外部位。患者或动物宿主的卵囊可以污染水源（如游泳池、湖水）和公共供水系统，导致疾病传播；男男性行为也是重要的传播途径。主要发生于

CD4$^+$T 细胞 < 100 个/μl 的患者。发达国家由于普遍推广 HAART，饮水卫生条件较好，AIDS 患者隐孢子虫病的发生率较低；而在一些经济落后、人口密度高的国家，隐孢子虫病的发生率很高。患者常有急性或亚急性大量非血性水样便，伴恶心、呕吐和下腹部绞痛，约 1/3 患者有发热，吸收不良很常见。若不能及时提供补液治疗，患者可死于脱水和严重电解质紊乱。

结核分枝杆菌感染　WHO 估计 1/3 的 AIDS 患者以结核分枝杆菌感染为首发症状。2015 年全球报告新发结核病例达 1040 万例，其中 11% 合并 HIV 感染（约 117 万例），全球结核病患者死亡病例共计 180 万例。结核病是 HIV/AIDS 患者中最常见和致命的机会性感染。2015 年约有 40 万 HIV 感染者死于结核病，在该人群死亡原因构成比中占近 1/3。PLHIV 中约有 1/4 存在潜伏结核感染，其发生活动性结核的风险比 HIV 阴性的潜伏结核感染者约高 26 倍。一般人群中隐匿性结核菌感染的活动性结核的感染率为 12.9/1000（人·年），HIV 感染者中隐匿性结核的发生率则为（35～162）/1000（人·年），与其他 HIV/AIDS 相关机会性感染不同的是，CD4$^+$T 细胞计数并不能预测 HIV 感染者发生结核病的风险；但不同阶段的 HIV 感染者发生结核病，其临床表现有所区别。对尚未出现免疫缺陷的 HIV 感染即 CD4$^+$T 细胞 > 350 个/μl 者，临床表现与 HIV 阴性的结核患者相似；严重免疫缺陷患者则更易出现肺空洞。无论 CD4$^+$T 细胞水平如何，HIV 感染者肺外病变更常见。早期抗结核治疗可明显改善预后，更长时间的利福平治疗（>8 个月）和及时 HAART，可降低结核复燃的风险。

细菌性肺炎　常见的 HIV 感染相关疾病。HIV 感染者的细菌性肺炎发病率显著高于非 HIV 感染者。在未开展 HAART 时代，细菌性肺炎的发生率为（3.7～7.3）/100（人·年），但目前已有所下降。细菌性肺炎可能是 HIV 感染者的首个临床表现，可发生于 HIV 感染的任何阶段和任何 CD4$^+$T 细胞计数水平。此高发生率可能源于多种因素，包括大量 B 细胞缺陷而损伤机体产生特异性抗体的功能，以及中性粒细胞数量或功能下降等。HIV 感染者的细菌性肺炎临床和影像学表现与非 HIV 感染者相似。肺炎链球菌和流感嗜血杆菌引起的肺炎患者可出现急性期症状，包括发热、寒战、胸痛、咳嗽，伴脓痰、呼吸困难。细菌性肺炎患者的典型表现为肺局部实变和/或胸腔积液，这与 PCP 患者不同。注射肺炎链球菌疫苗可显著降低细菌性肺炎风险。

肠道细菌感染　HIV 抗体阳性患者中革兰阴性菌的肠道感染率是普通人群的 20～100 倍，美国成人最常见的致病菌是沙门菌、志贺菌和空肠弯曲菌。与非 HIV 相关的细菌性肠道感染一样，大多数 HIV 感染者肠道感染的可能途径也是使用被污染的水源或食物，通过性行为而造成的粪-口途径暴露也可能增加感染的风险，尤其是志贺菌和空肠弯曲菌。肠道细菌感染可能因 HIV 感染导致的胃酸缺乏，或使用减少胃酸分泌的药物，以及 HIV 相关的黏膜免疫改变而更容易发生。HIV 感染者感染革兰阴性肠道细菌的 3 个主要临床症状包括：①自限性胃肠道炎症。②更严重和较长时间的腹泻，伴发热、便血、体重下降，可能还会出现菌血症。③败血症，表现为肠道外症状，伴或不伴同时发生或逐渐出现的胃肠道症状。

黏膜皮肤念珠菌病　口咽部和食管念珠菌感染是 AIDS 患者常见的临床表现。感染主要由白假丝酵母菌引起，光滑假丝酵母菌、热带假丝酵母菌、近平滑假丝酵母菌也是重要的病原体，更易出现氟康唑耐药。口咽部念珠菌病的特征是口腔或口咽部黏膜或舌表面的无痛、奶白色、斑片状病损。病灶较易被刮舌板或其他工具刮除。上腭的前或后上部或散在舌表面可见不伴白斑的红色斑片，但不常见。偶见口角炎，也可能由念珠菌引起。食管念珠菌病有时无临床症状，但经常有胸骨后灼烧痛或不适感和吞咽痛出现。内镜检查发现发白斑片，类似口咽部疾病的表现，可进展为食管黏膜表浅溃疡，伴中央或表面白色分泌物。

其他　尚有 HIV 相关隐球菌病、巨细胞病毒视网膜炎、JC 病毒感染导致的进行性多灶性脑白质病、荚膜组织胞浆菌引起的组织胞浆菌病、水痘-带状疱疹病毒感染等。

（卢洪洲　齐唐凯）

miǎnyì chóngjiàn yánzhèng fǎnyìng zōnghézhēng

免疫重建炎症反应综合征

（immune reconstitution inflammatory syndrome，IRIS）　部分人类免疫缺陷病毒感染者和艾滋病患者高效抗反转录病毒治疗（anti-retroviral therapy，ART）后，尽管取得病毒学疗效、CD4$^+$T 细胞计数有所上升，却出现临床症状恶化甚至死亡的现象。1992 年首次报道 1 例人类免疫缺陷病毒

（human immunodeficiency virus，HIV）合并鸟分枝杆菌复合体疾病的患者，在接受齐多夫定单药治疗后，出现高热和严重淋巴结病的现象。后来陆续发现 IRIS 可见于多种 HIV 合并疾病，如巨细胞病毒感染、乙型病毒性肝炎、丙型病毒性肝炎、隐球菌、结核分枝杆菌等合并感染，卡波西肉瘤、非霍奇金淋巴瘤等恶性肿瘤，以及自身免疫病。

发生机制 尚不明确。有假说认为，ART 修复了机体免疫系统识别病原体的能力。炎症介质如白介素-6、白介素-2、γ-干扰素和肿瘤坏死因子-α 可能参与 IRIS。有人认为，IRIS 源于部分 $CD4^+T$ 细胞功能恢复。也有观点认为 IRIS 的发生是免疫应答迅速恢复而机体缺乏相应的免疫调节功能所致。近期研究发现，单核细胞、自然杀伤（NK）细胞等固有免疫系统组分对 HIV 合并结核分枝杆菌感染的 IRIS 发挥重要作用。

临床特点 IRIS 的临床表现各有不同，结核病是与 IRIS 关系最密切的机会性感染，36%~40% 结核病患者接受 ART 时出现 IRIS。最常见的临床表现是发热，其他症状有浸润病灶进展、胸腔积液、纵隔和/或外周淋巴结肿大、皮肤或内脏脓肿、关节炎、低钙血症和骨髓炎等。若出现广泛肺泡炎或由迅速肿大的胸内淋巴结引起的气道梗阻，结核病相关 IRIS 可因呼吸衰竭而死亡。这种情况通常发生在抗结核治疗与 ART 同时进行或相隔时间太短。在 ART 前，筛查结核分枝杆菌病非常重要。结核病相关 IRIS 的危险因素有肺外结核、治疗前低 $CD4^+T$ 细胞计数、治疗前病毒载量 $>1 \times 10^5$copies/ml，以及在治疗结核病

过程中过早给予 ART。

治疗 目前尚无针对 IRIS 的治疗指南。对鸟胞内分枝杆菌病、结核病，为减少 IRIS 的发生，建议在对机会性感染给以抗细菌治疗 2~8 周后再进行 ART。隐球菌性脑膜炎则抗隐球菌治疗 5 周后开始 ART。对于危及生命的 IRIS，如结核性脑膜炎 IRIS、隐球菌性脑膜炎 IRIS，或分枝杆菌及肺孢子菌感染导致呼吸衰竭者，可使用糖皮质激素。对于巨细胞病毒、水痘-带状疱疹病毒感染相关 IRIS，则禁忌使用糖皮质激素。

（卢洪洲 齐唐凯）

rénlèimiǎnyìquēxiànbìngdú yìmiáo

人类免疫缺陷病毒疫苗（human immunodeficiency virus vaccine） 人类免疫缺陷病毒（human immunodeficiency virus，HIV）疫苗根据用途可分为预防性疫苗和治疗性疫苗，分别用于预防 HIV 感染和治疗 HIV。但不论是预防性疫苗还是治疗性疫苗，目前全球尚无临床验证有效的疫苗。高效抗反转录病毒治疗可使患者生命显著延长，减少其传播风险。但高效抗反转录病毒治疗仍需终身服药。一旦停药，患者体内 HIV 将出现反弹。研发有效的预防性疫苗，对终结 HIV 的流行，保护人类健康至关重要。

有效的疫苗包括采用合适的免疫原诱导机体的免疫反应。包膜蛋白（Env）曾是疫苗研究人员关注的重点，因为包膜上有重要的 T 细胞表位和中和抗体表位，但包膜糖基化程度很高，很多有免疫原性的结构域被遮蔽。针对 Env 保守区产生的中和抗体不能与之有效结合。Gag、Nef、Vpr、Vif 也已作为候选免疫原。

常用载体 在很多疫苗策略中，减毒活灭活毒株可以作为有

效的免疫原，但对 HIV 于这种策略增加了人们对疫苗安全性的担忧，研究人员试图寻找病毒样颗粒和脂质体为载体搭载免疫原。

基于病毒的载体 大多数情况下，Ad 和 MVA 是常用载体。删掉部分 Ad 必需基因插入 HIV-1 基因改造的 Ad5 载体可诱导很好的 $CD8^+T$ 细胞免疫应答。MVA、金丝雀痘病毒在人体内仅诱导产生较弱的 T 细胞应答。病毒载体最大的难题是免疫系统本身针对载体可能有预存的免疫反应，导致载体很快被清除。

基于 DNA 的载体 编码 HIV 蛋白的 DNA 载体能诱导宿主对 HIV 感染产生免疫应答，这些免疫原可以和泛素融合表达后被主要组织相容性复合体分子提呈，或者可以携带信号肽介导免疫原分泌到细胞外，以诱导针对靶抗原的抗体产生。

病毒样颗粒 有病毒样结构的分子聚集体，膜上的刺突接近天然构象，可模拟病毒颗粒膜表面结构。人们只需表达一些病毒结构蛋白，这些结构蛋白在细胞内装配形成病毒样颗粒。因为不含病毒的遗传分子，因此将其作为疫苗研发的载体是安全的。

研制过程中的主要障碍 HIV 感染主要攻击 $CD4^+T$ 细胞，而 $CD4^+T$ 细胞在适应性免疫中起至关重要作用。$CD4^+T$ 细胞功能数量受损可能使机体在接种疫苗后无法产生预期的免疫反应。HIV 是 RNA 病毒，极具变异性，这也使机体难以产生广泛的中和抗体来对抗病毒。

展望 目前 HIV 疫苗的研发尚有很多问题需要解决，例如，如何找对正确的抗原表位、采用何种载体，选择何种策略等。另一个关键问题是建立有效的动物

模型。总体来说，有效疫苗的研发尚缺乏革命性的技术。

(卢洪洲　陈军)

bùmíng yuányīn fārè

不明原因发热（fever of unknown origin，FUO）　持续或间断发热超过 3 周，体温至少 3 次超过 38.3℃（或至少 3 次体温 1 天内波动>1.2℃），经门诊就诊 2 次以上或住院系统性检查 1 周仍不能确诊的一组疾病。住院患者不明原因发热指患者入院时无发热，入院后发热超过 3 天，口腔测体温>38.3℃至少 3 次（或至少

3 次体温 1 天内波动>1.2℃）。粒细胞缺乏患者不明原因发热指患者存在粒细胞缺乏（中性粒细胞计数<0.5×10⁹/L）；发热超过 3 天，口腔测体温>38.3℃（或至少 3 次体温 1 天内波动>1.2℃）；体液标本经培养 48 小时后结果阴性。人类免疫缺陷病毒（human immunodeficiency virus，HIV）感染者不明原因发热指确诊 HIV 感染，住院患者发热超过 3 天或门诊患者发热超过 3 周，口腔测体温>38.3℃（或至少 3 次体温 1 天内波动>1.2℃）。

病因　一般人群中 FUO 病因复杂，主要包括感染性疾病、肿瘤性疾病、结缔组织病、其他疾病及原因未明者（表）。约 20%病例始终难以明确病因，在世界范围内都被认为是临床实践中的巨大挑战。

诊断　系统全面的检查应至少包括血常规、尿常规、粪便常规+隐血试验、肝功能、肾功能、电解质、血培养、胸部 X 线片和腹部 B 超。

病史询问　①仔细询问发热的疾病形式、诱因、热型特点与

表　不明原因发热的疾病谱

分类	病因	常见疾病	少见疾病	罕见疾病
感染性疾病	细菌性		化脓性门静脉炎、植入物感染、耶尔森菌感染、慢性脑膜球菌血症、淋病、放线菌病等	化脓性颈静脉炎、纵隔炎、主动脉肠瘘、兔咬热、黄色肉芽肿性尿路感染等
	真菌性	曲菌病、念珠菌病、隐球菌病、肺孢子菌肺炎等	组织胞浆菌病、芽生菌病、孢子丝菌病、球孢子菌病	结合菌病、副球孢子菌病
	寄生虫病	阿米巴病、弓形虫病、疟疾、棘球蚴病等	巴贝虫病、利什曼原虫病、肝吸虫病等	旋毛虫病、类圆线虫病、锥虫病
	其他	莱姆病、EB 病毒感染、巨细胞病毒感染、立克次体病等	鹦鹉热、钩端螺旋体病、埃里希体病、梅毒、猫爪热	性病伴淋巴肉芽肿、惠普尔（Whipple）病、蜱传回归热等
免疫性疾病	自身免疫病	系统性红斑狼疮、颞动脉炎、风湿性多肌痛、皮肌炎、贝赫切特综合征、强直性脊柱炎、自身免疫性肝炎、混合性结缔组织病、反应性关节炎、风湿热等	结节性多动脉炎、大动脉炎、复发性多软骨炎、干燥综合征、结节病、过敏性血管炎、抗磷脂综合征等	小柳原田综合征、葡萄膜大脑炎综合征等
	自身炎症性疾病	成人斯蒂尔（Still）病、炎症性肠病、噬血细胞综合征、痛风	假性痛风、斯威特（Sweet）综合征、复发性特发性心包炎	布劳（Blau）综合征、家族性地中海热等
肿瘤性疾病	血液系统肿瘤	淋巴瘤、白血病、骨髓增殖性疾病、多发性骨髓瘤、浆细胞瘤等	卡斯特曼（Castleman）病、骨髓纤维化、淀粉样变性等	系统性肥大细胞增生症
	实体恶性肿瘤	肝和中枢神经系统转移瘤、肾细胞癌、肝癌、结肠癌、胰腺癌、乳腺癌		
	良性肿瘤	肾上腺样瘤	肝海绵状血管瘤、心房黏液瘤、血管平滑肌肉瘤	
其他		药物热、亚急性甲状腺炎、伪装热等	肾上腺功能不全、动脉瘤、肺栓塞、坏疽性脓皮病	骨硬化性骨髓瘤（POEMS）、戈谢（Gaucher）病、周期性中性粒细胞减少症、脂质肉芽肿病、窦组织细胞增生伴巨大淋巴结病

持续时间及有无单一或多个系统的伴随症状，如头痛、咳嗽、腹泻、腹痛、尿痛、关节痛、贫血及消瘦等。②了解既往宿主因素与基础疾病：包括吸烟史、饮酒史、创伤史、使用抗菌药或糖皮质激素或化疗药物治疗史、糖尿病、静脉药瘾者、HIV感染、脏器基础疾病、女性月经等。③流行病学史询问：在许多感染性疾病尤其是患传染病的患者中，有的可能是直接来自或近期到过相关疾病的疫源地；还应了解有无不洁饮食史、昆虫叮咬史、与患病动物接触史、与传染病患者接触史及生活习俗等；患者有无免疫缺陷相关病史。

体格检查 无论是急性发热还是长期不明原因的发热者，均应早定期全面体格检查，包括常规视诊、触诊、叩诊及神经系统检查。一些体征的发现和检出如黄疸、皮疹、淋巴结肿大、肝脾大、心脏杂音等，有助于对发热病因的分析和鉴别诊断。

实验室检查 ①血常规和白细胞分类、红细胞沉降率、肝肾功能、尿常规、粪便常规。②感染性疾病的病原学检测：血培养、痰培养、中段尿培养、体腔感染、伤口感染和脓肿。③免疫学方法：巨细胞病毒抗体、肥达试验、外斐试验、布氏杆菌凝集试验、衣原体抗体、支原体抗体、军团菌抗体、1,3-β-D-葡聚糖试验、自身抗体检测、肿瘤标志物检测、甲状腺功能测定等。

影像学检查 属无创性诊断方法，可根据临床需要与病情特点做相应选择，主要包括X线检查、CT检查、磁共振成像、正电子发射体层显像等，对累及脏器或皮下软组织的炎性病变（脓肿）和占位性病变（包括实体瘤）的

定位诊断和病因诊断有重要参考价值。

活体组织病理学检查 许多慢性疾病临床表现缺乏特异性，病理检查对于疾病诊断很重要。例如，颞动脉炎可表现为自身抗体检测阴性，确诊需做颞动脉活检；部分淋巴瘤的确诊需要重复淋巴结活检。

体腔液或骨髓穿刺 在发热病例中，尤其有助于感染性病因与肿瘤性疾病诊断与鉴别。体腔液包括胸腔积液、腹水、心包积液、脑脊液及关节腔积液等。

其他 个别病例甚至需要剖腹探查术或内镜检查。

处理原则 ①对于体温≤39℃的发热，建议维持水电解质平衡，无需处理发热。②对于体温在39~40℃的发热，应积极使用物理降温和退热药物，使核心温度降至39℃以下；同时维持水电解质平衡。不推荐在体温调控机制正常时单独使用物理降温。③对于体温>40℃的发热，或可能有脑组织损伤或感染性休克风险的患者，可在应用退热药物的基础上，用冷水或冰水擦拭皮肤后使用风扇、冰毯和冰袋，以增加水分的蒸发。④诊断性治疗应局限于疟疾、结核感染等可凭借疗效作出临床诊断的特定疾病，不应作为常规治疗手段。⑤抗感染药物的应用不作为常规诊断性治疗的手段。⑥原则上不建议FUO患者使用糖皮质激素，尤其不应作为退热药物使用。

（李太生 李秀霞）

xìjūnxìng jíbìng

细菌性疾病（bacterial disease） 归属细菌门的微生物引起的疾病。又称细菌感染病。可侵犯人体所有器官组织，造成多类感染，其中一部分为中国法定

传染病，霍乱、鼠疫为甲类传染病，炭疽、肺结核、白喉、猩红热、新生儿破伤风、流行性脑脊髓膜炎、伤寒和副伤寒、细菌性痢疾、百日咳、布氏菌病、淋病、梅毒、钩端螺旋体病为乙类传染病，麻风、感染性腹泻病（除外霍乱、细菌性和阿米巴性痢疾、伤寒和副伤寒）、流行性和地方性斑疹伤寒为丙类传染病，其余为普通细菌感染性疾病。

病因及发病机制 病原菌包括细菌、放线菌、螺旋体、立克次体、衣原体、支原体。细菌直接黏附、侵入、生长繁殖产生各类毒素和生物酶等引起显性感染，各类细菌的致病机制有差异。人体在无特异免疫力、免疫功能下降或受损情况下，细菌入侵可表现为各类显性感染即细菌性疾病。

临床表现 可表现为全身性中毒症状，如畏寒、寒战、发热、乏力、食欲减退等。伴或不伴各个感染系统症状，如头晕、头痛；咽痛、咳嗽、咳痰；恶心、呕吐、腹痛、腹泻；尿频、尿急、尿痛；皮疹、疖、肿；关节肿痛等。

诊断与鉴别诊断 诊断依据临床症状、体征、实验室和/或影像学检查及病原学检查。仅有症状、体征为疑诊，症状、体征加上实验室和/或影像学检查为临床诊断，症状、体征、实验室和/或影像学检查加上病原学阳性结果为确诊。传染性疾病应高度重视流行病学史及免疫接种史。主要应与病毒性疾病、真菌性疾病、原虫感染病、蠕虫感染病鉴别，发热患者应与风湿免疫性疾病、肿瘤性疾病、变态反应性疾病、药物热、精神紧张性发热等鉴别。

治疗 细菌性疾病可以根据患者的初步诊断，采集感染相关标本进行病原学涂片、培养，在

未获得病原学结果时，尽早给予经验治疗。一旦有培养及药敏试验结果，结合前期经验治疗的初步效果，实行目标治疗，应遵循抗菌药合理用药原则选药，品种合适、途径正确、剂量足够、次数合理、疗程适当，达到安全、有效、经济、方便的治疗目标。

预后 疾病预后取决于患者的年龄、免疫防御能力、营养状况、感染程度、治疗早晚及有无严重并发症，不同疾病预后有差异。高龄、严重免疫缺陷、多重耐药及泛耐药细菌感染、危重症感染者预后较差。

预防 部分法定细菌性传染病具有特异预防措施，如脑膜炎奈瑟菌疫苗、白百破三联疫苗、卡介苗。肺炎链球菌疫苗、B型流感嗜血杆菌疫苗也具有预防呼吸道感染反复发生的作用。预防接种应严格按照疫苗说明书的要求及中国疫苗计划接种规程进行。临床也应高度重视手卫生及消毒隔离，预防细菌性传染病及重要耐药细菌在人群中传播。

（吕晓菊）

pútáoqiújūnxìng jíbìng

葡萄球菌性疾病 （disease caused by staphylococcus）

葡萄球菌感染引起的细菌性疾病。是常见的细菌感染性疾病，多表现为皮肤、软组织感染，也可导致病情严重的败血症、心内膜炎、肺炎、脑膜炎等。尚可引起异物相关感染、尿路感染、骨髓炎、关节炎、肠炎等。

病因及发病机制 葡萄球菌为革兰阳性球菌，属于微球菌科，葡萄球菌属。除金黄色葡萄球菌（简称金葡菌）可产生血浆凝固酶外，其余多数菌种为凝固酶阴性，寄植于人类皮肤。葡萄球菌无动力、无芽胞，一般不形成荚膜，是耐药性最强的病原菌之一。

在所有葡萄球菌中，金葡菌致病性最强，主要与其产生各种毒素、酶及某些细菌抗原有关。金葡菌感染分为5个阶段：①寄植。②局部感染。③全身播散和败血症。④迁徙性感染。⑤中毒表现。凝固酶阴性葡萄球菌为条件致病菌，其致病与免疫力下降和异物植入相关，在新生儿、心脏手术后及机体免疫力明显下降等情况下可导致败血症、心内膜炎等严重感染。

临床表现 因感染部位不同而异。

皮肤软组织感染 大多数为金葡菌所引起，少数致病菌是表皮葡萄球菌。皮下组织或毛囊被金葡菌感染受累，可形成疖，常见于颈、腋下、臀部及股等处。痈多发生于颈后及背部，为红肿、疼痛、多窦道排脓的巨大硬结。毛囊炎为葡萄球菌的表浅感染。新生儿易患皮肤脓疱，若主要为大疱且遍及全身，称葡萄球菌性天疱疮。皮损为水疱，破裂后有脓液渗出及痂盖形成，称脓疱疮。烫伤样皮肤综合征由产生表皮剥脱素的Ⅱ群噬菌体型金葡菌引起，多见于新生儿和幼儿。乳腺炎为哺乳期妇女于产褥期发生的乳腺感染，表现为乳房红肿或脓肿形成。

血流感染 葡萄球菌是血流感染的常见病原菌，尤以金葡菌为多。病原菌主要入侵途径是皮肤，少数原发病灶为肺炎、骨髓炎、尿路感染等，病原菌也可经静脉输液管直接入血。多起病急，表现为寒战、高热、严重毒血症症状、感染性休克等。休克发生率为10%~20%。皮疹约见于30%病例，以淤点和荨麻疹为多，偶有猩红热样皮疹。关节症状见于约1/5病例，多为大关节疼痛和行动受限，也有呈化脓性关节炎者。约2/3病例在病程中发生迁徙性化脓性病灶。

感染性心内膜炎 金葡菌所致心内膜炎多呈急性病程，有寒战、高热及毒血症征象。心脏正常者早期可无杂音，病程中可出现病理性杂音；原有杂音者，病程中杂音可有明显改变。一般波及主动脉瓣，注射毒品者常累及右心及三尖瓣。皮肤和黏膜淤点以及肾、脑等栓塞现象比草绿色链球菌所致者少见。早期即可出现心功能不全。迁徙性感染较多见。表皮葡萄球菌（简称表葡菌）心内膜炎多发生于人工心脏瓣膜装置术后（40%），偶也发生于有病变的心脏，其临床经过大多呈亚急性。

异物植入相关感染 凝固酶阴性葡萄球菌约占异物相关感染病原菌的50%，其中以表葡菌为主。血管内导管、连续性腹膜透析管、体液分流系统、人工心脏瓣膜、人工关节、心脏起搏电极、人工成型的乳房及植入的人工晶体等均可发生感染。多数为不明原因发热，去除异物即可痊愈，也可导致严重血流感染而死亡。

呼吸道感染 金葡菌肺炎大多继发于病毒性肺部感染（麻疹、流行性感冒等）后或由血行播散所致，以婴幼儿多见，病情发展迅速，呼吸和循环功能短期内即可恶化，体征与病情不平行。成人患者一般发热中等，但病程迁延，早期肺部病变虽少，但可出现严重呼吸窘迫现象。肺部X线检查有多发性化脓性炎症或脓肿、蜂窝状改变、肺大疱形成等。

中枢神经系统感染 ①脑膜炎：葡萄球菌脑膜炎常继发于败血症过程中，也可自远处病灶通过血行播散而侵入中枢神经系统，或由中耳炎或其他头面部感染直接蔓延，以及颅骨外伤、神经外科手术或诊断性穿刺而直接引起，临床表现与其他化脓性脑膜炎相似，但起病不如流行性脑脊髓膜炎急骤，脑脊液可清浊不一。除脑膜刺激征外，常有皮疹，如荨麻疹、淤点，偶有猩红热样皮疹和全身性小脓疱疹。②脑脊液分流感染：有报道289例脑积水患者10年内有27%发生分流感染，其中50%以上由表葡菌引起。该菌也是脑外伤脑室引流管减压和肿瘤脑膜炎接受化疗后发生感染的常见致病菌。

食物中毒 金葡菌产生的肠毒素所致。该菌污染淀粉、奶及奶制品、肉、鱼、蛋等食品后，可在室温下大量繁殖，产生耐热肠毒素B或其他肠毒素，100℃30分钟只能杀灭金葡菌而不能破坏该毒素，后者引起恶心、呕吐、中上腹痛、腹泻。体温大多正常或略有升高。大多数患者于数小时至1~2天内迅速恢复。

尿路感染 葡萄球菌尿路感染多数为表葡菌和腐生葡萄球菌引起，前者常见于老年人或住院患者，一般有留置导尿史。90%患者无症状，常对多种抗生素耐药，治疗后菌尿症状常持续。腐生葡萄球菌尿路感染多为青壮年门诊女性患者，90%有症状，对治疗反应良好。

骨及关节感染 金葡菌骨髓炎多见于男性儿童，一般继发于外伤，也可为血源性感染，以小腿部最多见。椎骨骨髓炎大多发生于成人，局部疼痛可为唯一症状，或伴低热。金葡菌关节炎各年龄均有所见，关节局部红、肿、热、痛明显。

中毒性休克综合征 金葡菌产生的外毒素所致。主要临床表现为高热、休克、红斑皮疹、剧烈呕吐和腹泻，并可有肌肉痛、黏膜充血、肝肾功能损害、定向障碍或意识改变等。多见于青年女性，尤其是应用阴道塞者。也可发生于绝经期妇女、男性及儿童。确诊依据血液、阴道、鼻腔、尿液等标本中检出金葡菌。

肝脓肿 金葡菌所致肝脓肿不常见。多为血源性感染，以多发性脓肿多见，但也可为单房性大脓肿。

其他 葡萄球菌尚可引起脑脓肿、肾皮质脓肿、肾周脓肿、脾脓肿等，均较少见。

诊断 葡萄球菌感染的诊断主要依靠不同部位感染的临床表现和有关标本（血液、脓液、痰、脑脊液、粪便、分泌物等）的涂片或培养找到病原菌。疖、痈、脓疱疮、睑腺炎、毛囊炎、甲沟炎等皮肤软组织感染易辨认，一般不会误诊。凡疑有血流感染或感染性心内膜炎者，应于使用抗菌药物前取血3~4次进行培养，已用抗菌药物者在高热时采血培养2~3次。分离到的细菌应保留做药敏试验。异物相关感染的诊断首先应去除异物，可用超声振荡法使植入物表面的细菌脱落，再行培养；或剪取导管末端5cm，进行培养，菌落数≥15CFU/ml有诊断意义。

鉴别诊断 伴皮疹的金葡感染应与猩红热鉴别；出现休克的金葡菌感染需与链球菌中毒性休克综合征鉴别；金葡菌肺炎应与下列疾病鉴别：肺炎链球菌、流感嗜血杆菌或肺炎克雷伯菌肺炎，原发性肺结核伴空洞形成或干酪性肺炎，气管异物继发肺脓肿及膈疝等。病原学诊断对鉴别诊断很重要。

治疗 包括以下几方面。

一般治疗 及时诊断，及早应用适宜的抗菌药物，还应重视提高机体免疫功能，纠正水电解质紊乱，抢救感染性休克，保护心、肺、肾、肝等重要脏器功能等综合措施。

外科处理 疖、甲沟炎、睑腺炎等表浅感染，自行穿破或切开排脓后即迅速痊愈，一般不需抗菌药物。若皮下深部脓肿或骨髓炎脓肿形成，则应切开引流，肺脓肿可采取体位引流，这些感染均需加用抗菌药物。多房性肝脓肿主要依靠药物治疗，若单房较大脓肿内科药物治疗效果不佳，应考虑外科引流。人工心脏瓣膜或静脉插管伴葡萄球菌感染者，必须更换瓣膜或拔除插管。急性金葡菌心内膜炎的内科治疗疗效不佳，若反复出现栓塞或发生急性心力衰竭，则需手术治疗。

抗菌治疗 凝固酶阴性葡萄球菌和金葡菌的治疗原则相同，分为经验性治疗和针对性病原菌治疗，两者选用的抗菌药物也相似。①经验性治疗：葡萄球菌对青霉素的敏感性<5%，对于院外感染考虑可能为葡萄球菌所致者，应选用苯唑西林和头孢唑林等第一代头孢菌素；若患者对β-内酰胺类过敏或疗效不佳，可考虑换用万古霉素、去甲万古霉素或替考拉宁。对耐甲氧西林葡萄球菌占葡萄球菌分离株80%以上单位的住院患者，若怀疑葡萄球菌感染，首选万古霉素、去甲万古霉素或替考拉宁治疗。获知病原菌及药敏试验情况后应及时修改治疗方案。②病原体治疗：培养获得并确认病原菌为葡萄球菌时，应根据其药敏试验结果选药。若为甲氧西林敏感菌株，可选用苯唑西林，或氯唑西林、头孢唑啉

等；若分离菌对苯唑西林（代表甲氧西林）或头孢西丁耐药，首选万古霉素或去甲万古霉素，替换药品为替考拉宁，也可根据病情使用利奈唑胺或达托霉素，并根据药敏试验结果与夫西地酸、磷霉素、复方磺胺甲噁唑或利福平联合应用。

带菌者的处理 金葡菌的鼻腔带菌状态一般不易清除，可局部应用莫匹罗星软膏等。

预后 无并发症的葡萄球菌皮肤软组织感染、食物中毒、骨髓炎、尿路感染等预后均良好。烫伤样皮肤综合征的病势虽较凶险，但大多数患儿经处理可顺利恢复。葡萄球菌败血症和心内膜炎的病死率约为 30%，且随年龄增长而升高。有并发症如心力衰竭、栓塞、尿毒症或瓣膜破损明显者，其病死率（40%）高于无并发症者（12%）。金葡菌脑膜炎的病死率为 37%~51.9%，成年人高于儿童。金葡菌肺炎的病死率为 15%~20%，幼儿和老年患者预后差。中毒性休克综合征的病死率约为 10%。

预防 ①加强劳动保护，避免发生创伤。②及时有效治疗葡萄球菌感染患者，主动筛查带菌者，去除和减少感染源。③严格执行新生儿室、烧伤病房、外科病房等的消毒隔离措施，切断传播途径。④积极治疗或控制慢性疾病，纠正各种免疫缺陷，保护易感人群。

（吕晓菊 王丽春）

fēngshīrè

风湿热（rheumatic fever） A 组乙型溶血性链球菌感染后所致以反复发作的急性或慢性结缔组织炎症为特征的变态反应性疾病。主要累及关节、心脏、中枢神经系统、皮肤及皮下组织。关节病变曾称风湿性关节炎，以多发性、大关节、游走性关节炎为典型特征。慢性期可发生风湿性心脏病，以瓣膜病变最显著，又称风湿性瓣膜病。初发年龄以 9~17 岁青少年多见。居室拥挤、经济条件差、医药缺乏的地区，有利于链球菌的繁殖和传播，易构成此病流行。

病因及发病机制 A 组乙型溶血性链球菌咽喉部感染是诱发风湿热的原因。与该菌的特殊组成结构有关。其荚膜成分与人体滑膜及关节液中的透明质酸存在共同抗原，细胞壁和细胞膜的蛋白成分也与人的心、肾、神经组织等的蛋白组成类似，能够产生交叉反应，诱发免疫损伤。

风湿热并非链球菌直接感染所致，而是在感染后 2~3 周。风湿热患者与单纯链球菌性咽炎相比，存在自身抗体升高及免疫复合物，患者受损组织中大量淋巴细胞和单核-巨噬细胞浸润，提示风湿热的组织损伤与体液和细胞免疫介导的免疫损伤有关。

风湿热存在遗传易感性，多种基因可能与风湿热发病密切相关，D8/17 抗原是识别风湿热高危人群的标志基因。

临床表现 临床表现多样，可累及多个器官系统，以心脏炎和关节炎为主，可伴发热、毒血症、皮疹、皮下小结、舞蹈病等。常因发热而被诊断为其他感染性疾病，尤其是败血症、变应性亚败血症等。

前驱症状 典型症状出现前 1~6 周，可有咽喉炎或扁桃体炎症状，如咽痛、颌下淋巴结肿大等。50%~70% 患者有不规则发热，轻至中度发热较常见，亦可有高热。半数以上患者前驱症状轻微或短暂而未引起注意。

风湿性关节炎 呈游走性、多发性，以膝、踝、肘、肩等大关节受累为主，局部可有红、肿、热、痛，但不化脓，活动受限。关节红肿，压痛、活动时加重。关节疼痛很少持续 1 个月以上，通常在 2 周内消退。无关节畸形，但常反复发作。轻症及不典型病例可呈单关节或寡关节受累，或累及不常见的关节，如髋关节、指关节、下颌关节、胸锁关节、胸肋间关节，后者常被误认为心脏炎症状。

其他表现 除游走性多发性关节炎外，风湿热可表现为心脏炎、皮下结节、环形红斑和舞蹈病。可单独或合并出现，如皮肤和皮下组织炎症。

诊断 尚无特异性诊断方法，临床上仍沿用修订琼斯（Jones）诊断标准。包括 5 个主要表现（心脏炎，多关节炎，舞蹈病，边缘性红斑，皮下结节），3 个次要表现（发热，关节痛，既往风湿热或风湿性心脏病史），3 个近 45 天内有支持前驱的链球菌感染证据（抗链球菌溶血素 O 或其他抗链球菌抗体水平增高，咽拭子培养阳性或 A 组链球菌抗原快速试验阳性，新近患猩红热）。具备 2 个主要表现，或 1 个主要表现和 2 个次要表现，若再有既往链球菌感染证据的支持，提示极大可能是风湿热。

患者红细胞沉降率可增快，C 反应蛋白水平升高，血清糖蛋白电泳 α_1 及 α_2 增高可达 70%。非特异性免疫指标如免疫球蛋白（IgM、IgG）、循环免疫复合物和 C3 增高占 50%~60%。抗心肌抗体、抗 A 组链球菌细胞壁多糖抗体、外周血淋巴细胞促凝血活性试验阳性在风湿热诊断中也有较好的敏感性和特异性。

心电图及影像学检查对风湿性心脏炎有较大意义。心电图检查可发现窦性心动过速、PR 间期延长和各种心律失常。超声心动图可发现早期、轻症和亚临床型心脏炎和心包积液。放射性核素心脏显像可发现轻症及亚临床型心肌炎。

鉴别诊断 应与类风湿关节炎、系统性红斑狼疮、强直性脊柱炎、亚急性感染性心内膜炎、病毒性心脏炎鉴别。

治疗 旨在清除链球菌感染，去除诱因；控制临床症状；处理各种并发症，提高患者生活质量。

一般治疗 注意保暖，避免潮湿和受寒。急性关节炎早期应卧床休息，至红细胞沉降率、体温正常后开始活动。有心脏炎者应待体温正常、心动过速控制、心电图改善后，继续卧床休息 3~4 周后恢复活动。

清除链球菌感染灶 根治链球菌感染是治疗风湿热必不可少的措施，青霉素是首选药物。一般用普鲁卡因青霉素或苄星青霉素。对青霉素过敏或细菌耐药者，可改用红霉素或罗红霉素。

抗风湿治疗 对风湿性关节炎，首选非甾体抗炎药，常用阿司匹林。若效果不佳（热度不退、心功能无改善）则应及时加用糖皮质激素（简称激素），开始剂量宜大，直至炎症控制、红细胞沉降率恢复正常后逐渐减量。总疗程需 2~3 个月，病情严重者可用氢化可的松或地塞米松静脉滴注。

对风湿性心脏炎，一般用激素治疗。为防止停用激素后出现反跳现象，可于停用激素前 2 周或更早加用阿司匹林，待激素停用 2~3 周后才停用阿司匹林。抗风湿疗程，单纯关节炎为 6~8 周，心脏炎疗程最少 12 周。若病情迁延，应根据临床表现和实验室检查结果，延长疗程至病情完全恢复。

亚临床心脏炎的处理：既往无心脏炎病史，近期有过风湿热者，无需特殊处理，定期追踪及坚持长效青霉素预防。对曾患心脏炎或现患风湿性心脏病者，若仅有轻微体征改变而实验室、超声心动图、心电图检查正常，无需抗风湿治疗，进行追踪观察；若上述检查变化明显且无其他原因解释，可试行 2 周的抗风湿治疗，实验室检查恢复正常者，则不需进一步处理，实验室检查仍不正常者，可再继续抗风湿治疗 2 周后复查，若仍未转阴，又有可疑症状及体征或超声心动图或心电图改变者，需进行正规抗风湿治疗。

舞蹈病治疗 避免强光噪声刺激，加用镇静药，如地西泮、巴比妥或氯丙嗪等。激素治疗有效，尤其适用于上述药物治疗无效或不能耐受者。可试用血浆置换和静脉注射丙种球蛋白治疗。

并发症治疗 心功能不全者，应予小剂量洋地黄和利尿药；感染应针对不同病情，选择有效抗菌药；及时发现和处理代谢异常及冠心病。

预后 单纯多关节炎预后较好，绝大多数可痊愈。约 70% 风湿热患者可在 2~3 个月内恢复。急性期约 65% 出现心脏受累，若不及时合理治疗，70% 可发生瓣膜病。

预防 包括一级预防和二级预防。

一级预防 即加强保健和卫生宣教，阻断 A 组乙型溶血性链球菌感染的传播，阻止风湿热的发生。具体措施包括：①改善社会经济状况。②改善居住环境，避免人口稠密。③预防营养不良，开展体育锻炼，增强体质，提高抗病能力。④防寒、防潮，积极预防上呼吸道感染，彻底治疗链球菌感染的急慢性病灶。⑤卫生宣教。

二级预防 预防风湿热复发或继发性风湿性心脏病。对再发风湿热或风湿性心脏病的继发性预防用药：应视病情每 1~3 周应用 1 次上述药物，至链球菌感染不再反复发作，可改为每 4 周用药 1 次。对青霉素过敏或细菌耐药者，可改用红霉素或罗红霉素，疗程 10 天。或用林可霉素、头孢菌素类或喹诺酮类。预防期限：儿童患者最少至 21 岁或持续 8 年，成人患者最少 5 年。年幼患者、有易感倾向、反复风湿热发作、有过心脏炎或遗留瓣膜病者最少 10 年或至 40 岁，甚至终身预防。对曾有心脏炎，但无瓣膜病遗留者，预防期限最少 10 年，儿童患者至成年为止。

（吕晓菊　冯　萍）

shènxiǎoqiú shènyán

肾小球肾炎（glomerulonephritis） 以双侧肾小球损害为主的变态反应性疾病。临床表现主要有蛋白尿、血尿、水肿和高血压等。

病因及发病机制 病因尚不十分清楚，一般认为可能是肾小球基膜合成的遗传性缺陷引起。有明显的家族史，通常一家几代家庭成员中，有人发生血尿，这是遗传性肾小球肾炎最常见的表现，以青年男性多见。免疫复合物沉积于肾小球基膜导致的免疫性损伤机制受到广泛重视。组织病理学检查也证实在多数肾炎患者肾组织中发现抗原-抗体复合物。各种抗原物质引起的抗体反应和形成免疫复合物的方式和部位不同，与肾小球肾炎的发病和病变类型有密切关系。

链球菌的致病原是胞质成分（内链素）或分泌蛋白（外毒素 B 及其酶原前体），诱发免疫反应后可通过循环免疫复合物沉积于肾小球而致病，或种植于肾小球的抗原与循环中的特异抗体相结合形成免疫复合物而致病。自身免疫反应也可能参与发病机制。肾组织中查见抗中性粒细胞胞质抗体（ANCA）及其他自身抗体。

临床表现　起病隐匿，早期症状不明显。肾小球肾炎分为急性和慢性两种。急性肾小球肾炎起病急，病程短，好发于 4～14 岁儿童（集居者如幼儿园、小学等尤多），男性多于女性。此病多发生在 β 溶血性链球菌（致肾炎株，A 组 12 型和 49 型）感染之后，大部分病例 2～3 周前有过咽炎、扁桃体炎等前驱感染，但感染程度与是否发病之间无平行关系。40% 患者因首发血尿就医；90% 病例出现水肿，轻者晨起后见眼睑水肿，重者水肿延及全身，甚至出现胸腔积液、腹水、气促和腹胀，部分患者血压升高且有头痛，几乎都有蛋白尿。

辅助检查　①尿常规检查：通过尿蛋白定性，尿沉渣镜检，可初步判断是否有肾小球病变存在。尿色一般无异常，尿蛋白一般量不多，尿沉渣中白细胞增多（急性期常满布视野，慢性期>5 个/HPF），有时可有白细胞管型。②尿细菌检查：若尿中含大量细菌，因尿沉渣涂片做革兰染色检查，约 90% 可找到细菌。此法简单，阳性率高。③尿细胞计数：多采用 1 小时计数法，认为较 12 小时尿沉渣计数准确和简便。其标准是白细胞>30 万个/小时为阳性，<20 万个/小时认为属于正常范围，20～30 万个/小时应结合临床判断；红细胞>10 万个/小时为阳性。④血液检查：急性肾小球肾炎正常，慢性肾小球肾炎可有贫血。肾功能不全者伴血尿素氮及肌酐水平增高。⑤肾脏组织学检查：免疫学检查可能有抗肾小球基膜抗体阳性（Ⅰ型）、循环免疫复体物及冷球蛋白阳性伴 C3 降低（Ⅱ型）、ANCA 抗体阳性（Ⅲ型）。超过 50% 的肾小球囊内有新月体形成。⑥肾脏影像学检查：提示双肾增大。

诊断　凡有急性肾炎综合征，伴肾功能急剧恶化者，即使未达到肾衰竭标准，均应疑为此病，并及时进行肾活检。凡病理证实为新月体性肾小球肾炎者，可确诊，并应完善病因学检查，以协助继发性急进性肾小球肾炎诊断。

鉴别诊断　此病需与引起急进性肾炎综合征的其他肾小球疾病及其他病理类型的肾小球疾病鉴别，若病情较重，即使无新月体形成，也可能出现急进性肾炎综合征。此时临床鉴别较困难，需行肾活检明确。

尚需与引起少尿型急性肾衰竭的非肾小球疾病鉴别。①急性肾小管坏死：常有明确诱因，如肾缺血、使用肾毒性物质、肾小管堵塞，临床表现以肾小管损害为主，如低渗透压尿，一般无急性肾炎综合征表现。②急性过敏性间质性肾炎：明确的用药史，部分患者可有药物过敏的全身反应，血常规和尿常规提示嗜酸性粒细胞增多，必要时需行肾活检确诊。③梗阻性肾病：突然出现无尿，影像学证实尿路梗阻。

治疗　无特效药，且此病为自限性疾病，因此基本以对症治疗为主，必要环节为预防水钠潴留，控制循环血量，达到减轻症状，预防致死性并发症（心力衰竭、高血压脑病）、保护肾功能，以及防止各种诱发加重因素，促进肾脏病理组织学及功能修复。

一般治疗　急性期应卧床休息。饮食原则以低盐、高维生素、高热量饮食为主。蛋白质入量保持 40～70g/d。食盐摄入量 2～3g/d，限制高钾食物的摄入。

对症治疗　利尿及降压均用噻嗪类利尿药，降压还可用血管扩张药，必要时可用神经节阻滞剂，或加用钙离子通道阻滞剂；高钾血症以限制高钾饮食和用排钾利尿药为主。

治疗并发症　控制心力衰竭，重点是纠正水钠潴留、恢复血容量，主要措施是利尿降压；高血压脑病者静脉滴注硝普钠等，抽搐者可用地西泮静脉注射。

治疗感染灶　若病灶细菌培养阳性，应积极使用抗菌药治疗，常用青霉素或大环内酯类控制感染病灶，并有预防病菌传播的作用，疗程约 2 周或直至治愈。扁桃体切除术对急性肾小球肾炎的病程发展无肯定效果。

抗凝及溶栓　尿激酶静脉滴注，辅以利尿、补钾。

强化治疗　适用于急进性肾小球炎药物疗效差者。

血浆置换　可置换异常致病抗体、免疫复合物和炎症因子，适用于各型急进性肾小球肾炎，尤其是Ⅰ型。对肺出血肾炎综合征和原发性小血管炎所继发的Ⅲ型急进性肾小球肾炎，在出现威胁生命的肺出血时，亦有确切的快速疗效，为首选治疗。需配合糖皮质激素及环磷酰胺治疗，以抑制有害抗体再生。

糖皮质激素冲击　对Ⅱ、Ⅲ型效果较好，对Ⅰ型效果较差。需配合环磷酰胺口服。

透析治疗　急性肾小球肾炎

出现下列情况时应使用透析治疗，严重水钠潴留者；急性肾衰竭，少尿2天以上，出现高血钾、急性左心衰竭、严重酸中毒情况。

肾移植　适合慢性肾衰竭者，应在病情静止半年以后才予考虑。肾移植后，即使在抗排斥药治疗期间，仍有部分患者复发，复发风险随着时间的推移而减少。

预后　一般的急性肾小球肾炎经过休息治疗好可治愈。部分未经休息及治疗者发展为慢性肾衰竭。急性肾小球肾炎患者可发生急性肾衰竭，病死率高。影响近期预后的因素：①病理类型，Ⅲ型预后较好，Ⅱ型居中，Ⅰ型较差。纤维性新月体形成，肾小球硬化或间质纤维化均为不可逆病变。②强化治疗的时机，越早越好，需在不可逆病变形成之前进行。③年龄，老年人预后较差。

预防　积极治疗急性链球菌感染，不随意使用对肾脏有损害的药物。

（吕晓菊　冯萍）

chángqiújūnxìng jíbìng
肠球菌性疾病（disease caused by enterococcus）

肠球菌属细菌感染引起的细菌性疾病。肠球菌是仅次于葡萄球菌的重要医院感染革兰阳性致病菌，亦可引起社区感染。不仅可引起尿路感染、皮肤软组织感染，还可引起危及生命的腹腔感染、败血症、感染性心内膜炎和脑膜炎等。肠球菌对多种抗生素天然耐药，常导致肠球菌性疾病治疗困难。肠球菌重症感染的发病率与病死率明显升高。

病因及发病机制　肠球菌属细菌广泛分布于自然环境及人和动物消化道，是人类和动物肠道正常菌群的一部分，为条件致病菌。肠球菌为革兰阳性球菌，需氧或兼性厌氧。圆形或椭圆形，呈单个或成对或短链状排列，无芽胞，无鞭毛。对人类致病者主要是粪肠球菌和屎肠球菌。在临床分离菌中粪肠球菌占85%～95%，屎肠球菌占5%～10%，其余少数为坚韧肠球菌和其他肠球菌。

肠球菌的毒力不高，通常不致病。大量使用抗菌药或宿主免疫力下降时，宿主与肠球菌之间的共生状态破坏，肠球菌进入宿主肠道外组织异位寄生繁殖，引起病理性损害，导致感染。很少引起蜂窝织炎和呼吸道感染。可通过细菌表面表达的黏附素，吸附至肠道、尿路上皮细胞及心脏细胞。也可产生一种聚合物质在体外增强其对肾小管上皮细胞的黏附。

肠球菌细胞壁坚厚，对许多抗菌药如所有头孢菌素类天然耐药，其耐药性还包括获得性耐药及耐受性两种。

临床表现　肠球菌感染病常发生于危急重症和手术患者，患恶性肿瘤、糖尿病等慢性疾病的老年人，以及新生儿等免疫功能低下者。伴有严重基础疾病、接受侵袭性操作多、免疫功能低下、长期使用广谱抗菌药及长期使用免疫抑制药等患者是肠球菌感染的高危人群。常见肠球菌性疾病如下。

尿路感染　绝大部分为医院感染，粪肠球菌所致感染最常见。其发生多与留置导尿管、其他器械操作和尿路结构异常有关。一般表现为膀胱炎、肾盂肾炎，少数表现为肾周脓肿等。患者可有尿频、尿急、尿痛、腰痛及尿液浑浊，常伴畏寒、发热。

腹腔和盆腔感染　表现为腹膜炎、腹腔和盆腔脓肿，伴腹痛、压痛、反跳痛，以及畏寒、发热等症状。

败血症　多为医院感染，入侵途径多为中心静脉导管、腹腔感染、盆腔化脓性感染、泌尿生殖道感染、烧伤创面感染等。患者常有危险因素，如恶性肿瘤，中性粒细胞减少，肾功能不全，糖尿病，应用糖皮质激素、对肠球菌无抗菌活性的广谱抗生素如头孢菌素，外科手术、烧伤、多发性创伤，重症监护室及新生儿监护室。院外败血症中约1/3伴感染性心内膜炎，而院内败血症仅1%合并心内膜炎，其中87%为粪肠球菌，9%为屎肠球菌，4%为坚韧肠球菌。

感染性心内膜炎　起病多呈亚急性，其临床表现与其他心内膜炎相似，多数患者存在基础心瓣膜疾病。患者反复发热，有心脏杂音，超声心动图可发现瓣膜赘生物。5%～20%的心内膜炎由肠球菌引起，其中93%为粪肠球菌、5%为屎肠球菌、2%为坚韧肠球菌。极少有复数菌败血症合并心内膜炎。致病菌最多来自泌尿生殖道，占14%～70%，胃肠道来源占3%～27%，牙科手术占2%～12%，不明来源者占19%～47%。

脑膜炎　肠球菌脑膜炎不常见，以成人为主。绝大多数成人患者同时存在慢性基础疾病，并接受免疫抑制治疗，约1/3以上患者有中枢神经系统损伤或手术，1/3以上患者有中枢神经系统外肠球菌感染。原发性脑膜炎约25%发生在婴幼儿，大多数为新生儿，其基础中枢神经系统病变主要是神经发育缺陷或脑积水。

其他　肠球菌还可引起外科伤口、烧伤创面、皮肤软组织及骨关节感染。虽然痰或支气管分泌物中经常分离到肠球菌，但该菌很少引起呼吸道感染。在老年人和重症监护室患者，肠球菌偶可引起肺炎。很少引起原发性蜂窝织炎。

诊断与鉴别诊断 诊断需结合临床病史、症状、体征及实验室检查。确诊主要靠尿液、血液及腹水等有关标本的涂片和/或培养获得肠球菌。肠球菌是正常寄生菌，在腹腔、盆腔取标本培养为肠球菌后，是否认定是致病菌需结合临床表现及抗感染治疗效果综合判断。此类疾病需与其他革兰阳性菌感染进行鉴别，确诊仍需培养结果。

治疗 根据药敏试验结果，敏感细菌可单用青霉素、氨苄西林或阿莫西林治疗。下尿路感染还可用呋喃妥因。肠球菌所致腹膜炎、败血症、心内膜炎和脑膜炎等严重感染需联合治疗。用青霉素或氨苄西林联合氨基糖苷类（庆大霉素或阿米卡星）。对青霉素过敏者可使用万古霉素、去甲万古霉素或替考拉宁。对耐万古霉素的肠球菌感染治疗困难，建议根据药敏试验结果联合用药。可使用利奈唑胺或达托霉素或替加环素，联合喹诺酮类、利福平或多西环素。

预后 及时抗菌治疗预后良好。耐万古霉素肠球菌导致的严重感染，或基础疾病严重者仍有可能因治疗困难而预后不佳，病死率可达 12.6% ~ 57.0%。

预防 避免过多使用广谱抗菌药。减少留置尿管或缩短使用时间。减少侵入性操作。住院患者应注意保持会阴部清洁。对免疫力下降患者适当使用免疫增强药，对正使用免疫抑制药者尽量减少其剂量和疗程。避免使用含有肠球菌的益生菌药品及食品等。

对疑诊感染者应及时采集标本进行病原学检查。

（吕晓菊 何 芳）

bàngzhuànggǎnjūnxìng jíbìng
棒状杆菌性疾病（disease caused by corynebacterium）棒状杆菌属细菌引起的上呼吸道、咽部、结膜、阴道或尿道等部位的感染性疾病。其中白喉为急性上呼吸道乙类传染病。棒状杆菌属为菌体一端或两端膨大呈棒状的革兰阳性杆菌，呈不规则栅栏状排列，无荚膜、无鞭毛，不产生芽胞。有 73 个菌种，其中白喉棒状杆菌、假白喉棒状杆菌、溃疡棒状杆菌、假结核棒状杆菌、解脲棒状杆菌和条纹带棒状杆菌等 36 个菌种与人类疾病有关，库氏棒状杆菌为动物病原菌。临床以白喉棒状杆菌最重要。

白喉棒状杆菌主要侵犯口、鼻咽等部位，形成灰白色假膜。白喉棒状杆菌可经由呼吸道飞沫如咳嗽、喷嚏在人与人之间传播，罕见皮肤病损或被患者皮损污染的衣物，或接触被病原菌污染的物品（如玩具）传播，可导致呼吸困难、心力衰竭、脑卒中及死亡；白喉棒状杆菌菌苗用于婴儿、儿童、青少年及成年人，以预防白喉。

假白喉棒状杆菌是寄居于人体鼻腔、咽喉部的正常菌群，不产生毒素，偶尔引起感染性心内膜炎、尿路感染等。

心脏瓣膜手术后感染心内膜炎患者血培养常见杰氏棒状杆菌阳性，该菌为条件致病菌。

（吕晓菊 钟册俊）

báihóu
白喉（diphtheria）白喉杆菌引起的急性呼吸道传染病。属于乙类传染病。主要表现为乏力、精神萎靡、咽喉痛、发热、颈部腺

体肿胀等毒素中毒症状，严重者可引起感染中毒性心肌炎和周围神经炎等并发症。

病原学 白喉杆菌为革兰阳性、无鞭毛、无动力、需氧的多形性棒状杆菌，常呈 X、V、L、Y 形或栅状，菌体一端或两端可见深色异染颗粒。根据菌落形态，白喉杆菌有 3 种菌株类型：重型、中间型和轻型。它们均能产生毒素并引起相同的疾病谱。白喉毒素是白喉杆菌毒力的决定因素，也是化学修饰（类毒素化）成为高度免疫且有效菌苗的物质。

流行病学 传染源是白喉患者或带菌者，流行期间典型病例仅占全部患者的 2% ~ 6%，不典型及轻症病例易漏诊，有更多散播传染机会，传染期一般为 1 ~ 2 周，个别患者可持续带菌 6 个月或更久，持续的恢复期带菌者，鼻黏膜常有慢性炎症。健康人群的带菌率一般为 1% ~ 2%，亦可高达 10% ~ 20%，流行季节及其前后带菌者明显增多。传播途径主要为飞沫传播，亦可通过污染的手、玩具、食具等物品或尘埃传播。白喉杆菌可在牛奶内繁殖引起暴发流行。人群普遍易感。呈世界性分布，尤多见于温带地区。四季均可发病，以秋冬季较多。由于普遍接种白喉类毒素，发病率明显降低。

发病机制 白喉杆菌通过气溶胶吸入侵入上呼吸道并产生毒素而致病。产生毒素取决于两个因素：①存在低浓度的细胞外铁。②被噬菌体感染。噬菌体可感染细菌，该基因融入菌体的遗传物质后，可使细菌具有合成单链多肽外毒素的能力。

白喉毒素是一种强有力的外毒素，由 A 片段（活性单位）和 B 片段（结合单位）组成。B 片

段有助于毒性分子结合靶细胞的特定受体，使 A 片段发挥毒性。A 亚单位可阻止蛋白合成并最终导致人体细胞死亡。

临床表现 潜伏期 2~5 天，出现发热、身体不适、头痛、淋巴结肿大和咽痛。

呼吸道白喉 白喉杆菌释放外毒素引起呼吸道上皮局部坏死，导致假膜形成，伴咽、喉和扁桃体炎症。假膜一般牢牢附着在较厚的纤维素性灰棕色薄膜（由纤维蛋白、中性粒细胞、红细胞、死亡的呼吸道上皮细胞和白喉杆菌的坏死凝固物组成）。一旦触碰会渗血，若假膜阻塞气道将发生呼吸窒迫。呼吸道白喉的另一特点是扁桃体、腭垂和颈前区整体水肿，出现特征性的"公牛颈"。呼吸困难（喘鸣音）、颈前区大量淋巴结肿大和少量渗血，偶尔出现眼、鼻和会阴红肿，或溃疡性病变。

皮肤白喉 引起皮肤白喉的白喉杆菌，既可以是无毒菌株，亦可以是有毒菌株。若感染无毒菌株，皮损表现为局部慢性炎症反应，不发生全身中毒的表现。若感染有毒菌株，毒素被受损皮肤缓慢吸收，可诱发大量抗体生成，这是机体的一种自然免疫反应。这些皮损是一种重要的传染源，可引起接触性呼吸感染和皮肤感染。

其他部位白喉 外毒素进入血液，对心血管系统的毒性一般出现在发病后 1~2 周，表现为心肌炎、循环衰竭、心力衰竭和心律失常。约 75% 患者有神经系统疾病，初次感染数周内可出现神经炎和运动麻痹，尚有肝、肾及肾上腺坏疽。

诊断 依据咽拭子培养出白喉杆菌。产毒性菌株可以通过特异性抗体检测，或应用分子分型法检测毒性基因。

鉴别诊断 咽白喉需与急性化脓性扁桃体炎、鹅口疮、溃疡假膜性咽炎、传染性单核细胞增多症等鉴别。喉白喉需与急性喉炎、血管神经性喉水肿、气管内异物鉴别。鼻白喉需与鼻腔内异物、先天性梅毒鉴别。

治疗 包括一般治疗和病原体治疗。

一般治疗 应住院呼吸道隔离，至细菌培养连续两次阴性或症状消失后 30 天为止，解除隔离不宜早于治疗后 7 天。轻者卧床 2~4 周，重者 4~6 周，并发心肌炎者应绝对卧床休息。室内相对湿度以 60% 以上为宜，做好口腔护理，流质饮食为主，补充足够能量，注意观察患者呼吸变化，谨防喉梗阻。缺氧严重者尽早气管切开、机械通气。

病原体治疗 及时给予适量白喉抗毒素是必需措施，根据病情决定用量。抗毒素由马血清制备，注射前应做皮肤过敏试验，阴性者方可使用，阳性者需脱敏注射。

抗生素在白喉治疗中发挥次要作用，可清除咽部炎症、限制毒素产生并防止组织扩散。白喉杆菌对青霉素、红霉素、氯霉素等广谱抗生素敏感，对磺胺类耐药。婴幼儿剂量酌减。接受抗生素治疗 48 小时后一般不会传染，评估病原体的彻底消除一般为治疗结束后两次培养阴性。

所有密切接触者特别是家庭成员，均应根据年龄接受白喉抗毒素加强剂量。接触者也需用抗生素预防，可用苄星青霉素或红霉素。接触者若不能隔离，需用苄星青霉素预防。带菌者也应接受抗生素治疗，接触者需要严密观察，一旦出现发病症状需抗毒素治疗。皮肤白喉的接触者也需要上述治疗观察。

预后 取决于患者的免疫状态、病变范围和抗毒素治疗的早晚。年龄小、临床类型重、有喉梗阻等其他系统表现者预后差，接受预防接种、早期足量抗毒素和抗生素治疗可改善预后。

预防 机体可产生中和白喉毒素的抗体，获得对白喉的免疫力。经胎盘可以获得出生前被动免疫，并在出生后持续 6 个月。婴儿期用白喉毒素、破伤风毒素和百日咳混合菌苗免疫，这是 WHO 开展全球免疫运动的一部分。混合疫苗含有白喉、破伤风类毒素和细胞性百日咳抗原或非细胞性百日咳抗原（DTaP）。为婴儿和 7 岁前儿童接种 5 剂次非细胞性百日咳抗原疫苗，前 3 次分别是第 2、4 和 6 月龄，第 4 次在 15~18 月龄之间，第 5 次在 4~6 岁之间进行。童年以后，接种菌苗防治白喉的作用逐渐消失，提倡旅游者在开始旅行前、实验室工作人员在上岗前接受强化剂量预防。

（吕晓菊 钟册俊）

lǐsītèjūn bìng

李斯特菌病（listeriosis） 产单核细胞李斯特菌所致散发性人畜共患病。包括脑膜炎、败血症及局灶感染，致孕妇死胎、流产及新生儿感染等。该病的致死率高达 20%~50%，严重危害人类的健康安全。国际上对该类菌非常重视，将其列为 20 世纪 90 年代食品四大致病菌（致病性大肠埃希菌、肉毒梭菌、亲水气单胞菌和产单核细胞李斯特菌）之一，并建立了全球监测网。中国对李斯特菌的研究起步较晚，主要集中在食品检测方面，临床报道较少，多为散发病例。

病原学 公认的李斯特菌属有 7 个菌种，除产单核细胞李斯特菌外，尚有绵羊产单核细胞李斯特菌、英诺克产单核细胞李斯特菌、威尔斯产单核细胞李斯特菌、西尔产单核细胞李斯特菌、格氏产单核细胞李斯特菌及墨氏产单核细胞李斯特菌。其中对人类致病的主要是产单核细胞李斯特菌，格氏与墨氏偶有报道。

产单核细胞李斯特菌是革兰阳性、不产芽胞的类球形杆菌。发生学上，依照 hly、iap 和 flaA 可将其分为 3 个系列，系列 I 更易感染人类。它是一种细胞内寄生菌，不仅存在于肉类产品，也能在乳制品、蔬菜、沙拉及海产品等日常食物中存活，能在 2.5～42℃ 的温度下生存，以 4～6℃ 时繁殖最快，能在家用电冰箱下层的冷藏室内较长时间生长、繁殖。

流行病学 人主要通过食用软奶酪、未充分加热的鸡肉、未再次加热的热狗、鲜牛奶、巴氏消毒奶、冰激凌、生牛排、羊排、卷心菜色拉、芹菜、西红柿、法式馅饼、冻猪舌等而感染，85%～90% 病例由被污染的食品引起。该病还可以通过胎盘和产道感染婴儿。细菌可直接累及胎盘、羊水和宫腔或胎儿，造成死胎、早产或新生儿感染。兽医与实验室人员直接接触该菌可导致皮肤及眼感染。易感人群包括老年人、免疫功能缺陷者、孕妇和新生儿。

发病机制 产单核细胞李斯特菌进入人体是否发病与菌量、宿主年龄和免疫状态有关。该菌是一种细胞内寄生菌，宿主对其清除主要靠细胞免疫功能，T 细胞对清除该菌有重要作用，细胞免疫功能低下和使用免疫抑制药者较易感染。

该菌致病机制尚未完全明了。它可以产生溶血素，除损伤红细胞、巨噬细胞（裂解溶酶体膜和吞噬体膜）外，可诱导非吞噬细胞（如黏膜上皮）对其吞噬，以躲避宿主的免疫攻击。它以典型的"拉链方式"侵入宿主细胞，并以基于宿主肌动蛋白的运动方式，在细胞间穿梭感染甚至穿越血脑屏障，进而不断生长和繁殖。细菌可在脑、脑膜、肺、肝、脾等脏器形成播散性小脓肿，或由巨噬细胞形成粟粒样肉芽肿。

临床表现 成年人原发产单核细胞李斯特菌病主要有两种形式。

侵袭性 症状重，如脑膜炎、脑膜脑炎、败血症、心内膜炎、关节炎等，中位潜伏期 30 天（1～90 天），通常发生在免疫力低下的人群及孕妇、老年人、新生儿。神经系统感染轻症者表现为头痛、意识障碍，重症为暴发性表现，很快昏迷，易激惹少见。神经系统感染可能遗留后遗症。轻症患者若不进行血培养，易漏诊。孕妇感染李斯特菌一般发生在孕晚期，表现为畏寒、发热、后背痛等非特异性流感样症状。孕妇重症感染可致死胎、早产、新生儿感染等。后者表现为播散性脓肿或肉芽肿、皮肤病变，一般为死胎或娩出后很快死亡。

非侵袭性 消化道症状为主，可引起大暴发，中位潜伏期短至 24 小时（6 小时～10 天）。虽然临床表现轻，但有调查证实导致其发病的菌量高于侵袭性者，原因不明。症状包括发热、水样泻、恶心、呕吐、头痛、关节肌肉疼痛。多数感染李斯特菌的健康人无症状或有自限性的流感样症状和胃肠道症状。皮肤和眼局灶性

感染源于直接暴露，多见于兽医、农民和实验室人员。若病菌侵入皮肤伤口，可引起皮肤李斯特菌病。病菌入侵部位发生分布较广泛的红斑、丘疹和脓疱，自觉疼痛。附近淋巴结肿大，可伴发热不适和头痛。

诊断 临床表现无特异性，诊断须以脑脊液或血培养阳性为确诊依据。脑膜炎患者脑脊液改变与其他细菌性脑膜炎相似，但葡萄糖含量可能正常。革兰染色时产单核细胞李斯特菌常可与污染的伪白喉杆菌混淆。检测血清中抗李斯特菌溶血素 O 抗体有助于诊断。

鉴别诊断 主要包括感染性疾病及非感染性疾病。前者主要包括单纯疱疹病毒性脑炎、结核病、弓形虫病、隐球菌病、莱姆病、EB 病毒感染、布氏菌病等；非感染性疾病主要包括多发性硬化、系统性红斑狼疮、淋巴瘤、类癌综合征等。

治疗 首选氨苄西林，可以单独使用或联用氨基糖苷类药物。对青霉素过敏者，首选复方磺胺甲噁唑。也有万古霉素治疗中枢神经系统感染的报道。产单核细胞李斯特菌对第一代至第四代头孢菌素呈天然耐药，故禁用。败血症患者宜用药 2 周以上，脑膜脑炎疗程 3 周以上，心内膜炎 4～6 周。脑脓肿的疗程应超过 6 周。免疫力正常人群患非侵袭性李斯特菌病，不需用抗生素。

尽管产单核细胞李斯特菌对多数常用抗生素敏感，但其治愈率仅 70%，可能原因是：①多数抗生素不能透过血脑屏障。②该菌为胞内菌，抗生素难接近病原体。③临床表现无特异性，尤其是新生儿和婴儿，导致临床医师未及时使用敏感抗生素。该菌细

胞膜上至少存在 5 种青霉素结合蛋白，对阿莫西林、碳青霉烯类等有较强结合力，而与头孢噻肟、头孢噻吩的结合力很低，此差异有助于解释产单核细胞李斯特菌对某些 β-内酰胺类药物存在天然耐药性。

预后 此病预后与患者基础状况、感染部位、是否早期及时治疗高度相关。中枢神经系统感染是预后不良的因素，特别是伴脑脓肿及脑干病变患者，即便幸存者也多留后遗症。

预防 很多国家已采取措施控制食品中的李斯特菌，并制定了相应标准。作为个体，应保持个人及食品卫生，避免进食高风险食品及饮品，特别是孕妇与免疫力低下人群。①肉类、禽类、鱼类等食物，完全煮熟才能食用。大多数肉类温度要达到71℃才能完全熟透，禽类腿肉要达到82℃才能煮熟。②熟食、烟熏和腌制肉类和鱼类加热后食用。③水果及蔬菜彻底清净或削皮后食用。④不食用未经高温消毒的牛奶或奶制品。做到生熟分开。⑤处理完未清洗的果蔬、生肉、生禽、海鲜及熟食，用掺有洗涤剂的热水清洗双手、台面、砧板、餐具及其他用过的器皿。⑥易腐烂的食品及熟食，一旦打开包装，即便没过保质期，也应尽快吃完。⑦为保证食品不受各种致病菌污染，最好将冰箱冷藏室的温度设定在 2~4℃ 之间，冷冻室的温度设定在-18℃或以下。⑧从事与病畜、禽有关的工作人员应注意防护。

（吕晓菊　唐光敏）

yábāogǎnjūnxìng jíbìng

芽胞杆菌性疾病（disease caused by bacillus）

芽胞杆菌感染所致感染性疾病。芽胞杆菌属有 93 个种和亚种，是一群需氧、能形成芽胞的革兰阳性大杆菌，其中炭疽芽胞杆菌是引起动物和人类炭疽病的病原菌，蜡样芽胞杆菌可引起人食物中毒。

（吕晓菊　唐光敏）

tànjū

炭疽（anthrax）

炭疽杆菌引起的人畜共患的急性、热性、败血症性传染病。炭疽是乙类传染病，其中肺炭疽按照甲类传染病管理。炭疽杆菌由法国兽医达韦纳（Davaine）在 1849 年首先发现。20 世纪前，炭疽感染每年在全球导致几十万人及动物丧生。直到法国科学家路易·巴斯德（Louis Pasteur）于 1881 年研究出第一个有效的炭疽菌苗后，炭疽才得到有效控制。炭疽呈全球性分布，散布于世界各地，以南美洲、亚洲及非洲等牧区较多见。人类炭疽的发病率明显下降，但炭疽芽胞的毒力强、易获得、易保存、高潜能、可视性低、容易发送，使之成为人类最早的生化武器。

病原学 炭疽杆菌是一种革兰阳性、杆状、可形成内生芽胞的细菌，直径 1.0~1.2μm，长 3~8μm，两端平切，排列如竹节，无鞭毛，不能运动。炭疽芽胞抵抗干燥、冷、热和消毒剂，能够在干燥土壤中或皮毛中常温下存活数十年致病力不减。在培养基、土壤、动物尸体解剖后暴露在空气中易形成芽胞，故严禁解剖尸体。炭疽杆菌在培养基中易繁殖。在血琼脂平板上形成较大而凸起的灰白色不透明菌落，边缘粗糙，呈毛发状。在普通肉汤培养基中生长时呈絮状沉淀而不浑浊。

流行病学 患病的牛、马、羊、骆驼等食草动物是人类炭疽的主要传染源。猪、犬、狼等为次要传染源。炭疽患者的分泌物和排泄物也具传染性。接触感染是此病流行的主要途径，大部分发生在从事危险性工作的人群，主要包括羊毛厂、制革厂工人等。吸入带大量炭疽芽胞的气溶胶或进食染菌肉类也可导致感染。

发病机制 炭疽杆菌的致病性主要来自炭疽杆菌繁殖体产生的外毒素（质粒 PXO1 编码）和荚膜（质粒 PXO2 编码）。只有同时具备这两个毒性质粒的炭疽杆菌才有致病性，去除其中一个致病因素后的炭疽杆菌，其致病性明显减弱。炭疽杆菌的外毒素由保护性抗原（protective antigen，PA）、水肿因子（edema factor，EF）及致死因子（lethal factor，LF）3 种蛋白组成。在体内，只有当 PA 与 LF 或 EF 分别联合才会出现这两种毒素的致病效果，即水肿毒素是 PA 与 EF 的复合物，致死毒素是 PA 与 LF 的复合物。炭疽杆菌荚膜也是其致病性的重要因素之一，可抵抗巨噬细胞对炭疽杆菌的吞噬作用，是细菌向周围及远处扩散的重要原因。

炭疽杆菌芽胞由破损皮肤进入皮下或经吸入进入肺部或食入胃肠道，被局部的巨噬细胞吞噬，在适当条件下芽胞开始发育为繁殖体，在细菌大量繁殖过程中产生外毒素，特别是致死毒素，可引起组织细胞坏死、水肿，损伤微血管内皮细胞而释放出组织凝血活酶，导致弥散性血管内凝血，是休克死亡的重要原因。细菌大量繁殖所产生的毒素和荚膜对宿主免疫应答有抑制作用，这使炭疽杆菌可突破宿主的免疫系统进入血液循环而全身播散，导致严重败血症，甚至感染性休克。

临床表现 感染途径不同表现各异。

皮肤炭疽 皮肤破损处接触

炭疽芽胞所致，最多见，约占炭疽病例的95%。面、颈、肩、手和足等裸露部位皮肤常被累及。感染处出现红斑、肿胀，继而出现无痛性水疱、出血性水疱，周围组织水肿。病后3~4天中心区有出血坏死，水肿区扩大，随后出现溃疡、暗红色或黑色焦痂。水肿消退，干痂脱落，留下肉芽创面，1~2周可痊愈。患者伴明显全身症状，如发热、淋巴结肿大、头痛等。若未使用抗生素，病死率为20%~30%。应用抗菌药物后，病死率降至1%以下。

肺炭疽 又称吸入性炭疽，为吸入炭疽芽胞而发病，也可继发于皮肤炭疽，约占炭疽病例的5%。在中国属于乙类传染病甲类管理。起病急，病程短。初期表现为低热、干咳、周身疼痛、乏力等流感样症状，此期持续数小时至数天。一旦病情进展，出现高热、咳嗽加重、痰呈血性，伴胸痛、呼吸困难、发绀和大汗。肺部可闻及啰音及喘鸣。X线胸片显示肺纵隔增宽、支气管肺炎和胸腔积液。常并发败血症、休克、脑膜炎，病情进展迅速，即使进行抗菌治疗，病死率也可达80%~100%。

胃肠型炭疽 约占炭疽病例的1%，由进食带菌动物的肉或未煮熟的受染动物及其肉制品而感染。较少见。患者出现剧烈腹痛、腹胀、呕吐、腹泻。重者继之高热，血性便，可出现腹膜刺激征及血性腹水。随着病情加重，部分患者出现严重毒血症、休克而死亡。早期表现无特异性，诊断困难，病死率很高。

脑膜炎型炭疽 任何类型的炭疽都可并发脑膜炎，一旦发生，强有力的治疗也难以逆转死亡的结局。

炭疽败血症 大多继发于肺炭疽和胃肠型炭疽。可出现严重的全身中毒症状，休克、弥散性血管内凝血，迅速出现呼吸、循环衰竭。

诊断 有病畜或病畜产品密切接触史。皮肤炭疽特征性的黑色焦痂。肺炭疽、胃肠型炭疽早期症状不典型，若有胸部X线片纵隔增宽、血性胸腔积液、出血性肺炎，或剧烈腹痛、腹泻、血水样便、血性腹水，应考虑此病可能。外周血白细胞及中性粒细胞增多，细菌涂片查出革兰阳性粗大杆菌，培养出炭疽杆菌是确诊的金标准。

鉴别诊断 皮肤炭疽应与痈、蜂窝织炎、丹毒、恙虫病、野兔热等鉴别；肺炭疽应与大叶性肺炎、肺鼠疫、钩端螺旋体病等鉴别；胃肠型肠炭疽应与沙门菌肠炎、出血坏死性肠炎及其他急性腹膜炎等鉴别；炭疽败血症应与其他细菌引起的败血症鉴别。

治疗 关键是尽早应用抗菌药物。炭疽杆菌对青霉素敏感，青霉素仍是中国治疗各型炭疽的首选药物。感染部位在颈部或伴恶性水肿，以及肺炭疽、胃肠型炭疽、脑膜炎型炭疽及败血症者，需用大剂量青霉素治疗，疗程延长至8周。同时联合1~2种其他抗菌药物，如多西环素、环丙沙星、氯霉素、万古霉素、克林霉素、红霉素、庆大霉素等，疗程2~3周。为避免青霉素治疗期间形成L型细菌产生耐药，建议环丙沙星和多西环素为首选，必要时联用其他抗生素。

预后 与临床类型、诊断与治疗是否及时有关。皮肤炭疽的病死率已降至约1%，但位于颈部、面部、并发败血症或属于恶性水肿型的皮肤炭疽预后较差。

胃肠型肠炭疽、肺炭疽病情发展迅速而又较难及早确诊，病死率可高达90%以上。

预防 有可能接触炭疽杆菌芽胞的人员，应予药物预防，尤其是呼吸道接触者，应尽快口服环丙沙星或多西环素。对孕妇、儿童或不能耐受者可用阿莫西林或其他有效抗菌药物。疫苗接种是最有效的预防方法，如保护性抗原的抗体，在体内可杀死芽胞，通过黏膜免疫能够诱导机体分泌IgA抗体。但中国尚无制剂。

(吕晓菊 王铭)

làyàngyábāogǎnjūn shíwù zhòngdú

蜡样芽胞杆菌食物中毒 (Bacillus cereus food poison)

进食含有蜡样芽胞杆菌毒素的食物而引起的中毒性疾病。蜡样芽胞杆菌广泛存在于自然界中，食品在加工、运输、储存等环节均易受污染。该菌是一种条件致病菌，食物中含菌量达到10^6CFU/g以上才能发病。受污染的食物主要为含淀粉较多的谷物类，如隔夜剩饭。该菌通过产生腹泻毒素和呕吐毒素导致食物中毒。腹泻毒素即不耐热肠毒素，易被热破坏，常因食用肉类、海鲜、乳品和蔬菜等食物引起，进食后发生胃肠炎症状，主要为腹痛、腹泻和里急后重，偶有呕吐和发热；呕吐毒素，一般限于富含淀粉质的食品，食品被热处理也不能灭活此毒素，主要症状是恶心、呕吐，仅有少数有腹泻，伴头晕、发热和四肢无力等，类似葡萄球菌引起的食物中毒。此病潜伏期短，病情较轻，病程自限，一般仅1~2天，不需使用抗生素。在免疫力低下人群偶尔能通过菌体感染引起人的眼部疾病、心内膜炎、脑膜炎和菌血症等。

(吕晓菊 唐光敏)

zhūhóngbāndāndúsījūn bìng
猪红斑丹毒丝菌病（disease caused by *Erysipelothrix rhusiopathiae*）

猪红斑丹毒丝菌所致感染性疾病。在动物称为丹毒。红斑丹毒丝菌感染猪多见，为猪丹毒；其次为禽类，称禽丹毒；羊丹毒又称药浴破。人感染则称为类丹毒。

病原学 丹毒丝菌属是革兰阳性、直或微弯的细杆状菌，大小为（0.2~0.4）μm×（0.8~2.5）μm。有形成长丝的倾向，常有60μm以上的长丝，不运动，无芽胞，无荚膜，不抗酸，兼性厌氧，触酶阴性。最适生长温度30~37℃，发酵作用弱。在三糖铁琼脂培养基中高层及斜面均产酸，大部分菌株形成硫化氢，在醋酸铅中硫化氢为阴性，在半固体琼脂表面下数毫米发育最佳，常呈带状。血平板上可形成两种菌落，光滑型菌落细小、圆形、突起有光泽，粗糙型菌落大，表面呈颗粒状，血平板上可形成小的草绿色溶血环，有22个血清型。

猪红斑丹毒丝菌广泛分布于自然界，通常寄生于哺乳动物、鸟类和鱼类。该菌是无芽胞菌种对外界环境抵抗力最强的一种，对盐腌、火熏、干燥、腐败和日光等均有较强的抵抗力，但对一般消毒药品耐受性不高，青霉素对此菌有高度杀菌作用。

流行病学 猪红斑丹毒丝菌的检出率：屠宰猪扁桃体达50%，内脏达40%，有的海鱼高达80%，新捕的淡水鱼也有10%，肉店污染率高达80%。此病感染途径主要为职业性，常见的是从事肉食业、皮毛业、渔业等人员，以及兽医、炊事员等，通过手部的伤口接触感染致病，也可通过蚊虫叮咬或食用未煮熟的猪肉感染。

非皮肤感染罕见。

发病机制 感染部位肿胀、疼痛、呈紫色、发硬，偶尔引发局部淋巴管炎、关节炎等。对有免疫缺陷者，可引起心内膜炎等。

临床表现 皮肤破损处接触此菌1周内出现局部隆起的紫红色不形成水疱而发硬的斑丘疹，伴瘙痒和灼热感，局部肿胀界限明显，通常致感染手部活动受限。皮损边缘可缓慢向外扩展，导致不适和不能活动长达3周。典型病例无区域淋巴结受累，极少发展为全身性皮肤疾病，菌血症罕见，但可引起脓毒性关节炎或感染性心内膜炎，甚至在无已知心脏瓣膜病的患者也可发生。根据疾病严重程度及受累部位，临床分3类。

急性类丹毒 以败血症和全身症状为特征，表现为发热、畏寒、头痛、恶心、呕吐，感染部位红肿、疼痛，淋巴结肿大，面颊部出现红斑，呼吸困难，高热不退，休克甚至死亡。

亚急性类丹毒 以局限性皮肤变化为特征，感染局部肿胀发硬、暗红奇痒、灼热疼痛，肿胀向周围扩大，波及全手，但无化脓坏死，无发热、头痛。

慢性类丹毒 以非化脓性关节炎和感染性心内膜炎为特征，表现为食欲减退、消瘦、贫血、心悸，有心脏杂音，关节肿大，行动不便。

诊断 依赖于流行病学史及细菌学培养阳性。活检厚皮片培养分离猪红斑丹毒丝菌优于病损扩展边缘处的针刺吸取物培养。从磨损鲜红的丘疹所获取的渗出物做培养也有诊断价值。为诊断猪红斑丹毒丝菌性关节炎或感染性心内膜炎需从血液或滑膜液分离细菌。聚合酶链反应扩增猪红

斑丹毒丝菌16S rRNA有助于快速诊断。

治疗 可选用苄星青霉素或红霉素口服。感染性心内膜炎的治疗需青霉素或头孢唑林静脉注射。关节炎的治疗应在退热或积液消退后至少再继续给药1周。还需对感染的关节进行反复针刺抽吸引流。

预后 此病属自限性疾病。

预防 凡有机会接触猪红斑丹毒丝菌污染的肉、鱼等食物的人员，如屠宰工、肉品加工工人、牧民、渔民、鱼加工工人、厨师、食品处理人员等均可能有被感染风险，应做预防。

（吕晓菊　王　铭）

liúxíngxìng nǎo-jǐsuǐmóyán
流行性脑脊髓膜炎（meningococcal meningitis）

脑膜炎奈瑟菌所致急性化脓性脑膜炎。简称流脑。早在200年前人类就已认识该病，是严重威胁人类健康常见的呼吸道传染病。

病原学 脑膜炎奈瑟菌俗称脑膜炎球菌，革兰阴性，呈肾形或卵圆形，直径0.6~0.8μm，常成对或四联排列。该菌在体外生活力及对外抵抗力弱，对干燥、寒冷、热和常用消毒剂敏感，在体外、温度高于41℃或低于32℃的环境中不能生长。属专性需氧菌，对营养要求高，通常用巧克力琼脂平板分离。根据细菌壁脂蛋白多糖成分，可分成13个血清群，其中以A、B、C3群最常见，占90%以上。流行期间A群带菌率与流脑发病率呈平行关系，是主要流行株；非流行期间的带菌菌群以B和C群为主。

流行病学 人是脑膜炎奈瑟菌唯一的天然宿主，带菌者鼻咽部和患者血液、脑脊液、皮肤淤点中可检出。流脑在中国及世界

各地都有过大规模流行,至今全球每年仍有 50 万病例发生,病死率在 10% 以上。在西部非洲地区的"流脑带",病死率更高。全年均可发生,但有明显季节性,多发生在冬春季,3~4 月为高峰。呈世界分布。发达国家年发病率(1~5)/10 万,流行时增高。发展中国家以非洲最高,年平均发病率为 70/10 万。带菌者和流脑患者是此病的传染源。流行期间人群带菌率高达 50%,感染后细菌寄生于人鼻咽部,不引起症状而不易被发现,患者经治疗后细菌很快消失。带菌者作为传染源的意义更重要。病原菌主要经咳嗽、喷嚏借飞沫由呼吸道直接传播。该菌在外界生活力极弱,故通过间接接触如玩具、日用品等传播机会极少。但密切接触如同睡、怀抱、喂奶、接吻等传播机会增多,对 2 岁以下婴幼儿传播有重要意义。6 月龄~2 岁小儿童发病率最高,以后逐渐下降。人群普遍易感,此病隐性感染率高。人群感染后仅约 1% 出现典型临床表现。感染后有持久免疫力。但随着人群免疫力下降及新易感者增加,此病呈周期性流行。每 3~5 年小流行,7~10 年大流行。

发病机制 脑膜炎奈瑟菌自鼻咽部侵入,进入血液循环致人体发病。其释放内毒素引起皮肤淤点、淤斑为局部施瓦茨曼(Shwartzmen)反应,激活补体,血清炎症介质水平明显增高,比其他革兰阴性菌强 5~10 倍,也比其他内毒素更易激活凝血系统。休克早期即出现弥散性血管内凝血、继发性纤溶亢进,进一步加重微循环障碍、出血和休克,最终造成多器官功能障碍综合征。细菌侵犯脑膜,进入脑脊液,释放内毒素等引起脑膜和脊髓膜化

脓性炎症及颅内压升高,出现惊厥、昏迷等。严重脑水肿时形成脑疝,可迅速致死。

临床表现 潜伏期 1~10 天,按病情可分为普通型、暴发型、轻型和慢性败血症型。①普通型:最常见,占全部病例的 90% 以上,先有 1~2 天上呼吸道感染症状,突发高热、寒战,伴头痛、全身不适及精神萎靡等毒血症症状,70%~90% 的患者可有皮肤黏膜淤点或淤斑,可伴剧烈头痛、频繁呕吐、烦躁不安、脑膜刺激征。②暴发型:起病急骤,病势凶险,若不及时治疗可于 24 小时内危及生命,可有休克型、脑膜脑炎型及混合型 3 型。③轻型:多见于流脑流行后期,病变轻微,表现为低热、轻微头痛及咽痛,皮肤黏膜可有少量细小出血点,轻度脑膜刺激征。④慢性败血症型:极少见,多发生于成年人,儿童少见。

诊断 主要依据临床表现和辅助检查。血常规示白细胞增多,以中性粒细胞为主;皮肤淤点刺破涂片检查可见致病菌;血培养检出脑膜炎奈瑟菌;脑脊液检查示脑脊液压力明显增高,白细胞明显增多,蛋白含量明显增高,糖、氯化物含量低,培养可见致病菌,免疫学检测抗原阳性。

治疗 首选青霉素,其次是第三代头孢菌素,如头孢曲松和头孢噻肟等,氯霉素、磺胺类药及碳青霉烯类抗生素如美罗培南亦有较好效果。

预防 及早发现,就地隔离治疗。隔离至症状消失 3 天,一般不少于 7 天,以防止疫情进一步扩散。保护环境卫生,保持室内通风,儿童不去流脑患者家中,避免到公共场所,托幼机构及集体单位一旦发生此病,应及早隔

离患者。对 15 岁以下儿童进行菌苗预防接种,保护力可达 90% 以上。对密切接触者可用复方磺胺甲噁唑,也可用利福平预防。

(卢洪洲 蔡仁田)

mòlājūnshǔxìng jíbìng
莫拉菌属性疾病 (disease caused by moraxella)

莫拉菌属细菌所致感染性疾病。莫拉菌属属变形菌门,莫拉菌科,需氧多形菌,革兰阴性短杆菌、球杆菌或球菌。包括 20 个种,与人类疾病相关的重要的有卡他莫拉菌、腔隙莫拉菌、非液化莫拉菌、奥斯陆莫拉菌、苯丙酮酸莫拉菌、亚特兰大莫拉菌、狗莫拉菌及林肯莫拉菌。可引起眼结膜炎、气管炎、肺炎、脑膜炎、脑脓肿、心包炎、心内膜炎及泌尿生殖系统炎症等。

病原学 该菌无鞭毛,无芽胞,一般无荚膜。营养要求不高,普通培养基上即可生长,最适温度 32~35℃。在血琼脂平板培养基上生长良好,为针尖大小的圆形凸起,光滑、半透明、边缘整齐不溶血的菌落。较长时间培养后,菌落可呈粗糙颗粒状,黏附在培养基表面。产氧化酶和 DNA 酶。对糖类均不发酵。

流行病学 卡他莫拉菌,曾称卡他微球菌和卡他奈瑟菌,1896 年被首次命名,是种革兰阴性需氧菌,早期被认为是上呼吸道的正常寄生菌。随着研究的深入,发现在健康儿童及老年人,该菌可为致病菌。它也是引起成人慢性阻塞性肺疾病急性加重的重要病原体。在免疫缺陷人群还可导致肺炎、心内膜炎、败血症或脑膜炎。

作为人体正常寄生菌,卡他莫拉菌在不同人群中的携带率不同。儿童的携带率明显高于成年

人，随年龄增长，携带率下降。细菌定植的高危因素是参加托幼机构及有兄弟姐妹的陪伴。1 岁内婴儿携带率为 28% ~ 100%，健康成年人为 1% ~ 10.4%。年龄依赖型分泌型 IgA 的增加与携带率下降有关。患有慢性肺部疾病的成年人发生卡他莫拉菌定植的比例高于健康成人。该菌在人群中的携带率还与季节有关，秋冬季明显高于春夏季。该菌在人体的定植与中耳炎及上呼吸道感染有关。该菌可在托幼机构的儿童之间、子女和父母间及兄弟姐妹间传播。也可在家庭之间传播。鼻腔、咽部、手指的定植率较高。做好个人卫生，包括洗手和漱口等，对控制该菌传播有重要意义。

发病机制 卡他莫拉菌外膜囊泡包含 57 种蛋白，大部分是黏附素和毒力因子，可触发免疫反应，帮助细菌逃避机体的防御反应。外膜囊泡在与肺泡上皮细胞吸附及内化中起重要作用。

临床表现 包括以下几方面。

儿童卡他莫拉菌感染 可引起鼻窦炎、中耳炎、气管炎、支气管炎、肺炎、眼部感染，亦可引起脑膜炎、脓毒症。该菌是儿童呼吸道感染的重要病原菌，仅次于肺炎链球菌和流感嗜血杆菌。约 20% 儿童急性和亚急性鼻窦炎由该菌引起。但对于慢性鼻窦炎该菌是最主要的病原体。中耳炎是儿童最严重和常见的感染，其中 15% ~ 20% 急性中耳炎发作由该菌引起。有研究采用聚合酶链反应检测儿童慢性中耳炎的耳分泌物标本，结果显示 46.4% 卡他莫拉菌阳性，54.6% 流感嗜血杆菌阳性，29.9% 肺炎链球菌阳性。卡他莫拉菌引起的下呼吸道感染主要发生于 1 岁以下的婴儿。卡他莫拉菌引起气管炎时多有病毒感染的诱因。

成年人卡他莫拉菌感染 卡他莫拉菌在成人可引起多种感染，包括喉炎、支气管炎、肺炎及心内膜炎等，是成人喉炎的最常见致病菌，约占 55%。是导致慢性阻塞性肺疾病急性加重的常见致病菌，仅次于流感嗜血杆菌，春冬季多见，多发生于病毒感染后。其引起的肺炎症状一般较轻，很少出现高热、胸痛、中毒症状、脓胸及菌血症。通常发生在有潜在的心肺疾病及合并慢性阻塞性肺疾病的老年人。营养不良、中性粒细胞减少、患恶性肿瘤及呼吸道损伤是感染高危因素，有肺疾病基础者死亡率可达 29%。

卡他莫拉菌医院感染 该菌的低致病性及难分离，其引起的医院感染很难被证实。但随着限制性内切酶分析法、免疫印迹法等菌株分型方法的应用，人们对卡他莫拉菌引起的医院感染有了更多认识，不但可引起医院感染，而且可导致医院感染的暴发流行。推测经气溶胶介导的空气传播是该菌在人群中传播的主要方式。鉴于该菌可在痰液中存活 3 周以上，亦可从环境中获得感染。

诊断 依据病原学检测结果。从痰液、鼓膜穿刺液、鼻窦吸取液、脑脊液及血液中分离到该菌，可作出相应卡他莫拉菌肺炎、中耳炎、鼻窦炎、脑膜炎及败血症诊断。血培养卡他莫拉菌阳性及超声心动图发现心内膜赘生物可诊断卡他莫拉菌心内膜炎。聚合酶链反应可用于卡他莫拉菌的快速检测。鉴于该菌在人体可正常定植，若标本取自有该菌定植的部位，需结合临床表现方可确诊。

治疗 自 1976 年产 β-内酰胺酶的卡他莫拉菌耐药株被首次分离，世界各地耐药珠不断出现。

超过 90% 的卡他莫拉菌均可产酶。其产生的 β-内酰胺酶主要为 BRO-1 和 BRO-2。产 β-内酰胺酶的卡他莫拉菌对青霉素、氨苄西林、阿莫西林和哌拉西林耐药。对甲氧苄啶天然耐药。对第二代、第三代及第四代头孢菌素耐药株也不断出现。对卡他莫拉菌感染，临床可选用含 β-内酰胺酶抑制剂的青霉素类和头孢菌素类，以及复方磺胺甲噁唑、喹诺酮类及碳青霉烯类等抗菌药治疗。光动力疗法治疗卡他莫拉菌感染亦取得较好的疗效。

（卢洪洲 王珍燕）

jīnshìgǎnjūnshǔxìng jíbìng

金氏杆菌属性疾病（disease caused by kingella） 金氏杆菌属所致感染性疾病。金氏杆菌首次发现于 20 世纪 60 年代。包括 4 个种，即金氏金氏杆菌、产吲哚金氏杆菌、去硝化金氏杆菌及口腔金氏菌。其中，金氏金氏杆菌是最常见的人类致病菌，是人类咽部的正常菌群之一，为条件致病菌，主要分离自血液，从骨、关节、咽喉部位也可分离到。

病原学 金氏杆菌属于奈瑟球菌科，为革兰阴性的兼性厌氧菌。金氏金氏杆菌长度约 1μm，成对或成短链出现，有时倾向于抗褪色，易被误认为革兰阳性菌。该菌产氧化酶，氧化氢酶、脲酶，吲哚反应阴性。金氏金氏杆菌在常规羊血琼脂或巧克力琼脂中生长良好。

流行病学 初次感染多发生于 6 月龄以上儿童。2 岁左右儿童鼻咽部该菌的定植率可增加至约 12%。随年龄增长，定植率逐步下降。6 月龄 ~ 4 岁儿童为此病的易感人群。感染有季节性，常见于秋冬季。金氏杆菌感染在成年人中较少见，主要见于免疫力低下者。口腔卫生差、咽炎及黏膜溃疡也是易感因素。

发病机制 金氏金氏杆菌通过黏附呼吸道上皮组织而定植咽喉部。在其他病原体（如病毒）感染上呼吸道的情况下，破坏上皮组织进入循环。该菌自身也可分泌毒素溶解上皮和局部的免疫细胞。进入血液后，通过血流到达更深的组织，如心内膜、骨骼和关节等部位。

临床表现 大多数感染者可表现为发热，但也有患者无热。除发生感染性心内膜炎外，患者持续性症状较少见。

其引起的疾病包括骨关节感染，主要表现为化脓性关节炎，大多累及承重关节，特别是膝关节和踝关节，也可累及肩关节。骨髓炎通常累及下肢。也可累及脊柱，特别是腰椎，可表现为背痛、腹痛。起病较隐匿，易导致延误治疗。

金氏杆菌败血症主要见于儿童，病程多<1周，体温可达39℃或以上。部分儿童以及成人患者也可出现感染性心内膜炎。可累及自身瓣膜或人工瓣膜。

诊断 有赖于病原学检查，包括组织、体液细菌性检查及核酸扩增等。

治疗 大多数金氏杆菌对β-内酰胺类抗生素敏感，但仍应需进行药敏试验。其他治疗选择包括氨基糖苷类、大环内酯类和喹诺酮类药物。

(卢洪洲 陈军)

huòluàn

霍乱（cholera） 霍乱弧菌所致急性、肠道烈性传染病。属甲类传染病。由科克（Koch）于1883年首次证实。其临床特点为剧烈呕吐、腹泻、脱水、酸中毒、急性肾衰竭、休克等，延迟治疗常导致死亡。

病原学 霍乱弧菌为革兰阴性菌，菌体小，呈弧形或逗点状。有菌毛，菌体一端有单鞭毛，部分菌株有荚膜，无芽胞，能运动，呈流星状或穿梭样。不耐酸，加热55℃即可死亡，煮沸立即死亡。在未处理的粪便中可存活数日。WHO腹泻控制中心将霍乱分为3群。①O1群霍乱弧菌：根据A抗原或B、C抗原，O1群又可分3群，即原型-AC、中间型-BC、异型-AB。②非O1群霍乱弧菌。③不典型O1群霍乱弧菌。

流行病学 带菌者及患者均为传染源。主要经污染的食物和水传播。人群普遍易感。在老疫区，儿童发病率比成人高；在新疫区，成年人易感染。下述情况是易感因素：①近期进食污染食物或水源。②有霍乱患者密切接触史。③营养不良。④曾到霍乱流行国家。⑤人类免疫缺陷病毒感染者。

霍乱于1961年起源于南亚，至今共有7次大流行。1971年累及非洲，1991年波及美洲。霍乱呈地方性流行：2010年海地地震后，累计共报道60 240例霍乱病例，病死率为2.3%；刚果2011年共报道20 736例，病死率7%；2014年南苏丹累计共报道586例。霍乱在中国的流行高峰集中于7~11月。

发病机制 霍乱弧菌的致病性主要经过鞭毛、菌毛及黏附素等的黏附作用，霍乱肠毒素发挥作用。霍乱弧菌借助单鞭毛运动穿过肠黏膜表面的黏液层到达上皮细胞，通过菌毛及黏附素定植于小肠，并迅速繁殖。可分泌霍乱肠毒素，是已知最强烈的导致腹泻的毒素，由A、B两个亚单位组成。B亚单位与上皮细胞结合，并插入细胞膜形成A亚单位进入细胞的穿膜通道。A亚单位进入细胞后作用于腺苷酸活化酶，促进环腺苷酸增多，导致肠液大量分泌，出现剧烈呕吐、腹泻。

临床表现 潜伏期1~3天，大多起病急，可从无症状或轻度腹泻到严重致死性腹泻。

典型病例分3期。①泻吐期：以急性呕吐、无痛性腹泻开始。主要表现为连续性呕吐，先为胃内容物，后为清水样；腹泻主要表现为大量水样便，每次量可达1000ml，每天数十次。病情最严重时，可有每小时1000ml的失水量。②脱水期：大量水和电解质丢失，患者短时间内可迅速出现急性肾功能不全、代谢性酸中毒、低血容量性休克、电解质紊乱。③恢复期：失水得到补充后，多数症状可消失，腹泻停止，进入恢复期。

根据临床表现的严重程度，霍乱可分为5型。①无症状型：感染后无任何症状，可排菌，一般持续5~10天。②轻型：无呕吐，腹泻数次，血压、脉搏无明显异常，尿量无明显减少。③中型：泻吐每天可达数十次，血压降低，脉搏细速，24小时尿量<500ml。④重型：吐泻严重，有休克表现，尿少。⑤暴发型：罕见，起病急骤，可因循环衰竭而死亡。

诊断 根据流行病学史、临床表现，粪便标本通过悬滴镜检、试纸检测、细菌培养、聚合酶链反应等病原学检测，确定霍乱弧菌O1或O139即可确诊。

鉴别诊断 ①食物中毒：多急性起病，亦主要表现为呕吐和腹泻，但多有集体发病史。②其他病原菌导致腹泻：粪便病原体检测可鉴别。③其他原因导致的腹泻。

治疗 疑似或确诊病例应分别隔离，至症状消失，粪便两次培养阴性可解除隔离。补液是抢救的首要措施，可口服补液和静脉补液。轻至中度、能进食、无呕吐者，可根据维持出入量平衡原则予标准口服补液盐，一般至腹泻停止后2～4小时。重症患者通常予541液静脉补液，先快后慢，补液量简单计算公式：所需液体量＝体重×脱水程度%。最初2～4小时内补足丢失量和继续丢失量，剩余量在3～4小时内补足。同时纠正水电解质紊乱。抗生素可作为辅助治疗，减少腹泻次数，缩短病程。首选环丙沙星、阿奇霉素或多西环素，次选红霉素。WHO不建议大规模使用抗生素，以免增加霍乱弧菌的耐药性。

预后 80%患者可通过口服补液盐得到成功治疗。若无变异，一次感染后可通过黏膜免疫获得长久保护。免疫力低下如人类免疫缺陷病毒感染患者，可成为长期排菌的慢性菌血症患者。

预防 ①开展卫生教育，保证高质量饮水和污物处理系统。②WHO建议，在霍乱流行区及有暴发危险区使用口服霍乱疫苗。目前市场上安全有效的可用霍乱疫苗有Shanchol和Dukoral两种，均为全细胞灭活疫苗。③疫情暴发时，应及时隔离患者，有接触者隔离观察，防止二代病例出现。

（卢洪洲 官丽倩）

wānqūjūnshǔxìng jíbìng

弯曲菌属性疾病（campylobacteriosis）弯曲菌属细菌所致感染性疾病。主要经污染的食物和水源传播，属食源性疾病。

病原学 弯曲菌是革兰阴性杆菌，菌体小，呈弯曲棒状，有鞭毛，无荚膜，无芽胞，能运动。抵抗力弱，干燥、冰冻及酸性环境下易死亡，弱消毒剂可有效杀灭细菌。生化反应不活泼。依据菌体O抗原可分为90余种血清型，依据荚膜和鞭毛抗原可分为50余种血清型。对人类致病的有空肠弯曲菌、结肠弯曲菌和胎儿弯曲菌，以空肠弯曲菌最常见。

流行病学 此病是人畜共患病，各种野生动物、家禽、家畜是其重要宿主。人群普遍易感。主要通过消化道传播，发达国家喜食生的或未熟透的禽肉，是美国、新加坡等国家最常见的肠道致病菌之一，多发生在0～4岁和15～44岁年龄阶段。发展中国家因卫生条件不尽如人意，以水源传播多见，2岁以下幼儿居多。人与人之间传播少见。偶可因接触带菌动物获得感染。弯曲杆菌肠炎多呈散发流行，夏秋季为流行高峰。

发病机制 弯曲菌致病性与侵袭力及毒素有关。弯曲菌对胃酸敏感，碱性食物有助于细菌突破胃屏障。经消化道感染后，细菌通过鞭毛、荚膜多糖附着和定植在富含胆汁的小肠腔，可侵犯空肠、回肠及结肠，后在碱性环境中增殖，释放外毒素，激活上皮细胞中的环腺苷酸酶，cAMP增加，肠黏膜分泌亢进，导致腹泻。同时外毒素可刺激机体产生细胞因子，导致肠黏膜局部炎症反应，可有弥漫性水肿、出血、渗出病变。镜下可见大量单核细胞、中性粒细胞浸润。小肠绒毛变性、萎缩，可见散在小脓肿，类似于炎症性肠病的改变，无特异性。

临床表现 潜伏期一般为3～5天。轻者可表现为无症状感染，重者可表现为严重脓毒血症甚至死亡。大多数典型病例表现为急性、自限性胃肠炎，发病时表现为发热、腹痛、腹泻、糊状、稀水样便或血便，多者可达10次/日。病程5～8天，通常自限。若细菌量大或宿主免疫力低下，细菌可侵入血流，形成菌血症，甚至脓毒血症，导致肠道外器官受损，如可见脑膜炎、心内膜炎、关节炎等。该菌在肠道内直接播散可导致胆囊炎、胰腺炎、中毒性巨结肠、泌尿系统炎症等局部并发症。弯曲菌表面脂多糖的核心寡糖结构与人神经节苷脂有交叉抗原，可诱导吉兰-巴雷综合征，是弯曲菌属性疾病的最严重并发症。一般在感染后1～3周发生，可表现为运动神经功能受损，严重者可有呼吸肌受累致死。

诊断 根据临床表现、粪便性状及相关实验室检查。①血常规：除白细胞计数可增高外，无其他特异性改变。②粪便常规：可见白细胞。③直接涂片检查：排泄物暗视野显微镜下发现螺旋运动的弯曲菌或革兰阴性弧状弯曲菌可疑诊。④血清学检查：发病1周后，用间接免疫荧光法或凝集试验检测特异性IgM抗体，效价增高4倍可作为诊断标准。⑤分离培养：粪便和食物标本在37℃或38℃微需氧含多黏菌素和万古霉素的选择培养基，培养48小时可作为确诊试验。⑥分子生物学检查：聚合酶链反应可快速检测血液及粪便中弯曲菌特定DNA。

鉴别诊断 需与以下疾病进行鉴别。

其他感染性腹泻 病毒、大肠埃希菌、真菌等均可导致腹泻，需鉴别。病毒性感染所致腹泻多见于婴幼儿，轮状病毒多见，多表现为蛋花汤样便；血性大便多为肠出血性大肠埃希菌和志贺菌所致，前者通常不发热，后者多伴里急后重和腹痛，脓血样便；真菌感染所致腹泻多见于免疫力低下患者。粪便培养可鉴别。

抗生素相关性腹泻 有肠道外抗生素长期应用史，导致肠道内菌群失调，耐药菌大量繁殖，引起难以控制的肠炎，严重者可见假膜。

食物中毒 起病急，多表现为集体发病，先吐后泻，阵发性腹痛，黄水样便，粪便和食物可检测到一致的病原菌。

治疗 维持水电解质平衡是此病的基本治疗原则。大多无需抗生素治疗。对持续高热、病程超过1周、妊娠、人类免疫缺陷病毒感染者、老年人、幼儿患者可考虑使用抗菌药，以缩短病程。首选红霉素和喹诺酮类药物。弯曲菌的耐药株不断增长，故治疗过程中建议根据药敏试验选择抗生素。

预后 此病属自限性疾病，预后良好。

预防 尚无针对弯曲菌感染的疫苗，只能根据其流行特点采取相应预防措施。定期抽检农场的家禽，一旦发现感染，立即宰杀和无害化处理，对水源进行严格消毒等。

（卢洪洲 官丽倩）

yōuménluógǎnjūnxìng jíbìng
幽门螺杆菌性疾病 （disease caused by *Helicobacter pylori*）

幽门螺杆菌所致感染性疾病。1983年澳大利亚学者沃伦（Warren）和马歇尔（Marshall）报道从人胃内成功分离出未鉴定的弯曲状杆菌（*Campylobacter pylori*），直至1989年古德温（Goodwin）等建立了螺杆菌属，才将 *Campylobacter pylori* 正式命名为 *Helico-* *bacter pylori*，简称 *H. pylori*。*H. pylori* 是一种常见的可长期定植于人类胃黏膜的革兰阴性微需氧杆菌，与许多上消化道疾病有紧密的联系。

病原学 *H. pylori* 是革兰阴性、S形或弧形弯曲细菌。电镜下是一种单极多鞭毛、末端钝圆、菌体呈螺旋形弯曲的细菌，有鞭毛、适应性的酶和蛋白，使其可在胃腔高酸性环境中定植和生存，其产生的毒素和有毒作用的酶能破坏胃黏膜屏障。

流行病学 国外一项关于 *H. pylori* 感染率调查的分析显示，*H. pylori* 感染率为67%，且随着年龄增长而增高，女性发病率高于男性。中国及其他发展中国家属于 *H. pylori* 感染高发区。中华医学会消化病学分会幽门螺杆菌学组进行的一项涉及全国20个省市的自然人群 *H. pylori* 流行病学调查显示，中国 *H. pylori* 感染率40%～90%，平均59%。

H. pylori 被确认为与慢性胃炎和消化性溃疡存在密切关系，世界上许多国家对 *H. pylori* 的流行病学进行了大量研究工作，总的规律是发展中国家感染率明显高于发达国家。根据人种和社会环境（地区）、经济条件的不同，感染率差异较大，并能与O型血型的 Lewis B 抗原特异性附着。

消化性溃疡在2岁以下儿童发病率相等，男女比例为2：1。自然人群感染率40%～60%（带菌者），胃炎患者感染率为60%～70%，胃溃疡患者感染率为70%～90%，十二指肠溃疡患者感染率为90%～100%。年长儿童10%～15%的 *H. pylori* 感染者发生慢性消化性溃疡，其中1%～2%可能发展为胃癌（*H. pylori* 已被 WHO 定为Ⅰ类致癌物）。日本和西方发达国家10岁以下儿童的 *H. pylori* 感染率不超过10%。

发病机制 *H. pylori* 定植产生慢性浅表性胃炎是细菌与宿主相关作用的结果。*H. pylori cag* 岛编码的毒力因子效应蛋白 CagA 被转移至上皮细胞，然后被磷酸化，诱导宿主细胞信号转导，包括细胞增殖、细胞骨架形成和炎症改变。另一个毒力因子是空泡性细胞毒素 VacA，它在宿主细胞膜上形成小孔，导致尾部炎症加剧。而宿主的固有免疫应答的激活也增加胃部炎症风险，包括白介素-1的产生。*H. pylori* 引起的胃窦炎减少了产生生长抑素的D细胞数量，使胃酸分泌过多，增加罹患十二指肠溃疡的风险。

临床表现 潜伏期3～8天。有症状者主要表现为胃炎、消化性溃疡和可能与之有关的胃癌相关症状。部分急性 *H. pylori* 感染患儿有上腹部和脐周无规律性疼痛，类似再发性腹痛等消化道不适表现。慢性胃炎的典型临床表现是反复腹痛和食欲减退；消化性溃疡的表现各异，上腹部疼痛空腹时加重及进食时缓解等典型症状在幼儿少见，多见于年长儿和青少年，20%患儿有呕血和黑粪。

H. pylori 肠道外感染者有相应临床表现，如慢性特发性荨麻疹、特发性皮炎、过敏性紫癜、儿童贫血、硬皮病，以及血管性、免疫性、代谢性等疾病。

诊断 包括有创性和无创性检查。前者主要指通过胃镜检查获得胃黏膜标本的相关检查，包括快速尿素酶试验、病理 *H. pylori* 检查［HE染色、银染色（Warthin-Starry）或吉姆萨（Giemsa）染色］、组织细菌培养、组织标本聚合酶链反应。前两种检查常用于临床，后两种用于科研。无创性检查指不需要通过胃镜检查获得标本，包括血清抗体检测、^{13}C 或 ^{14}C 尿素呼吸试验、粪便 H. pylori 抗原检测等方法。

鉴别诊断 病原学需与引起胃黏膜病变的其他病原体鉴别，如葡萄球菌、α 溶血性链球菌、大肠埃希菌或巨细胞病毒。上述细菌感染行胃镜检查可见化脓性改变，病毒感染可见局部或弥漫性胃黏膜皱襞粗大，组织切片细胞核可见病毒包涵体，酷似猫头鹰眼。

治疗 传统根除 H. pylori 的标准一线治疗方案是一种质子泵抑制剂加两种抗生素，这种三联疗法的 H. pylori 根除率正在逐渐下降。喹诺酮类抗菌药如莫西沙星和左氧氟沙星，对 H. pylori 的根除率较高，且副作用发生率较低。药物疗效与药物用量的关系不大，但与抗菌药的持续使用时间相关。曾患消化性溃疡出血史的 H. pylori 患者，长期使用阿司匹林的溃疡出血风险与无出血史的患者相比，无明显特异性。

鉴于抗生素疗法均不甚理想，迫切需要早日研发出安全有效的疫苗。目前疫苗研究的热点主要集中在 Ure、CagA、VaeA、HsP60、NAP 等抗原上，有关 T 细胞疫苗的想法，尚需进一步验证。

（卢洪洲　蔡仁田）

āixījūnshǔxìng jíbìng

埃希菌属性疾病 （ disease caused by escherichia ） 埃希菌属细菌所致感染性疾病。埃希菌属包括 6 个种，即大肠埃希菌、蟑螂埃希菌、弗格森埃希菌、赫尔曼埃希菌、伤口埃希菌及艾伯特埃希菌。临床最常见的是大肠埃希菌。

病原学 大肠埃希菌俗称大肠杆菌，大多数菌株是人类和动物肠道正常菌群，婴儿出生后即随哺乳进入肠道，终身定植。该菌长约 $2\mu m$，宽 $0.25\sim1\mu m$，多数有周鞭毛，能运动，有菌毛及荚膜，无芽胞，能发酵多种糖类产酸、产气。其抗原由菌体抗原（O）、表面抗原（K）和鞭毛抗原（H）构成。已知有 181 种 O 抗原，100 余种 K 抗原和 50 余种 H 抗原。根据上述不同抗原，构成不同的血清型。

流行病学 大肠埃希菌为人体肠道内正常细菌，其感染下尿道引起尿路感染最常见，育龄期妇女为此病高危人群。肠道感染多由食用被污染的食物或饮用被污染的水引起。O157 : H7 曾在美国、日本等发达国家以及全球五大洲数十个国家引起暴发流行。中国也有 O157 : H7 的散发病例报告。它也是引起儿童腹泻及旅行者腹泻的重要病原体，尤以发展中国家多见。旅行者腹泻在墨西哥发生也较常见。低体重新生儿为该菌引起脑膜炎的高危人群。基础疾病如糖尿病等是该菌引起腹腔感染或肺部感染的重要危险因素。

发病机制 大多数大肠埃希菌并不致病，且对人体有益。但是毒力强的菌株可引起人体各部位感染。其侵袭力主要与细胞壁结构，以及细菌产生的酶、毒素或代谢物等有关。已分离或鉴定的有关因子分类如下。①主要毒力因子：如内毒素（脂多糖）、外毒素（志贺毒素、耐热肠毒素、不耐热肠毒素）、膜结合毒素（β 溶血素等）等。②辅助毒力因子：有黏附素（菌毛）、鞭毛、荚膜及铁运输系统。

该菌可引起许多器官或全身感染。可污染尿道口，引起上行性感染而发生膀胱炎甚至肾盂肾炎。也可经血行或淋巴循环导致肾炎，或经血行或胆道蛔虫逆行导致胆囊炎、胆管炎等。

该菌致腹泻的有 6 个组。①产肠毒素大肠埃希菌：常导致旅行者腹泻。②肠致病性大肠埃希菌：常导致儿童腹泻。③肠侵袭性大肠埃希菌：引起痢疾样腹泻。④肠出血性大肠埃希菌：是食源性疾病中最常见的病原体，可导致出血性肠炎和溶血尿毒症综合征。⑤肠集聚性大肠埃希菌：导致发展中国家儿童长期腹泻。⑥弥散黏附性大肠埃希菌：可导致儿童腹泻和旅行者腹泻。

临床表现 因感染部位而异。

泌尿道感染 是大肠埃希菌感染的最常见部位，约 90% 的非复杂性尿路感染由大肠埃希菌引起，其中尤其以处于性活跃期的女性常见。可表现为尿道炎、膀胱炎或肾盂肾炎等。患者本身存在各种原因引起的尿路梗阻是此病的重要危险因素。常由 O4、O6、O75 等血清型引起。膀胱炎可有尿频、尿急、尿痛等尿路刺激征，肾盂肾炎可有高热、腰痛等症状。

腹腔感染 常见于消化道穿孔，如阑尾、胃及十二指肠溃疡穿孔、小肠憩室穿孔等。胆道感染者多发生于有胆石症患者。糖尿病患者是大肠埃希菌所致肝脓肿的高危人群。所致脓肿多为混合感染，多合并厌氧菌感染，故脓液有臭味。

肠道感染 主要表现为水样泻、腹痛、发热等，部分菌株可引起溶血尿毒症综合征，表现为溶血性贫血、血小板减少及急性肾衰竭。

肺部感染 呼吸道大肠埃希菌感染较少见，多由尿路感染发

展而来，或是重症患者吸入原已定植在呼吸道的大肠埃希菌。因此，大肠埃希菌肺炎多为医院感染，但也可发生于有糖尿病、慢性阻塞性肺疾病、酗酒等门诊患者。主要表现为累及肺下叶的支气管肺炎，部分患者可伴脓胸、败血症等，病死率较高。

败血症 大肠埃希菌所致败血症多发生在肾盂肾炎或其他尿路感染的基础上，尤其是同时存在尿路梗阻患者。该菌在院内革兰阴性杆菌引起的败血症中居首位。内毒素血症可引起全身症状，包括高热等，部分患者出现休克、弥散性血管内凝血甚至死亡。

脑膜炎 常见于新生儿，尤其是低体重儿。新生儿脑膜炎多由大肠埃希菌或B组链球菌引起，尤其是有K1荚膜的大肠埃希菌，可引起神经系统后遗症。该菌引起成人脑膜炎较少见，但可发生于颅脑手术后。

诊断 怀疑大肠埃希菌感染的患者应行血常规检查，外周血象可表现为白细胞增多、正常或减少，中性粒细胞比例多增高。考虑各部位感染的患者应采集相关标本进行培养，培养出大肠埃希菌可确诊。肺部、腹部感染患者可行CT检查，尿路感染可行B超等检查。对腹泻患者可对分离的菌株采用DNA探针或聚合酶链反应鉴定不同型，但临床不常用。

治疗 应根据细菌培养及药敏试验结果合理使用相应抗菌药。在药敏试验结果未明确之前，可经验性应用第三代头孢菌素或喹诺酮类。对于胆囊炎或胆管炎，还应考虑其他革兰阴性菌感染，腹腔脓肿需联合抗厌氧菌。重症患者可用碳青霉烯类药物或联合治疗。针对不同感染部位应予以相应辅助治疗，如吸氧、维持水电解质平衡、纠正低血压等。腹部穿孔及脓肿应及时予以外科手术干预。

预防 养成良好的手卫生习惯，避免饮用不洁水及生水，食物需清洗干净并煮熟。

（卢洪洲　陈军）

shāménjūnshǔxìng jíbìng
沙门菌属性疾病 （disease caused by salmonella）

沙门菌属细菌所致感染性疾病。沙门菌属细菌是肠杆菌科中常见的病原性菌属，由一群形态、生物特性与血清学上相似的细菌构成。沙门菌菌型繁多，广泛分布于自然界，几乎所有血清型均可污染食物引起发病，是人畜共患的肠道病原菌。沙门菌病是人类和各种动物由沙门菌属细菌引起的疾病总称，多表现为败血症和肠炎，也可使妊娠母畜发生流产，也是人类细菌性食物中毒和腹泻的主要病原体，严重危害人类健康及家禽健康，在食品及公共卫生上极为重要。

病原学 沙门菌是革兰阴性杆菌，分为5个亚属，已知亚属下共有2500多个血清型。依据其对宿主的感染范围可分为宿主适应血清型和非宿主适应血清型两大类。前者主要包括马流产沙门菌、羊流产沙门菌、猪霍乱沙门菌、鸡沙门菌、副伤寒沙门菌、鸡白痢沙门菌、伤寒沙门菌；后者主要包括鸭沙门菌、鼠伤寒沙门菌、纽波特沙门菌等。该属细菌对干燥、腐败、日光等因素有一定抵抗力，在外界环境下可以生存数周或数月。对化学消毒剂抵抗力不强，一般常用消毒剂和消毒方法均能将其杀灭。

流行病学 沙门菌感染主要是通过摄入污染的食物或饮水引起。非伤寒沙门菌感染的血清型流行情况在不同国家和地区有差异，在全球流行的15种最常见的人类血清型中，肠炎沙门菌、鼠伤寒沙门菌、伤寒沙门菌排在前三位，其他还包括阿贡纳沙门菌、婴儿沙门菌、蒙得维的亚沙门菌、圣保罗沙门菌、哈达尔沙门菌、姆班达卡沙门菌、纽波特沙门菌、汤姆森沙门菌、海德尔堡沙门菌、维尔肖沙门菌等。

随着人民生活水平的普遍提高和卫生状况的改善，非伤寒沙门菌感染总趋势在降低，但不同地区的主要流行菌种不同。其中，志贺菌属居首位占75.11%，其次是弧菌占12.7%，非伤寒沙门菌6.28%占第三位；血清型以肠炎沙门菌、鼠伤寒沙门菌为主。

发病机制 沙门菌侵袭力如下。①菌毛：帮助细菌黏附肠黏膜上皮细胞。②Vi抗原：可阻断相应抗体和补体的作用，抵抗巨噬细胞的吞噬作用。③内毒素：可激活补体系统、吸引白细胞，引起肠道炎症，吸收入血可引起全身中毒，发热、白细胞减少、中毒性休克。④肠毒素：类似于大肠埃希菌肠毒素。细菌吸附于黏膜，产生肠毒素，如霍乱弧菌和产肠毒素性大肠埃希菌；细菌黏附在黏膜的刷状缘部位，引起组织病理学损伤，导致腹泻，如致病性大肠埃希菌；侵入肠管黏膜并在上皮细胞内增殖，如志贺痢疾杆菌。细菌在固有层和肠系膜淋巴结内增殖，如伤寒和副伤寒杆菌以外的沙门菌、空肠弯曲菌，一般不导致全身感染。若宿主免疫缺陷，可进一步导致全身感染引起肠热病，如伤寒沙门菌。

临床表现 沙门菌引起的疾病主要包括胃肠炎、肠热病等。

胃肠炎 是非伤寒沙门菌感染最常见的临床表现。临床上非伤寒沙门菌通常需与其他病原微生物感染引起的胃肠炎进行鉴别。大多数患者临床表现轻微或无症状，常在感染后 24 ~ 48 小时（8 ~ 72 小时）出现发热、头痛、腹部痛性痉挛和腹泻等。可无呕吐，多为稀水样便，量中等，重症患者可出现脓血便。疾病的严重程度和症状出现的时间与感染细菌量有关。腹泻常为自限性，持续 3 ~ 7 天。若腹泻持续 10 天以上或发热持续超过 72 小时，应排除诊断。

肠热病　分别称为伤寒和副伤寒，临床表现为发热和腹部症状，潜伏期为 10 ~ 14 天（3 ~ 21 天）。肠热病患者临床表现多样，对曾到流行区旅行的发热患者应考虑此病。患者常在一系列全身症状（如寒冷、出汗、全身不适、头痛、干咳、肌痛、关节痛等前驱症状）后出现进行性发热，多数呈稽留热型，常逐日升高；约 20% 患者皮肤出现散在淡红色斑丘疹（玫瑰疹），浅肤色皮肤易见；常有肝脏受损，肝功能异常，尤其是胆红素和转氨酶水平升高，临床上可见黄疸；腹部症状如腹痛较常见，便秘比腹泻常见；严重并发症包括出血和肠穿孔。

诊断　伤寒可依据流行病学资料、临床经过及免疫学检查结果作出临床诊断，但确诊则以检测出伤寒沙门菌为依据。有下列项目之一者即可确诊：①从血液、骨髓、尿液、粪便或玫瑰疹刮取物等任一种标本中分离到伤寒沙门菌。②血清特异性抗体阳性，肥达试验 O 抗体凝集效价 ≥1：80，H 抗体凝集效价 ≥1：160，恢复期效价增高 4 倍以上者则更有意义。预防接种后 H 抗体凝集效价明显上升，可持续数年之久；或在高发区，许多正常人因既往感染亦可有较高效价，此时应根据双份血清效价增高 4 倍以上为标准。

鉴别诊断　伤寒早期（第 1 周以内）特征性表现尚未显露，应与病毒感染、疟疾、钩端螺旋体病、急性病毒性肝炎等鉴别。伤寒极期（第 2 周以后）多数病例无典型伤寒表现，需与败血症、粟粒性结核、布氏菌病、地方性斑疹伤寒、结核性脑膜炎等疾病鉴别。

治疗　①非伤寒沙门菌感染治疗：无论是成年人患者还是儿童患者，首要治疗目的是提供足够的口服补液，有些患者可能需要静脉补液。抗动力药物可能造成细菌自分泌物中排泄时间延长、肠梗阻、昏迷和死亡等严重不良反应，不宜使用。抗生素在治疗感染性腹泻中的作用有限。轻症感染性腹泻呈自限性。病毒性腹泻不需抗生素治疗，而且抗生素治疗可延长细菌自分泌物中排泄时间。抗生素治疗非伤寒沙门菌胃肠炎对症状或发热持续时间无明显益处。②肠热病治疗：患者需住院治疗，密切监测并发症和静脉内应用抗生素。经过药敏试验后患者可口服适当的抗生素。伤寒沙门菌抗生素耐药现象是全球性公共卫生问题。

（卢洪洲　邵家胜）

shānghán

伤寒（typhoid fever）　伤寒沙门菌所致急性肠道传染病。是全球范围肠热病主要类型，严重威胁人类健康，以持续菌血症、单核-巨噬细胞系统受累、回肠末段微小脓肿及小溃疡形成是基本病理特征。

病原学　伤寒沙门菌又称伤寒杆菌，属沙门菌属 D 组。为革兰阴性胞内菌，有鞭毛和菌毛，能活动，不产生芽胞，无荚膜。伤寒沙门菌在自然界中的生活力较强，但对光、热、干燥剂、消毒剂等的抵抗力较弱。伤寒沙门菌只感染人类，在自然条件下不感染动物。

流行病学　2010 年全球范围估计有伤寒病例 2690 万；2011 年中国大陆全年共报告伤寒 101 569 例，31 个省、市、自治区均有病例报告。慢性带菌者是此病不断传播或流行的主要传染源。

发病机制　伤寒沙门菌随污染的水或食物进入消化道后，在胃酸缺乏的情况下进入小肠，侵入肠黏膜。部分病原菌被巨噬细胞吞噬，并在其胞质内繁殖，部分再经淋巴管进入回肠集合淋巴结、孤立淋巴滤泡及肠系膜淋巴结，生长繁殖后进入血流引起短暂的菌血症。当病原菌随血流进入肝、脾、胆囊、肾和骨髓及回肠末段的孤立淋巴结，并继续在巨噬细胞内大量繁殖，再次进入血流，释放内毒素，导致典型的毒血症，出现发热、全身不适、皮疹和肝脾大。若不治疗干预，毒血症持续加重，伤寒沙门菌继续随血流播散至全身各脏器与皮肤等处，并经胆管进入肠道随粪便排出，经肾随尿排出；部分进入肠道的伤寒沙门菌再度侵入肠壁淋巴组织，诱使原已致敏的淋巴组织产生严重炎症反应及局灶性坏死，若累及血管可引起出血，累及肌层和浆膜层则可引起肠穿孔。病程第 4 周起，机体产生的免疫力逐渐加强，血流及脏器中的伤寒沙门菌逐渐消失，病程第 5 周，肠壁溃疡逐渐愈合，疾病最终痊愈。病后可获得持久免疫力，再次感染者极少。

临床表现　潜伏期为 1 ~ 2 周，其长短与感染细菌量有关。食物型暴发流行可短至 48 小时，而水源性暴发流行可长达 30 天。典型临床表现包括持续高热、表情淡漠、腹部不适、肝脾大和外周血白细胞减少。部分患者有玫瑰疹和相对缓脉。肠出血和肠穿孔为其严重并发症，多见于病程第 2~3 周，肠穿孔多见于回肠末段。尚有中毒性心肌炎，亦常见于病程第 2~3 周，且伴严重毒血症，以及中毒性肝炎、支气管炎、肺炎和溶血尿毒症综合征等。根据伤寒的不同临床转归，可分为 5 种。

典型伤寒　临床已较少见，自然病程约 4 周，根据临床表现分为 4 期。

初期　相当于病程第 1 周，起病大多缓慢，发热最早出现，伴全身不适、乏力、食欲减退、咽痛、干咳等。之后体温阶梯状上升，多在 1 周内达到 39~40℃。

极期　相当于病程第 2~3 周，常有伤寒的典型表现。①高热：呈稽留热，少数呈弛张热或不规则热，持续 10~14 天。②皮疹：病程 7~13 天，淡红色斑丘疹（玫瑰疹），直径 2~4mm，压之褪色，分批出现，主要分布在胸部、腹部，偶见于背部及四肢，多在 2~4 天内消失。③相对缓脉：为此病的临床特征之一，体温升高与脉搏增快不成比例，约半数患者出现，合并中毒性心肌炎者则不明显。④肝脾大：病程第 6 天开始，肋下可扪及肝脾大，质软，可有触痛。⑤消化系统症状：食欲缺乏明显，腹部不适、腹胀，多有便秘，右下腹可有轻压痛。⑥神经系统症状：与疾病严重程度成正比。患者精神恍惚，表情淡漠、呆滞、反应迟钝。神经系统症状多随体温下降而逐渐恢复。

缓解期　相当于病程第 3~4 周，体温出现波动并开始下降，食欲好转，腹胀逐渐消失，但本期有发生肠出血或肠穿孔的危险。

恢复期　相当于病程第 4 周末。体温恢复正常，食欲基本正常。一般在 1 个月左右完全恢复健康，少数患者（1%~4%）可转为无症状带菌者。

不典型伤寒　多与患者年龄、免疫状态、菌株毒力及病程初期不规范应用抗菌药等有关。可分为以下几种类型。①轻型：毒血症症状轻，发热多在 38℃ 左右，病程短，多在 1~2 周内痊愈。②暴发型：起病急，毒血症症状严重，有畏寒、高热、腹痛、腹泻、中毒性脑病、心肌炎、肝炎、肠麻痹、休克等表现。③迁延型：起病与典型伤寒相似，但发热持续不退，可达 2 个月之久，多有免疫功能低下。④逍遥型：起病时毒血症症状较轻，部分患者因突发肠出血或肠穿孔就诊时才发现。

小儿伤寒　此部分患者年龄越小，症状越不典型。随着年龄增大，其临床表现越类似于成人患者。患儿常急性起病，有持续发热，食欲缺乏、腹痛、便秘、表情淡漠、嗜睡、腹胀、肝脾大等表现，而相对缓脉和玫瑰疹较少见。病程较短，有时仅 2~3 周即自然痊愈。

老年伤寒　体温多不高，症状多不典型，虚弱疲乏现象明显，易并发支气管肺炎和心功能不全，常有持续肠道功能紊乱和记忆力减退，病程迁延，恢复缓慢，病死率较高。

复发与再燃　少数患者（5%~10%）在症状消失后 1~2 周再次发作，临床表现与初次发作相似，血培养转为阳性，称为复发。再燃是指体温逐渐下降而未降至正常的病程中再度升高，机制与复发相似。

诊断　伤寒临床诊断标准：在伤寒流行季节和流行地区有持续 1~2 周或更长的高热（40~41℃），出现特殊中毒面容，相对缓脉，皮肤玫瑰疹，肝脾大，外周血白细胞总数 $<4×10^9/L$，嗜酸性粒细胞减少或消失，骨髓象可见伤寒细胞，临床可诊断为伤寒。

伤寒确诊标准：临床诊断病例有以下项目之一者即可确诊。①从血液、骨髓、尿液、粪便或玫瑰疹刮取物等任一种标本中分离出伤寒沙门菌。②血清特异性抗体阳性，肥达试验 O 抗体凝集效价≥1：80，H 抗体凝集效价≥1：160。恢复期血清抗体效价增高 4 倍以上者更有确诊意义。若有疫苗接种史或伤寒高发区人群，许多健康者亦有较高效价，此时应根据双份血清抗体效价增高 4 倍以上为标准。

鉴别诊断　伤寒早期（第 1 周以内）特征性表现尚未显露，应与病毒感染、疟疾、钩端螺旋体病、急性病毒性肝炎鉴别。伤寒极期（第 2 周以后）多数病例无典型伤寒表现，需与败血症、粟粒性肺结核、布氏菌病、地方性斑疹伤寒及结核性脑膜炎等疾病鉴别。

治疗　包括以下几方面。

一般治疗与对症治疗　消化道隔离，卧床休息，根据病情调整活动量。给予高热量、高营养、易消化食物。发热期间宜进流质或细软无渣饮食。热退后食欲增加，可逐渐进食稀饭、软饭。忌坚硬多渣饮食。热退后 2 周恢复正常饮食。

病因治疗　喹诺酮类药物有较强的抗菌作用，可有效抑菌和杀菌，减少复发和降低病后带菌率，减少肠出血、肠穿孔等严重并发症，是治疗伤寒的首选药物。但此类药物禁用于孕妇、儿童和哺乳期妇女。第三代头孢菌素抗菌活性强，无明显用药禁忌，可用于孕产妇和婴幼儿。鉴于伤寒沙门菌耐药株流行的现状，可先行病原菌培养，经验用药，疗效欠佳时参照药敏试验结果调整药物。

带菌者治疗 首选抗菌药治疗，可用氨苄西林、阿莫西林、左氧氟沙星或环丙沙星。对有胆石症等疾病史者，若抗菌药治疗无效，可考虑手术治疗原发病。

并发症治疗 ①肠出血：绝对卧床休息，严密监测血压、脉搏、神志和便血情况；暂禁食，或根据情况予以少量流质，注意水电解质平衡，加用维生素 K、卡巴克络等止血药；根据出血情况酌情成分输血。禁用泻药及灌肠；经积极治疗仍出血不止者应考虑手术。②肠穿孔：除局限者，肠穿孔并发腹膜炎者应及早手术，并加强有效抗菌药联合应用。③中毒性心肌炎：卧床休息，加用糖皮质激素、维生素 B_1、ATP 等。若出现心力衰竭，应积极处理，可使用洋地黄和呋塞米，并维持至临床症状好转。患者对洋地黄耐受性差，用药需谨慎。④中毒性肝炎：护肝治疗，可酌情应用糖皮质激素。⑤胆囊炎：一般内科处理。⑥溶血尿毒症综合征：控制伤寒沙门菌的原发感染，可使用氨苄西林或阿莫西林，输血、补液，应用糖皮质激素，以及肝素等抗凝。必要时行腹膜透析或血液透析，以及时清除氮质血症，促进肾功能恢复。⑦弥散性血管内凝血：给予抗凝治疗，酌情输血，积极控制原发感染。

预后 病死率为 1%~5%。老年人、婴幼儿预后较差。明显贫血、营养不良、胃酸缺乏者预后欠佳。并发肠穿孔、肠出血、心肌炎、严重毒血症等病死率高。曾接受预防接种者病情较轻，预后较好。

预防 提高卫生水平和自我保健意识，改善饮食、饮水卫生，加强粪便管理，做好疫情监测。流行区的居民、旅行者、清洁工人，以及细菌实验室工作人员、医务人员、带菌者家属可进行预防接种。

（卢洪洲 孙建军）

fùshānghán

副伤寒 （paratyphoid fever）

副伤寒（甲、乙、丙）沙门菌所致急性肠道传染病。包括甲型副伤寒、乙型副伤寒和丙型副伤寒，其病原副伤寒甲、副伤寒乙和副伤寒丙分别属于沙门菌 A、B、C 3 组，生化特性类似伤寒沙门菌，但菌体抗原和鞭毛抗原的成分不同。各种副伤寒沙门菌在自然条件下只对人有致病作用。在亚洲的肠热病中，由此病原导致发病的比例日益上升，已取代伤寒沙门菌而成为肠热病的主要病原体，主源于伤寒疫苗的广泛接种但两者间无交叉免疫作用。

流行特征与伤寒相同，以夏秋季为主，发病率低于伤寒。传染源、传播途径及易感人群与伤寒相同。病理变化与伤寒相似。肠道病变较少而表浅，故肠出血或穿孔的风险较小，但胃肠炎型者肠道炎症病变较明显而广泛，常侵及结肠。

临床表现比伤寒轻，症状不典型，表现多样化。主要区别在于潜伏期稍短，一般为 1~10 天，急性起病较多，尤其是乙型和丙型副伤寒，常有急性胃肠炎症状，2~3 天后虽然胃肠炎症状减轻，但有发热等毒血症表现。病程 1~3 周，明显的发热可持续数日。热型不如伤寒典型，头痛、全身不适常见，玫瑰疹少见，肠道并发症少。并发症与伤寒相似，以中毒性肝炎最常见，其次为心肌损害，少数患者还可引起浆膜腔积液。

在伤寒、副伤寒流行区及流行季节，发热患者应考虑此两种疾病可能。此病诊断方面，肥达试验有一定参考价值。若菌体抗体凝集效价≥1：80，鞭毛抗体凝集效价≥1：160，有辅助诊断价值。但与伤寒相比，患者白细胞减少不明显，嗜酸性粒细胞减少或消失多见。确诊有赖于血液、骨髓、粪便及脓液等标本的细菌检出。

治疗同伤寒，多数患者对喹诺酮类药物和第三代头孢菌素均敏感。病情较轻，预后良好，恢复后慢性带菌者较少见，病死率低于伤寒。伤寒与副伤寒无交叉免疫效应，除伤寒 Vi 菌苗等个别措施外，伤寒的预防措施均适用于副伤寒。

（卢洪洲 孙建军）

fúláodìjǔyuánsuāngǎnjūnxìng jíbìng

弗劳地枸橼酸杆菌性疾病 （disease caused by *Citrobacter freundii*）

弗劳地枸橼酸杆菌所致感染性疾病。弗劳地枸橼酸杆菌属肠杆菌科，枸橼酸杆菌属。该菌有 3 个种，分别为弗劳地枸橼酸杆菌、异型枸橼酸杆菌和丙二酸盐阴性枸橼酸杆菌。临床以弗劳地枸橼酸杆菌感染常见，老龄人群居多。

病原学 枸橼酸杆菌属兼性厌氧，革兰阴性，通常以周身鞭毛运动。早期被认为是一种存在于人和动物肠道的共生菌。属于条件致病菌，广泛分布在土壤、水、食物，以及人和动物肠道。

有研究发现，约 1/2 定植多耐药肠杆菌科细菌的患者携带 1 个或多个对 β-内酰胺类耐药的弗劳地枸橼酸杆菌、布氏枸橼酸杆菌和丙二酸盐阴性枸橼酸杆菌株。枸橼酸杆菌属是罕见的医院感染的病原菌，局部或全身防御能力受损即可致病。与其他革兰阴性菌相比，枸橼酸杆菌等产 β-内酰胺酶生物所致感染死亡率更高。

流行病学　感染后病死率较高，多为侵入性枸橼酸杆菌感染。33%~48%患者死于枸橼酸杆菌菌血症。早期枸橼酸杆菌仅在环境污染物中发现，随着更多研究的探索，发现其可导致多个系统的严重感染，如泌尿系统、呼吸道、伤口、骨、腹膜、心内膜、脑膜，肠道和血流感染也有报道，尤其是在新生儿、免疫缺陷的成人和大龄儿童群体中更多见。在工业化和发达国家导致小儿腹泻较常见，致人类免疫缺陷病毒感染者出现持续腹泻，也有食源性暴发感染的报道。

发病机制　对所有肠道致病菌来说，病原菌黏附到肠道黏膜非常关键，聚集性黏附被认为是其发病机制的重要模式之一，1980 年首次在大肠埃希菌中发现。弗劳地枸橼酸杆菌有菌毛和鞭毛，细菌侵入机体后黏附到细胞表面，定居、繁殖产生大量内毒素而致病。1940 年首次提出弗劳地枸橼酸杆菌有产毒性。其主要毒力因子是毒素，包括志贺样毒素和热稳定毒素。一般黏附到回肠末段和结肠，以二叠型方式进行（为不同疏水聚集黏附方式之一）。ABC 铁转运系统、Tol-Pal 内膜蛋白系统和亚碲酸钾抗性的毒力岛也可能参与到其发病机制中。

临床表现　无特异性，以胃肠道症状为主，主要表现为恶心、呕吐、腹痛、腹泻及里急后重，脓血便，溶血尿毒症综合征和其他感染，如尿道炎、伤口感染、坏死性脓疮、腹膜炎、胰腺炎、坏死性筋膜炎、骨髓炎、肺炎、咽炎、肾炎、菌血症、脑膜炎和脑脓肿等。尿道和肠道感染多见，但也可累及其他部位。

诊断　依据临床表现和实验室检查。血常规检查一般正常，粪便镜检可见白细胞、红细胞，其余无特殊发现。常用诊断方法为粪便涂片、培养，分离鉴定弗劳地枸橼酸杆菌，鉴定方法主要包括 16S rRNA 基因序列扩增和利用微生物鉴定仪进行鉴定。

治疗　临床常用抗菌药物均对弗劳地枸橼酸杆菌有良好的抗菌活性，可用于对非产酶菌株引起的各种感染。亚胺培南、美罗培南、米诺环素和多黏菌素 B 可作为产超广谱 β-内酰胺酶、头孢菌素酶的细菌的良好抗菌药物。米诺环素、多黏菌素 B 可能适用于产碳青霉烯酶类菌株的抗感染治疗。由于其染色体 β-内酰胺酶过度表达，枸橼酸杆菌多对头孢菌素类耐药，10%~23%枸橼酸杆菌属对头孢他啶耐药。不同菌株对药物的敏感性不同，应根据药敏试验结果选用合适的抗生素治疗。

预防　加强相关卫生宣教，提高对该病的认识，养成良好的饮食习惯，增强机体抵抗力及免疫力。针对医源性感染，做好院内医疗器械消毒和相关环境卫生，避免交叉感染。尽管弗劳地枸橼酸杆菌感染较少见，但仍应引起临床医务人员的关注，控制免疫缺陷人群的医院感染可减少很多治疗难题。隔离感染患者，做好消毒灭菌，治疗上根据药敏试验结果选用效果最佳抗生素是关注的焦点。

（卢洪洲　罗　斌）

xijūnxìng lìjí

细菌性痢疾（bacillary dysentery）　志贺菌所致急性肠道传染病。简称菌痢。其主要临床表现为发热、腹痛、腹泻、黏液脓血便伴里急后重和脓毒败血症，严重者可出现中毒性脑病和感染性休克。

病原学　志贺菌属肠杆菌科，革兰阴性、短小、无荚膜、芽胞、鞭毛，有菌毛。营养要求不高，普通琼脂平板中即可生长。志贺菌比其他肠道杆菌抵抗力弱，60℃ 10 分钟即可被杀死，对一般消毒剂和酸敏感。粪便和瓜果、蔬菜中分别可存活数小时和 10~20 天。志贺菌有两种抗原：O 抗原和 K 抗原。根据 O 抗原可分为 4 群，即 A 群，痢疾志贺菌；B 群，福氏志贺菌；C 群，鲍氏志贺菌；D 群，宋内志贺菌。中国主要以宋内志贺菌感染为主。

流行病学　菌痢全年可发病，但季节性明显，夏季为高峰，好发生于学龄期儿童和青壮年。志贺菌主要借助污染的食物和水，通过消化道传播。随着生活水平的提高，中国菌痢发病率和死亡率呈下降趋势，2007 年中国疾病预防控制中心分析全国 20 个监测点发现，志贺菌的检出率为 8.73%，以宋内和福氏菌为主，2015 年有报告指出在儿童粪便中志贺菌阳性率为 4.6%，明显高于非伤寒沙门菌和弯曲菌，可见在儿童细菌感染性腹泻中，志贺菌是最主要的病原菌。

发病机制　志贺菌的致病性主要通过侵袭力和内外毒素。志贺菌通过菌毛黏附于派伊尔（Peyre）淋巴结的 M 细胞，之后向肠道黏膜上皮细胞和巨噬细胞分泌诱导细胞膜内陷的蛋白，导致细菌内吞，完成侵入过程，在细胞内生长繁殖。在白介素-1等细胞因子相互作用下引起炎症反应，毛细血管及小静脉充血，最终可致固有层小血管循环衰竭，上皮细胞变性、坏死。坏死细胞脱落形成溃疡，可出现剧烈腹痛、脓血便及里急后重。细菌分泌的内毒素可引起发热、神志改变，并可加重肠黏膜破坏，促进炎症反应。A群志贺菌产生外毒素，称为志贺毒素（Shiga toxin，ST）。ST具有3种生物学活性。①神经毒性：可引起中枢神经系统病变。②细胞毒性：对肝脏细胞、肠道上皮细胞均有毒性。③肠毒性：与霍乱弧菌、大肠埃希菌肠毒素相似，可引起水样腹泻。

临床表现 潜伏期1~2天，临床上可分为急性和慢性菌痢。宋内志贺菌感染患者临床表现轻，痢疾志贺菌感染者临床表现重，福氏志贺菌感染者介于两者之间，易转变为慢性。

急性菌痢 可分为以下3型。①普通型：急性起病，畏寒、寒战伴发热，继出现腹泻、腹痛、里急后重。排便次数10~20次/日，可在1~2周恢复或变为慢性。②轻型：腹泻、腹痛、里急后重不明显，排便次数<10次/日，病程短，通常为3~6天。③中毒型：多见于儿童，起病急，多表现为高热、面色青灰、四肢厥冷、惊厥、神志不清，可有循环和呼吸衰竭。中毒型根据临床表现可分为3型，即休克型、脑型、混合型。休克型以外周循环衰竭为主要表现，血压明显下降。脑型以脑部症状为主，主要由颅内压增高引起，可表现为颅内压增高的典型表现，即头痛、喷射性呕吐，严重者可出现脑疝。混合型有循环和呼吸衰竭双重表现，预后最差。

慢性菌痢 可分为慢性迁延型、慢性隐匿型、急性发作型3型。均有急性菌痢病史。慢性迁延型可有长期腹痛、腹泻或腹泻便秘交替；慢性隐匿型仅肠镜检查有异常发现，可无临床症状；急性发作型可在刺激、劳累等刺激因素下再次出现急性发作表现，但症状较轻。

诊断与鉴别诊断 在流行季节，有典型临床表现，粪便镜检可发现大量红细胞及脓细胞，粪便培养阳性或聚合酶链反应阳性可确诊。结肠镜下可见急性菌痢患者肠黏膜水肿、弥漫性充血、渗出、溃疡。

此病需与以下进行疾病鉴别。①流行性乙型脑炎：此病表现与菌痢脑型相似，粪便培养及脑脊液检查有助于诊断。②阿米巴痢疾：起病慢，一般无里急后重，腹痛多在右侧，典型粪便为果酱色，粪便找到阿米巴滋养体可诊断。

治疗 急性菌痢腹泻脱水严重，首先应补液治疗，维持水电解质平衡，对腹泻严重者忌用止泻剂，以防止毒素吸收增加。根据药敏试验结果选择合适抗生素，疗程5~7天，以减少带菌时间。中国志贺菌属对哌拉西林、氨苄西林、复方磺胺甲噁唑耐药率较高（>60%），左氧氟沙星和环丙沙星耐药率较低，可作为首选。

中毒型菌痢病情重，需采取综合措施。高热易导致惊厥，应积极退热，发生惊厥者可给予亚冬眠疗法；有微循环衰竭表现者，应补充血容量，总入量控制在50~100ml/kg，根据尿量及病情调整；在血容量补足的前提下若不见好转，可用血管活性药物；有肺水肿和左心衰竭者，可给予强心治疗；根据病情，适当应用糖皮质激素以减轻脑水肿。

慢性菌痢病程长，需系统、长时间治疗。联合抗菌药物、局部灌肠、调节肠道菌群等多种治疗方案。

（卢洪洲 官丽倩）

Kèléibójūnshǔxìng jíbìng

克雷伯菌属性疾病 （disease caused by klebsiella） 克雷伯菌属细菌所致感染性疾病。该菌为革兰阴性杆菌，是周围环境及人呼吸道的常居菌群，为常见的条件致病菌。主要有肺炎克雷伯菌、臭鼻克雷伯菌和鼻硬结克雷伯菌，以肺炎克雷伯菌最重要，其所致疾病占克雷伯菌属感染的95%以上。

病原学 克雷伯菌由德国细菌学家克雷伯（Klebs）发现，又称肺炎杆菌。属肠杆菌科，为革兰染色阴性的粗短杆菌。单个或呈短链，不运动，有荚膜。克雷伯菌对外界抵抗力强，对多数抗生素易产生耐药性。在健康人的呼吸道和肠道正常菌群、自然界水和谷物中均能分离到克雷伯菌。肺炎克雷伯菌是引起各类感染常见的革兰阴性杆菌，有较厚的荚膜，多数有菌毛，无芽胞和鞭毛，具有O抗原和K抗原。

流行病学 一般情况下克雷伯菌不致病，发病与宿主防御功能缺陷及诱因有关。机体免疫力降低或长期大量使用抗生素导致菌群失调可引起感染，如肺炎、败血症、脑膜炎、肝脓肿、眼内炎或泌尿系统感染。

发病机制 肺炎克雷伯菌产生胞外毒性复合物，主要成分为荚膜多糖（63%）、脂多糖（30%）和少量蛋白质（7%）。有些菌株还可产生不耐热肠毒素和耐热肠毒素。荚膜也与致病力有关。该菌存在于人体肠道、呼吸道，可引起支气管炎、肺炎，以及泌尿系统感染和创伤感染，甚至败血症、脑膜炎、腹膜炎等。

临床表现 流行病学资料显示，肺炎克雷伯菌已成为医院内感染和社区感染重要的致病菌。肺炎克雷伯菌病通常起病急、高热、寒战、胸痛，痰液黏稠不易咳出，典型者可呈砖红色、黏稠血性果酱样。

克雷伯菌肺外感染并非少见。在尿路感染中仅次于大肠埃希菌居第二位，临床表现和发病机制与大肠埃希菌感染相似。有尿频、尿急、尿痛等尿路刺激征，尿培养阳性。更常见于原有基础病或有排尿不畅（前列腺肥大、尿道狭窄、膀胱-输尿管反流等）的患者，留置导尿和尿路器械检查常为诱因。

其他克雷伯菌：如臭鼻克雷伯菌，简称臭鼻杆菌，引起慢性萎缩性鼻炎，有恶臭，以及败血症、泌尿系统感染等；鼻硬结克雷伯菌，简称鼻硬结杆菌，引起慢性肉芽肿性病变，侵犯鼻咽部，使组织发生坏死；肉芽肿克雷伯菌可导致慢性生殖道溃疡。

诊断 典型的克雷伯菌肺炎有较典型的临床表现和 X 线检查表现，结合细菌学检查结果，诊断不难。有严重基础病的患者，其临床表现多不典型，较难诊断，若出现克雷伯菌肺炎的临床表现或 X 线检查表现且青霉素治疗无效，即可考虑为克雷伯菌肺炎。连续两次及以上痰培养结果阳性或胸腔积液、血培养结果阳性可确诊。败血症的确诊有赖于血液中检出克雷伯菌，多数患者白细胞计数升高、中性粒细胞比例增加。其他部位的感染虽可见相应

临床表现，但确诊依据自受累组织或器官的脓液或分泌物中培养出克雷伯菌。

鉴别诊断 克雷伯菌肺炎应与葡萄球菌、结核分枝杆菌或其他革兰阴性杆菌所致肺炎鉴别。

治疗 应根据临床感染的严重程度选择抗生素。大多数肺炎克雷伯菌对氨基糖苷类（如庆大霉素等）、头孢菌素类（如头孢唑啉和头孢呋辛）抗生素等较敏感，氯霉素及多黏菌素亦有一定疗效。各种抗菌药物的广泛使用，导致肺炎克雷伯菌耐药性普遍存在，且多数分离株为多重抗药性的菌种，给治疗带来极大困扰。有学者建议用庆大霉素、多黏菌素和替加环素联合治疗。

(卢洪洲 邵家胜)

fèiyánkèléibójūn bìng

肺炎克雷伯菌病 （disease caused by *Klebsiella pneumoniae*） 肺炎克雷伯菌所致感染性疾病。常发生于长期住院患者和免疫功能低下患者。

病原学 肺炎克雷伯菌为革兰阴性杆菌，长 $0.6 \sim 6.0 \mu m$、宽 $0.3 \sim 1.5 \mu m$，可产生荚膜，无动力，多数有菌毛，无芽胞和鞭毛，兼性厌氧，能分解葡萄糖产酸、产气，硫化氢阴性，多数能利用枸橼酸盐，靛基质阴性。该菌荚膜有两种抗原，分别为 O 抗原和 K 抗原。O 抗原是细菌脂多糖的组成部分，有 9 种不同分型；K 抗原可用荚膜肿胀试验分为 80 余个型。O 抗原和 K 抗原是血清学分型的基础。

流行病学 肺炎克雷伯菌可在人类皮肤、咽部或胃肠道形成菌落。在健康人中很少致病，通常是医院内感染和机会性感染的重要病原菌。该菌在临床标本中分离的革兰阴性杆菌中占第二位

或第三位，仅次于大肠埃希菌和铜绿假单胞菌。其中以痰标本最多，尿液中次之。细菌可以通过患者间传播，或经过呼吸机等医疗器具传播。长期住院、手术、留置导尿管及原发病（如糖尿病、酒精中毒、恶性肿瘤、肝病、肾衰竭、慢性阻塞性肺疾病及长期使用糖皮质激素等）引起全身或局部免疫功能低下是该菌感染的重要诱因。

发病机制 该菌常在患者免疫功能受损状态下被吸入而进入下呼吸道。该菌可产生多种菌毛，其中 1 型菌毛与细菌黏附于宿主细胞有关。荚膜可抑制巨噬细胞的吞噬作用，与该菌的致病力有关。该菌可通过肺部炎症及出血引起肺实质破坏。

临床表现 感染部位不同表现各异。

呼吸道感染 肺炎克雷伯菌感染呼吸道可引起支气管炎、支气管肺炎等。肺炎起病急，常有寒战、高热，胸痛，痰液黏稠而不易咳出，痰呈砖红色或深棕色，是此病的特征性表现，临床表现类似严重的肺炎链球菌肺炎。有的患者有呼吸困难或发绀，有的患者有肺脓肿、空洞形成，也可发生脓胸。病死率较高，尤其是酗酒及发生败血症者，可达 50% 以上。

泌尿系统感染 泌尿系统也是肺炎克雷伯菌的常见感染部位。绝大多数患者有原发病，如膀胱癌、前列腺肥大、尿道狭窄等。泌尿系统感染也可发生于患有恶性肿瘤或其他严重全身性疾病者。导尿、留置导尿管或尿路器械检查等是常见诱因。经过适当的抗感染治疗，预后通常较好。

其他部位感染 败血症、脑膜炎、手术伤口感染或其他创面

感染、皮肤软组织感染、骨髓炎、关节炎等均可由肺炎克雷伯菌引起。患者使用抗菌药物后，粪便中该菌的检出率增高，这些无症状的带菌者也成为重要的细菌储存场所，一旦机体抵抗力下降，即可侵入人体造成全身感染。

诊断 对疑诊肺炎克雷伯菌病的患者应行相关实验室检查和影像学检查以确诊。多数血流感染患者的白细胞明显增多，中性粒细胞比例增高；部分患者白细胞可不增多或减少。尿路感染患者尿液标本中白细胞可增多。脑膜炎患者脑脊液中白细胞数可增多，以中性粒细胞为主。确诊有赖于临床标本培养，如痰、尿液、血液、脑脊液等培养结果。对确诊患者均需进行细菌学药敏试验。该菌通常累及肺上叶，可出现叶间隙下坠。单侧肺叶坏死伴空洞形成提示此病。

治疗 及早使用有效抗菌药是此病治愈的关键。开始时可采用经验性治疗。重症患者可用头孢菌素如头孢孟多、头孢西丁、头孢噻肟等，也可用碳青霉烯类或氨基糖苷类药物（如庆大霉素或阿米卡星）及喹诺酮类。多数专家建议氨基糖苷类联合第三代头孢菌素作为首选方案。根据药敏试验结果调整药物。

随着 β-内酰胺类、氨基糖苷类及碳青霉烯类等广谱抗菌药的广泛使用，产生超广谱 β-内酰胺酶、头孢菌素酶、氨基糖苷类修饰酶及碳青霉烯酶的肺炎克雷伯菌检出率呈持续上升趋势。在肺炎克雷伯菌中发现的耐药基因突变类型也越来越多，并可在细菌之间传播。住院时间长及进行相关侵入性操作是产生耐药菌株的高危因素。通过隔离感染患者、改善医务人员的卫生习惯（特别是手卫生）、深度清洁病房和其他医疗设施及抗生素合理应用等措施，可有效降低耐药菌在医院的暴发流行。

对于产超广谱 β-内酰胺酶或头孢菌素酶的肺炎克雷伯菌，可用碳青霉烯类药物治疗。对耐碳青霉烯类药物的肺炎克雷伯菌治疗很困难，选择的药物较有限。对重症患者，建议上述药物及碳青霉烯类药物联合使用以降低病死率。

部分脓胸、肺脓肿、肝脓肿患者需行引流或清创。反复出现泌尿道感染者需进行泌尿道相关检查。对存在解剖结构异常者，建议进行手术纠正。

（卢洪洲 陈军）

yīngōuchánggǎnjūnxìng jíbìng

阴沟肠杆菌性疾病（disease caused by *Enterobacter cloacae*） 阴沟肠杆菌所引致感染性疾病。

病原学 阴沟肠杆菌属肠杆菌科肠杆菌属，革兰阴性，菌体粗短，无芽胞，无荚膜，有周身鞭毛，宽 $0.6 \sim 1.1\mu m$，长 $1.2 \sim 3.0\mu m$，动力阳性，有 O 抗原、H 抗原和 K 抗原。属兼性厌氧菌，最适生长温度 $30℃$，可在普通培养基生长，在糖类发酵中如乳糖、蔗糖、山梨醇、棉籽糖、鼠李糖、蜜二糖均阳性，不能产生黄色色素。在血琼脂培养基上不溶血，在伊红-亚甲蓝琼脂培养基为粉红色且呈黏稠状，形成大而湿润的黏液状菌落。赖氨酸脱羧酶试验、吲哚试验阴性，鸟氨酸脱羧酶试验、精氨酸双水解酶试验阳性。该菌对消毒剂及抗生素有强烈抵抗力。

流行病学 阴沟肠杆菌广泛存在于自然界，在水、泥土、人和动物粪便均可被检出。阴沟肠杆菌是肠道正常菌群，但可作为条件致病菌，是常见的医院获得性感染病原体，常累及多个器官系统，如皮肤软组织感染、泌尿道、呼吸道及血液系统等。传染源主要是患者和带菌者。传播途径主要为空气飞沫，次要为血液和密切接触。易感人群主要为免疫力低下者，接受侵袭性操作和机械通气治疗患者亦是易感人群。

发病机制 阴沟肠杆菌可通过皮肤伤口直接侵入并感染人体，或通过侵入性操作所产生的通道侵入机体导致感染。机体免疫力低下或长期应用抗生素导致菌群失调也易感染。内毒素是阴沟肠杆菌的致病因子。该菌能产生超广谱 β-内酰胺酶和头孢菌素酶，使抗菌药物水解灭活，细菌体内的青霉素作用靶位发生变性，导致药物不能与之结合而丧失抗菌作用。

临床表现 感染不同系统器官组织表现不同，感染血液系统为细菌败血症，如发热、寒战、皮肤淤点和淤斑，血压降低甚至休克等；感染呼吸系统为发热、发热甚至高热，多有咳痰，痰液可为白色、脓性或带血丝等；感染泌尿系统为寒战、高热，尿频、尿急等；感染神经系统为头痛、呕吐、颈项强直等。

诊断 根据细菌感染性临床表现，结合细菌培养示阴沟肠杆菌可辅助诊断。

治疗 首选碳青霉烯类抗生素如亚胺培南/西司他汀钠，其次是复合制剂如头孢哌酮钠/舒巴坦或哌拉西林/他唑巴坦钠，头霉素类、喹诺酮类抗菌药也可选用，根据药敏试验结果选择为宜。

预防 隔离传染源；注意通风透气，避免空气飞沫传播；合理应用抗生素、糖皮质激素,减少易感人群。

(卢洪洲 蔡仁田)

shāléijūnshǔxìng jíbìng

沙雷菌属性疾病 (disease caused by serratia)

沙雷菌属细菌所致感染性疾病。沙雷菌是革兰阴性菌,属肠杆菌科,包括黏质沙雷菌、液化沙雷菌、红色沙雷菌、芳香沙雷菌及普里木斯沙雷菌等。

病原学 菌体呈直杆状,直径 0.5 ~ 0.8μm,长 0.9 ~ 2.0μm,端圆,周身鞭毛,兼性厌氧,菌落多不透明,有些虹彩,白色、粉红或红色。几乎所有菌株能在 10 ~ 36℃、pH 5 ~ 9,含有 0% ~ 4%(W/V)的氯化钠条件下生长。

流行病学 沙雷菌广泛存在于自然界,是水和土壤的正常菌群,正常情况下不引起人类感染。但常发生免疫缺陷人群感染和医院感染,引起人泌尿系统、呼吸系统、脑膜外伤口损伤,还可引起菌血症、内毒素休克和心内膜炎。黏质沙雷菌所致医院感染逐渐增多。

发病机制 沙雷菌属为条件致病菌。其产生的内毒素可促进血小板聚集、脆性增加并被破坏,循环中血小板减少,导致各器官出血,有时影响凝血功能而发生弥散性血管内凝血,严重者可影响骨髓造血功能。动物实验表明,沙雷菌属的黏蛋白具有增强毒力作用,引起机体发生病理生理改变,使肺组织坏死。

临床表现 沙雷菌属最常引起肺部感染,主要表现为发热、寒战、咳嗽、咯血、咳血痰或黄痰、呼吸困难、胸痛,严重者可出现突发性高热、呼吸衰竭、心力衰竭等。医院获得性感染及原有肺部感染疾病继发的沙雷菌肺炎者,症状不典型,可因原发病症状掩盖肺炎症状,发热、咳嗽、咳黄痰可以是原发病症状。肺部听诊可闻及干湿啰音,若肺叶或肺段出现实变,可有相应触觉语颤增强,叩诊呈浊音,可闻及支气管呼吸音。危重患者可能有气促、发绀及休克等。

诊断 血常规检查白细胞和中性粒细胞计数增高,血小板计数可降低;痰液涂片可见大量革兰阴性杆菌;严重病例常有低氧血症,部分患者可伴高碳酸血症,可有不同程度酸碱平衡失调;部分患者可出现肾衰竭,血尿素氮、肌酐水平升高;血培养可发现沙雷菌生长,一般血源性沙雷菌肺炎血培养阳性率高;痰液细菌培养虽易被上呼吸道寄生菌污染,但若标本来自肺深部,并先进行清洗和匀化定量检查后送培养,仍可提高准确性。中段尿细菌培养、骨髓细菌培养和胸腔积液培养也可发现沙雷菌生长。

治疗 ①一般治疗:积极治疗原发病及各种并发症,补足患者所需能量,适当输新鲜血浆、人血白蛋白、人血丙种球蛋白或粒细胞等。②对症治疗:促进排痰以保持呼吸道通畅,纠正缺氧,鼓励患者咳痰,必要时雾化吸入,并给支气管扩张剂、祛痰剂,吸氧纠正呼吸衰竭,保护心、肾、脑、肝功能,防治多器官功能障碍综合征。③抗菌药治疗:曾对沙雷菌有效的抗生素如庆大霉素、氨苄西林、阿米卡星、头孢噻吩等现已有耐药现象,故推荐选用敏感抗菌药。应以药敏试验为依据,选用第三代头孢菌素或喹诺酮类,在药敏试验之前经验性治疗可用阿米卡星联用一种第三代头孢菌素或喹诺酮类抗菌药。

(卢洪洲 张锋镝)

niánzhìshāléijūn bìng

黏质沙雷菌病 (disease caused by *Serratia marcescens*)

黏质沙雷菌所致感染性疾病。包括肺部感染、尿道感染和败血症等。

病原学 黏质沙雷菌又称灵杆菌,属肠道细菌类,可产生鲜红色素的细菌,是细菌中最小者,约 0.5μm,是形态多样的近球形短杆菌。革兰阴性,周身鞭毛,能运动。无荚膜,无芽胞,在普通琼脂平板上 25 ~ 30℃培养 1 ~ 2 天出现黏性、中心颗粒状、有恶臭的菌落。约半数菌株能产生红色灵菌素。在室温条件下易促进色素生成,因该菌小且有色素,常用于测定滤菌器的质量。厌氧条件下也可以生长,但不产生色素。色素的生理作用不清楚。有 46 个血清型,血清型与色素产生无关。

流行病学 该菌广泛分布于自然界,是水和土壤中的常居菌群,是常见条件致病菌,在机体免疫功能降低时可引起肺部和尿道感染以及败血症。该菌易引起医院感染。凡能导致机体免疫功能损害的因素都可能成为感染的诱因,如各种严重疾病、恶性肿瘤、白血病、糖尿病、肝硬化、心力衰竭、慢性支气管炎、肺心病、尿毒症及烧伤等;长期滥用糖皮质激素、免疫抑制药损害全身免疫功能;部分有创性检查和治疗,如大手术、留置导尿管、静脉插管及血液和腹膜透析等;呼吸科治疗措施,如气管插管、气管切开、机械通气、雾化吸入;长期使用广谱抗生素及麻醉品成瘾;新生儿、老年人及孕妇也是易感人群。

发病机制 沙雷菌属共同特点为产生的内毒素可使血小板聚集,血小板脆性增加并被破坏,循环中血小板减少，导致各器官出血，有时影响凝血功能而发生弥散性血管内凝血，严重者可影响骨髓造血功能。该菌还可产生溶血素、蛋白酶及含铁血黄素，巨噬细胞在致病中也起重要作用，人体 α-蛋白酶抑制剂有增强巨噬细胞杀伤力的作用，而黏质沙雷菌产生的蛋白酶可降解 α-蛋白酶抑制剂，削弱和破坏机体免疫功能，引发感染。

临床表现 该菌最常引起肺部感染，临床上常有发热、寒战、咳嗽、咳脓痰、血痰或假咯血、胸痛，双下肺有湿啰音或支气管呼吸音。尿路感染最常见的是无症状性细菌尿，重者可出现尿频、尿急、尿痛，以及血尿、腰痛等。若发生黏质沙雷菌败血症，可出现寒战、高热、头痛、恶心、呕吐、食欲减退等，常伴血白细胞增多和红细胞沉降率增快。

诊断 胸部 X 线片示局灶性支气管肺炎或弥漫性浸润病灶，并有小脓肿，痰涂片有大量革兰阴性杆菌，外周血白细胞和中性粒细胞增多，特别是对免疫功能较差者，应考虑此病可能。临床上有时沙雷菌肺炎表现不典型，尤其在严重原发病基础上发病者，故凡在原发病过程中发生高热、咳大量脓痰或白黏痰，胸部 X 线片出现新的浸润阴影或原有病灶扩大，外周血白细胞增多，痰涂片示大量革兰阴性杆菌，也应考虑沙雷菌肺炎可能。黏质沙雷菌引起尿路感染可通过尿涂片或中段尿培养等检查确诊。黏质沙雷菌败血症确诊主要依据血培养。

治疗 原则是使用抗菌药，促进痰液引流保持呼吸道通畅，纠正缺氧，保护心、肾、肝功能，加强营养支持治疗，以及针对原发病和并发症治疗。选用敏感抗菌药是治疗沙雷菌肺炎的关键，药敏试验报告之前经验性治疗可用阿米卡星联用一种第三代头孢菌素或喹诺酮类。临床常用的抗生素有头孢曲松、头孢噻肟、头孢他啶、氨曲南、头孢替坦、头孢拉宗、头孢唑肟等，广谱青霉素与 β-内酰胺酶抑制剂可用于治疗沙雷耐药菌株。鼓励患者咳痰，必要时雾化吸入，并给支气管扩张剂、祛痰剂，吸氧纠正呼吸衰竭，防治多器官功能障碍综合征。

(卢洪洲 张锋镝)

biànxínggǎnjūnshǔxìng jíbìng

变形杆菌属性疾病（disease caused by proteus）

变形杆菌属细菌所致感染性疾病。属肠杆菌科。变形杆菌属包括 5 个已命名的种，即奇异变形杆菌、普通变形杆菌、潘氏变形杆菌、黏化变形杆菌和豪氏变形杆菌，以及 3 个未命名的种。

病原学 变形杆菌属形态和大小不一，具有多形性，可为杆状、球状或丝状。其大小为（1~3）μm×（0.4~0.6）μm。革兰阴性致腐细菌，无芽胞、无荚膜，有菌毛，周身鞭毛，运动活泼。与沙门菌相似，抵抗力中等。对热抵抗力弱，55℃加热 1 小时或煮沸数分钟即可死亡。对巴氏消毒及常用消毒剂敏感。

流行病学 动物性食品引起的变形杆菌属食物中毒起数占中毒总起数的 85.98%。凉拌菜、剩饭菜及豆制品也易引起中毒。组胺中毒由腐败鱼肉引起的较多，尤其是海产鱼。

发病机制 变形杆菌属所致食物中毒是一种常见食物中毒，主要分为 3 种类型。①感染型急性胃肠炎：活菌与食物一同进入胃肠道，并在小肠中生长繁殖引起感染。②毒素型急性胃肠炎：某些变形杆菌属能产生肠毒素。③过敏型组胺中毒：某些变形杆菌属能产生活性较强的脱羧酶，将食品中的组氨酸脱羧形成组胺而引起。

临床表现 可分为 3 种类型。

急性胃肠炎型中毒 潜伏期较短，多为 3~15 小时，最短 1 小时，最长 30~48 小时，有恶心、呕吐、腹部剧烈绞痛，以及腹泻、头痛、发热（一般为 37.8~40.0℃）、全身无力。腹泻每天可达数次至十余次，多为水样便，恶臭，少数带黏液。病程较短，一般 1~3 天可恢复，很少死亡。

过敏型组胺中毒 潜伏期一般 30~60 分钟，短者 5 分钟，长者数小时。主要临床症状为面部、胸部及全身皮肤潮红、眼结膜充血，伴头痛、头晕、胸闷、心悸、气促、血压下降，有时可出现荨麻疹，病程多在 12 小时内，水产品引起的中毒多属此类。

混合型中毒 同时出现上述两型的症状。

诊断与鉴别诊断 血液、尿液、脓液等培养可确诊。变形菌属常与其他病原菌引起混合感染，但普通变形杆菌及奇异变形杆菌在普通平皿或血平皿上有迁徙现象，可覆盖其他细菌的菌落，鉴定时应注意。

治疗 变形杆菌常对化学抗菌药物有多重性和高度耐药性，其敏感性取决于其分离部位和菌种，分离的菌株应做药敏试验，据以选择有效药物。变形杆菌属中毒应及时治疗，免除死亡和缩短病程。一般轻症病例只需注意休息，多饮水，常在数小时内自行恢复。较严重病例则应予以治疗。对过敏型组胺中毒者以抗组胺治疗为主，可选用苯海拉明、异丙嗪、氯苯那敏等，一般不需应用糖皮质激素和抗生素。急性胃肠炎型患者吐泻明显，伴脱水、休克或酸中毒，可采用液体疗法。

对抗菌药的应用有较大的选择余地，半合成青霉素、氨基糖苷类抗生素、第二代和第三代头孢菌素，以及复方磺胺制剂和喹诺酮类均有良好效果。从药物的经济因素和毒副作用考虑，应首选磺胺类、氨基糖苷类和喹诺酮类。婴幼儿和严重肝功能不良者慎用。氨基糖苷类以庆大霉素和阿米卡星为好。疗程一般为3天，少数严重病例可延长至5天。

长期过用或滥用喹诺酮类药物显著促进了变形杆菌耐药的发展。应建立细菌耐药监测系统，采取有效控制措施，谨慎、合理使用包括喹诺酮类在内的所有抗菌药，减少或延缓耐药菌。

(卢洪洲　邵家胜)

pǔtōngbiànxínggǎnjūn bìng

普通变形杆菌病　(disease caused by *Proteus vulgaris*) 普通变形杆菌所致感染性疾病。

病原学　普通变形杆菌属变形菌族中变形杆菌属，是革兰阴性需氧或兼性厌氧菌，有动力，在琼脂平板上呈弥散性生长。不发酵乳糖，能产生尿素酶，分解尿素而释放氨，是主要的临床分离菌。普通变形杆菌是吲哚阳性变形杆菌，有O抗原和H抗原，某些菌株（如OX19、OXK）与东方立克次体、普氏立克次体有共同抗原，故可与恙虫病、斑疹伤寒等患者的血清抗体产生凝集反应，常用于立克次体病的诊断，称为外斐试验。普通变形杆菌可分为生物2群和3群两个生物群。

流行病学　普通变形杆菌广泛分布于自然界、土壤及污水中，属肠道正常菌群。可引起伤口感染、肺炎、血流感染等医院获得

性感染，以及社区获得性尿路感染，还可引起腹泻和皮肤、耳、乳突等部位感染，以及与其他细菌混合感染。

发病机制　普通变形杆菌致病因素有鞭毛、菌毛、内毒素、溶血素等。普通变形杆菌的脲酶分解尿素产氨，使尿液pH值增高，碱性环境利于该菌生长。肾结石、膀胱结石的形成可能与此也有关，因尿液碱化可促进磷酸铵镁结石的形成。某些菌株产生耐热肠毒素，污染食物可致食物中毒和婴儿肠炎。

临床表现　因感染部位而异。

尿路感染　普通变形杆菌是尿路感染常见致病菌之一，除糖尿病患者外，感染大多发生在慢性尿路阻塞病变的基础上，部分患者有尿路创伤性检查或导尿史，临床表现与其他细菌所致者相似。

血流感染　75%患者的入侵门户为尿路，其他则以胆道、耳、乳突小房、皮肤或肠道为原发病灶。可出现高热、寒战、休克及迁徙性脓肿等。

皮肤感染　继发于压疮、烧伤、静脉曲张溃疡等，为该菌或该菌与其他革兰阴性杆菌或葡萄球菌的混合感染。

中耳和乳突小房感染　普通变形杆菌可引起中耳炎和乳突炎，导致局部组织破坏，并间歇或持续排出恶臭脓性分泌物，并出现传导性聋。若胆脂瘤性中耳炎患者合并感染，如胆脂瘤破坏周围骨壁，感染可向上侵入颅中窝、向后侵入颅后窝和横窦，引起脑脓肿、脑膜炎和横窦血栓形成等。

诊断　常规化验检查无特殊改变。血液、尿液、脓液等培养可确诊。普通变形杆菌在普通血皿或血平皿上有迁徙现象，可覆盖其他细菌菌落，鉴定时应注意。

鉴别诊断　①大肠埃希菌感染：外周血白细胞总数可以减少、正常或增高，中性粒细胞增多。有各种慢性疾病者可有贫血，血液、尿液、粪便等标本可分离出大肠埃希菌。②克雷伯菌感染：多数血流感染患者的白细胞明显增多，中性粒细胞比例增高。但血液病患者或用抗代谢药物者白细胞数可不增加，或反有减少，其他如尿路感染及脑膜炎患者的尿液及脑脊液均有相应变化，确诊根据细菌培养结果。

治疗　包括对症支持治疗和抗感染治疗。

对症支持治疗　积极治疗基础疾病和支持治疗很重要。有脓肿者尽量穿刺引流或切开引流。

抗感染治疗　肠杆菌科细菌的不同菌种或同种细菌的不同菌株，对抗菌药物的敏感性差异很大。抗菌药物的选用应尽可能以细菌鉴定和药敏试验结果为依据。

经验性治疗应根据患者感染部位和场所（社区或医院）、易患因素和当地近期细菌耐药监测结果，推测可能的细菌种类和对抗菌药物的敏感性基础上选择抗菌药物。①社区获得性感染：细菌来源于尿路者可用哌拉西林或喹诺酮类或头孢菌素类。严重病例可合用氨基糖苷类。②医院感染：哌拉西林或第三代、第四代头孢菌素联合氨基糖苷类或喹诺酮类。③合并免疫缺陷或耐药率高病区的医院获得性感染者：可用第三、第四代头孢菌素或哌拉西林联合氨基糖苷类或喹诺酮类；或哌拉西林/他唑巴坦、头孢哌酮/舒巴坦或碳青霉烯类。④在革兰阴性杆菌对庆大霉素耐药率高的医院，氨基糖苷类抗生素宜采用异帕米星或阿米卡星。

获知微生物检测结果后，应

根据细菌鉴定和药敏试验结果，结合患者的治疗反应调整给药方案。严重者可用体外有协同作用的抗菌药物联合治疗。

（卢洪洲　张锋镝）

qíyìbiànxíng gǎnjūn bìng

奇异变形杆菌病 （ disease caused by *Proteus mirabilis*）

奇异变形杆菌所致感染性疾病。

病原学　奇异变形杆菌是肠杆菌科的革兰阴性杆菌，呈多形性，无芽胞，无荚膜，四周有鞭毛，运动活泼。在普通琼脂培养基上生长，繁殖迅速，呈扩散生长，形成迁徙生长现象。培养基中加入 0.1% 苯酚或 0.4% 硼酸可以抑制其扩散生长，形成一般的单个菌落，在 SS 平板上可形成圆形、扁薄、半透明菌落，易与其他肠道致病菌混淆。与普通变形杆菌不同的是，奇异变形杆菌属于吲哚阴性，培养物有特殊臭味，在血琼脂平板上有溶血现象。该菌可产生尿素酶，分解尿素，发酵葡萄糖产酸产气，不能发酵乳糖，但能使苯丙氨酸脱氨产生硫化氢。

流行病学　同普通变形杆菌一样，奇异变形杆菌是腐败菌，广泛存在于土壤、植物、污水、人和动物的肠道，也可见于浅表伤口、中耳引流脓液，尤其是正常菌群被抗生素消灭的患者。奇异变形杆菌引起的食物中毒有增多趋势，食品受到污染的机会很多，食品中的奇异变形杆菌主要来源于自然界的污染，该菌在食物中能产生肠毒素。致病食物以鱼蟹类居多，尤其是赤身青皮鱼最多见。食品感染率的高低与食品的新鲜程度、保藏和运输时的卫生状况有关。苍蝇、蟑螂、手、餐具也可作为传播媒介。此病多发生于夏季，可引起暴发流行，儿童、青年多发。

发病机制　奇异变形杆菌为条件致病菌，易引起尿路感染。其机制为发生于尿路梗阻性病变的基础上，由于其尿素酶可以分解尿素产氨，使尿液 pH 值升高，碱性环境有利于变形杆菌生长，并使肾小管上皮细胞受损而易形成结石。细菌的菌毛可增强其在肾盂上皮细胞的黏附能力，细菌鞭毛促使细菌在尿路中扩散。

临床表现　因感染部位而异。

食物中毒　①急性胃肠炎型：潜伏期一般 10~12 小时，主要表现为恶心、呕吐、头痛、头晕、乏力、阵发性剧烈腹痛、腹泻、水样便，伴黏液，有恶臭，每日 10 次以上。体温一般在 39℃ 以下，病程 1~3 天，预后一般良好。②过敏型：潜伏期短，一般 0.5~2.0 小时，主要表现为面部和上身皮肤潮红，荨麻疹、头痛、头晕。③混合型：上述两型的症状同时存在。

尿路感染　变异变形杆菌是尿路感染的常见致病菌，多见于慢性菌尿症患者，且多有阻梗阻性尿道疾病、应用器械检查或放疗、化疗史。

耳和乳突窦感染　该菌可引起中耳炎和乳突炎。奇异变形杆菌感染导致中耳和乳突窦广泛性破坏和恶臭性耳漏，造成胆脂瘤和肉芽组织，并在中耳、内耳和乳突部造成慢性感染窦，继而导致耳聋。感染还可向颅内扩散，导致横窦血栓形成、脑脓肿、脑膜炎和菌血症。

菌血症　75% 原发灶在泌尿道，其他可在胆道、胃肠道、耳、乳突窦及皮肤等部位，表现为高热、寒战、休克和迁徙性脓肿。

诊断与鉴别诊断　根据病史、临床表现及实验室检查综合分析可确诊。与其他肠杆菌科的细菌感染不易鉴别，确诊需依赖病原学检查。

治疗　所有培养阳性的奇异变形杆菌需做药敏试验，以正确选用抗菌药物。该菌对氨苄西林、替卡西林、哌拉西林、羧苄西林、头孢菌素类和氨基糖苷类敏感。推荐使用氨苄西林，也可用复方磺胺甲噁唑、喹诺酮类或呋喃妥因。

急性胃肠炎型食物中毒应对症治疗，呕吐、腹泻严重者可酌情补液和给予解痉剂。该病大多为自限性，1~2 天可自行恢复。对重症者可选用喹诺酮类药物（如诺氟沙星）或氯霉素。过敏型食物中毒以抗组胺疗法为主，可选用氯苯那敏。严重者使用氢化可的松或地塞米松静脉滴注。

预防　做好公共卫生工作，注意饮食卫生管理，禁止出售和服用变质食物。提高人群免疫力，积极治疗慢性病，尽量减少留置导尿。加强医院环境管理，严格执行医疗、护理无菌操作原则，有效防止医院感染。

（卢洪洲　张锋镝）

shǔyì

鼠疫 （plague）　鼠疫耶尔森菌所致自然疫源性疾病。又称黑死病。人类历史上，包括中国在内的世界多个地区曾暴发鼠疫大规模流行，造成数千万人死亡及不可估量的损失。鼠疫被中国卫生管理部门列为甲类传染病。

病原学　鼠疫耶尔森菌为需氧革兰阴性短杆菌，属肠杆菌科，耶尔森菌属，吉姆萨（Giemsa）染色及瑞氏（Wright）染色后呈双极着色。与耶尔森菌属其他成员如小肠结肠炎耶尔森菌和假结核耶尔森菌不同，鼠疫耶尔森菌非孢子结构，且在低温环境中无运动性。该病原体不发酵乳糖，在血琼脂平板和脑心浸出液等营养丰富的培养环境中生长良好。鼠疫耶尔森菌质粒长约 70kb，介导毒力因子表达对抗宿主免疫吞噬作用并增强细胞内生存能力。鼠疫耶尔森菌染色体还介导表达脂多糖、内毒素等多种致病相关因子。既往曾按细菌生化特征及流行区域不同对鼠疫耶尔森菌进行分型，目前专家建议使用基因分型方法将其分为 8 个亚型。

流行病学　鼠疫耶尔森菌自然宿主主要是啮齿类动物和鼠蚤，后者作为传播媒介造成人类感染。在自然界正常环境中，该病原体仅在动物间低水平传播，并不造成人类感染。若自然环境出现变化，如气候改变或动物易感性上升等情况下，可造成大量啮齿类动物感染鼠疫耶尔森菌并死亡，则人类感染风险增大。人类作为鼠疫耶尔森菌最终宿主，可通过蚤咬、直接接触感染后死亡动物的组织及分泌物甚至吸入被病原体污染的气体导致感染。鼠疫耶尔森菌还通过感染者呼吸道分泌物进行人际传播。

鼠疫被认为是地方流行病，流行区域分布广泛。各流行区自然宿主种类及生态环境存在差异，造成鼠疫流行特征不同。随着人类生存环境的改善，20 世纪下半叶以来并未出现大规模鼠疫流行。但在部分地区如非洲乡村等，此病仍是威胁人类生命安全的重要传染性疾病之一。过去 15 年间约 80% 新发鼠疫患者来自非洲。在阿尔及利亚以及利比亚等地区，鼠疫消失数十年后又出现新发感染，提示该病随时可能卷土重来。

发病机制　跳蚤叮咬啮齿类动物被鼠疫耶尔森菌感染后，细菌在肠道内大量繁殖。被感染的跳蚤可通过叮咬人类和其他宿主，造成该病原体播散。人类感染鼠疫耶尔森菌后，病原体大多被巨噬细胞及中性粒细胞等清除，但少部分细菌被单核细胞吞噬而无法杀灭，且随细胞迁移至感染部位附近的淋巴结，随淋巴循环扩散至其他部位淋巴结。在淋巴结组织内，鼠疫耶尔森菌促发免疫反应，病理表现为受累淋巴结肿大并伴中性粒细胞等浸润，严重者可出现淋巴结内大量胞外细菌聚集和淋巴结坏死表现。患者感染鼠疫耶尔森菌，若不及时治疗常出现菌血症，可继发肺部感染、凝血功能异常、急性肾衰竭甚至休克。鼠疫患者四肢末端、鼻、耳等末梢循环阻塞，导致组织坏疽。

临床表现　潜伏期 2~7 天。临床表现多样，且与暴露途径相关。大多表现为原发腺鼠疫，其次为败血症型鼠疫，肺鼠疫较罕见。典型临床表现为发热、淋巴结肿大、严重毒血症症状、肺炎及出血倾向等。

腺鼠疫　骤起高热、寒战、头痛及无力等全身症状，疾病首日即出现腹股沟、腋窝或颈部等局部淋巴结肿大，大小为 1~10cm，可突出于皮肤表面。与其他原因所造成淋巴结炎所不同，腺鼠疫表现为淋巴结肿大速度快、炎症程度高且不伴淋巴管炎。腺鼠疫患者皮肤破损常不明显，仔细搜寻受累淋巴结周围皮肤可发现蚤咬痕迹。

败血症型鼠疫　骤起高热，可不伴淋巴结肿大或其他局部症状，通常疾病进展迅速，可在数日内出现器官功能衰竭。部分患者伴恶心、呕吐、腹泻及腹痛等不典型胃肠道症状。病情进展迅速且症状多不典型，而血培养获得病原学诊断所需时间长，造成诊断困难死亡率高。此型鼠疫死亡风险比腺鼠疫高约 3 倍。

肺鼠疫　可分为原发性或继发性，两者死亡风险都很高，可通过密切接触传播。①继发性肺鼠疫：多见于原发病发病 5~6 天后，由淋巴结或其他局部组织病原体经血流播散造成肺部感染。早期表现为间质性肺炎，患者出现咳嗽伴少量黏液痰，胸部影像学检查可见双侧弥漫性浸润及胸膜渗出。若不及时治疗，患者可出现痰量增多甚至咯血，多在 3~4 天内死亡。②原发性肺鼠疫：为暴发性疾病，患者通过直接吸入病原体导致肺部感染，通常感染后 1~4 天发病。急剧高热、头痛、精神萎靡，并快速进展为呼吸困难、胸痛、咯血及毒血症表现等。早期胸部影像学表现为大叶性肺炎，可迅速出现实变，并通过支气管播散至其他肺叶。肺组织学检查可见肺泡内浸润大量炎症细胞及病原菌。若不及时治疗几乎全部死亡，发病 24 小时后接受治疗者死亡风险仍然很高。

其他　①脑膜炎型鼠疫：较罕见，可见于急性发作或腺鼠疫治疗效果不佳者。患者可表现为发热、头痛和感觉障碍等，通过脑脊液检查诊断。②咽喉炎型鼠疫：也较罕见，主要表现为急性扁桃体炎，颈前部淋巴结多受累，可通过咽分泌物培养和颈前淋巴结活检确诊。与肺鼠疫亲密接触者可有不典型咽喉炎型鼠疫表现。

诊断　结合患者流行病学资料、症状、体征和实验室检查结果综合判断。与其他严重细菌感染相似，鼠疫患者外周血白细胞一般为 $(10~25) \times 10^9/L$，以中性粒细胞为主。菌血症患者血培养阳性率高，若未经治疗，外周血涂片染色后可见双极着色杆菌，提示预后不佳。部分晚期患者可出现凝血功能异常、血小板减少，以及肝、肾功能生化指标异常等。

鼠疫确诊依赖于病原学培养，疑诊患者应在治疗开始前留取体液或组织标本进行培养鉴定。若疑似病例细菌培养结果阴性，也可通过血清学检查方法鉴定鼠疫耶尔森菌 F1 抗体进行确诊。对于已死亡的疑似病例，应尸检采集淋巴结、肺、骨髓等组织，应用细菌培养、免疫组化等方法进行病原学诊断。

鉴别诊断 腺鼠疫应与猫爪病、葡萄球菌等其他病原体所致淋巴结炎、兔热病及丝虫病等鉴别。肺鼠疫应与大叶性肺炎、炭疽鉴别。败血症型鼠疫应与其他原因所致败血症、钩端螺旋体病、流行性出血热等鉴别。

治疗 ①抗菌治疗：疑似鼠疫患者应在留取培养标本后立即进行抗菌治疗。推荐首选链霉素，疗程为 7 天或热退后 3 天。链霉素具有耳、肾毒性，孕妇、老年人或听力障碍者也可选用喹诺酮类药物。庆大霉素、多西环素、氯霉素等对鼠疫耶尔森菌感染治疗也有效，可根据患者病情选用。耐药鼠疫耶尔森菌菌株罕见，目前仅从人感染者中成功分离，且大多耐药菌株仅针对单个药物部分耐药，并不导致治疗失败。②支持治疗：鼠疫患者易发生内毒素性休克，应严密监测患者血流动力学变化，必要时及时予抗休克治疗。糖皮质激素治疗能否获益尚无定论。

预防 一旦发现需立即隔离，及时上报当地疾控部门。全球范围内曾进行多个鼠疫疫苗相关研究，但尚未被批准上市。鼠疫疫区居民需注意保持生活环境卫生及自身防护，消灭啮齿类动物及跳蚤，避免接触鼠疫患者。1 周内有鼠疫耶尔森菌暴露史者，如肺鼠疫患者家庭成员、医务及实验室工作人员等，可给予抗菌药物预防性治疗 1 周，推荐药物为多西环素或左氧氟沙星。

（卢洪洲 纪永佳）

jiǎdānbāojūnshǔxìng jíbìng

假单胞菌属性疾病 （disease caused by pseudomonas）

假单胞菌属细菌所致感染性疾病。通常指铜绿假单胞菌病，大多为医院感染，临床类型以呼吸道感染、泌尿系感染及败血症常见。

（王焕玲）

tónglǜjiǎdānbāojūn bìng

铜绿假单胞菌病 （disease caused by *Pseudomonas aeruginosa*）

铜绿假单胞菌所致感染性疾病。铜绿假单胞菌习惯上称为绿脓杆菌，在自然界分布广泛，是土壤中最常见的细菌之一。各种水、空气，以及正常人的皮肤、呼吸道和肠道等潮湿的环境中都有该菌存在。

病原学 铜绿假单胞菌属假单胞菌科，假单胞菌属。为非发酵革兰阴性杆菌，菌体细长且长短不一，有时呈球杆状或线状，成对或短链状排列。菌体的一端有单鞭毛，在暗视野显微镜或相差显微镜下观察可见细菌运动活泼。无芽胞，无荚膜。该菌为兼性厌氧菌，生长温度范围 25～42℃，最适生长温度为 25～30℃。该菌在 4℃ 不生长而在 42℃ 可生长。在普通培养基上可生存并能产生水溶性色素，在血平板上有透明溶血环。

该菌氧化酶阳性，能氧化分解葡萄糖和木糖，产酸不产气，但不分解乳糖和蔗糖。液化明胶，可分解尿素，还原硝酸盐为亚硝酸盐，并产生氮气，吲哚阴性，不产生硫化氢，利用枸橼酸盐，精氨酸双水解酶阳性。该菌含有 O 抗原（菌体抗原）和 H 抗原（鞭毛抗原）。O 抗原包含两种成分：一种是其外膜蛋白，为保护性抗原；另一种是脂多糖，有特异性。根据 O 抗原分型可分为 20 个血清型。

流行病学 该菌为条件致病菌，是医院感染的主要病原菌之一。患代谢性疾病、血液病、恶性肿瘤、囊性纤维化，以及术后衰弱或免疫功能受损的住院患者是易患人群。也是重症监护治疗病房的第二位常见病原菌，是呼吸机相关性肺炎的常见原因。

发病机制 与多种物质有关，如鞭毛、内外毒素、蛋白酶等。其表面有黏附性的糖蛋白等物质，除可帮助细菌附着于细胞表面外，并能与其他大分子聚合物和细菌裂解产物等共同形成生物膜，是导致耐药和细菌难于清除的重要原因。

临床表现 病史中常具有与铜绿假单胞菌感染相关的危险因素（表）。

表 铜绿假单胞菌感染的相关危险因素

分类	举例
皮肤或黏膜屏障受损	烧伤，皮炎，穿透性创伤，外科手术，气管插管，中心静脉插管，留置导尿管，静脉药瘾者
正常菌群紊乱	应用广谱抗菌药，暴露于医院环境
免疫功能低下	粒细胞数减少或功能缺陷，低丙种球蛋白血症，细胞免疫功能缺陷，高龄或幼儿，糖尿病，糖皮质激素治疗，肺囊性纤维化，恶性肿瘤

呼吸道感染 以医院获得性肺炎多见。感染途径多为吸入性，可见于使用机械通气者；少数可为血源性播散所致。临床表现主要有发热、畏寒、呼吸困难、咳黄脓痰，常合并全身中毒症状，包括不同程度的意识障碍。肺部听诊有不同程度与相应部位的干湿啰音。

泌尿系感染 多为医院感染，常见诱因有留置导尿管、尿路梗阻、泌尿系内镜检查或外科手术等。慢性感染见于需长期留置导尿管或截瘫者。尿频、尿痛伴畏寒、发热，严重者有腰背痛。留置导尿管患者通常以畏寒、发热及尿液浑浊为主要临床表现。

败血症 多发生于免疫功能低下患者，以原发感染灶（如呼吸道、泌尿道等）或相关病损部位（如导管插入处、肛周等）为细菌入侵途径。临床表现主要有高热、气促、心动过速、全身衰弱等，可伴意识障碍如定向障碍、意识模糊。随着病情进展可出现顽固性休克、多器官功能障碍综合征及弥散性血管内凝血。少数病例在臀部、会阴、四肢的皮肤上可出现单个或多个坏疽性深脓疱。病变初始为出血性小囊泡，周围环以红斑，之后其中心呈灰黑色坏疽或形成溃疡。这一病变的血管内通常含大量铜绿假单胞菌，取渗液进行革兰染色或培养有可能获得阳性结果。

其他临床类型 如脑膜炎、外耳道感染、软组织感染、骨和关节感染、外科切口感染及心内膜炎等，有相应症状和体征。

诊断 与其他细菌感染差异不显著，若有上述感染的危险因素，应用未覆盖铜绿假单胞菌的抗生素经验治疗无效，应考虑此病。确诊依赖病原学检测。若从无菌部位采集的标本检出铜绿假单胞菌属，常代表严重的临床状态，需尽快采取治疗措施。若从非无菌标本检出铜绿假单胞菌属，需要区分污染、定植和感染，结合相应临床表现、机体免疫状况等综合判断，决定是否需要相应治疗。

治疗 对铜绿假单胞菌作用较强的抗菌药物有半合成青霉素，如哌拉西林。第三代头孢菌素中以头孢他啶、头孢哌酮的作用较强。其他β-内酰胺类药物中亚胺培南及氨曲南；氨基糖苷类如庆大霉素、妥布霉素、阿米卡星和异帕米星；喹诺酮类如左氧氟沙星、环丙沙星等。经验性治疗选用头孢他啶、阿米卡星或环丙沙星，尽量避免使用广谱抗菌药。亚胺培南对该菌的敏感性虽然很高，但抗菌谱广易致二重感染，选择应谨慎。铜绿假单胞菌对常用抗生素有高的耐药率或多重耐药。临床上应根据药敏试验结果选用抗菌药，避免单独使用氨基糖苷类药物，对中性粒细胞缺乏患者应采取联合用药策略。为提高抗菌效果，应经常监测本地区及本机构的病原菌对抗菌药物的敏感性及其耐药特性，并根据药敏试验结果针对性选药。改善卫生条件，严格执行消毒隔离制度，防止耐药菌交叉感染，控制医院感染发生率，很重要。对全身性感染或中性粒细胞缺乏者，应选一种对铜绿假单胞菌有效的氨基糖苷类药物与一种抗假单胞菌青霉素合用。对中性粒白细胞减少且肾功能处于边缘状态者，可用非氨基糖苷类联合疗法，如双重β-内酰胺或β-内酰胺加一种喹诺酮类。尿路感染常可用羧苄西林或环丙沙星或其他喹诺酮类药物治疗。儿童禁忌喹诺酮类，因该药对软骨有不良作用。两种抗假单胞菌药物合用中出现耐药菌株的机会明显减少。

铜绿假单胞菌的耐药机制异常复杂，主要与以下因素有关：①细菌产生抗菌活性酶，如β-内酰胺酶、氨基糖苷钝化酶等。②细菌改变抗菌药物作用靶位，如青霉素结合蛋白、DNA旋转酶等结构发生改变，逃避抗菌药物的抗菌作用。③外膜通透性降低。④生物膜形成。⑤主动泵出系统。主动泵出系统在铜绿假单胞菌多重耐药机制中起着主导作用。

预防 铜绿假单胞菌是医院感染的重要致病菌，由于广谱抗生素、糖皮质激素及免疫抑制药的广泛使用，铜绿假单胞菌对多种抗生素快速产生耐药性的事实已无歧义，是各医院重点防控的内容。及时隔离治疗患者，提高医院内的消毒水平，诊疗操作的规范和安全，能够切实降低铜绿假单胞菌的医院感染概率。

（王焕玲）

shìmàiyázhǎishídānbāojūn bìng

嗜麦芽窄食单胞菌病（disease caused by *Stenotrophomonas maltophilia*）

嗜麦芽窄食单胞菌所致感染性疾病。该菌广泛存在于土壤、植物、人和动物体表及医院环境。

病原学 嗜麦芽窄食单胞菌属黄单胞菌目，黄单胞菌科，是窄食单胞菌属中的成员。为非发酵革兰阴性杆菌，单个或成对排列，专性需氧，触酶阳性，氧化酶阴性，动力阳性，氧化葡萄糖和麦芽糖，血平板上菌落呈淡黄或棕色，有氨气味，不溶血，但在菌落周围变成绿色。

流行病学 随着广谱抗菌药物和免疫抑制药的广泛应用，以及侵袭性操作的不断增多，该菌的分离率呈逐年上升趋势，已成为医院获得性感染的重要病原菌之一，临床分离率居于所有革兰阴性菌的第 5~6 位，非发酵菌第三位，仅次于铜绿假单胞菌和鲍曼不动杆菌。

嗜麦芽窄食单胞菌感染的易感因素包括：慢性呼吸道疾病、免疫功能低下、重度营养不良、低蛋白血症、肿瘤化疗、重症监护治疗病房入住时间长、气管插管或气管切开、留置中心静脉导管、接受器官移植、使用呼吸机等。长期接受广谱抗菌药物尤其是碳青霉烯类抗生素治疗也是易患因素。

发病机制 除医院获得性感染和患者易感因素外，嗜麦芽窄食单胞菌与致病相关的主要机制如下。①易定植在呼吸道和各种插管的表面，其鞭毛和菌毛黏附素促进定植，以及形成生物膜。②嗜外膜多糖在抵抗补体介导的细胞杀伤作用的同时，也促进定植。③脂多糖 A 可以刺激外周血单核细胞和肺泡巨噬细胞产生肿瘤坏死因子-α，诱发气道炎症。④诱导白介素-8 的表达和中性粒细胞聚集。⑤由 STmPr1 基因编码的嗜麦芽窄食单胞菌蛋白酶能够分解胶原、纤连蛋白和纤维蛋白原，导致组织损伤和出血。

临床表现 嗜麦芽窄食单胞菌所致感染最常见的是下呼吸道感染，特别是结构性肺病如慢性阻塞性肺疾病、囊性纤维化患者的慢性感染、院内获得性肺炎、呼吸机相关性肺炎。还可引起血流、泌尿系统、腹腔、皮肤和软组织、颅内等部位感染。该菌所致血流感染的病死率达 14%~69%，呼吸机相关性肺炎的病死率为 10%~30%。脓毒性休克、肿瘤及器官衰竭是嗜麦芽窄食单胞菌感染相关死亡的危险因素。

诊断 血液、脑脊液、胸腔积液、腹水等无菌体液培养出嗜麦芽窄食单胞菌可确诊。呼吸道标本、尿液、通过留置管采集的体液（如胸腔积液、腹水）等分离到嗜麦芽窄食单胞菌不能作为其感染的确诊依据，需结合临床进行判断。

治疗 应综合考虑病原菌的敏感性、感染部位及严重程度、患者病理生理状况和抗菌药物的作用特点选用抗菌药物。主要原则有：①选用对嗜麦芽窄食单胞菌有较好抗菌活性的药物，并根据 PK/PD 理论制订恰当的给药方案。②肝肾功能减退者、老年人、新生儿患者需按其病理生理特点合理用药。③联合用药适用于严重感染、广泛耐药或全耐药菌株感染等情况。④轻至中度感染患者口服给药，重症患者静脉给药。⑤抗菌治疗同时采用其他综合性治疗措施。

抗菌药物治疗选用药物有复方磺胺甲噁唑（SMZ-TMP）、β-内酰胺类/β-内酰胺酶抑制剂合剂（如头孢哌酮/舒巴坦、替卡西林/克拉维酸）、喹诺酮类（如环丙沙星、左氧氟沙星、莫西沙星）、四环素类（如米诺环素、多西环素）、甘氨酰环素类（如替加环素）和多黏菌素 B。抗假单胞菌对头孢菌素耐药率高，且应用过程中可诱导耐药；碳青霉烯类抗生素天然耐药；氨基糖苷类耐药率高，不推荐单药。

联合治疗适用于严重脓毒症、中性粒细胞缺乏、混合感染患者，或无法应用或不能耐受 SMZ-TMP 者，亦可用于广泛耐药或全耐药嗜麦芽窄食单胞菌感染。多数治疗药物仅有抑菌作用，联合用药有助于减缓或避免发生细菌耐药。

预防 嗜麦芽窄食单胞菌医院感染有逐年上升趋势，对有高危因素的患者，尤其是有气管切开、气管插管、呼吸机支持的危险因素存在时，应警惕该菌呼吸道感染的发生。临床医师应按抗菌药物临床应用指导原则合理使用抗生素，一旦检出该菌，应根据药敏试验结果及时、足量、联合使用有效的抗生素。应积极治疗原发病，改善和保护机体免疫状态等综合性治疗措施也十分重要。

（王焕玲）

yángcōngbókèhuò'ěrdéjūn bìng
洋葱伯克霍尔德菌病（disease caused by *Burkholderia cepacia*）

洋葱伯克霍尔德菌所致感染性疾病。该菌曾称洋葱假单胞菌，最早发现于 20 世纪 50 年代，因最初发现其是引发洋葱皮叶腐烂的植物病原体而得名。洋葱伯克霍尔德菌在多种潮湿环境中普遍存在，自 20 世纪 80 年代起，发现其可导致人类感染引发疾病，尤其是可导致免疫功能低下人群的机会性感染，特别是在患有慢性肉芽肿性疾病、肺囊性纤维化等的患者。

洋葱伯克霍尔德菌是专性需氧、非发酵葡萄糖的革兰阴性杆菌。因其有至少 17 种不同基因型，统称为洋葱伯克霍尔德菌复合体。菌体较长，单端有菌毛有动力，有染色不匀颗粒，苏丹黑染色呈深黑颗粒。在普通琼脂培养基 37℃生长良好，5℃不生长，41℃生长不定。绝大多数菌株能在麦康凯培养基上生长，菌落不透明。该菌在生长过程中可产生荧光色素，即在紫外光下呈现紫色荧光。一些菌株呈灰白色，另一些菌株则先呈现黄色随后形成紫红色色素，后者属吩嗪类色素。

一个菌株可能产生一种或几种色素。从临床标本新分离出来的菌株通常无色素产生。对麦芽糖、乳糖氧化分解，精氨酸水解阴性，不还原硝酸盐，产生赖氨酸脱羧酶。

在医院环境中该菌常可污染自来水、体温表、喷雾器、静脉导管、导尿管、静脉输液管等，造成院内传播，如败血症、心内膜炎、肺炎、伤口感染、深部脓肿和眼结膜炎等，尤其采用静脉留置导管接受长期输液治疗者，更易引起中央静脉留置导管相关感染。

洋葱伯克霍尔德菌感染的确诊依赖临床表现及从临床标本中检出细菌。

洋葱伯克霍尔德菌感染逐渐引发关注，相关致病性的研究明显增多，原因有：①洋葱伯克霍尔德菌在肺囊性纤维化患者的呼吸道标本中的检出率高达 2% ~ 8%，部分患者可引发严重的坏死性肺炎，具有很高死亡率。②该菌对多种抗微生物药物天然耐药，易突变产生耐药性，对包括氨基糖苷类、多黏菌素 B、亚胺培南等在内的多种抗微生物药物的耐药问题严重。一旦定植形成很难清除，在临床治疗中通常需要从包括头孢他啶、多西环素、哌拉西林、美罗培南、氯霉素、复方磺胺甲噁唑在内的药物中选择 2~3 种联合应用。

尚无预防洋葱伯克霍尔德菌感染的有效疫苗，最佳预防措施是隔离带菌者减少传播。

（王焕玲）

lèibíjū

类鼻疽（melioidosis）　类鼻疽伯克霍尔德菌引起的人畜共患病。主要见于热带地区，流行于东南亚地区。可以散发，也可以导致暴发。

类鼻疽伯克霍尔德菌存在于流行区的水和土壤。细菌可在外界环境中自然生长，不需任何动物作为贮存宿主。该菌可使多种动物感染甚至致病，但并不是主要传染源，人间传播罕见。人接触含菌的水和土壤，经破损的皮肤而感染。食入、鼻孔滴入或吸入病菌污染物也可致病。一般不会发生节肢动物源性感染。人群普遍易感。新近进入疫区，糖尿病、酒精中毒、脾切除、人类免疫缺陷病毒感染等为易患因素。

类鼻疽潜伏期 4~5 天，有长达数月或数年者，甚至有长达 20 年后发病，即所谓潜伏型类鼻疽，此类病例常因外伤或其他疾病而诱发。临床表现多样化，可为急性或慢性，局部或全身，有症状或无症状。多伴多处化脓性病灶。

此病可分为急性局部化脓性感染、急性肺部感染、急性败血症、中枢神经系统感染、慢性化脓性感染和复发性感染等多种类型。①急性局部化脓性感染：表现为皮肤破损处结节形成，引流区淋巴结肿大和淋巴管炎，常伴发热和全身不适，可很快发展为急性败血症。②急性肺部感染：是类鼻疽最常见的感染类型，可为原发性或血流播散性肺炎，除有高热、寒战外，尚有咳嗽、胸痛、气促等，且症状与胸部体征不成比例。肺部炎症多见于上叶，呈实变，并常有薄壁空洞形成，易误诊为结核病，此型也可发展为败血症。③急性败血症：可为原发，也可为继发，为类鼻疽最严重的临床类型。起病突然，脓毒血症症状显著，常迅速出现多器官累及所引起的表现，如肺部累及，可出现呼吸困难、双肺湿

啰音。④中枢神经系统感染：累及时可出现脑炎或脑膜炎的相应症状和体征。部分患者因病情迅速进展以至来不及抢救而死亡。⑤慢性化脓性感染：主要表现为多发脓肿，可累及多个组织或器官，患者也可以不发热。⑥复发性感染：可表现为急性局部化脓性感染、急性肺部感染、急性败血症或慢性化脓性感染。外科手术、外伤、酗酒、放疗等常为复发的诱因。

曾去过疫区者若出现原因不明的发热或化脓性疾病均应考虑此病。临床表现、微生物检查可作为确诊依据。类鼻疽在急性期应与急性鼻疽、伤寒、疟疾、葡萄球菌败血症及肺炎等鉴别。慢性期应与结核病、慢性期鼻疽等鉴别。

治疗常用药物有青霉素、链霉素、氯霉素、四环素、庆大霉素等。有脓肿者宜做外科切开引流。对内科治疗无效的慢性病例，可手术切除病变组织或器官。

（王焕玲）

bùdònggǎnjūnshǔxìng jíbìng

不动杆菌属性疾病（disease caused by acinetobacter）　不动杆菌属细菌所致感染性疾病。不动杆菌属细菌属莫拉菌科，已发现 20 余种，有临床意义的常以鲍曼不动杆菌、醋酸钙不动杆菌、鲁菲不动杆菌为主。其中以鲍曼不动杆菌最常见。

不动杆菌属细菌为专性需氧、非发酵、革兰阴性球杆菌，氧化酶阴性，硝酸盐试验阴性，无鞭毛，无运动，无芽胞。常成对排列，也可单个存在，有时形成丝状和链状，菌体大小 1.5 ~ 2.5μm，黏液型菌株有荚膜。在普通培养基上生长良好，最适生长温度为 35℃。除鲁菲不动杆菌

外，均能在麦康凯琼脂培养基上生长。

不动杆菌属最早发现于水和土壤，广泛分布于外界环境，曾被认为无致病性，但后经证实可在人体皮肤、咽部、结膜、唾液、胃肠道及阴道分泌物中存在，是医院感染的重要条件致病菌之一，尤其是在重症监护治疗病房机体免疫力受损的人群。易感者为老年患者、早产儿和新生儿，手术创伤、严重烧伤、气管切开或插管、使用人工呼吸机、行静脉导管和腹膜透析者，应用广谱抗菌药或免疫抑制药者等。传播途径有接触传播和空气传播。在医院，污染的医疗器械及工作人员的手是重要的传播媒介。

不动杆菌属性疾病最常由鲍曼不动杆菌和醋酸钙不动杆菌引起，也可与其他细菌混合感染。感染来源可以是外源性感染也可以是内源性感染。临床上可导致呼吸道感染、伤口及皮肤感染、泌尿生殖系统感染、败血症、脑膜炎、心内膜炎等，以败血症最严重。

不动杆菌属细菌对抗微生物药物耐药日趋严重，病死率高达30%以上。临床确诊需要细菌学证据。

治疗需要选择敏感的抗微生物药物及相应的对症支持、必要的病灶引流等综合措施。不动杆菌属细菌对包括青霉素、氯霉素、氨基糖苷类等在内的多种抗微生物药物耐药，对喹诺酮类药物（如环丙沙星）的耐药问题日趋严重。耐药率尚较低的有碳青霉烯类药物、含舒巴坦的药物。经验用药阶段，首选头孢哌酮/舒巴坦、亚胺培南/西司他丁，还可选用氨苄西林/舒巴坦、替卡西林/克拉维酸、阿米卡星、新一代

喹诺酮类。对病情较重者，主张β-内酰胺类与氨基糖苷类（或喹诺酮类，或利福平）联合应用。之后根据药敏试验结果调整方案。

不动杆菌属细菌是医院感染的条件致病菌，耐药率高、病死率高，需要严加防控。

（王焕玲）

shìxuègǎnjūnshǔxìng jíbìng

嗜血杆菌属性疾病 （disease caused by haemophilus）

嗜血杆菌属细菌所致感染性疾病。嗜血杆菌属包含多个不同种细菌，均为革兰阴性短杆菌，长 $1.0 \sim 1.5 \mu m$，宽 $0.3 \sim 0.6 \mu m$，可呈球杆状、双球菌或链球菌样排列。无动力，需氧菌。该属菌的人工培养条件有共同特点，即培养基中必须加入因子 X 和因子 V，必须从新鲜血液获得，故有嗜血菌之称。与人类疾病有关的嗜血杆菌有以下几种：流感嗜血杆菌、流感嗜血杆菌埃及生物型、副流感嗜血杆菌、杜克雷嗜血杆菌、嗜泡沫嗜血杆菌、副嗜泡沫嗜血杆菌、溶血嗜血杆菌、副溶血嗜血杆菌。

流感嗜血杆菌和副流感嗜血杆菌可引发肺炎、脑膜炎和血流感染；流感嗜血杆菌埃及生物型可导致巴西紫癜热；杜克雷嗜血杆菌主要引起软下疳；其他嗜血杆菌的致病力较低，多为口腔寄生菌。

（王焕玲）

liúgǎnshìxuègǎnjūn bìng

流感嗜血杆菌病 （disease caused by *Haemophilus influenzae*）

流感嗜血杆菌所致感染性疾病。流感嗜血杆菌主要寄居于上呼吸道，对局部或全身抵抗力低下的宿主有致病性。

病原学 见嗜血杆菌属性疾病。

流行病学 该菌中有荚膜的分为 6 个血清型（a~f），而多数无荚膜的则为无荚膜型。其中 b 型菌株是婴幼儿中的主要致病菌，可引起脑膜炎、肺炎、会厌炎、蜂窝织炎及败血症等；无荚膜型菌株是引起成年人肺炎、鼻窦炎、产妇围生期败血症的重要致病菌之一，也同样可引起新生儿败血症，在少儿中引起中耳炎等感染性疾病。

发病机制 荚膜是重要的毒力因子，能抑制对细菌的调理、清除和细胞内杀菌作用。菌毛和外膜蛋白促进细菌在黏膜表面附着和侵入血流。抗体和补体在抵御流感嗜血杆菌方面发挥重要作用，在无脾患者中也易发生致命性感染。

临床表现 因感染部位而异。

脑膜炎 占50%以上，多发生在 3 月龄~5 岁的婴幼儿中，病死率约为 50%。病初常有上呼吸道感染的症状，可在数小时后突然或数天后逐渐地发展为脑膜炎。其症状与其他细菌性脑膜炎相似，一般有发热、嗜睡、易激惹、厌食、呕吐、呼吸困难、脑膜刺激征及意识障碍等。

会厌炎 占 5%~17%，多发生在 2~4 岁幼儿。通常起病突然，典型症状为发热、咽痛、吞咽困难伴流口水。若会厌肿大，可阻塞气道，迅速出现喘鸣样呼吸窘迫。

肺炎 占 12%~15%，多发生在 4 月龄~4 岁的婴幼儿。临床症状与其他病因的肺炎相似。成人患者通常有慢性阻塞性肺疾病病史和慢性酗酒史，致病菌多为无荚膜型菌株，临床表现为发热、咳嗽，伴脓痰。

蜂窝织炎 占 6%~15%，多发生在 2 岁以下婴儿。好发部位

在面颊部和眼眶周围，病变部位的皮肤呈紫蓝色或红黑色。通常起病突然，数小时内即进展为蜂窝织炎，约 3/4 患儿伴菌血症。

败血症　占 2%～11%，多发生在 2 岁以下婴儿中，多无局灶性病变。在有免疫缺陷的大龄儿童和成年人中同样有高的发生率。

其他　如化脓性关节炎、心包炎、中耳炎、鼻窦炎、骨髓炎、睾丸炎、脑脓肿及肺脓肿等。

诊断与鉴别诊断　临床表现和影像学表现等与其他常见细菌导致的上述部位感染无显著差异，确诊主要依据病原学检查。血液、脑脊液、浆膜腔积液等无菌部位的体液培养阳性可以确诊。痰培养结果也有一定参考价值。

治疗　最主要是病原体治疗。氨苄西林曾是首选，但耐药问题日益突出。通常可选用的抗菌药物包括阿莫西林/克拉维酸，第二代、第三代头孢菌素如头孢曲松、头孢噻肟、头孢他定、头孢呋辛、头孢美唑等，喹诺酮类也有良好效果。轻症可口服抗菌药物如复方磺胺甲噁唑、大环内酯类。

脑膜炎患者首选头孢曲松等透过血脑屏障较好的药物，疗程一般 10～14 天，若为心内膜炎、心包炎或骨髓炎者，则疗程至少 3～6 周。脑膜炎患者，在有效抗菌治疗下，可应用地塞米松，可明显减轻脑膜炎症及其神经系统后遗症。对症支持治疗包括退热、降低颅内压等。

预防　B 型流感嗜血杆菌疫苗已广泛应用，主要成分为细菌荚膜多糖抗原，推荐所有 2 月龄以上的儿童接种，能显著降低幼儿的感染概率。未经免疫的接触者须预防性应用抗生素，首选利福平。

(王焕玲)

巴西紫癜热（Brazilian purpuric fever）

流感嗜血杆菌埃及生物型所致感染性疾病。1984 年巴西圣保罗发生了一种小儿暴发型传染病，表现为高热、腹痛、呕吐、皮肤紫癜、休克，很快死亡。美国疾病预防与控制中心和当地专家组成的调查小组认为是一种新的疾病，命名为"巴西紫癜热"，后从典型患者皮肤紫癜以及血液和脑脊液中培养出流感嗜血杆菌埃及生物型，确定其为病原。至 2003 年在巴西和澳大利亚共报道 60 余例，此后未再有确诊病例。所有病例均为 10 岁以下儿童。

90% 以上病例出现全身症状前 1～2 周有化脓性结膜炎。结膜炎痊愈数日后急起高热，出现腹痛、呕吐、腹泻，12～48 小时后出现皮肤黏膜紫癜和淤斑，迅速出现血压下降和休克。

依据特征性的临床表现和血培养流感嗜血杆菌埃及生物型阳性可确诊。需与暴发性流脑、中毒性菌痢及其他细菌所致血流感染鉴别，病原学是主要鉴别依据。

治疗见流感嗜血杆菌病。此病病死率达 70%，早期有效抗感染治疗可以降低病死率。

(王焕玲)

布氏菌病（brucellosis）

布氏菌所致人畜共患病。是世界范围内最常见的人畜共患病之一，尤其在发展中国家对经济和公共卫生影响巨大。

病原学　布氏菌为短小、不动、胞内兼性需氧杆菌，革兰染色呈微小、单个排列的阴性球杆菌。对外界抵抗力强，8℃时在牛奶中可存活 2 天、冷冻肉中可存活 3 周、奶酪中可存活 3 个月。随动物排泄物存在潮湿土壤中的布氏菌可以存活超过 40 天，但不耐热、不耐光照，可被常用消毒剂和巴氏消毒法杀灭。

流行病学　此病在世界范围内均有发病，随着农牧业的发展逐年增多。2011 年中国报告布氏菌病 38 151 例，全球报告年发病约 50 万例，但据估计实际发病人数应比报告人数高 26 倍。布氏菌存在于家畜导致感染家畜流产、早产，引起牧业损失。作为重要传染源，感染的家畜通过其排泄物污染牧产品及周围环境，人类可经由多种途径感染布氏菌，少数可经过输血、器官移植、哺乳、性接触、实验室接触等感染。

发病机制　布氏菌通过皮肤或黏膜感染侵入人体，被中性粒细胞和巨噬细胞吞噬后可以在细胞内繁殖，使感染细胞裂解并扩散而感染其他细胞，随后通过局部淋巴结播散至全身。人体感染布氏菌后产生抗体免疫反应，最初以 IgM 抗体为主，数周后转为 IgG 抗体为主。体液免疫控制感染作用有限，最终依赖细胞免疫反应，包括 γ-干扰素活化巨噬细胞增强杀菌作用，CD8$^+$ 和 $\gamma\delta$T 细胞毒反应清除感染的巨噬细胞，以及 Th-1 性抗体对细胞吞噬作用的调理作用等。

从感染布氏菌至出现菌血症的潜伏期为 1.5～3 周。伴随菌血症，布氏菌播散至全身，在脾、肝、骨髓等处被中性粒细胞和巨噬细胞吞噬，并在相应部位形成肉芽肿性病变。

临床表现　特点为长期发热、多汗、肌痛、关节痛及肝脾大等。临床表现因感染菌量和机体免疫力而不同，分为亚临床感染、急性/亚急性疾病、局部疾病、反复发作的感染及慢性感染等。儿童感染比成年人病情轻，妊娠妇女感染可导致自发流产、早产、宫内感染、死胎。

急性布氏菌病常隐匿起病，表现为发热、盗汗、关节痛、肌痛、背痛、体重减轻、乏力、头痛、眩晕、抑郁、恶心等。也可为消化不良、腹痛、咳嗽等。可存在肝脾大、淋巴结肿大，但均无特异性。

30%的病例有局灶感染，任何部位均可受累，以骨关节最常见（骶髂关节、下肢大关节、脊柱关节易受累），泌尿生殖道其次（前列腺炎、膀胱炎、间质性肾炎、睾丸或附件脓肿等），可有肺、血液系统、神经系统、眼、皮肤受累，尚可引起心内膜炎。

5%~15%布氏菌病病例可在有效治疗后2年内再次发作，原因与布氏菌为胞内菌，不易被机体免疫反应完全清除有关，与再次感染不易鉴别。

若感染持续超过1年则称为慢性布氏菌病。常因初次治疗不彻底或存在骨、肝、脾等处的局部感染病灶有关。但也有20%的病例存在持续乏力、不适、抑郁等类似慢性布氏菌病的临床表现，但缺乏临床确诊证据。

诊断 血液、骨髓或其他体液及组织培养检出布氏菌是确诊的金标准。血培养的阳性率为15%~70%。此菌为胞内菌，体外培养生长缓慢，溶细胞离心技术可提高培养的阳性率，尤其对慢性感染者。骨髓培养虽比血培养的阳性率高，但因有创，仅适用于血清检测阴性、发热病因不明且有血液系统异常的病例。

检测血清中特异性抗体效价增高有助于诊断。但感染后抗体可以持续很长时间，抗体阳性的判断需要充分结合临床及流行病学资料，以区分现症感染或既往感染。试管凝集试验是最常用的抗体检测方法，单次血清抗体效价≥1∶160，恢复期效价升高>4倍，有诊断意义。

聚合酶链反应为布氏菌病的快速诊断提供了可能，但存在方法标准化、临床意义解读等问题，尚未用于临床诊断。影像学检查手段主要用于检查局部病灶。

治疗 对无并发症的成人病例，可选用下列方案之一：①口服多西环素，并联合肌内注射链霉素或庆大霉素。②联合口服多西环素和利福平。其他可供选择的二线药物有环丙沙星、氧氟沙星或复方磺胺甲噁唑，联合多西环素或利福平。

对有局部感染灶者，延长疗程的同时，应选择可达局部高浓度的药物。儿童治疗参照成人方案，但需进行剂量调整。

预防 已有用于家畜的预防性减毒活疫苗，免疫家畜可减少感染，降低人类感染的机会。尚无有效地用于人体的预防性疫苗。主要预防措施为职业防护，减少接触病畜、严格穿防护服及消毒、通风措施等。牛奶巴氏消毒法可有效预防由饮用污染的牛奶导致的感染。对职业暴露后预防应包括基线血清学检测及预防用药。对给家畜接种疫苗而意外刺伤者应予全疗程治疗以防发病。

（王焕玲）

tùrèbìng

兔热病（tularemia） 土拉弗朗西斯菌所致自然疫源性人畜共患病。又称土拉菌病。临床以发热、淋巴结肿大、脾和其他内脏坏死为特征，严重时可导致感染性休克、死亡，是一种潜在的严重疾病，死亡率可以高达60%。

病原学 土拉弗朗西斯菌为革兰阴性、需氧球杆菌，菌体小、染色浅、生长缓慢。为苛养菌，不常从临床标本中培养分离成功。若临床怀疑兔热病，应通知实验室工作人员，采取相应防护措施并延长标本培养时间。若培养阳性疑似土拉弗朗西斯菌，应按生物安全水平3级标准操作，以防范生物恐怖。该菌对低温有特殊耐受力，在0℃以下的水中可存活9个月，在20~25℃水中可存活1~2个月，且毒力不发生改变。对热和化学消毒剂抵抗力较弱。

流行病学 兔热病在自然界中主要累及鼠类和各种兔类，故其主要传染源为野兔及鼠类，主要通过蜱、虻等昆虫叮咬而被感染。少数亦可因接触带菌动物尸体、食用被该菌污染的水或食物或吸入该菌而感染。兔热病不会在人与人之间传播，有兔热病的人不必隔离。

发病机制 土拉弗朗西斯菌有很强的致病性，经皮肤或吸入10~50个细菌即可致病，是需要严加防范的潜在生物恐怖病原菌之一。该菌感染人体黏膜或皮肤后，局部繁殖后侵入局部淋巴结，之后通过淋巴、血流扩散至全身淋巴和组织器官，引起淋巴结坏死和肝、脾脓肿。

临床表现 潜伏期1~21天，多为3~5天。急性起病，以发热、寒战、恶心、全身不适为首发症状，也可出现头痛、乏力、肌痛、腹痛、呕吐、腹泻等。典型病例表现为回归热型，发热持续数日后自行缓解数日，之后再突然出现。根据土拉弗朗西斯菌侵入人体部位及临床表现，兔热病分为6型。

溃疡淋巴结型 最常见和最容易识别的临床类型。患者近期接触过动物或被蜱叮咬过。表现为发热、被叮咬处皮肤单发的表面溃疡形成的红色丘疹，中央可伴焦痂。皮肤病损出现同时或之后相应引流区域淋巴结肿大，伴触痛。溃疡和淋巴结肿大常与感染部位有关。

淋巴结型　与溃疡淋巴结型相似，但无皮肤溃疡。

眼淋巴结型　发生于土拉弗朗西斯菌经结膜感染的病例，是少见类型。眼部表现包括眼痛、畏光、流泪。体征包括结膜充血水肿、结膜小溃疡形成、眼周红斑。耳前、颈部及颌下淋巴结肿痛。还可并发角膜溃疡和泪腺炎。

口咽型　少见，常经口咽途径感染，如摄入土拉弗朗西斯菌污染的食物和水、捻死蜱虫污染手后经手−口途径。表现为发热、咽痛、颈部淋巴结肿痛。体格检查发现渗出性咽炎、扁桃体炎。

类伤寒型　土拉弗朗西斯菌经血行播散所致。可表现为急性脓毒症或慢性发热性疾病，缺乏典型局部皮肤淋巴结受累表现，诊断困难。主要表现为发热、寒战、头痛、肌痛、咽痛、腹泻、恶心等。病程长者可有肝脾大。实验室检查可以存在多种异常，如肌酸激酶水平增高、肌红蛋白尿、低钠血症、肾衰竭、土拉菌血症。

肺炎型　原发肺炎型主要发生在某些高危职业人员，如畜牧业、园艺、实验室工作人员，因吸入土拉弗朗西斯菌而发病。典型肺部影像学表现为支气管周围渗出、肺叶实变、胸膜渗出及肺门淋巴结肿大。圆形渗出及空洞形成不常见。继发肺炎型发生于该菌血行播散导致肺累及，可并发于任何类型的土拉热，但以类伤寒型及溃疡淋巴结型最常见。表现为双下肺浸润影，可伴粟粒样改变。

许多病例可有继发性皮肤表现，如斑丘疹、水痘丘疹、多形红斑、结节红斑或荨麻疹。可并发淋巴结化脓、脓毒血症、肾衰竭、肌溶解、肝炎等。未治疗者可有长期发热、体重下降、淋巴结病等。

诊断　临床表现、流行病学接触史及高度临床警惕性对于兔热病的诊断非常重要。确诊需经试管凝集或微凝集法测定血清特异性抗体而确立。但此检测在起病2周内可以为假阴性。单次抗体效价经试管凝集法检测≥1：160或微凝集法测定≥1：120提示此病，若和急性期比较恢复期血清效价升高≥4倍可确诊。革兰染色和组织培养难获阳性结果。

鉴别诊断　溃疡淋巴结型和淋巴结型应与猫抓病、淋巴瘤、分枝杆菌病、梅毒、性病性淋巴肉芽肿、软下疳等鉴别。口咽型需与腺病毒咽炎、传染性单核细胞增多症、链球菌咽炎等鉴别。类伤寒型需与伤寒、布氏菌病、Q热、感染性心内膜炎等鉴别。肺炎型需与Q热、鹦鹉热、结核病、肺真菌病、肺鼠疫、社区获得性肺炎鉴别。

治疗　对每个疑似患者均应立即给予相应抗菌治疗。氨基糖苷类（链霉素、庆大霉素）、四环素类、氯霉素和喹诺酮类抗菌药有效。首选链霉素。对重症病例，专家建议链霉素和喹诺酮类合用。轻症病例可口服环丙沙星和多西环素。

预防　不是所有被蜱叮咬者均需预防用药。对明确接触土拉弗朗西斯菌可能处于潜伏期者应予口服环丙沙星或多西环素。尚无疫苗，避免接触可疑动物、防范蜱虫叮咬是主要的预防措施。

（王焕玲）

bǎirìké

百日咳（pertussis）　百日咳杆菌所致急性呼吸道传染病。临床表现为阵发性痉挛性咳嗽，病程可长达3个月，故称百日咳。是儿童常见呼吸道传染病，自百日咳疫苗纳入计划免疫以来，其发病率明显下降，但成人感染有增加趋势。

病原学　百日咳杆菌为革兰阴性球杆菌。Ⅰ相菌有荚膜，毒力强，含内毒素和外毒素，有致病力。Ⅱ、Ⅲ和Ⅳ相菌无致病力。在人体外的生存能力弱。

流行病学　患者及无症状带菌是传染源。通过飞沫经呼吸道传播。潜伏期末至发病6周内有传染性。百日咳为全球性疾病，全年均发病，多数为散发病例。传染性强，密切接触的易感者90%以上发病。各年龄段人群均可患病，但以婴幼儿多见。

发病机制　进入体内的细菌黏附在呼吸道上皮细胞内繁殖，引起气道炎症，造成支气管上皮中层和基层坏死，黏液分泌增多，纤毛上皮损害，阻碍黏液排出。黏液持续刺激支气管黏膜感觉神经末梢，引发痉挛性咳嗽。黏液阻塞气道，引起局限性肺不张或肺气肿。外毒素可引起细胞坏死、淋巴细胞增多和全身症状。

临床表现　潜伏期7~10天，最长可达21天。病程分为3期。①卡他期：类似感冒，表现为咳嗽、喷嚏、低热，持续1~2周。咳嗽逐渐加重，进入痉咳期。②痉咳期：典型表现为阵发性痉挛性咳嗽，每日发作数次至数十次，严重咳嗽者可伴尿便失禁、恶心、呕吐。痉咳时由于胸腔内压和上腔静脉压力增加，可引起鼻出血、咯血和结膜下出血，甚至颅内出血。此前通常体温正常，肺内无阳性体征。此期持续 2~6 周。③恢复期：患者咳嗽逐渐减轻，食欲恢复。并发症包括支气管肺炎、脑病、结核恶化和疝。

诊断与鉴别诊断 根据接触史、典型痉挛性咳嗽和外周血细胞计数改变，可作出临床诊断。确诊依赖病原学检查或血清学检查。①外周血白细胞增多，一般为（20~30）×10⁹/L，淋巴细胞比例明显增高。②疾病早期可留取鼻咽拭子进行病原菌分离，卡他期的细菌培养阳性率可达90%，痉咳期的阳性率下降，约50%，痉咳 2~3 周后很难分离到细菌。鼻咽拭子涂片荧光抗体染色寻找细菌可快速诊断，但该法的特异性较差，仅能作为辅助诊断。③酶联免疫吸附试验可测定百日咳特异性 IgM、IgG、IgA 抗体作为早期诊断的依据。④双份血清凝集试验或补体结合试验检测抗体效价 4 倍升高，或恢复期血清抗体效价在 1∶320 以上也可诊断，用于回顾性诊断或不典型病例的辅助诊断。

百日咳需与急性支气管炎、肺炎、支气管淋巴结结核和气道异物鉴别。

治疗 患者呼吸道隔离，保持空气流通，避免一切诱发痉咳的因素。给予祛痰药和镇咳药。对严重咳嗽者，尚无有效对症疗法。尚无充足证据支持将抗组胺药物、β₂受体激动剂或百日咳免疫球蛋白用于咳嗽对症治疗。大部分患者可在不接受抗生素治疗的情况下于 6 周内清除感染。在卡他期，抗生素治疗可缩短咳嗽的病程并减轻其严重程度。但青少年和成人患者在该阶段极少能得到确诊。疾病后期行抗生素治疗较难影响症状进展过程，但可能有助于减少疾病传播。症状持续时间不超过 2 周的患者应接受抗生素治疗，症状持续不超过 4 周者可能也适合接受该治疗。医护人员、妊娠女性及与婴儿护理相关人员症状持续不超过 8 周时也适合给予抗生素治疗。百日咳杆菌的培养时间较长，传染性极强，若有足够的临床证据怀疑百日咳，在进行诊断性实验室检查的同时即应考虑开始经验性抗生素治疗。大环内酯类抗生素可有效清除鼻咽部的百日咳杆菌，首选阿奇霉素或克拉霉素，对不能耐受大环内酯类抗生素的成人也可用复方磺胺甲噁唑。

预防 患者呼吸道隔离是预防疾病传播的重要措施。主动免疫是预防疾病传播，减少易感人群的有效方法。中国早已将百日咳列入计划免疫，时间表是 3 月龄、4 月龄和 5 月龄接种百白破三联疫苗，1 岁半和 6~7 岁时进行两次强化接种。有些国家在青春期或成年人再次进行强化接种，以减少成人百日咳感染。

与百日咳患者有密切接触者需接受暴露后抗生素预防。密切接触的定义是：与有症状的患者在 3 英尺（约0.9m）以内面对面接触。直接接触患者呼吸道、鼻或口腔分泌物的个体也可被视为密切接触者。对某些有发病和死亡高风险的群体，暴露后抗生素应用标准应放宽，包括婴儿、慢性肺病患者和免疫缺陷者。暴露后预防所用的抗生素方案与百日咳治疗所用相同。对于暴露个体，应在暴露后 3 周内密切观察有无百日咳的症状和体征。暴露后主动免疫和被动免疫均无法使接触者免于感染。

百日咳患者在完成至少 5 天的相应抗生素治疗前应避免接触婴幼儿，尤其是未接受免疫接种的儿童。教师、托儿所工作人员或医务人员的患者在完成至少 5 天的相应抗生素治疗之前也不应恢复工作。

（范洪伟）

shǔyǎorè
鼠咬热（rat bite fever） 由鼠类咬伤而感染人类的急性感染性疾病。在亚洲，鼠咬热主要由小螺菌感染所致；在美国，鼠咬热主要由念珠状杆菌感染所致。鼠咬热临床罕见。

小螺菌为革兰阴性菌，两端有鞭毛，有动力。人工培养基上不能生长，可用白鼠或豚鼠腹腔接种进行病原分离。念珠状杆菌为革兰阴性菌，多形性，呈杆状、丝状、长链状或念珠状，微需氧，在 8%~10%二氧化碳环境下含血清的培养基上生长良好。

小螺菌主要存在于鼠的血液中，结膜和鼻咽分泌物中含有该菌。念珠状杆菌主要寄生在鼠的鼻咽部和呼吸道。鼠咬伤人类时病原体侵入人体，病原体在局部淋巴结内繁殖，病原体侵犯入血引起全身性感染。念珠状杆菌还能通过鼠类的排泄物污染水或食物而感染人类。

鼠咬热的潜伏期为 4 天~3 周。小螺菌鼠咬热表现为已经愈合的伤口出现肿胀、疼痛或坏死，局部淋巴结肿大。全身表现为高热、畏寒和寒战，伴乏力、头痛、恶心和呕吐。发热为周期性热型，表现为弛张热 3~4 天，间隔 3~9 天体温正常，如此反复。发热期可伴皮疹，如斑丘疹或荨麻疹样皮疹，热退皮疹消退。病情 1~2 个月可自行缓解。念珠状杆菌鼠咬热在起病时咬伤伤口通常已经愈合，也无局部淋巴结肿大。临床表现为突然出现的畏寒、寒战和高热，伴呕吐、肌痛和关节痛。

2天后可出皮疹，皮疹呈离心性分布，为斑丘疹、麻疹样皮疹、淤斑、紫癜或脓疱疹。约半数患者出现多关节炎或化脓性关节炎，常累及膝、踝、肘或肩关节，以膝关节多见。经消化道感染的鼠咬热，呕吐和腹泻等消化道症状突出。

鼠咬热的并发症包括心内膜炎、心肌炎、肝炎和肾炎等。自抗生素问世以来，此病的病死率很低。

鼠咬热主要根据鼠咬伤史和临床表现作出临床诊断。小螺菌的病原学诊断主要依靠外周血涂片、伤口脓液涂片、淋巴结穿刺液涂片或皮疹浆液涂片通过染色或暗视野显微镜寻找细菌，也可用上述标本接种在白鼠或豚鼠腹腔中，1~3周后取白鼠或豚鼠的血液或腹水寻找小螺菌。小螺菌无血清学诊断方法。念珠状杆菌鼠咬热可通过血清凝集试验进行血清学诊断，血液、脓液或关节液培养或动物接种也可用于诊断。

小螺菌与念珠状杆菌对青霉素高度敏感，两种鼠咬热均首选青霉素治疗。青霉素过敏者可选用头孢曲松或多西环素。鼠咬热的治疗还包括伤口的局部处理，以及评价接种破伤风和狂犬病疫苗的必要性。

（范洪伟）

jūntuánjūnshǔxìng jíbìng

军团菌属性疾病 （disease caused by legionella）

军团菌属细菌所致感染性疾病。自1977年发现嗜肺军团菌以来，从环境和患者身上陆续分离到的其他军团菌，称非嗜肺军团菌。军团杆菌科只有一个属，即军团菌属，已发现34个种，其中17种可致人类疾病。军团杆菌科细菌为革兰阴性需氧杆菌，具有许多共同的生化特点，均需要在含氨基酸的特殊培养基上生长。

嗜肺军团菌和非嗜肺军团菌均广泛分布于土壤和水。嗜肺军团菌、米克戴德军团菌、博兹曼军团菌和菲利军团菌均能在供水系统中寄生，造成社区或医院内暴发流行。临床上以嗜肺军团菌感染为多见。常导致人类感染的非嗜肺军团菌包括米克戴德军团菌、博兹曼军团菌、杜莫夫军团菌和长滩军团菌。

嗜肺军团菌感染见于免疫功能正常和低下人群，而非嗜肺军团菌感染多见于免疫功能低下人群。嗜肺军团菌感染主要见于社区感染，也可见于医院获得性感染。非嗜肺军团菌感染很少见于社区，是医院感染的病原菌，尤其是免疫功能低下患者。

军团菌属感染的临床表现有肺炎型和非肺炎型。肺炎型最多见，以嗜肺军团菌肺炎为多，感染可以在社区获得，也可以在医院内获得。非嗜肺军团菌肺炎与之类似，免疫功能低下患者的临床表现可不典型，感染主要在医院内获得，社区获得少见。非嗜肺军团菌肺炎的肺外感染少见。

非肺炎型感染是自限性流感样疾病。潜伏期1~2天，前驱期表现为不适、头痛或肌肉酸痛，此后迅速出现发热、畏寒、胸痛或咽痛，可有腹泻等消化道症状。胸部X线片正常。病程3~5天，可自愈，又称庞提阿克热（Pontiac fever）。从患者身上很难分离到病原菌，依赖血清学检查确诊，源于接触感染性气溶胶，接触者的发病率>80%。

嗜肺军团菌肺炎的病原学诊断见军团菌肺炎。非嗜肺军团菌感染的诊断依靠病原菌的分离与鉴定。

军团菌属感染引起的肺炎用新大环内酯类或喹诺酮类抗菌药治疗，也可选择红霉素、四环素、多西环素、替加环素或复方磺胺甲噁唑。非肺炎型感染是自限性疾病，无需抗感染治疗。

（范洪伟）

māozhuābìng

猫抓病 （cat-scratch disease）

被猫抓伤或咬伤后出现以局部淋巴结肿大为临床特征的感染性疾病。

病原学 猫抓病的病原体尚未完全清楚。最初从猫抓病患者体内分离出猫艾菲比体，认为是此病的病原体。但是随后越来越多的研究证实，汉赛巴通体是猫抓病最主要的病原体。汉赛巴通体属于立克次体的巴通体科，有Houston-1血清型和Marseille血清型。体外培养困难，生长条件苛刻，营养要求高，生长缓慢，很难从患者的淋巴结或血液中分离到汉赛巴通体。汉赛巴通体是革兰染色阴性弯曲小杆菌，在血管壁和微小脓肿周围可以找到，有助于诊断。目前认为，猫抓病主要由汉赛巴通体、猫艾菲比体和其他未知的苛养微生物感染所致。

流行病学 猫抓病呈全球性分布，通常是散发病例。温带地区秋季发病多见，热带地区则无季节性。家庭聚集性发病少见。通过猫抓伤、咬伤或猫蚤叮咬所致。猫是汉赛巴通体的主要宿主。猫是传染源，尤其是幼猫和有猫蚤的猫。猫蚤在汉赛巴通体在猫与猫水平传播中起重要作用。猫抓病多见于学龄前儿童和青壮年。

病理表现 原发皮肤损害的病理改变为真皮层中坏死区，组织细胞和上皮细胞以多层排列包绕坏死区，最内层细胞呈栅栏样排列，伴淋巴细胞浸润，可见多核巨细胞。淋巴结早期病理改变为局限性网状细胞增生，继而出现巨噬细胞、浆细胞和中性粒细胞浸润，中心呈坏死性改变，周围有淋巴细胞和组织细胞浸润，形成一个或多个小脓肿，晚期融合形成大脓肿，可穿透皮肤形成瘘管。饱和银染色（Warthin-Starry染色）可在血管壁和小脓肿等处找到成簇、链状或丝状排列的病原体，有诊断意义。银染色无法区分汉赛巴通体和猫艾菲比体。

临床表现 表现多样，多数为轻症感染，主要表现为原发皮肤损害和局部淋巴结肿大。部分患者感染可累及肝、脾、眼、心内膜和中枢神经系统。

猫抓病常以原发侵犯部位的皮肤损害为首发症状。原发皮肤损害常在病原体进入机体后3~10天发生，表现为斑疹、丘疹、斑丘疹或疱疹，少数表现为脓疱疹或皮肤结节。原发皮肤损害持续1~3周，多见于手、前臂、足、小腿或颜面。随后出现原发皮肤损害引流区域的淋巴结痛性肿大是猫抓病的特征性临床表现。肿大淋巴结的局部皮肤红肿，直径常在1~5cm，大的可达8~10cm，部分患者的淋巴结化脓、溃破，形成瘘管。肿大淋巴结一般在2~4个月内消退。全身症状轻微，约半数患者有一过性发热，少数患者有疲乏、恶心、呕吐或消瘦等。可有头痛、脾大或结膜炎。

帕里诺（Parinaud）综合征表现为结膜炎、结膜内肉芽肿和耳前淋巴结肿大，是猫抓病的特征性表现，源于眼部附近被猫咬伤或舐舔而感染。该综合征几乎不引起眼、眶周和视网膜的严重并发症。

猫抓病的少见临床表现有不明原因发热、视神经视网膜炎、脑炎或脑膜炎、横贯性脊髓炎、培养阴性的心内膜炎、高钙血症和血小板减少性紫癜。在人类免疫缺陷病毒感染者可致杆菌性血管瘤病紫癜性肝炎。

诊断 猫抓病的病原学诊断主要依靠血清学检查，特异性IgG抗体效价≥1∶64即可诊断。组织病理学检查对诊断有帮助。

鉴别诊断 猫抓病需与引起淋巴结肿大的其他感染性疾病或肿瘤鉴别，如化脓性淋巴结炎和淋巴结结核，以及诺卡菌、弗朗西斯土拉热杆菌、红斑丹毒丝菌、炭疽杆菌、鼠疫耶尔森菌、伯氏疏螺旋体、EB病毒和巨细胞病毒等感染。淋巴瘤是最易与猫抓病相混淆的恶性肿瘤。

治疗 猫抓病多呈自限性病程，以对症治疗为主。化脓的淋巴结应反复穿刺引流，不推荐切开引流。肿大淋巴结1年尚未缩小者可考虑手术切除。汉赛巴通体对复方磺胺甲噁唑、多西环素、大环内酯类、氨基糖苷类和利福霉素敏感。轻症感染无需抗感染治疗，重症患者宜选用多西环素、环丙沙星或大环内酯类治疗。

（范洪伟）

luóxuántǐ bìng

螺旋体病（leptospirosis） 螺旋体所致一类感染性疾病。螺旋体是一类原核细胞微生物，形态细长、弯曲为螺旋状，能运动，其生物学特点介于细菌和原虫之间。对人类具有重要致病作用者包括：密螺旋体主要引起梅毒，雅司螺旋体引起雅司病，疏螺旋体引起莱姆病和回归热，钩端螺旋体引起钩端螺旋体病。

螺旋体以独特的螺旋状运动侵入有细小破损的皮肤或黏膜，经血管或淋巴系统进入血液繁殖，产生轻重不等的全身感染症状，并在局部侵入处形成特征性的皮肤或黏膜病损，进一步侵入靶器官，出现不同的临床症状群。部分螺旋体病可在体内形成慢性感染或各种并发症。

根据螺旋体感染典型的临床表现，结合特异性检验和流行病学史可诊断。血液或皮肤黏膜病损组织查找螺旋体阳性率低；血清学方法检测特异性抗体在病程后期明显升高；培养分离螺旋体需时较长，对早期诊断帮助不大。

螺旋体对多种抗生素敏感，尚无耐药报道。杀菌性抗生素如青霉素，常引起赫氏反应，可能与对抗生素敏感的螺旋体大量破坏有关，多发生在病程早期的螺旋体败血症阶段。赫氏反应可使病情加重，部分螺旋体病还可促发致命性的并发症。

预防方面应加强卫生宣传教育，强化法制管理，疫苗和化学预防。

（唐小平）

dìfāngxìngmìluóxuántǐ bìng

地方性密螺旋体病（endemic treponematoses） 密螺旋体所致慢性非性病性感染性疾病。呈地方性分布，常见3种疾病：苍白密螺旋体地方亚种感染引起的地方性梅毒（非性病性梅毒）、苍白密螺旋体细弱亚种引起的雅司病（yaws）和品他密螺旋体引起的品他病（pinta）。3种密螺旋体在形态学和血清学上不能与苍白密螺旋体苍白亚种（梅毒）区别。

病原学 见螺旋体病。

流行病学 地方性梅毒主要见于东地中海地区和西非（撒哈拉）干旱地区国家，通过口对口接触或共用餐饮器具而传播；雅司病见于热带国家，以儿童和青少年多见，卫生条件差和皮肤外伤容易传染此病；品他病主要发生于中美洲、南美洲中的丛林与城郊地区。

发病机制 地方性密螺旋体病通过与人体破损的皮肤或黏膜接触而被感染。密螺旋体侵入血后，进一步侵犯骨骼、淋巴结或远处皮肤，导致相应病变。

临床表现 3 种疾病表现各异。

地方性梅毒 在儿童以黏膜斑起病，常见于口腔黏膜。随后可在躯干及肢体出现丘疹鳞屑样及侵袭性丘疹样病损。下肢骨膜炎常见，疾病后期在鼻及软腭可出现梅毒瘤样病损。

雅司病 临床上皮肤损害酷似梅毒，但不累及心脏和中枢神经系统，经数周潜伏期后，开始出现肉芽肿样或斑疹样损害，常见于下肢，病损可愈合，随后可在面部、肢体及臀部出现广泛的软肉芽肿性皮疹，好发于皮肤黏膜交界处，可缓慢愈合但可复发。足底可发生角化性病变引起疼痛性溃疡（蟹状雅司病），后期可产生破坏性病变，包括骨膜炎（特别是胫骨），颌骨的鼻骨部分增殖性外生骨疣（巨鼻症）、关节旁结节、树胶肿样皮肤病变，最后为多发性面部溃疡，特别是鼻周围（毁形性鼻咽炎）。

品他病 病损限于皮肤，开始时出现小丘疹，之后数月内发展为红斑，最后可发展为鳞屑状红色斑块，主要见于四肢、面部及颈部。数月后可发生对称性石板状斑块，常见于面部和四肢的骨隆突处，最后可褪色如同白斑病。足底和手掌可发生过度角化，破坏性病损可留下瘢痕。

诊断与鉴别诊断 来自流行区的患者出现典型病损，早期病变时暗视野可见螺旋体，实验室和荧光密螺旋体吸收试验呈阳性可诊断。此病需与性病性梅毒进行鉴别。

治疗 应用苄星青霉素。青霉素过敏者可用红霉素或四环素，晚期雅司病的溃疡需局部应用防腐敷料，慢性骨炎和挛缩所致畸形者需手术处理。

预后 早期治疗，预后较好。周期性复发迁延多年，部分患者可获自发性临床痊愈。晚期慢性病损患者有广泛性伤残、畸形和功能障碍。

预防 尽量避免与患者接触，并加强隔离消毒措施。对皮肤有外伤、开放性创伤或擦伤者必须消毒包扎，防护昆虫叮咬，改善个人卫生。

(唐小平)

gōuduānluóxuántǐ bìng

钩端螺旋体病（leptospirosis）

致病性钩端螺旋体所致急性动物源性传染病。主要临床特征早期为钩端螺旋体败血症，中期为各脏器损害和功能障碍，后期为各种变态反应性后发症。重症患者有明显的肝、肾、中枢神经系统损害和肺弥漫性出血。

病原学 钩端螺旋体（简称钩体）属于螺旋体属。钩体呈细长丝状，有 12 ~ 18 个螺旋，长 6 ~ 20μm，菌体的一端或两端弯曲成钩状，革兰阴性。电镜观察钩体包括菌体、轴丝、外膜。外膜的主要组成部分是磷脂、外膜蛋白及脂多糖，有抗原性和免疫原性，其相应抗体为保护性抗体。影响钩体毒力的因素包括蛋白Loa22、血红素加氧酶、鞭毛马达开关蛋白及脂多糖。钩体抗原结构复杂，全世界已发现 24 个血清群，250 个血清型，新菌型仍在不断发现中。中国已知有 19 个群，74 个型（161 型），并有新群不断发现，是世界上发现血清型最多的国家。常见流行群有黄疸出血群、波摩那群、犬群、流感伤寒群、澳洲群、秋季群、七日群和爪哇群。波摩那群分布最广，是洪水型和雨水型的主要菌群，黄疸出血群毒力最强，是稻田型的主要菌群。

流行病学 全球每年有超过 50 万重症钩体病患者，其死亡率超过 10%。此病几乎遍及世界，主要流行于热带及亚热带的发展中国家或地区。美国巴尔的摩市和一些发展中国家如巴西、孟加拉国等在城市暴发了钩体病。中国自进入 20 世纪 90 年代后钩体病流行呈下降趋势，绝大部分地区有此病散发或流行，多发生于西南和南方各省，秋夏之交为好发季节，青壮年、农民发病率高。

发病机制 钩体经皮肤或黏膜侵入人体后，经淋巴管或直接进入血流繁殖产生毒素，3 ~ 7 天形成钩体败血症。钩体进入内脏器官，使其受到不同程度损害，造成中期多个器官损伤。多数患者为单纯败血症，内脏器官损害轻，少数内脏损害较重，出现肺出血、黄疸、肾衰竭、脑膜脑炎。起病后数日至数月为恢复期或后发症期，因免疫病理反应，可出现后发热、眼后发症、反应性脑膜炎和闭塞性脑动脉炎。钩体病的病变基础是全身毛细血管感染中毒性损伤。钩体病的发病机制尚未阐明，除与钩体的毒力、型别有关外，尚与宿主的免疫反应、遗传背景（如 HLA-DQ6）有关。钩端螺旋体脑动脉炎的发病机制与钩体穿过血脑屏障进入脑组织、血管壁直接损伤脑血管、钩体感染后引起Ⅲ型变态反应及内毒素毒性反应有关。

临床表现 潜伏期 7 ~ 14 天，一般为 2 ~ 28 天。典型临床经过分为 3 期。

早期（钩体败血症期）　发病后 3 天内，主要表现为全身感染中毒表现，如发热、畏寒或寒战、体温约 39℃，多为稽留热，部分弛张热，热程 7～10 天，全身肌肉酸痛，腓肠肌疼痛，乏力显著，眼结膜充血，浅表淋巴结肿大。

中期（器官损伤期）　表现因临床类型而异。

流感伤寒型　无明显器官损害。多见（90%以上），发热和毒血症状持续 5～10 天。

肺出血型　①轻型：痰中带血或咯血，X 线胸片见肺纹理增多、点状或小片状阴影。②肺弥漫性出血型：在渐进性变化的基础上突然恶化，来势凶猛，分为 3 期：先兆期、出血期、垂危期。先兆期表现为气促、心悸、烦躁，呼吸、脉搏进行性增快，可有血痰或咯血，呼吸音增粗，双肺可闻及散在且逐渐增多的湿啰音，胸部 X 线片可见散在点片状阴影或小片融合。出血期表现为极度烦躁、气促、发绀、有窒息或恐惧感、咯血、呼吸、心率显著加快，双肺满布湿啰音，胸部 X 线片双肺广泛点片状阴影或大片融合。垂危期表现为神志不清、恍惚或昏迷、呼吸不规则、重度发绀、大量咯血。

黄疸出血型　又称外耳病，进行性加重的黄疸、出血和肾损害。肝损害表现为食欲减退、恶心、呕吐，出现黄疸、肝大、出血，少数肺弥漫性出血。肾损害表现为轻者蛋白尿、血尿，重者肾衰竭。肾衰竭是黄疸出血型的主要死因。

肾衰竭型　各型钩体病都可有肾损害的表现。

脑膜脑炎型　严重头痛、烦躁、颈项强直、克氏征和布氏征阳性、嗜睡、谵妄、瘫痪、抽搐或昏迷，严重者出现脑水肿、脑疝或呼吸衰竭，脑脊液压力增高，蛋白含量增多，白细胞多在 $500 \times 10^6/L$ 以下，以淋巴细胞为主。

后期（恢复期或后发症期）　少数患者出现：后发热，眼后发症如葡萄膜炎、虹膜睫状体炎，反应性脑膜炎，闭塞性脑动脉炎如偏瘫、失语、多次反复短暂肢体瘫痪。脑动脉炎多于钩体病之后 2～5 个月发病。

诊断　在流行地区、流行季节，易感者在最近 28 天内有接触疫水或接触病畜史。急性起病，全身酸痛、腓肠肌疼痛与压痛，腹股沟淋巴结肿大，或并发肺出血、黄疸、肾损害、脑膜脑炎；或在青霉素治疗过程中出现赫氏反应。血常规白细胞总数和中性粒细胞计数轻度升高或正常，特异性血清学检查如显微凝集试验或病原学检查阳性可诊断。

鉴别诊断　流感伤寒型应与上呼吸道感染、流行性感冒、伤寒、败血症鉴别；肺出血型需与肺结核咯血和大叶性肺炎鉴别；黄疸出血型需与急性黄疸型病毒性肝炎、流行性出血热、急性溶血性贫血鉴别；脑膜脑炎型需与病毒性脑膜脑炎、化脓性脑膜炎、结核性脑膜炎鉴别。

治疗　①一般治疗：卧床休息，给予易消化、高热量饮食，高热者予物理降温。②病原体治疗：首选青霉素，注意从小剂量开始，避免赫氏反应，其他选择有庆大霉素、四环素。③对症处理：赫氏反应予镇静和糖皮质激素处理；肺出血型及早镇静，根据情况给予强心药，慎用升压药；黄疸出血型加强保肝、解毒、止血等治疗。④后发症治疗：包括

后发热、反应性脑膜炎予对症处理；葡萄膜炎予 1%阿托品或 10%去氧肾上腺素滴眼扩瞳，必要时糖皮质激素治疗；脑膜脑炎型治疗上以杀灭钩体和抑制炎症反应为主，青霉素对钩体有强大的杀伤作用，使用糖皮质激素可抑制血管内的免疫炎症反应，以免进一步加重血管壁的损伤。

预后　此病的病死率约为 1.24%，主要死因是肺出血。

预防　灭鼠、管理好猪和犬、改造疫源地，搞好环境卫生和消毒，田间作业时注意防护，对易感人群预防接种和药物预防。

（唐小平）

huíguīrè

回归热（relapsing fever）

回归热螺旋体所致急性传染病。根据传播媒介不同，可分为虱传回归热（流行性回归热）和蜱传回归热（地方性回归热）两种类型。临床特点为反复阵发性高热，伴全身肌肉酸痛、肝脾大，重者有黄疸和出血倾向。

病原学　回归热螺旋体属疏螺旋体属，又称包柔螺旋体属。虱传回归热螺旋体仅 1 种，称回归热螺旋体或欧伯门亚螺旋体。蜱传回归热螺旋体根据媒介昆虫软体蜱的种类命名，可分为 10 余种。两型回归热螺旋体形态基本相同，长 10～20μm，宽 0.3～0.5μm，有 3～10 个粗大而不规则的螺旋，两端尖锐，运动活泼，以横断分裂繁殖。瑞氏（Wright）或吉姆萨（Giemsa）染色呈紫红色。培养较困难，需用加血清、腹水或兔肾脏碎片的培养基在微氧条件下培养才能繁殖，接种于幼小白鼠腹腔或鸡胚绒毛尿囊膜易繁殖。回归热螺旋体壁不含脂多糖，但有内毒素样活性。体表抗原极易变异。对热、干燥及多

种化学消毒剂均较敏感，但耐寒，能在 0℃ 的凝固血块内存活 100 天。螺旋体抗原易产生变异，不同菌株的抗原性不尽相同，在同一患者不同发热期中，所分离出的菌株抗原性也有差异。

流行病学 回归热呈世界性分布，主要流行于热带和温带国家或地区。在中国流行的回归热主要是虱传回归热，蜱传回归热主要出现在新疆地区。人对回归热普遍易感，青壮年较多。虱传回归热有明显的季节性，多见于冬末春初，一般发病高峰在 3 ~ 4 月。蜱传回归热多发生在 4 ~ 8 月。

发病机制 回归热螺旋体为疏螺旋体，通过感染性虱或蜱体叮咬皮肤和黏膜后侵入人体，在血液循环中迅速生长繁殖，产生大量内毒素样代谢产物，导致发热和毒血症状，人体产生特异性抗体如溶解素、凝集素、制动素后，螺旋体在单核-巨噬细胞系统内被吞噬和溶解，从外周血中消失，高热骤退，转入间歇期。多次发作后，螺旋体的抗原性易发生变异，逃逸免疫清除，引起复发。未被消灭的螺旋体隐匿于肝、脾、骨髓、脑、肾中，经过繁殖达一定数量再次入血，引起发热等临床表现，如此周而复始反复发作，直至机体的特异性抗体能完全控制病原体，发作才终止。故病原体的抗原易变性和机体的强烈免疫反应相互抗争是回归热患者周期性发作的原因。除毒血症状外，由于补体激活，凝血因子活化等系列变化，尚可损伤全身毛细血管内皮细胞及红细胞，引起出血、溶血、黄疸甚至弥散性血管内凝血。

临床表现 虱传回归热潜伏期 2 ~ 14 天，蜱传回归热潜伏期 4 ~ 9 天。两者临床表现相似，多

起病急骤，出现畏寒、寒战、高热、头痛、全身肌肉及关节疼痛、肝脾大，体温 38.5 ~ 40.0℃，大多数呈稽留热，少数为弛张热或间歇热。蜱叮咬处可有特异性皮疹，从红色丘疹到水疱、硬结，最后色素沉着或抓破后结痂，可持续 1 ~ 2 周，痒感明显。严重者可有谵妄、昏迷、黄疸及出血倾向。发热数日后进入间歇期，发热期与间歇期交替出现，可复发多次，每次发作的时间逐渐缩短，病情逐渐减轻。复发次数多为 1 ~ 2 次，复发 3 次以上者仅 1% ~ 2%。常见并发症有肺炎、结膜炎、多发性关节炎及出血性脑膜炎等。严重病例可并发弥散性血管内凝血。

诊断与鉴别诊断 根据阵发性发热伴全身疼痛等典型的临床表现，结合体虱或蜱叮咬史、野外作业，血常规白细胞计数升高，中性粒细胞比例增加，暗视野检查发热期血液、骨髓、尿液或脑脊液涂片查到螺旋体可诊断。

此病应与流行性斑疹伤寒、流行性感冒、钩端螺旋体病、疟疾、伤寒、流行性出血热鉴别。

治疗 ①一般治疗及对症治疗：卧床休息，给予高热量流质饮食，补充足够液体和电解质，毒血症状严重者适当应用糖皮质激素。②病原体治疗：首选青霉素，疗程 5 ~ 7 天。亦可用四环素类药物，疗程 7 ~ 10 天。注意赫氏反应，及时应用糖皮质激素治疗。

预后 取决于治疗早晚、年龄及有无并发症。病死率为 2% ~ 6%。蜱传回归热病死率略低，儿童患者预后良好。

预防 隔离患者，彻底灭虱、鼠、蜱，注意个人防护，必要时可口服多西环素或四环素预防。

（唐小平）

Láimǔbìng

莱姆病（Lyme disease） 蜱传伯氏疏螺旋体所致自然疫源性疾病。因在 1975 年最先发现于美国康涅狄克州的莱姆（Lyme）镇而得名。可引起皮肤、神经、关节、心脏等多器官、多系统损伤，病程缓慢，临床表现复杂多样。

病原学 伯氏疏螺旋体在分类学上为螺旋体属的一种，它是一种单细胞的革兰阴性螺旋体。其形态较小，长 $10 ~ 35\mu m$，直径 $0.2 ~ 0.4\mu m$，有 3 ~ 10 个或更多的稀疏螺旋，电镜下可见每端有 7 ~ 15 条鞭毛。对常用化学消毒剂如乙醇、戊二醛、漂白粉，物理因素如高温、紫外线，以及青霉素、氨苄西林、四环素、红霉素等均抗菌药敏感，对庆大霉素、卡那霉素等不敏感。伯氏疏螺旋体有高度的遗传异质性，至少可分为 11 个基因型。

流行病学 在亚洲、欧洲、美洲、非洲、大洋洲等 70 多个国家的病例连年增加，估计年发病约 30 万人，成为对人类危害最严重的疾病之一。1992 年被 WHO 列入重点防治研究对象。中国以血清学方法确定的有 29 个省、市、自治区，以病原学方法确定的有 19 个省、市、自治区存在莱姆病的自然疫源地。莱姆病发病有一定季节性，有两个高峰，分别在每年的 6 月及 10 月，其中以 6 月左右发病最突出。不同年龄组的人群均可感染，青壮年发病率较高。职业与此病关系较密切，室外工作人员或从事多种室外活动者危险性较大。

发病机制 首先以蜱为媒介通过叮咬人的皮肤而感染，不能除外蜱粪中螺旋体污染创口而进入皮肤的可能。发病机制尚未完全阐明，但已知与下列因素有关：

①病原体直接侵犯。②螺旋体脂多糖的生物学作用。③免疫复合物损伤。伯氏疏螺旋体侵入皮肤后形成慢性游走性红斑，然后继续蔓延至淋巴，或进入血液播散至各脏器造成直接损伤。螺旋体脂多糖有内毒素的许多生物学活性，可非特异性激活单核细胞、吞噬细胞、滑膜纤维细胞、B细胞和补体，并产生许多细胞因子，病原体黏附于细胞外基质、内皮细胞和神经末梢，诱发交叉反应，活化与大血管（神经组织、心脏和关节的大血管）闭塞发生有关的特异性T和B细胞，引起脑膜炎、脑炎和心脏损伤。在发病后期，检测血清循环免疫复合物和冷沉淀物常为阳性，故可能以免疫病理损伤为主。

临床表现　潜伏期3~20天，长者可达3个月，平均9天。依据病程分3期，可依次出现，但有时分期不明显。临床症状多样性，与患者年龄、病原体的基因型和宿主等其他因素有关。

第一期（早期）　平均持续7天，以全身感染中毒症状为主，常伴乏力、发热、头痛、关节和肌肉疼痛等，局部和全身淋巴结可肿大，亦可出现脑膜刺激征，局部皮肤出现游走性红斑为特征性表现。红斑初为红色小丘疹，逐渐扩张成环形、三角形等，多在肢体近端或躯干，多随病程而增大，部分患者伴瘙痒或疼痛。红斑在治疗后数天或数周后消退，消失时可伴糠麸样皮肤脱屑，多数患者红斑消失后无痕迹。外周血白细胞多正常，个别患者中度增多，淋巴细胞比例可升高。

第二期（中期）　发病2~4周后患者可出现明显的神经系统症状和心脏受累征象。15%~20%患者出现神经系统症状如头痛、

呕吐、眼球痛、颈项强直及浆液性脑膜炎，1/3患者发生明显的脑炎症状，表现为兴奋性增高、睡眠障碍、谵妄等，半数患者可发生神经炎，面神经损害最常见，表现为面肌不完全性瘫痪、病损部位麻木或刺痛。面神经损害在青少年多可完全恢复，中老年则常留后遗症。病后5周或更晚，约80%患者出现心血管系统症状，急性发病，表现为心音低钝、心动过速、房室传导阻滞，严重者发生完全性房室传导阻滞，持续数日至6周缓解，但可反复发作。

第三期（晚期）　感染后数周至2年内，特点为关节病变，约80%患者可出现关节炎或慢性侵袭性滑膜炎等，以膝、肘、髋等大关节多发，小关节周围组织亦可受累。主要症状为关节疼痛及肿胀，膝关节可有少量积液，常反复发作。慢性萎缩性肢端皮炎主要见于老年女性，好发于前臂或小腿皮肤。本期不易分离出螺旋体，对抗生素治疗反应差。

诊断　美国疾病控制与预防中心（CDC）关于莱姆病的诊断标准有下列5项：①有慢性游走性红斑。②有短暂或反复发作的非对称性关节炎或关节肿、淋巴细胞性脑膜炎、脑神经根炎（特别是面神经麻痹，可为双侧性）、神经根炎、脑脊髓炎；急性起病的一过性高度房室传导阻滞。③流行病学暴露史。④曾去过流行区或有蜱叮咬史，显示有伯氏疏螺旋体感染的血清学证据。⑤分离到伯氏疏螺旋体，或从血清、脑脊液中检测到高效价特异性抗体或双份血清特异性抗体效价增加，并排除假阳性。具备上述5项中3项或以上者可诊断莱姆病。

中国目前采用的诊断标准：①在流行区作业，近数日到数月

有蜱叮咬史。②有典型的皮肤损伤。③有单关节炎或多关节炎。④有神经系统损伤、面瘫或脑膜炎者。⑤间接免疫荧光抗体血清效价不低于1：128，或双份血清呈4倍增长。患者具备①⑤项加②③④项中的任何一项即可诊断。分离培养是诊断的金标准。伯氏疏螺旋体的体外培养一般采用皮肤组织和血液标本。一期游走性红斑皮损其培养阳性率为50%，二期游走性红斑患者皮损培养阳性率近90%。

鉴别诊断　皮肤病变应与其他出疹性疾病如猩红热、流行性出血热等鉴别；神经病变应与其他原因的脑膜炎、脑炎、脊髓炎等鉴别；莱姆病心肌炎应与其他原因所致心律失常鉴别；莱姆病关节炎应与风湿性关节炎或类风湿关节炎等鉴别。

治疗　抗螺旋体治疗是关键。第一期选择四环素、阿莫西林、红霉素或多西环素；第二期出现脑膜炎应静脉给予青霉素；第三期若出现严重心脏、神经或关节损害，可应用青霉素或头孢曲松。治疗中需注意赫氏反应，表现为发热、寒战，以及游走性红斑、乏力、头痛等。出现并发症者应给予对症处理，若心肌炎患者出现完全性房室传导阻滞，可应用临时起搏器。

预后　多数预后好，少数严重病例预后差。

预防　进入疫区前注射莱姆病疫苗，做好防护，防止硬蜱叮咬，叮咬后应预防性使用抗生素。

(唐小平)

yànyǎngjūn gǎnrǎnxìng jíbìng

厌氧菌感染性疾病（disease caused by anaerobe）　厌氧菌引起人体组织和器官感染的一类疾病。厌氧菌是人体正常菌群的组

成部分，广泛存在于人体皮肤和腔道深部黏膜表面。存在组织缺血、坏死或需氧菌感染，局部组织的氧浓度降低，才发生厌氧菌感染。厌氧菌感染的报道逐渐增多。慢性疾病、肿瘤、器官移植、血液病患者，老年脑血管病患者，意识障碍、吞咽困难患者，以及长期应用免疫抑制药、糖皮质激素的患者均为此类疾病的易感人群。

病因及发病机制　厌氧菌是一大群种类繁多、专性厌氧，必须在无氧环境中才能生长的细菌，广泛分布于自然界和人及动物体内。包括有芽胞和无芽胞两类，后者能以芽胞的形式存在于体外，前者主要存在于人体及动物体内，特别是肠道、口腔、上呼吸道和泌尿道等处，与需氧菌和兼性厌氧菌共同构成机体的正常菌群。正常情况下，菌群保持相对平衡，若长期应用广谱抗生素、糖皮质激素、免疫抑制药等，发生菌群失调或机体抵抗力减退，则可导致内源性厌氧菌感染。

常见致病性厌氧菌有革兰阴性脆弱类杆菌、狄氏类杆菌、多形类杆菌及梭形杆菌，以及革兰阳性破伤风杆菌、梭状芽胞杆菌、消化球菌等。除破伤风和气性坏疽为外源性感染外，无芽胞厌氧菌感染均为内源性。感染时局部形成的脓液或浸出液有腐败臭味，可出现组织坏死、坏疽、气体形成，假膜形成，化脓性血栓性静脉炎或多发性脓肿等。

临床表现　厌氧菌感染可发生于任何部位和脏器，但以胸腔、腹腔和盆腔感染多见，占70%～90%，且1/3～2/3为混合感染。其症状取决于感染部位，包括脑、脊髓、肺、腹腔、肝、子宫、生殖道、皮肤和血管脓肿，以及牙

龈脓肿、颌骨感染、牙周疾病、慢性鼻窦炎、中耳炎等。厌氧菌中的产气荚膜梭菌所致气性坏疽，其特征是在肌肉和皮下组织内有气体，但产气的外科细菌性感染并不一定是气性坏疽。无芽胞性厌氧菌的生长通常较缓慢，出现临床症状有时较晚。厌氧菌引起的切口感染甚至在拆线后数天才发现明显脓液。

诊断与鉴别诊断　综合患者的基础性疾病病史、有提示厌氧菌感染的某些临床表现及细菌学检查可考虑此病，确诊需做厌氧菌培养。临床可采集脓液或体液标本送实验室培养，常规做革兰染色检查对迅速确诊有帮助。若涂片革兰染色证明有菌而需氧菌培养阴性，应高度怀疑为厌氧菌感染。此类标本操作必须小心，因为暴露于空气能杀死厌氧菌，培养便无诊断价值。此病主要与需氧菌感染鉴别，细菌培养可资鉴别。

治疗　原则是建立不利于厌氧菌生长繁殖的环境（包括脓肿引流、外科清除坏死组织即清创术治疗）与抗菌药治疗。必须选择对厌氧菌敏感的抗菌药，首选甲硝唑，对所有厌氧菌包括脆弱类杆菌有效。可根据感染部位初步推断致病菌以选择抗菌药，膈肌以上包括中枢神经系统、头颈部和胸膜肺部，致病菌（除类杆菌能产生β-内酰胺酶外）对青霉素类大多敏感；膈以下厌氧菌感染如腹腔内和女性生殖道感染，常见致病菌为脆弱类杆菌，可选择β-内酰胺酶抑制剂、碳青霉烯类、大环内酯类抗菌药。厌氧菌常为混合感染，应多种药物联合治疗。药物在脓肿和坏死组织常难达到理想的浓度，可用其最大推荐剂量，且疗程宜长以免感染

复发。对少数产外毒素的厌氧菌如破伤风杆菌、肉毒杆菌感染，宜同时用抗毒素。对严重感染患者应加强支持疗法，酌情输血浆或全血，积极治疗原发病。高压氧能提高组织的氧张力，抑制厌氧菌繁殖，对控制梭形芽胞杆菌感染有较好疗效。

预防　对外伤伤口应尽快彻底清创，清除异物和死腔，重建良好血供。腹部贯穿性外伤，尤其累及结肠时，可静脉注射抗生素预防感染。应积极治疗慢性病灶如慢性中耳炎、鼻窦炎、乳突炎，以预防颅内厌氧菌感染。有瓣膜病变的心脏病患者行牙科、口腔手术时应予预防性抗菌治疗。为预防产后厌氧菌感染，应注意胎膜早破、产程延长和产后出血的处理。

(唐小平)

ròudúgǎnjūn dúsù zhòngdú

肉毒杆菌毒素中毒　(botulinum toxin poisoning)　肉毒梭状芽胞杆菌毒素引起以运动神经麻痹为特征的人畜共患中毒性疾病。属少见病。

病原学　肉毒梭状芽胞杆菌（肉毒杆菌）是两端钝圆革兰染色阳性大杆菌，严格厌氧，无荚膜，广泛分布于土壤和海底沉淀，可在自然界形成芽胞，在严格厌氧的条件下可产生极强烈的外毒素，即肉毒毒素。该毒素性质稳定，不易被蛋白酶及胃酸破坏，是目前已知化学毒物和生物毒素中毒性最强烈者。毒素具有极强的抗原性，可分为A到G型8个毒素型，各型毒素只能为相应型抗毒素所中和。A型、B型、E型、F型可引起人类中毒。肉毒杆菌芽胞有很高耐热性，100℃能存在数小时，但在120℃湿热30分钟可杀死其芽胞。相反，毒素容易被

加热所破坏，80℃烹调食物30分钟即可避免肉毒中毒。温度低至3℃条件下，仍能产生毒素，例如在冰箱内，而且不需要严格厌氧条件。

流行病学 该病全世界均有分布，一年四季均可发生。

发病机制 此病不是细菌感染，在人或动物摄入被肉毒杆菌产生的毒素污染食物后发生。肉毒毒素能快速且不可恢复性地与神经肌肉细胞连接处的细胞膜受体结合，干扰外周神经末端释放乙酰胆碱，引起运动神经麻痹、共济失调，严重病例可出现全身肌肉麻痹甚至死亡。

临床表现 包括3种类型。

食物源型肉毒中毒 起病急骤，在摄入毒素后18～36小时发生，毒素来源于摄入体内被污染的食物。恶心、呕吐、腹痛及腹泻常先于神经症状发生。神经症状呈双侧性和对称性，始于脑神经，继之发生下行性松弛或麻痹。初始有口干、复视、上睑下垂、眼的调节作用丧失、瞳孔对光反射减弱或完全丧失。可出现延髓麻痹症状（构音障碍、吞咽困难、发音困难、面无表情）。吞咽困难会导致吸入性肺炎。四肢、躯干肌肉和呼吸肌呈下行性进行性无力。无感觉功能障碍，神志清醒。除非并发感染，一般不发热，脉搏正常或缓慢。若发生神经损害，常出现便秘。主要并发症是膈肌麻痹所致呼吸衰竭和肺部感染。

创伤型肉毒中毒 因肉毒杆菌在感染的组织内繁殖产生毒素，表现与食物源型肉毒中毒的神经症状相似，但患者一般无胃肠道症状或提示食物中毒为起因的证据，可能追踪到创伤史。

婴儿型肉毒中毒 最常见于不满6月龄的婴儿，常因摄入肉毒杆菌的芽胞在大肠内繁殖产生毒素。90%病例最初表现为便秘，继之出现神经肌肉性麻痹，从脑神经开始，逐步向外周和呼吸肌群发展。典型脑神经缺陷表现为上睑下垂、眼外肌麻痹、啼哭无力、吸奶减弱，呕吐反射减弱，口角流涎及面无表情。病情轻重程度不等，从轻度嗜睡和吸奶减慢至严重肌张力减低和呼吸功能不全。

诊断与鉴别诊断 若患者神志清楚，无发热，无感觉障碍，但有对称性、下运动神经元麻痹，且为下行性，血清或粪便中找到肉毒毒素，或从粪便、伤口处中分离到该菌即可诊断。肌电图检查可辅助诊断，大多数患者能产生对快速重复性刺激的特征性增强反应。此病需与吉兰-巴雷综合征、脊髓灰质炎、脑卒中、重症肌无力、蜱媒性麻痹，以及由箭毒或颠茄生物碱所致中毒、脓毒症、甲状腺功能减退症及良性先天性肌张力减低鉴别。

治疗 中毒早期使用抗毒素制剂可有效减轻中毒症状，如活性炭胃肠灌洗。肉毒毒素中毒患者呼吸道反射减弱，活性炭应通过胃管给予，应用气管内套管保护呼吸道。对生命威胁最大的是呼吸功能损害及其并发症。出现呼吸衰竭和肌肉瘫痪的严重患者需进行气管插管及机械性通气。由于这类支持性治疗方法改进，病死率已下降至10%以下。

预防 正确罐装食品，食用前充分加热家制罐装食品。一旦发现罐装食品腐败应弃去。伤口发炎应及时就医，不共用注射针头，以预防伤口肉毒中毒。对接触或怀疑接触过污染食物的任何人，必须严密观察。对工作中接触肉毒杆菌或其毒素的工作人员，可用类毒素主动免疫。

（唐小平）

pòshāngfēng

破伤风（tetanus） 破伤风杆菌侵入伤口产生毒素所致以强烈肌阵挛为特征的急性感染性疾病。其临床特征为牙关紧闭、强直性痉挛及阵发性痉挛，严重者可发生喉痉挛窒息、肺部感染和衰竭。波及的肌群主要有咬肌、背脊肌、腹肌和四肢肌等。

病原学 破伤风杆菌为专性厌氧菌，革兰阳性。平时存在于人畜的肠道，随粪便排出体外，以芽胞状态分布于自然界，尤以土壤中常见。芽胞对环境有很强的抵抗力，能耐煮沸15～90分钟。

流行病学 据WHO报道，全球每年约有100万人死于破伤风，农民发病率尤其高。中国破伤风发病率提高，特别是新生儿破伤风替代流行性乙型脑膜炎进入前五位。非法接生的新生儿及农民是易患人群。破伤风发病无一定地域性，一切开放性损伤均有发生破伤风的可能，相对集中于卫生保健意识和水平低下的农村和拥有大量外来人口的城市。

发病机制 破伤风的发病需要两个条件：①皮肤上有伤口，细菌能从破口进入人体。②该菌只能在缺氧条件下生长繁殖，伤口中有坏死组织、杂有泥土或其他异物，或伴需氧菌的混合感染，造成适于破伤风杆菌繁殖的有利环境。创口越深、越脏，越适宜破伤风杆菌的生长繁殖，发生破伤风的机会也就越多。

该菌通过皮肤或黏膜上的伤口侵入人体后，低氧条件下在局部迅速繁殖而产生毒性极强的外毒素，有痉挛毒素和溶血毒素，前者是引起症状的主要毒素，对神经有特殊亲和力，能引起肌痉挛；后者则能引起组织局部坏死和心肌损害。破伤风的痉挛毒素附合在血清球蛋白上到达脊髓前角灰质或脑干的运动神经核，与联络神经的突触相结合，使其不能释放抑制性递质（甘氨酸或γ-氨基丁酸），以致α运动神经系统失去正常的抑制性，引起特征性的全身横纹肌紧张性收缩或阵发性痉挛。毒素还可阻断脊髓对交感神经的抑制，使交感神经过度兴奋，引起大汗、血压不稳定、发热和心率增快等。

临床表现 潜伏期6～10天，潜伏期或前驱症状持续时间越短，症状越严重，死亡率越高。患者先有乏力、头晕、头痛、咬肌紧张酸胀、烦躁不安、打呵欠等前驱症状，持续12～24小时。接着出现典型的肌强烈收缩，最初是咬肌，以后顺次为面肌、颈项肌、背腹肌、四肢肌群、膈肌和肋间肌。患者开始感到咀嚼不便，张口困难，随后有牙关紧闭。面部表情肌群呈阵发性痉挛，使患者具有独特的"苦笑"表情。颈项肌痉挛则出现颈项强直，头略向后仰，不能做点头动作。背腹肌同时收缩，但背肌力量较强，以致腰部前凸，头及足后屈，形成背弓，称为"角弓反张"状。四肢肌收缩时，因屈肌比伸肌有力，肢体可出现屈膝、屈肘、半握拳等姿态。在持续紧张收缩的基础上，任何轻微刺激，如光线、声响、震动或触碰患者身体，均能诱发全身肌群的痉挛和抽搐。每次发作持续数秒至数分钟，面色发绀，气促、口吐白沫，流涎，磨牙，头频频后仰，四肢抽搐不止，全身大汗淋漓，非常痛苦。发作间歇期疼痛稍减，但肌肉仍不能完全松弛。强烈的肌痉挛，有时可使肌断裂，甚至发生骨折。

膀胱括约肌痉挛可引起尿潴留。持续性呼吸肌群和膈肌痉挛，可以造成呼吸骤停以致死亡。疾病期间患者神志始终清楚，一般无高热。高热出现提示并发肺炎。病程一般3～4周。自第二周后，随病程延长，症状逐渐减轻。但在痉愈后的较长时间内，某些肌群有时仍有紧张和反射亢进现象。少数患者表现为局部破伤风，仅有受伤部肌肉持续性强直，可持续数周至数月，以后逐渐消退。

诊断与鉴别诊断 根据受伤史和临床表现，一般可确诊。但对仅有某些前驱症状者，诊断较难。伤口厌氧菌培养也难获阳性，需密切观察病情，以免延误诊断。

此病需与*细菌性脑膜炎、狂犬病、手足搐搦症、子痫、癔症*等鉴别。

治疗 综合治疗，包括消除毒素来源、中和游离毒素、控制和解除痉挛、保持呼吸道通畅和防治并发症等。

有伤口者需在控制痉挛下进行彻底清创。清除坏死组织和异物后，敞开伤口引流，并用3%过氧化氢或1∶1000高锰酸钾溶液冲洗和湿敷。若原发伤口在发病时已愈合，则一般不需清创。

破伤风抗毒素和人体破伤风免疫球蛋白均无中和已与神经组织结合毒素的作用，故应尽早使用破伤风抗毒素中和游离毒素。若有人体破伤风免疫球蛋白或已获得自动免疫的人的血清，则可代替破伤风抗毒素。

患者应住单人病室，环境应尽量安静，防止光声刺激。注意控制和解除痉挛，防止窒息和肺部感染，减少死亡。及时补充水和电解质，纠正强烈肌痉挛、出汗及不能进食等所致水电解质紊

乱。及早使用青霉素或甲硝唑抑制破伤风杆菌及预防其他感染。

保持呼吸道通畅，对抽搐频繁而又不易用药物控制者，应早期行气管切开术；床旁应备有抽吸器、人工呼吸器和氧疗等。

预后 破伤风的病死率为20%～30%，重症患者的病死率可高达70%。病死率高低与起病急缓成正比，与潜伏期长短成反比。呼吸道并发症、继发感染、顽固性痉挛所致全身衰竭和心力衰竭、肺栓塞等均是重要致死原因。

预防 最可靠的预防方法是注射破伤风类毒素。通过类毒素的注射，产生特异性抗体，并在较长时间内保持一定浓度，可中和进入体内的破伤风毒素，不致发病。加强工农业生产的劳动保护，避免创伤，普及新法接生，正确而及时处理伤口等，也都是重要的预防措施。

（唐小平）

fēnzhīgǎnjūnxìng jíbìng
分枝杆菌性疾病（disease caused by mycobacterium） 分枝杆菌属细菌所致感染性疾病。包括人型和牛型结核分枝杆菌感染引起的*结核病*、由非结核分枝杆菌感染所引起的非结核分枝杆菌性疾病和由麻风分枝杆菌感染所引起的*麻风*，这些感染多数为慢性感染过程，长期迁延，伴破坏性的组织病变和肉芽肿。

分枝杆菌是一类细长或稍弯的杆菌，因有分枝生长的趋势而得名。此菌属最显著的特性为其胞壁中含有大量类脂，约占菌体干重的40%，故生长形成粗糙的畏水性菌落，且难用一般染料染色。若设法使之着色后，又不易以含3%盐酸的乙醇脱色，故又称抗酸杆菌。分枝杆菌无鞭毛、无芽胞，不产生内、外毒素，其致

病性与菌体成分有关。结核分枝杆菌的致病物质包括荚膜、脂质和蛋白质。结核分枝杆菌侵入人体后在组织细胞内大量繁殖，引起的炎症、其菌体成分和代谢物质的毒性以及机体对菌体成分产生的变态反应均可导致机体损伤。

分枝杆菌感染后的免疫主要是以 T 细胞为主的细胞免疫。结核分枝杆菌是胞内感染菌，T 细胞不能直接与胞内菌作用，必须先与感染细胞反应，导致细胞崩溃，释放出结核分枝杆菌。机体对结核分枝杆菌虽能产生抗体，但抗体只能与释出的细菌接触起辅助作用。结核的免疫属于感染免疫，又称有菌免疫，即只有当结核分枝杆菌或其组分存在体内时才有免疫力。一旦体内的结核分枝杆菌或其组分全部消失，免疫也随之不存在。随着机体对结核分枝杆菌产生保护作用的同时，也可见迟发型超敏反应的产生，二者均为 T 细胞介导的结果。结核分枝杆菌诱导机体产生免疫和超敏反应的物质不同。超敏反应主要由结核菌素蛋白和蜡质 D 共同引起，而免疫则由结核分枝杆菌 rRNA 引起。两种不同抗原成分激活不同的 T 细胞亚群释放出不同的淋巴因子。麻风分枝杆菌感染后是否发病及临床表现类型均与机体的免疫状态有关。

（唐小平）

jiéhébìng
结核病（tuberculosis） 结核分枝杆菌感染所致慢性传染病。结核分枝杆菌可侵入人体各种器官，主要侵犯肺，称为肺结核病；其他脏器病变称为肺外结核，如骨结核、淋巴结结核、结核性脑膜炎、肾结核等。

病原学 结核分枝杆菌属放线菌目，分枝杆菌科的分枝杆菌属，其中引起人类结核病的主要为人型结核分枝菌，牛型感染少见。该菌生长缓慢，增殖一代需 15～20 小时，生长成可见菌落需 4～6 周，至少需 3 周。

流行病学 据 WHO 统计，中国是全球 22 个结核病流行严重的国家之一，也是全球 27 个耐多药结核病流行严重的国家之一。2011 年卫生部公布的全国第五次结核病流行病学调查表明，2001～2010 年全国共发现和治疗结核患者 828 万例。其中，传染性肺结核患者 450 万例，治愈率达到 90% 以上。

结核病的传染源主要是排菌的肺结核患者。经呼吸道传播是肺结核的最主要传播途径。次要途径是经消化道传播，如进食未经消毒的患结核病奶牛的牛奶或奶制品。

发病机制 结核分枝杆菌首次侵入人体主要是通过呼吸道进入肺泡并在此繁殖，称为原发感染。结核分枝杆菌吸入后能否感染取决于吸入菌的数量、毒力和宿主肺泡巨噬细胞固有的杀菌能力。原发感染处形成原发病灶，在机体的细胞免疫形成前，结核分枝杆菌从原发病灶中沿淋巴管进入血流，称为血行播散，可传播至身体各处，最易受累的是氧分压高的脑、长骨骨骺、肾、脊柱椎体、淋巴结和肺上叶，有的立即发病，发生严重的粟粒性结核病和结核性脑膜炎，有的潜伏在各种器官内，机体免疫力下降时发病，称为继发结核病。

机体抗结核的免疫主要是细胞免疫，表现在淋巴细胞致敏和细胞吞噬作用增强。侵入的结核分枝杆菌被吞噬后，经处理加工，将抗原信息提呈 T 细胞，使之致敏。若致敏的 T 细胞再次遇到结核分枝杆菌，便释放出一系列的淋巴因子使巨噬细胞聚集在细菌周围，吞噬杀死细菌，然后变为类上皮细胞和朗汉斯巨细胞，最后形成结核结节，属于Ⅳ型变态反应（迟发型变态反应）。

结核病的基本病理改变主要有渗出、增生（结核结节）、变质（干酪样坏死），可能以某种改变为主，也可相互转化，交错存在。消散吸收时，结核病变纤维化而形成纤维瘢痕或纤维干酪灶，还可钙化或骨化，但钙化灶内静止的结核分枝杆菌可能在机体免疫力下降时重新活动发病。

临床表现 患者常有结核中毒症状，即午后潮热、盗汗、乏力、消瘦等。

肺结核者常有咳嗽，一般有干咳或只有少量黏液，有空洞形成者痰量增多，继发感染者有黄色脓性痰。病灶炎症引起毛细血管扩张、通透性增强导致痰中带血，血管损伤可咯血。若病变波及壁层胸膜，可有胸痛。肺组织被广泛破坏时可出现呼吸困难。查体可无阳性体征，患处可闻及湿啰音。若伴支气管管腔狭窄可有局限性哮鸣音。

肺外结核时可出现各器官相应体征，如颈部、耳前、耳后淋巴结肿大融合，肝脾大，心包、胸膜腔、腹膜腔积液体征或摩擦音。结核性脑膜炎多出现头痛、呕吐等等颅内压增高表现，严重者可有意识障碍，查体脑膜刺激征阳性。骨、关节结核常见于下肢关节及腰椎结核，可出现关节功能障碍、关节肿胀及疼痛、关节畸形，形成寒性脓肿或窦道。艾滋病、糖尿病、哮喘等与结核病的伴发率均有增高。

辅助检查 包括以下几方面。

细菌学检查 是发现传染源的主要途径和手段，是确定结核病诊断和化疗方案的重要依据，也是考核疗效，评价治疗效果的可靠标准。

常用细菌学检查方法有3种。①痰涂片镜检法：最基本的细菌学检查方法，但无法辨别死菌活菌。需查夜间痰、清晨痰和即时痰3个痰标本。②痰结核分枝杆菌常规培养法：是鉴定死菌活菌的可靠方法，是结核病诊断的金标准。需结合药敏试验和分枝杆菌菌种鉴定，才可确定是否为结核分枝杆菌和是否耐药。③痰结核分枝杆菌快速培养系统：20世纪70年代发展的一种新的结核病细菌学检查方法——痰结核分枝杆菌快速培养、药敏系统。该法使阳性检出时间明显缩短，从常规培养的8周缩短到3~14天，且具有操作简便、自动化强、敏感性高等优点，在结核病的细菌学诊断中起重要作用，促进了结核病细菌学诊断的发展。

结核菌素试验 阳性表示结核感染，但并不一定患病；对婴儿的诊断意义较大，3岁以下阳性提示有活动性肺结核。阴性除提示无结核分枝杆菌感染外，还见于以下情况：结核分枝杆菌感染后需4~8周变态反应才能充分建立，在变态反应发生前；应用糖皮质激素等免疫抑制药者，营养不良者，麻疹、百日咳患者；严重结核病和各种危重患者对结核菌素无反应或仅为弱阳性；其他如淋巴免疫系统缺陷（如淋巴瘤、白血病、结节病等）患者和老年人也可为阴性。

影像学检查 常用胸部X线检查，选择性运用CT。

肺外结核特殊检查 胸腔积液、腹水、脑脊液的常规和生化检查；淋巴结结核可行针吸穿刺活检；关节穿刺或切开活检行结核分枝杆菌培养和组织病理学检查以确诊。

诊断 结核病分5型。Ⅰ型：原发性肺结核，包括原发综合征及胸内淋巴结结核。Ⅱ型：血行播散型肺结核，急性粟粒型、亚急性及慢性血行播散型肺结核。Ⅲ型：继发型肺结核，包括浸润型肺结核、慢性纤维空洞型肺结核、干酪样肺炎、结核球，病变包括增殖、浸润、干酪样坏死以及空洞等不同病理改变。Ⅳ型：结核性胸膜炎，结核性干性胸膜炎、渗出性胸膜炎和结核性脓胸。Ⅴ型：其他肺外结核，按部位及脏器命名，如骨结核、结核性脑膜炎、肾结核等。

肺结核患者应遵循"初筛→确诊→判断活动性→有无排菌"的程序。①可疑症状患者的筛选：约86%活动性肺结核患者和95%痰涂片阳性肺结核患者有可疑症状。主要可疑症状包括：咳嗽持续2周以上、咯血、午后低热、乏力、盗汗、月经不调或闭经、有肺结核接触史或肺外结核。对此类患者应进行痰抗酸杆菌和胸部X线检查。②有无肺结核：凡X线检查肺部发现有异常阴影者，必须通过系统检查，确定病变性质是结核性还是其他性质。若一时难以确定，可经2周短期观察后复查，大部分炎性病变有所变化，肺结核则变化不大。③有无活动性：若诊断为肺结核，应进一步明确有无活动性，因为结核活动性病变必须给予治疗。活动性病变在胸部X线片上表现为边缘模糊不清的斑片状阴影，可有中心溶解和空洞，或出现播散病灶。胸部X线片表现为钙化、硬结或纤维化，痰检查不排菌，无

任何症状，为无活动性肺结核。④是否排菌：确定活动性后还需明确患者是否排菌，是确定传染源的唯一方法。

鉴别诊断 肺结核需与肺癌、肺炎、肺脓肿、慢性支气管炎、支气管扩张症、发热性疾病。结核性脑膜炎需与隐球菌性脑膜炎、病毒性脑膜炎等鉴别。骨关节结核需与骨关节炎、慢性骨髓炎、骨肿瘤等鉴别。

治疗 原则是早期、联合、适量、规律和全程用药。有效化疗是治疗所有结核病的基础。中国目前广泛应用的一线抗结核药物有异烟肼、利福平、吡嗪酰胺、乙胺丁醇和链霉素，这些药物在强化期几乎全部被采用，而在巩固期则选择其中的2~3种药物。二线抗结核药主要是喹诺酮类（如氧氟沙星、左氧氟沙星）、对氨基水杨酸类、阿米卡星、卷曲霉素等。利福霉素类已开发有利福喷丁、利福布汀，还有固定剂量的复合剂出现，如卫非特（利福平+异烟肼+吡嗪酰胺）、卫非宁（利福平+异烟肼）。耐药结核病特别是耐多药结核病，应详细了解患者用药史，尽量用药敏试验结果指导治疗，治疗方案至少含4种可能的敏感药物。

对于结核毒性症状严重者，在确保有效抗结核药物治疗的情况下可使用糖皮质激素。骨关节结核在此基础上行外科手术清除病灶。内科治疗无效的肺结核空洞、结核瘤、毁损肺、结核性脓胸、肺门纵隔淋巴结结核、自发性气胸，可按适应证行外科手术，大咯血急救可行急诊手术。

预后 及时诊断，治疗彻底，结核病一般预后良好。严重的肺外结核如脑结核等，合并艾滋病者预后差，多药耐药结核病预后

亦欠佳。

预防 结核病特别是痰涂片检查阳性的肺结核患者，应进行全程督导化疗、病例报告和转诊、病例登记和管理。所有儿童进行卡介苗接种，新的结核疫苗已经进入临床试验。对痰涂片检查阳性的肺结核患者的密切接触者，硅肺、糖尿病、长期使用糖皮质激素或免疫抑制药者，可进行预防性化疗，一般连续服用异烟肼6~12个月即可。

（唐小平）

mǎfēng

麻风（leprosy） 麻风分枝杆菌所致慢性接触性传染病。主要侵犯皮肤、外周神经和黏膜，也可侵犯深部组织和器官，常导致畸形、残疾。

病原学 麻风分枝杆菌呈杆状，抗酸染色阳性。人类是麻风分枝杆菌的唯一宿主，即麻风分枝杆菌只在麻风患者体内生存与繁殖。麻风分枝杆菌在人体内的数量与分布随病型而异。离体后的麻风分枝杆菌，在夏季日光照射2~3小时即丧失繁殖力，60℃处理1小时或紫外线照射2小时，可丧失其活力。一般经煮沸、高压蒸气、紫外线照射等处理即可杀死。

流行病学 麻风的传染源是未经治疗的麻风患者。传染方式主要是直接接触传染，其次是间接接触传染。直接接触传染通过含有麻风分枝杆菌的皮肤或黏膜损害与有破损的健康人皮肤或黏膜的接触所致，接触的密切程度与感染发病有关。带菌者咳嗽和喷嚏时的飞沫和悬滴通过健康人的上呼吸道黏膜进入人体，是麻风分枝杆菌传播的主要途径。间接接触传染是健康者与麻风患者经过一定的传播媒介而受到传染，如接触传染病患者用过的衣物、被褥、手巾、食具等，可能性较小。此病在世界上流行甚广，中国则流行于广东、广西、四川、云南及青海等省区。新中国成立后由于积极防治，此病已得到有效的控制，发病率显著下降。

发病机制 人类是麻风分枝杆菌的主要宿主，在某些野生动物如九纹犰狳和灵长类动物体内也有寄生。麻风分枝杆菌侵入体内后，先潜伏于周围神经的鞘膜细胞或组织内的巨噬细胞内，主要侵犯人体温度较低的手、足、颜面等部位的皮肤和周围神经，受染后是否发病以及发展为何种病理类型，取决于机体的免疫力。免疫反应以细胞免疫为主，亦有特异性抗体的产生，但抗体对抑制和杀灭麻风杆菌不起重要作用。在细胞免疫力强的状态下，麻风杆菌将被巨噬细胞消灭而不发病，反之，麻风分枝杆菌得以繁殖，引起病变。

临床表现 分为5型。

结核样型麻风（TT） 麻风分枝杆菌被局限于皮肤和神经。皮损局限、单一，为斑疹和斑块，查菌一般为阴性，麻风菌素试验晚期反应强阳性。

界线结核样型麻风（BT） 与结核样型相似，为斑疹和斑块，颜色淡红、紫红或褐黄，内外边界整齐清楚。查菌一般为阳性，麻风菌素试验晚期反应阳性。

界线类麻风（BB） 皮损特点为多形性和多色性，边缘部分清楚，部分不清楚，可发生黏膜、淋巴结及内脏损害。查菌为阳性，麻风菌素试验晚期反应阴性。

界线瘤型麻风（BL） 皮损有斑疹、丘疹、结节、斑块和弥漫性浸润等，损害大多似瘤型损害，常累及黏膜、淋巴结、睾丸及内脏。查菌呈强阳性，麻风菌素试验晚期反应阴性。

瘤型麻风（LL） 早期皮损斑块数目多，分布广泛而对称，边缘模糊不清，倾向融合，中晚期的肤色结节及狮容是其特征性表现。查菌呈强阳性，麻风菌素试验晚期反应阴性。

诊断 主要根据病史、症状、细菌检查和组织病理学等检查结果，综合分析，得出结论。主要依据：①皮损区或麻木区有浅感觉障碍及闭汗。②神经粗大。③皮损或组织切片内查到麻风杆菌。④病理组织中见到特异性病变。具备两项即成立诊断。

鉴别诊断 有皮损者主要依据皮损区浅感觉障碍、闭汗、周围神经粗大与其他皮肤病鉴别。缺乏皮损者需与某些神经疾病如股外侧皮神经炎、周围神经损伤、脊髓空洞症等鉴别。

治疗 常用治疗药物有氨苯砜、利福平和氯法齐明。WHO推荐标准MDT方案，尤其是瘤型麻风感染，推荐3种药物联用2年或皮肤活检转阴（一般在5年内）；对结节型麻风而镜检阴性的患者，推荐利福平和氨苯砜联用6个月。若发生麻风反应，应尽快治疗，防止畸形产生或加重。主要药物有沙利度胺、糖皮质激素、氯法齐明、雷公藤等。

预后 与型、类有关。TT发展慢，有的可自愈，治疗1年后皮疹可能消退；LL预后最差，中晚期患者常有难恢复的畸形、残疾；BT预后较好；BB若不及时治疗，常向LL发展，预后BL比LL好，比TT差。

预防 建立麻风防治网，保护易感者，接种卡介苗，避免直接接触患者的分泌物和组织，患者家属及密切接触者预防性服药

（氨苯砜）。

（唐小平）

fēijiéhéfēnzhīgǎnjūnxìng jíbìng

非结核分枝杆菌性疾病（disease caused by nontuberculous mycobacteria）

结核分枝杆菌和麻风分枝杆菌以外的分枝杆菌所致感染性疾病。非结核分枝杆菌（nontuberculous mycobacteria, NTM）即除结核分枝杆菌复合群（人型、牛型、非洲、田鼠分枝杆菌）和麻风分枝杆菌以外的其他分枝杆菌。NTM 可导致相应器官或组织病变，其中最常见的是慢性肺部疾病即 NTM 性肺病。NTM 还可引起皮肤、淋巴结及全身播散性病变。

病原学 NTM 的疏水特性形成的生物膜使其可持续生存于供水系统，医院供水及饮水系统使用的镀锌管道可使 NTM 长期生存，这可能是 NTM 医院感染的主要来源之一。按表型特征为依据的鲁尼恩（Runyon）分类法将 NTM 分为 4 群（表 1）。根据对人和动物的致病性和生物学特征的相似性提出了 NTM 复合群分类，包括鸟分枝杆菌复合群（M. avium complex，MAC）、戈登分枝杆菌复合群、堪萨斯分枝杆菌复合群、地分枝杆菌复合群、偶然分枝杆菌复合群。其中 MAC 是最常见的条件性致病菌。

流行病学 NTM 广泛存在于自然界的土壤、尘埃、水、鱼类和家禽，大部分是腐物寄生菌，人主要从环境中的水、土壤和气溶胶感染而患病，人与人之间及人与动物间的传染极少见。捕鱼和养鱼者可经皮肤感染。

发病机制 NTM 毒力和致病性比结核分枝杆菌低，属条件致病菌，引起人体疾病常为继发性，患者大多有慢性基础疾病或免疫损害。其易感者主要是慢性呼吸道疾病（如慢性阻塞性肺疾病、肺结核残余空洞、硅沉着病、支气管扩张症、肺囊性纤维化等）和免疫抑制特别是艾滋病（acquired immunodeficiency syndrome，AIDS）患者。致病性 NTM 主要侵犯肺部，但不同菌种的侵犯部位趋向性不尽相同（表 2）。

临床表现 酷似结核分枝杆菌感染，包括全身中毒症状和局部损害表现，如肺部感染（患者可无任何临床症状或仅有咯血；胸部 X 线片可有炎性浸润、硬结、空洞等）、淋巴结炎（多见于儿童颈淋巴结炎，耳部、腹股沟、腋下淋巴结也可受累，多为单侧无痛性淋巴结肿大，常有窦道形成）、皮肤软组织感染（脓肿、肉芽肿、溃疡等）、手术切口部位感染等。在 AIDS 和免疫受损患者，NTM 病通常表现为播散性，播散性骨病、肝病、心内膜炎、心包炎和脑膜炎等。主要致病菌种为 MAC、堪萨斯分枝杆菌、脓肿分枝杆菌和嗜血分枝杆菌，次要菌种为偶然分枝杆菌、蟾蜍分枝杆菌、日内瓦分枝杆菌。

诊断 根据有无组织、器官侵犯和侵犯部位进行诊断分类。

NTM 感染 同时具备以下两项条件者可诊断为 NTM 感染：①NTM 皮肤试验阳性。②缺乏组织、器官受到 NTM 侵犯的依据。

表 1 非结核分枝杆菌的 Runyon 分类

群属	特性	菌种
I 群	光产色菌	猿猴分枝杆菌、堪萨斯分枝杆菌、海分枝杆菌
II 群	暗产色菌	苏加分枝杆菌、蟾蜍分枝杆菌、瘰疬分枝杆菌、戈登分枝杆菌
III 群	不产色菌	MAC、玛尔摩分枝杆菌、土地分枝杆菌、溃疡分枝杆菌、嗜血分枝杆菌
IV 群	快速生长菌	偶然分枝杆菌、龟分枝杆菌、脓肿分枝杆菌、耻垢分枝杆菌

表 2 不同菌种的侵犯部位

疾病	菌种
肺病	MAC、堪萨斯分枝杆菌、苏加分枝杆菌、玛尔摩分枝杆菌、偶然分枝杆菌、龟分枝杆菌
淋巴结炎	主要：MAC、瘰疬分枝杆菌
	次要：偶然分枝杆菌、龟分枝杆菌、脓肿分枝杆菌、堪萨斯分枝杆菌
皮肤病变	主要：海分枝杆菌、偶然分枝杆菌、龟分枝杆菌、脓肿分枝杆菌、溃疡分枝杆菌
播散性病变	次要：MAC、堪萨斯分枝杆菌、土地分枝杆菌、耻垢分枝杆菌、嗜血分枝杆菌
医源性创伤或注射部位感染	主要：MAC、堪萨斯分枝杆菌、龟分枝杆菌、脓肿分枝杆菌、嗜血分枝杆菌
	次要：偶然分枝杆菌、蟾蜍分枝杆菌
	海分枝杆菌、偶然分枝杆菌、龟分枝杆菌、脓肿分枝杆菌

NTM 病可疑者　正规抗结核治疗无效的结核病患者：①痰抗酸杆菌检查阳性而临床表现与肺结核不相符者。②痰液显微镜检查发现菌体异常的分枝杆菌。③标本分枝杆菌培养阳性，但其菌落形态和生长情况与结核分枝杆菌复合群有异。④初治结核病患者首次分离出的分枝杆菌对抗结核药物耐药。⑤接受正规抗结核治疗无效而反复排菌者。⑥经支气管卫生净化处理后痰分枝杆菌不能转阴者。⑦有免疫缺陷但已除外肺结核的肺病患者。⑧医源性或非医源性软组织损伤或外科术后伤口长期不愈找不到原因者。若具备以上条件之一，即为 NTM 病可疑者。

NTM 病　包括 NTM 肺病和肺外 NTM 病。

NTM 肺病　临床标准：①有肺部症状，胸部 X 线片上有结节或空洞阴影，或高分辨率 CT 扫描显示多灶的支气管扩张伴多个小结节。②适当排除其他诊断。以上两条均满足方可诊断。

微生物学标准：①至少有 2 次独立的咳痰标本培养结果阳性，若来自临床标准的结果不能诊断，考虑重复痰抗酸杆菌涂片和培养。②至少有 1 次支气管刷检或灌洗液的培养结果阳性。③经支气管或其他肺活检有分枝杆菌的组织病理学特征（肉芽肿炎症或找到抗酸杆菌）1 次或多次痰或支气管刷检 NTM 的培养阳性。④若发现不常遇见或代表环境污染的 NTM，应请专家会诊。⑤对怀疑 NTM 肺病但未满足诊断标准的患者进行随诊，直至确定诊断或排除诊断。

肺外 NTM 病　有局部和/或全身症状，经相关检查发现有肺外组织、器官病变，已排除其他疾病，在确保标本无外源性污染的前提下，病变部位组织 NTM 培养阳性，即可作出肺外 NTM 病的诊断。

鉴别诊断　①结核分枝杆菌感染：非结核分枝杆菌感染与结核分枝杆菌感染酷似，应从病史上分析，最后诊断依靠病原学检查结果。②其他病原菌引起的感染：结核分枝杆菌以外的病原菌所致感染在临床上常表现有明显发热，实验室检查多见外周血白细胞增多和中性粒细胞比例升高，最后确诊依靠病原学检查结果。

治疗　主要依据药敏试验联合用药，疗程多在抗酸杆菌转阴后继续治疗至少 12 个月，多为 18~24 个月。主张新大环内酯、喹诺酮类、利福霉素类、氨基糖苷类、β-内酰胺类抗生素和 β-内酰胺酶抑制剂联合等 4~5 种药物联合治疗。

NTM 肺病治疗　对有结节或支气管扩张的多数患者，推荐每周 3 次用药方案：克拉霉素或阿奇霉素、利福平联合乙胺丁醇。对有纤维空洞的 MAC 肺病或严重的结节、支气管扩张症患者，推荐每日用药方案：克拉霉素或阿奇霉素、利福平或利福布汀联合乙胺丁醇，并考虑在治疗早期每周 3 次给予阿米卡星或链霉素。患者需坚持治疗直至痰培养阴性后持续 1 年。

对堪萨斯分枝杆菌肺病应用每日方案：异烟肼、利福平联合乙胺丁醇。对脓肿分枝杆菌肺病用外科切除局部病灶联合以克拉霉素为基础的多药治疗，治愈率较高。

肺外 NTM 病治疗　局限性病变需结合外科治疗。播散性 MAC 病的治疗应包括克拉霉素或阿奇霉素和乙胺丁醇联合或不联合利福平。若症状缓解，且细胞介导的免疫功能得以重建，可停止治疗。快速生长分枝杆菌引起的非肺部疾病，选择外科清创术结合大环内酯类为基础的方案。对快速生长分枝杆菌引起的皮肤感染，克拉霉素或阿米卡星或碳青霉烯类亚胺培南/西司他丁为主 2~3 药联用 4~6 个月，病灶局部切除；泌尿系感染者，可用克拉霉素+甲氧苄啶+氧氟沙星+阿米卡星，共 4 个月。NTM 颈部淋巴结炎多数病例由 MAC 引起，首先行外科切除。对有广泛的 MAC 淋巴结炎或对外科治疗反应差的患者，应考虑采用大环内酯类为基础的方案。

预防　若艾滋病患者 $CD4^+T$ 细胞<50 个/μl，推荐克拉霉素或阿奇霉素口服，预防 MAC 病。加强灭菌消毒、严格执行医院感染管理规范，预防 NTM 医院感染暴发流行。

（唐小平）

nuòkǎjūn bìng

诺卡菌病（nocardiosis）　诺卡菌属所致慢性化脓性疾病。此病原发感染在肺，可无任何症状或仅有肺部症状，有时也可经血行播散而成为系统性感染，局部感染可表现为诺卡菌足菌肿。

病原学　诺卡菌属引起人类疾病者主要有星形诺卡菌、巴西诺卡菌、鼻疽诺卡菌和豚鼠诺卡菌。该菌是革兰阳性、需氧性丝状细菌，其形态与以色列放线菌相似，存在于土壤、灰尘或食物。

流行病学　此病分布于世界各地，动物亦可被感染，中国各地有散发病例报告。诺卡菌病可发生于任何年龄，但多见于 20~60 岁男性，男性发病约为女性的 2 倍。此病为外源性感染，在正常人体内未发现有诺卡菌寄生。似乎与职业无关，但园艺工人和农民的发病率较高。

发病机制 此病的发生和传播途径与机体的抵抗力有密切关系。从皮肤侵入者常有局限性，可表现为足菌肿型或皮肤脓肿型，很少呈血源性扩散。若通过呼吸道入侵，则首先引起肺部感染，仅当机体抵抗力降低时（长期应用免疫抑制药，放疗、化疗后，或患白血病、淋巴瘤等），才引起血源性播散，至脑、肾或其他器官。诺卡菌可能是一种条件致病菌。

此病病理变化主要表现为化脓性肉芽肿，脓肿中央可见颗粒，周围有时存在菌鞘，其外有中性粒细胞、淋巴细胞、异物巨细胞及浆细胞浸润，血管及其周围有增殖现象。皮下组织病变与其他器官病变相似，脓肿中央可见液化性坏死，中间有大量中性粒细胞，周围有成纤维细胞增生。

临床表现 此病常由于吸入含诺卡菌的灰尘而引起肺部感染，可表现为大叶性肺炎、肺脓肿或肺结核的症状；少数病变累及胸膜，引起胸膜增厚和胸腔积液。若有窦道形成，可穿透胸壁，类似肺放线菌病。患者感觉胸痛、无力，咳嗽开始为干咳，继而产生脓性黏痰或痰中带血。若有空洞形成可大量咯血，常伴发热、盗汗、消瘦等全身不适，体温 $38 \sim 40 ℃$，但无寒战。肺上、中、下各叶均可被侵犯，症状和体征以及胸部 X 线片检查无特异性。

病变偶可累及整个腹腔脏器，继而引起血行播散，侵入脑、肾、皮肤等部位。脑部最易被波及，可引起脑内多发性脓肿，或融合成大脓肿，脑膜也可受累，但并不一定有肯定诊断意义的病变发

生。若此时肺部受累轻微，则脑部为原发症状，表现为头痛、乏力、抽搐、麻木、颈项强直、神志模糊、面部无表情、震颤、麻痹等，但甚少发生脊髓病变。

血行播散还常累及肾脏，诺卡菌可由肾皮质进入肾髓质。血行播散还可引起心内膜炎、心肌炎和心包炎，偶侵犯肝、脾、肾上腺。各部位淋巴结均可发生病变，尤以颈部及腋部多见，但骨骼和眼部极少受累。

诺卡菌足菌肿由皮肤创伤性接种而引起，一般为单侧性，常见于四肢，但偶可累及躯干。好发于手、足或小腿，临床表现与真菌性足菌肿类似，很少侵犯其下的骨骼组织。开始表现为皮下硬结，逐渐增大成坚硬肿块，肤色呈暗红色，穿破时形成窦道，排出物中有黄色颗粒，愈合后形成瘢痕，同时又可发生新的结节，病程可长达 $10 \sim 20$ 年。若累及深部组织，可起肌肉萎缩、关节强直、骨质破损或坏死。其他还可表现为蜂窝织炎、皮下脓肿或皮肤淋巴综合征，类似孢子丝菌病。

诊断 主要依靠实验室检查，找到病原体即可诊断。对临床表现疑诊病例应及时进行辅助检查，可取痰、脓液、脑脊液直接镜检找病原菌或培养诺卡菌以确诊。常规痰培养阳性率低，经支气管镜吸取分泌物或肺泡灌洗液涂片及培养阳性率较高，有助于提高诊断率。胸部影像学表现多样，但无特异性，可作为辅助检查的手段。

鉴别诊断 化脓部位的诺卡菌不能被 HE 染色，革兰染色可见分枝菌丝趋向于断裂为短的节段，犹如细菌，尤其像结核分枝杆菌，且诺卡菌也部分呈抗酸性，只是借其具有分枝菌丝而可与无

分枝的结核杆菌进行鉴别。肺部感染需与各期肺结核鉴别。若波及胸膜、胸壁，需与放线菌病鉴别。若诺卡菌病症状不典型，应与其他肺真菌病、细菌性脑脓肿、肺癌、肉瘤或晚期梅毒等鉴别。尚需与葡萄状菌病、其他致病菌所致足菌肿等鉴别。

治疗 早期合理治疗可避免播散发生。药物以磺胺类制剂最佳，其次是抗生素。前者如磺胺嘧啶及磺胺甲噁唑可与甲氧苄啶合用，疗程 $3 \sim 6$ 周。有迁徙性脓肿或免疫功能低下者应持续治疗 1 年，以防潜在病变复发。急性期可加用链霉素，脑部感染可加用环丝氨酸。若对磺胺过敏，可改用抗生素如青霉素类抗生素、红霉素、头孢菌素、环丝氨酸等单独或联合应用，效果较好。对脑脓肿、脓胸等尚可辅以外科处理，慢性病灶可手术切除，若有脓肿可切开引流，同时应用上述抗菌药。对症治疗及支持疗法也很重要。

预后 与患者基础疾病的轻重、原发或继发感染以及是否合并脑脓肿密切相关。一般局限性者预后佳，病变呈播散性、一般基础疾病较重、继发性感染及合并脑脓肿者预后较差。

预防 早期诊断、合理治疗可免于播散。

（唐小平）

fàngxiànjūn bìng

放线菌病（actinomycosis） 放线菌属的伊氏放线菌所致以向周围组织扩展形成瘘管并排出带有硫磺样颗粒的脓液为特征的慢性化脓性疾病。又称大颌病。病变好发于面颈部及胸腹部。

病原学 放线菌为一类厌氧或微需氧的革兰阳性菌，常呈丝状，类似真菌，但属原核生物。

有细胞壁，其化学成分与细菌相似，无核膜。种类很多，在自然界分布极广，空气、土壤、水源中都有存在。少数菌株对人类有致病性，其中最主要的是伊氏放线菌。它是人口腔正常菌群中的腐物寄生菌，通过对口腔表面特别是牙斑的黏附立足于口腔，以共生关系存在于牙龈、扁桃体和牙齿。

流行病学 此病在包括中国在内的全世界各地都有报道，随着抗生素的广泛应用，其发病率有下降趋势。此病无传染性，注意口腔卫生可预防。放线菌病最常见于成年男性。

发病机制 放线菌在拔牙、外伤或其他原因引起口腔黏膜损伤时可由伤口侵入，进入组织才可致病。还可以通过吞咽或吸入带菌物质进入胃肠道或肺，继而通过直接蔓延向周围扩散。女性则可在生殖道发生上行性感染。感染也可从原发部位经血行播散，但很罕见。放线菌病基本上是内源性感染，少数是外源性，主要发生于颈面部和胸腹器官。放线菌病常合并其他细菌感染，伴随菌丛对感染起协同作用，因为它能保持放线菌生长所需的低氧张力环境。

病变常迁延不愈，特征性病变为被肉芽组织包围、由多发性交通小脓肿形成的硬化区。病变组织能形成窦道与皮肤交通，并排出含有硫磺样颗粒的脓性排泌物。感染可扩展到邻近组织，但血源性扩散罕见。

临床表现 根据发病部位，分为颈面型、胸型、腹型、全身型和局限性盆腔型。

颈面型 最常见的细菌入口处是龋齿。开始时为一小块扁平的硬性肿胀，疼痛可有可无，出现于口腔黏膜下或颈部皮下或颌骨骨膜下。继而出现软化区并发展为窦道和瘘管，其排泌物含特征性的硫磺样颗粒（呈圆形或球形，常为黄色，颗粒直径可达1mm）。颊部、舌、咽、腮腺、颅骨、脑膜或脑均可受累，常为直接蔓延所致。

胸型 肺部疾病起源于口腔分泌物的吸入。肺部受累表现与结核病相似，在胸痛、发热和咳痰前已有广泛侵袭性病变。胸部X线检查显示肺叶实变，其中可有透亮区，可伴胸膜粘连和胸腔积液，亦可致心包炎。慢性引流窦道可导致胸壁穿孔，脓液中有硫磺样颗粒。

腹型 可因憩室或阑尾黏膜破损或外伤而引起疾病。可有特征性疼痛、发热、呕吐、腹泻或便秘和消瘦。腹部可有1个或多个肿块，伴不完全性肠梗阻的体征。引流窦道和肠瘘管可形成，并与腹壁相通，脓液中有硫磺样颗粒。

全身型 感染可经血行播散至皮肤、椎体、脑、肝、肾、输尿管和盆腔器官，主要表现为背痛、头痛、腹部不适、下腹部痛，以及与上述感染部位有关的其他症状。

局限性盆腔型 常见于女性，可能是某些宫内避孕器的一种并发症。症状包括阴道排泌物伴盆腔或下腹部疼痛。

诊断 若面、颈、胸和腹壁出现板状发硬，应疑诊此病。各瘘管窦道排出脓液发现硫磺样颗粒，应进一步检查。一些不明原因的瘘管、窦道应进一步查菌。还可结合病原学检查和组织病理学进一步确诊。腹部病变多发生于回盲部，除非剖腹探查或腹壁已出现引流窦道，诊断较困难。出现触痛的可扪及肿块提示阑尾脓肿或区域性肠炎。应避免做肝穿刺活检防止产生永久性窦道。

根据临床表现和影像学特殊表现，在痰、脓液或活检标本中发现伊氏放线菌即可诊断。在脓液或组织中可见该菌表现为有分枝或不分枝的波浪形细丝组成的缠结团块或典型的硫磺样颗粒。这些结构包括由缠结细丝、脓细胞和碎屑组成的中央团块，中间区有间插的细丝，外周区由放射形或棍棒状的玻璃样屈光性细丝组成，这些细丝在组织中呈HE染色，革兰染色呈阳性。

鉴别诊断 任何部位的结节性病变都可能与恶性肿瘤相似。肺部病变应与结核病及肿瘤鉴别。

治疗 常用药物、手术及支持疗法综合治疗措施，关键在于早期诊断，早期、规则和足量疗程用药。大剂量、长疗程青霉素治疗疗效最佳，其他如四环素、红霉素、林可霉素及头孢菌素类抗生素亦有一定疗效。多烯类和唑类等抗真菌制剂对此病无效。晚期病例因有纤维组织增生，剂量宜大，疗程宜长，否则易复发。所有浅部病灶及窦道脓肿等均应切除或切开引流。

预后 病情进展缓慢，预后直接与早期诊断有关。颈面型预后最好，其他依次为胸型、腹型和全身型，若中枢神经系受累则更差。病程取决于盆腔感染的程度和诊断前的期限。

预防 预防拔牙后感染是预防此病特别是颈面型的重要措施。注意口腔卫生，及早治疗病变牙齿、牙周和扁桃体疾病，及早处理呼吸道和消化道炎症以及溃疡灶，以免形成慢性感染病灶。

（唐小平）

bìngdúxìng jíbìng

病毒性疾病（viral disease）

病毒感染所致一类疾病。病毒性疾病是严重威胁人类健康和生命的社会公共卫生问题。据 WHO 报告，对人类危害最严重的 48 种疾病中，有 40 种属于传染病和寄生虫病，病毒性疾病是传染病的主要组成部分。在中国法定传染病中有 15 种属于病毒性疾病，占 1/3 以上。根据 2005 年国际病毒分类委员会公布的分类报告，已发现的病毒达 5450 种，分属于 3 个目、73 个科、11 个亚科及 289 个属。自然界每年都会产生 2~3 种新病毒，但很少在人际传播，其中能感染人类并可致病的病毒分属于 27 个病毒科，统称为人类病毒。

病原学 病毒是严格的细胞内寄生的非细胞生物，其基本结构由核酸和蛋白衣壳组成。病毒仅含有一种核酸，即 RNA 或 DNA。核酸编码的蛋白质分为结构蛋白和非结构蛋白，前者构成病毒的包膜、衣壳及基质蛋白，后者包括病毒的酶及调控蛋白。病毒结构简单，缺乏独立酶系统，易受环境影响，物理和化学因素都会影响其稳定性，如热力、紫外线、含氯化合物、过氧化物和碘剂等，这也使得病毒极易发生变异，而变异与致病性、持续感染、诊断及耐药等密切相关。病毒复制周期可分为吸附和穿入、脱壳、生物合成、装配成熟和释放 4 个步骤。病毒通过其表面的吸附蛋白与宿主细胞病毒受体结合，通过内吞和融合等方式穿入细胞，将遗传物质释放至细胞内，并在细胞内复制病毒基因组，利用宿主细胞表达合成蛋白质，装配生成的新子代通过芽生、外排或胞裂作用，自细胞释出。

流行病学 病毒性疾病的流行过程涉及传染源、传播途径和易感人群 3 个环节。病毒在被感染者体内复制并释放至细胞外，可经血液或淋巴途径播散至其他器官组织，或随飞沫、粪便、尿液等分泌物排入外界环境中，若易感者通过呼吸道、消化道、皮肤、泌尿生殖道等途径接触这些病毒，可能会被感染，最终病毒可能被清除，但也可能引起持续性感染而导致慢性疾病。

发病机制 病毒感染的结局取决于病毒的毒力与宿主免疫应答。机体依赖病毒特异性和非特异性免疫应答抵御病毒的侵袭，病毒侵入机体后可激发机体的细胞免疫和体液免疫，同一种病毒的不同毒株及机体免疫应答水平的个体差异，均可导致不同感染类型。根据病毒感染后是否出现临床症状，可分为隐性感染和显性感染。根据感染途径，可分为先天性感染和后天性感染。根据病毒在机体内存在时间，可分为急性感染和持续性感染，持续性感染临床上又可分为慢性感染、潜伏性感染和迟发感染。

临床表现 常引起发热、皮疹、头痛、乏力、全身肌肉酸痛等不适。

诊断 临床表现结合发病季节、发病地区、昆虫叮咬史等流行病学资料对诊断很重要，但还需实验室检测支持。同种病毒感染不同个体或不同器官可能表现不同临床特征，不同病原体也可能会表现出相同的临床症状。血常规表现为白细胞计数降低或正常，淋巴细胞增多。组织培养做病毒分离是明确病毒类别的重要手段。血清学试验结果是临床诊断的依据，免疫功能正常者感染某种病毒后，一般会产生针对该病原体及其产物的特异性免疫，检测体内的特异性抗体可了解体内是否存在相应病毒，检测 IgM 抗体可判断是否为近期急性病毒感染，检测 IgG 抗体则可用于了解患者是否曾被该病毒感染及评价机体免疫状态。随着分子生物学的应用，病原微生物诊断已达到基因水平，核酸杂交、聚合酶链反应及生物芯片技术使病毒性疾病的诊断达到了新的水平。

治疗 相当多的病毒性疾病无需特殊抗病毒治疗，即所谓的自限性疾病，如上呼吸道腺病毒感染、病毒性肠炎等，只需通过一般及对症支持治疗，依靠被感染者的自身免疫力最终清除病毒而痊愈。但也有一些病毒性疾病需要给予抗病毒治疗控制病情，如慢性乙型肝炎。抗病毒治疗药物主要是通过阻断病毒复制的各个环节，达到抑制病毒目的。常用抗病毒药物主要包括 α-干扰素、核苷（酸）类似物等。但对慢性病毒性疾病，现有抗病毒药物疗效非常有限。近年来，病毒性疾病的基因治疗、免疫调节治疗等也取得了长足的进步。

预防 预防接种是降低人群易感性的主要手段，包括人工主动免疫和人工被动免疫。疫苗是预防病毒感染最有效手段，但迄今为止，只有部分病毒性疾病能通过接种疫苗达到免疫预防目的。常规病毒疫苗在控制麻疹病毒、风疹病毒、脊髓灰质炎病毒、腮腺炎病毒和乙型脑炎病毒的流行上均发挥了重要作用。随着人们对病毒学研究的深入，有效的预防接种已使得天花等传染病被消灭，同时一些对人类危害较大、病死率较高的病毒性疾病的发病率也呈明显下降趋势。

（侯金林）

tiānhuā

天花（smallpox）

天花病毒所致烈性传染病。临床表现为急起高热和全身病毒血症，皮肤依次出现斑疹、丘疹、疱疹、脓疱疹，最后结痂、脱痂，病愈后留下终身瘢痕。接种天花疫苗是预防天花的有效方法。1980年5月8日WHO宣布天花从世界上消灭，并停止种痘。

病原学 天花病毒为双链DNA病毒，外观呈砖形，属于正痘病毒科。天花病毒有两种毒株，一种是可引起典型天花，属毒力较强的天花病毒；另一种是可引起轻型天花，属毒力较弱的类天花病毒。天花病毒在自然环境中生存能力较强，耐干燥，不耐湿热，在室温环境中能存活数月。高压蒸气、紫外线、1:10 000高锰酸钾及75%乙醇等常用消毒剂均能使其快速灭活。

流行病学 天花患者的皮疹、渗出液、黏膜疹和痂皮内均含有病毒，其全程均具有传染性。天花主要通过空气飞沫传播，经呼吸道黏膜侵入人体，播散至全身各组织器官。亦可通过直接接触被污染的物品及母婴垂直传播等途径传染。未成功种痘者对天花普遍易感，种痘成功后获得免疫力维持在6年左右，天花痊愈者也将具有持久的免疫力。天花多见于春冬季，呈世界流行，传染性强，病死率高。

发病机制 天花病毒吸附于易感者上呼吸道的上皮细胞表面并入侵，迅速到达局部淋巴结及扁桃体等淋巴组织，大量复制后入血，形成第一次短暂的病毒血症。通过血流，感染全身单核-巨噬细胞，并在其内继续复制及释放入血，导致第二次病毒血症。通过血循环，病毒更广泛地播散到全身皮肤、黏膜及内脏器官组织。此时患者发生高热、全身不适。经过2~3天的前驱症状后，出现天花痘疹。天花病毒不耐热，故患者发热后，病毒血症仅维持短暂时间。发热的次日，患者血中一般难再检出病毒，主要存在于皮肤等温度较低的组织中。天花病毒入侵皮肤组织细胞后，先在真皮层增生，使真皮层毛细血管扩张，胞质出现空泡、核浓缩、消失，临床上出现斑疹；随后，病毒侵入表皮层细胞大量复制，使局部肿胀，皮层增厚，出现丘疹。此后细胞变性、坏死，细胞间有液体渗出，形成疱疹。破坏不全的细胞在疱疹中成为分隔，形成许多小房。深层细胞壁的牵引，使天花的疱疹中央部凹下成脐状。显微镜下观察，疱疹周围上皮细胞的胞质内，可见边界清晰的包涵体，呈圆形，直径1~4μm。若大量炎症细胞渗入水疱内，即成脓疱疹。脓疱疹内的液体吸收后形成硬痂。因破溃及搔抓，脓疱疹易发生继发性细菌感染，使局部皮肤深层病损恶化，亦使全身中毒症状加重。脓疱疹期，肝脾可肿大。若口腔、鼻咽部发生继发感染，可导致颈淋巴结肿大。若脓疱只侵及表皮层，脱痂后的瘢痕不甚明显；若累及真皮层或有继发感染，则形成遗留永久凹陷性瘢痕。由于缺乏角质层，黏膜病损的破裂比皮肤破损更快，黏膜病变易形成深浅不同的溃疡，而不形成疱疹。病毒易从溃疡处大量排出，故患者早期的传染性，黏膜病损起着重要作用。呼吸道、消化道、泌尿道、阴道等处黏膜均可受累。溃疡周围显著的炎症反应，可导致严重的症状。若波及角膜，可引起角膜浑浊、溃疡，或继发细菌性感

染，致患者失明。

临床表现 潜伏期一般8~12天。临床上可分为典型天花、轻型天花和重型天花。

典型天花 一般分为3个阶段，即前驱期、发疹期和结痂期。

前驱期 一般持续3~4天，起病急骤，中毒症状较重，可出现寒战、高热、乏力、头痛、全身肌肉酸痛、恶心、呕吐等症状。在发热初期的1~2天，部分患者可在下腹部、股部内侧、腋下及腹部两侧出现一过性麻疹样或猩红热样出血疹，此称"前驱疹"，易被忽视。高热可持续2~5天。

发疹期 患者出疹时间、部位及顺序均有一定规律。病程第3~4天，体温下降，症状减轻，头面部开始出现皮疹，并逐渐蔓延至颈部、上肢、胸部、腹部，最后为下肢和足底。皮疹初为红色斑疹，迅速转为圆形丘疹，直径2~4mm，质坚实。在发病的第6~7天丘疹变成疱疹，呈多房性，大小均匀，周围隆起，中心凹陷，成为"痘脐"。以后疱疹内液体逐渐浑浊，周围有红晕，体温又开始逐渐增高。在病程第8~9天，转为脓疱。同时，口咽部、上呼吸道黏膜及结膜等处也有黏膜疹出现。患者呈脓毒血症表现，出现咽痛、畏光及尿便激惹等症状。

结痂期 在病程的第11~12天，患者体温逐渐下降，全身状况出现好转，脓疱开始逐渐干燥，结成黄绿色厚痂，有剧痒感，2~4周后开始脱痂。同一时期及同一部位皮疹通常为同一形态改变，但不一定所有皮疹均转成脓疱并结痂。

轻型天花 常见类型有无疹天花、变异天花和类天花。

无疹天花 又称咽型天花或

一过性天花。临床表现为发热1~2天，伴头痛、全身肌肉酸痛及前驱疹。常见于已对天花存在有部分免疫力的患者，如曾经种过牛痘但未按计划复种者。

变异天花 病程短，体温正常，皮疹较少，无脓疱及瘢痕形成。常见于数年前曾接种过牛痘、体内尚存部分免疫力的患者。

类天花 类天花病毒所致，病程短，皮疹少，无瘢痕，潜伏期可达 20 天左右。

重型天花 常见类型有融合性天花和出血性天花。

融合性天花 患者常自觉极度痛苦，出现黏膜溃疡，伴重度脓毒血症及高热。皮疹较多且分布广泛，脓疱可互相融合，皮肤肿胀明显，面、手、足最严重。

出血性天花 又称黑天花，表现为高热、烦躁等严重中毒症状。患者存在凝血功能障碍，可出现皮肤淤点、淤斑，甚至内脏严重出血。多数患者皮疹未发展至疱疹即可能已经死亡。

诊断 主要依据患者流行病学史，临床表现及相关实验室检查。流行病学史需要询问患者是否接种过天花疫苗，14 天前是否去过流行区，是否有接触过天花病毒的可能。观察患者是否出现上述各型各期的典型临床特征，特别是皮疹出现的部位、顺序及性质等。前驱期白细胞总数偏低，淋巴细胞相对增多；发疹期白细胞总数及中性粒细胞均增多；结痂期白细胞数恢复正常。病原学检查可通过直接涂片、电镜检查、鸡胚接种、细胞培养等方法明确，观察是否有天花病毒颗粒及包涵体。还可通过补体结合试验、红细胞凝集抑制试验、中和试验以检测患者血清中是否有特异性抗体存在。

鉴别诊断 典型的天花在前驱期应与流行性感冒、脑膜炎、伤寒、钩端螺旋体病及败血症等鉴别；出疹期应与麻疹、风疹、药疹、猩红热、脓疱病及水痘鉴别；早期出血性天花应与出血性疾病鉴别。

治疗 一旦确诊，应立即送传染病院隔离，直至病后 40 天患者痂壳脱落痊愈解除隔离，患者的衣物、排泄物及分泌物等均需彻底消毒。天花治疗尚无特效药物，主要采用对症支持治疗，包括：卧床休息；维持水电解质平衡；给予退热等对症处理。为预防患者发生并发症，需要清洁皮肤黏膜，尤其是口腔、眼等部位，避免继发感染。重型患者可输全血或血浆，肌内注射丙种球蛋白以增强免疫力。

(侯金林)

tiānhuā yìmiáo

天花疫苗 (smallpox vaccine)

天花病毒被人工无毒或减毒但保留其免疫原性制成可产生天花病毒特异性抗体的制剂。又称痘苗。接种天花疫苗是预防天花的有效方法。天花疫苗在全球范围内的广泛接种已显著降低了天花的发病率，1980 年 5 月 8 日 WHO 宣布天花从世界上消灭，并停止种痘。天花疫苗已停止接种 30 余年，现在人群尤其是年轻一代普遍缺乏对天花的免疫力，即使是过去接种过疫苗的人，其免疫力可能也已下降到较低水平。人类对天花尚无有效的治疗方法，一旦天花暴发流行，后果将不堪设想。某些国家已采取措施进行大量的疫苗储备，甚至开始恢复接种天花疫苗。

约几十万分之一的天花疫苗接种者可能出现严重并发症，如高热、全身性发痘、过敏性紫癜等，致死率约为 1/百万。为不断提高疫苗安全性，目前已研发了几代不同类型的天花疫苗，包括采用动物生产的活疫苗、采用组织细胞培养的活疫苗、减毒活疫苗及亚单位疫苗等。

第一代疫苗是用动物生产的活病毒疫苗。制备方法是用天花病毒感染小牛或其他动物的皮肤，然后刮取感染区域，收集淋巴分泌物并纯化，制成冻干制剂。此过程存在微生物污染的可能，提取物中所伴随的动物蛋白可能会引起人的过敏反应，因此人接种后常有很多副作用，如发热、头痛、瘙痒及肌肉酸痛等，严重者还可引起心肌炎、脑炎甚至死亡。

第二代疫苗是通过组织培养制备的活病毒疫苗。制备方法是用来源明确的细胞进行疫苗生产，以减少微生物的污染，提高疫苗的安全性。这类疫苗有高度稳定性，在-20℃下可保存较长时间，初次免疫成功率达 97%，缺点是对存在免疫缺陷的患者可能会诱发严重的副作用。

第三代疫苗是减毒活疫苗，主要包括复制型减毒活疫苗和复制缺陷型减毒活疫苗。制备方法是通过连续传代获得减毒的病毒株，并采用基因重组的方法制备高度减毒活疫苗。这种低致病性病毒株的优点是可用于免疫缺陷人群，但缺点是没有足够的免疫原性，需要增加抗原量或多次免疫才能诱导与传统疫苗相似的体液或细胞免疫应答。

第四代疫苗是亚单位疫苗，主要包括蛋白亚单位疫苗、DNA亚单位疫苗及载体亚单位疫苗。制备方法是将可引起特异性体液免疫反应的病毒蛋白作为抗原构建亚单位疫苗。由于亚单位疫苗仅含一种或几种蛋白或 DNA，可能缺乏对不同种天花病毒的交叉免疫作用，且其免疫原性也低于传统疫苗。新一代疫苗在安全性方面有一定优势，但仍处于起步阶段，尚不完全明确，有待进一步研究。

目前已研发的天花疫苗各具优缺点，其中亚单位天花疫苗是研究热点，未来还需研发安全性更强和有效性更高的新一代疫苗。

（侯金林）

pàozhěnlèi bìngdúxìng jíbìng

疱疹类病毒性疾病（herpesviral disease）

各类疱疹病毒所致临床表现各异的一组感染性疾病。疱疹病毒科包括一大类 DNA 病毒，在自然界广泛分布，可感染人类和灵长类动物，也可感染牛、马、猪、猫、兔及禽类等。已发现至少 9 种以上的疱疹病毒可感染人类，分别是单纯疱疹病毒（1型和 2 型）、EB 病毒、巨细胞病毒、人疱疹病毒（6 型和 7 型）及卡波西肉瘤相关疱疹病毒等。

疱疹病毒科的不同病毒与宿主的相互作用十分复杂，其感染人体后所导致的疾病谱呈现多样化。有些患者可能首先表现为隐性感染，其后在某些刺激因素作用下，潜伏的病毒大量繁殖，导致显性临床表现，并可能自行缓解；然后隔一段时间，继又在某些因素作用下，病毒被激活而再度大量繁殖，导致临床反复发作。这一生物学行为可导致某些疱疹病毒的基因组整合于宿主的染色体内，可能成为诱发细胞癌变的潜在因素。

疱疹病毒感染在临床上很常见，其临床表现也呈多样化，有时诊断可能并不容易。疱疹病毒感染虽大多预后良好，但部分疱疹病毒科病毒的感染可能有致癌或致畸作用，尤其对孕妇、胎儿及婴儿的危害很大，需要特别予以重视。

人类疱疹病毒感染为多发病和常见病，人群感染血清疱疹病毒抗体阳性率高。疱疹病毒可侵犯人体多种组织，引起皮肤、黏膜、淋巴、生殖系统和神经系统，或肝、肺等脏器感染，其特点为潜伏性强，常形成隐性或急慢性局部或全身性感染。症状消失后病毒潜伏于组织，在机体抵抗力低下时常复发。例如，单纯疱疹引起的唇疱疹和疱疹性角膜炎经常复发；水痘-带状疱疹病毒感染后潜伏于神经系统，中老年人免疫力低下时发生带状疱疹。有些疱疹类病毒感染有传染性，如单纯疱疹病毒生殖系统感染属于性传播疾病，母亲感染后可传染新生儿引起疱疹病毒脑炎，病死率高达 100%。若母亲感染巨细胞病毒，并无症状，但可传染其子代，发生全身性感染或巨细胞病毒肺炎或肝炎。儿童水痘传染率极高，接触者多被传染。EB 病毒引起青年人的传染性单核细胞增多症。疱疹病毒也与肿瘤的发生有关，如 EB 病毒与鼻咽癌、人疱疹病毒 8 型与卡波西肉瘤发生有关。

阿昔洛韦是主要用于治疗疱疹性疾病的药物，临床应用已取得较好疗效。

（侯金林）

dānchúnpàozhěn

单纯疱疹（herpes simplex）

单纯疱疹病毒所致一类感染性疾病。其临床特征为皮肤或黏膜局部出现成簇的含清亮液体的单房性小水疱，主要发生于面部或生殖器等局部，易复发，一般全身症状较轻微，但少数患者可发生严重的单纯疱疹性脑炎或全身播散性疱疹。单纯疱疹病毒（herpes simplex virus，HSV）也可导致宫内感染，胎儿出生时表现为各种形式的先天畸形或发育障碍，是 TORCH 综合征的常见病因之一。

病原学 HSV 是双链 DNA 病毒，呈球形，外周由核衣壳和病毒包膜组成。引起人单纯疱疹的是疱疹病毒 α 亚科单纯疱疹病毒属的人疱疹病毒 1 型（HSV-1）和人疱疹病毒 2 型（HSV-2），两者基因组同源性为 47%～50%。HSV-1 亚型主要侵犯面部、脑及腰以上部位，最常见的感染部位是口腔和唇部，也可引起生殖系统感染。HSV-2 亚型主要通过性传播侵犯生殖器及腰以下部位，偶可发生口腔及其周围感染。HSV 可存在于感染者的疱液、口鼻和生殖器分泌物中。HSV 对外界抵抗力不强，56℃ 加热 30 分钟、紫外线照射 5 分钟或乙醚等脂溶剂均可使之灭活。

流行病学 人是 HSV 唯一的自然宿主，主要通过直接密切接触和性接触传播。病毒可经口腔、呼吸道、生殖道黏膜和破损皮肤等多种途径侵入机体，孕妇生殖道疱疹可在分娩时传染新生儿。HSV 的感染十分普遍，呈全球性分布。

发病机制 HSV 侵入人体可引起全身性损害及多种皮肤黏膜疾病。口腔、皮肤、眼、会阴、中枢神经系统等均是该病毒易于侵犯的部位。侵入宿主细胞后，病毒 DNA 进入细胞核内复制，同时病毒 DNA 转录物进入胞质。患者若出现发热、胃肠道功能紊乱、月经、妊娠、病灶感染和情绪改变，体内潜伏的 HSV 被激活而发病。

临床表现 根据发病情况可分为初发性和复发性疱疹。①初发性疱疹：潜伏期为 1～26 天，一般 6~8 天。发病前可有前驱症状，如针刺感或瘙痒感等局部感觉异常。初发性疱疹患者的全身症状比复发性疱疹明显，皮损范围广泛，自觉症状明显，病程稍长。初发性疱疹皮肤黏膜损害常需 2~3 周愈合。②复发性疱疹：初发性疱疹经治疗或自行缓解后，病毒仍能长期潜伏于体内，可因发热、紫外线照射、风吹、月经、创伤及胃肠道功能失调等因素活化，表现为复发性单纯疱疹，并常反复发作。复发性疱疹患者皮损大多于 1 周内消失。

根据病损部位分布，单纯疱疹可有如下不同的临床表现类型。①皮肤疱疹：多见于复发性疱疹或成人初发性疱疹，尤好发于皮肤黏膜交界处，以唇缘、口角、鼻孔周围多见。皮肤疱疹起病时，局部发痒，继而灼热或刺痛、充血发红、出现米粒大的水疱，数个或数十个成簇，水疱彼此不融合，短期内可自行溃破、糜烂。②口腔疱疹：局部疼痛、拒食、流涎，可伴发热及下颌下淋巴结或颈淋巴结肿大。③生殖器疱疹：主要为 HSV-2 亚型感染所致，生殖器、会阴及股部和臀部皮肤均可受累，出现疱疹、溃疡及点片状糜烂。④眼疱疹：表现为单侧性疱疹性眼炎或伴发结膜炎。⑤湿疹样疱疹：系原有慢性湿疹、皮炎等慢性皮肤病的患者，合并单纯疱疹感染并发病后所致。⑥疱疹性甲沟炎：疱疹病变发生于末端指节，并深入至甲床形成蜂房样坏死。⑦疱疹性脑炎：系 HSV 经鼻咽部沿嗅神经直接侵入脑部所致，约 2/3 患者死于起病后 2 周内，幸存者亦常留有不同程度的后遗症。⑧新生儿疱疹感染：一般源于患生殖器疱疹的母亲，可引起不同形式或不同程度的临床表现。⑨全身播散性疱疹感染：患者多为新生儿，亦可发生于原发性或继发性免疫功能抑制者，临床表现严重，病死率可达 70%。

诊断　体表部位有典型疱疹损害者易诊断，发病期可取疱疹液或唾液做病毒接种证实诊断，或取疱疹基底涂片，可见气球变性细胞、多核巨细胞及核内包涵体，但特异性不高。血液抗-HSV 抗体效价明显升高，若成年人血液中有此种抗体，说明曾有原发感染。对损害仅存在于腔道深处如生殖道、呼吸道的患者，或仅有内脏疱疹损害而身体浅表等暴露部位未出现疱疹的病例如疱疹性脑炎，临床诊断则较困难。对此类疑难病例注意搜集流行病学资料，确诊有赖于采集临床标本甚至活组织检查以获得 HSV 感染存在的证据，如采用免疫荧光技术检测 HSV 抗原蛋白，或采用原位杂交或聚合酶链反应技术检测病毒基因等。

鉴别诊断　①皮肤疱疹应与带状疱疹鉴别，带状疱疹通常疼痛较剧烈，疱疹面积较广泛，且沿皮区分布，很少复发。应与水痘、疱疹样皮肤病特别是疱疹样皮炎和药疹鉴别。②生殖器疱疹应与其他原因引起的生殖器溃疡鉴别。③原发性单纯疱疹可导致疱疹性龈口炎，初起的局限性病灶与阿弗他口炎相似，但原发疱疹常侵及附着龈和其他组织，而阿弗他口炎不会侵及附着龈。④诊断单纯疱疹性脑炎需排除其他病毒性脑炎如流行性乙型脑炎、腮腺炎病毒脑炎、麻疹病毒脑炎等，也应注意排除脑脓肿、急性播散性脑脊髓炎及恶性肿瘤等疾病。

治疗　主要是抗病毒治疗，合并有细菌感染者应给予相应抗菌药物。阿昔洛韦主要用于 HSV 所致的各种感染，可用于初发或复发性皮肤、黏膜、外生殖器感染及免疫缺陷者发生的 HSV 感染。其他治疗主要是对症支持治疗，以缩短疗程，减轻痛苦，促进愈合。应充分休息，给予高能量易消化、富于营养的流食或软食。对损害重、疼痛显著影响进食者，酌情静脉滴注葡萄糖溶液和维生素。给予解热、镇痛、抗炎药物，以控制病情，缓解症状。可予局部麻醉剂（如达可洛宁液或苯佐卡因软膏）直接涂擦进行局部镇痛。皮肤黏膜疱疹部位疼痛显著或有明显溃烂不能使用局部麻醉剂，可采取全身镇痛，如口服乙酰氨基酚或肠溶阿司匹林。生殖器疱疹患病期间禁止性生活。对某些患者应与易感人群实行必要隔离。

（侯金林）

shuǐdòu

水痘（varicella, chickenpox）

水痘-带状疱疹病毒原发感染所致急性病毒性传染病。传染性极强，多见于儿童。

病原学　水痘-带状疱疹病毒（varicella-herpes zoster virus, VZV）属疱疹病毒科 α 亚科，为直径 150~200nm 的球形病毒颗粒，外有双层类脂蛋白包膜，其核心为由壳微粒组成的核壳体，呈立体对称 20 面体形状，直径约 100nm。核壳体内有病毒结构蛋白和双股 DNA 分子。只有一种血清型，人类是唯一的自然宿主。可在感染的细胞核内复制，也可以在人胚成纤维细胞、甲状腺细胞中增殖，产生局灶性细胞病变，细胞核内出现嗜酸性包涵体和多核巨细胞。对外界抵抗力弱，对高温、酸、乙醚均敏感。

流行病学 水痘患者是唯一传染源，有极强传染性，病毒存在于患者疱疹的疱浆、血液及口腔分泌物，可通过呼吸道气溶胶及疱疹液传播。自水痘出疹前1~2天至皮疹干燥结痂前均具有传染性。易感儿童接触带状疱疹患者，也可发生水痘，但少见。VZV通过小分子气溶胶播散导致扩散，主要通过飞沫和直接接触传播，如通过污染的玩具、被褥、用品或输入潜伏期内的血液而扩散。在近距离、短时间内也可以通过健康人间接传播。妊娠期患水痘可发生垂直传播。人群对水痘普遍易感。婴幼儿和学龄前儿童发病最多，6月龄以内婴儿由于获得母体抗体，发病较少。水痘第二次发病者罕见，感染后可终身免疫。

发病机制 VZV首先在局部黏膜和淋巴结内生长增殖，然后入血，形成首次病毒血症。在肝、脾或其他单核-巨噬细胞系统再次增殖，侵入血液引起第二次病毒血症。VZV在血液中的单核细胞内复制，并随血液流向全身，引起全身毒血症状及皮疹，并可重新释放进呼吸道分泌物内。还可在细胞之间传播，使邻近的未感染细胞发生感染，致细胞融合、形成多核巨细胞。因可引起多次病毒血症，皮疹有分批次出现的特征。

VZV最初损害真皮血管内皮细胞，使局部充血、肿胀，随后波及基底层和棘细胞层的细胞，使其肿胀、气球样变，形成囊状细胞。周围及基底部有充血、单核细胞和多核巨细胞浸润，后者含有嗜酸性包涵体。多核巨细胞和囊细胞液化，组织液渗入即形成水疱，内含大量病毒。初期水疱透明，后因上皮细胞脱落及白

细胞侵入而变浑浊，继发细菌感染时可形成脓疱疹。皮肤损害表浅，痂皮下层表皮细胞再生，脱痂后不留瘢痕。个别病例病变可累及肺、食管、胃、小肠、肝、肾上腺、胰，易形成溃疡，亦易愈合。在水痘出疹后的2~5天内，机体即产生免疫性抗体，使感染趋于自限。急性感染时，由于抗体的存在，感染细胞表面的VZV抗原逃脱，使致敏T细胞无从攻击，导致VZV潜伏于脊神经根和神经节内，形成潜伏性感染。

临床表现 分为典型水痘和不典型水痘。

典型水痘 潜伏期10~24天，平均14天。可分为两期。

前驱期 年长儿童和成年人可有畏寒、低热、头痛、无力、食欲缺乏和咽痛等上呼吸道感染症状，持续1~2天后出现皮疹。成人全身表现比儿童重。婴幼儿常无症状或症状轻微，皮疹和全身表现常同时出现。

出疹期 发热的同时或稍后迅速出疹，皮疹呈向心性分布，先见于面部或发际，向头部、躯干和肩部进展，而后肘部、腘窝、手掌和足底延及全身。初为红色斑疹，大小3~5mm，数小时后变为深红色丘疹，24小时内形成表浅、壁薄的疱疹。疱液清澈，疹形状为单囊、卵圆、露珠样，周边有红晕，数小时后变浑浊，合并感染者可出现脓疱疹。病初疹大，以后逐渐变小，常伴瘙痒。1~2天后疱疹从中心开始干枯和结痂，周围红晕消失。约1周脱痂，一般不留瘢痕。在出疹期中（1~6天），皮疹相继分批、连续出现，故在同一部位可见斑疹、丘疹、疱疹、脓疱疹和结痂同时存在，即水痘的"四代同堂"。部分患者疱疹亦可发生于口腔、咽

喉、结膜和阴道黏膜，破裂后形成小溃疡，愈合迅速。若存在免疫功能缺陷、凝血机制障碍及继发感染等，常形成不典型水痘。

不典型水痘 包括3种类型。

进展型播散性水痘 此型约占30%，在水痘发病后3~7天发生，表现为高热、全身毒血症状严重。皮疹多且浓密，疱疹较大并可融合为大疱。皮疹处的皮肤及皮下组织坏死而形成坏疽性水痘，或见出血性疱疹，不易结痂。部分病例可有淤点或淤斑。病毒血症期较长，以致皮疹不断出现。感染播散至内脏者，病情多危重，病死率约7%。

妊娠期水痘 母亲妊娠期患水痘，特别是在妊娠初4~5个月，VZV可以通过胎盘使胎儿发生先天性水痘综合征（7%~9%），表现为体重减轻、肌肉和神经萎缩、指（趾）畸形、皮肤瘢痕变、白内障及弱智等，预后不良，多于1~2年内死亡。妊娠后期感染VZV，胎儿可发生水痘，出生后可直接发生带状疱疹。若在临产前4~5天或产后2天内发生感染，婴儿因得不到母体保护性抗体，可于产后5~10天发病，易转变为播散性水痘，病死率高达25%~30%。

出血性水痘 发生在出疹后2~3天。疱疹为出血性，呈紫黑色结痂，愈后留有瘢痕。尚可伴发消化道、泌尿道及鼻腔出血，严重者可危及生命。

诊断 根据水痘接触史，冬春季发病多，发疹迅速，分批出现，向心分布，各期皮疹同在等特点，结合实验室检查可诊断。检查抗-VZV抗体和DNA；刮片或组织活检查找多核巨细胞或细胞核内包涵体，必要时分离病毒，

但仅 30%~60% 的培养可获阳性。荧光显微镜检查痂中的 VZV 抗原比病毒分离更快且敏感。

鉴别诊断 ①脓疱疹：好发于鼻唇周围或皮肤暴露部位，初为疱疹，继成脓疱，然后结痂，无分批出现特点，多无全身毒血症状。②丘疹样荨麻疹：梭形水肿性红色丘疹，花生米大小，中心有针尖或粟粒大小的丘疱疹或水疱，扪之较硬，有痒感。分布于四肢或躯干，不累及头部或口腔，不结痂。③带状疱疹：疱疹沿一定的神经干路径分布，不对称，不超过躯干中线，局部有显著灼痛。④其他病毒感染：单纯疱疹病毒感染也可引起水痘样皮损，这类播散性单纯疱疹病毒感染常继发于异位皮炎或湿疹等皮肤病，确诊依赖于病毒分离结果。柯萨奇病毒 A 组可引起广泛的水痘样皮疹，通常发生于肠道病毒高发的夏末初秋，常伴咽部、手掌和足底部皮损，此点有助于水痘与肠道病毒感染的鉴别。

治疗 ①隔离：水痘患者对儿童传染性很强，应隔离至出疹后 7 天。②一般治疗和对症治疗：应保持皮肤、手部及口腔清洁，衣着要干净，勤剪指甲，避免抓伤而继发感染。皮疹瘙痒给予含炉甘石洗剂局部涂抹。若疱疹破溃，尽量保持局部干燥，可外涂莫匹罗星软膏预防细菌感染。合并细菌感染者，可用抗生素软膏涂皮疹。若疱疹局部感染严重，尤其是有全身症状者，应全身应用抗生素治疗。③抗病毒治疗：皮疹发生 24 小时内应用疗效好，免疫缺陷及应用免疫抑制剂治疗者应尽早使用。多选用阿昔洛韦，一般患者给予口服给药，疗程 5~7 天。免疫功能缺陷者可予阿昔洛韦静脉滴注，疗程为 7~10 天。④糖皮质激素：对水痘病程有不利影响，一般情况下水痘患者禁用。对水痘所致重症喉炎、水痘脑炎等危重型患者，可考虑在应用抗病毒药物的同时加用糖皮质激素治疗。

(侯金林)

dàizhuàngpàozhěn

带状疱疹（varicella-zoster）潜伏于人体感觉神经节的水痘-带状疱疹病毒再激活后引起皮肤损害的传染病。临床特征为沿身体单侧体神经分布的相应皮肤出现呈带状的成簇水疱，故得名，民间称为"串腰龙"。常伴局部剧烈神经疼痛，严重影响患者的生活质量。

病原学 见水痘。

流行病学 接触过带状疱疹患者的人群、婴幼儿、未接触过水痘-带状疱疹病毒（varicella-zoster virus，VZV）的成年人、未接种过疫苗者均有可能被传染。由于 VZV 可长期潜伏于体内，所以带状疱疹多见于成人，可因机体免疫力下降反复发病。带状疱疹无季节差异。

发病机制 初次感染 VZV 后，引起原发感染水痘，然后病毒沿神经纤维进入感觉神经节，呈潜伏性感染。若免疫功能下降，如恶性肿瘤、应用免疫抑制药、艾滋病等情况下，潜伏的病毒被激活而复制，使受侵犯的神经节发生炎症，引起相应节段的皮肤出现疱疹，同时使受累神经分布区域产生疼痛。主要病变部位在神经和皮肤，病理变化主要是受累神经节炎症。局部可见单个核细胞浸润，神经细胞变性，核内可发现包涵体。皮疹病变与水痘相同。

临床表现 皮疹发生前 2~5 天，常先有轻度的前驱症状，如发热、乏力、全身不适、食欲缺乏、局部淋巴结肿痛，以及患处皮肤灼痛、感觉过敏或神经痛等。出诊过程类似水痘。皮疹开始为红色小斑疹，数小时后变为丘疹，1~2 天后转为大小不等的疱疹。疹间皮肤正常。皮疹成批出现。疱疹从粟粒至黄豆大小不等，疱液澄清，疱壁紧张，围以红晕。皮损沿外周神经分布，排列成带状。疱疹好发部位最多为胸背部，其次为头面部、腰腹部、颈项部，最后为骶尾部或其他部位。带状疱疹约 3 天转为脓疱，1 周干涸，10~12 天结痂，疼痛消失，不留瘢痕。机体免疫状态不同，表现常不典型。

显著的神经痛为特征之一，有诊断价值，常出现在皮疹前或出疹时，并可逐渐加剧。儿童患者疼痛较轻或不痛，老年患者则常明显，呈阵发性加剧，难以忍受，且在皮损消退后可持续数月或更久。VZV 最易侵犯肋间神经，也较常累及三叉神经、面神经和听神经。三叉神经中以眼支最常受累，多见于老年人，如鼻尖部出现皮疹则易合并眼炎，严重者可导致失明。

面神经、听神经受累后，外耳道或鼓膜出现水疱，并可有耳鸣、耳聋、眩晕、恶心、呕吐、眼球震颤，以及患侧面瘫、舌前 2/3 处味觉消失等症状，又称耳带状疱疹，由此组成的面瘫、耳痛和外耳道疱疹三联征又称拉姆齐-亨特（Ramsey-Hunt）综合征。

脑神经或颈神经节被病毒侵犯后若向上蔓延，可产生带状疱疹性脑膜脑炎，引起头痛、呕吐、惊厥等症状，应予警惕。病毒由脊髓后神经节侵犯及自主神经的内脏神经纤维后，可产生相应系统的症状，如胃肠炎、膀胱炎、腹膜炎、胸膜炎等表现。

诊断 典型病例根据单侧性、呈带状排列的疱疹和伴神经痛，诊断多不困难。非典型病例有赖于实验室检查，如出现带状疱疹脑炎、脑膜炎、脊髓炎，其脑脊液细胞及蛋白含量有轻度增加，糖和氯化物含量正常。

鉴别诊断 ①单纯疱疹：疱疹常分布于皮肤黏膜交界处，与外周围神经的分布无关，反复发生，分布无规律，疼痛不明显。②接触性皮炎：有接触史，皮疹与神经分布无关，自觉烧灼、剧痒，无神经痛。③其他：带状疱疹前驱期及无疹性带状疱疹，有时易误诊为肋间神经痛、胸膜炎或急腹症等，应进行鉴别。

治疗 对症、镇痛、抗病毒治疗和预防继发感染。①一般治疗：避免摩擦病损部位，注意保持皮肤完整和皮损处清洁，防止继发感染。理疗如氦氖激光、氙气、低频治疗仪等亦有一定疗效。重症患者应卧床休息。②镇痛治疗：早期疼痛治疗很重要。神经疼痛剧烈者给予镇痛药，如罗通定、阿米替林、奋乃静等。腺苷钴胺、甲钴胺等可用于修复调节神经，神经妥乐平和钙离子调节剂普瑞巴林对治疗带状疱疹痛效果确切。神经阻滞治疗有助于减轻疼痛，提高患者生活质量，避免出现后遗神经痛。③抗病毒治疗：重症患者，特别是眼部带状疱疹患者必须采用积极的全身和局部抗病毒治疗。疱疹局部可用阿昔洛韦溶液局部涂抹。眼部带状疱疹可用碘苷或阿昔洛韦滴眼液，同时进行眼科治疗。带状疱疹性角膜炎和虹膜睫状体炎可局部应用地塞米松滴眼。

预后 带状疱疹呈自限性，预后良好，大多能自愈，愈后可获得终身免疫，偶有复发。

（侯金林）

jùxìbāobìngdú bìng

巨细胞病毒病（disease caused by cytomegalovirus）

人巨细胞病毒所致先天性或获得性感染性疾病。一经感染人巨细胞病毒（human cytomegalovirus，HCMV，简称CMV），除少数出现临床症状外，大多呈隐性感染。CMV可长期潜伏于体内，一旦机体免疫功能下降，病毒即可激活致病。CMV对宿主或组织培养有高度种属特异性，其特征性病变为受感染细胞明显变大、核内和胞质内出现包涵体，曾称巨细胞包涵体病。

病原学 CMV又称人疱疹病毒5型（HHV-5），属β疱疹病毒亚科。CMV是人类疱疹病毒中最大的一组病毒，直径为200nm，呈球形，其内核为64nm，含病毒DNA，外蛋白衣壳为直径110nm、由162个壳粒构成的对称20面体，衣壳周围有一无定形的含类脂的被膜。被膜外是直径为180~200nm的含脂囊膜。基因组为线性双链DNA，长240kb，不同毒株DNA的同源性约80%。病毒基因组具有单一的长片段和短片段结构，分别占病毒基因组的73%和16%，其余为反向重复序列约占11%。CMV至少有200个开放阅读码框。其复制与单纯疱疹病毒类似，有时相性，其主要结构蛋白可分为衣壳蛋白、被膜蛋白和包膜糖蛋白。暴露于20%乙醇中2小时，pH<5的条件下，或置于56℃30分钟或紫外线照射5分钟可完全灭活。

流行病学 患者和不显性感染者可长期或间歇从唾液、泪液、宫颈分泌物、尿液、精液、粪便、血液或乳汁中排出此病毒，成为传染源。孕妇感染CMV后，通过胎盘传播给胎儿，母亲在感染后可产生抗体，以后再次生育胎儿受感染的机会较少或症状较轻，甚至无症状，但不能完全阻止垂直传播。后天获得性感染包括围生期新生儿经产道或母乳感染。尚可经密切接触感染传播，主要通过飞沫或经口感染，或经输血、器官移植感染。年龄愈小易感性愈高，症状也愈重，年长儿多呈不显性感染。CMV为细胞内感染，虽然血液中有抗体，也不能避免细胞内该病毒的持续存在，故初次感染后，CMV很难被宿主完全清除。

发病机制 CMV可广泛存在于受染患者全身各器官组织内，感染可直接导致受染者细胞损伤；还可能通过免疫病理机制产生致病效应。CMV主要侵犯上皮细胞。全身各主要脏器（如肺、肝、脑、肾、脾、心、肠）、腺体（如涎腺、性腺）及神经系统等均可受累。受染细胞变性，体积增大呈巨细胞化，然后崩解，导致局部坏死和炎症。脑组织坏死后可以发生肉芽肿和钙化。受染细胞发生巨细胞样变后具有以下特点：细胞体积显著增大，达10~40μm；胞核变大，胞质较少，胞质及胞核内均可出现包涵体。胞核内可见嗜酸性包涵体，呈红色，周围绕以透亮晕环，与核膜分开，使其整个外观状似猫头鹰眼。

临床表现 CMV是人类先天性病毒感染最常见的病原体之一，可引起多种感染综合征：新生儿由于宫内感染而使中枢神经系统受累，如小头畸形、脑钙化和智力低下等，有时可致死；在正常健康人中可引起单核细胞增多症；在免疫缺陷者如器官移植受者、艾滋病患者中可引起严重感染，甚至死亡。还可引起泌尿生殖系统、中枢神经系统、肝、肺、血液循环系统等全身各器官组织病变，且与动脉粥样硬化、冠心病及潜在的致癌性有一定关联。

先天性感染　在婴儿中的表现轻重不一，轻者出生后数月始发现，重者在出生数天即可出现临床症状。典型重症先天性联合免疫缺陷病患者临床表现为黄疸伴肝脾大、淤点状皮疹、小头畸形、运动障碍、脉络膜视网膜炎、血小板减少性紫癜、视神经萎缩、肺炎，大脑钙化亦可见。中枢神经系统、内耳及眼脉络膜受累是先天性 CMV 感染的特征。临床上患婴出现嗜睡、惊厥、急性呼吸窘迫综合征等，可在数日或数周内死亡。幸存者可出现智力障碍、运动障碍、耳聋等后遗症；心血管受累多见房间隔缺损、室间隔缺损、二尖瓣狭窄、法洛四联症等；其他还可有消化道、泌尿生殖系统等畸形。出生后获得性 CMV 感染与先天性 CMV 感染不同，播散性内脏或神经系统损害较罕见。先天性感染还可导致流产、早产及死产等。

围生期感染　指胎儿分娩时经产道或出生后通过吸入带毒的母乳而获得的感染。大多无症状，在生长、知觉功能或精神运动发育方面无不良影响。此种感染可能是由母体内潜在病毒被激活所致，患儿出生时有不同水平母亲的抗体。CMV 肺炎临床表现为气促、窒息、咳嗽、肋间凹陷等，胸部 X 线可见为弥漫性气道疾病（肺气肿、支气管壁肥厚伴明显肺纹理增强和不同程度肺膨胀不全），偶有发热和呼气性喘鸣音。CMV 围生期感染对于早产儿和体弱儿较危险，以神经肌肉受损为主，听力障碍、小头畸形及脉络膜视网膜炎少见。

后天获得性感染　大多无症状，但血清抗体可呈阳性，病毒可自尿中排出，偶尔可发生间质性肺炎。儿童感染后多无症状，正常成年人多表现为隐性感染或呈嗜异性抗体阴性的单核细胞增多症，有发热、淋巴细胞增多，并出现异常和异形淋巴细胞增多等，偶尔可持续高热或伴明显的肝炎症状及全身淋巴结肿大。肺炎、心肌炎、心包炎、神经炎和神经根炎、脑炎、无菌性脑膜炎、血小板减少性紫癜、溶血性贫血及视网膜炎等并发症较少见，预后多良好。

免疫缺陷者感染　CMV 感染免疫缺陷者可无症状，但亦可呈现不同临床表现。某些器官的感染在正常人中少见，如肺炎、肝炎、胃肠道溃疡、视网膜炎、大脑病变、内分泌系统与生殖腺受累等，而在艾滋病患者中尤为多见，其严重程度与 $CD4^+T$ 细胞受抑制的程度相关。CMV 感染可增加移植排斥反应，其发病率取决于免疫抑制的程度和器官移植的种类。在免疫抑制患者中，以原发性感染出现临床症状和播散性病症比复发性感染多且严重，主要增加患者真菌和细菌感染，出现致死性间质性肺炎。

诊断　出现以下情况应疑诊此病：婴幼儿患者的母亲于妊娠期有可疑 CMV 感染史（表现为肝炎、肺炎、异常淋巴细胞增多等），先天性畸形，新生儿黄疸延迟消退，肝脾大，重度溶血性贫血，白细胞增多伴异常淋巴细胞增多，有颅内钙化和脑部症状而原因不明。年长儿童及成年人单核细胞增多而嗜异性凝集试验阴性，发生间质性肺炎或原因不明的肝炎，器官移植后接受免疫抑制治疗发生传染性单核细胞增多

症表现，而血清嗜异性凝集试验阴性。

鉴别诊断　先天性 CMV 感染应与弓形虫病、风疹、单纯疱疹、新生儿败血症等进行鉴别；后天获得性 CMV 感染应与传染性单核细胞增多症、病毒性肝炎、肺炎等进行鉴别。

治疗　①更昔洛韦：是一种无环的脱氧鸟嘌呤核苷同工异质体，可在受感染的细胞中抑制 CMV DNA 聚合酶活性。常用静脉给药，对免疫抑制 CMV 感染患者治疗有效率达 80%，是首选药物。主要副作用是肝功能损害、白细胞和血小板减少、注射部位局部肿痛、皮疹、恶心、呕吐和头痛等。②膦甲酸钠：是一种非竞争性 CMV DNA 聚合酶抑制剂，并能抑制人类免疫缺陷病毒 I 型的反转录酶活性，常用于不能耐受更昔洛韦或更昔洛韦治疗无效的 CMV 感染患者。主要副作用为肾毒性、电解质紊乱、胃肠不适、恶心、头痛、乏力、贫血和血肌酐升高等。③干扰素：器官移植受者应用 α-干扰素，可抑制 CMV 复制，但 CMV 对干扰素的敏感性低，一般不宜用作 CMV 的病原体治疗。④阿昔洛韦：是一种抑制疱疹病毒的广谱抗病毒药物。CMV 缺乏病毒特异性胸腺嘧啶核苷激酶，治疗 CMV 感染无效，但能降低器官移植后症状性 CMV 病的发生率。

在小鼠动物模型 CMV 感染研究中，高效价 CMV 免疫球蛋白联合抗病毒药物治疗可获得较高的生存率，其作用可能是高效价 CMV 免疫球蛋白中和 CMV，阻止其细胞毒性 T 细胞效应，减轻组织损害有关，对病情危重的 CMV 病患者可采用。

(侯金林)

EB bìngdú bìng

EB 病毒病（Epstein-Barr virus-associated disease）

EB 病毒感染相关的良性和恶性疾病总称。EB 病毒又称人疱疹病毒 4 型，是爱泼斯坦（Epstein）和巴尔（Barr）等从非洲儿童淋巴瘤体外培养的淋巴瘤细胞中发现的一种新的人类疱疹病毒，主要感染人类口咽部的上皮细胞和 B 细胞，可导致传染性单核细胞增多症，并与中国南方发病率较高的鼻咽癌及非洲儿童的淋巴瘤密切相关。EB 病毒（Epstein-Barr virus, EBV）全世界可见，90% 以上成人有过感染。

EBV 相关良性疾病 包括以下几种疾病。

传染性单核细胞增多症 婴儿原发性 EBV 感染多均无症状，但在儿童期、青春期和青年期，约 50% 的原发性感染均表现为传染性单核细胞增多症，其本质是一种自限性淋巴增殖性疾病。

EBV 相关性噬血细胞综合征 是一种与病毒感染相关的淋巴增殖性疾病。患者临床表现为长期发热、肝脾大、全血细胞减少、多器官功能受损及凝血功能障碍。淋巴结和骨髓检查的特点是有红细胞和有核细胞被组织细胞吞噬的现象。其发病机制尚不明确，EBV 感染所致 CD8$^+$T 细胞的异常增殖及其激活巨噬细胞，导致炎症因子大量释放，产生高细胞因子血症，是此病的主要特征。

慢性活动性 EBV 感染 20 世纪 80 年代早期，托比（Tobi）等首次报道慢性持续性或反复发作性 EBV 感染性疾病的存在，后改称慢性活动性 EBV 感染。其临床特征是：①可发生于任何年龄，无性别差异。②患者家族成员中无任何免疫缺陷和遗传背景。

③部分小儿患者有对蚊虫叮咬高敏的病史。④部分患者在临床经过中有 EBV 感染的自然杀伤（NK）细胞增多。⑤典型临床表现是发热、贫血、肝脾淋巴结肿大，预后较差，约 50% 患者在发病后 3~5 年死亡。肝衰竭、心力衰竭、各种淋巴增殖性疾病、淋巴瘤或机会性感染是此病死亡的主要原因。

移植后 B 细胞增殖性疾病 此病在原发性、继发性免疫缺陷和器官移植受者中发病率很高，从无遗传学改变的良性多克隆 B 细胞增生到单克隆淋巴瘤都有。

多发性硬化 是一种自身免疫病。EBV 是多发性硬化发病的感染性因素，在患者临床发病数年多有 EBV 抗体效价升高，且疾病风险随着有症状的 EBV 感染率的增加而提高。

致死性传染性单核细胞增多症/X 连锁淋巴增殖综合征 20 世纪 70 年代曾报道一个家族连续有几个男孩先后死于致命性传染性单核细胞增多症，后来这种病被称为 X 连锁淋巴增殖综合征。从 2.5 岁以后开始发病，主要取决于受 EBV 感染的时间，多数患者在初次感染后数周内死亡，幸存者患获得性低丙种球蛋白血症和淋巴瘤的风险增高。

EBV 相关恶性疾病 EBV 感染与鼻咽癌、淋巴瘤、口腔腺体肿瘤、胸腺瘤、器官移植后肿瘤及艾滋病患者的 B 细胞淋巴瘤等有密切关系。

鼻咽癌 是一种与 EBV 感染密切相关的恶性肿瘤。中国南方是高发区。儿童鼻咽癌的早期症状中由鼻咽原发病灶所引起的症状并不明显，加之临床医师认识不足，易致漏诊。既往认为未分化鼻咽癌与 EBV 感染相关性最密

切，近年来应用更敏感的检查技术发现，低分化和高分化鼻咽癌也与 EBV 感染有一定联系。鼻咽癌发生与饮食、植物及某些促癌物质相关，但比 EBV 与鼻咽癌的相关性小很多。

伯基特淋巴瘤 地方性伯基特淋巴瘤（Burkitt lymphoma, BL）主要发生于非洲东部儿童。临床主要表现为下颌骨肿瘤，也可形成腹膜后肿块和侵犯内脏。患者血清中抗-EBV 抗体强阳性，多数病例肿瘤组织中 EBV 基因组阳性，病理特征为星空现象，肿瘤组织可有特征性染色体异常。散发性 BL 又称非非洲 BL，该病不能检测到 EBV 基因组。临床特征为骨髓更易早期受累和对化疗药物不敏感。

霍奇金淋巴瘤 传统上分为 4 型：淋巴细胞为主型、混合细胞型、结节硬化型和淋巴细胞消减型，其中混合型与 EBV 关系密切，病毒检出率可达 96%，而结节硬化型和淋巴细胞为主型的检出率分别为 34% 和 10%。霍奇金淋巴瘤与 EBV 关系的密切程度有地域和年龄差异。秘鲁、洪都拉斯、墨西哥等拉丁美洲国家霍奇金淋巴瘤 EBV 的阳性率高于欧美国家，中国 90% 以上儿童与 EBV 有关，特别是 10 岁以下的儿童病例 95% 可检测到 EBV，且与组织亚型无关。

T 细胞淋巴瘤 EBV 感染主要与外周 T 细胞淋巴瘤发病有关。西方国家罕见，但在亚洲较常见。临床特征为淋巴结外肿瘤，如原发于鼻咽部、小肠及皮肤（皮下质膜炎样）的肿瘤。病理特征为类似浸润血管壁的血管免疫母细胞淋巴结病，或表现为恶性组织细胞增生症。此病预后不良，可表现为迅速进展的致命性的噬血

细胞综合征。EBV 感染的 T 细胞和 NK 细胞表达多药耐药 P-糖蛋白，化疗效果极差。

NK 细胞淋巴增殖性疾病和 NK 细胞淋巴瘤/白血病　NK 细胞淋巴瘤常起源于鼻或鼻腔的肿瘤，几乎均与 EBV 感染有关。临床常表现为鼻腔阻塞、红斑、眼眶肿胀，之后为鼻腔的破坏性病变，累及上腭、喉、上呼吸道，消化道也可受累。EBV 相关 T 细胞淋巴瘤和 EBV 相关 NK 细胞淋巴瘤/白血病都限于成熟细胞类型，两者临床有许多相同特征，因此常称为 T/NK 细胞淋巴瘤，两者共同特征为：①主要见于亚洲人、美洲土著人。②结外病变如鼻、皮肤、消化道多为原发部位，并常扩散到其他结外部位。③临床常见发热、脾大。④组织学特征均为多形性淋巴样细胞、血管中心性或血管侵袭性浸润。⑤合并噬血细胞综合征的概率高。⑥常规化疗效果很差，预后不良。

其他　EBV 可能还与干燥综合征、类风湿关节炎有关。EBV 感染还通过感染 B 细胞增加热休克蛋白的表达，诱导特异性 T 细胞免疫参与系统性红斑狼疮的发生和发展。一般认为细胞免疫在对病毒活化的监视和清除转化的 B 细胞中起关键性作用，此功能下降可能是 EBV 活化的因素。

治疗　EBV 可长期潜伏在 B 细胞或鼻咽部上皮细胞内呈持续低水平复制状态。对 EBV 感染主要是对症和支持治疗，尚无明显的特效治疗方法。更昔洛韦有广泛的抗疱疹病毒活性，有良好的抑制淋巴细胞的作用。阿昔洛韦对有效缩短病程，早期改善中毒症状效果显著，且未发现明显毒副作用，短期（7~10 天）应用阿昔洛韦治疗小儿 EBV 感染疗效确

切。不用常规抗病毒药物。严重病例可应用包括依托泊苷、糖皮质激素、环孢素在内的免疫化学治疗。应重建机体对 EBV 的有效免疫，彻底消除被 EBV 感染或克隆性增殖的淋巴细胞。输注自体或供者 EBV 特异性 T 细胞或造血干细胞移植是有前景的治疗方法。对于发病与 EBV 有密切关联的鼻咽癌和其他肿瘤需进行相应的专科治疗。

预后　EBV 感染预后一般良好，多可自愈。一些恶性肿瘤和 X 连锁淋巴增殖综合征等的预后则较差。

（侯金林）

chuánrǎnxìng dānhéxìbāo zēngduōzhèng

传染性单核细胞增多症（infectious mononucleosis，IM）

EB 病毒所致淋巴细胞增生性传染病。患者血清中有嗜异性凝集抗体效价增高，并可检出抗 EB 病毒（Epstein-Barr virus，EBV）抗体。其他致病因子所致症状性淋巴细胞增多症不在此列。

病原学　EBV 属疱疹病毒科嗜淋巴细胞病毒属，呈球形，直径 180~200nm，基本结构包含核样物、衣壳和囊膜。核样物为直径 45nm 的致密物，主要含双股线性 DNA。衣壳由 162 个壳微粒组成，为 20 面体立体对称。囊膜由感染细胞的核膜组成，其上有病毒编码的膜糖蛋白。形态、理化性状及生物学特性都与疱疹病毒科有类似之处，即有共同的抗原决定簇，能在感染机体后获得长久潜伏感染。主要生物学特性为具有在体内、体外专一性感染人和某些灵长类的 B 细胞，并能使受感染细胞生长转化，无限期传代达到"永生"。体内 EBV 首先感染 B 细胞，也可感染人体的上

皮细胞、T 细胞、自然杀伤（NK）细胞、平滑肌细胞及单核细胞等。

流行病学　带毒者及患者为 IM 的传染源。健康人群中带毒率约为 15%。80% 以上患者鼻咽部有 EB 病毒存在，恢复后 15%~20% 可长期咽部带病毒。经口鼻密切接触为主要传播途径，也可经飞沫及输血传播。人群普遍易感，但儿童及青少年患者更多见。6 岁以下幼儿患此病时大多表现为隐性或轻型发病。15 岁以上感染则多呈典型发病。病后可获持久免疫。

发病机制　尚未完全阐明。病毒进入口腔后可能先在咽部淋巴组织内复制，后侵入血液导致病毒血症，继之累及淋巴系统和各组织器官。B 细胞表面有 EBV 受体，故极易受累。B 细胞感染后增殖活跃，其抗原性发生改变，后者可引起 T 细胞防御反应，形成细胞毒性效应细胞直接破坏受染的 B 细胞。这种细胞免疫反应是此病病程呈自限性的重要因素。B 细胞受破坏后释放自身抗原，激发自身抗体的产生，引起一系列并发症。

临床表现　潜伏期 5~15 天，一般 9~11 天。起病急缓不一，约 40% 患者有前驱症状，如乏力、头痛、食欲减退、恶心、稀便、畏寒等，历时 4~5 天。病程多为 1~3 周，少数可迁延数月。偶有复发，复发时病程短，病情轻。婴幼儿感染常无明显症状，或仅有轻微不典型症状，伴血清抗-EBV 抗体阳性。青春期及成人则可出现较典型的症状。①发热高低不一，多为 38~40℃。热型不定，热程自数日至数周甚至数月，可伴寒战和多汗，中毒症状多不严重。②淋巴结肿大见于 60% 患

者，以颈后三角区最常见，腋下及腹股沟部次之。直径很少超过3cm，质地中等硬，分散，无明显压痛，不化脓，双侧不对称等为其特点，消退需数周至数月。肠系膜淋巴结肿大引起腹痛及压痛。③虽仅有半数患者主诉咽痛，但大多数病例可见咽部充血，少数患者咽部有溃疡和假膜形成，可见出血点。牙龈也可肿胀或有溃疡。喉和气管的水肿和梗阻少见。④仅10%患者出现肝大，肝功能异常者则可达2/3。少数患者可出现黄疸，但转为慢性和出现肝衰竭者少见。50%以上患者有轻度脾大，偶可发生脾破裂。⑤约10%病例在病程第1~2周出现多形性皮疹，为淡红色斑丘疹，亦可有麻疹样、猩红热样、荨麻疹样皮疹，多见于躯干部，1周内消退，无脱屑。部分患者可出现黏膜疹（先于皮疹或同时出现），表现在软硬腭交界处有针尖大小的小出血点。

诊断　主要根据临床表现、特殊血象、嗜异性凝集试验，以及抗-EBV抗体检测和EBV DNA检测等诊断。散发病例易被误诊，若出现流行，流行病学资料有重大参考价值。

鉴别诊断　此病应与以咽峡炎表现为主的链球菌感染、疱疹性咽峡炎、风湿热等鉴别；以发热、淋巴结肿大为主要表现的结核病、淋巴细胞白血病、淋巴网状细胞瘤等鉴别；以黄疸、肝功异常为特征的病毒性肝炎，以及化验改变类似巨细胞病毒感染、血清病等鉴别。

治疗　此病无特异性治疗，以对症为主。应用阿昔洛韦、利巴韦林及干扰素等治疗并不能有效缩短病程。对心肌炎、声门水肿、溶血性贫血、脑炎及神经根

炎等重症患者可用泼尼松等皮质类固醇药物，有利于患者恢复。有继发感染者需用抗生素治疗。

预后　此病为自限性疾病，大多预后良好。病死率约为1%，多由严重并发症所致。

预防　尚无有效预防措施。急性期患者应进行呼吸道隔离。病毒血症可长达数月，故病后至少6个月不能参加献血。EBV疫苗尚在临床研究中。

（侯金林）

Kǎbōxī ròuliú

卡波西肉瘤（Kaposi sarcoma, KS）
有局部侵袭性的内皮细胞多中心恶性肿瘤。典型病变表现为皮肤多发性斑点状、斑块状或结节状病损，也可累及黏膜、淋巴结和内脏器官。

病因及发病机制　KS与人疱疹病毒8型（HHV-8）感染有关。该病毒广泛存在于各种类型的KS中，KS是HHV-8和其他免疫、遗传和环境因素之间复杂相互作用的结果。

临床表现　根据临床表现、流行特点及预后分为4型。

经典型　早期损害最常见于趾及跖部，呈淡红色、紫色或蓝黑色斑和斑片，并扩展和融合形成结节或斑块，有橡皮样硬度，貌似暗紫色血管瘤。患肢可有水肿。以后斑块和结节亦可发生于臂部、手部，甚至扩展至颜面、耳、躯干或口腔，特别是软腭。病程呈缓慢进行性，可致下肢显著增粗。疾病早期，皮损可周期性缓解，结节可自然消退，遗留萎缩性和色素增深的瘢痕。胃肠道为最常见的内脏受累部位，肺、心、肝、结膜和腹部淋巴结亦可受累。骨骼改变有特征性和诊断性。骨骼受累表现为骨质疏松、囊肿和骨皮质侵袭。骨骼损害为

疾病广泛播散的指征。疾病进展缓慢，内脏及淋巴结罕见受侵，预后较好。

非洲型　常见于20~50岁男性，可见四肢出现结节性、浸润性血管肿块。流行于热带非洲，呈局部侵袭性，常伴下肢显著水肿，骨骼受累。非洲淋巴结病型KS是一亚型，发生于10岁以下儿童，淋巴结受累，可有或无皮肤损害，呈侵袭性经过，通常在发病后2年内死亡。出现皮损前淋巴结，特别是颈淋巴结肿大。损害亦见于眼睑和结膜，呈出血性组织团块并下垂，常伴发泪腺、腮腺和颌下腺肿大。

艾滋病相关型　好发于头、颈、躯干和黏膜。皮损开始为一个或数个红色到紫红色斑，迅速进展为丘疹、结节和斑块。损害较小，分布广泛，进展迅速。暴发者则可有淋巴结和系统性受累。内脏受累最常见者为肺、胃肠道及淋巴结。

免疫抑制型　损害类似经典型KS，发病部位差别较大，内脏受累比例不等。

诊断　患者一般有巨细胞病毒、人类免疫缺陷病毒感染史或外伤等。常见于老年人，发生于趾、足弓部位，多发性浸润性暗红色结节，易破溃，自觉疼痛。组织病理学检查提示为缺血性血管内皮细胞的恶性肿瘤。

鉴别诊断　①淋巴管肉瘤：多发生于女性乳腺癌手术治疗后，皮损为蓝色或红色结节。组织病理学检查为许多增生内皮的管腔，周围有淋巴细胞灶性浸润，真皮内可有红细胞溢出。②血管肉瘤：皮损为灰色、灰黑色或紫蓝色浸润性结节或融合性斑块，可伴出血和溃疡。组织病理学检查为真皮内有不规则血管腔，内皮细胞

增生，伴异型性，部分可见梭形细胞和上皮细胞组成的肿瘤团块。

治疗 KS 复发率高，治疗旨在去除皮损，改善症状。可采取化学药物或物理手段，联合化疗药物长春新碱、博来霉素、多柔比星。放疗可缓解症状。可局部行液氮冷冻。亦可选用免疫治疗如干扰素、异丙肌苷、胸腺肽、白介素等免疫调节药。

(侯金林)

xiànbìngdú bìng

腺病毒病（disease caused by adenovirus） 腺病毒所致感染性疾病。腺病毒是 1953 年罗韦（Rowe）等从健康人腺样组织的培养中发现的病毒，迄今已发现百余种腺病毒可感染人、哺乳动物和禽类。腺病毒可引起人类许多急性感染性疾病，也可在人类扁桃体、腺样体的其他淋巴组织呈隐性持续感染，更引起人们关注的是腺病毒在动物体内可诱发恶性肿瘤和有转化细胞功能。腺病毒可以用来研究肿瘤的发生机制，也被广泛用于体外基因转导、体内接种疫苗及基因治疗等领域。

病原学 腺病毒是双链 DNA 无包膜病毒，有独特的外部结构，病毒颗粒呈球形，直径 70~100nm，其内为病毒核心，外有病毒衣壳。腺病毒对物理和化学因素的抵抗力较强，对酸、碱和温度的耐受范围较宽，腺病毒无脂质包膜，对乙醚、氯仿和去氧胆酸盐不敏感。紫外线能破坏病毒的感染性，紫外线照射 30 分钟或 56℃ 30 分钟可被灭活。不同血清型的腺病毒对紫外线的敏感性有明显差别。碱性对腺病毒的影响比酸性大。

流行病学 患者和带病毒者是人腺病毒唯一的传染源，无动物腺病毒来自人类或动物腺病毒感染人的证据。腺病毒可经多种传播途径侵入人体，经呼吸道传播为主要途径。人群普遍易感，无症状者相当普遍，病后获得一定免疫力。

发病机制 腺病毒主要侵犯呼吸道、眼结膜和淋巴组织，最初在咽、眼结膜或小肠内增殖，很少播散到颈部、耳前或肠系膜淋巴结。疾病发展相对局限，偶尔发生全身感染，多见于免疫抑制患者。

临床表现 因感染部位而异。

呼吸道感染 典型症状是咳嗽、鼻塞和咽炎，伴发热、寒战、头痛和肌肉痛等，包括以下 4 种综合征。①急性发热性咽喉炎：婴儿和儿童发病，由 C 组病毒引起，出现咳嗽、鼻塞、发热和咽喉部溃疡等症状，无特异性，难与其他轻型呼吸道感染鉴别。②咽结膜热：症状与急性发热性咽喉炎相似，但常同时发生结膜炎。有暴发流行倾向，如游泳池结膜炎，多由 B 组腺病毒 3 和 7 型所致，预后尚好，一般无后遗症。③急性呼吸道疾病：以咽炎、发热、咳嗽和全身不适为特点，常在军队的新兵中流行，多因突然紧张、劳累、集会等所致。多由腺病毒 4 和 7 型引起，也可见于 3 型。④腺病毒肺炎：约占儿童期肺炎的 10%，多由腺病毒 3 和 7 型引起，在青年人腺病毒肺炎的病死率为 8%~10%。肺炎也是新兵急性呼吸道疾病的一种严重表现。

眼部感染 腺病毒所致轻型眼部感染，是呼吸道感染和咽喉炎的并发症。滤泡性结膜炎可由多型腺病毒引起，类似于衣原体性结膜炎，且为自限性。腺病毒 8、9 和 37 型引起的角结膜炎为重型感染，传染性强，以急性结膜炎开始，扩至耳前淋巴结，随后发生角膜炎。

泌尿系统感染 腺病毒也可引起急性出血性膀胱炎，血尿、排尿困难及尿频为临床特征。

胃肠道感染 主要发生于 2 岁以下儿童，临床表现与一般小儿病毒性腹泻相似，主要表现为水样腹泻和呕吐。

其他 可引起心包炎、心肌炎、风疹样疾病、肝炎及先天性畸形等。

诊断 根据特征性临床表现如发热、早期咽峡炎、结膜炎，继而肺部闻及啰音，血白细胞总数正常或偏低，分类以淋巴细胞为主，继发感染者白细胞及中性粒细胞可增多，抗生素治疗无效，以及流行病学资料作为临床诊断依据。有条件时应做急性期和恢复期血清检查。血清抗体效价升高 4 倍以上表示新近发生腺病毒感染，确诊依赖临床、血清学和病毒学综合分析。

病原学检查方法如下。①快速诊断方法：用荧光素标记的抗腺病毒免疫球蛋白，直接检查临床诊断疑为病毒性感染者的咽、结膜、角膜的细胞刮片或尿液细胞中的腺病毒抗原；将标记荧光素的抗病毒抗体与放射性核素 ^{125}I 或酶结合形成放射免疫荧光技术和免疫荧光酶技术；应用聚合酶链反应检测标本中 DNA，也可通过对扩增产物酶切分析或杂交对不同的腺病毒进行分型。②血清学诊断方法：有中和试验、补体结合试验及血凝抑制试验等。③病毒分离：标本应尽早从感染部位采集，最好是发病当天。标本为急性期患者眼、结膜、角膜、鼻、喉及咽拭子或细胞刮片，鼻洗液、痰液、脑脊液或腹泻者的粪便等，采集的标本迅速接种敏感细胞原代或传代的单层上皮细胞进行培养，观察到细胞变圆、团聚、有拉丝现象，最突出的表现是许多病变细胞聚在一起呈葡萄串状。特征性细胞病变发生在接种后2~7天。

鉴别诊断 ①支气管肺炎：肺部体征弥漫，白细胞计数多增高，抗菌药治疗有效。②毛细支气管炎：多见于小婴儿，仅低热或偶有高热，肺部喘鸣，广泛啰音，胸部X线检查为点片状影。③大叶性肺炎：持续高热，一般病情较重，胸部X线检查呈全叶或节段性阴影，抗菌药治疗有效。④麻疹：有麻疹接触史，发热3~5天后口腔黏膜出现科氏斑（Koplik spot）。

治疗 ①加强护理，避免交叉感染，保持呼吸道通畅，保持水电解质平衡，注意营养。②对症支持治疗，尚无证实有效的抗病毒治疗。一些抗病毒药物，如利巴韦林、干扰素、高效价高纯度腺病毒马血清早期短程治疗取得了一定效果，但尚有争议。

预防 因有众多健康带毒者，且传播途径复杂，预防腺病毒感染较困难。注意个人卫生尤其重要，可减少腺病毒传播。佩戴口罩或避免到人多的公共场所活动可降低经呼吸道传播风险。

（侯金林）

rǔtóuliúbìngdú bìng

乳头瘤病毒病（disease caused by papillomavirus）
乳头瘤病毒所致感染性疾病。乳头瘤病毒宿主范围很窄，常以宿主名称命名，包括人乳头状瘤病毒（human papillomavirus，HPV）和动物乳头状瘤病毒，如牛乳头瘤病毒、马乳头瘤病毒、狗口腔乳头瘤病毒等。HPV对人类感染很普遍，可引起人类皮肤和黏膜组织良性

及恶性肿瘤。

病原学 HPV呈球形无包膜，病毒颗粒直径45~55nm，20面体对称，有72个壳粒。仅含DNA和蛋白质，其中DNA与细胞组蛋白相结合形成病毒染色质。基因组长约8000bp，分为3个区段：早期区（E）、晚期区（L）和上游调节区（URR），其中E区和L区为编码基因区，含一系列开放读码框，编码病毒蛋白。已发现HPV有百余个型别，各型与体内特定感染部位和病变有关，其中HPV16和18型与生殖道恶性病变密切相关。

流行病学 临床型和亚临床型感染患者为其主要传染源。潜伏感染者不仅是HPV的储存宿主，亦可为传染源。传播主要通过直接接触或间接接触被HPV污染的物品，其中直接接触是主要传播途径，如性接触；间接接触通常是带有病毒的污染物（内裤、浴盆、便器、毛巾等）或在家庭中通过非性行为的接触传染，皮肤和黏膜损伤是其重要诱因。在分娩过程中经产道或产后的密切接触，可使母亲的HPV感染传给婴儿；自身接种可传播到其他部位。人类对HPV普遍易感。

发病机制 HPV感染与致癌机制与感染的HPV型别、病毒致癌产物、病毒基因与宿主细胞的整合、机体免疫状态、病毒的免疫逃逸及紫外线照射等因素密切相关，通常是多种因素相互作用的结果。

早期HPV通过皮肤黏膜微小损伤侵入有增殖能力的基底细胞。具有增殖能力的基底干细胞的感染是导致复发或持续性病变的前提条件。病毒以染色体外或整合到宿主染色体的方式存在。病毒E6、E7蛋白抑制正常凋亡过程，

诱导细胞分裂周期加快，出现乳头瘤改变。

病毒主要集中在颗粒层中的细胞核内，在表皮的颗粒层出现挖空细胞。病毒随表皮更新而排出体外，可造成自身接种传染或人与人之间的传染。病毒通过释放某些蛋白影响皮肤局部抗原提呈，导致病毒的免疫逃逸。高危型HPV E6、E7蛋白能与p53等抑癌物质结合并促其降解，而诱发皮肤癌。病毒DNA整合进入宿主染色体，导致宿主染色体不稳定、DNA复制转录紊乱而引发肿瘤。曝光部位的皮肤损害，由于紫外线长期照射，可使癌变过程加速。

临床表现 潜伏期最短6周，最长2年。HPV感染大体上可分为黏膜表面感染和皮肤感染，但这种差别并非绝对。临床表现多种多样，感染可无症状或产生可察觉的良性疣，或产生反复发作、逐渐生长且不易治疗的病理损伤，部分可转为侵入性肿瘤。

低危型HPV感染 包括以下两方面。

皮肤良性表现 ①寻常疣：米粒大小丘疹，表面角化明显，粗糙不平，顶端刺状，质地坚硬，皮损可为单个或多个，可自身接种而逐渐增多，多发生在手、足。②特殊部位表现疾病：如甲周疣，发生在指（趾）甲周围，表现为甲下增厚、角化。跖疣，发生在足跖部位，皮损表面因受压可见出血点和黑点。丝状疣，发生在颈部、眼睑，呈柔软丝状多个细小疣。扁平疣，多发生在面部，躯干部位也常见，多为2~5mm的扁平丘疹，肤色呈淡褐色，表面光滑，圆形或类圆形，偶因瘙痒而搔抓形成自身接种，或沿皮肤损伤表面种植。

外生殖器疾病良性表现 ①尖锐湿疣（生殖器疣）：包括典型表现、亚临床感染及潜伏感染。典型表现为肉眼可见的典型皮损，形态上为乳头瘤状、菜花状、颗粒状或鸡冠状等；亚临床表现为肉眼不易辨认，借助放大镜才能观察到，组织学和细胞学检测有典型HPV的病理改变；潜伏感染是HPV进入皮肤黏膜的细胞内不引起任何临床表现和组织细胞学异常，需通过核酸杂交等分子生物学方法在皮肤黏膜的细胞中检出。尖锐湿疣在女性多见于外阴、阴道、宫颈和肛周、肛管内、尿道口；男性则常见于阴茎、睾丸表面、尿道口、肛周、肛管内等。腋窝、脐窝、趾间、乳房下少见。②特殊部位：如口腔黏膜表面的疣状损害、复发性呼吸道乳头瘤病等。

高危型HPV感染 皮肤鲍恩（Bowen）病、基底细胞癌、乳房湿疹样癌、鳞状细胞癌等上皮肿瘤，以及子宫颈癌、肛门肛管癌、扁桃体癌、口腔癌等也与此类病毒感染有关。

诊断 依据流行病学资料有直接或间接接触HPV感染者或被HPV污染物品史，根据各种疣的肉眼外观、发病位置及发展状况进行判断，结合核酸分子杂交检测HPV DNA和血清检测HPV抗原，以及选取好发部位刮片、分泌物涂片、病变部位活检进行病理学检查可诊断。

鉴别诊断 ①疣状皮肤结核：需与寻常疣鉴别，此为不规则疣状斑块，周围有红晕，常伴结核中毒症状。②鸡眼：需与跖疣鉴别，其压痛明显，表面平滑。③二期梅毒扁平疣：多为单发、边缘清楚整齐、基底平坦清洁、质硬而不痛的硬下疳。梅毒血清反应可鉴别。④生殖器鳞状细胞癌：多见于40岁以上，无不洁性交史，浸润损害明显，常形成溃疡，组织病理学检查可诊断。

治疗 ①局部药物治疗：多数疣患者在感染后1~2年内能自行消退，不少患者即使采用深度破坏性治疗方法仍会复发，故对疣的各种局部治疗的疗效评估应慎重，对一些可能造成永久性瘢痕的方法不宜使用。常用药物有细胞毒剂，如氟尿嘧啶、博来霉素或维A酸乙醇溶液等。②全身治疗：主要包括抗病毒、免疫调节治疗、氧化镁治疗及中医中药治疗。③物理治疗：冷冻疗法、电灼疗法及激光治疗已常用于治疗各种数目少的疣，疗效优，对孕妇患者也相对安全。④手术切除：可用于寻常疣和尖锐湿疣，但手术后易复发。

预防 最重要的预防措施是避免接触，包括不接触病损处；防止带有HPV的渗出物污染环境，做好浴盆、浴巾、马桶的清洁和消毒。感染者及时治疗，性交时使用安全套。加强全民卫生知识宣传和性教育。目前国外已有HPV疫苗上市（Gardasil和Cervarix）。

（侯金林）

duōliúbìngdú bìng

多瘤病毒病（disease caused by polyomavirus） 多瘤病毒所致感染性疾病。多瘤病毒科有1个多瘤病毒属，JC病毒、BK病毒及新发现的WU多瘤病毒是多瘤病毒科的主要成员，其中WU多瘤病毒是从小儿下呼吸道分泌物中分离到的新型人多瘤病毒，可能是一种呼吸道病原体，在体内具有潜伏性，或导致机体持续感染。

病原学 WU多瘤病毒属多瘤病毒科的一类小DNA病毒，含双链环状基因组DNA结构，有小T抗原、大T抗原和3种衣壳蛋白，分别为VP1、VP2和VP3，可在人胚肺细胞株中培养。

流行病学 此病全年均有发病。该病毒在世界各地均有发现，表明其在人群中分布广泛。经呼吸道传播的可能性大，但尚不能排除垂直传播和医院获得性传播的可能性。感染者大多数在2岁以下，年龄较大的患者一般合并免疫抑制。

发病机制 多瘤病毒可改变培养的细胞，且对实验性啮齿动物有致瘤性。将JCV接种于脑内可使猫头鹰和松鼠猴产生脑肿瘤，它是唯一可引起灵长类脑肿瘤的病毒。多瘤病毒的大T抗原蛋白是产生和维持这种改变所必需的。有关该病毒的致病机制尚不清楚。

临床表现 病程1~10天，主要表现如下。

细支气管炎 以小气道上皮的急性炎症、水肿、坏死、黏液分泌增加及气道痉挛为特征，主要表现为典型鼻炎、气促、喘息、咳嗽、肺部啰音、三凹征和/或鼻翼扇动等。

气管支气管炎 起病前先有上呼吸道感染症状，如鼻塞、咽痛、声音嘶哑等。全身症状轻微，仅有轻度畏寒、发热、头痛及全身酸痛等。早期咳嗽不重，呈刺激性，痰少。1~2天后咳嗽加剧，痰由黏液性转为黏液脓性。较重的病例通常在晨起、睡觉体位发生改变、吸入冷空气或体力活动后有阵发性咳嗽，甚至终日咳嗽。咳嗽剧烈者可伴恶心、呕吐或胸腹肌痛。黏液分泌物在较大支气管时可有粗干啰音，咳嗽后消失。若水样分泌物积留在小支气管，则在肺部可闻及湿啰音。

肺炎　起病缓慢，表现为头痛、乏力、肌肉酸痛、发热、咳嗽、干咳或少量黏痰。病情可在12~36小时内急剧发展，呈进行性呼吸困难、发绀，两肺可闻及湿啰音或哮鸣音，出现呼吸循环衰竭，甚至死亡。

假膜性喉炎　起病急，先在咽和口腔黏膜、扁桃体和口角等处出现针尖样大小的疱疹，呈圆形或椭圆形，孤立或丛集在一起，很快破裂形成浅溃疡，表面覆盖有浅黄色的假膜，周围黏膜呈鲜红色，伴畏寒、发热、咽部灼热疼痛。婴幼儿哭闹不安，拒饮食，下颌下淋巴结肿大并有压痛。

辅助检查　①血常规：白细胞计数可正常或降低，合并细菌感染者出现白细胞增多。②血气分析：可发现血氧饱和度降低。③分子生物学检查：采集鼻咽分泌物或抽吸液用聚合酶链反应检测病毒核酸，阳性可辅助诊断。④细胞培养分离病毒：通过在人胚肺细胞株中培养，从呼吸道分泌物中分离到病毒是感染的可靠证据，但费时且对技术条件和设备要求高，故不适宜于临床广泛应用。⑤影像学检查：胸部X线和CT检查主要表现为肺部浸润或实变；少数出现肺过度充气和支气管袖口征，甚至可伴胸腔积液。

诊断与鉴别诊断　根据各种呼吸道的临床表现，典型胸部X线或CT影像学改变，结合外周血白细胞计数不增高可作出临床诊断，核酸分子杂交检测病毒DNA或细胞培养分离出病毒是确诊依据。

此病应与细菌、真菌及其他病毒导致的呼吸道疾病鉴别。

治疗　①一般治疗：休息，适当补充液体及维生素，避免用力和剧烈咳嗽。密切观察病情变化，定期复查胸部X线片（早期复查间隔时间不超过3天），以及心、肝、肾功能等，每天检测体表血氧饱和度。②对症治疗：发热超过38.5℃、全身酸痛明显者，可用解热镇痛药。高热者予冰敷、酒精擦浴等物理降温措施。咳嗽、咳痰者给予镇咳、祛痰药。心、肝、肾等器官功能损害者予相应处理。气促明显、轻度低氧血症者予持续鼻导管吸氧。有气管插管指征者应及时插管。儿童忌用阿司匹林。③针对病原体治疗：早期用抗病毒药物，合并细菌感染者可根据培养结果使用抗生素。④糖皮质激素：有严重中毒症状者应有规律使用，具体剂量需根据病情调整。儿童应慎用。

（侯金林）

jìnxíngxìng duōzàoxìng báizhì nǎobìng

进行性多灶性白质脑病（progressive multifocal leukoencephalopathy，PML）

JC病毒潜伏再激活所致中枢神经系统脱髓鞘性疾病。属少见病。多见于细胞免疫抑制者，如慢性淋巴细胞白血病、淋巴网状细胞肉瘤、恶性组织细胞瘤、霍奇金淋巴瘤、肺癌、乳腺癌等患者，亦可见于器官移植或骨髓移植术后、使用免疫抑制药或无原发病因者。目前更多见于人类免疫缺陷病毒-1（HIV-1）感染者。

病原学　JC病毒属多瘤病毒科多瘤病毒属。病毒直径约40nm，呈二十面体结构，内含双链DNA。基因组全长约5.1kb，共3个区，编码6个蛋白。

流行病学　JC病毒呈世界性分布。PML主要由JC病毒潜伏后再次激活而非原发性感染所致。在艾滋病流行以前PML多见于淋巴增殖性疾病患者。约85%的PML患者为HIV感染者，2%~5%的HIV感染者可发生PML，且此比例在高效抗反转录病毒治疗（highly active antiretroviral therapy，HAART）盛行后并未显著下降。JC病毒感染途径仍不十分清楚，但可在尿液和扁桃体组织中检出，提示其可能通过消化道或呼吸道传播。

发病机制　5-羟色胺受体2A是JC病毒的结合受体之一，其主要在少突胶质细胞、星形胶质细胞、肾小管上皮细胞及B细胞中表达，体外试验亦表明JC病毒可感染上述细胞。JC病毒的潜伏部位主要为肾脏及淋巴样器官。JC病毒的再激活与宿主的细胞免疫抑制有关。病毒主要通过血源性途径从潜伏部位扩散至中枢神经系统。病毒感染少突胶质细胞，导致脱髓鞘以及一系列临床症状。PML的病理改变起自感染显微中心的病损，然后向外扩散，中心区少突胶质细胞丢失，其核肿大，核旁有包涵体。少突胶质细胞的感染而发生增殖、溶解作用，导致特征性脱髓鞘病变。

临床表现　多样，呈亚急性神经系统损伤症状，主要与脑受损部位有关。初期表现为进行性精神衰退、性格改变、智力退化等。灶性神经功能障碍是特征性表现，可进展至累及大脑半球，通常出现同侧偏盲、半侧感觉障碍、失语、失用症等。根据脱髓鞘的范围可出现其他皮质功能障碍。晚期可出现意识障碍，常在6~12个月内死亡。

诊断　存在免疫抑制或免疫缺陷者出现神经系统症状应疑诊此病。脑组织活检是诊断的金标准，但此过程患者不能耐受。聚合酶链反应技术检测脑脊液中JC病毒DNA虽可以代替脑组织活检，但此法在艾滋病患者中常出现假阴性。对此类患者，在排除其他神经系统疾病，如原发性中枢神经系统淋巴瘤、HIV 脑炎、弓形虫病等外，应考虑此病，并给予相应治疗。患者脑脊液多正常，可见粒细胞缺失，部分患者蛋白含量可增多。CT 检查也有助于此病诊断，典型表现为蛋白质无增强性低密度损伤，缺乏块状效应，病变主要集中在顶-枕部和小脑。

治疗 尚无有效药物，主要是对症治疗。对于 HIV/AIDS 患者，HAART 可延长其生存期。在 HAART 流行之前，PML 患者中 HIV 感染者 1 年生存率仅 10%，HAART 盛行之后此类患者 1 年生存率上升至 50%。对非 HIV/AIDS 患者，尽可能提高患者的免疫力，建议在病情允许的情况下停止免疫抑制药。已证实，阿糖胞苷、托泊替康及 α-干扰素等对此病无效。

预后 此病预后较差，在 HIV 感染流行以前，PML 患者平均生存期为 2.6 个月，80% 患者在 9 个月内死亡。

（侯金林）

rénlèiwēixiǎobìngdúshǔxìng jíbìng

人类微小病毒属性疾病（disease caused by human parvovirus）

各种人类微小病毒所致感染性疾病。已发现 4 种人类微小病毒，包括人类微小病毒 B19（简称 B19 病毒）、人类博卡病毒（human bocavirus，HBoV）、腺相关病毒（adeno-associated virus，AAV）和人类微小病毒 4（parvovirus 4，PARV4）。人类微小病毒分为两种，一种是依赖病毒，需要利用其他病毒完成自身复制，如 AAV；另一种是自主病毒，自身携带病毒复制的全部信息，如 B19 病毒和 HBoV。

B19 病毒呈对称二十面体，无包膜，单链 DNA 病毒，基因组全长约 5.6kb。目前发现 B19 病毒有 1 个血清型及 3 种基因型。感染呈世界范围分布，常在冬末春初流行。患者是主要传染源，主要通过呼吸道传播，也通过被污染的血制品及母婴垂直传播。人群对 B19 病毒普遍易感，孕妇和儿童多见。B19 病毒感染后可引发多种疾病，主要表现为传染性红斑（又称第五病）、B19 病毒相关性关节病、短暂性再生障碍危象、慢性贫血、"手套和短袜"样综合征、宫内感染等。感染后可并发嗜血细胞综合征、肺炎、脑血管意外、慢性疲劳综合征、肾小球肾炎、神经系统症状、肝炎、过敏性紫癜、血管炎、心肌炎、心包炎等。流行病学资料对诊断有一定意义，若出现典型的传染性红斑应考虑此病，确诊需结合特异性抗体检测和 B19 病毒 DNA 检测。

HBoV 为无包膜线性单链 DNA 病毒，基因组全长约 5.6kb。感染呈世界分布。全年均可流行，6 月龄~3 岁的婴幼儿多见，是引起儿童下呼吸道感染的重要病毒病原之一。传播途径仍不明确，可能通过空气传播或粪-口途径传播。由于缺乏体外培养系统和动物模型，有关该病毒的致病机制仍不十分明确。主要临床表现为呼吸系统症状，包括发热、干咳、流涕、呼吸困难和轻微哮喘等。少数患儿有呕吐、腹泻等急性胃肠炎表现，粪便中能检测到 HBoV。成人感染 HBoV 多为上呼吸道感染，病情较轻。聚合酶链反应检测鼻咽分泌物、血清、粪便或尿液中的 HBoV 是诊断的主要方法。HBoV 的致病性仍不十分清楚，临床尚无特效治疗，若患者出现临床症状，可予相应对症治疗。

AVV 呈二十面体结构，无包膜，病毒颗粒直径 20~26nm，基因组为线状单链 DNA，结构简单，全长约 4.7kb，分别编码衣壳蛋白和与病毒复制有关的蛋白质，两端是反向重复序列，与病毒复制起始和终止有关，参与病毒的复制、包装及整合。AVV 对人体无致病性，已发现 9 个血清型，其中 2 型在基因治疗研究和临床试验中应用较多。AVV 作为基因治疗的载体有宿主范围广、能感染分裂和非分裂期细胞、稳定性好、不干扰外源基因表达、不会刺激细胞免疫应答等优点。

PARV4 是 2005 年 7 月琼斯（Jones）报道的一种能感染人类的新型细小病毒。PARV4 基因组约 5.2kb，分为 3 个基因型，主要通过血液传播。感染人类免疫缺陷病毒的静脉吸毒人群 PARV4 的携带率高于其他人群。PARV4 可能对宿主造成类似 B19 病毒的临床损伤，也可能与乙型肝炎病毒、丙型肝炎病毒感染有关。该病毒感染的流行病学和临床表现尚待阐明。

（徐小元　田　地）

wēixiǎobìngdúB19xìng jíbìng

微小病毒 B19 性疾病（disease caused by parvovirus B19）

微小病毒 B19 所致感染性疾病。1975 年科萨特（Cossart）等在 1 例无症状健康供血者的血清标本电镜检查中发现直径 20~25nm 的球形病毒颗粒，经证实属细小病毒属，命名为人微小病毒 B19（简称 B19 病毒），是迄今发现的能感染人类的最小单链线状 DNA 病毒，与幼儿传染性红斑、成年人关节炎、胎儿水肿和宫内死胎等多种疾病有关。

病原学 B19 病毒属细小病毒科，嗜红细胞病毒属。直径 20~25nm，呈对称二十面体，无包膜，基因组为单链线状 DNA，全长约 5.6kb，编码两种较大的结构蛋白 VP1、两种较小的结构蛋白 VP2 和非结构蛋白 NS1。流行株分为 3 种基因型，其中 1 型是世界范围最广的基因型，2 型目前见于欧洲、美国和巴西，3 型仅分布于法国、巴西和加纳，中国仅有基因 1 型。

流行病学 B19 病毒感染呈世界范围分布，常在冬末春初流行。传染源主要为患儿和病毒携带者，主要通过飞沫经呼吸道，或直接接触患者呼吸道分泌物传播，输血和血浆制品、母婴垂直传播也能导致 B19 病毒的感染。主要感染孕妇和儿童。感染后有自限性，但慢性贫血患者、先天性免疫缺陷者和孕妇易出现严重并发症。B19 病毒感染以体液免疫应答为主，IgG 抗体可能具有预防再次感染的长期保护作用。

发病机制 B19 病毒的受体为人骨髓的红系祖细胞表面的 P 抗原（即糖苷脂），不仅存在于红细胞，也存在于血小板、多核巨噬细胞、巨核细胞、粒细胞，以及心、肺、肝、滑膜及胎盘内皮等多种细胞，其中红细胞是 B19 病毒最主要的靶细胞。B19 病毒衣壳蛋白还能与各组织中的其他数种中性鞘糖脂结合，继发的机体免疫反应增加了临床表现的多样性。B19 病毒进入人体细胞后，病毒的直接感染和所介导的细胞毒作用，致使感染细胞溶解，功能障碍。

临床表现 潜伏期 6~18 天，感染后多数呈轻症急性感染，造血功能障碍和免疫受损者病情较重，或呈慢性过程。

传染性红斑 是 B19 病毒感染最常见的轻症疾病，多见于儿童，除典型皮疹"掌拍颊"（面颊红肿）外，尚有周身性斑丘疹、疱疹、紫癜样皮疹等。成年人传染性红斑很少出现典型皮疹。出疹前约 1 周有发热、周身不适及轻微呼吸道症状。此病的发生可能由免疫复合物介导所致。

暂时性再生障碍性贫血危象 多见于 15 岁以下儿童，为 B19 病毒感染所诱发，主要表现为苍白、虚弱和嗜睡，偶见皮疹，轻度或中度贫血，血红蛋白可降至 40g/L 以下，网织红细胞缺乏，白细胞和血小板计数正常，骨髓象显示红系再生不良或再生障碍。

关节炎 急性关节炎和/或关节痛是 B19 病毒感染较常见的临床表现，尤其是成年女性，儿童关节受累少见。表现为多关节受累，主要在指（趾）关节，其次是腕、膝、踝、肘、肩关节。关节炎多在 1~3 周内恢复，成年女性患者有时可持续数月或数年。

宫内感染 孕妇感染 B19 病毒后，胎儿可不被感染，或感染后呈自限性经过，但也有部分胎儿结局不良，发生造血危象和严重贫血，出现缺氧、心力衰竭、水肿、流产、早产甚至死胎或畸形。胎儿水肿是 B19 病毒宫内感染最常见的不良妊娠结局，主要表现为腹水，可有心包渗出、心肌肥大、心肌收缩力差、羊水过多或过少及胸膜渗出等，主要原因有严重贫血，组织缺氧导致毛细血管通透性增加；肝细胞损伤，白蛋白生成减少，胶体渗透压下降；病毒性心肌炎导致心功能不全等。新生儿红斑、新生儿病理性黄疸、心肌炎、肝炎、血小板减少症也与 B19 病毒感染有关。

其他 成年人急性肝炎较少见，也有幼儿重型肝炎的报道。B19 病毒感染还表现为多种神经系统疾病症状，如脑膜炎、脑炎、惊厥发作、意识障碍、小脑共济失调、横断性脊髓炎、神经炎等，常伴传染性红斑和关节炎。B19 病毒还与肾病相关，如局灶性肾小球硬化症、免疫复合物型肾炎等。B19 病毒在免疫缺陷者中常导致持续感染，造成慢性红细胞生成障碍，引起严重的慢性贫血。

诊断 此病的暴发流行情况及易感人群对诊断有一定意义。确诊 B19 病毒感染需结合特异性抗体检测及 DNA 检测。①特异性抗体检测：检测特异性 IgG 和 IgM 是诊断 B19 病毒感染的基础。抗体检测主要有酶联免疫吸附试验、放射免疫测定和免疫荧光测定等。免疫功能正常者，IgM 阳性是急性感染的标志，一般在感染后 10~14 天出现，可持续 2~5 个月；IgG 抗体阳性是既往感染的标志，一般在感染 2 周后出现，持续数年或终身，二者同时阳性表示近期感染。免疫缺陷者因无抗体生成或产生很少，需进行 DNA 检测。②核酸杂交和聚合酶链反应：应用广泛、特异性强，可快速准确证实 B19 病毒在特定靶细胞内的感染，但在感染的数月后仍可呈阳性。③组织病理学检查：骨髓或胎儿肝、骨髓外造血中出现特征性灯笼样巨原红细胞可视为诊断 B19 病毒感染的依据。

鉴别诊断 传染性红斑需与猩红热、风疹、麻疹、系统性红斑狼疮、莱姆病、幼儿急疹、肠道病毒感染、药疹等鉴别。关节病需与类风湿关节炎及其他病毒所致关节病变鉴别。慢性贫血需与缺铁性贫血、镰状细胞贫血、珠蛋白生成障碍性贫血、遗传性球形红细胞增多症鉴别。

治疗 尚无治疗药物，一般不需特殊治疗，部分患者可予对症治疗。静脉注射丙种球蛋白对持续 B19 病毒感染有效，血清病毒 DNA 可快速下降，伴网织红细胞和血红蛋白回升。对胎儿水肿或胎儿贫血，除加强监护外，应予宫内红细胞输注，母体静脉输注免疫球蛋白和宫内输注丙种球蛋白尚需进一步研究证实。

预防 发生短暂性再生障碍性贫血或 B19 病毒持续感染的患者其传染性较高，需隔离治疗。若家庭成员和社会有 B19 病毒感染流行，应尽量避免接触，必要时注射免疫球蛋白预防。尚无预防疫苗。

(徐小元 田 地)

rénbókǎbìngdú bìng

人博卡病毒病 （disease caused by human bocavirus）

人博卡病毒所致感染性疾病。2005 年 10 月瑞典卡罗林斯卡（Karolinska）大学的研究人员在下呼吸道感染患儿的鼻咽分泌物标本中检测到一种新病毒，经核酸序列比较和系统发生分析，证实该病毒为细小病毒科的新成员，命名为人博卡病毒。该病毒感染是引起儿童下呼吸道感染的重要病毒病原之一。

病原学 人博卡病毒属细小病毒科，博卡病毒属，为直径 20~26nm 的无包膜、二十面体小颗粒。基因组为线性单链 DNA，全长约 5.6kb，含有 3 个开放读码框。其中两个主要开放读码框分别编码非结构蛋白（NS1）和至少 2 个衣壳蛋白（VP1 和 VP2），第三个开放读码框编码一个功能未知的非结构蛋白 NP1。VP2 蛋白片段比 VP1 蛋白短，是主要的衣壳蛋白，二者均易发生突变，而非结构蛋白 NS1 相对保守。

流行病学 人博卡病毒呈世界性分布，世界各地相继有从婴幼儿鼻咽分泌物、血液、粪便和尿液中检出该病毒的报道。各个国家人博卡病毒阳性率显著不同，可能与样本类型、取样时间、检测方法敏感性和人群差异有关。中国 2006 年报道人博卡病毒的阳性率为 8.3%。易感人群为 6 月龄~3 岁的婴幼儿，成年人感染也有报道。该病毒所致的呼吸道感染全年均可发生，以冬春季为主，传播途径仍不明确，可能与其他呼吸道病原体相似，通过空气传播，但不能排除粪-口途径传播及血液传播的可能。人博卡病毒可单独感染，也可与其他病毒混合感染，最常见的是与呼吸道合胞病毒混合感染。

发病机制 缺乏体外培养系统和动物模型，有关该病毒的致病机制仍不十分明确。

临床表现 主要为呼吸系统症状，从轻微的上呼吸道感染至严重的细支气管炎和肺炎。常见症状为发热、干咳、流涕、呼吸困难和轻微哮喘，少数患者可见结膜炎和皮疹。成人感染病情较轻，多为上呼吸道感染，但免疫抑制或免疫缺陷者可发生重症呼吸道感染。除呼吸系统症状外，少数患儿还有呕吐、腹泻等急性胃肠炎的表现，粪便中能检测到人博卡病毒，但由于粪便中还检测到其他常见的肠道病毒，不能确定人博卡病毒是否为胃肠炎的病原体。

诊断 主要是通过聚合酶链反应（PCR）或荧光定量 PCR 检测鼻咽分泌物、血清、粪便或尿液中人博卡病毒的 NS1、VP1、VP2 或 NP1 片段。不同症状患者中该病毒的检出率差异较大，急性呼吸道感染的婴幼儿中阳性率为 2.7%~19%。急性腹泻或肠炎患者的阳性率为 0.8%~9.1%。不同来源的样本病毒载量也有差异，下呼吸道样本的病毒载量比粪便样本的病毒载量高。也可采用免疫荧光、酶链免疫吸附试验和免疫印迹等检测血清中抗人博卡病毒的特异性抗体。实验室检查白细胞总数大多不增高，中性粒细胞与淋巴细胞比例因年龄不同有所差异，血氧饱和度、C 反应蛋白、红细胞沉降率等无异常。胸部 X 线检查常无异常改变，部分患者可见支气管周围浸润、单侧或双侧肺部浸润等肺炎、支气管炎的表现，与其他病毒所致的肺炎无特异性。部分重型呼吸道感染儿童的呼吸道标本检测常为混合感染。

治疗 临床尚无抗人博卡病毒的特效治疗方法。若患者出现临床症状，可给予相应对症治疗。

预防 有关人博卡病毒的防治措施正在研究中。

(徐小元 田 地)

huánzhuàngbìngdúshǔxìng jíbìng

环状病毒属性疾病 （disease caused by orbivirus）

环状病毒属所致感染性疾病。环状病毒名称由博登（Borden）等于 1971 年首次提出，其典型特征是在感染的细胞中出现管状结构。环状病毒是呼肠病毒科的一类虫媒病毒，通过吸血昆虫和其他节肢动物（蜱、蚊、白蛉等）传播给脊椎动物（包括人），并在节肢动物和脊椎动物这两种宿主体内繁殖，引起人、野生动物、家畜等相关疾病。

病原学 环状病毒属由多种病毒组成，其中科麦罗沃病毒与人类疾病有关，鹿流行性出血热病毒、非洲马瘟病毒和蓝舌病毒则是家畜重要疾病的病原体。环状病毒属包含 12 个亚属：蓝舌病毒亚属、*Eubenangee* 亚属、*Corriparta* 亚属、*Changuinola* 亚属、*Kemerovo* 亚属、*Palyam* 亚属、流行性鹿病亚属、*Warrago* 亚属、*Wallal* 亚属、非洲马瘟亚属，以及部分未分属的病毒，包括 *Ife*、*Japanant*、*Lebombo*、*Orunga*、*Paroo River*、*T-50616*、*Umatilla* 等。中国学者于 1988 年首次从云南蚊类中分离出环状病毒。

环状病毒具有双层蛋白衣壳，每个核衣壳呈二十面体对称排列，核心含有 32 个环状子粒。基因组由 10 个双链 RNA 片段组成，编码 7 种结构多肽（VP1-7）和 3 种非结构多肽（NS1-3），是大多数环状病毒属病毒的特征性结构。病毒外层衣壳由 VP2 和 VP5 组成，核心衣壳由 VP1、VP3、VP4、VP6 和 VP7 组成。环状病毒能在多种脊椎动物和昆虫细胞中复制，并在感染细胞中形成特异的管状结构和包涵体。

流行病学　蓝舌病毒是环状病毒的代表株，蓝舌病毒感染可引起蓝舌病，主要由羊虱、蚊、蛉等叮咬昆虫传播，传播环节为宿主-媒介-宿主，偶可经胎盘感染。主要宿主为绵羊、牛、山羊和野生反刍动物。此病的传播与媒介生活史密切相关，影响因素包括气候条件、温度和湿度等，由于气候地理条件各异，世界各地的发病季节均有不同。

发病机制　在单核细胞初始暴发后，病毒在局部淋巴结复制，然后向肺、中枢神经系统、淋巴和造血组织中的常驻单核白细胞以及各种组织中的血管内皮细胞释放，并传播到全身。内皮细胞的病毒感染导致包括 γ-干扰素在内的多种细胞因子快速释放，从而引起多系统损伤。

临床表现　蓝舌病是一种非接触性虫媒病毒性传染病，主要感染绵羊和多种反刍动物。早期症状为高热，可达 42℃，随后出现口鼻肿胀，唇颊、鼻腔黏膜和眼睑充血及典型的"蓝舌"病变，病毒传播迅速，可使羊群遭受毁灭性打击。蓝舌病的诊断方法有噬斑中和试验、单克隆抗体、酶联免疫吸附试验、聚合酶链反应等，基因克隆及探针技术用于蓝舌病毒的定型和定群，寡核苷酸指纹图分析法用于研究病毒核酸细微差异、病原鉴定分型等。

环状病毒感染引起的动物病还有非洲马瘟、鹿流行性出血热，需与口蹄疫、水疱型口炎、传染性脓疱性皮炎、绵羊痘、牛瘟或山羊、绵羊类牛瘟等鉴别，在牛群中应与水疱病、牛病毒性腹泻黏膜病、恶性卡他热和真菌型口炎鉴别。

福建首次发现的环状病毒感染者主要症状为高热不退、脑病变（包括病毒性脑炎、脑梗死、脑膜脑炎、脑血管意外）、脊髓病变、皮肤损害（包括皮肤红斑、皮疹不退）、神经损害（包括神经炎、末梢神经炎、面瘫）、关节炎、肌痛、肌无力和淋巴结肿大等。

治疗　静脉注射单克隆抗体对环状病毒属性疾病的早期预防和治疗有良好效果。

预防　最有效的保护措施是使用环状病毒疫苗，先后有弱毒活疫苗、死疫苗、多价疫苗和基因重组疫苗问世，基因重组疫苗是今后广泛投入使用的首选疫苗。

（徐小元　田　地）

Kēluòlāduōpírèbìngdúbìng

科洛拉多蜱热病毒病 （disease caused by Colorado tick fever virus）　科洛拉多蜱热病毒所致经蜱媒介传播的急性病毒性疾病。又称山林热、山林蜱热。临床以发热、头痛、严重肌痛和白细胞减少为特征。多数病例呈自限性，少数病例可发生脑炎症状，也有患者出现严重的并发症，甚至死亡。

病原学　科洛拉多蜱热病毒（Colorado tick fever virus，CTFV）属呼肠病毒科，曾归于环状病毒属，因其基因组由 12 个双链 RNA 片段组成，1991 年国际病毒分类委员会将其命名为 Colti 病毒属。病毒直径 70～85nm，无包膜。根据基因组序列分为 A 型和 B 型。

流行病学　发病有明显季节性，发病高峰在 5～8 月，与蜱活动的高峰期一致。宿主主要为啮齿类动物，通过森林蜱的成虫叮咬传染给人，患者出现病毒血症，可持续数周到数月，症状恢复后病毒血症仍能持续数月。尚无人与人之间传播的证据，经输血传播的病例偶有报道。多数患者有蜱暴露史，高危人群包括露营者、护林员、打猎者等。感染后能获得持久的免疫力。

发病机制　人类感染是源于受病毒感染的成虫蜱（雌雄均可）叮咬，在被蜱叮咬的部位可见肉芽肿样原发病灶。皮疹的主要病变为毛细血管和小静脉的内皮细胞肿胀、增生和蜕变，栓塞血管周围可见单核细胞和浆细胞浸润。

临床表现　病情严重程度取决于患者的年龄和健康状况，一般分为 3 期：潜伏期、急性期和恢复期。

潜伏期　3～6 天，最长可达 20 天。

急性期　起病较急，常见症状为发热、寒战、头痛、畏光、肌痛、关节痛和嗜睡。其他症状包括恶心、呕吐、胃痛、咽痛等。5%～12% 的患者可见斑疹或斑丘疹，分布于全身。偶有结膜炎、淋巴结和肝脾大。呼吸道和消化道症状均无特异性。体温 38~40℃，持续 2~3 天后体温降到正常，上述症状消退，经过 1~2 天的缓解期后体温再度回升，出现第二次急性发热，症状复现，且较第一次更严重，即为双峰热，可见于 50% 的病例。第二次发热一般持续 2~4 天后症状消退，也有病例出现三次发热。少数患者可出现中枢神经系统症状，轻者仅表现为轻度脑炎，严重病例可出现昏迷甚至死亡。中枢神经系统症状包括严重头痛、感觉受损、颈项强直和光敏感等。出血性疾病、意识障碍和脑膜炎多见于儿童患者。

恢复期 一般持续 7~14 天，约半数患者可长达数周到数月。常见症状是乏力和虚弱，偶有肌痛和关节痛。

此病很少出现严重并发症。脑炎、脑膜炎和脑膜脑炎多见于 10 岁以下儿童。出血以皮肤淤点、紫癜多见，少数患者发生胃肠道出血，可能与弥散性血管内凝血有关。其他并发症包括肝炎、心包炎、心肌炎、附睾-睾丸炎、非典型肺炎等，出现较晚，均不常见。有报道显示妊娠期感染可导致自然流产，胎儿先天性异常是否与科洛拉多蜱热病毒感染有关尚不明确。偶有并发脑膜脑炎的患者遗留瘫痪后遗症的报道。

诊断 发病前 3~6 天有流行区旅居史、野外暴露史者，临床上表现为非特异性流感样症状、双峰热型及外周血白细胞减少者应考虑此病，结合实验室检查可作出诊断。①血常规：外周血白细胞计数下降至（1~4）×10⁹/L，严重白细胞减少是此病的显著特征。第二次发热起始时白细胞减少至最低水平，中性粒细胞减少更显著，分类计数显示淋巴细胞相对增多，可见中性粒细胞内中毒颗粒及空泡型异型淋巴细胞，也可出现未成熟的中性粒细胞。白细胞减少可持续到临床症状恢复后 7 天。可有血小板减少。②病原检测：取患者血涂片，通过免疫荧光法染色检测红细胞中的病毒抗原可早期诊断。病程第 1 周即可从血液、红细胞、网状细胞和骨髓中分离出病毒，病程第 2~3 周阳性率最高。分离出的病毒通过腹腔注射或脑内注射接种新生小鼠，4~5 天后即可发病，通过免疫荧光能检测到病毒抗原。科洛拉多蜱热病毒也可在 Vero、BHK-21 等细胞株中体外培养，但敏感性不高。血清学检查包括血凝抑制试验、酶联免疫吸附试验、补体结合试验、间接免疫荧光试验和中和抗体法等，急性期和恢复期双份血清抗体效价呈 4 倍或以上升高者有诊断价值。用酶联免疫吸附试验在感染急性期患者血清中检测到科洛拉多蜱热病毒特异性 IgM 抗体有助于早期诊断。发病后 45 天左右，IgM 水平可急剧下降。感染急性期血清学试验不能提供科洛拉多蜱热病毒感染的证据。通过设计寡核苷酸引物，聚合酶链反应扩增检测到病毒基因组片段是确诊科洛拉多蜱热病毒感染的有效手段。

鉴别诊断 有旅游史者应与回归热、钩端螺旋体病、兔热病及洛杉矶斑点热等鉴别。洛杉矶斑点热是感染立氏立克次体的蜱叮咬人引起，发热 3~4 天后出疹，皮疹严重，常出现休克、肾衰竭、心肌炎、肝脾大等，病情较重。临床症状上需与流行性感冒、伤寒、登革热、麻疹等鉴别，必要时可借助血清学、分子生物学检查和病毒分离进行鉴别。

治疗 尚无特异性治疗手段，以对症治疗为主。发热、疼痛时可给予解热镇痛药和对乙酰氨基酚。由于病毒血症持续时间较长，患者恢复后短期内不能献血。

预后 该病一般呈自限性，99% 以上的病例可完全恢复。

预防 ①控制传染源：预防科罗拉多蜱热病毒感染的最有效方法是避免蜱叮咬。野营者、徒步旅行者和户外职业人群应注意做好个人防护，如进入有蜱的地区应穿长袖衣衫，扎紧腰带、袖口、裤腿，减少与蜱接触。驱蜱药或沾有驱蜱药的衣服能有效防蜱。发现蜱叮咬后，不可强行拔除，以免撕伤皮肤，可用乙醚、氯仿、煤油等涂在蜱的头部或在蜱旁点燃蚊香，数分钟后蜱自行松口，或用凡士林、液状石蜡、甘油涂蜱的头部，使其窒息，然后用镊子轻轻将蜱拉出，防止口器折断在皮内。发现蜱的口器断在皮内应手术取出。②疫苗接种：美国曾制备甲醛灭活纯化的 Colti 病毒乳鼠脑疫苗，多数志愿者接种后中和抗体至少持续 5 年。

(徐小元 田地)

lúnzhuàngbìngdú bìng

轮状病毒病（disease caused by rotavirus） 轮状病毒所致急性肠道传染病。多见于婴幼儿，成人多呈隐性感染。轮状病毒（rotavirus，RV）是婴幼儿秋冬季腹泻的主要病原体。

病原学 RV 属呼肠病毒科，轮状病毒属，直径约 70nm，电镜下呈车轮状，故称轮状病毒。基因组由 11 个片段的双链 RNA 组成，分别编码 3 个核心蛋白、1 个内衣壳蛋白、2 个外衣壳蛋白和 5 个非结构蛋白。根据内衣壳蛋白 VP6 抗原性的差异，将 RV 分为

A~G 7 组。A 组主要感染婴幼儿；B 组主要感染成人，曾在中国引起暴发流行；C 组主要感染儿童，成人偶有发病，引起散发病例；D~G 组与动物疾病有关。

流行病学 此病的传染源为患者、隐性感染者和病毒携带者。主要经粪-口途径传播，也有经家庭密切接触和呼吸道传播的可能。人群普遍易感，2 岁以内婴幼儿易发病，临床症状较重。RV 感染呈世界性分布。感染后均可产生抗体，但其保护性尚不肯定。不同血清型的病毒之间缺乏交叉免疫反应。

发病机制 RV 侵入人体后，通过外壳蛋白与肠黏膜绒毛上皮细胞上的 RV 受体结合进入上皮细胞。病毒在溶酶体内脱壳形成单壳颗粒，在单核-巨噬细胞系统增生，以细胞裂解的方式释放病毒，使小肠绒毛上皮细胞受到破坏、脱落，通过多种机制引起腹泻。RV 感染不仅局限于小肠，还能引起肠道外病变，如肝损害、膀胱损害、胆道闭锁等，严重者还出现中毒性休克和弥散性血管内凝血。RV 可能通过病毒血症或淋巴管途径向胃肠道外播散，引起肠道外感染，并通过各种免疫机制导致多个系统损伤。

临床表现 潜伏期 2~3 天。临床类型多样，可表现为亚临床感染和轻症腹泻，也可表现为伴严重脱水、电解质紊乱的急性腹泻。典型 RV 感染起病突然，起病初期常有恶心、呕吐、腹泻、食欲减退或腹部不适等症状，可伴肌痛、头痛、低热和发冷，常先于腹泻。半数患儿可伴上呼吸道感染症状。排便次数增多，腹泻每日 10 余次，多为水样便，无黏液及脓血。重者可达数十次，可伴脱水、酸中毒和电解质紊乱，甚至休克。此病呈自限性，普通患者症状轻微，多数患者腹泻持续 3~5 天，少数患者持续 1~2 周。免疫缺陷患者可发生慢性症状性腹泻，体弱者及老年人的症状也较重。严重脱水患者若未能及时治疗，可导致循环衰竭和多器官功能障碍综合征。

RV 感染在消化系统除引起胃肠道症状外，还可引起肝、胆、胰腺损害，如胰腺炎、先天性胆管闭锁等。可有非特异性心肌酶谱升高、心电图改变，提示有不同程度心肌损伤；在呼吸系统可引起肺炎；中枢神经系统损害包括脑炎、脑膜炎、类脊髓灰质炎综合征和惊厥等。还能诱发弥散性血管内凝血、血小板减少性紫癜等。

诊断 流行季节特别是秋冬季，患者尤其是 2 岁以内的婴幼儿突然出现呕吐、腹泻、腹痛等症状，而外周血白细胞计数无明显变化，粪便常规检查和镜检无脓细胞及红细胞，偶有少量白细胞，RV 感染的可能性较大。根据病毒的生物学特征应用电镜或免疫电镜从粪便提取液中找到病毒颗粒，或应用补体结合、免疫荧光测定、放射免疫测定、酶联免疫吸附试验等方法检出粪便中特异性病毒抗原，或应用病毒特异性抗原检测患者发病初期和恢复期双份血清的特异性 IgM 抗体（若抗体效价呈 4 倍以上增高有诊断意义），或应用斑点杂交、聚合酶链反应检出粪便特异性病毒 RNA，或将从粪便提取液中提取的病毒 RNA 进行聚丙烯酰胺凝胶电泳，根据 A、B、C 3 组轮状病毒 11 个基因片段特殊分布图进行分析和判断，即可诊断。

鉴别诊断 此病需与大肠埃希菌、沙门菌、志贺菌、耶尔森菌和空肠弯曲菌引起的感染性腹泻鉴别。实验室的特异性病原性检测对鉴别不同病因及确定诊断有重要意义。

治疗 此病为自限性疾病，绝大多数患者病情轻、病程短，门诊治疗即可，脱水严重的患者需住院治疗。尚无特效治疗药物，主要通过饮食疗法和液体疗法等对症处理，预防和纠正脱水、酸中毒和电解质紊乱。

患者饮食宜清淡，富含水分。吐泻频繁者禁食 8~12 小时，然后逐步恢复正常饮食。轻度脱水及电解质紊乱提倡口服补液疗法，WHO 推荐口服补盐液。静脉补液适用于意识障碍的婴幼儿和中至重度脱水者，缺钾时应常规补钾，酸中毒时加碳酸氢钠予以纠正。情况改善后改为口服。有明显痉挛性腹痛时，口服山莨菪碱或次水杨酸铋制剂以减轻症状。抗生素对此病无效，有人主张早期应用干扰素、利巴韦林，可缩短病程、减轻症状，但疗效尚不肯定。

预防 对患者积极治疗，严格消毒隔离；对密切接触者及疑诊患者实行严密观察。重视食品、饮水及个人卫生，加强粪便管理。尚无世界公认的 RV 疫苗，多价重配疫苗已在美国批准使用，但有引起肠套叠的报道。中国甘肃省兰州生物制品研究所采用 G10 型羊 RV-LLR 株研制的口服 RV 活疫苗，经相关实验表明，可明显降低 RV 肠炎的发病率。其他还在研究阶段的疫苗包括亚单位疫苗、基因疫苗。

（徐小元 田 地）

α bìngdú bìng

α 病毒病（disease caused by alphavirus） 披膜病毒科甲病毒属病毒感染所致传染病。α 病毒又称甲病毒。国际病毒分类委会 2009 年第 9 次报告确认目前共发现 29 种甲病毒，其中 13 种可引起人、畜疾病。常见的甲病毒有辛德毕斯病毒（Sindbis virus，SINV）、基孔肯雅病毒（Chikungunya virus，CHIKV）、罗斯河病毒（Ross river virus，RRV）、盖塔病毒（Getah virus，GETV）、马雅罗病毒（Mayaro virus，MAYV）、东方马脑炎病毒（Eastern equine encephalitis virus，EEEV）和西方马脑炎病毒（Western equine encephalitis virus，WEEV）等。

病原学 甲病毒呈球形，直径约 70nm，有包膜。核衣壳为对称二十面体结构。基因组为单股正链 RNA，在 11~12kb 之间。由于地理因素和气候条件决定昆虫媒介和脊椎动物宿主的分布，使甲病毒的地理分布较局限。

流行病学 甲病毒为虫媒病毒，能在蚊虫等吸血节肢动物体内繁殖，通过节肢动物叮咬传播，引起人、畜疾病。SINV 是甲病毒属的代表株，于 1952 年首次从埃及尼罗河三角洲地区的单条库蚊体内分离。传播媒介为蚊虫，感染一般多见于蚊虫密度较高的夏季，多为散发。CHIKV、RRV、GETV 和 MAYV 都属于甲病毒属西门里科森林脑炎病毒抗原复合群成员。CHIKV 于 1953 年首次在乌干达 1 例发热患者的血清标本中分离出，是世界上流行范围最广的甲病毒，主要见于非洲和东南亚地区，中国人群中虽存在 CHIKV 感染，但尚无基孔肯雅病流行的报道，输入性病例时有发生。传染源为患者和隐性感染者，以人-蚊-人的方式传播，人群普遍易感，人感染 CHIKV 后主要表现为发热、头痛、皮疹、关节痛、肌痛和轻度出血等。关节痛在数周后即可缓解，但老年人、有风湿性关节病者易转为慢性。RRV 主要流行于澳大利亚和西南太平洋地区，中国仅在 1993 年于海南捕获的蝙蝠脑组织中分离到 1 株病毒。人感染该病毒后可出现发热、头痛、关节痛、皮疹和淋巴结肿大。GETV 最早于 1955 年马来西亚白雪库蚊中分离，在东南亚地区流行广泛，中国的海南、河北、云南、上海和甘肃分别分离到该病毒株。马感染后可引起发热、荨麻疹等，孕猪感染后可引起流产。虽然在人血清中检测到 GETV 的中和抗体，但尚未有引起人类疾病的报道。MAYV 最早在特立尼达的 1 例发热患者血清中分离，广泛分布于南美洲热带丛林地区，可引起急性传染病，以发热、头痛、关节痛和皮疹为特征。EEEV 和 WEEV 均以侵犯中枢神经系统为主，表现为高热、脑炎和精神神经症状。EEEV 主要分布在美洲，WEEV 多见于美国和墨西哥，加拿大和巴西也有报道。中国多个省的人群中也能检测到 WEEV 的抗体。

发病机制 该病毒不仅能引起发热、皮疹和关节炎等症状，还可引起慢性疾病。

临床表现 较复杂，主要表现为发热、头痛、呕吐、嗜睡、抽搐和昏迷等中枢神经系统症状，以及全身肌痛、关节痛、皮疹等全身症状，严重者可侵犯肝、肾等内脏器官，甚至发生出血和休克，易误诊或诊断为"无名热"。

诊断 患者具有符合此病的流行病学史，急性起病，以发热为首发症状，出现急性关节痛、关节炎及皮疹，应疑诊此病。应用抗病毒特异性抗原检测患者血清特异性 IgM 抗体阳性，或恢复期血清特异性 IgG 抗体效价比急性期高 4 倍以上有诊断意义。诊断此病的金标准是病毒培养阳性。

治疗 尚无特效药，主要是对症治疗，急性期应卧床休息，加强支持治疗。

（徐小元 田 地）

fēngzhěn

风疹（rubella） 风疹病毒所致急性呼吸道传染病。又称风痧、痧子。后天感染以发热、全身性皮疹、淋巴结肿大为特征。孕妇妊娠早期感染风疹病毒，可通过胎盘传给胎儿引起先天性风疹，造成胎儿宫内发育迟缓和畸形等严重后果。

病原学 风疹病毒是披膜病毒科风疹病毒属的唯一成员，是 RNA 病毒，呈不规则球形，由单股 RNA 及脂质外壳组成，仅有 1 个血清型。风疹病毒不耐热，56℃ 30 分钟即可灭活大部分活性。能被紫外线及多种消毒剂灭活，但对寒冷及干燥环境有一定耐受力。

流行病学 人类是风疹病毒的唯一自然宿主。风疹呈世界性分布，四季均可发病，冬春季发病最多。风疹患者、无症状病毒携带者和先天性风疹患者均为此病的传染源。主要经空气飞沫传播，也可通过接触污染了患者血液、粪便、尿液的物品等而感染。通过母乳和胎盘也可传播。人群普遍易感，胎儿期和 6 月龄以上人群的易感性高。免疫力随年龄增长而增强，易患年龄为 1~9 岁，发病年龄以 1~5 岁居多，男女发病率均等。成年人也可发病，男性多于女性。感染后可获持久的免疫力。

发病机制 风疹病毒通过飞沫传播侵犯上呼吸道，在局部黏膜复制，引起上呼吸道炎症。继之侵入耳后、枕部、颈部等浅表淋巴结复制，导致淋巴结肿大。然后进入血液引起病毒血症。孕妇在妊娠早期感染风疹病毒时，病毒可经胎盘传给胎儿引起胎儿宫内感染。胎儿全身各器官均可发现较大数量的病毒，直接影响胎儿的生长发育，引起宫内发育迟缓和先天畸形。出生后亦可在婴儿体内检出较多的病毒继续繁殖排出。

临床表现 包括获得性风疹和先天性风疹。

获得性风疹 即后天获得性风疹。潜伏期14~21天，平均为18天。

前驱期 1~2天，此期症状常较轻，主要表现为低热或中度发热、浅表淋巴结肿大，伴轻度触痛、头痛、咽痛、乏力、咳嗽、流涕、食欲减退等上呼吸道感染症状，可伴恶心、呕吐、肌肉关节酸痛。

出疹期 发热1~2天开始出现皮疹，少数患者在前驱症状不明显的情况下突然出现皮疹，皮疹为风疹的特征性表现，为小的淡红色充血性斑丘疹，先出现于颜面、颈部，继而迅速向下扩展至躯干和四肢，1天内布满全身；少数患者皮疹呈出血性，伴全身出血倾向；出疹期常伴低热、轻度上呼吸道炎症。皮疹持续1~4天消退，消退顺序与发疹顺序相同。无皮疹风疹在较大儿童及成年人中较常见，可只有轻度发热、咽充血、淋巴结肿大而不出现皮疹。

恢复期 皮疹消退时体温很快下降，呼吸道症状消退，肿大淋巴结逐渐恢复，皮疹消退后一般不留色素沉着、不脱屑，出疹严重者退疹后有细小脱屑。风疹可合并支气管炎、扁桃体炎、紫癜、关节炎等并发症，少见中耳炎、脑炎、心肌炎、肺炎。

先天性风疹 孕妇在妊娠早期感染风疹病毒，胎儿可经胎盘受感染，导致胎儿宫内发育迟缓，出生后20%~80%婴儿有先天性器官缺陷，包括白内障、视网膜病变、听力损害、心脏及大血管畸形。也可以出现活动性肝炎、贫血、紫癜、脑膜炎、进展性脑炎等并发症。其远期影响还包括精神发育障碍、糖尿病等严重后果，总称为先天性风疹综合征。严重者可致死胎、流产、早产等。

诊断 风疹症状轻微，主要依据流行病学和临床表现作出诊断。在此病发病季节（冬春季）或有此病流行时，出现发热、皮疹和淋巴结肿大应疑诊此病。确诊有赖于病毒分离和血清学检查。血常规检查可有白细胞总数降低和淋巴细胞相对增高，也可出现异型淋巴细胞和浆细胞。

怀疑妊娠期感染风疹妇女的新生婴儿，不论有无症状、体征，均应做风疹病毒分离和脐血、新生儿血或婴儿血风疹特异性IgM抗体测定。阳性者可确诊为先天性风疹综合征。6月龄婴儿血清检测到高效价IgG抗体，也可诊断为先天性风疹综合征。

鉴别诊断 获得性风疹应与麻疹、猩红热、幼儿急疹、柯萨奇病毒或埃可病毒等所致肠道病毒感染、药疹、过敏性皮疹、传染性单核细胞增多症等鉴别。先天性风疹综合征应与先天性巨细胞病毒感染、先天性弓形虫病、梅毒等鉴别。

治疗 尚无特殊方法，对症状严重者主要是对症和支持治疗。急性期应卧床休息，流质或半流质饮食。高热、头痛、咳嗽者给予对症治疗。脑炎等并发症主要采用对症治疗。干扰素、利巴韦林、金刚烷胺等有一定疗效，宜早期使用。先天性风疹对孕妇无大影响，可对胎儿造成严重损害，治疗应加强护理和教育，密切观察病儿生长发育等情况，矫治畸形，对先天性心脏病、白内障、青光眼等可采用手术治疗。

预后 风疹预后良好。妊娠早期患风疹者，其胎儿可发生先天性风疹综合征，严重者导致流产、死胎等。

预防 ①控制传染源：隔离患者至出疹后5天。②切断传播途径：风疹流行期间，少到公共场所，避免与风疹患者接触，尤其是妊娠早期孕妇。③保护易感人群：风疹减毒活疫苗包括单价风疹减毒活疫苗和麻疹-风疹-流行性腮腺炎疫苗，主要对15月龄~12岁儿童以及易感育龄妇女进行接种，95%的人群可产生抗体，抗体持久性在7年以上；减毒活疫苗能通过胎盘毒害胎儿，孕妇和3个月内备孕妇女不宜接种；流行期间接触患者的人群可于5天内注射丙种球蛋白进行被动免疫，可减轻症状，但不能制止感染。

（徐小元 邵翠萍）

chóngméibìngdúxìng jíbìng
虫媒病毒性疾病（arboviral disease） 虫媒病毒通过吸血节肢动物叮咬敏感的脊椎动物而传播的一类传染病。常见的虫媒病毒性疾病主要有黄热病、登革热、流行性乙型脑炎等。

病原学 已知的虫媒病毒有500种以上，约80多种可以感染人类。

流行病学 虫媒病毒性疾病的传染源主要是感染病毒的人，以及家畜和野生鸟类等其他动物。作为传播媒介的节肢动物常见的有蚊、蜱、白蛉、蠓，其他如蚋、蚋、螨等也可作为媒介。虫媒病毒性疾病在自然界脊椎动物之间的循环靠节肢动物媒介维持，大多数属自然疫源性疾病，其中许多是人畜共患病。

发病机制 虫媒病毒能在节肢动物体内繁殖，但对节肢动物不致病。带病毒的节肢动物叮咬人时，将含病毒的唾液注入皮下，病毒首先在局部繁殖，继而在血管内、淋巴结等单核-巨噬细胞繁殖，后将病毒释放入血液，产生毒血症。大多数人可在出现毒血症后很快产生抗体，而不出现任何症状，或称为不显性感染。有的则经过1~2周潜伏期后出现相应症状，成为显性感染。少数情况下，病毒侵犯机体主要脏器引起严重病变，如脑炎、肝炎、出血、心肌炎、关节炎等，甚至导致死亡。

临床表现 大多数人感染虫媒病毒后表现不显性和呈轻型，只有少数可引起较严重症状群。主要临床表现可以归纳为三大类。①发热、出疹、关节炎：根据感染的虫媒病毒不同，患者可表现出不同的热型和皮疹类型，如登革热多表现为双峰热，皮疹多为斑丘疹或麻疹样疹，也有猩红热样疹、红斑疹，重者变为出血性皮疹。②出血热。③脑炎：虫媒病毒所引起的脑炎为无菌性脑炎，根据病情轻重可有相应临床表现，如昏睡、昏迷等。

诊断 根据流行病学资料和相应的临床症状可初步诊断。实验室诊断主要包括两方面。①血清学诊断：主要以特异性 IgM 的出现及双份血清特异性 IgG 抗体的4倍增长为依据。②病毒分离：从患者标本中分离出相应的病毒即可确诊。

鉴别诊断 应与有虫媒病毒性疾病相似临床症状的疾病鉴别。有发热、皮疹表现的虫媒病毒性疾病需与流行性感冒、斑疹伤寒、猩红热等鉴别；有脑炎症状者需与细菌性脑膜炎及其他病毒性脑炎等鉴别。也应注意各虫媒病毒性疾病之间的鉴别。

治疗 虫媒病毒感染无特效抗病毒治疗药物，主要是对症治疗措施。隔离患者，密切观察，注意休息，补液，营养支持，维持水电解质和酸碱平衡。症状严重者给予相应的解热镇痛药等，积极防治各种并发症。有后遗症者注意进行功能锻炼。

预后 虫媒病毒性疾病大多为自限性疾病。轻症患者多能顺利恢复，预后良好；少数症状严重病例预后较差。

预防 ①控制传染源：对患者采取积极有效的隔离措施，改善饲养场环境，人畜居地分离。②切断传播途径：积极防蚊灭虫。对以蚊为主要媒介者，应根据媒介蚊的季节消长、吸血习性、生活习性等采取相应方法，有效阻断疾病传播。③保护易感人群：尽量避免在疾病流行期间进入疫区，加强疫区个人防护，提高人群免疫力。对于黄热病和流行性乙型脑炎，则可通过注射相应的疫苗以提高人群特异性免疫力。

(徐小元　邵翠萍)

huángrèbìng

黄热病（yellow fever） 黄热病毒所致急性传染病。临床上以发热、黄疸、出血等为主要表现。国际上将黄热病定为检疫传染病，中国将其定为甲类传染病。黄热病属自然疫源性疾病，流行模式可分为城市型和丛林型，前者由于人类活动从后者扩散而致，后者是原发性自然疫源地。

病原学 黄热病毒属黄病毒科，黄病毒属，病毒直径22~38nm，呈球形，有包膜，含单股正链 RNA。易被热、常用消毒剂、乙醚、去氧胆酸钠等灭活，但是在血液中能于4℃保存1个月，50%甘油中0℃下可存活数月，在-70℃或冷冻干燥条件下可保持活力数年。有嗜内脏性及嗜神经性，可与黄病毒科其他成员如登革病毒、西尼罗河病毒、圣路易斯病毒产生交叉血清学反应。

流行病学 黄热病主要流行于非洲和中南美洲的热带地区，全年发病，3~4月病例较多。城市型黄热病主要传染源是患者及隐性感染者；丛林型主要传染源是猴及其他灵长类动物。传播媒介在城市型主要为埃及伊蚊，丛林型则较复杂，包括嗜血蚊属、煞蚊属等。无免疫力的人群对黄热病毒普遍易感，感染后可获持久免疫力。

发病机制 感染蚊叮咬人后，将含黄热病毒的唾液注入人体皮下毛细血管，迅速扩散到局部淋巴结，并在其中不断复制繁殖，数日后进入血液循环引起病毒血症。然后病毒定位于肝、肾、脾、心、骨髓和淋巴结等组织器官，即使血中病毒已经消失，组织器官中病毒却可以依然存在。病毒的直接损害作用，引起机体广泛组织病变，其中，肝脏是其主要靶器官，其病理变化最具诊断特异性。

临床表现 潜伏期3~6天，临床表现差异很大，根据病情轻重可分为极轻型、轻型、重型和恶性型。极轻型和轻型患者症状轻微，发热、头痛、肌痛持续1~2天自愈，典型临床过程可分为4期。

病毒血症期 急性起病，寒战、发热，可达39~40℃，相对

缓脉、剧烈头痛、全身肌肉痛、恶心、呕吐、结膜和面部充血、鼻出血、上腹部不适、压痛明显、尿色深、可有蛋白尿，血白细胞总数及中性粒细胞比例下降，本期持续 3~5 天。

缓解期　感染期发病 3~5 天后出现 12~24 小时的缓解期，体温下降，头痛消失，全身基本状况改善。此期体内病毒被清除，血中可查到非感染性免疫复合物，轻度患者在此期可痊愈。

中毒期（器官损伤期）　此期患者体温再次升高，全身症状重新出现，心率减慢，心音低钝，血压降低，黄疸加深，尿量减少，尿蛋白量增多，频繁呕吐，上腹痛更明显。各种出血征象相继出现，如牙龈出血、鼻出血、皮肤淤斑、呕血、黑粪、血尿、子宫出血等。心脏损害者心电图可见 ST-T 异常。可出现脑水肿，脑脊液蛋白含量升高但白细胞不增多。若出现频繁呃逆或呕吐鲜血、黑粪、昏迷、谵妄、无尿等，均为病情转危的先兆，常于第 7~9 天内死亡，偶见暴发型病例在病程第 2~3 天死亡，而无明显肝肾损害。该期一般 3~4 天，少数病例可延长至 2 周以上。

恢复期　此期患者体温开始下降，尿蛋白逐渐消失，黄疸减退，食欲逐渐恢复，但仍有疲乏虚弱，可持续 2~4 周。

诊断　诊断依据如下。①流行病学资料：生活在流行地区或 1 周内有疫区旅行史、蚊叮咬史。②临床表现：轻度患者症状不典型，重症者有颜面充血、相对缓脉、出血、蛋白尿、黄疸等，均有重要参考价值。③实验室检查：病毒抗原检测阳性；血清特异性 IgM 抗体阳性；恢复期血清特异性 IgG 抗体效价比急性期有 4 倍以上增高；从患者标本中检出黄热病毒 RNA 或分离到黄热病毒。

具有流行病学史和发热、黄疸等临床表现者为疑似病例；疑似病例具备诊断依据中实验室检查任意一项阳性者，即可确诊。

鉴别诊断　早期或轻型黄热病病例应与流行性感冒、伤寒、斑疹伤寒等鉴别；发热伴黄疸病例应与各种原因引起的肝损害、钩端螺旋体病等鉴别；发热伴出血病例应与流行性出血热、登革热、恶性疟疾及其他病毒性出血热鉴别。

治疗　无特效药，主要是对症支持治疗。急性期应卧床休息，精心护理，就地治疗，防止感染扩散。注意补液、营养支持，维持水电解质和酸碱平衡，预防和治疗出血，积极防治各种并发症。

预后　轻型感染者可自行痊愈，少数患者病情严重终至死亡。新进入疫区的外来人口病死率为 30%~40%。少有后遗症。

预防　①控制传染源：对疑似和确诊病例进行隔离治疗，患者在病毒血症期间予以防蚊隔离，对来自疫区人员实施卫生检疫。②切断传播途径：积极防蚊灭蚊。③保护易感人群：普种疫苗是预防黄热病的最佳方法，在疫区还应加强个人防蚊措施。

（徐小元　邵翠萍）

dēnggérè

登革热（dengue fever）　登革病毒所致急性传染病。以突起高热、剧烈头痛、全身肌肉和骨关节疼痛、极度疲乏、皮疹、白细胞和血小板计数减少等为主要表现。

病原学　登革病毒属黄病毒科，黄病毒属。形态结构与乙脑病毒相似，但体积较小，约 17~25nm，依抗原性不同分为 1、2、3、4 四种血清型，同一型中不同毒株也有抗原差异。其中 2 型传播最广泛，各型病毒间抗原性有交叉，与乙脑病毒和西尼罗病毒也有部分抗原相同。病毒在蚊体内以及白纹伊蚊传代细胞（C6/36 细胞）、猴肾、仓鼠肾原代和传代细胞中能增殖，并产生明显的细胞病变。

流行病学　此病广泛流行于热带和亚热带地区，主要发生于夏秋雨季，是分布最广、发病人数最多、危害较大的一种虫媒病毒性疾病。患者和隐性感染者为此病主要的传染源。传播媒介以埃及伊蚊和白纹伊蚊为主。在新疫区，人群普遍易感，但发病以成人为主，感染后对同型病毒有牢固免疫力，并可保持多年，但数月后仍可感染另一亚型的病毒。

发病机制　登革病毒经过伊蚊叮咬侵入人体，在毛细血管内皮细胞和单核-巨噬细胞系统增殖，至一定数量后进入血液循环，引起第一次病毒血症。随后定位于单核-巨噬细胞系统和淋巴组织中复制至一定程度后，再次进入血液循环造成第二次病毒血症，引起临床症状。登革病毒与机体产生的特异性抗登革病毒抗体结合形成免疫复合物，激活补体系统，导致血管损伤，使血管通透性增加，血管充血、扩张，血浆外渗。机体内各类 T 细胞的激活并释放细胞因子白介素-2、干扰素、组胺、过敏毒素 C3a 和 C5a 等，引起一系列免疫反应。登革病毒可抑制骨髓中白细胞和血小板系统，导致白细胞和血小板计数减少、出血倾向。登革病毒也可引起肝损伤，引起肝大和肝功能异常。

临床表现　潜伏期 3~15 天，通常为 5~8 天。WHO 将登革热分为典型登革热和登革出血热。后者又可分为无休克登革出血热（dengue hemorrhagic fever，DHF）和登革休克综合征（dengue shock syndrome，DSS）。中国所见登革热，临床上可分为典型登革热、轻型登革热、重型登革热和DHF/DSS。

典型登革热 ①发热：所有患者均有发热，起病急骤，24小时内体温可达40℃以上，一般持续5~7天后骤退至正常，热型多不规则，部分病例发热3~5天后体温降至正常，1天后再次上升，称为双峰热或马鞍热（saddle fever）。儿童病例起病较缓、热度也较低。②全身毒血症状：表现为极度乏力，严重头痛、眼球后痛、腰痛、肌痛、骨关节痛，消化道症状可有恶心、呕吐、腹痛、腹泻或便秘等。早期体征有颜面潮红、结膜充血、浅表淋巴结肿大、脉搏加速，后期可有相对缓脉。儿童毒血症状较轻，恢复较快。③皮疹：病程3~6天出现，多为斑丘疹或麻疹样疹，也有猩红热样疹、红斑疹，重者变为出血性皮疹。皮疹分布于全身，以四肢、躯干多见，多有痒感。皮疹持续3~4天消退，疹退后无脱屑和色素沉着。④出血：25%~50%患者有不同部位出血，如皮下出血、牙龈出血、鼻出血、消化道出血、咯血、血尿、阴道出血、腹腔或胸腔出血等，同一患者可同时有多个部位出血。⑤其他：约1/4病例有轻度肝大，个别有黄疸。脾大少见。

轻型登革热 临床表现类似流行性感冒，发热较低，全身疼痛较轻，皮疹稀少或不出疹，一般无出血倾向，浅表淋巴结常肿大，病程1~4天。多见于儿童及登革病毒Ⅳ型感染者。

重型登革热 早期临床表现类似典型登革热，病程3~5天突然加重，出现剧烈头痛、呕吐、谵妄、狂躁、昏迷等脑膜脑炎表现。有些病例表现为消化道大出血和出血性休克。此型登革热病情凶险，发展迅速，多于24小时内死于中枢性呼吸衰竭或出血性休克。

登革出血热 疾病开始3~5天有典型登革热症状，体温较高（>39℃），出血倾向严重，血液浓缩，血小板减少。常有两个以上器官大量出血，出血量>100ml。

登革休克综合征 有典型登革热的临床表现。病程中期或退热后，病情突然恶化，有明显出血倾向及周围循环衰竭。表现为皮肤湿冷、脉搏细速、血压下降等。患者起初可出现嗜睡，而后烦躁不安，并快速进入休克期。该型病情凶险，若不及时抢救，可于4~6小时内死亡。

诊断 登革热流行季节，在流行区，凡遇发热、皮疹、骨及关节剧痛和淋巴结肿大者应考虑此病；有明显出血倾向，如出血点、紫斑、鼻出血、便血等，束臂试验阳性，血液浓缩，血小板减少者应考虑登革出血热；病过程中或退热后病情加重，明显出血倾向，伴周围循环衰竭者应考虑DSS。病毒分离、登革病毒特异性抗体及分子生物学诊断方法等有助于确诊。

鉴别诊断 登革热需与流行性感冒、钩端螺旋体病、斑疹伤寒、麻疹、猩红热等鉴别。登革出血热应与黄疸出血型钩端螺旋体病、败血症、流行性出血热等鉴别。

治疗 无特殊方法，一般治疗和对症治疗为主。急性期应尽早卧床休息，给予流质或半流质饮食。在有防蚊设备的病室中隔离至完全退热为止。恢复期不宜过早活动，防止病情加重。高热以物理降温为主，皮肤出血症状明显者避免酒精擦浴；解热镇痛药退热效果不理想，且可诱发葡萄糖-6-磷酸脱氢酶缺乏症患者发生溶血，应谨慎使用；中毒症状严重者可短期使用小剂量糖皮质激素；有出血倾向者可给予止血药；注意补液，休克病例应快速扩充血容量，纠正酸中毒，维持水电解质平衡。

预后 登革热为自限性疾病，预后良好，病死率在0.1%以下。登革出血热和DSS患者预后差，病死率10%~40%，若及时正确处理，可降至5%~10%。

预防 ①控制传染源：做好登革热的疫情监测预报，早发现、早诊断、及早就地隔离治疗患者，防止扩散。②切断传播途径：防蚊灭蚊，改善卫生环境，清理积水，消灭伊蚊滋生地，喷洒杀蚊剂消灭成蚊。③保护易感人群：提高人群免疫力，流行期间对易感人群涂布昆虫驱避剂，防止蚊叮咬。

（徐小元　邵翠萍）

liúxíngxìng yǐxíng nǎoyán

流行性乙型脑炎 （epidemic encephalitis B）

乙型脑炎病毒引起以脑实质炎症为主要病变的急性传染病。简称乙脑。又称日本乙型脑炎（Japanese encephalitis）。临床上以高热、意识障碍、抽搐、病理反射、脑膜刺激征为特征。

病原学 乙型脑炎病毒（简称乙脑病毒）属虫媒病毒乙组的黄病毒科，直径40~50nm，呈球状，有包膜，核酸为单链RNA，外层具包膜，内有衣壳蛋白（C）与核酸构成的核心，外披以含脂质的囊膜，表面有囊膜糖蛋白（E）刺突，即病毒血凝素，是病毒的主要抗原成分。囊膜内尚有内膜蛋白（M），参与病毒的装配。乙脑病毒对热抵抗力弱，56℃ 30 分钟灭活，故毒株应在-70℃条件下保存。若将感染病毒的脑组织加入 50%甘油缓冲盐水中贮存在 4℃，其病毒活力可维持数月。乙醚、1∶1000 去氧胆酸钠及常用消毒剂均可灭活该病毒。乙脑病毒抗原性稳定，较少变异。

流行病学 蚊是该病的主要传播媒介。人对乙脑病毒普遍易感，感染后可获得较持久免疫力。主要分布于亚洲地区，有明显季节性，夏秋季多发，是一种人畜共患的自然疫源性疾病。

发病机制 乙脑病毒通过蚊叮咬进入人体，先在单核-巨噬细胞系统内进行复制，达到一定数量后进入血流，引起病毒血症。发病与否与病毒的数量、毒力及机体免疫力有关，绝大多数感染者不发病，呈隐性感染。若侵入病毒量多、毒力强，机体免疫力减弱，病毒继续复制，经血行散布全身，引起全身性病变。乙脑病毒具有嗜神经性，能通过血脑屏障进入中枢神经系统，引起脑炎。乙脑的病变范围较广，可累及脑及脊髓，以大脑皮质、间脑、中脑病变最严重。

临床表现 潜伏期 4~21 天，一般 10~14 天。根据症状轻重及特殊临床表现可分为轻型、普通型、重型、极重型（暴发型）4 种临床类型。典型的临床表现可分为 4 期。

初期 指发病至高峰阶段（病初 1~3 天）。多为急性起病，体温 1~2 天内高达 39~40℃，常伴头痛、恶心、呕吐，多有嗜睡或精神倦怠等不同程度的意识障

碍。可有颈项强直及抽搐。

极期 指体温达高峰持续不退的阶段（病程 4~10 天）。主要表现有：①高热：39~40℃或以上，持续 7~10 天。②意识障碍：为此病主要表现，有嗜睡、浅昏迷、深昏迷。③惊厥或抽搐。④神经系统症状或体征。

恢复期 指极期过后体温逐渐降至或接近正常的阶段。精神神经症状逐日好转，一般可于 2 周左右完全恢复。重症患者可有多汗、反应迟钝、失语、瘫痪等恢复期症状。

后遗症期 患病 6 个月后仍有精神神经症状者称后遗症。主要表现有失语、意识障碍、痴呆、肢体瘫痪、精神失常以及扭转痉挛等。

诊断 诊断依据如下。①流行病学资料：明显季节性（多在 7~9 月发病），10 岁以下儿童多见。②临床表现：急性起病，发热、头痛、呕吐、意识障碍及脑膜刺激征等。③实验室检查：白细胞数及中性粒细胞数均增高；脑脊液检查符合无菌性脑膜炎改变；血清学检查可助确诊。

鉴别诊断 此病需与中毒性细菌性痢疾、结核性脑膜炎、化脓性脑膜炎及其他病毒性脑炎等鉴别。

治疗 无特效治疗药物，应积极对症治疗和护理。重点处理高热、抽搐和呼吸衰竭等危重症状。

一般治疗 患者应在有防蚊和降温设备的病室中住院隔离，控制室温在 30℃以下。注意补液，营养支持，维持水电解质和酸碱平衡。

对症治疗 高热、抽搐、呼吸衰竭是危及患者生命的主要症状，应及时发现，并予积极治疗。

①高热：物理降温为主，药物降温为辅，同时降低室温，使肛温控制在 38℃左右，高热伴抽搐者可用亚冬眠疗法。②惊厥或抽搐：去除病因，镇静镇痛。③呼吸衰竭：脑水肿所致者用脱水剂治疗；中枢性呼吸衰竭可用呼吸兴奋剂，首选山梗菜碱；呼吸道分泌物梗阻所致者，吸痰和加强翻身引流。④恢复期及后遗症处理：注意进行功能锻炼。

预后 轻型和普通型患者多能顺利恢复，重型和暴发型病例病死率可高达 20%~50%。

预防 ①控制传染源：隔离患者至体温正常；搞好饲养场所环境卫生，人畜居地分开。②切断传播途径：防蚊灭蚊，包括灭越冬蚊和早春蚊。③保护易感人群：主要通过疫苗预防注射提高人群的特异性免疫力。

（徐小元 邵翠萍）

Xīníluóhébìngdúxìng nǎoyán

西尼罗河病毒性脑炎 （West Nile encephalitis） 西尼罗河病毒所致急性传染病。

病原学 西尼罗河病毒属黄病毒科黄病毒属，有囊膜，单链线形核糖核酸，RNA 为正链。电镜下该病毒呈中等大小，直径 21~60nm，圆形颗粒，对有机溶剂、紫外线敏感。

流行病学 流行季节主要在蚊生长、繁殖活跃的夏末或秋初，在雨水多、气温高的热带地区，可常年发病。处于病毒血症期的患者及西尼罗河病毒（West Nile virus，WNV）的自然宿主（主要是鸟类）是此病的主要传染源，主要经叮咬人的亲鸟类蚊（主要是库蚊）叮咬传播，人群对 WNV 普遍易感，感染后绝大多数人为隐性感染，机体迅速清除 WNV，并建立持久特异性免疫。

发病机制 WNV 感染蚊后，病毒在蚊体内经过 10～14 天发育成熟，成熟的病毒聚集于蚊的唾液腺内，蚊叮咬人后病毒进入人体，在局部组织和淋巴结中繁殖，经淋巴细胞传入血液。病毒经内皮细胞复制或嗅觉神经元轴突传播，通过血脑屏障造成中枢神经系统感染，通过病毒的直接病理损伤和间接作用，引起发热或脑炎等。

临床表现 潜伏期 1～6 天，也可能长至 2 周。人感染 WNV 后的发病性质不一致，表现为：亚临床感染、轻度感染及严重的致死性感染，约 80% 的感染者无任何症状。患者起病常较急骤，有高热，部分患者可伴寒战及急性发热性疾病的其他症状，如乏力、全身肌痛、咽喉痛、结膜充血、淋巴结肿大等。部分病例可在上肢和躯干出现皮疹，为玫瑰疹或斑丘疹，疹退后不脱屑。WNV 脑炎多见于老年人，可表现为无菌性脑膜炎或脑膜脑炎，出现剧烈头痛、恶心、频繁呕吐、嗜睡、精神错乱、肌肉无力、弛缓性瘫、昏迷甚至呼吸衰竭等中枢神经系统症状。

诊断 在流行季节、流行地区，出现发热、头痛、皮疹、淋巴结肿大、恶心、呕吐，特别是出现脑炎症状的患者，应疑诊此病。对患者进行双份血清特异性抗体 IgG 和 IgM 测定，还可进行病毒分离或采用反转录聚合酶链反应方法检测 WNV，有助于确诊此病。

鉴别诊断 此病应与登革热、流行性乙型脑炎、流行性脑脊髓膜炎及其他伴有中枢神经系统表现的疾病鉴别。

治疗 无特殊有效方法，主要是对症、加强护理、增强机体抵抗力，防止继发感染。对脑炎患者，应住院积极治疗，包括降温、镇静、脱水、给氧、吸痰，保持呼吸道通畅等。还应考虑抗病毒疗法及激素疗法。抗病毒疗法主要是早期应用大剂量利巴韦林，激素疗法主要用糖皮质激素，有助于降低病死率，减少后遗症。

预后 儿童病例比成年人轻，年龄>50 岁的中老年人病情较重，死亡率较高。

预防 ①控制传染源：在有防蚊设备的病室内隔离患者。②切断传播途径：防蚊灭蚊，防止被蚊虫叮咬。③保护易感人群：提高人群免疫力，在疫区加强个人防蚊措施。

(徐小元 邵翠萍)

Shènglùyì nǎoyán

圣路易脑炎（Saint Louis encephalitis） 圣路易脑炎病毒所致人畜共患性中枢神经系统传染病。临床上以发热、头痛、咽痛、肌痛为特点。

病原学 圣路易脑炎病毒属披盖病毒科 B 组病毒，病毒颗粒呈球形，直径 40～50nm，有表面突起的囊膜和一个浓集的核心，在 pH 6.0～7.9 范围内可凝集鸡和鸭的红细胞。耐寒不耐热，在 50% 甘油内、4℃冰箱中可保存 2 个月以上。

流行病学 携带病毒的鸟类和患者是传染源，主要通过蚊叮咬传播，也可能通过口服、气管吸入及皮肤损伤的途径侵入宿主。人群普遍易感，发病以儿童和老人为主。主要分布于美洲。

发病机制 感染圣路易脑炎病毒后，该病毒在局部组织及局部淋巴结复制。病毒血症的发生与持续取决于神经系统外局部组织内病毒复制的阶段，单核-巨噬细胞系统清除病毒的速度、特异性抗体出现时间不同导致临床表现差异较大。病灶主要见于大脑基底节、脑干灰质和白质，也可侵犯小脑和脊髓。在大脑可见充血水肿，多处出血灶，并有广泛的神经细胞变性坏死，血管周围有淋巴细胞、单核细胞和中性粒细胞浸润，形成"血管周围套"。有的胶质细胞增生和中性粒细胞堆积形成结节。

临床表现 潜伏期 4～21 天，大部分人感染圣路易脑炎病毒后为亚临床表现，病情轻微，表现为流感样症状，严重者可出现头痛、高热、颈项强直、昏迷、方向感消失、震颤，偶有抽搐和瘫痪。严重病例大多数为老年人，可能有震颤、癫痫、头痛、恶心、呕吐、昏迷、局部麻痹等神经系统症状，也有能出现排尿困难、尿急、尿失禁等泌尿系统症状。少数病人可死亡。可伴血栓性静脉炎、肺栓塞、脑血管意外、消化道出血等并发症。

诊断与鉴别诊断 多数患者表现为发热、头痛、咽痛、肌痛，数天后即完全恢复。仅有少数患者出现脑炎症状和体征。结合流行病学资料和临床表现考虑此病，确诊主要依赖于血清学分子生物学检查。酶联免疫吸附试验检测血清（或脑脊液）中特异性抗体 IgM，用于早期快速诊断。以补体结合试验、血清抑制试验等检测血中抗体，第 1 周出现阳性，第 2～3 周抗体效价明显升高者支持诊断。巢式反转录聚合酶链反应技术能快速准确地检验出病毒核酸。间接血凝试验用于快速检测病毒血症，但敏感性比病毒分离低。也可以用脑组织分离病毒或脑组织冷冻切片，用荧光抗体法检测到病毒而确诊。

此病需与西方马脑炎、单纯

疱疹性脑炎等鉴别。

治疗 无特效治疗方法。支持、对症治疗，加强护理，维持体水电解质平衡，密切观察病情变化。病情严重者用干扰素-α-2b 抗病毒治疗。

预后 此病属自限性疾病，预后较好，仅有少数患者（多见于小儿和 40 岁以上患者）出现脑炎症状和体征。部分患者留有较轻的后遗症，高龄是病死的高危因素。

预防 尚无疫苗。在流行地区灭蚊、防蚊及控制蚊虫滋生。对鸟类和蚊虫体内病毒抗体的监测，有预测此病流行价值，并对及早采取有效预防措施具有指导意义。

（徐小元 鲍毅）

sēnlínnǎoyán

森林脑炎（forest encephalitis）

蜱传脑炎病毒所致急性传染病。又称蜱传脑炎（tick-borne encephalitis）。属人畜共患病。以突发高热及中枢神经系统症状为主要特征，起病急，病死率高，后遗症严重。

病原学 蜱传脑炎病毒呈球形，直径为 30 ~ 40nm，衣壳二十面体对称，外有包膜，含血凝素糖蛋白，核酸为单正链 RNA。抗原结构与中欧蜱传脑炎病毒相似，可能为同一病毒的两个亚型。形态结构、培养特性及抵抗力似乙型脑炎病毒，但嗜神经性较强，接种成年小白鼠腹腔、仓鼠或豚鼠脑内易发生脑炎致死。接种猴脑内可致四肢麻痹。也能凝集鹅和雏鸡红细胞。该病毒在牛奶中经 65℃、15 分钟后才能被灭活，说明奶类对外界的蜱传脑炎病毒有一定保护作用。

流行病学 蜱传脑炎病毒在自然界循环于蜱和野生动物中。

作为传播媒介的蜱，是一种寄居于多种脊椎动物体表的暂时性寄生虫，大多分布在森林、草原、兽穴、鸟巢及家畜棚圈处。蜱吸吮受到感染的灰鼠、野鼠和刺猬等啮齿动物的血液后，病毒在蜱的体内复制，若人被带有病毒的蜱叮咬感染而发病。人群普遍易感，但职业特点更明显，林业工人、筑路工人和经常接触牛、马、羊的农牧民易感染。

森林脑炎分布有严格的地区性，中国主要见于东北和西北的原始森林地区，特别是黑龙江省，森林面积广袤，宿主动物种类繁多，适于蜱传脑炎病毒和传播媒介蜱的滋生繁殖，是发病最早、最多的省份。此病流行有严格的季节性，每年 5 月上旬开始出现患者，6 月达到高峰，7 ~ 8 月逐渐下降，呈散发状态。约 80% 的病例发生于 5 ~ 6 月。

发病机制 蜱传脑炎病毒通过蜱（俗称草爬子）叮咬进入人体，在接触局部淋巴结或单核-巨噬细胞后，病毒包膜蛋白与细胞表面受体相结合，融合并穿入细胞内，病毒在淋巴结和单核-巨噬细胞系统内进行复制。复制的病毒不断释放至血液中并感染肝、脾等脏器，表现病毒血症。病毒随血流进脑毛细血管，最后侵入神经细胞，亦可通过淋巴及神经途径抵达中枢神经系统，产生广泛性炎症改变，临床上表现为明显的脑炎症状。蜱传脑炎病毒侵入人体后是否发病，决定于入侵病毒数量及人体免疫功能状态。

临床表现 潜伏期 10 ~ 15 天，也有长达 1 个月者。前驱期主要表现为低热、头痛、头晕、乏力、全身不适、四肢酸痛。大多数患者急性发病，高热可持续 5 ~ 7 天，伴全身肌痛、恶心、呕

吐等全身中毒症状。部分患者有意识障碍和精神损害及肌肉瘫痪等症状，一般意识障碍随体温下降而逐渐恢复。

诊断与鉴别诊断 仅靠临床症状确诊困难，需结合疫区居留史、蜱叮咬史、流行季节、临床表现和特异性血清学检测做出诊断。注意皮肤有无被昆虫螫伤痕迹，有无脑膜刺激征，肌张力减弱或消失，以及其他神经系统病变症状。蜱传脑炎病毒 IgM 特异性抗体在病后 1 周内效价较高，病后约 2 周达到高峰，然后迅速下降，5 个月后基本消失。检测 IgM 适用于森林脑炎的早期诊断。应用实时定量聚合酶链反应检测蜱传脑炎病毒核酸，可为诊断提供依据。在发病 7 天内可从患者脑组织内分离到病原体，也可在其他脏器（如脾、肝）和体液（如血液、脑脊液、尿液等）中检出，但阳性率较低。

此病需与流行性乙型脑炎鉴别，可借助血清学抗体检测、病毒分离及分子生物学方法。

治疗 一般治疗及对症治疗。护理、降温、止惊及呼吸衰竭等参照流行性乙型乙脑的处理方法。免疫疗法包括：起病 3 天内患者可用恢复期患者或林区居住多年者的血清治疗；高效价免疫丙种球蛋白每日应用，至体温降至 38℃ 以下；干扰素、转移因子、核糖核酸酶均可酌情采用。发病期尤其高热期不宜用糖皮质激素，及时气管切开、使用呼吸机是重症病例抢救成功的关键，及早应用扩血管药物及高压氧治疗可显著降低此病的致残率。观察生命体征变化，保持静脉通道畅通，保证患者安全，加强基础护理，补充营养。后遗症以瘫痪为主，可采用针灸、推拿、体疗等综合

治疗。

预后 临床症状重，常伴有后遗症。

预防 加强健康宣教：①普及森林脑炎知识，提高自我保健意识，接种疫苗，提高人群免疫水平。②加强个人防护，进入林区应做到扎紧袖口、裤口、领口；戴好手套、帽子。③清除杂草，加强防鼠、灭鼠、灭蜱工作。在人体上发现有蜱叮咬时，用正确的方法将蜱从人体取下。一旦出现发热、头痛、皮肤红斑等症状，应及时就医。

(徐小元 鲍毅)

guànzhuàngbìngdúxìng jíbìng

冠状病毒性疾病 （coronaviral disease） 冠状病毒所致感染性疾病。可累及呼吸系统、消化系统和神经系统，如感冒、胃肠炎等。

病原学 冠状病毒属冠状病毒科冠状病毒属。冠状病毒属的病毒具有外套膜，是正链单股RNA病毒，直径 80~120nm，其遗传物质是所有RNA病毒中最大的，只感染人、鼠、猪、猫、犬、禽类脊椎动物。1937年从鸡身上分离出来，病毒颗粒的直径60~200nm，平均直径100nm，呈球形或椭圆形，具有多形性。病毒有包膜，包膜上存在棘突，整个病毒像日冕，不同的冠状病毒的棘突有明显差异。在冠状病毒感染细胞内有时可见管状包涵体。冠状病毒的血清型和抗原变异性还不明确。该病毒对温度很敏感，在33℃时生长良好，但35℃就使之受到抑制。

流行病学 在冬季和早春，冠状病毒经患者、隐性感染者、不典型患者、野生鸟类及爬行类动物等排出，通过呼吸道、密切接触和近距离飞沫传播。人群普遍易感。

发病机制 冠状病毒侵入人体呼吸道表面的纤毛上皮细胞后，在其内复制和扩散，并直接引起受感染细胞损伤，进一步引起病毒血症。

临床表现 成年人主要表现为普通感冒，儿童主要引起上呼吸道感染，一般很少累及下呼吸道。可以出现发热、寒战、呕吐等轻度症状。不同型别冠状病毒的致病力不同，引起的临床表现也不尽相同。潜伏期一般 2~5 天，平均为 3 天。典型的冠状病毒感染，以发热为首发症状（少数患者不以发热为首发症状），偶有畏寒，可伴头痛、乏力、关节和肌肉酸痛。呼吸系统感染，包括严重急性呼吸综合征，常无上呼吸道卡他症状，可有咳嗽，多为干咳，可有胸闷，严重者出现呼吸窘迫，肺部体征不明显，部分患者可闻及少许湿啰音。婴儿偶尔发生急性肠胃炎、腹泻；神经系统症状较少。严重者也可引起休克、心律失常或心功能不全、肾功能损害、肝功能损害、弥散性血管内凝血、败血症、消化道出血等并发症。

诊断与鉴别诊断 结合流行病学史、临床表现、一般实验室检查、胸部 X 线影像学变化，结合冠状病毒病原学检测阳性，并排除其他表现类似的疾病，可诊断冠状病毒病。对未能获得流行病学资料者，需注意动态观察。以下检查有助于诊断。①血常规检查：外周血白细胞计数一般正常或降低，常有淋巴细胞计数减少。②血清学检查：IgG 抗体效价测定。③分子生物学检查：反转录聚合酶链反应和基因芯片技术可检测病毒 RNA。④影像学检查：胸部 X 线检查可发现感染者肺部有不同程度的片状、斑片状浸润性阴影或呈网状改变。

此病需与呼吸道合胞病毒感染疾病鉴别，通过分子生物学技术即可区分。

治疗 无特效治疗方法。支持、对症治疗，加强护理，维持水电解质平衡，密切观察病情变化。若无充分证据提示继发细菌感染，则无需使用抗生素。对于因 HCoV-NL63、HCoV-HKUl 引起急性呼吸道感染的患者，应进行有效的抗病毒治疗。

预后 此病属自限性疾病，病程约 1 周，一般预后良好。但少数可有神经系统并发症，甚至具有致死性，如严重急性呼吸综合征。

预防 ①非特异性预防：即预防春季呼吸道传染疾病的措施，如保暖、洗手、通风、勿过度疲劳、勿接触患者、少去人多的公共场所、加强锻炼身体等。②特异性预防：是有针对性预防措施，疫苗有灭活疫苗、治疗性疫苗、减毒活疫苗、亚单位疫苗、DNA疫苗、多表位疫苗。

(徐小元 鲍毅)

liúgǎnbìngdúxìng jíbìng

流感病毒性疾病 （disease caused by influenza virus） 流感病毒所致急性呼吸道传染病。又称流行性感冒，简称流感。临床特点为急剧起病，全身中毒症状明显（高热、头痛、全身酸痛等），而呼吸道症状相对较轻。幼儿、老年人、孕妇及慢性病患者病情较重。

病原学 流感病毒属正黏液科病毒，分核心和外膜（囊膜）两部分。核心由单链 RNA、RNA聚合酶及核蛋白组成，核蛋白为特异性抗原，据此可将流感病毒分为甲（A）、乙（B）、丙（C）

3 型。外膜的内层为内膜蛋白，外层为双层脂质，镶嵌有血凝素（hemagglutinin，H）、神经氨酸酶（neuraminidase，N）及基质蛋白 M2。甲型 H 分为 16 个亚型（H 1~16），N 分为 9 个亚型（N 1~9）。根据 H 和 N 两种抗原的不同，同型病毒可分为不同亚型。H 抗体为中和抗体，有预防作用，N 抗体能抑制病毒由细胞释放，减少传染性。

病毒的变异可分为两种：一种是抗原漂移，为 H 和/或 N 的量变，变异较小，称为变种。甲型变异较快，每 2~3 年 1 次，乙型较慢，丙型尚未发现变异。变种常引起小流行。另一种是抗原突变，为 H 和/或 N 发生质变，出现新的亚型，常引起大流行。目前这种变异见于甲型。

流行病学　流感病毒传染性强，且为呼吸道传播，极易引起流行。特别是甲型流感，易发生流行或大流行，常突然发生，迅速蔓延。一般常发生于冬春季，大流行时也可发生于其他季节。乙型流感常引起局部小流行，丙型流感一般仅呈散发。目前全球主要流行株为甲 3（H3N2）和甲 1（H1N1）。

患者、隐性感染者等为主要传染源。动物如禽类、猪等为重要的储存宿主和中间宿主。主要经呼吸道空气飞沫传播，具有高度传染性。人群普遍易感，病后有一定的免疫力。亚型之间无交叉免疫，病毒变异后可再次受染发病。

发病机制　血凝素使得流感病毒在体内各种组织间播散，受感染细胞释放大量炎症介质引起炎性反应，导致流感的常见症状如发热、头痛和乏力等。

临床表现　潜伏期 1~4 天。起病急，以全身中毒症状为主，呼吸道症状轻微。一般可分为两个类型。

单纯型　最常见，轻者可类似普通感冒，病程仅 2~3 天。大多数症状较明显，如高热、头痛、全身酸痛及乏力等，伴较轻的呼吸道症状。发热可持续 2~5 天，但乏力等可持续 2 周以上。

肺炎型　主要见于幼儿、老年人、孕妇、慢性病患者及免疫功能低下者。初起类似单纯型流感，1~2 天后病情加重，表现为高热不退、咳嗽剧烈、气促、发绀，两肺可闻及细小水泡音。胸片可见肺炎表现。病因可能为原发性流感病毒性肺炎、继发性细菌性肺炎及混合性肺炎，应注意鉴别。

流感流行期间，尚可见以恶心、呕吐、腹泻为主要症状的胃肠型流感等。

诊断　流感流行期间诊断较容易：当地有流感流行，出现典型症状。在非流行期间确诊常需依靠病原学诊断。白细胞计数减少，淋巴细胞相对增多。可用聚合酶链反应检测呼吸道分泌物及血液等标本中的病毒核酸。取起病 3 天内和 2~4 周后的双份血清做血凝抑制试验或酶联免疫吸附试验，恢复期效价升高 4 倍以上。起病 3 天内患者的咽拭子和咽喉洗漱液接种鸡胚羊膜腔或组织培养，可分离病毒。

鉴别诊断　流感应与普通感冒鉴别，后者主要表现为鼻炎（鼻塞、流涕、喷嚏等）、咽炎（咽痛等），全身症状较轻，传染性小，不易感染他人，但与轻型流感很难鉴别，确诊则需依靠病原学检测。

治疗　主要为对症及支持治疗，感染甲型流感的高危人群和病情严重者应及时给予抗病毒治疗。流感对神经氨酸酶抑制剂奥司他韦、扎那米韦敏感，对金刚烷胺和金刚乙胺有一定耐药。开始给药时间应尽可能在发病 48 小时以内，不需等待病毒核酸检测结果即可开始抗病毒治疗。孕妇在出现流感样症状后，宜尽早给予神经氨酸酶抑制剂。对就诊时即病情严重、病情呈进行性加重的病例，应及时用药，即使发病已超过 48 小时，亦应使用。

对危重或重症病例，奥司他韦剂量可加量。对病情迁延病例，可适当延长用药时间。金刚烷胺和金刚乙胺有一定的中枢神经系统不良反应，如眩晕、共济失调等，老年患者剂量应减半。

对合并细菌感染者应积极选用有效的抗菌药物。儿童应避免应用阿司匹林，以免诱发致命的瑞氏（Reye）综合征。

预防　①疫苗接种：常用灭活疫苗，疫苗应与现行流行株一致。接种对象主要为高危人群，如孕妇、老年人、幼儿、严重慢性病患者、免疫功能低下者及可能密切接触流感患者的保健人员等。接种 2 周后才能有保护作用，流感常于 12 月开始发生，疫苗接种应在 10 月初至 11 月中旬。每年接种 1 次。疫苗接种可减少住院率 50%~70%，减少病死率 75%~85%。最常见不良反应为注射部位疼痛。儿童可有类似流感样症状，持续 1~2 天。偶见过敏反应（对鸡蛋过敏者），罕见吉兰-巴雷综合征。减毒活疫苗主要用于鼻腔喷雾接种，接种后血清抗体效价不高，但局部抗体效价很高，接种对象为健康成人及儿童。应与流行株高度一致，由于是活疫苗，免疫功能低下者及孕妇禁用。②药物预防：一般仅用于受染或可能受染而尚未发病者，对已接种疫苗不足 2 周或疫苗接种效果可能不佳（如免疫功能低下等）者也可使用，可应用奥司他韦。

（徐小元）

qínliúgǎn

禽流感（avian influenza） 禽流感病毒所致禽类传染病。该病毒属甲型流感某些亚型，病毒基因易发生变异，有可能感染人，其中以 H5N1 引起的临床症状重，称为人感染高致病性禽流感，对人危害大，病情进展快，引起呼吸系统损伤和多器官功能障碍综合征，病死率高。

病原学 禽流感病毒为甲型流感中的一类，其生物学特点和分型与流感病毒一致，分为 16 个 H 亚型（H1～H16）和 9 个 N 亚型（N1～N9），感染禽和人的血清亚型主要是 H5N1、H9N2、H7N7、H7N2、H7N3 等，其中感染 H5N1 的患者病情重，病死率高。中国香港于 1997 年 5 月发现 1 例儿童因感冒发热住院，久治不愈，10 余天后因多器官功能障碍综合征死亡。经美国疾病控制中心及荷兰某实验室证实该儿童感染 H5N1 病毒。近年来全球先后发现一定数量的人感染高致病性 H5N1 禽流感疑似和确诊病例。禽流感病毒对热敏感，常用消毒剂如福尔马林、过氧乙酸等能迅速破坏其传染性。分离禽流感病毒应在 P3 实验室进行。

流行病学 传染源主要为感染的鸡、鸭等家禽，其他禽类及各种鸟类亦可为传染源。主要为呼吸道传播，也可通过接触感染的家禽、鸟类或其粪便，以及直接接触病毒株而传播，可发生有限的人与人之间传播。从事家禽业或在发病前 1 周内去过家禽饲养场所（或货档）是危险因素。人群一般对禽流感不易感。禽流感一年四季均可发生，以 11 月到第二年 4 月发病率较高。尚未发现明显的地区聚集性。

发病机制 禽流感病毒病死率高可能源于严重的免疫反应导致致命性细胞因子风暴。

临床表现 潜伏期约 3 天（1～7 天），任何年龄均可发病。一般是鸡禽流感在前，人禽流感在后。起病急，早期表现类似普通流感，主要为发热，体温以稽留热和不规则热型多见，大多在 38.5℃以上，热程可达 7 天，伴流涕、鼻塞、头痛、腹泻，可有咽痛、全身肌肉酸痛、全身不适、恶心、腹痛等，约半数患者肺部有实变体征，可闻及干、湿啰音。

部分患者病情进展快，有明显出血征象，咳嗽痰中带血，血压明显下降、休克，肺部炎症进行性加重，血氧饱和度、氧分压下降，可出现肺出血、反应性胸腔积液、急性呼吸窘迫综合征、肾衰竭、败血症休克、瑞氏（Reye）综合征及多器官功能障碍综合征而死亡。

诊断 主要依据流行病学史、临床表现及病原学检查等。多数患者血白细胞计数降低、淋巴细胞相对升高。取患者呼吸道标本检测甲型流感病毒核蛋白抗原（NP）、M1 蛋白抗原及禽流感病毒 H 亚型抗原。还可用反转录聚合酶链反应（RT-PCR）检测禽流感病毒 RNA。从患者呼吸道标本（咽拭子，口腔含漱液，鼻咽或气管吸出物，痰或肺组织）中分离禽流感病毒。胸部影像学检查可显示为肺内片状影。重症患者肺内病变进展迅速，呈大片状磨玻璃样影及肺实变影像，少数可有胸腔积液。

医学观察病例：曾到过疫点，或与家禽及禽流感患者有密切接触史，1 周内出现流感临床表现者。疑似病例：曾到过疫点，或与家禽及禽流感患者有密切接触史（也可流行病学史不详），1 周内出现流感临床表现，呼吸道分泌物、咽拭子、痰液、血清 H 亚型病毒抗原阳性。确诊病例：从呼吸道标本或血清中分离到特定病毒；RT-PCR 对上述标本检测，有禽流感病毒 RNA 存在，经过测序证实。

鉴别诊断 禽流感应与流行性感冒、上呼吸道感染、肺炎、严重急性呼吸综合征、军团菌肺炎、衣原体肺炎和支原体肺炎等鉴别。

治疗 尚无特异治疗方法，主要是综合对症支持治疗。密切观察病情变化，对高热、体温超过 39℃者，应每天拍胸部 X 线片，进行血气分析。重症病例可给予糖皮质激素、面罩吸氧、无创和有创呼吸机辅助通气治疗。对疑似病例应及早应用抗病毒药物，可试用奥司他韦，其对禽流感病毒有抑制作用。也可试用金刚烷胺和金刚乙胺，二者有可能抑制禽流感病毒复制。禽流感患者常同时感染其他病原菌，可选用喹诺酮类或大环内酯类抗菌药。

预后 与感染的病毒亚型有关，感染 H9N2、H7N7、H7N2、H7N3 者，大多预后良好；而感染 H5N1 者预后较差，病死率>30%。预后及临床症状轻重还与是否有基础疾病、治疗是否及时及是否有并发症等有关。

预防 一旦发现禽类或其他动物感染 H5N1 病毒，应按照《动物检疫法》有关规定，就地销毁，对疫源地进行彻底消毒。收治患者的门诊和病房按 SARS 标准做好隔离消毒，对病人及疑似病人进行隔离；医护人员要做好个人防护。对密切接触者可口服奥司他韦。对人感染 H5N1 禽流感病毒尚无有效疫苗，甲型 H1N1、H3N2 以及乙型流感疫苗不能预防 H5N1 感染。

（徐小元）

fùliúgǎnbìngdú bìng

副流感病毒病（disease caused by parainfluenza virus）
人类副流感病毒所致以呼吸系统症状为主的感染性疾病。包括普通感冒、急性喉气管支气管炎、毛细支气管炎、肺炎和支气管炎等。

病原学 人类副流感病毒（human parainfluenza virus，HPIV）属副黏病毒，是单链 RNA 病毒。可分为 4 型（Ⅰ型～Ⅳ型），其中Ⅳ型又分 a 和 b 两个亚型。病毒颗粒大小不一（平均直径 150～300nm），形态各异。在外环境下不稳定，在物体表面可存活数小时，肥皂水易使其失去活性。

流行病学 HPIV 由患者及隐性感染者的呼吸道分泌物排出，主要通过直接接触及飞沫传播。HPIV 无处不在，绝大部分人在儿童时代已受感染。血清学监测表示，5 岁及以上儿童有 90%～100% 有抗－HPIV Ⅲ型抗体，约 75% 有Ⅰ型和Ⅱ型抗体。

发病机制 HPIV 可引起所有的呼吸系统感染性疾病，对人体危害主要是可引起严重的肺部并发症。不同 HPIV 亚型，其所引发疾病的特点和发病季节不同。在成人，HPIV 主要侵犯呼吸道黏膜的表层组织，在上皮细胞内复制，所致病变轻，故一般表现为上呼吸道感染。<5 岁婴幼儿，病毒常侵犯气管、支气管黏膜上皮细胞，引起细胞变性、坏死、增

生和黏膜糜烂。若侵犯肺泡上皮及间质细胞，则引起间质性肺炎或表现为急性阻塞性喉气管支气管炎和肺炎。

临床表现 潜伏期 3～7 天，可以引起反复发作的上呼吸道感染（如普通感冒和咽痛），也能造成反复感染的严重下呼吸道疾病（如肺炎、支气管炎和细支气管炎），特别是老年人和免疫缺陷者。主要症状为剧烈咳嗽、喘息、气促、发绀和不同程度的发热，可有消化系统症状（如呕吐、腹泻等）。神经系统可表现为嗜睡、精神萎靡和惊厥，严重者还可能出现呼吸衰竭、肝功能损害。

HPIV 的 4 种亚型各有不同的临床和流行病学特征。Ⅰ型和Ⅱ型均能造成上呼吸道和下呼吸道感染性疾病，最典型临床特征是儿童喉气管支气管炎，其中Ⅰ型是引起这种儿童喉气管支气管炎的主要原因；Ⅲ型常导致肺炎和细支气管炎；Ⅳ型很少导致严重疾病，一般难检出。

诊断与鉴别诊断 临床表现无特异性，根据流行病学、临床资料、病毒分离及血清学检查作出诊断。确诊必须依靠特异性病毒学检查。①血清学检查：取病初及病后 3～4 周双份血清做补体结合试验，检测特异抗体 IgG 和特异抗体 IgM。②病毒分离：早期做咽拭子分离病毒，以原代猴肾细胞或原代人胚肾细胞分离阳性率高，通常培养 10 天，再感染者需 15～20 天，Ⅳ型病毒生长慢，需 20 天或以上，用豚鼠红细胞吸附抑制试验证明病毒存在。③聚合酶链反应：应用该技术检测鼻咽分泌物标本中的病毒 DNA，敏感性高，可早期诊断，但假阳性较多。

此病临床表现与呼吸道合胞

病毒病相似，难以区别。

治疗 无特殊方法，对症支持治疗，加强护理。必要时早期使用免疫球蛋白、利巴韦林、干扰素和蛋白酶抑制剂可能有一定疗效。

预后 此病属自限性疾病，一般 6～7 天可自行痊愈。

预防 HPIV 疫苗有灭活疫苗、减毒活疫苗、基因工程疫苗和亚单位疫苗，但是接种后不能产生高效、持久的免疫力。预防需做到：保持个人卫生，常洗手，室内通风换气；少去公共场所，避免污染物及与患者接触；注意天气变化，及时增减衣服；加强体育锻炼，多饮水，多吃蔬菜和水果，增加呼吸道的抵抗力。

（徐小元 鲍毅）

liúxíngxìng sāixiànyán

流行性腮腺炎（mumps，epidemic parotitis）
腮腺炎病毒所致急性呼吸道传染性疾病。又称痄腮，俗称猪头疯、蛤蟆瘟、对耳风等。有高度传染性，以腮腺的非化脓性炎症、腮腺区以耳垂为中心的肿痛并向前、后、下发展为临床特征，尚可侵犯神经系统及各种腺体组织，出现各系统损害的表现。

病原学 腮腺炎病毒属副黏病毒科。呈球形，核衣壳呈螺旋对称，有包膜。包膜上有血凝素-神经氨酸酶刺突（HN）和融合因子刺突（F）。基因组为单负链 RNA。腮腺炎病毒可在鸡胚羊膜腔或鸡胚细胞中复制，可出现细胞融合，但细胞病变不明显。该病毒仅有一个血清型。抵抗力较弱，56℃ 30 分钟可被灭活，对紫外线及脂溶剂敏感。

流行病学 传染源为早期患者和隐性感染者。腮腺炎病毒在唾液中通过飞沫传播，唾液及污

染的衣服亦可传染，其传染力比麻疹、水痘弱。孕妇感染该病毒可通过胎盘传染胎儿，导致胎儿畸形或死亡，流产的发生率也增加。人群普遍易感，其易感性随年龄而下降。青春期后发病男性多于女性。病后可有持久免疫力。

发病机制 病毒首先侵入口腔黏膜和鼻黏膜，在上皮组织中大量增殖后进入血循环（第一次病毒血症），经血流累及腮腺及一些组织，在其中增殖并再次进入血循环（第二次病毒血症），侵犯上次未受波及的一些脏器。

腮腺的非化脓性炎症为此病的主要病变。腺体呈肿胀发红，有渗出物、出血性病灶和白细胞浸润，腮腺导管有卡他性炎症，导管周围及腺体间质中有浆液纤维蛋白性渗出及淋巴细胞浸润，管内充塞破碎细胞残余及少量中性粒细胞，腺上皮水肿、坏死，腺泡间血管有充血现象，腮腺四周显著水肿，附近淋巴结充血肿胀，唾液分泌量较正常减少。

腮腺导管的部分阻塞，使唾液的排出受到阻碍，摄食酸性饮食时可因唾液分泌增加、唾液潴留而感胀痛。唾液中含有淀粉酶，可经淋巴系统进入血液循环，导致血中淀粉酶水平增高，并从尿中排出。若睾丸、胰腺等受累，可导致睾丸炎、胰腺炎。但该病毒易累及成人睾丸，幼年患者很少出现睾丸炎。

临床表现 潜伏期8~30天，平均18天。起病大多较急，前驱症状表现为发热，腮腺肿大、疼痛，尚有畏寒、恶心、呕吐、食欲减退等。颈、颌下、耳前唾液腺肿胀，疼痛，怕进酸食。肿大一般以耳垂为中心，向前、后、下发展，边缘不清，一侧腮腺肿胀后2~4天累及对侧，双侧肿胀

者约占75%，重症者腮腺周围组织高度水肿，使容貌变形，并可出现吞咽困难，腮腺肿胀大多于2~3天到达高峰，持续4~5天，逐渐消退而恢复正常，全程10~14天。

腮腺炎病毒还可侵犯各种腺组织、神经系统、肝、肾、心脏、关节等，包括脑膜炎、脑膜脑炎等，还有睾丸炎（青春期后的男性患者，25%出现睾丸肿大）、卵巢炎（5%青春期后女性患者可出现下腹疼痛，一般不影响生育能力）、胰腺炎、耳聋，以及关节、肾、肝、甲状腺的炎症。

诊断 根据流行情况、接触史及典型急性发作的腮腺肿痛特征，诊断并不困难。若遇不典型的可疑病例，可进行相关验室检查以确诊。①血常规：白细胞计数正常或稍降低，后期淋巴细胞相对增多。有睾丸炎者，白细胞可增多。②血、尿淀粉酶测定：多数患者的血清淀粉酶水平轻度或中度增高，淀粉酶增高程度通常与腮腺肿胀程度成正比。无典型肿大者，也可出现淀粉酶升高。③血清学检查：包括中和抗体试验、补体结合试验、血凝抑制试验等检测血清中病毒的IgM抗体，阳性可诊断为近期感染。④病毒分离：早期患者可在唾液、尿液、血液、脑脊液中分离到病毒。

鉴别诊断 ①化脓性腮腺炎：常为一侧受累，很少累及对侧，局部红肿压痛明显，肿块局限，晚期有波动感，腮腺管口红肿可挤出脓液。脓液涂片及培养可发现化脓性细菌，血常规可见白细胞总数和中性粒细胞明显增多。②症状性腮腺肿大：某些药物可致腮腺肿大，但其特点为对称性，无肿痛感，触之较软。③颈部及耳前淋巴结炎：肿大与流行性腮

腺炎相似，但不以耳垂为中心，可发现颈部或耳前区淋巴结相关组织炎性改变，白细胞总数及中性粒细胞明显增多。

治疗 尚无特效疗法。需隔离、卧床休息直至腮腺肿胀完全消退，注意给予充足水分、足量食物，并注意口腔清洁，避免酸性食物。干扰素或利巴韦林对病毒有作用。常用中西医结合方法对症处理。若症状重、高热不退，可短期使用糖皮质激素。合并脑膜炎和脑炎有颅内压增高表现者，可适当使用脱水剂；并发心肌炎、肝炎者，则需要给予营养心肌、保肝，改善肝功能；并发胰腺炎者，适量给予生长抑素静脉滴注，必要时考虑禁食水，加保护胃黏膜药；青春期后男性患者疑并发睾丸炎者，可早期口服己烯雌酚。禁食时给予肠外营养支持，补充多种维生素，维持电解质和酸碱平衡，供给足够热量和液体。

预后 此病为自限性疾病，一般预后良好，患病后终身免疫。极少患者智力减退、听力障碍、运动神经麻痹、单侧永久性聋或死于脑炎。正处于青春期的男女若患此病，应注意防止睾丸炎或卵巢炎并发症。

预防 对现症患者进行隔离和治疗，严格控制传染源；推广流行性腮腺炎（或其他相关）疫苗在少年儿童和未天然感染过的成人中普遍接种，在暴发地区根据发病情况、接种率调查、人群抗体水平调查情况进行综合分析，选择强化免疫或查漏补种进行疫苗应急接种；加强对乡村医师的传染病疫情报告管理及防治知识培训工作，强化疫情报告意识，做到早报告、早隔离、早处理；开展学校晨检制度，发现发热、腮腺肿大者及时采取防治措施；

教室、校舍采取疫源地消毒，保持室内空气畅通；做好当地群众的卫生宣传工作，宣传相关防病知识。

（徐小元 鲍毅）

hūxīdàohébāobìngdú bìng

呼吸道合胞病毒病（disease caused by respiratory syncytiory virus）

呼吸道合胞病毒感染所致呼吸系统感染性疾病。呼吸困难、咳嗽、喘鸣为最突出症状。

病原学 呼吸道合胞病毒（respiratory syncytial virus，RSV）属副黏病毒科。病毒颗粒大小约为 150nm，比副流感病毒稍小，为 RNA 病毒。对乙醚敏感，无血细胞凝集性，在人上皮组织培养形成特有的合胞，病毒在胞质内复制，可见胞质内包涵体。RSV 只有一个血清型。

流行病学 RSV 是婴幼儿下呼吸道感染的最重要病原体之一，主要引起肺炎和支气管炎，严重感染者可有哮喘；RSV 也是老年人和免疫缺陷成人患哮喘、肺炎、支气管炎的主要病因，随着人口老龄化，因 RSV 感染而住院和死亡的老年人数逐年上升。

RSV 易感染 2 岁以下婴幼儿、免疫缺陷及年老体弱者，多见于新生儿和 1 岁以内婴儿。主要通过呼吸道侵入人体，并通过空气（飞沫、尘埃）传播和密切接触传播。污染手或物品直接接触眼或鼻黏膜，最易发生感染。

发病机制 RSV 感染呼吸道后引起气道上皮水肿、坏死、脱落，分泌物增多，肺泡间隔增宽和以单核细胞为主的间质渗出，肺泡腔充满水肿液，并可见肺透明膜形成，肺实质出现伴有坏死区的水肿，导致肺泡填塞、实变和萎陷，肺泡通气和换气功能障碍，引起低氧血症和高二氧化碳

血症。病毒毒素可引起呼吸衰竭、心力衰竭等常见并发症，少见的并发症有脑膜炎、脊髓炎、心肌炎、肝损害、中耳炎。RSV 引起的毛细支气管炎致病机制复杂，与病毒引起的细胞病理改变、免疫反应及个体遗传差异性的共同作用有关。

临床表现 潜伏期 3~7 天。感染者无特异性临床表现，且差异很大，与年龄、RSV 接触史和潜在疾病（尤其是呼吸道疾病）有关。呼吸困难、咳嗽、喘鸣是最突出症状，通常出现于上呼吸道体征后的数日内。婴幼儿常伴发热、气促，并在其他症状和体征前最早出现。RSV 感染通常导致呼吸道合胞病毒肺炎，多见于婴幼儿，其中半数以上为 1 岁以内的婴儿，初期可见咳嗽、鼻塞，约 2/3 病例有高热，最高可至41℃，但发热一般非持续性，高热时间多数为 1~4 天，较易由解热药退热；轻症病例呼吸困难及神经症状不显著，中、重症有较明显的呼吸困难、喘憋、口唇青紫、鼻翼扇动及三凹征，少数重症病例也可并发心力衰竭。胸部听诊多有细小或粗、中啰音，叩诊一般无浊音，少数有过清音。在成人和年长者，感染可能不明显或仅表现为无热性上呼吸道感染（普通感冒），症状酷似流感。因慢性支气管炎急性恶化而住院者中有 15% 是 RSV 感染。

诊断与鉴别诊断 与下呼吸道感染疾病的临床表现相似，仅从临床特征上很难区分感染的病原体，用快速准确的检测方法正确诊断至关重要。免疫荧光技术检查鼻咽分泌物中病毒抗原，可快速诊断。确诊需靠分离病毒、血清补体结合试验及中和试验。以下检查有助于诊断。①血常规：

白细胞总数一般在（5~15）× 10^9/L，多数在 $10×10^9$/L 以下，中性粒细胞多在 70% 以下。②胸部 X 线检查：多数有小点片状阴影，大片状者极罕见。约 1/3 患儿有不同程度的肺气肿。③病毒学检查：主要有病毒分离培养法、免疫荧光技术、免疫色谱法、碱性磷酸酶-抗碱性磷酸酶桥联酶标法、酶联免疫吸附试验、聚合酶链反应、微点阵检测技术、生物共轭纳米粒子检测技术等。其中病毒分离培养是检测 RSV 的传统方法，也是检测 RSV 感染的金标准，但报告结果的时间长，敏感性、特异性低。

治疗 无治疗 RSV 引起的毛细支气管炎的特效药。根据现有的循证医学证据，将 RSV 的治疗方法分为肯定有效、可能有效和可能无效。

肯定有效 支持治疗包括吸氧、补液、保持呼吸道通畅。高渗盐水（≥3%盐水）雾化治疗毛细支气管炎的主要作用机制是通过减轻气道水肿、黏液阻塞以及刺激咳嗽反射等增强气道的清除能力。

可能有效 无足够的临床试验证明吸入 β_2 受体激动剂、异丙托溴铵及肾上腺素喷雾剂对治疗 RSV 毛细支气管炎明确有效。由于存在免疫抑制等不良反应，糖皮质激素用于治疗 RSV 的指征和剂量存在争议。国外学者认为，氦氧混合物和肺表面活性物质可能有效，氦氧混合物能够缓解气道阻力，用面罩方式给予治疗，能够减轻重症毛细支气管炎患儿的哮喘症状，缓解心动过速和呼吸频率，缩短重症监护治疗病房的住院时间；肺泡表面活性物质能够增加肺泡的顺应性，提高氧结合能力，缩短机械通气时间。

可能无效 利巴韦林是广谱抗病毒药，可能减少机械通气和住院时间，但在研究中发现，利巴韦林雾化水剂有引起气道痉挛的危险。临床上不主张常规使用抗生素治疗有典型毛细支气管炎表现的患儿。

预后 一般预后较好，单纯病例6~10天临床恢复，X线阴影多在2~3周消失。若隔离措施不力，易有继发感染，再度发热，极少引起死亡。

预防 RSV在人群中的感染较普遍，无特异性防治方法，WHO将控制RSV蔓延作为优先考虑的内容，研制安全有效的RSV疫苗也列为全球疫苗计划优先发展项目之一。随着RSV疫苗增强疾病相关动物模型的建立，亚单位疫苗、减毒和重组活疫苗、DNA疫苗等方面的研究，逐渐揭示了宿主特异性反应不平衡在RSV疫苗增强疾病中所起的重要作用。

RSV经飞沫或直接接触传播，病毒主要在鼻咽上皮细胞中复制，应注意保持个人卫生及环境卫生，保持双手清洁，喷嚏或咳嗽时应妥善清理口鼻排出的分泌物。患者应避免接触儿童或抵抗力低的群体。

(徐小元 鲍毅)

rénlèipiānfèibìngdú bìng

人类偏肺病毒病 (disease caused by human metapneumovirus)

人类偏肺病毒所致呼吸道感染性疾病。临床特点为上、下呼吸道感染。表现为咳嗽、喘鸣，喉气管支气管炎、毛细支气管炎和肺炎，通常伴呕吐、腹泻等症状。

病原学 人类偏肺病毒 (human metapneumovirus, HMPV) 属副黏病毒科，于2001年由荷兰学者首次分离。

流行病学 患者和隐性感染者是传染源，主要通过呼吸道飞沫、手、口和眼等排出病毒。人群普遍易感，其中0~3岁婴幼儿感染率最高，冬春季高发。

发病机制 呼吸道感染HMPV后可产生炎症介质，如白介素-8和T细胞激活性低分泌因子。前者是主要的中性粒细胞趋化因子，可吸引和激活中性粒细胞；后者是趋化因子家族成员之一，能募集嗜酸性粒细胞。炎症部位镜下观察发现有上皮细胞变性、坏死，上皮细胞、多核巨细胞及组织细胞的胞质内出现嗜酸性包涵体。细支气管周围的淋巴样组织增生，黏膜上皮鳞状化生，肺泡内泡沫状巨噬细胞和含铁血黄素巨噬细胞聚集。由于炎症，患者出现咳嗽、哮喘等呼吸道症状。

临床表现 潜伏期4~6天。患儿可出现流感样症状群，主要表现为咳嗽、咳痰、喘息、气促、流涕，以及发热、肌痛、头痛、乏力等全身症状，部分可出现低氧血症。症状严重程度不一，症状可以轻度上呼吸道感染到严重咳嗽、喘鸣、喉气管支气管炎、毛细支气管炎和肺炎，常伴呕吐、腹泻。该病毒还可引起儿童病毒性脑炎、鼻炎、咽炎、中耳炎、口腔炎、结膜炎，其中中耳炎最常见。还可出现皮疹、腹泻和肝功能异常等并发症。也有少数呈亚临床感染。

诊断 需结合流行病学资料、临床特征和实验室检查确诊。冬春季，起病急，出现上、下呼吸道感染者需考虑此病。实验室诊断包括：病毒培养分离、血清学诊断、反转录聚合酶链反应 (RT-PCR)、酶联扩增杂交分析、实时RT-PCR和间接免疫荧光技术等。

血清学检查发现IgG抗体效价4倍以上升高提示近期感染。直接免疫荧光法检测病毒病原体，特异性高，诊断直观快速。病毒培养在第三代猴肾细胞和恒河猴肾细胞中复制缓慢，需要时间较长。采用RT-PCR检测病毒RNA。X线检查可发现感染患儿有肺部异常影像，表现为间质肺水肿、肺门影增大和局灶浸润等。

鉴别诊断 此病需与其他引起呼吸道感染的病毒如呼吸道合胞病毒、鼻病毒、流感病毒、副流感病毒等引起的疾病鉴别。

治疗 无特效治疗方法。支持、对症治疗，加强护理，维持水电解质平衡，密切观察病情变化。对严重感染者，利巴韦林、静脉用免疫球蛋白可降低和预防病毒对机体造成的严重损害。病情严重者需要呼吸机辅助呼吸和体外膜肺氧合支持。

预后 此病为新发现的病毒性疾病，预后较好，但需进一步研究。

预防 ①非特异性预防：是预防春季呼吸道传染疾病的措施，如保暖、洗手、通风、勿过度疲劳、勿接触患者、少去人多的公共场所、加强锻炼身体等。②特异性预防：采取有针对性预防措施，积极研究高效价疫苗。

(徐小元 鲍毅)

mázhěn

麻疹 (measles)

麻疹病毒所致急性呼吸道传染病。临床表现主要为发热、咳嗽、流涕、眼结膜充血、口腔黏膜柯氏斑 (Koplik spot) 及皮肤斑丘疹。

病原学 麻疹病毒属副黏病毒科，麻疹病毒属，与其他副黏液病毒不同之处是该病毒不含神经氨酸酶。电镜下病毒呈球状或丝状，直径150~200nm，中心为单股负链 RNA，外有脂蛋白包膜。其基因组有 16 000 个核苷酸，包含编码 6 个蛋白的基因区即 N、L、P、F、M、H，分别编码核衣壳蛋白、RNA 聚合酶、RNA 聚合酶结合蛋白、融合蛋白、基质蛋白和血凝素蛋白。麻疹病毒只有一个血清型，但至少有 8 个基因组、23 个基因型，其中 H1 基因型和 H1a 亚型是中国近年麻疹流行的优势型别。麻疹病毒体外抵抗力弱，对热、紫外线及一般消毒剂敏感，56℃ 30 分钟即可灭活。但耐寒及耐干燥，室温下可存活数周，冰冻干燥和低温下保存较久。

流行病学　患者为唯一的传染源。出疹前后 5 天均有传染性。传染性强，易感者直接接触后 90% 以上可患病。隐性感染者作为传染源意义不大。主要经呼吸道传播，患者咳嗽及喷嚏时，病毒随飞沫排出，直接到达易感者的呼吸道或眼结膜而致感染。间接传播很少。未曾罹患麻疹、未接种过麻疹疫苗者均对此病易感。病后有持久免疫力。6 月龄~5 岁小儿发病率最高，近年青少年、成人及 8 月龄以下婴儿发病有上升趋势。6 月龄以下的婴儿有母亲的抗体，极少发病。麻疹活疫苗预防接种后可获有效免疫力，但抗体水平可逐年下降，若再接触传染源还有可能发病。此病近年多为散发，流行多发生于冬春两季。

发病机制　麻疹病毒经飞沫侵入易感人体，在鼻咽部、上呼吸道和眼结膜上皮细胞内复制，并从原发灶侵入局部淋巴组织，增殖后入血，于感染后第 2~3 天引起第一次病毒血症。病毒随后进入全身单核-巨噬细胞系统中增殖。感染后第 5~7 天，大量复制

后的病毒再次侵入血流，形成第二次病毒血症，并播散至全身各组织器官，产生炎症和免疫应答。感染后第 11 或 12 天出现一系列临床表现。病程第 15 天以后，机体特异性免疫应答可致病毒被清除，临床进入恢复期。感染麻疹病毒后，机体呈全身性迟发型超敏性细胞免疫反应，活化的淋巴细胞可释放细胞因子，引起感染部位单核细胞浸润、炎症反应和组织坏死。B 细胞活化分化形成体液免疫，产生补体结合抗体、血凝抑制抗体及中和抗体，其中 IgM 抗体阳性表示新近感染，IgG 抗体 1 个月后升达高峰，可维持 10 年以上，提示对麻疹病毒有免疫力。

麻疹的特征性病理变化是感染部位数十个细胞融合形成多核巨细胞，可见于皮肤、眼结膜、呼吸道和胃肠道黏膜、全身淋巴组织、肝、脾等处。皮疹源于病毒或免疫损伤致皮肤浅表血管内皮细胞肿胀、增生、渗出，真皮淋巴细胞浸润、充血肿胀。毛细血管血液淤滞，红细胞和血浆渗出，使皮疹消退后遗留色素沉着；覆盖于皮疹上的表皮细胞坏死及退行性变形成糠麸样脱屑。口腔麻疹黏膜斑的病变与皮疹相似。麻疹发病过程中，呼吸道病变最显著，肠道黏膜可呈与呼吸道黏膜同样的病变。并发脑炎者脑组织可出现充血、水肿、点状出血或脱髓鞘病变。

临床表现　潜伏期 10~14 天。典型麻疹的临床经过分为 3 期。

前驱期　从发热至出皮疹前，多为病后 2~4 天。起病急，以发热、咳嗽、流涕、流泪、畏光、眼结膜充血为主要症状。病程第 2~3 天颊黏膜可见柯氏斑。

出疹期　发热第 3~4 天开始出现皮疹。出疹顺序为耳后颈部→颌面→颈→胸背腹部及四肢→手掌足底。一般 4~5 天皮疹出齐。皮疹为玫瑰色斑丘疹，大小 2~4mm，高出皮肤，压之褪色，疹间皮肤正常；初时皮疹稀疏，其后逐渐融合。此期全身毒血症状加重，体温可达 40℃。全身浅表淋巴结及肝脾轻度肿大，肺部可闻干、湿啰音。胸部 X 线片可见大小不等的弥漫性肺部浸润影或肺纹理增多。

恢复期　出疹后 3~5 天后，体温开始下降，呼吸道及全身症状明显减轻，皮疹随之消退，留棕褐色色素斑，伴糠麸样脱屑。1~2 周完全消失。

此外，临床可见到轻型麻疹、重型麻疹（含中毒性麻疹和休克性麻疹）、出血性麻疹、异型麻疹（可见逆顺序出疹，无柯氏斑），均属于非典型麻疹。

并发症主要为肺炎、喉炎、心肌炎、心功能不全、脑炎等。

诊断　典型麻疹的诊断主要依据麻疹接触史、典型临床表现如早期的口腔黏膜斑、皮疹出现顺序及形态特征、皮疹消退后留下的色素沉着和糠麸样脱屑。非典型麻疹的诊断，常需血清学或病原学检测以确诊：①外周血白细胞总数降低，淋巴细胞相对增多。②出疹前 2 天至疹后 1 天，取患者鼻咽部或眼分泌物涂片，见多核巨细胞可早期诊断。③分别于病程早期及恢复期采血，测定血凝抑制抗体、补体结合抗体，第二份血抗体效价增高 4 倍以上有诊断意义；若用酶联免疫吸附试验检出麻疹特异性 IgM 抗体，有助于早期诊断。④可用间接免疫荧光法或核酸杂交法检测鼻咽分泌物涂片中细胞内麻疹病毒抗

原或病毒核酸。

鉴别诊断 在麻疹流行季节需与风疹、幼儿急疹、猩红热、川崎病及药疹鉴别。

治疗 主要是抗病毒、对症支持治疗及细心护理，积极防治并发症，也可用中医辨证施治。

预后 单纯麻疹预后良好，重型麻疹预后较差。

预防 ①隔离患者至出院后5天，伴呼吸道并发症者应延长至出院后10天。②流行期间应避免易感儿童到公共场所或探亲、访友。③未患麻疹的小儿应接种麻疹减毒活疫苗，初种时间为8月龄，18~24月龄强化接种麻疹、风疹、腮腺炎疫苗。若拟消灭麻疹，可考虑在初始强化免疫后3~4年进行后续接种。

（白雪帆 杜虹）

rén-chù gònghuàn fùniánbìngdú bìng

人畜共患副黏病毒病 （disease caused by zoonotic paramyxovirus） 副黏病毒科病毒所致以呼吸道和/或中枢神经系统感染为主要表现的一类传染性疾病。

病原学 副黏病毒科属于分子负链RNA病毒目，可分为4个亚科，即Avulavirinae、元副黏毒亚科、正副黏病毒亚科和腮腺炎病毒亚科，其中正副黏病毒亚科下分为禽副黏病毒属、蛇副黏病毒属、亨尼帕病毒属、北朗病毒属、麻疹病毒属、纳莫病毒属、呼吸道病毒属、萨勒姆病毒属。副黏病毒科病毒可以感染哺乳动物、禽类，在某些情况下也可以感染爬行动物和鱼类，许多具有宿主特异性，如麻疹病毒、腮腺

炎病毒、亨德拉病毒、尼帕病毒和某些副流感病毒等对人是致病病毒。近半个多世纪研究发现了新的人畜共患副黏病毒（表）。

副黏病毒是一种有囊膜、不分节段的负链RNA病毒，多数副黏病毒基因组长约15 500nt，组成和编码两个或多个重叠开放阅读框的7~9个蛋白，其中3个为核酸、囊膜相关蛋白，分别为核衣壳（NP）、磷蛋白（P）和聚合酶蛋白（L），3个膜相关蛋白包括内膜蛋白或基质蛋白（M）、融合蛋白（F）和吸附蛋白（HN）。病毒基因组末端的第12nt至第13nt是特异性的，作为启动子序列对病毒基因组的转录和复制起关键作用，两者受病毒RNA依赖性RNA聚合酶的调节。作为RNA复制的媒介，反向基因

表 人畜共患副黏病毒的分类

病毒	种属	发现时间	病毒分离来源	宿主
"旧"副黏病毒				
麻疹病毒	麻疹病毒属	1954	人，美国	人
腮腺炎病毒	腮腺炎病毒属	1945	人，美国	人
呼吸道合胞病毒	肺病毒属	1956	黑猩猩，美国	黑猩猩，人
人副流感病毒1~4型	呼吸道病毒属（1,3型）腮腺炎病毒属（2,4型）	1956~1960	人	人
"新"副黏病毒				
禽副黏病毒-1	禽腮腺炎病毒属	1946	鸟	鸟，人
亨德拉病毒	亨尼帕病毒属	1994	马，澳大利亚	果蝠，马，猫，人
梅那哥病毒	腮腺炎病毒属	1997	猪，澳大利亚	果蝠，猪，人
尼帕病毒	亨尼帕病毒属	1999	人，马来西亚	果蝠，猫，犬，马，猪，人
刁曼病毒	腮腺炎病毒属	1999	果蝠，马来西亚	果蝠，人
人偏肺病毒	偏肺病毒属	2001	人，荷兰	人
"未知的"人畜共患副黏病毒				
Tupaia副黏病毒	未分类	1970	树鼩，泰国	树鼩
J病毒	未分类	1970	Moribund鼠，澳大利亚	小鼠
Mossman病毒	未分类	1970	野鼠，澳大利亚	大鼠
Nariva病毒	未分类	1972	啮齿类，东特立尼达	啮齿类
Ferdelance病毒	未分类	1979	枪蝰，瑞士	蛇
Mapuera病毒	腮腺炎病毒属	1970	果蝠，巴西	果蝠
Salem病毒	未分类	1992	马，美国	马
Beilong病毒	未分类	2005	人源培养细胞，中国	未知

组是一种正链全长病毒基因组，在病毒感染的细胞内组成 40% 的核糖核酸酶。

流行病学 该科病毒的传播均为水平传播，主要经直接接触或空气传播，尚未发现经媒介传播。副黏病毒亚科中的一些成员引起人类疾病的时间已逾千年，如麻疹病毒的报告可以回溯到公元 7 世纪。尽管在部分发达国家，由于疫苗的应用，麻疹已经被消灭，但是在全球范围内，每年麻疹仍然导致很多人患病死亡，如 2007 年约有 19 万人死于麻疹。而呼吸道合胞病毒每年可以引起 6400 万人感染，造成 16 万人死亡，其中绝大部分是婴儿。

人类感染和疾病 一些副黏病毒除感染动物外，也引起人群的感染，包括一些未曾发现的动物传染病。亨德拉病毒和尼帕病毒分别于 1994 年和 1998 年被发现，两种病毒分别在澳大利亚和马来西亚引起动物和人类的感染死亡。其他新发现的一些副黏病毒，如梅那哥（Menangle）病毒、刁曼（Tioman）病毒、人偏肺病毒和禽副黏病毒-1 引起人群患病的情况较少见。但是人偏肺病毒在人群中的感染率接近 100%，导致 5%~20% 的儿童出现呼吸道感染而住院。其他一些新发副黏病毒，如贝隆（Beilong）病毒和 J 病毒，虽然尚未发现可经它们的贮存宿主感染人类，但是在实验室发现贝隆病毒除感染啮齿类动物细胞外，还可感染体外培养的人类细胞，有感染人类的可能。

WHO 指出，引起人畜共患病的最重要因素包括环境的改变，人类和动物生存环境和分布范围的变化，病原体自身在适应环境中的进化和改变，以及农业生产和社会因素的影响（如人类对食物的喜好改变以及卫生习惯的变化）。对人畜共患病毒性疾病，目前的共识认为，若不能有效治疗，预防即是最好的应对策略，防疫的作用尤显重要。

（白雪帆 蒋伟）

Nípàbìngdú bìng

尼帕病毒病（Nipah virus disease，NVD）

尼帕病毒所致一种新型人畜共患病毒性疾病。人类患病后主要表现为进展迅速的病毒性脑炎，部分患者有呼吸道症状，病死率较高。此病于 1997 年在马来西亚的双溪尼帕城（Nipah city）首次发现，是继疯牛病、口蹄疫、禽流感之后又一种引起世界各国广泛关注和恐慌的人畜共患性疾病。

病原学 尼帕病毒属副黏病毒科，亨尼帕病毒属，其大小为 126~150nm，病毒颗粒呈多形性，平均直径 500nm。副黏病毒外膜包含两种跨膜蛋白，一种是细胞受体结合蛋白（糖蛋白、血凝素或血凝素神经氨酸酶），另一种是融合蛋白。尼帕病毒的基因组为单股不分节段的负链 RNA，长度为 18 246nt，共有 6 个结构基因，编码 6 种主要的结构蛋白——核衣壳蛋白（NP）、磷酸化蛋白（P）、基质蛋白（M）、融合蛋白（F）、糖蛋白（G）和大蛋白（L）。P 基因还编码另外两个小蛋白（C 蛋白和 V 蛋白），C 蛋白可能与病毒毒力和在特定细胞中进行有效复制有一定关系。尼帕病毒与亨德拉病毒有较高的同源性，但与副黏病毒科其他病毒明显不同。

尼帕病毒在体外不稳定，对热和消毒类药物抵抗力弱，加热至 56℃ 30 分钟或普通消毒剂即可灭活。该病毒在 Vero、BHK、PS 等细胞系中生长良好。尼帕病毒的毒力非常强，美国疾病预防与控制中心（CDC）将其定义为最高级的 P4 级别，这一级别的病原体还包括致死性很强的埃博拉病毒和马尔堡病毒。

流行病学 尼帕病毒的自然宿主十分广泛，野生果蝠体内可检测到病毒的中和抗体，但其本身不会发病。人类尼帕病毒的感染源主要是感染尼帕病毒的猪，患者主要通过伤口，与病猪的分泌物、排泄物和体液以及气溶胶等接触而感染。人与人之间的传播极少报道。

发病机制 尼帕病毒主要损害脑、心脏、肾和肺，中枢神经系统是病变最严重的器官。在大脑皮质神经干有明显的弥漫性脉管炎，并扩散到实质组织，出现广泛性坏死。

临床表现 潜伏期 1~8 周。不同患者临床症状的严重程度不同，包括发热、头痛、眩晕、呕吐等，少数病例出现呼吸道症状，部分患者在 1~2 天内出现嗜睡和意识模糊，数天后发展为昏迷，约 1/3 患者逐渐恶化并死亡。部分幸存患者出现永久性脑损伤后遗症。颈部和腹部痉挛为具有诊断意义的特征性临床症状。猪感染后主要表现为神经症状和呼吸道症状，仔猪病死率可达 40%，而成年猪发病率高，病死率低。

诊断 根据流行病学史和临床表现，结合辅助检查可诊断。近半数患者外周血淋巴细胞比例和血小板计数降低，脑脊液检查主要表现为蛋白含量和白细胞计数增高。血清学检测主要有免疫荧光测定、酶联免疫吸附试验和血清中和试验等。免疫组化、反转录聚合酶链反应可用于检测病毒抗原和核酸。

治疗 尚无有效治疗方法，治疗重点应为加强护理、对症和支持治疗，防治各种并发症。

预防 加强对进口猪的检验检疫，防止该病传入中国。

(白雪帆 蒋伟)

Hēngdélābìngdú bìng

亨德拉病毒病 （Hendra virus disease）

亨德拉病毒所致人畜共患病。此病因 1994 年在澳大利亚亨德拉镇首次分离到病毒病原体而得名。主要引起严重的呼吸道疾病，典型表现为严重呼吸困难和高病死率，较少出现人接触性感染。

病原学 亨德拉病毒属副黏病毒科，亨尼帕病毒属，为单股 RNA 病毒。有囊膜，呈球形或丝状，直径 150~200nm，为螺旋形对称结构。虽被归为副黏病毒科的新成员，但其与该科的其他病毒相比差异较大，主要有 5 点不同：①基因组较大，其基因组比副黏病毒科的各属大 15%。②病毒的 P/V/C 基因有第四个开放读码框架，它能编码副黏病毒亚科其他成员所没有的 SB 蛋白。③F 蛋白分割位点和参与这一过程的酶与其他副黏病毒不同。④病毒从细胞表面释放的过程与副黏病毒科中多数病毒不同。⑤副黏病毒科的其他病毒都有宿主特异性，而亨德拉病毒却可以感染多种动物及人。该病毒的细胞受体为 ephrin-B2 或 ephrin-B3，病毒糖蛋白与受体结合后，激活融合蛋白 F，F 蛋白经过多部位构象改变后形成 6-螺旋结构，最终使病毒与宿主靶细胞融合，病毒 RNA 释放到细胞质中感染细胞。亨德拉病毒对理化因素抵抗力不强，离开动物体后不久即死亡，一般消毒剂和高温容易将其灭活。

流行病学 自 1994 年首次暴发以来，亨德拉病毒感染至今在澳大利亚共出现过 6 次，但在其他国家尚无此病报道。果蝠和狐蝠极有可能是亨德拉病毒的自然宿主，它们将病毒传播给马，受病毒感染的马可以将病毒传染给未受感染的马、人或其他动物。亨德拉病毒的感染病例均是与感染马匹有密切接触的人，人类在接触感染马的口腔、泌尿生殖道分泌物后感染。高危人群主要是养马人、驯马师及兽医等与马有密切接触的人。

发病机制 尚不清楚。

临床表现 潜伏期 7~14 天，感染亨德拉病毒的马出现体温升高、呼吸困难、面部肿胀、行动迟缓、萎靡不振、无目的走动和肌颤等症状，有的甚至口鼻出血，流出大量泡沫分泌物，进而在数日内死亡。感染该病毒的人类病例较少，对于人感染后的临床表现尚缺乏充分研究。已知人感染发病后主要表现为呼吸系统和中枢神经系统症状，如发热、头痛、咳嗽、呼吸困难等，严重者出现肺水肿或急性呼吸窘迫综合征，可死于呼吸衰竭。部分病例出现头痛加剧、嗜睡、步态不稳等神经系统症状，最后昏迷而死亡。

诊断 应结合特定的流行病学暴露史和临床表现进行初步诊断，确诊须依靠特异性实验室检查结果。亨德拉病毒属生物安全 4 级病原体，所有涉及该病毒的实验都必须在 BSL-4 实验室中进行。常用于亨德拉病毒病诊断的血清学方法有间接免疫荧光、免疫印迹、酶联免疫吸附试验和血清中和试验，酶联免疫吸附试验和血清中和试验比较可靠。免疫组化是检测亨德拉病毒的有效方法，通过对福尔马林固定的组织进行操作，既保证安全，又可对既往材料进行回顾性分析。

治疗 尚无有效的治疗药物及疫苗。利巴韦林的临床效果不明确，主要采取对症和支持治疗。

预防 亨德拉病毒病均来自与患病动物的密切接触，防止动物患病对于预防人类感染至关重要。应采取严格的预防和检验措施，加强对进出口马匹的检疫。

(白雪帆 蒋伟)

Méinàgēbìngdú bìng

梅那哥病毒病 （Menangle virus disease）

梅那哥病毒感染所致人畜共患病。是近年出现能导致新生仔猪繁殖障碍的综合征，伴明显骨骼异常和中枢神经系统恶化。人类感染后主要呈现与流行性感冒症状类似的疾病。

病原学 梅那哥病毒于 1997 年首次在澳大利亚的猪场分离得到。经生物分类、系统发育树分析等综合研究发现，该病毒有腮腺炎病毒的基本特征，并与腮腺炎病毒属的另一成员习曼（Tioman）病毒的亲缘关系最近，从而证实为腮腺炎病毒属的新成员。

梅那哥病毒为 RNA 病毒，病毒粒子呈多形性，直径 150~350nm，有囊膜和纤突。基因组包括 6 个开放阅读框，分别编码 NP、P/V、M、F、HN 和 L 蛋白。基因组末端第 12、13nt 作为启动子序列对病毒基因组的转录和复制起关键作用，两者受病毒 RNA 依赖性 RNA 聚合酶的调节。该病毒有广泛的宿主细胞感染类型，包括猪和人的细胞。

流行病学 梅那哥病毒的来源尚不清楚，推测其传播方式与亨德拉病毒和尼帕病毒类似，可能来源于果蝠。除感染果蝠外，还能感染猪和人。果蝠可能是梅那哥病毒感染的贮藏宿主，成为猪场感染的最初来源。该病毒在同一猪场内传播，可能通过直接接触病猪的分泌物和排泄物传播，也可以通过妊娠母猪胎盘屏障感染胎儿，导致死胎。人多数是直接接触受梅那哥病毒感染的仔猪而感染。

发病机制 尚不清楚。梅那哥病毒可侵害猪的生殖系统和中枢神经系统，使感染的新生仔猪发生脊髓和大脑严重退化，关节弯曲、短颚、颅骨变形等。组织学变化主要为脊髓和大脑的灰质和白质广泛性坏死、退化，伴巨噬细胞和炎症细胞浸润，以及非化脓性心肌炎。

临床表现 人感染梅那哥病毒后，可出现与流行性感冒类似的发热症状和皮疹。而该病毒感染猪后可导致感染母猪群繁殖障碍持续 21 周，母猪受胎率下降、死胎、死产、胎猪木乃伊化。

诊断 主要依靠流行病学及其特有的病理变化和临床表现，确诊有赖于进行病毒中和试验、乳胶凝集试验、免疫组化、酶联免疫吸附试验或分子生物学检测。

治疗 主要采取对症和支持治疗。

预防 尚无有效的疫苗和防治措施，但切断蝙蝠与猪接触的传播途径可有效防范梅那哥病毒传播。中国虽然尚无此病发生，但应加强对来自国外疫区进口猪的检疫，防止该病传入。

（白雪帆 蒋 伟）

shuǐpàoxìngbìngdúshǔxìng jíbìng
水疱性病毒属性疾病（disease caused by *Vesiculovirus*）

水疱性病毒属内的多种病毒所致人类和动物传染病。在人类该属病毒仅引起水疱性口炎、金迪普拉病毒脑炎和皮罗热。

病原学 水疱性病毒属病毒属弹状病毒科，代表性的型别为水疱性口炎病毒（vecicular stoma-titis virus，VSV）。该属病毒包括至少 16 个已确定的种/型和一些待定的种/型，但目前仅发现其中的 8 个种型能够感染动物（表），其中 6 个种型可引起人类疾病，但金迪普拉（Chandipura）病毒和皮罗（Piry）病毒感染大多不产生皮肤黏膜疱疹，伊斯法罕（Isfahan）病毒感染多为隐性感染，尚无确证的临床病例报告。

该属病毒的基因组均由单股负链 RNA 构成，含 N、P、M、G 和 L 5 个不重叠的基因，共计约 11 162nt。几乎可在所有常用的原代和传代细胞中复制。VSV 在土壤中于 4~6℃可存活若干天，对氯仿、乙醚、脱氧胆酸盐和胰蛋白酶敏感，58℃、可见光和紫外线 30 分钟均可以使之灭活。

流行病学 家畜中的马科（马、驴和骡）、牛、猪和骆驼均可感染或携带 VSV，野生动物中仅白尾鹿和某些小动物可感染VSV，实验动物如小鼠、大鼠、豚鼠、鹿、浣熊和猴子均对此病毒易感。本属病毒主要经皮肤和黏膜感染传播，由于白蛉、罗蛉、蚋、某些蚊虫可自然携带本属病毒，存在昆虫媒介传播的可能。人类感染本属病毒多属偶然，一般仅限于畜牧业工人或兽医；金迪普拉病毒脑炎目前也仅限于印度的个别地区发生，且患者多为 15 岁以下的儿童。

发病机制 尚不十分清楚。

临床表现 本属病毒偶可感染人类，引起水疱性口炎、金迪普拉病毒脑炎和皮罗热。

金迪普拉病毒感染后多呈亚临床感染，轻症仅引起发热，且为自限性。重症患者表现为脑炎，通常急起高热，体温达 40~41℃，伴畏寒、寒战、头痛、头晕、乏力及全身不适，可出现皮肤水疱伴渗出液，伴呕吐、腹泻，重症病例可出现腹痛。进一步可出现嗜睡、感觉异常、惊厥或抽搐、四肢不对称轻瘫或偏瘫、深浅反射减弱或消失，最后可发展至去皮质状态进而深昏迷，并发中枢性呼吸循环衰竭而死亡，病死率可达 55%~75%。

皮罗病毒对人多呈隐性感染，偶可表现为急性发热性疾病或脑膜脑炎。在巴西亚马孙河流域人群抗皮罗病毒中和抗体的检出率为 4%~17%，而来自巴西南部的移民检出率可达 20.3%，东北部达 13%~33%。曾有 5 名实验室工作人员感染发病的报道。小动物如乳小鼠、仓鼠感染皮罗病毒后可致死，但大动物如绵羊、山羊和猪则均为隐性感染。

诊断 实验室检查主要包括

表 感染动物的水疱性病毒属病毒及其相关的人类疾病

通用名	感染宿主	血清型	相关的人类疾病
VSV-IN	牛，偶尔人	Indiana Ⅰ	水疱性口炎
VSV-NJ	马和牛，偶尔人	New Jersey	水疱性口炎
Cocal	昆虫和啮齿类动物	Indiana Ⅱ	-
Alagoas	马、牛、人	Indiana Ⅲ	水疱性口炎
Chandipura	人	Chandipura	金迪普拉病毒脑炎
Piry	负鼠，偶尔人	Piry	皮罗热
Isfahan	人	Isfahan	多为隐性感染
Chalcaqui	昆虫	Chalcaqui	-

特异性 IgM 和 IgG 抗体、中和抗体、病毒核酸检测及病毒分离。金迪普拉病毒脑炎需与流行性乙型脑炎或其他病毒性脑炎鉴别。

治疗 上述疾病均缺乏特效治疗方法，主要是对症支持。对中枢性呼吸衰竭者可予呼吸机支持治疗。

预防 保持环境清洁，夏季经常对动物生活区喷洒杀虫剂，以防止蚊虫及白蛉叮咬和滋生。对从事畜牧养殖兽医工作和接触实验动物的人员应加强防护，避免感染。

（白雪帆）

shuǐpàoxìng kǒuyán

水疱性口炎 （vesicular stomatitis）

水疱性口炎病毒感染所致高传染性人畜共患病。此病自然感染主要发生于家畜牛、马、猪、骡、驴等。人仅偶尔感染，且感染后可无临床表现，部分患者可有发热、乏力，少部分患者出现舌、牙龈、咽、唇部、鼻部的疱疹样水疱，故曾称烂舌症、口疮、伪口疮、鼻疮等。

病原学 水疱性口炎病毒 （vesicular stomatitis virus, VSV） 属弹状病毒科，水疱性病毒属。目前公认能感染哺乳动物的 8 个种中，仅有 4 个种可引起动物和人的水疱性口膜炎性疾病，包括两个血清型即新泽西型和印第安纳型，后者又分为 3 个亚型，即经典型、Cocal 型和 Alagoas 型。本属病毒的基因组结构及理化特性见水疱性病毒属性疾病。

流行病学 患病动物是此病的主要传染源，尤其是隐性感染的动物。通过唾液、水疱液和脱落的水疱皮排出大量病毒。传播途径包括气溶胶、直接接触、节肢动物叮咬等；被病畜污染的牧场饲料、饮用水和饲养用具等也

可传播此病。VSV 感染的自然宿主常见的是牛、马、猪等，中国病例局限于陕西凤县地区，传染性不强，每次均少数黄牛发病，极少死亡。人类感染多发生于密切接触病畜和实验室中接触 VSV 的人员。

发病机制 病毒感染复制引起细胞溶解，局部渗出液蓄积形成小水疱，进而融合成大水疱。病变还可进一步扩散至整个生发层。水疱破溃形成溃疡。感染后 48 小时病毒入血发生病毒血症，患病动物体温可升至 40℃，水疱液中的病毒量可高达 $10^4 \sim 10^6$copies/ml。随后体温突然下降，动物大量流涎，感染处上皮溃烂脱落，出现新鲜出血创面。病变常见于鼻和乳头。病毒也可经血液循环到达肝、肾、中枢神经系统，导致非特异性炎症。中枢神经系统受累可出现脑炎、肢体麻痹和脊髓灰质海绵样变。

临床表现 人感染 VSV 可表现为急性发热性流感样疾病，也可呈无症状的亚临床感染。潜伏期 30 小时~8 天。起病后主要表现发热、寒战、头痛、全身不适、肌痛、咽痛、恶心、呕吐和腹泻。约 1/4 患者在口 （舌、牙龈和颊黏膜）、咽、唇或鼻部形成疱疹样水疱。少数病例呈双峰热，两次热峰间隔 4~5 天。多数患者于 1 周内完全恢复。

诊断 根据特定接触史和临床表现，特别是流行区的病畜接触史，或从事 VSV 实验的工作人员，若出现发热、口腔及口周疱疹应考虑此病。确诊有赖于特异性病毒抗体、核酸或分离到病毒。①病毒分离：采集病初未破溃水疱的水疱液或水疱皮，或咽拭子或咽喉洗涤液做病毒分离鉴定。②血清抗体检测：可用补体结合

试验、免疫荧光或酶联免疫吸附试验进行抗体测定。③核酸检测：可用反转录聚合酶链反应技术检测病毒 RNA，其敏感性和特异性较高。

治疗 以对症治疗为主。

预防 此病重在预防，如隔离控制患病动物、现场消毒、动物预防接种等。在动物流行时兽医、饲养员、实验室工作者应注意个人防护。对疫区进行彻底消毒处理，居民应避免与病畜接触。防止白蛉等节肢动物叮咬。

（白雪帆 王 伟）

dànzhuàngbìngdúkē bìngdú bìng

弹状病毒科病毒病 （rhabdoviral disease）

弹状病毒科病毒所致各种人类、动植物和昆虫的传染病。

弹状病毒科病毒属单链负股 RNA 病毒目，包括狂犬病毒属、水疱病毒属、短暂热病毒属、非毒力蛋白弹状病毒属、胞质弹状病毒属和胞核弹状病毒属等共计至少 18 个属的病毒。弹状病毒科病毒均具有子弹状的外观，内含一个约 11nt 的单股负链基因组，编码 5 个结构或功能蛋白，其编码基因在基因组上具有特征性的排序，即 3′-N-P-M-G-L-5′，分别编码核衣壳蛋白、磷酸蛋白、基质蛋白、糖蛋白和 RNA 依赖的 RNA 聚合酶。

狂犬病毒属中的狂犬病毒是对人类威胁最大的病原体，其引起的狂犬病每年约造成 5.5 万人死亡。在亚洲和非洲等发展中国家，暴露于带毒犬是发病的主要原因，而在北美，暴露于携带狂犬病毒变异株的蝙蝠是发病的主要因素，部分患者可能完全无暴露史。已知暴露后及时疫苗接种和抗狂犬病毒免疫球蛋白的应用能够有效防止疾病的发生，但是

一旦发病，仍难免死亡。感染后T细胞增殖障碍、T细胞功能和细胞因子分泌受到损害以及效应因子难穿透血脑屏障等可能是狂犬病毒感染后高致死率的重要原因。自20世纪70年代以来，全球至少报告了7例感染发病后生还的病例，其中6例在病前注射过病毒疫苗，且2例系感染蝙蝠携带的病毒，说明暴露后及时接种疫苗及感染异型的弱毒株可能是上述患者生还的原因。

水疱病毒属中的水疱性口炎病毒感染是许多家畜的常见病，新泽西和印第安纳血清型及后者的3个亚型偶可感染与病畜接触者，并引起发热性疾病，伴口、唇、鼻部的疱疹。金迪普拉病毒感染可以导致死亡率很高的金迪普拉病毒脑炎，虽然此病目前仅在印度的某些地区流行，但对于周边国家和地区仍是有潜在威胁的新发传染病。

皮罗热病毒感染在一些南美国家如巴西很普遍，但是多为隐性感染，仅有少数轻症发热性病例的报告。

短暂热病毒属病毒仅感染牛和双翅类昆虫，非毒力蛋白弹状病毒属病毒目前仅发现感染某些鱼类，已报告对北美和欧洲的渔业造成重大损失。胞质和胞核弹状病毒属病毒均是植物病毒，通过蝉和蚜虫等昆虫在不同的植物间感染传播。

上述4个属的弹状病毒均未报告人间感染病例，是畜牧业和农林果业重点研究和防控的疾病。

（白雪帆）

kuángquǎnbìng

狂犬病 （rabies）

狂犬病毒所致急性中枢神经系统人畜共患病。又称恐水症。狂犬病毒主要在动物间传播，人主要通过被犬、狼等病兽咬伤时其唾液中的狂犬病病毒侵入人体而被感染。临床表现为特有的狂躁、恐水、怕风、流涎、咽肌痉挛、进行性瘫痪等，病情进展快，预后差，病死率达100%。

病原学 狂犬病毒属弹状病毒科，拉沙病毒属，是RNA病毒。直径75~80nm，长180~200nm，形似子弹。根据抗原和基因结构，狂犬病毒可分为7个基因型，其中能致人和其他陆栖脊椎动物感染发病的主要是经典狂犬病病毒。病毒基因组含11 932个核苷酸，编码5种蛋白，即糖蛋白（G）、核蛋白（N）、聚合酶（L）、包膜基质蛋白（M2P）和衣壳基质蛋白（M1P）。从人和动物分离的病毒称为街毒，毒力强，潜伏期长，而连续在动物脑内传代后毒力减弱但抗原性保留的称为固定毒。病毒感染后存在于病畜及患者的唾液和神经组织，对外界抵抗力不强，易在日光、紫外线照射下迅速死亡，100℃2分钟或60℃30分钟即失去活力，易被甲醛、氯化汞、季胺类化合物灭活，对苯酚等苯酚化合物则有高度抵抗力。

流行病学 几乎所有温血动物对狂犬病毒易感。发展中国家主要传染源为病犬，而发达国家由于犬的疾病已被控制，主要传染源为狐狸、吸血蝙蝠、臭鼬和浣熊。病毒主要通过病兽直接咬伤、抓伤自皮肤破损处侵入机体，也可由染毒唾液经各种创口及黏膜而感染。人群普遍易感，男性青壮年发病较多；兽医、野外工作者、实验室工作人员以及热带地区的居民属高危人群。在中国，养犬较多的农村及某些城镇社区发病率较高。

发病机制 狂犬病病毒对神经组织有强大的亲和力，主要通过神经逆行、向心性向中枢传播，一般不入血。病毒侵入人体后，首先在侵入处及其周围横纹肌细胞内繁殖，局部停留1~2周或更久后通过与神经肌肉接头的乙酰胆碱受体结合，侵入周围神经，此时病程处于潜伏期。随后病毒沿周围神经的轴索呈向心性扩散，经背根神经节和脊髓段而达中枢神经系统，主要侵犯脑干和小脑等处神经细胞。中枢神经系统的病毒向周围神经呈离心性扩散，侵入各器官组织，如眼、舌、唾液腺，其中尤以唾液腺、舌根部味蕾、嗅神经上皮等处含病毒量较多。迷走神经、舌咽神经核和舌下神经核受损，致吞咽肌及呼吸肌痉挛，临床上出现恐水、呼吸困难、吞咽困难等症状。交感神经的刺激致唾液分泌增加和多汗。因交感神经节、迷走神经节和心脏神经节的损害，可产生心血管功能紊乱和猝死。

病理改变主要为急性弥漫性脑脊髓炎，尤以与咬伤部位相当的背根神经节和脊髓段以及大脑基底、海马回、延髓、脑桥、小脑等处病变为重。多数患者的神经细胞质中可见特征性的嗜酸性包涵体即内氏小体（Negri body），最常见于海马和小脑浦肯野细胞，对狂犬病有特异性诊断价值。

临床表现 潜伏期长短不一，可短至5天，长至数十年，一般为1~3个月，典型临床经过分为3期。

前驱期 多有低热、头痛、倦怠、周身不适、烦躁、恐惧不安等，继而对声、光、风等刺激敏感，并有咽喉紧缩感。有诊断意义的早期表现是已愈合的伤口、伤口附近及其神经通路处有麻木、痒、痛及蚁走感等异常感觉。本期持续 2~4 天。

兴奋期　患者逐渐进入高度兴奋状态，突出表现为极度恐怖、恐水、怕风、发作性咽肌痉挛、呼吸困难等。因交感神经功能亢进，可出现大汗淋漓、大量流涎、心率增快、血压升高。患者神志多清醒，但部分患者可出现定向障碍、幻觉、谵妄、精神失常。本期持续 1~3 天。

麻痹期　痉挛发作减少或停止，患者渐趋安静。肢体呈弛缓性瘫痪，亦可出现眼肌、面肌及咀嚼肌瘫痪。继而进入昏迷状态，最终因呼吸和循环衰竭而迅速死亡。本期持续 6~18 小时。

狂犬病一旦发病，进展极其迅速，整个病程一般不超过 6 天，很少超过 10 天。除上述典型表现外，还有无兴奋期或无恐水表现的所谓"瘫痪型"或"静型"，又称哑狂犬病患者。

辅助检查　①血常规及脑脊液检查：白细胞总数轻至中度增高，中性粒细胞占 80% 以上，脑脊液细胞数及蛋白含量稍增多，糖及氯化物含量正常。②病毒抗原检测：用免疫荧光试验检测患者唾液、鼻咽洗液、角膜印片、皮肤切片及脑组织涂片等标本中的病毒抗原。③抗体检测：存活 1 周以上者可检测血清中和抗体或补体结合抗体，接种过狂犬疫苗者其中和抗体需超过 1∶5000 方有诊断价值。④患者死后脑组织标本分离病毒阳性或印片荧光抗体染色阳性或脑组织检查内氏小体阳性有确诊价值。

诊断　依据被犬或病畜咬伤或抓伤史，以及特有的临床表现如恐水、怕风、咽喉痉挛、怕光、怕声、流涎、多汗，咬伤处出现麻木、感觉异常等即可作出临床诊断。免疫荧光试验阳性则诊断

成立，必要时进行脑组织内内氏小体检查或动物实验。

鉴别诊断　应与破伤风、脊髓灰质炎、类狂犬病性癔症、狂犬病疫苗接种后神经系统并发症及其他病毒性脑炎等鉴别。

治疗　尚无特效疗法，以对症支持治疗为主。

预后　狂犬病是迄今所知最凶险的传染病，病死率 100%。

预防　①管理传染源：捕杀野犬，对家犬应进行登记、管理与疫苗接种。②伤口处理：及时有效地处理伤口可明显降低狂犬病发病率。伤后立即用 20% 肥皂水、清水或用 0.1% 苯扎溴铵（不可与肥皂水合用）彻底清洗所有伤口，反复冲洗至少 30 分钟。冲洗后用 75% 乙醇或 60 度白酒或 5% 碘酒反复涂抹伤口处。应尽量避免伤口缝合或包扎，条件理想时，伤口应暴露 24~48 小时。若必须缝合最好在疫苗接种的同时给予特异性抗血清。若有人高效抗狂犬病毒免疫球蛋白或马抗狂犬病毒免疫血清，经皮肤试验阴性后，可在伤口底部或周围做浸润注射。酌情选用抗生素及破伤风抗毒素或类毒素。③保护易感人群：加强狂犬病预防知识的宣传，对兽医、山洞探险者、从事狂犬病毒研究的实验人员和动物管理者，可行暴露前预防，即以二倍体细胞疫苗皮内或肌内注射；对被犬咬伤者，或被其他可疑动物咬伤、抓伤者，或医务人员的皮肤破损处被狂犬病患者唾液沾污，可行人用浓缩狂犬病疫苗（仓鼠肾疫苗）或人二倍体细胞疫苗肌内注射暴露后预防。被动免疫制剂有精制抗狂犬病血清（马血清制品）与人抗狂犬病免疫球蛋白。

（白雪帆　杜　虹）

sīzhuàngbìngdúxìng jíbìng

丝状病毒性疾病（filoviral disease）　丝状病毒科病毒感染所致急性传染病。马尔堡病毒（Marburg virus，MBV）和埃博拉病毒（Ebola virus，EBOV）是丝状病毒性疾病的主要病原体，它们分别引起马尔堡病毒出血热和埃博拉病毒出血热。

丝状病毒科病毒为单股负链不分节段的 RNA 病毒，只有一个属，即丝状病毒属。丝状病毒科病毒具有多形性，多为长丝状，直径约 80nm，长度不等；病毒含螺旋对称核衣壳，有囊膜。丝状病毒有两个型，MBV 和 EBOV。MBV 无亚型，EBOV 目前有 4 个亚型：苏丹病毒（Sudan ebolavirus，SEBOV）、扎伊尔病毒（Zaire ebolavirus，ZEBOV）、雷斯顿病毒（Reston ebolavirus，REBOV）和科特迪瓦病毒（Côte d'Ivoire ebolavirus，CEBOV）。不同血清型的致病性有很大差异。

发病机制尚不明确。病理改变包括皮肤、黏膜、内脏器官出血，淋巴结、肾、脾和脑水肿，肝、淋巴器官、肾、睾丸和卵巢局部坏死。最突出表现是肝实质局部坏死，出现康斯尔（Councilment）小体，但很少有炎症细胞浸润。还存在明显的间质性肺炎。

此病是一种多器官损害的疾病。潜伏期 5~18 天，急性起病，多有发热、头痛和肌痛；2~3 天后出现咽炎、恶心、呕吐、腹痛和腹泻，伴出血如呕血、黑粪、皮肤淤点和淤斑，孕妇可出现流产和产后大出血。患者有虚脱和感觉迟钝，但中枢神经系统症状不多见。约第 5 天可见斑丘疹，躯干显著，有鉴别诊断价值。重症患者病后 6~9 天因休克、多器官功能障碍综合征、弥散性血管内凝

血、肝衰竭和肾衰竭死亡。非重症患者可于病后 2 周逐渐恢复。

病后 1 周可用间接免疫荧光法或酶联免疫吸附试验检测病毒特异性抗体，也可用双抗体夹心酶联免疫法检测病毒抗原，或用聚合酶链反应检测病毒核酸。发病 1 周取血接种于豚鼠或 Vero 细胞可进行病毒分离。

尚无特异性疫苗和化学药物。临床仍以对症支持治疗为主。

MBV 感染的病死率约 25%，SEBOV 感染为 50%，ZEBOV 感染为 90%。

预防主要采取综合性措施，隔离患者，严格尸体和患者分泌物、排泄物的消毒处理，医护人员需严格执行防护措施，使用高效层流装置防止气溶胶感染及避免肠道外感染。加强对进口非人灵长类动物的检疫。实验室工作必须在最严格的安全防护实验室（P4 级）中进行。

（白雪帆　杜　虹）

Mǎěrbǎobìngdú chūxuèrè

马尔堡病毒出血热 （Marburg virus hemorrhagic fever）

马尔堡病毒引起以急性发热伴严重出血为主要临床表现的病毒性出血热。病死率很高。

病原学　马尔堡病毒（Marburg virus, MBV）属丝状病毒科，马尔堡病毒属，为单股负链 RNA 病毒。该病毒对热有中度抵抗力，-70℃ 可长期保存。一定剂量的紫外线、γ 射线、脂溶剂、β-丙内酯、次氯酸和酚类等均可将其灭活。

流行病学　感染 MBV 的动物是重要传染源，人类在偶然情况下被感染后也可以成为重要传染源。MBV 可从患病的猴传染给人类。目前仍然未查明该病毒的自然宿主。此病以接触传播及注射途径传播为主，也有经气溶胶和性传播的报道。人对 MBV 普遍易感。接触含有高载量病毒的血液或其他体液（粪便、呕吐物、尿液、唾液和呼吸道分泌物）极易造成感染。经常接触 MBV 感染动物的人员及密切接触患者及其尸体的亲属和医护人员均为此病的高危人群。

发病机制　尚不十分明确，虽然急性期患者有高效价的病毒血症，但是缺乏免疫（抗体）应答。病理改变主要为组织器官的灶性坏死和出血，无明显的炎性反应。除横纹肌、肺和骨骼外，几乎所有器官均可受损。其中肝、肾、淋巴组织的损害最严重，脑、心、脾次之。

临床表现　潜伏期 3～9 天。突起发热，稽留热或弛张热，伴畏寒、多汗，持续 3～4 天后体温下降。伴乏力、全身酸痛、剧烈头痛及表情淡漠等中毒症状，以及恶心、呕吐、腹痛、腹泻等胃肠道症状。病后第 4～7 天开始出血，表现为鼻、牙龈、结膜等皮肤黏膜出血，以及呕血、便血、血尿甚至多脏器出血，严重者可发生弥散性血管内凝血及失血性休克。病后第 5～7 天出现皮肤红色丘疹，从面部和臀部扩散至四肢和躯干，1 天后逐渐融合成片，不伴瘙痒；3～4 天后皮疹消退，有鳞片状脱屑。重症可出现持续高热、神经系统症状，如精神错乱、抽搐甚至昏迷等，也可出现心律失常、心力衰竭，以及肾衰竭、肝衰竭等。

诊断　主要依据流行病学史、典型临床症状、体征和实验室检查结果。外周血白细胞总数和淋巴细胞减少，血小板明显减少；可有肝酶异常；发病早期即可检测到蛋白尿。特异性检查主要包括检测 MBV 特异性 IgM 与 IgG 抗体，检测患者血清或皮肤活检标本中的 MBV 抗原，应用反转录聚合酶链反应检测血清病毒 RNA，或接种患者的血液、尿液或咽部分泌物于 Vero 细胞，进行病毒分离培养与鉴定，但后者须在生物安全 4 级（BSL-4）标准的实验室才能进行。确诊主要依赖血清特异性 IgM 抗体阳性，或从患者标本中检出病毒 RNA 等。

鉴别诊断　此病需与埃博拉病毒出血热、流行性出血热、新疆出血热、登革热、拉沙热等其他病毒性出血热及与疟疾等鉴别。

治疗　尚无特效治疗药物，一般采用对症处理与支持治疗。

预后　病死率高达 20%～90%，肝、肾等主要脏器功能损害严重者预后差。

预防　尚无有效疫苗，控制传染源是预防和控制此病的重要措施。应加强国境卫生检疫，严防此病传入中国。

（白雪帆　杜　虹）

Āibólābìngdú chūxuèrè

埃博拉病毒出血热 （Ebola virus hemorrhagic fever）

埃博拉病毒所致急性高致死性传染病。又称埃博拉出血热。临床主要表现为急性起病、发热、肌痛、出血、皮疹和肝肾损害。

病原学　埃博拉病毒（Ebola virus, EBOV）属丝状病毒科，埃博拉病毒属，呈长短不一的线状体，直径 70～90nm，内含直径 40nm 的内螺旋衣壳，大多呈分支状。病毒基因组为单股负链 RNA，可编码核蛋白、VP35、VP40、VP30、VP24、糖蛋白（GP）和 RNA 聚合酶 7 个结构蛋白。EBOV 分为 4 个亚型：苏丹病毒（Sudan Ebolavirus, SEBOV）、扎伊尔病毒（Zaire Ebolavirus, ZEBOV）、莱斯顿病毒（Reston Ebolavirus, REBOV）和科特迪瓦病毒（Côted' Ivorie Ebolavirus, CEBOV）。不同亚型病毒的毒力不尽相同，其对人的毒力强弱比较为：ZEBOV > SEBOV > CEBOV > REBOV。EBOV 对紫外线和 γ 射线敏感，对多种化学试剂敏感。

流行病学 感染 EBOV 的人和非人灵长类均可为此病传染源，但宿主尚不明确。传播途径主要通过直接接触患者的体液、器官和排泄物，处理发病和死亡的动物如黑猩猩、猴子，医务人员经常接触患者或参加葬礼也易感染。此外，也包括使用未经消毒的注射器、气溶胶和性接触传播。发病无明显季节性，人群普遍易感，无性别差异。

发病机制 EBOV 是一种泛嗜性病毒，可侵犯机体各器官系统，尤以肝、脾损害为重。EBOV 感染激活单核-巨噬细胞系统后可释放大量的细胞因子和趋化因子，如干扰素、白介素（interleukin, IL）-2、IL-6、IL-8、IL-10、IP-10、RANTES、肿瘤坏死因子-α、MCP-1 等，导致血管内皮通透性增加，凝血和纤溶障碍。主要病理改变包括广泛的皮肤、黏膜、脏器出血及组织器官坏死，尤以肝、脾、肾、淋巴组织为重。

临床表现 潜伏期 3~18 天。急性发病，有发热、剧烈头痛、肌肉关节酸痛、咽痛，病程第 2~3 天可出现恶心、呕吐、腹痛、腹泻。第 4~5 天进入极期，发热持续，出现意识障碍如谵妄、嗜睡等；此期出血常见，可有呕血、黑粪、注射部位出血、鼻出血、咯血，孕妇出现流产和产后大出血。第 6~7 天可在躯干出现麻疹样斑丘疹并扩散至全身，数日

后脱屑，以肩部、手掌、足底多见。重症患者在病程第 8~9 天常因出血、肝衰竭、肾衰竭或严重并发症死亡。

诊断 主要依据流行病学史、临床典型症状和体征及实验室检查结果。外周血白细胞和血小板减少，凝血酶原时间延长和肝功能异常，血清淀粉酶活性常升高，可出现蛋白尿。确诊主要依靠病毒分离和免疫学检查，血清特异性 IgM、IgG 抗体最早可于病程第 10 天出现，IgM 抗体可持续存在 3 个月，是近期感染的标志。也可应用双抗夹心法检测病毒抗原和聚合酶链反应检测病毒核酸。

鉴别诊断 此病需与马尔堡病毒出血热、拉沙热、伤寒、恶性疟疾、黄热病等鉴别。

治疗 尚无特效治疗方法，主要是支持和对症治疗。

预后 病死率为 50%~90%。

预防 尚无可以应用的疫苗，主要是隔离患者，对患者的分泌物、排泄物和使用过的物品彻底消毒。医务人员需严格执行防护措施。避免到有埃博拉病毒出血热病例发生的国家或地区旅行。

（白雪帆　杜　虹）

Bùníyàbìngdúxìng jíbìng

布尼亚病毒性疾病 （disease caused by bunyavirus） 布尼亚病毒目病毒感染所致一组急性传染病。包括 reptarena 病毒属的加利福尼亚脑炎病毒引起的加利福尼亚脑炎，白蛉病毒属的裂谷热病毒引起的裂谷热，正内罗病毒属的克里米亚-刚果出血热病毒引起的克里米亚-刚果出血热，正汉坦病毒科病毒引起的流行性出血热和汉坦病毒肺综合征等严重的人类疾病。布尼亚病毒目病毒在世界各大洲均有分布，但自然宿主的地理分布决定了病毒的地理

分布，呈现明显的地理聚集特征。

（白雪帆　杜　虹）

Jiālìfúníyà nǎoyán

加利福尼亚脑炎 （California encephalitis） 抗原性相关的加利福尼亚脑炎病毒群所致中枢神经系统感染性疾病。

病原学 加利福尼亚脑炎病毒群属 reptarena 病毒属。目前认为可引起此病的主要有 4 种病毒，即拉格罗斯（La Crosse, LAC）病毒、詹姆士城峡谷病毒、雪鞋野兔病毒和加利福尼亚脑炎病毒。该群病毒呈球形，外有脂蛋白包膜，其表面具有刺突。基因组包括 S、M、L 3 个负链 RNA 片段，分别编码病毒的核蛋白、包膜糖蛋白和 RNA 聚合酶。

流行病学 LAC 病毒所致脑炎居美国儿童虫媒病毒脑炎首位，是引起此病的主要致病原。LAC 脑炎的主要传播媒介是伊蚊。2001 年首次自捕获的白纹伊蚊中分离到 LAC 病毒。小哺乳动物如金花鼠、松鼠、狐类和土拨鼠是动物宿主。发病季节为 6~9 月，常呈散发或小流行，15 岁以下儿童易感。

发病机制 被感染节肢动物叮咬后，病毒在局部组织及局部淋巴结复制。病毒血症的发生与持续取决于神经系统外局部组织内病毒复制的阶段，单核-巨噬细胞系统清除病毒的速度以及特异性抗体的出现，故临床表现有较大差异。

临床表现 潜伏期 3~7 天。临床表现以发热性头痛、无菌性脑膜炎及脑膜脑炎三大综合征为主。轻型患者仅有发热、头痛、恶心、呕吐和颈项强直等表现；较重的患者有昏睡、失语及运动不协调，脑膜刺激征及瘫痪少见，半数患者可有抽搐或癫痫发作等

脑炎表现。体温通常缓慢下降，病程不超过2周，一般不遗留神经精神系统后遗症。

诊断 主要依据流行病学史、临床典型症状和体征及实验室检查结果。外周血白细胞数常>15×10^9/L，以中性粒细胞为主。脑脊液检查白细胞数常中度增多，以单核细胞为主，蛋白定量轻度升高。脑电图检查多为异常电波。用酶联免疫吸附试验或间接免疫荧光测定检出血清或脑脊液中特异性IgM抗体或双份血清IgG抗体呈4倍以上增高可以确诊，也可用血清空斑减少中和试验证实。

鉴别诊断 此病需与肠道病毒所致脑膜炎、单纯疱疹病毒性脑炎、流行性乙型脑炎等鉴别。

治疗 此病无特效治疗，对重症患者加强对症支持治疗，特别应注意降温和呼吸衰竭的处理。

预后 多数患者预后良好，病死率约为1%。

预防 主要是对林区工作者和旅游者加强个人防护，避免蚊虫叮咬，如用驱蚊虫药物。对已知伊蚊高度繁殖的林区进行空气喷洒能滞留的杀虫剂等。

(白雪帆 杜虹)

Hàntǎnbìngdú fèi zōnghézhēng

汉坦病毒肺综合征（Hantavirus pulmonary syndrome，HPS）

汉坦病毒属中的某些型别病毒感染引起以呼吸窘迫和非心源性肺水肿为主要临床特征的急性传染病。

病原学 引起HPS的病原体至少有10余个型别的汉坦病毒科相关病毒，主要有辛诺柏病毒、纽约病毒、纽约Ⅰ型病毒、长沼病毒、黑渠港病毒、安第斯病毒、拉谷纳病毒、阿拉夸拉病毒、乔科病毒等。

流行病学 疫区啮齿类动物中的白足鹿鼠、刚毛棉鼠、米鼠等是此病的主要宿主动物和传染源，主要通过上述带病毒啮齿类动物的排泄物如尿液、粪便和分泌物如唾液等，以气溶胶的方式传播。已有人-人感染传播本病的报道。75%的患者居住在农村，流行地区除美洲外，很可能其他洲和地区亦存在。人群普遍易感。流行季节在美国主要为春夏季，4~7月为主。

发病机制 尚不明确。病理变化因病原体而异。HPS多有严重的肺水肿和胸膜渗出液，显微镜检可见肺泡内水肿，有少至中等量的透明膜。肺间质可见少到中等量的淋巴细胞浸润。由辛诺柏病毒、纽约病毒和纽约Ⅰ型病毒引起的HPS一般无肾损害，尿液分析多无明显异常。

临床表现 潜伏期尚不清楚。急骤发病，常有畏寒、发热、肌痛、头痛、恶心、呕吐、腹痛、腹泻等前驱症状，2~3天后迅速出现咳嗽、气促和呼吸窘迫而进入呼吸衰竭期，此期为非心源性肺水肿。重症患者可出现低血压、休克、心律失常或心力衰竭。仅少数患者可出现睑结膜充血、球结膜水肿、皮肤黏膜出血点或出血斑。由长沼病毒和黑渠港病毒所致HPS可伴肾损害，可出现少尿。一般呼吸衰竭持续约1周，能度过呼吸衰竭期的患者逐渐进入恢复期。

诊断 主要依据流行病学史、临床典型症状和体征及实验室检查结果。①血常规：多数患者白细胞计数增高，中性粒细胞明显增多，伴核左移。异型淋巴细胞常见，血小板明显减少，部分患者红细胞和血红蛋白增高，血细胞比容增大。②尿常规：肾损害患者可出现尿蛋白和显微镜血尿。③血液生化检查：常出现丙氨酸转氨酶（ALT）、天冬氨酸转氨酶（AST）水平升高和低白蛋白血症。乳酸脱氢酶（LDH）、肌酸激酶（CK）水平常明显升高，有肾损害者血清尿素氮和肌酐水平升高。④动脉血气分析：符合急性呼吸窘迫综合征特征，即动脉血氧分压<60mmHg，肺泡-动脉氧分压差>30mmHg以上。⑤凝血功能检查：可出现活化部分凝血活酶时间和凝血酶原时间延长，少数患者纤维蛋白降解物升高，但纤维蛋白原定量正常。⑥免疫学检查：常应用HPS相关病毒制备抗原片或重组表达的病毒核蛋白和G1糖蛋白，用免疫荧光、免疫印迹法或免疫斑点法检测患者血清特异性IgM和IgG抗体。若HPS相关病毒的IgG抗体效价逐步升高，或IgM抗体阳性，即可确诊。⑦病毒RNA检查：用反转录聚合酶链反应检测血清、血浆和单个核细胞中的病毒RNA。

鉴别诊断 此病早期需与流行性感冒、败血症、钩端螺旋体病鉴别。出现呼吸窘迫者，需与心源性肺水肿、原发性急性呼吸窘迫综合征、细菌和病毒性肺炎、钩端螺旋体出血性肺炎等鉴别。

治疗 尚无特效治疗方法，对重症病例应密切监护生命体征、给予相应的对症和支持治疗，包括抗休克、氧疗及机械通气、血液透析治疗等。

预后 此病预后较差，病死率高达30%~50%。

预防 尚无有效疫苗。主要预防措施包括积极做好防鼠灭鼠工作、尽量不用手接触鼠类及其排泄物；注意个人卫生，医务人员接触患者时，应注意隔离。

(白雪帆 杜虹)

Bùníyàbìngdú chūxuèrè

布尼亚病毒出血热（Bunyavirus hemorrhagic fever）

布尼亚病毒目病毒感染所致病毒性出血热。主要包括流行性出血热、严重发热伴血小板减少综合征、克里米亚-刚果出血热、裂谷热及白蛉热等。

（白雪帆 杜虹）

liúxíngxìng chūxuèrè

流行性出血热（epidemic hemorrhagic fever，EHF）

正汉坦病毒属病毒所致自然疫源性疾病。又称肾综合征出血热。临床上以发热、休克、出血和急性肾衰竭为主要表现。

病原学 正汉坦病毒属病毒属布尼亚病毒目，为单股负链RNA病毒。基因组包含大（L）、中（M）、小（S）3个基因片段，分别编码病毒的RNA聚合酶、膜蛋白G1、膜蛋白G2和核衣壳蛋白。汉坦病毒属病毒可分为至少36个种/型：如Ⅰ型汉滩病毒（Hantann virus，HTNV）、Ⅱ型汉城病毒（Seoul virus，SEOV）、Ⅲ型普马拉病毒（Puumala virus，PUUV）、Ⅳ型希望山病毒（Prospect Hill virus，PHV）等。中国流行的主要是HTNV（Ⅰ型）和SEOV（Ⅱ型）。病毒不耐热和酸，37℃以上、pH 5.0以下和紫外线10~15分钟均可使其灭活，对脂溶剂如氯仿、乙醇、苯酚和甲醛等均敏感，易被灭活。

流行病学 鼠类是主要宿主动物和传染源，其中以黑线姬鼠、褐家鼠及大林姬鼠等最多见。传播途径主要包括呼吸道、消化道、接触传播及虫媒传播。此病呈世界性分布，但疫情以东亚较重。中国是重疫区，四季均可发病，但有明显高峰季节。发病主要集中在男性青壮年农民。人群普遍易感，流行区隐性感染率可达3.5%~33%。感染发病后获得稳定的免疫力。

发病机制 尚未完全阐明。病理改变主要包括：①小血管内皮细胞肿胀、变性和坏死。管壁不规则收缩和扩张，管腔内有微血栓形成。②肾皮质苍白，肾髓质极度充血并有出血和水肿，有灰白色的缺血坏死区。③右心房内膜下广泛性出血，心肌纤维变性、坏死，部分可断裂。④腺垂体显著充血、出血和凝固性坏死。后腹膜和纵隔有胶冻样水肿。肝、胰和脑实质有充血、出血和细胞坏死。

临床表现 潜伏期4~46天，一般为2周。典型病例具有发热、出血和肾脏损害三大主症和五期经过。根据发热高低、中毒症状轻重和出血、休克、肾功能损害的有无或严重程度，临床上可分为轻型、中型、重型、危重型4种类型。病程中可合并消化道出血、脑水肿、颅内出血、急性呼吸窘迫综合征、心力衰竭、肺水肿、呼吸和泌尿系统感染，以及自发性肾破裂、心肌和肝损害等。

发热期 主要临床表现有发热、全身中毒症状、毛细血管损害表现及肾脏损害。发热以稽留热、弛张热或不规则热型为主。全身中毒症状表现为全身肌肉关节酸痛、头痛、腰痛、眼眶痛。毛细血管损害表现为颜面、颈部、上胸部皮肤显著充血、潮红，重者呈醉酒貌。可见咽部及软腭黏膜出血点，眼结膜呈片状出血。皮肤出血点分布在腋下、前胸及后背，呈条索样、搔抓样淤点。眼睑、球结膜、颜面水肿，部分患者出现腹水。肾脏损害主要表现为蛋白尿和血尿。

低血压休克期 一般发生于病程的第4~6天，持续时间数小时至数天不等。血压开始下降时四肢尚温暖，随后出现面色苍白、四肢厥冷、发绀、脉搏细弱甚至不能触及、尿量减少。少数患者出现烦躁、谵妄甚至神志不清；难治性休克患者可合并弥散性血管内凝血、急性呼吸窘迫综合征、脑水肿和急性肾衰竭。

少尿期 一般发生于病程的第5~8天，持续2~5天。轻型可越过此期，重型患者可出现发热、低血压、少尿三期重叠。一般以尿量 < 400ml/24h 者为少尿，< 100ml/24h 者为无尿。临床主要呈急性肾衰竭，出现尿毒症、酸中毒、电解质紊乱，等。严重者可出现高血容量综合征和肺水肿。

多尿期 一般发生于病程的第9~14天，少尿期末，尿量逐渐增多，持续1周~数周。

恢复期 多数患者在病后3~4周开始恢复，尿量逐渐减少至2000ml/24h。精神、食欲基本恢复，体力也逐渐恢复，各实验室检查指标趋于或转为正常。

诊断 主要依据流行病学史、临床典型症状和体征及实验室检查结果。①血常规：主要表现为白细胞计数逐渐升高，早期中性粒细胞增多，核左移，异型淋巴细胞也增多，重症患者呈类白血病反应。血小板从病程第2天起开始减少，并可见异型血小板。②尿常规：病程第2天可出现尿蛋白，第4~6天尿蛋白常达（+++）或（++++）。部分病例尿中出现膜状物。显微镜检可见红细胞、白细胞和管型。③血液生化检查：血尿素氮和肌酐在低血压休克期即已增高，少数患者病后出现血清电解质异常。④凝血功能检查：重症患者可出现弥散性血管内凝血或继发性纤溶。⑤血清抗体检查：病程第 3~7 天即能检出特异性 IgM 抗体，有早期诊断意义。1 周后 IgG 效价上升 4 倍有诊断价值。⑥病毒核酸检查：可应用反转录聚合酶链反应从发热期患者血清中检测到汉坦病毒核酸。

鉴别诊断 此病应与上呼吸道感染、其他病因的感染性休克、急性肾小球肾炎、血小板减少性紫癜等鉴别。

治疗 原则是"三早一就"（即早期发现、早期休息、早期治疗和就近就地治疗）和把好"三关"（休克、出血和肾衰竭）。治疗以综合疗法和预防性治疗为主，积极防治各种并发症。各期治疗原则为：①发热期主要是减轻外渗，改善中毒症状和预防弥散性血管内凝血。②低血压休克期宜积极补充血容量，注意纠正酸中毒和改善微循环功能，必要时辅以血管活性药物。③少尿期应贯彻"稳、促、导、透"，即稳定机体内环境，促进利尿，导泻和透析治疗。④多尿期须维持水电解质平衡，防治继发感染。⑤恢复期治疗原则为补充营养，注意休息。出院后应休息 1~2 个月。定期复查肾功能、血压和垂体功能。

预后 重型患者病死率 5%~10%。主要死亡原因是休克、尿毒症、呼吸衰竭、出血，特别是脑出血和肺出血等。

预防 防鼠灭鼠是防控此病的关键。注意饮食卫生和个人卫生，灭螨防螨。疫区可普种或对高危人群接种出血热疫苗。

（白雪帆 杜 虹）

yánzhòng fārè bàn xuèxiǎobǎn jiǎnshǎo zōnghézhēng

严重发热伴血小板减少综合征（severe fever with thrombocytopenia syndrome，SFTS）

布尼亚病毒目白蛉病毒属病毒所致病毒性出血热。21 世纪初在中国部分省市相继发现并报告，是一种新型病毒性出血热。

病毒基因组包含 3 个单股负链 RNA 片段（L、M 和 S）。此病的传染源尚待调查，但已有人传人的报告。蜱可能是主要传播媒介。

潜伏期可能为 1~2 周。急性起病，主要临床表现为发热，重者可达 40℃ 以上，热程可长达 10 天以上。伴乏力、食欲减退、恶心、呕吐等，部分病例有头痛、肌痛、腹泻等。查体常有颈部及腹股沟等浅表淋巴结肿大伴压痛、上腹部压痛及相对缓脉。少数病例病情危重，出现意识障碍、皮肤淤斑、消化道出血、肺出血等，可因休克、呼吸衰竭、弥散性血管内凝血等死亡，病死率为 5%~10%。

实验室检查主要见血小板减少，白细胞总数、中性粒细胞及淋巴细胞减少，患者多有丙氨酸转氨酶（ALT）升高和尿蛋白阳性。检测血清抗体和/或病毒 RNA 有助于确诊。

治疗主要为对症支持治疗。绝大多数患者预后良好，但既往有基础疾病或老年患者、出现精神神经症状、出血倾向明显、低钠血症等提示病重，预后较差。

（白雪帆 杜 虹）

Kèlǐmǐyà-Gāngguǒ chūxuèrè

克里米亚-刚果出血热（Crimean-Congo hemorrhagic fever，CCHF）

克里米亚-刚果出血热病毒所致病毒性出血热。在中国称新疆出血热。

该病毒属布尼亚病毒目，正内罗病毒属，为 RNA 病毒。传染源主要为疫区的绵羊、山羊和塔里木兔，亚洲璃眼蜱是此病的主要传播媒介，也是该病毒的储存宿主。主要经蜱叮咬传播，也可经破损的皮肤传播。流行季节在中国新疆地区主要为 3 月下旬至 6 月上旬，人群普遍易感。男性青壮年发病率高。

发病机制尚不明确。潜伏期 2~10 天。病程可分为发热期、极期、恢复期 3 期。主要临床表现有发热、极度乏力及消化道症状，皮肤、牙龈及消化道出血，重症患者可出现低血压休克、嗜睡、昏迷，以及呼吸衰竭、肾衰竭、肝衰竭等。依据流行病学资料、临床表现及实验室检查可以诊断，确诊有赖检测特异性 IgM 抗体阳性，或双份血清 IgG 抗体效价 4 倍以上递增。

治疗主要根据患者的病理生理变化采用综合疗法，早期诊断和早期治疗可减缓病情发展。高效价免疫山羊或绵羊血清、高效价免疫球蛋白、利巴韦林已证明有一定的抗病毒作用。

（白雪帆 杜 虹）

liègǔrè

裂谷热（Rift Valley fever）

裂谷热病毒所致急性传染病。裂谷热病毒属布尼亚病毒目，白蛉热病毒属，为单股负链 RNA 病毒。裂谷热主要在家畜中流行，牛、绵羊、山羊、骆驼是此病的主要传染源。传播途径主要包括接触传播、蚊传播和气溶胶传播。人群普遍易感，男性多于女性，儿童发病较少。主要分布于非洲东部和南部地区；流行高峰在蚊媒活动频繁与暴雨潮湿的夏秋季。

发病机制尚不明确。潜伏期 2~6 天，临床特征主要是突起发热、头痛、肌肉关节疼痛和出血等，重症病例可表现出血综合征、视网膜炎、脑膜脑炎等多脏器损害。实验室检查病毒抗原阳性、血清特异性 IgM 抗体阳性、恢复期血清特异性 IgG 抗体效价较急性期升高 4 倍以上、从患者血清标本中检出病毒 RNA 或分离到裂谷热病毒均可确诊。

尚无特效药物治疗,对重症病例主要是对症和支持治疗。裂谷热为自限性疾病,大多数病例可自愈。

(白雪帆 杜 虹)

báilíngrè

白蛉热 (sandfly fever)

白蛉热病毒引起经白蛉媒介传播的急性病毒性疾病。又称三日热。

白蛉热病毒属布尼亚病毒科,白蛉病毒属,是一种有包膜、单股、负链 RNA 病毒,其基因组由大、中、小 3 个片段组成,编码 4 个结构蛋白和 2 个非结构蛋白。受感染的野生动物如啮齿类及树懒是重要的传染源。人是流行期间主要的宿主。白蛉是此病的主要传播媒介。人群普遍易感,感染后可获一定的免疫力。此病主要分布在亚洲、非洲和美洲,在北纬 20° ~ 45° 之间,呈现明显的季节性,多发生于 4 ~ 10 月,8 月为发病高峰。发病率高低与白蛉的消长一致。

发病机制尚不明确。潜伏期 2 ~ 6 天。多数患者急性起病,发热,常伴畏寒及寒战。头痛、眼眶痛及眼球活动时疼痛,肌痛也常见。约 1/3 患者有结膜充血,部分有皮疹。少数患者有脾大,淋巴结轻至中度肿大。病程多持续 2 ~ 4 天。重者可发生无菌性脑膜炎。

实验室检查中通过检测急性期和恢复期血清,抗体效价升高 4 倍以上有诊断意义。特异性 IgM 抗体在起病第 1 周即可检出,3 ~ 9 个月内渐降,比 IgG 更有价值,可用于早期诊断。

此病为自限性疾病,对症支持治疗为主,多数患者病情轻微,预后良好。

(白雪帆 杜 虹)

Nánměi chūxuèrè

南美出血热 (South American hemorrhagic fever)

B 组沙粒病毒引起发生在南美洲国家的一类出血性疾病。主要分为 4 种:鸠宁 (Junin) 病毒所致阿根廷出血热,马秋博 (Machupo) 病毒所致玻利维亚出血热,瓜纳瑞托 (Guanarito) 病毒所致委内瑞拉出血热,萨比亚 (Sabia) 病毒所致巴西出血热。

此病仅见于南美洲。自然宿主为啮齿类动物,病毒主要经带毒鼠的粪便、尿液或唾液等,由呼吸道、消化道或皮肤伤口接触进入机体,偶有人际传染。

均缓慢起病,可有前驱症状如头痛、全身不适、乏力、关节痛、肌肉酸痛、恶心、头晕及腹泻。阿根廷出血热和玻利维亚出血热临床表现酷似,死亡率为 15% ~ 30%,委内瑞拉出血热症状较重。病程呈现渐进性,表现为热度逐渐升高,头痛、头晕、全身不适、乏力、关节痛及肌肉酸痛。上腹痛、眼窝后方疼痛、畏光、便秘亦可出现。结膜充血、脸部和躯干潮红及直立性低血压,亦是常见表现。部分患者的腭部及咽喉可见出血性红疹及疱疹、皮肤出血点及淋巴结肿大。重症患者可出现皮肤、牙龈和胃肠道出血甚至休克,还可出现烦躁不安、嗜睡、抽搐及昏迷等神经系统症状。大多数患者于病程第 2 周开始恢复,一般不留后遗症。

诊断主要依靠临床表现和实验室检查。发现疑似病例时可采集高热期患者抗凝血进行病毒分离。特异性 IgM 抗体或双份血清 IgG 抗体的检出是确诊的依据。

治疗主要是对症支持,急性期可试用免疫人血清和利巴韦林进行抗病毒治疗。

预防主要是灭鼠和防鼠。已报道应用 Junin 病毒减毒活疫苗可有效预防此病。

(白雪帆 于海涛)

rénshìT línbāxìbāobìngdú bìng

人嗜 T 淋巴细胞病毒病 (disease caused by human T-lymphotropic virus)

主要由人嗜 T 淋巴细胞 I 型和 II 型病毒感染引起的一组疾病。代表性疾病为成人 T 细胞白血病/淋巴瘤 (adult T-cell leukemia/lymphoma, ATL) 和人嗜 T 淋巴细胞 I 型病毒 (human T-cell lymphotropic virus type I, HTLV-I) 相关脊髓病/热带痉挛性下肢轻瘫 (HTLV-I-associated myelopathy/tropical spastic paraparesis, HAM/TSP),主要由 HTLV-I 引起。HTLV-I 感染还可引起皮肤、关节、葡萄膜、肌肉等组织器官的疾病,而 HTLV-II 感染偶尔可引起人白血病、淋巴瘤及神经系统疾病。HTLV-I 和 HTLV-II 感染后多表现为隐性感染,仅 3% ~ 5% 的感染者在其一生中可由病毒携带状态发展至临床疾病 (表)。

病原学 HTLV-I 由波茨 (Poiesz) 和加洛 (Gallo) 等于 1979 年从一位皮肤 T 细胞淋巴瘤患者的淋巴细胞中分离,两年后相继发现 HTLV-II,随后用相同的技术发现了目前属于慢病毒亚科的人免疫缺陷病毒 (human immunodeficiency virus, HIV)。HTLV-I 和 HTLV-II 与牛白血病病毒同属于反转录病毒亚科的 δ 反转录病毒属,它们的致瘤特性及分子结构与同为反转录病毒的 HIV 明显不同,两类病毒均能感染人 T 细胞,但前者能使 T 细胞

表　HTLV 感染相关疾病

疾病名称	HTLV-Ⅰ相关强度	HTLV-Ⅱ相关强度
儿童		
感染性皮炎	+++	无
持续性淋巴结病	++	无
成人		
ATL	+++	无
HAM/TSP	+++	+++
感染性皮炎	+++	无
多发性肌炎	++	不明
葡萄膜炎	+++	不明
HTLV 相关性关节炎	++	不明
干燥综合征	++	不明
类圆线虫病	++	不明
浸润性肺炎	++	不明
侵袭性子宫颈癌	+	不明
小细胞肺癌	+	不明

转化并永生化，而后者仅能导致 T 细胞病变。

HTLV-Ⅰ 和 HTLV-Ⅱ 直径约 100nm，电镜下呈圆形，基因组为单股正链 RNA，由 9000～10 000nt 构成，包括两侧的长末端重复序列，其间排列着 gag、pol、env 3 个结构基因及 3′末端的 4 个 px 基因 px Ⅰ～Ⅳ 和编码 HBZ 基因。基因产物及其功能如下：①gag 基因产物 p15、p19 和 p24 分别为病毒的核衣壳和基质蛋白。②pol 基因编码病毒的蛋白酶、反转录酶和整合酶。③env 基因编码两种外膜蛋白 gp46（膜外部分）和 p21（穿膜部分）。④px 基因 Ⅰ、Ⅱ 的编码产物（p12、p30）涉及多种与宿主细胞生命周期、免疫反应有关的活动；px 基因Ⅲ编码 Rex（p27/p21），调节病毒各种 RNA 的稳定、转运和表达；px 基因Ⅳ编码 Tax（p40），是增强病毒和细胞基因转录的反式激活因子；HBZ 是唯一来自反义链的产物。

HTLV 抵抗力不强，在外环境中易受热、干燥、紫外线而灭活，但在 -70℃冰箱中可长期保持其感染力。

流行病学　HTLV 的传播途径主要包括母婴传播（尤其是哺乳传播）、异性和男男同性传播、输血和静脉药瘾传播，高病毒载量、生殖器官的溃疡性损伤、输注患者血细胞等是促进感染传播的主要因素。ATL 发病率存在明显的年龄差异，日本的高峰发病年龄组为 40～60 岁，而其他国家或地区的高峰发病率多出现在 30～50 岁。

HTLV-Ⅰ 在日本西南部、美洲的加勒比海地区、非洲尼日利亚北部、美国南部和南美部分国家及巴布新几内亚呈地方性流行，邻近日本的韩国、中国大陆和台湾地区以往未发现感染者，但近年中国福建、广东、新疆、云南等省区陆续筛查发现抗体阳性者，经确证试验证明阳性率多低于 1%。

发病机制　已知 HTLV 感染宿主细胞后，其正链 RNA 被反转录为双链 DNA，并整合进入宿主细胞的染色体 DNA，基因组 5′和 3′末端的 LTR 分别启动病毒正链和负链 DNA 的复制。HTLV-Ⅰ 感染后导致 ATL 等疾病出现仅占感染人群 2%～5%，且由 HTLV 感染导致的疾病大多进展缓慢，说明 HTLV 与被感染宿主间存在着复杂的相互作用。虽然患者感染 1～2 个月后才相继出现针对 gag、env、tax 基因表达产物的抗体应答，但这些抗体的产生既不能阻止疾病发展，也不影响母亲产后将 HTLV-I传播给子代。病毒感染后特异的 CD4⁺T 细胞活化和继之产生的 CD8⁺细胞毒性 T 细胞应答也强势出现，但大多数患者产生的细胞免疫应答对 HTLV 的清除作用非常有限，甚至很快发生细胞免疫的弱化和钝化，仅观察到如 HLA-A 02 等单元型病毒携带者偶尔发生 HAM/TSP，说明这些患者感染后可以有效提呈病毒的某些抗原片段，从而产生保护性免疫。

HTLV 感染后的免疫应答特点可能与其特殊的复制和感染扩散模式有关：① HTLV 感染的扩散并非通过游离的病毒颗粒，主要通过已感染细胞与未感染细胞之间的接触。②病毒的扩增主要通过已感染细胞本身的克隆性增殖，上述模式限制了病毒抗原的表达，易形成免疫逃逸继而成为持续性感染。

HTLV-Ⅰ 诱发 ATL 的机制一直是研究热点，可能与下列因素有关：①tax 基因产物 p40 的反式激活作用，后者作为反式激活转录因子可活化 LTR 中的启动子、增强子及其他远隔部位的基因，间接诱导刺激 CD4⁺T 细胞，使其不断增生和分裂，进而发生白血病或淋巴瘤。②HBZ 在 ATL 细胞组成性表达，HBZ 的表达在 ATL 患者比无症状的 HTLV-Ⅰ 携带者高 6 倍，能有效提呈 HBZ 相关多肽的 MHC 型别的患者通常前病毒载量较低。HBZ 的表达可以损害 Th1 型细胞因子如白介素 - 2、γ-干扰素、肿瘤坏死因子-α 的产生导致免疫缺陷,因此抗 HBZ 免疫应答可能在病毒持续性感染中起重要作用。③HTLV-Ⅰ 对不同 T 细胞亚群的感染率明显不同,其感染效应性 CD4$^+$T 细胞和调节性 T 细胞的比率(5.4% ~ 22.9%)比对 naïve CD4$^+$T 细胞的感染率(仅为 0.3%)高数十倍至近百倍,其结果是效应性 CD4$^+$T 细胞占优的被感染 CD4$^+$T 细胞在 *tax* 基因产物的作用下分泌促炎因子如白介素-2 和 γ-干扰素大大增加,导致 HTLV-1 相关炎性疾病的产生;由于调节性 T 细胞的免疫抑制效应,HTLV-Ⅰ 对调节性 T 细胞占比很高的 CD4$^+$T 细胞的感染导致后者更强的抗 HTLV-Ⅰ 的细胞毒性 T 细胞杀伤作用。上述原因或许也是 HTLV-Ⅰ 感染呈持续性且不易产生免疫清除的重要原因。④除病毒的直接作用外,受染宿主和细胞遗传学(包括基因突变、缺失、扩增和染色体转位等)和表观遗传学变化在 ATL 的形成中也起重要作用。

与 HTLV-Ⅰ 感染相关恶性肿瘤 主要包括白血病和淋巴瘤,两者感染后的潜伏期为 30 ~ 50 年,突出表现为全身淋巴结病、内脏损伤、高钙血症、溶骨性损伤,以及以丘疹、结节和多形红斑为主的皮肤病变。日本淋巴瘤研究小组(Lymphoma Study Group of Japanese Pathologists)依据此病的临床特征和外周血白细胞的形态学特点将 ATL 分为 4 型,即隐匿型(占 5%,可存活多年)、慢性型(19%,平均生存期 24 个月)、急性型(57%)和淋巴瘤/白血病型(19%),后两型多在诊断后 6 个月内死亡,而前两型可在任意时间转化为急性型。年龄 >40 岁、瘤细胞生长快速、高钙血症、乳酸脱氢酶(LDH)升高、合并细菌性脓毒症或其他感染(如肺孢子菌肺炎、隐球菌脑膜炎、播散性真菌感染)者预后较差。此病应与非霍奇金淋巴瘤、蕈样肉芽肿病及塞扎里(Sezary)综合征鉴别。ATL 的特点是末端脱氧核苷酸转移酶(TdT)阴性,CD4$^+$CD8$^-$、CD25$^+$;HTLV-Ⅰ 抗体及应用 DNA 印迹法从恶性细胞中检出单一克隆的前病毒 DNA 有助于诊断。

与 HTLV-Ⅰ 感染相关神经系统疾病 HAM/TSP 是一种慢性进展型脱髓鞘性疾病,主要损伤脊髓和中枢神经系统的白质。HTLV-Ⅰ 感染患者一生发生此病的概率 <5%,患者多为中年女性,偶见于 10 岁以下儿童。起病多隐袭,早期可能表现为步态僵硬、痉挛状态、下肢软弱、背部疼痛、排尿不畅及阳痿,部分患者有皮肤麻刺或烧灼感。查体巴宾斯基征(Babinski sign)、霍夫曼征(Hoffmann sign)或下颌反射可阳性,也可出现共济失调。磁共振成像检查多正常,有时可见脊髓萎缩或脑部非特异性损伤。此病患者脑脊液中淋巴细胞可增多,典型的淋巴细胞呈花瓣状,也可在外周血或脑脊液中检出抗 HTLV-Ⅰ 抗体或病毒抗原。本病须与多发性硬化、中毒性神经疾病、营养不良、HIV 或梅毒感染进行鉴别。

与 HTLV-Ⅱ 感染相关疾病 HTLV-Ⅱ 感染主要与 HAM/TSP 相关,但发病率明显低于 HTLV-Ⅰ 感染。HTLV-Ⅱ 偶可引起非典型毛细胞白血病、大颗粒性淋巴细胞白血病或蕈样肉芽肿病。HTLV-Ⅱ 感染者死于哮喘较多,且皮肤和软组织感染及神经退行性疾病(主要表现痉挛性截瘫和共济失调)多发。

治疗 尚无有效的抗 HTLV 药物。

ATL 治疗 可采用抗肿瘤化疗药物进行治疗,慢性/隐匿型患者多不需治疗,也可单用泼尼松或联合环磷酰胺治疗。上述药物治疗中应警惕感染的发生。急性/淋巴瘤型患者治疗可延长生命,但疗效有限。日本曾试验 VEPA 方案(长春新碱+环磷酰胺+泼尼松+多柔比星)或 VEPA-M(长春新碱+环磷酰胺+泼尼松+多柔比星+甲氨蝶呤)及 9 联或 10 联药物的联合治疗,已显示较好的疗效,但多于数周或数月后复发,长期生存率仍低。有报道,多柔比星和依托泊苷联合治疗后约 40% 患者完全缓解。同种异基因造血干细胞移植及自体干细胞移植已证明有一定疗效,值得进一步试验。

HAM/TSP 治疗 疾病早期或快速进展期接受糖皮质激素、环磷酰胺和 α-干扰素治疗可获益。用达那唑和雄激素治疗可改善排尿排便不畅。

预防 HTLV 传染性较弱,尚无有效的预防性疫苗或化学药物。主要预防措施包括筛检剔除 HTLV 标志物阳性的献血员,劝阻 HTLV 阳性母亲哺乳,提倡使用安全套以减少或阻断经性途径传播等。

(白雪帆)

cháng dào bìng dú xìng jí bìng

肠道病毒性疾病(disease caused by enterovirus) 多种肠道病毒引起的一组急性传染病。已发现与人类感染性疾病有关的肠道病毒有:脊髓灰质炎病毒、埃可病毒、柯萨奇病毒 A 组和 B 组、人肠道致细胞病变孤儿病毒及新型肠道病毒 68、70、71 型。其中新型肠道病毒 70 型和 71 型常引起无菌性脑膜炎，70 型引起急性出血性结膜炎，68 型主要引起儿童毛细支气管炎及肺炎。

肠道病毒属是小 RNA 病毒科中的成员，其共同特征主要包括：①病毒颗粒直径 20~30nm，形态为立体对称的二十面体，无囊膜。②核酸类型为单股 RNA，相对分子质量（2.0~2.8）×10^6。③基因组分为 3 个区，5′端 743nt 编码 VPg 蛋白和 RNA 聚合酶；中间的编码区由 6625nt 组成，编码 VP1~VP4，其基因较易变异；3′端由多聚腺苷酸组成。④在活细胞中复制和增殖。⑤抵抗力较强，耐酸、耐乙醚。

肠道病毒性疾病的传染源主要是患者、隐性感染者及健康带毒者，主要经粪-口途径传播。人群普遍易感，但发病以小儿为多，成人多通过隐性感染获得免疫力，但初发地区亦可见成人间的暴发流行。夏秋季发生流行较多，同一地区每年流行的病毒型别常有改变。

肠道病毒主要侵犯人体神经系统、心肌、胰腺、眼结膜、肺和支气管等器官或组织，并产生相应的症状群，尤以侵犯中枢神经和心肌等发生的病理变化更严重，甚至可引起永久性后遗症和并发症。

由于肠道病毒的泛嗜性，其引起的疾病临床表现也复杂多变，病情轻重差别很大，预后也不同。常见的肠道病毒性疾病有脊髓灰质炎、柯萨奇病毒病、手足口病、急性出血性结膜炎、无菌性脑膜炎、小儿毛细支气管炎和肺炎等。

尚无特效疗法，临床以对症支持治疗为主。

（白雪帆 杜虹）

jǐsuǐhuīzhìyán
脊髓灰质炎 （poliomyelitis）

脊髓灰质炎病毒所致急性传染病。好发于儿童，大多呈亚临床感染，发病者可表现为发热、上呼吸道炎症、肢体疼痛、头痛等症状，部分患儿可发生肢体弛缓性瘫痪。疫苗普种前尤以婴幼儿发病较多，故又称小儿麻痹症（infantile paralysis）。

病原学 脊髓灰质炎病毒为小 RNA 病毒科，肠道病毒属，直径 27~30nm，核衣壳为立体对称 20 面体，含 60 个壳微粒，无包膜，基因组为单链、正义 RNA。病毒易定植于肠道，仅在人类引起疾病。

该病毒在外界环境中有较强的生存力，在污水和粪便中可存活数月，冰冻条件下可保存数年，在酸性环境中较稳定，不易被胃酸和胆汁灭活，耐乙醚和乙醇，但加热至 56℃以上、甲醛、2%碘酊、各种氧化剂如过氧化氢溶液、含氯石灰、高锰酸钾等，均能使其灭活。

流行病学 人是脊髓灰质炎病毒的唯一天然宿主，患者、隐性感染者和无症状病毒携带者都是传染源。隐性感染者和病毒携带者是发病者数量的 60~6000 倍，是最重要的传染源。此病主要经粪-口途径传播，病毒通过被感染者粪便污染的水、食物、手、生活用具及玩具经口摄入为其主要传播方式。人群普遍易感，感染后获得对同型病毒株的持久免疫力。此病隐性感染率高，在流行地区，大多数 5 岁以上儿童及成人多通过隐性感染而获得免疫力，发病群体以 6 月龄至 5 岁儿童为主。此病在全球各国都有流行，以温带地区发病较多，且夏秋季发病明显高于冬春季；在热带和亚热带地区则无明显季节性。

发病机制 病毒经口咽或消化道进入体内，先在鼻咽部及胃肠道内复制，然后逐渐侵犯相关淋巴组织。若机体抵抗力强，可表现为隐性感染。若机体抵抗力较低，病毒可入血先引起较轻的病毒血症（即第一次病毒血症），若病毒未侵犯神经系统，机体免疫系统又能清除病毒，患者可不出现神经系统症状，为顿挫型；少部分患者病毒随血流扩散至全身单核-巨噬细胞系统中进一步复制，大量复制并再度入血形成较为严重的病毒血症（即第二次病毒血症），病毒通过血脑屏障，选择性地侵入某些中枢神经系统的神经细胞，特别是脊髓前角运动神经细胞，病毒的复制可直接导致细胞的变性和坏死，引起下运动神经元性瘫痪。

主要病理改变在中枢神经系统，病变主要在脊髓前角、延髓、脑桥和中脑，以脊髓损害为主，脊髓病变以前角运动神经元最显著。通常脊髓颈段及腰段的前角灰白质细胞损害较多，故临床上常见四肢瘫痪。大部分脑干及脑神经核均可受损，以网状结构、前庭核、小脑蚓突和小脑核的病变多见，大脑皮质很少累及。偶见交感神经节及周围神经节病变。

早期镜检可见神经细胞内染色体溶解，尼氏体（Nissl body）消失，出现嗜酸性包涵体，伴周围组织充血、水肿和血管周围炎症细胞（以淋巴细胞为主）浸润。恢复期炎症消退，大量神经细胞坏死区域形成空洞及神经胶质纤维增生。

临床表现 潜伏期 3~35 天，一般 7~14 天。按症状轻重及有无瘫痪可分为无症状型（隐性感染）、顿挫型、无瘫痪型及瘫痪型。瘫痪型为此病的典型表现，可分为以下各期。

前驱期 多数有低热或中度发热，伴咽痛、咳嗽等上呼吸道症状，或有恶心、呕吐、腹泻、腹痛等消化道症状。

瘫痪前期 主要表现为发热和中枢神经系统症状，但尚未出现瘫痪。可有高热、头痛、呕吐，伴烦躁不安或嗜睡，全身肌肉疼痛及感觉过敏。克氏征（Kernig sign）和布氏征（Brudzinski sign）阳性。三脚架征（患者在床上起坐时，两臂向后伸直支撑身体）和头下垂征（患者仰卧位时，检查者以手托起双肩，可见头向后仰）亦可为阳性。脑脊液检查结果符合无菌性脑膜炎改变。

瘫痪期 一般在起病2~7天后，体温开始下降时出现瘫痪，可突然发生或逐渐加重，通常在48小时内达高峰，轻者不再发展，重者在5~10天内继续加重。一般病程第10天体温正常后，瘫痪亦停止发展。瘫痪呈不对称性，可累及任何一组肌肉，可表现为单瘫、双瘫、截瘫或四肢瘫。根据病变部位可分为脊髓型、脑干型、混合型及脑型。

恢复期 急性期后1~2周瘫痪肢体逐渐恢复，肌力逐步增强，一般自肢体远端开始，腱反射也渐趋正常。轻者经1~3个月恢复，重症常需6~18个月甚至更长的时间才能恢复。

后遗症期 起病满2年以后，有些受损肌群由于神经损伤严重而致功能恢复慢，出现持久性瘫痪和肌肉挛缩，并可导致肢体或躯干畸形，如脊柱前凸和侧凸、马蹄足内翻或外翻等，骨骼发育也受到阻碍。

辅助检查 ①血常规：白细胞总数及中性粒细胞比例大多正常，少数患者白细胞及中性粒细胞轻度增多，红细胞沉降率增快。②脑脊液检查：从瘫痪前期开始异常，早期中性粒细胞比例增高，之后淋巴细胞为主。蛋白含量早期可以正常，以后逐渐增多，氯化物含量正常，糖正常或轻度增高。瘫痪出现后第2周，细胞数迅速降低，蛋白含量则继续增高，形成蛋白-细胞分离现象。③病毒分离：起病数日至数周内可从咽部及粪便内分离出病毒，早期或多次送检可增加阳性率。④血清学检查：特异性抗体第1周末可达高峰，尤以特异性IgM上升为快，可依此进行早期诊断。中和抗体在起病时开始出现，持续时间长，并可保持终身，双份血清效价4倍以上增高可确诊。

诊断 ①夏秋季，本地区有此病流行，有确切接触史。②发热患儿有多汗、烦躁不安、嗜睡、重度头痛、颈背肢体疼痛、感觉过敏、咽痛但无明显炎症，应考虑此病。若患儿出现颈背部强直和腓肠肌明显疼痛，腱反射由正常或亢进而转为减弱或消失，肌力减弱，患儿不愿或不能起坐、翻身等，则此病诊断可疑。若分布不规则的弛缓性瘫痪或延髓性瘫痪出现，则临床诊断基本成立。③粪便或咽拭子检出病毒或血清抗脊髓灰质炎病毒IgM抗体阳性可确诊。

鉴别诊断 顿挫型应与流行性感冒和其他病毒引起的上呼吸道感染鉴别；无瘫痪型应与其他病毒如柯萨奇病毒、埃可病毒、EB病毒、流行性腮腺炎病毒所致中枢神经系统感染鉴别；瘫痪型应与感染性多发性神经根炎、急性脊髓炎、家族性周期性麻痹、假性瘫痪鉴别。

治疗 尚无特效抗病毒方法，主要是缓解症状、促进恢复、减少并发症的发生。治疗方法因不同病期而异，合理和细致的护理在早期治疗中尤为重要。

预后 病死率5%~10%，发热持续常预示可能发生瘫痪。延髓型麻痹及呼吸肌瘫痪者预后差。

预防 早期发现患者，及时隔离治疗。对患者的粪便、呼吸道分泌物及污染的物品必须彻底消毒。搞好卫生，消灭苍蝇，加强饮食、饮水及粪便管理。口服减毒活疫苗或肌内注射灭活疫苗进行主动免疫。对未接种过疫苗或先天性免疫缺陷儿童的密切接触者，应肌内注射丙种球蛋白或胎盘丙种球蛋白进行被动免疫。

(白雪帆 杜虹)

Kēsàqíbìngdú bìng

柯萨奇病毒病（disease caused by Coxsackievirus） 柯萨奇病毒感染所致一组临床表现多样的急性传染病。此病在世界各地散发或流行，儿童发病率较高。

病原学 柯萨奇病毒归为肠道病毒属，分为A组和B组。病毒颗粒为二十面体，球形或卵圆形，直径22~30nm，有裸露的核衣壳，无脂性包膜，核心部分含有单股RNA。A组有24个血清型，B组已发现6个血清型。病毒在外界环境中稳定，对紫外线和干燥敏感，60℃以上、0.1mol/L盐酸及0.3%甲醛可使其灭活。

流行病学 人是自然界中唯一的传染源。隐性感染者和健康带毒者是重要传染源。粪-口途径是主要传播途径，拥挤的居住条件和密切接触可促进病毒传播；还可通过污水、苍蝇污染的食物和饮用水而传播，空气飞沫传播也已得到证实。未曾感染者普遍易感，年龄越小，易感性越高，免疫力随年龄而增长。感染后产生的型特异性抗体对同型病毒具有持久免疫力。此病在世界各地广泛传播，通常呈散发，夏秋季为流行高峰季节，各次流行的型别可不同。

发病机制 病毒经口或呼吸道进入机体，在咽部、呼吸道、小肠黏膜下和小肠集合淋巴结内复制。若机体免疫力降低，病毒入血引起毒血症，到达脑膜、心脏、皮肤和肌肉等靶器官，导致组织水肿、充血、间质单核细胞浸润，重者致组织弥漫性炎症和坏死。

临床表现 病毒亚类及血清型的不同，临床表现多种多样，可累及多器官系统，大多为轻症。主要引起无菌性脑膜炎及脑炎、瘫痪性脑病、疱疹性咽峡炎、心脏病变（如心肌炎、心包炎和全心炎）、出疹性发热、手足口病、流行性肌痛或流行性胸痛、急性呼吸道感染。还可引起急性出血性结膜炎、肝炎、腹泻、胰腺炎、糖尿病、溶血尿毒症综合征，孕妇感染可致胎儿先天性心脏病，新生儿可发生严重的全身感染。

诊断 ①临床上出现流行性肌痛、疱疹性咽峡炎、婴儿急性心肌炎、无菌性脑膜炎和/或急性流行性眼结膜炎等症状群。②从咽拭子和粪便中反复分离到同一病毒，且从周围同样患者中也检出相同病毒。粪便分离阳性率最高，但不足以确诊。③从患者体液（胸腔积液、心包积液、脑脊液、血液等）或活检、尸检组织中分离出病毒有诊断价值。④疾病恢复期（起病后第 3~4 周）血液中和抗体效价升高 4 倍或 4 倍以上，提示有最近感染的可能。血清学检查以中和试验为首选，其特异性最高；也可选用酶联免疫吸附试验进行特异性 IgM 抗体测定。

鉴别诊断 无菌性脑膜炎及脑炎需与流行性腮腺炎并发的脑膜脑炎、脊髓灰质炎病毒引起的脑膜脑炎、流行性乙型脑炎、流行性脑脊髓膜炎、结核性脑膜炎、隐球菌性脑膜炎等鉴别；流行性肌痛需与胸膜炎、心绞痛和心肌梗死等鉴别；急性心肌炎、心包炎需与败血症、肺炎、风湿热鉴别；疱疹性咽峡炎和手足口病需与单纯疱疹病毒引起的口腔炎鉴别；出疹伴发热表现需与麻疹、风疹、幼儿急疹、猩红热鉴别。

治疗 尚无特效方法，主要是一般治疗和对症支持治疗。

预后 绝大多数患者病情较轻，预后良好。

预防 患者应予隔离 2 周，管理传染源的重点应放在托幼机构和产房，患病孕妇对新生儿威胁很大，应严密隔离。加强饮食卫生管理和个人卫生，避免在污水中游泳，不吃脏水污染和苍蝇爬过的食物，不喝生水。接触患者应戴口罩。对接触过患者的婴幼儿，可注射丙种球蛋白以预防感染。接种柯萨奇 B 组病毒疫苗对婴儿心肌炎的流行有一定作用。

（白雪帆 杜虹）

shǒu-zú-kǒu bìng

手足口病 （ hand-foot-mouth disease） 肠道病毒引起，以发热、口腔黏膜疱疹或溃疡以及手、足、臀等部位皮肤出疹为主要特征的急性传染病。是中国法定报告管理的丙类传染病。主要经过密切接触或消化道传播，10 岁以下儿童多见。病毒感染后多呈隐性感染或病毒携带状态，大多数发病者症状轻微，以发热和手、足、口腔等部位的皮疹或疱疹为主要临床表现。极少数患者可出现心肌炎、肺水肿、无菌性脑膜炎、脑炎、急性弛缓性麻痹等严重并发症，个别重症患儿病情进展快，可导致死亡。

病原学 引起手足口病的病毒属于小 RNA 病毒科，肠道病毒属，包括肠道病毒 71 型，柯萨奇病毒 A 组的 A16、A4、A5、A9、A10 等型，柯萨奇病毒 B 组的 B2、B3、B5、B13 等型，埃可病毒的某些血清型如 11 型等，其中以肠道病毒 71 型（EV71）及柯萨奇病毒 A16 型（CVA16）常见。

肠道病毒适合在湿热的环境下生存与传播，对紫外线和干燥敏感，各种氧化剂（1% 高锰酸钾、1% 过氧化氢、含氯消毒剂等）、甲醛、碘酒及 56℃ 30 分钟可以灭活病毒，但是病毒对乙醚、脱氧胆酸盐、去污剂、弱酸等有抵抗力。病毒在 4℃ 可存活 1 年、−20℃ 可长期保存，在外环境中可长期存活。

流行病学 人是人肠道病毒的唯一宿主，患者和隐性感染者均为此病的传染源。发病前数天，感染者咽部与粪便就可检出病毒，发病后 1 周内传染性最强；从粪便中排毒一般可持续 3~5 周。主要通过密切接触传播，接触急性期患者口鼻分泌物、皮肤或黏膜疱疹液及被污染的手及物品等造成传播。病毒一般通过胃肠道（粪−口途径）和呼吸道（飞沫）途径进入体内。人群普遍易感，隐性感染与显性感染的比例约为 100∶1。6 个月至 5 岁儿童为发病主体，尤以 3 岁及以下年龄组儿童发病率最高。显性感染和隐性感染后均可获得特异性免疫力，但不同血清型间鲜有交叉免疫。此病流行无明显的地区性，全年均可发生，一般 5~7 月为发病高峰。托幼机构等易感人群集中单位可发生暴发。

发病机制 病毒自咽部或肠道入侵，在局部黏膜或淋巴组织复制，引起口、咽、消化道及呼吸道表浅炎症，病毒复制到一定程度即可经淋巴入血形成病毒血症。此时患者无明显临床症状，但可从各种体液中分离到病毒，有传染性。继之病毒从血液循环侵入各种脏器和组织如单核-巨噬细胞系统、深部淋巴结、肝、脾、骨髓等处大量复制，并再次进入血循环导致第二次病毒血症，此时机体可出现典型的临床表现。临床病情轻重与感染病原的型别相关，柯萨奇病毒 A 组不引起细胞病变，故病情多较轻；而柯萨奇病毒 B 组、EV71 和埃可病毒引起细胞病变，可表现为严重病例。

临床表现 潜伏期 2~10 天，一般 3~7 天。轻症者可无症状，重症者可致死亡。急性起病，发热，口腔黏膜出现散在疱疹，手、足和臀部皮肤出现斑丘疹、疱疹，疱疹周围可有炎性红晕，疱内液体较少。可伴咳嗽、流涕、食欲减退等症状。部分患者无发热，仅表现为皮疹或疱疹。一般预后良好。少数病例，特别是 EV71 感染患儿，可出现脑膜炎、脑炎、脑脊髓炎、神经源性肺水肿、循环障碍等，病情凶险，可致死亡或留有后遗症。病程一般为 7~10 天。

辅助检查 ①血常规：白细胞计数正常或降低，以淋巴细胞增多为主。病情危重者白细胞计数可明显升高或显著降低。②血生化检查：部分病例可有轻度丙氨酸转氨酶（ALT）、天冬氨酸转氨酶（AST）、肌酸激酶（CK）同工酶升高，病情危重者可有肌钙蛋白、血糖升高。C 反应蛋白一般不升高。乳酸水平升高。③脑脊液检查：神经系统受累时可表现为外观清亮，压力增高，白细胞计数增多，多以单核细胞为主，蛋白含量正常或轻度增多，糖和氯化物含量正常。④病原学检查：用细胞培养分离到肠道病毒是确诊的金标准，而检测 CVA16、EV71 等肠道病毒核酸是确认此病的主要方法，咽、气道分泌物、疱疹液、粪便均有较高的检出率。⑤血清学检查：急性期与恢复期血清 CVA16、EV71 等肠道病毒中和抗体 4 倍以上升高有助于诊断。⑥影像学检查：胸部 X 线检查可表现为双肺纹理增多、网格状、斑片状阴影，单侧或双侧胸腔积液。神经系统受累者磁共振成像可有异常改变，以脑干、脊髓灰质损害为主。

诊断 临床诊断病例：在流行季节发病，常见于学龄前儿童，婴幼儿多见。①普通病例：发热伴手、足、臀部皮疹和口腔疱疹，部分病例可无发热。②重症病例：出现神经系统受累、呼吸及循环功能障碍等表现，实验室检查可有外周血白细胞增多、脑脊液异常、血糖增多，脑电图、脑脊髓磁共振成像、胸部 X 线、超声心动图检查可有异常。极少数重症病例皮疹不典型，临床诊断困难，需结合实验室检查作出诊断。

实验室确诊病例：临床诊断病例符合下列条件之一者，可诊断为实验室确诊病例。①自咽拭子或咽喉洗液、粪便或肛拭子、脑脊液、疱疹液、血清以及脑、肺、脾、淋巴结等组织标本中分离到人肠道病毒（包括 CVA16 和 EV71 等有明确证据表明可以导致手足口病的人肠道病毒）。②自咽拭子或咽喉洗液、粪便或肛拭子等标本中检测到 CVA16 或 EV71 特异性核酸，或从脑脊液、疱疹液、血清以及脑、肺、脾、淋巴结等组织标本中检测到人肠道病毒（包括 CVA16 和 EV71 等有明确证据表明可导致手足口病的人肠道病毒）的特异性核酸。③血清标本人肠道病毒型特异性中和抗体效价≥1：256，或急性期与恢复期血清肠道病毒特异性中和抗体有 4 倍或 4 倍以上升高。

鉴别诊断 手足口病普通病例需与丘疹性荨麻疹、水痘、不典型麻疹、幼儿急疹、带状疱疹及风疹等鉴别；合并中枢神经系统损害的重症病例需与单纯疱疹病毒、巨细胞病毒、EB 病毒等所致脑炎或脑膜炎等鉴别；合并急性弛缓性瘫痪者需与脊髓灰质炎鉴别；以循环障碍为主要表现的重症病例需与暴发性心肌炎鉴别。

治疗 尚无特异性方法，以对症支持疗法为主，绝大多数患者可自愈。

预后 多数患者预后良好。并发中枢神经系统感染者有一定的病死率。

预防 尚无特异性疫苗。做到"洗净手、喝开水、吃熟食、勤通风、晒衣被"。饭前便后洗手，保持室内空气流通。尽量不要带婴幼儿去人群密集场所。哺乳期母亲应勤洗澡、勤换衣服，哺乳前清洗奶头。

(白雪帆 杜 虹)

jíxìng chūxuèxìng jiémóyán

急性出血性结膜炎（acute hemorrhagic conjunctivitis，AHC）

肠道病毒 70 型或柯萨奇病毒 A24 型等所致以明显眼部刺激症状为特征的急性传染病。又称流行性急性出血性结膜炎或红眼病。其临床特点为急性起病，常合并结膜下出血，易并发角膜炎，具有明显的流行性。

病原学 AHC 的病原体种类较多，肠道病毒 70 型属小 RNA

病毒科，柯萨奇病毒A组24型和腺病毒3、7、8、11、19型及37型的变异株也可引起此病。

流行病学 患者是主要传染源，发病2周内传染性最强，通过直接或间接接触眼分泌物而被感染，主要通过接触被患者眼部分泌物污染的手、物品或水等而感染发病，眼科诊所也是易传播的场所。人群普遍易感，各年龄组均可发病，在农民、学生中发病率较高。AHC为世界范围流行的传染病，可呈散发，也可暴发流行。在中国，AHC发病有明显的季节性，夏秋季高发。

发病机制 病毒直接或间接从眼或口咽、结膜、黏膜处入侵，在局部或咽上皮细胞后淋巴结内复制，迅速引起眼结膜、口咽及上呼吸道表浅炎症；病毒侵入结膜下使微血管破裂出血，或损伤角膜。经淋巴和血行侵入下呼吸道致间质性肺炎；通过胃黏膜细胞和相应淋巴组织进行病毒复制，出现胃肠炎症状和体征。病毒血症出现时可伴随出疹性发热，穿透血脑屏障可致神经系统病理性炎症。病毒感染后，机体出现抗体，免疫增强后病毒被清除，疾病康复。

临床表现 潜伏期多为24小时，也可长达6天。起病急，稍感眼部不适1~2小时后迅速出现眼睑水肿、结膜充血和强烈的眼异物感、刺痛、畏光、流泪及分泌物增多。大多同时侵犯双眼，也可先后发病，主要表现为眼睑红肿，睑及球结膜高度充血水肿，严重时球结膜明显高出角膜面。约20%病例出现全身症状如发热、头痛、全身不适等。发病2~3天后即出现此病特征性表现——眼球结膜下出血，早期仅在裂隙灯显微镜下观察到细小点状出血，继之结膜下出血，呈点片状，严重者可遍及整个球结膜。角膜损害的发生率较高，早期即可出现，最常见的是上皮细胞点状脱落，荧光素染色后在裂隙灯显微镜下可见大多数病例呈角膜糜烂或点状上皮性角膜炎。

根据病情严重程度和病程长短分为轻型、中型和重型。轻型病例病程为1周，无角膜损害。中型病例1~2周，角膜有少许浅层点状荧光素染色，角膜损害与结膜炎同时消退。重型病例病程2周以上，症状重，角膜损害广泛且持久，结膜炎症消退后，角膜损害仍可持续数月或1~2年，且易复发，但最终可痊愈而不留瘢痕。

诊断 根据急性起病、眼部刺激症状明显、常合并结膜下出血、具有明显流行性的典型临床表现即可作出诊断。起病3天内，可从患者结膜拭子或刮取物中检出肠道病毒70，并可用RD等细胞体外分离出肠道病毒70和柯萨奇病毒A24等病毒。用聚合酶链反应（PCR）或实时定量PCR检测病毒RNA是较简便、快速和敏感的方法，进一步的DNA序列测定或基因芯片检查有助于病毒鉴定和分型。

鉴别诊断 ①细菌性结膜炎：主要为充血而非出血，眼分泌物为脓性而非水样，黏稠分泌物常可使上下眼睑粘合，脓性分泌物可做细菌培养而获病原。②腺病毒引起的流行性角膜结膜炎：潜伏期约1周，双眼先后发病常超过1天，眼穹隆部有显著的滤泡增生，病情数日才达高峰，并维持2~3周。结膜炎消退后常遗留角膜上皮下翳斑。

治疗 主要是对症治疗。局部点眼可用0.5%阿昔洛韦或更昔洛韦眼药水，左氧氟沙星、妥布霉素或利福平眼药水，或干扰素眼药水，交替滴眼。视病情轻重适当增减滴眼次数，有角膜上皮脱落者均加用贝复舒眼药水。局部点眼效果较差，病程长及有假膜者，静脉滴注阿昔洛韦注射液或肌内注射聚肌胞，或静脉滴注利巴韦林。疑有混合细菌感染者可加用广谱抗生素静脉滴注或口服。有假膜者去除假膜，点表面麻醉剂5分钟后，以无菌棉签缓慢轻柔擦拭逐一去除，尽量减少对结膜损伤，然后用生理盐水冲洗。每日检查，发现假膜即消除，一般3~5天假膜可基本消失。

预后 绝大多数患者预后良好，少数患者病程后期可并发急性腰骶部脊髓神经根炎，并可见下肢麻痹，轻型患者于第2周可缓解，数周后复常；中重度患者数月后方能恢复。极少数病例可并发横贯性脊髓炎，引起呼吸麻痹致死或永久性残疾。

预防 控制传染源和切断传染途径是预防此病流行的基本措施。前者在于早期发现，严格隔离及治疗患者；后者在于加强公共场所的卫生管理，禁止患者出入公用浴池和游泳池；注意个人卫生，不用手揉眼，不公用洗脸用具等。眼科门诊则应严格器械消毒，严防交叉感染发生。

（白雪帆 杜 虹）

bíbìngdúshǔxìng jíbìng

鼻病毒属性疾病 （disease caused by rhinovirus） 人鼻病毒所致急性或慢性呼吸道感染性疾病。人鼻病毒（human rhinovirus，HRV）是致呼吸道感染众多病毒中的重要成员，10%~20%成年人感冒和15%~30%婴幼儿感冒由HRV感染引起。重症HRV感染会出现哮喘、充血性心力衰竭、支气管扩张症、囊性纤维化等严重并发症，且 HRV 多与其他呼吸道病毒如呼吸道合胞病毒、腺病毒、副流感病毒、冠状病毒及肠道病毒等合并感染。HRV 感染后还可能出现较严重的后遗症，严重影响患者生活质量。

HRV 属小 RNA 病毒科，肠道病毒属，已确认 120 余个血清型，各种血清型间可发生部分交叉免疫学反应，难以找到特异性血清型别检测方法。

此类疾病呈世界范围内流行，人是 HRV 的自然宿主之一。主要传染源是患者及病毒携带者，经呼吸道传播。人群对 HRV 普遍易感，儿童感染率较高，尤其以 3 岁以下的婴儿多见，感染后可以获得一定程度的免疫力。由于存在众多血清型，仍可导致其他血清型病毒的再次感染发病。

呼吸道上皮细胞是 HRV 感染的主要靶细胞。HRV 与呼吸道上皮细胞的特异性受体即细胞间黏附分子-1 结合，在呼吸道上皮细胞及局部淋巴组织中复制，引起炎症反应。

HRV 感染后表现为普通感冒，临床症状主要为头痛、喷嚏、流涕、咽痛等，病程可持续 1 周。部分患者可出现急性或慢性支气管炎，以及其他呼吸道感染病。对已有慢性阻塞性肺疾病、哮喘及肺纤维化者则可加重。

病毒分离是检测 HRV 的传统方法和诊断 HRV 感染的金标准，但不适合对 HRV 感染进行快速诊断。血清学检测无法区别 HRV 型别，缺乏临床应用价值。反转录聚合酶链反应具有高敏感性和特异性，为 HRV 的诊断提供了较快捷方便的手段。

尚无能够阻止和治疗 HRV 感染的有效药物，临床处理主要是对症治疗。HRV 众多血清型的存在使得多价疫苗的研制难以开展。

(白雪帆 于海涛)

nuòrúbìngdú bìng

诺如病毒病（disease caused by norovirus）　诺如病毒所致急性胃肠炎。此病有起病急、传播速度快、涉及范围广等特点。

病原学　诺如病毒（norovirus，NV）是人类杯状病毒科诺如病毒属的原型代表株。1972 年由卡皮卡恩（Kapikian）等在美国诺瓦克地区一所学校胃肠炎暴发疫情中患者的粪便标本中借助免疫电镜技术发现。此后，世界各地陆续自胃肠炎患者粪便中分离出多种形态与之相似但抗原性略异的病毒样颗粒，称小圆结构病毒、诺瓦克样病毒。直至 2002 年第 8 届国际病毒命名委员会批准名称为诺如病毒。因此，诺瓦克样病毒胃肠炎又称诺如病毒性胃肠炎。

流行病学　NV 的传染源为患者、隐性感染者及健康携带者。粪-口途径是主要传播方式，也可通过污染的水源、物品、食物、空气等传播，常在社区、学校等人群聚集的地方引起暴发。生食贝类食物是导致 NV 急性肠炎暴发流行的常见原因。人群对 NV 普遍易感，但以成人和学龄儿童为主，成人血清抗体阳性率可达 50%~90%。

NV 感染性腹泻在全世界范围内均有流行，全年均可发生。美国每年暴发的非细菌性腹泻中，60%~90% 由 NV 引起。荷兰、英国、日本、澳大利亚等发达国家也有类似情况。在发展中国家，NV 感染性腹泻普遍存在，也常引起暴发流行。在中国 5 岁以下腹泻儿童中，NV 检出率约为 15%，血清学调查表明中国人群中 NV 的感染亦十分普遍。

发病机制　NV 主要引起十二指肠及空肠黏膜的可逆性病变，绒毛上皮变性，绒毛增宽变窄，腺窝增生，固有层单核细胞浸润，病变通常在 2 周内恢复。

临床表现　潜伏期 24~48 小时，最短 12 小时，最长 72 小时。起病较急，主要症状为恶心、呕吐、发热、腹痛和腹泻。儿童患者呕吐普遍，成年人患者腹泻为多，4~8 次/日，粪便为稀便或水样便，无黏液脓血。部分患者可见低热、头痛、肌痛，或咽痛、流涕、咳嗽等呼吸道症状。此病多为自限性，症状可持续 1~3 天。重者可出现脱水症状，危及生命。

诊断　主要依据流行病学资料、临床表现及实验室检查。在一次腹泻流行中符合以下标准者，可初步诊断为 NV 性胃肠炎：①潜伏期 24~48 小时。②50% 以上患者发生呕吐。③病程 12~60 小时。④粪便、血常规检查无特殊发现。⑤排除常见细菌、寄生虫及其他病原体感染。确诊病例除符合临床诊断病例条件外，在粪便标本或呕吐物中检出 NV。NV 抗原或核酸检测可采用电镜直接镜检、酶联免疫吸附试验或聚合酶链反应。血清学检测常用方法有放射免疫法和酶联免疫吸附试验等。

治疗　尚无针对 NV 的特效抗病毒药物，以对症或支持治疗为主，一般不需使用抗菌药。对重症病例尤其是幼儿及体弱者应及时输液或口服补液，以纠正脱水、酸中毒及电解质紊乱。

预防　疫苗的研究仍在继续，口服亚单位疫苗有一定保护作用。其他预防措施主要是积极治疗患者，隔离传染源，加强水源和食物管理。流行季节避免生食海鲜贝壳类食物。幼托、老人护理院等应加强对保育员、护理员的教育和培训，做好隔离消毒工作。

（白雪帆 于海涛）

ruǎnbìngdú bìng
朊病毒病（prion disease） 朊病毒引起以脑组织海绵状病变为特点的一组神经系统退行性疾病。包括人类的散发性克-雅（Creutzfeldt-Jakob）病、家族性克-雅病、新型克-雅病、库鲁（Kuru）病、格斯特曼（Gerstmann）综合征、致死性家族性失眠症等。动物的朊病毒病主要包括羊瘙痒症、牛海绵状脑病（又称疯牛病）等。

病原学 朊病毒又称朊粒，是一种缺乏核酸的蛋白质感染性粒子，其关键成分为朊粒蛋白（prion protein，Prp）。Prp 由 253 个氨基酸组成，分子量 23~30kD。Prp 有两种异构体，分别为细胞朊粒蛋白（cellular prion protein，Prp^C）和 Prp^{SC}，后者是前者在蛋白酶作用下切去 67 个氨基酸的产物。朊病毒的理化性质极其稳定，可耐受煮沸、紫外线照射和电离辐射，但是采用能够使蛋白质消化、变性或化学修饰的方法，如尿酸、苯酚及胰蛋白酶等处理，可使其灭活或减低其感染性。

流行病学 感染朊病毒的动物和人是此病的传染源。人和动物均可通过进食含有 Prp^{SC} 的宿主组织或加工产品而感染，也可通过手术器械、接受来自患者的移植器官或被 Prp^{SC} 污染的生物制剂而感染。人群普遍易感，感染后不能产生保护性免疫。

发病机制 尚不明确。病理改变主要是神经系统的病理损害，尸解见大脑皮质和小脑萎缩，镜下可见弥漫性神经细胞丧失、反应性胶质细胞增生、淀粉样斑块形成和神经细胞空泡样变性。病理损伤可出现在大脑皮质、豆状核、尾状核、丘脑、海马、脑干和脊髓等多个部位。神经细胞死亡后，在脑组织中留下许多小孔如海绵状，故此病又称传染性海绵状脑病。

临床表现 不同型别临床表现各异。

克-雅病 是最常见的人类朊病毒病，多呈散发。潜伏期 15 个月~10 年，最长可达 40 年。多数患者以痴呆、行为异常起病，且进展迅速。另一突出表现是肌阵挛。随病情发展多会出现锥体外系及小脑损害表现，包括行动迟缓、肢体僵直、眼球及肢体震颤和共济失调。典型表现通常是先出现痴呆后有共济失调。患者多在起病后 1 年内死亡。

新型克-雅病 与经典克-雅病不同，患者发病与进食患牛海绵状脑病的病牛肉密切相关，发病年龄较轻，周围感觉障碍、行为异常和运动失调尤为突出。病程平均为 14 个月，缺乏克-雅病的脑电图改变。

库鲁病 是最早被研究的人类朊病毒病，曾经仅见于巴布亚-新几内亚东部高原有食用已故者脏器习俗的土著部落。潜伏期 4~30 年不等，起病隐匿，前驱期患者仅感头痛及关节疼痛，继之出现共济失调、震颤、不自主运动等，病程晚期出现进行性加重的痴呆和严重营养不良，最终出现尿便失禁、吞咽困难、对刺激无反应、压疮和肺炎而死亡。

格斯特曼（Gerstmann）综合征 罕见，源于人朊病毒蛋白基因突变，绝大多数为家族性常染色体显性遗传。发病年龄多在 40~50 岁，平均病程 5 年，以小脑病变表现为主，如共济失调、步履蹒跚和行走障碍等，可伴辨距障碍、构音障碍、肢体及眼球震颤等，肌阵挛少见。

致死性家族性失眠症 是一种家族性常染色体遗传性朊病毒病，多在中晚年起病，平均病程 13 个月。早期出现注意力障碍、记忆缺失、幻觉及思绪混乱，继而出现进行性加重的失眠，常伴自主神经功能失调，如多汗、低热、心动过速及血压升高等。尚可出现共济失调、肌阵挛、肌张力过高、神经反射亢进及构音障碍等表现，多数患者伴肾上腺皮质激素分泌减少等内分泌异常。患者生存期 2 个月~12 年不等。

诊断与鉴别诊断 主要依靠临床典型症状和体征，参考实验室检查，结合流行病学史进行诊断。①病变脑组织可见海绵状空泡、淀粉样斑块、神经细胞丢失伴胶质细胞增生，极少白细胞浸润等炎症反应。电镜下可见羊瘙痒病相关纤维，为朊病毒感染所特有，可作为特异性诊断标志。②采用免疫组织化学、免疫印迹、酶联免疫吸附试验等检测组织中的 Prp^{SC}。③将可疑组织匀浆脑内或口服接种于羊、鼠等动物，观察其发病情况，发病后取其脑组织检查特征性病理改变。④脑电图检查有特征性的周期性尖锐复合波，有辅助诊断价值。⑤从患者外周血白细胞提取 DNA，对 PrP 基因（PRNP）进行聚合酶链反应扩增及序列测定，可发现 PRNP 的特征性突变。

此病需与阿尔茨海默病、多发性硬化等疾病鉴别。

治疗 尚无特效方法，以对症支持治疗为主。

预后 病程迁延，预后极差，所有病者均为致命性。

预防 疫苗研制尚未成功。

应及时屠宰朊病毒病病畜及可疑病畜，并对动物尸体妥善处理。不食用朊病毒动物肉类及制品，不以动物组织饲料喂养动物。此病患者及有病家族史者的器官、组织和体液不能用于移植和生物制剂原料，不能献血。患者不需隔离。凡接触此病的医务人员，均需注意个人防护及消毒。

(白雪帆 杜虹)

yīyuántǐ bìng

衣原体病 (chlamydial disease)

各种衣原体引起的一组感染性疾病。主要引起人与禽类感染。近年来发现人类此病增加，且部分危害极大而被重视。

衣原体是一类介于病毒、细菌与立克次体之间的微生物，更近似于细菌，在微生物学分类上属于细菌门、立克次体纲、衣原体目及衣原体属。可通过过滤器，本身无能量系统，缺乏 ATP 酶，能量必须由宿主细胞提供，且严格细胞内寄生，故有"能量寄生虫"之称，是有独立生活中期的原核细胞型微生物。

衣原体按其不同发育阶段，有 3 种存在形态，分别称为原体、始体及中间型。原体为小球型颗粒，有感染力，它是一种不能运动的球状细胞。原体逐渐伸长，形成无感染力的繁殖性颗粒，称为始体，又称网状小体，是一种薄壁的球状细胞，形体较大。中间型即为上两者的过渡阶段。

衣原体有其独特的生活周期，分为两个阶段：代谢不活跃的细胞外期和增殖性的细胞内期。①原体感染后吸附于宿主细胞表面，经细胞吞饮作用进入细胞内，在原体外形成空泡，感染 12 小时后在胞质内形成圆形包涵体，与周围胞质有明显界限。②细胞被感染后 15 ~ 20 小时，原体体积逐渐增大而成为网状小体，是衣原体在细胞内生活周期的繁殖期，进行二分裂繁殖，感染细胞 20 小时后，宿主细胞内充满这两种颗粒。网状小体经过中间体阶段称为新的原体，感染后 24 ~ 48 小时，充满原体包涵体的细胞破裂，释放出大量新的原体再感染细胞，开始新的生活周期，每一周期 48 ~ 72 小时。

多数衣原体可在 6 ~ 8 日龄的鸡胚或鸭胚卵黄囊中生长繁殖，在其囊膜中可查包涵体、原体、始体颗粒及其属特异性抗原。亦可在一些原代或传代细胞株中生长繁殖进行分离培养。还可经动物如小白鼠接种分离。

衣原体在外界抵抗力弱，对常用消毒剂如 0.1% 甲醛、2% 甲酚皂及 70% 乙醇等均敏感，数分钟即可杀灭。对热亦敏感。56 ~ 60℃ 5 ~ 10 分钟即可使其灭活。但耐低温干燥，-70℃可保存数年，冰冻干燥可保存数十年。

衣原体属有共同的属抗原，根据其抗原性质、原体包涵体形态及胞质含糖原碘染色等的不同分 3 种：鹦鹉热衣原体、沙眼衣原体和肺炎衣原体。共同特点是有 RNA 及 DNA 两种核酸，有细胞壁，以二分裂方式繁殖，含核糖体及复杂的酶系统，多种抗生素及磺胺类均能抑制其生长繁殖。

这 3 种衣原体均可引起肺部感染。鹦鹉热衣原体可通过感染有该种衣原体的禽类，如鹦鹉、孔雀、鸡、鸭、鸽等的组织、血液和粪便，以接触和吸入的方式感染给人类，引起呼吸道疾病。沙眼衣原体和肺炎衣原体主要在人类之间以呼吸道飞沫、母婴接触和性接触等方式传播，沙眼衣原体主要引起急性呼吸道感染，肺炎较常见。沙眼衣原体主要引起沙眼、泌尿生殖系统感染、淋巴肉芽肿，在婴幼儿中引起肺炎。

各种衣原体感染的临床表现缺乏特异性，且有大量无症状感染及轻型患者，所以实验室检查对诊断非常重要，包括抗原和包涵体检测、衣原体核酸检测及特异性抗体检测等。

(盛吉芳)

shāyǎnyīyuántǐ bìng

沙眼衣原体病 (chlamydia trachomatis)

沙眼衣原体感染所致疾病。包括沙眼、包涵体结膜炎、泌尿生殖系统感染及性病性淋巴肉芽肿。

病原学 沙眼衣原体是一类在细胞内寄生的微生物，大小 250 ~ 450nm。革兰阴性，呈圆形或椭圆形，含 DNA、RNA 及核糖体，有黏肽组成的细胞壁。沙眼衣原体有独特的发育周期，并以二分裂方式繁殖，形成包涵体。分为 3 个生物型，即小鼠生物型、沙眼生物型和性病性淋巴肉芽肿 (LGV) 生物型，后两者与人类疾病有关。应用间接微量免疫荧光试验，沙眼生物型又分 14 个血清型，LGV 生物型又有 L1、L2、L2a、L3 共 4 个血清型。沙眼衣原体不耐热，在室温下迅速丧失其传染性，50℃ 30 分钟即可将其杀死。但衣原体耐寒，-70℃下能存活数年。四环素、红霉素、氯霉素对其有抑制作用，链霉素、新霉素则无效。常用消毒剂如 0.1% 甲醛、0.5% 苯酚可将其迅速灭活。

发病机制 沙眼衣原体易侵犯柱状上皮细胞如尿道、子宫颈内膜、子宫内膜、输卵管皱襞上皮以及眼、鼻咽及直肠黏膜，并引起病变，不侵犯阴道扁平上皮，故感染后仅寄生于阴道但并不引起阴道炎。一般急性感染时机体反应轻微常无症状而临床无急性期。除衣原体本身引起病变外，机体免疫反应亦参与发病，衣原体膜上的脂多糖可诱发机体免疫反应，其代谢产物亦可引起变态反应，病原体寄生于细胞内可逃避免疫防卫作用。病原体在细胞内持续感染并繁殖，并不断感染新的细胞，造成人体内反复持续感染。急性感染时局部主要是中性多核细胞反应，慢性感染时引起单核细胞反应。长期反复的炎症病变，加之机体的免疫反应，可导致瘢痕形成。

临床表现 沙眼衣原体多感染表层细胞，故鼻咽、眼、子宫颈、尿道及直肠黏膜易受染致病，局部症状明显，并易反复感染加重病变。多无明显全身症状。

泌尿生殖系统感染 成年人最常见的表现。男性患者50%~60%非淋球菌尿道炎是由沙眼衣原体感染引起，约20%无明显症状，大多症状轻微，可有尿频、尿急、排尿不畅、尿道黏膜充血及分泌物增加。若不及时彻底治疗易转为慢性。约75%女性患者早期无明显症状。可有尿道炎，表现为尿频、尿急及尿痛。最常见的是子宫颈炎及宫颈糜烂，表现为阴道黏液脓性分泌物及性交后出血，若不及时治疗，感染可上行发展为子宫内膜炎和输卵管炎，可有发热、腹痛及阴道出血，可致不孕或异位妊娠。妊娠期间感染可损伤胚胎导致流产、早产、死胎及产后盆腔炎，并经产道传给新生儿引起感染，其感染率高达50%~70%。

性病性淋巴肉芽肿 又称第四性病，是L2型沙眼衣原体感染所致急性或慢性性传播疾病。潜伏期多为10~14天。主要病变累及外生殖器、腹股沟、直肠和肛门引流部位的淋巴系统，引起局部坏死和溃疡、感染性腹股沟淋巴结炎、直肠炎、直肠结肠炎，晚期可有象皮肿或直肠狭窄。

沙眼和包涵体结膜炎 初期可无症状或仅感眼部干燥、发痒或异物感，待出现并发症后才有疼痛、畏光、流泪或视力下降。

新生儿沙眼衣原体感染 10%患者可无症状。可有包涵体结膜炎，多在出生后5~14天出现。亦可有肺炎，发生率约30%，多在出生后4~12周，少数在2周出现，表现为咳嗽、喘息，肺部可闻及啰音，严重者可有呼吸困难和发绀，可伴心动过速，大多不发热。少数可有高热、咳嗽、淋巴结和脾大，易误诊为淋巴瘤。亦可有中耳炎或心肌炎。

诊断 除具有上述沙眼、包涵体结膜炎、尿道炎、子宫颈炎、子宫内膜炎及性病性淋巴肉芽肿等临床表现外，确诊应进行病原学和/或免疫学检查。病原学的分离培养是最可靠的诊断方法。

鉴别诊断 需与其他病原体引起的泌尿生殖系统感染、结膜炎及肺炎鉴别，主要依据相应病原学及免疫学检查。性病性淋巴肉芽肿应与硬下疳鉴别。

治疗 ①泌尿生殖系统感染：可用四环素或红霉素，疗程2~3周。亦可用多西环素、阿奇霉素、克林霉素、氧氟沙星或利福平等，孕妇及哺乳期妇女及儿童不用四环素及诺酮类药。②性病性淋巴肉芽肿：早期治疗对防止其慢性化，预防直肠狭窄、肠梗阻、肠穿孔及降低病死率均非常重要。常用多西环素或红霉素或复方磺胺甲噁唑，连用21天，随访至症状、体征恢复正常，需3~6周。慢性感染导致广泛瘢痕、脓肿或窦道形成，有时需手术引流或手术重建。③沙眼及包涵体结膜炎：局部可滴用0.1%利福平或15%磺胺醋酰钠滴眼液，晚上用四环素或红霉素软膏。儿童包涵体结膜炎应用红霉素，疗程10~14天。肺炎亦用红霉素，疗程14~21天。④其他：眼部并发症如严重的内翻倒睫，性病性淋巴肉芽肿所致化脓性淋巴结炎、象皮肿、严重的直肠狭窄或尿道狭窄及某些女性不孕的合并症等需手术治疗。

预后 治疗后可出现复发和再感染。若两次发病病原体为同一血清型，则多为复发；若相隔时间长亦不能排除再感染。

预防 注意个人卫生，不共用毛巾及面盆等生活用具。患者个人卫生生活用具定期消毒以防再感染。高危人群可定期服药如多西环素。受染孕妇应及时治疗以防传给新生儿，并可减少围生期并发症。

（盛吉芳）

shāyǎn

沙眼（trachoma） 沙眼衣原体所致慢性传染性结膜炎。呈世界流行，是最常见的失明原因。据估计全世界沙眼患者约4亿，有7060万人引起终末期眼病，有700万~900万人因沙眼而失明，占致盲病因的第二位。中国沙眼衣原体感染率为7%~30%，列致盲病因第三位。沙眼衣原体还可引起围生期感染，引起新生儿结膜炎及肺炎。主要通过眼-手-眼传播，可通过共用毛巾、洗澡用品或游泳池水污染等接触传播。

初期可无症状或仅感眼部干燥、发痒或异物感，待出现并发症后才有疼痛、畏光、流泪或视力下降。有如下表现。①乳头增生及滤泡形成：临床表现为睑结膜充血，乳头增生、肿胀、增厚和表面粗糙不平，其上可有大小不一的圆形、椭圆形或不规则的滤泡，此为沙眼活动期病变，和一般结膜炎病变相似而非沙眼特异。②瘢痕形成：此时病变进入修复阶段，炎症逐渐消失，在上述病变的睑结膜上有粗细不等、走行不一的灰白色或黄白色细线，多数细线联接成网状，甚至形成黄白色片状瘢痕，残余的乳头及滤泡变扁变小或全部纤维化。睑结膜连同睑板由于纤维化瘢痕形成和吸收，致睑板变形、缩短、睑内翻及倒睫，引起角膜病变、视力下降，此为沙眼重要且典型的病变。穹隆部因瘢痕收缩而变浅，形成眼球后粘连。③角膜血管翳：是沙眼衣原体侵犯角膜的原发损害，是具有诊断价值的特异性表现之一。沙眼衣原体感染早期，除结膜病变外角膜亦受侵犯并出现病变，角膜上缘出现上皮下细胞浸润，结膜毛细血管终端出现新生血管，越过角膜缘并向角膜内生长形成血管翳，血管之间有细胞浸润，使角膜失去透明度。按不同程度可分为稀薄血管翳、血管性血管翳、厚血管翳、全角膜血管翳。

沙眼的并发症及后遗症如下：①上睑下垂。②睑内翻倒睫。③角膜溃疡。④慢性泪囊炎。⑤眼球后粘连。

除具有上述沙眼的临床表现外，确诊需进行病原学或免疫学检查。目前公认病原体分离培养为最可靠的诊断方法。此病应与其他病原引起的结膜炎鉴别。

治疗局部可用 0.1% 利福平或 15% 磺胺醋酰钠滴眼液，晚上用四环素或红霉素软膏。眼部并发症严重如严重的内翻倒睫，需手术治疗。

沙眼的预防是注意个人卫生，不共用毛巾及面盆等生活用具。患者个人卫生生活用具定期消毒以防再感染。高危人群可定期服药如多西环素。受染孕妇应及时治疗以防传给新生儿，并可减少围生期并发症。

（盛吉芳）

yīngwǔrè

鹦鹉热（psittacosis） 鹦鹉衣原体所致急性传染病。又称鸟热。

病原学 病原体为鹦鹉热衣原体，该衣原体首先从鹦鹉体内分离，原体圆形，核质周围原浆区狭窄，包涵体不含糖原，碘染色阴性。在许多细胞培养系统中均能良好生长发育，亦可在鸡胚卵黄囊中生长。鹦鹉热衣原体至少有 8 个血清型，但目前尚未用于临床分型。在外界抵抗弱，但能耐低温。

流行病学 传染源是病鸟和病原携带鸟。已发现 140 余种鸟类可感染并携带病原体，如鹦鹉、鸡、鸭、火鸡、鸽、雀等及野禽类如鸥、白鹭、海燕等，主要传染源是观赏的鹦鹉。传播途径主要是呼吸道传播，可通过飞沫直接传播，亦可通过排泄物污染尘埃而间接传播。人群普遍易感，感染机会与禽类接触机会多少有关，饲养鸡、鸭、鸽者以及禽类标本制作者易感染此病。隐性感染、亚临床型感染及轻症患者多见，但感染后免疫力不持久，易复发及再感染。此病分布于世界各地，亦曾发生暴发流行，但近年患者不多，中国某鸭场曾有此病发生及流行，认为是养禽类的一种职业病。

发病机制 尚不清楚，鹦鹉热衣原体多由呼吸道侵入，进入血液循环后，主要侵入单核-巨噬细胞系统并在其内繁殖。可侵犯肺部，病变常始于肺门，向周围播散，引起小叶性肺炎及间质性肺炎，亦可侵犯肝、脾、肾、脑膜、心肌、心内膜及消化道等肺外器官，引起肝局部坏死、脾大等相应病变，但病变均较轻。

临床表现 潜伏期 1~2 周，症状轻重不等，轻症无明显症状或轻微流感样表现，严重病例可致死亡。多表现为非典型肺炎，缺少特异性临床表现，分型如下。

肺炎型 表现为发热及流感样症状，起病急，体温于 1~2 天内可上升至 40℃，伴发冷、寒战、乏力、头痛及全身关节肌肉疼痛，可有结膜炎、皮疹或鼻出血；高热持续 1~2 周后逐渐下降，热程 3~4 周，少数可达数月；发热同时或数日后出现咳嗽，多为干咳，可有少量黏液痰或血痰，胸闷、胸痛，严重者有呼吸困难及发绀，但肺部体征常比症状轻，可有肺实变征、湿啰音，少数可有胸膜摩擦音或胸腔积液；可有食欲减退、恶心、呕吐等消化道症状；肝脾大甚至出现黄疸；心肌炎、心内膜炎及心包炎等；亦可有头痛、失眠、反应迟钝或易激动，重者有嗜睡、定向障碍、谵妄及昏迷。

伤寒样或中毒败血症型 高热、头痛、全身疼痛、相对缓脉及肝脾大等，易发生心肌炎、心内膜炎及脑膜炎等并发症，严重者有昏迷及急性肾衰竭，可迅速死亡。

诊断 流行病学资料：当地有此病发生及流行，有观赏鸟类嗜好或鸟类接触史，但据统计约 20% 患者无此病史。临床以肺炎表现伴脾大为主要表现。肺部影像学检查有肺炎表现。确诊有赖于血清学检出特异体抗体和/或特异体包涵体。亦可对患者接触过的可疑鸟类进行病原学检测，有助于诊断。

鉴别诊断 应与其他病原体

引起的肺炎鉴别，包括军团菌肺炎、支原体肺炎、肺炎衣原体肺炎、病毒性肺炎、传染性非典型性肺炎及肺结核等。全身症状严重者应与伤寒、败血症及粟粒性肺结核鉴别。

治疗 ①病原学治疗：可首选四环素或红霉素，用药 24～48 小时后，发热及症状均缓解，继续药 7～14 天。儿童则用红霉素治疗。②对症治疗：针对高热及咳嗽等症状，予以解热镇痛及镇咳药，全身症状严重者可予以糖皮质激素治疗。

预后 若不经治疗，病死率为 20%，抗生素治疗后可下降至 10% 以下。

预防 综合预防措施。严格执行养禽类、鸟类贸易市场及运输过程中的检疫制度，进口鸟类尤其对南美、澳大利亚、远东及美国鹦鹉，应严格检查及加强海关检疫。发生感染的场所严格消毒、检疫和监督。家禽饲料中定期加入四环素，可有效预防此病的发生及流行。

（盛吉芳）

fèiyányīyuántǐ bìng
肺炎衣原体病（Chlamydophila pneumoniae infection）
肺炎衣原体所致感染性疾病。主要引起成人及青少年的非典型肺炎，亦可引起支气管炎、咽炎及扁桃体炎等急性呼吸道感染。在引起肺炎的病因中，肺炎衣原体是继肺炎链球菌、流感嗜血杆菌后引起社区获得性肺炎的重要病原体及死亡的原因之一。亦发现肺炎衣原体感染与冠心病、心肌梗死及扩张型心肌病等心血管疾病及脑血管疾病的发生明显相关。

病原学 病原体为肺炎衣原体，其形态与另外两种衣原体有不同，但近似鹦鹉热衣原体，包涵体为致密卵圆形，不含糖原，碘染色阴性。肺炎衣原体的主要外膜蛋白为主要结构蛋白，其最重要的是热休克蛋白，是最重要的致病物质，尤其与血管内膜损伤及动脉粥样硬化的形成密切相关。组织培养比其他衣原体困难。

流行病学 传染源为患者及无症状病原携带者，后者数量不多且不易察觉，故在此病传播上更重要。主要经呼吸道传播。人群普遍易感，隐性感染率高，且再感染及反复发作相当常见。此病的发生及流行在热带国家地区高于北部发达国家，有的地区 5～14 岁年龄组发病率高于成年人。发病可有散发和流行交替出现的周期性，散发发病 3～4 年后可有 2～3 年的流行期，此间可发生短期暴发。

发病机制 尚不清楚。肺炎衣原体侵入人体后，主要引起单核-巨噬细胞反应，肺泡巨噬细胞作为病原体贮存和传播的载体，造成其在宿主细体内的持续感染。主要表现为间质性肺炎，其感染易形成慢性，故与许多慢性感染有关，如冠心病、动脉粥样硬化、慢性阻塞性肺疾病、支气管哮喘、结节病及反应性关节炎等。

临床表现 潜伏期 10～65 天。缺乏特异性临床表现，无症状感染和轻症患者常见。①急性呼吸系统感染是其主要表现，如咽炎、喉炎、鼻窦炎、中耳炎、支气管及肺炎，以肺炎最常见，占 50% 以上，支气管炎次之。②少数患者表现为伤寒型，如出现高热、头痛、相对缓脉及肝脾大等，易发生心肌炎、心内膜炎及脑膜炎等并发症，严重者昏迷及急性肾衰竭，表现类似重症伤寒。③肺炎衣原体感染与动脉硬化、冠心病等有相关性。④尚可引起虹膜炎、肝炎、心内膜炎、脑膜炎及结节红斑等，是艾滋病、恶性肿瘤或白血病等发生继发感染的重要病原之一。

诊断与鉴别诊断 此病缺乏特异性的临床表现，对有肺炎或上述临床表现的患者，若疑诊此病，可做病原学或免疫学检测确诊。

此病需与其他病原体引起的肺炎如支原体肺炎、病毒性肺炎、传染性非典型肺炎、军团菌肺炎及其他细菌性肺炎鉴别。

治疗 肺炎衣原体对四环素、红霉素及喹诺酮类药物均极敏感，对磺胺类耐药，故常用四环素或红霉素，亦可用多西环素。孕妇、哺乳期妇女及儿童禁用四环素和喹诺酮类药物。儿童可用克拉霉素，疗效较好。部分病例停药后可复发，尤其是应用红霉素治疗者，再用四环素或多西环素治疗仍有效。

（盛吉芳）

zhīyuántǐ bìng
支原体病（mycoplasma infection）
支原体所致一类传染病。

支原体是一类无细胞壁只有细胞膜的原核生物，为目前发现最小、最简单的细胞，也是唯一一种无细胞壁的原核细胞。在微生物学上归属硬壁菌门、柔膜体纲、支原体目，其下分 4 个科。①支原体科：生长时需固醇类。②无胆甾原体科：生长时不需固醇类。③螺原体科：生长时需固醇类，被认为是植物和昆虫的支原体。④厌氧原体科。

支原体广泛寄生于自然界，种类繁多，各种属支原体的生物学特性不同，对机体的致病性也有不同。即使同一种属支原体，因结构的细微差异，生物学特性也会不同，而其致病性亦会有差异。已发现支原体属有 70 个种，其中 14 个种对人有致病性，主要有肺炎支原体、解脲脲原体、人型支原体、生殖支原体及发酵支原体，在临床上可引起呼吸道及泌尿生殖系统感染。支原体感染与其他疾病的发生可能有关，如可从类风湿关节炎患者的关节滑膜液中分离出发酵支原体。近年来从艾滋病患者的尿液、淋巴细胞培养液及血清中分离出 3 种支原体，即发酵支原体无名株、穿透支原体及梨支原体，国外学者认为这 3 种支原体能促进无症状的人类免疫缺陷病毒阳性者进展为有症状的艾滋病。

支原体感染在人群中广泛存在及传播，尤其在性病中是极重要的病原体。在欧美国家人群感染率为 10%~70%，尤其在性乱者、同性恋、妓女、淋病及其他性病患者中发病率高。中国亦有此病发生。

临床上可由两种支原体混合感染，如人型支原体和解脲脲原体混合感染引起人泌尿系统感染。支原体亦可与其他病原体如病毒、细菌混合感染，如肺炎支原体与呼吸道病毒混合感染，显著超过单独支原体感染；在艾滋病患者中支原体的检出率亦高于健康人群。混合感染时，一种病原体对另一种病原体有活化作用，如对人类免疫缺陷病毒及其他肿瘤病毒的复制有促进作用，故混合感染时病情更严重。

支原体致病性与免疫力特点：它不侵入机体组织和血液，而是在呼吸道或泌尿生殖道上皮细胞黏附并定居，通过不同机制引起细胞损伤，如获取细胞膜上的脂质与胆固醇造成膜损伤，释放神经（外）毒素、磷酸酶及过氧化氢等。还可通过免疫反应引起全身各部位病理损伤。巨噬细胞、

IgG 及 IgM 对支原体均有一定的杀伤作用。呼吸道黏膜产生的 sIgA 抗体已证明有阻止支原体吸附的作用。在儿童中，致敏淋巴细胞可增强机体对肺炎支原体的抵抗力。

肺炎支原体可引起非典型肺炎，人型支原体、生殖支原体和解脲脲原体可引起泌尿生殖系统感染。解脲脲原体感染与男性不育、女性不孕及尿路结石的形成有关。

(盛吉芳)

fèiyánzhīyuántǐ bìng

肺炎支原体病 （*Mycoplasma pneumonia* infection） 肺炎支原体所致感染性疾病。因细菌学检查阴性曾称原发性非典型肺炎。肺炎支原体是人呼吸道感染的主要病原体之一，主要引起急性呼吸道感染性疾病。支原体肺炎临床并不少见，中国统计约占成年人肺炎的 20%，仅次于链球菌肺炎。

病原学 目前只发现一个血清型。见支原体病。

流行病学 患者及肺炎支原体携带者为主要传染源，潜伏期末即有传染性。病初 4~6 天传染性最强，3~5 周后消失。肺炎支原体由感染者的鼻、咽、喉、气管分泌排出，病原体借直接接触或经口、鼻分泌物与痰的飞沫而传播。人群普遍易感，5~20 岁发病较多，45 岁以上成年人可发生再感染。约 25% 可为隐性感染而无症状。免疫力低下者较易感染，病后免疫力不充分，还可再次感染，50 岁以上人群大多有抗体。此病呈世界分布，四季均可发生，以冬春季较多见，可呈周期性小流行，亦可散发，间隔 4~5 年。家庭、学校及军营中易引起流行。

发病机制 尚未明了，目前公认的主要是直接损害和免疫反应两种方式，后者在肺外致病中

尤为突出。肺炎支原体侵入呼吸道后，首先借滑行运动定位于纤毛毡的隐窝内，以其尖端特殊结构牢固地黏附于黏膜上皮细胞膜的受体上，抵抗黏膜纤毛的清除和巨噬细胞的吞噬，由此在呼吸道立足，这是致病的先决条件。在此基础上，支原体通过其产生的过氧化氢与膜的内酯成分产生毒性效应引起宿主细胞膜损伤。肺炎支原体抗原与人体心、肺、肝、脑、肾和平滑肌等组织存在部分共同抗原，感染后可产生相应组织的自身抗体，并形成免疫复合物，可引起肺内或肺外多种病变，如肺炎、皮疹、心肌炎、肾小球肾炎、溶血性贫血等。

临床表现 潜伏期 2~3 周。临床表现可多种多样，典型表现如下：①起病缓慢、畏寒、发热、乏力、头痛、全身不适及咳嗽等上感症状，2~3 天后症状加重，可有高热、畏寒、肌肉疼痛。②剧烈顽固性干咳为此病的重要特征，无痰或少量黏痰或血痰，一般情况良好，很少出现气促及发绀。肺部体征多不明显，肺实变征少见，可有哮鸣音、湿啰音，偶有胸膜摩擦音。症状重而肺部体征少亦是此病特征。③年幼者可有鼻咽炎或耳鼓膜炎，伴局部疱疹，引起咽痛及淋巴结肿大。少数患者可有皮疹或红斑。④病程长短不一，一般在 2 周以内，亦有长达 4~6 周者。可于数周后复发。⑤少数患者可有肺外病变。

肺外病变表现：①脑膜炎、脑炎、多发性神经炎、横贯性脊髓炎及吉兰-巴雷综合征等，多在呼吸系统症状出现后 2 周开始，常持续数月。②心包炎、心肌炎及传导阻滞等。③溶血性贫血、阵发性睡眠性血红蛋白尿症、弥散性血管内凝血及血小板减少性

紫癜等。④急性胰腺炎及肝功能异常等。⑤肾小球肾炎。⑥非特异性关节炎及皮疹等。

诊断与鉴别诊断 诊断依据流行病学（接触史）、临床特征、实验室检查（白细胞计数大多正常或轻度增高、红细胞沉降率多增快、血清冷凝集试验阳性）及常规经验性抗炎治疗无效等。

此病应与流行性感冒、病毒性肺炎、细菌性肺炎、鹦鹉热、Q 热、百日咳、传染性单核细胞增多症、肺结核、肺真菌病等鉴别。

治疗 ①病原体治疗：支原体对所有作用于细胞壁的药物均耐药，故对青霉素、磺胺类、头孢菌素及万古霉素均耐药。红霉素、四环素、链霉素及氯霉素等抗生素作用于核蛋白体，而喹诺酮类阻止 DNA 复制，可抑制或影响蛋白质合成，有杀灭支原体的作用，用于临床常规治疗。新一代大环内酯类中的阿奇霉素和新型喹诺酮类药物在肺炎支原体感染治疗中占据主导地位。多数患者治疗后 24 小时内体温下降，临床症状亦同时好转，肺部 X 线表现需 1~2 周后才恢复。②一般及对症治疗：包括呼吸道隔离，保持室内空气新鲜流通，进食易消化食物加强营养。病情严重者可使用糖皮质激素治疗。若病情迁延不愈或加剧，应考虑肺外并发症的可能，出现肺外并发症者需积极针对性处理。

预防 对密集易感人群应用土霉素预防有效。疫苗尚未普遍应用。

（盛吉芳）

shēngzhízhīyuántǐ bìng

生殖支原体病（genital mycoplasma infection） 人型支原体、生殖支原体及解脲脲原体所致感染性疾病。其中人型支原体和生殖支原体可引起盆腔炎、宫颈炎、子宫内膜炎、阴道炎、前列腺炎、阴道炎、阴茎包皮病变，以及胎儿宫内感染。解脲脲原体主要引起非淋菌性尿道炎。尚可引起男性不育及女性不孕。感染病程长，易反复发作成为慢性。

病原学 见支原体病。

流行病学 多见于性生活混乱者，亦可发现在应用口服避孕药的育龄期妇女中。月经期支原体分离率高，提示体内雌激素变化时易发生支原体感染。高危人群：年龄<20 岁；首次性交年龄较小者；有频繁性生活者，尤其多个性伴侣者；有其他性传播疾病感染者；性伴侣有泌尿系统支原体感染者；居住卫生经济状况较差人群；不洁性交 1~4 周后出现临床症状或体征者。

发病机制 病原体侵入人泌尿生殖系统后，黏附到黏膜细胞表面定位并繁殖，可穿入上皮细胞。支原体的致病力低，除产生神经毒素外，不产生剧烈的外毒素。对细胞与器官的伤害，可能与其分泌有毒代谢产物有关。病理改变与细菌性所致者相似。解脲脲原体围生期感染最易受累的脏器为胎盘组织绒毛、膜羊膜。胎儿和新生儿肺、脑基本病理改变为急性和慢性炎症性病变。

临床表现 潜伏期 1~4 周，平均 2 周，作为隐匿性感染而可成为无症状支原体携带者，在某些激发因子的作用下发病，多数无临床症状或仅有轻微不适。可有如下临床表现。①尿道炎：有尿频、尿急、尿痛、尿道烧灼感、排尿困难及尿道出现分泌物，尿道外口红肿，沿尿道可有压痛。亦可引起上尿路炎性改变，在肾小球肾炎、膀胱炎患者中支原体分离率较高，且与膀胱结石的发生有关。②生殖系统感染：可引起鞘膜炎、前列腺炎、盆腔炎、子宫颈炎及阴道炎。盆腔炎多为急性或亚急性输卵管炎及子宫内膜炎。可有畏寒、高热，下腹部疼痛，下腹部压痛及肌紧张，盆腔可有包块。宫颈炎及阴道炎时可有外阴瘙痒、阴道分泌物增多，阴道及宫颈黏膜充血。男性患者可出现排尿不适，尿道口滴白，向阴茎、睾丸、腹股沟等处的放射痛，以钝痛或坠痛为主，部分患者可出现性功能障碍。

支原体感染对精子生成、游动及精子与卵子的结合均有影响，且可引起生殖器官细胞病变，故可引起男性不育及女性不孕。孕妇感染后可引起妊娠早期受精卵的脱落而致流产，易发生羊水过多、妊娠高血压综合征等并发症。可经血行及宫内引起胎儿感染，引起胎儿畸形、先天性心脏病、围生期感染率及围生期病死率增加等。

围生期感染解脲脲原体可引起死胎、死产、流产、早产、出生低体重儿。存活者主要表现如下。①新生儿肺炎：可有急性迁延性及慢性过程。症状轻重不一，多数为亚临床型和轻型，无临床症状或仅表现为轻度呼吸困难，肺内无啰音或少量细湿啰音。胸部 X 线片有小片状阴影或纹理增粗，少数重症者可因呼吸衰竭而死亡。②新生儿脑膜炎：临床表现轻重不一。轻者无症状或仅有轻中度发热、吃奶反应稍差、易激惹等。脑脊液常规正常或轻度异常，支原体培养阳性。病程呈自限性，无后遗症重症者多见于早产儿或极低出生体重儿，临床表现有惊厥或严重抑制。脑脊液常规细胞数增多，中性粒细胞或淋巴细胞比例增高严重者可合并脑室内出血或脑室扩大、脑积水。③败血症：发生率不高，临床症状不典型，仅表现为拒奶、少哭、反应差等非特异性症状。

诊断与鉴别诊断　诊断依据流行病学、临床表现及实验室检查（支原体分离培养）。发病前数周内有与患者或带菌者接触史。对疑诊患者通过支原体培养、特异性抗体检测、DNA 探针和聚合酶链反应技术检测可协助明确病原学诊断。男性患者可取泌尿生殖道分泌物、前列腺液、精液定量培养，可取初段尿、中段尿。女性除宫颈和阴道拭子外，羊水、尿道分泌物也可用于检测。若检测特异性抗体，可采集血液标本。标本采集后应尽快送检，一般不超过 3 小时，因支原体无细胞壁，对干燥特别敏感，且代谢产物积累不利于其生长繁殖。

此病需与淋病及其他病原引起生殖泌尿系统感染鉴别。

治疗　①病原体治疗：大致同肺炎支原体病。红霉素、四环素是常用且被认为有效的抗支原体药物。但随着支原体对抗生素耐药性逐渐增加，若上述药物经验治疗无效，可用多西环素和喹诺酮类药物替代。有条件者，治疗前可检测支原体型别，再根据药敏试验结果选择药物，既可提高疗效，又可避免滥用抗生素造成耐药菌株和耐药率的增加，控制支原体感染和复发。②一般及对症治疗：隔离患者，症状严重者予以对症治疗。

预防　最有效的方法即倡导健康卫生的性生活方式，加强性道德教育，切断性传播疾病的传染途径，有效使用安全套和防止意外受孕。

（盛吉芳）

lìkècìtǐ bìng

立克次体病（rickettsiosis）

立克次体所致多种急性感染性疾病。呈世界性或地方性流行，临床表现轻重不一。

立克次体是一种小的、专性细胞内寄生的革兰阴性病原体，与人类宿主细胞无共生关系，因此可引起细胞代谢紊乱而致其死亡。立克次体在生物学特性介于细菌与病毒之间，在微生物分类上将其列入细菌门，亦有特性不同于细菌而类似于病毒，如专门细胞内寄生，可导致被寄生细胞发生病变和死亡。已知寄生在节肢动物体内的立克次体有 40 余种，其中 10 余种对人类有致病性。立克次体目中可引起人类疾病的有两个科：①立克次体科，下属有立克次体属、东方体属。②无形体科，下属有无形体属、埃里克体属、新立克次体属及沃尔巴体属。其他属立克次体的尚有柯克斯体属。近年来已将巴通体从立克次体目中移出，归入细菌类。不同属、群及种的立克次体，其所致疾病流行病学特点有所不同。

立克次体病的共同特征是：①病原体在自然界中主要在啮齿类动物（鼠类）和家畜（牛、羊、犬）等贮存宿主内繁殖。虱、蚤、蜱、螨等吸血节肢动物为主要传播媒介。②特异性病理改变为广泛的血管周围炎和小血管炎。③临床上呈急性发病，主要临床特点是发热、头痛和皮疹（Q 热除外）与多器官损害。④广谱抗生素有效。治愈后可获持久免疫力，各种立克次病之间有交叉免疫反应。

在中国，病原学上证实的立克次体病有流行性斑疹伤寒、地方性斑疹伤寒、恙虫病、Q 热和北亚蜱传斑点热。

（盛吉芳）

lìkècìtǐ dòu

立克次体痘（rickettsialpox）

小株立克次体所致急性水痘样传染病。临床上以发热、头痛、腰背痛、全身性丘疹和水疱为特征。

病原学　小株立克次体属斑点热立克次体群，其形态与其他斑点热立克次体相同，培养特性亦类似。此种病原体能使雄鼠产生睾丸鞘膜炎致阴囊红肿。小株立克次体有其特异性抗原。

流行病学　主要传染源为鼠类，主要传播媒介为革螨中的血异皮螨。

发病机制　小株立克次体通过革螨叮咬进入人体，首先侵入局部淋巴组织或小血管内皮细胞，引起小血管炎症，管腔堵塞而形成血栓、组织坏死，并出现病理变化和毒血症的临床表现。

临床表现　潜伏期 7～21 天。人被叮咬后，叮咬部位无痛而不被注意，1 周～10 天后患处出现炎症反应，由于局部细胞水肿、增大、变硬，形成直径 1.0～1.5cm 的红斑，随后局部皮肤逐渐分离形成水疱，最后坏死变成焦痂、溃疡。溃疡基底部通常为黑色，边缘绕以红斑。再经 3～7 天，患者突然起病，发热伴畏寒、寒战、大汗淋漓、头痛、食欲减退和畏光，体温 38～40℃，通常持续 1 周。患者在发病期间有头痛、倦怠、肌肉疼痛，然后体温渐退。热程在第 2～4 天，躯干、四肢甚至黏膜有稀疏及散在的皮疹，主要分布于躯干和腹部，罕见于手掌和足底。由斑丘疹而逐渐变为水疱。水疱较硬实，周围有红晕，干枯后形成棕色痂皮，脱落后不留瘢痕。皮疹持续约 1 周。较少侵入内脏，一般病情较轻，多在 2 周内痊愈。偶见并发症是中毒性肝炎。患者丙氨酸转氨酶（ALT）和天冬氨酸转氨酶（AST）升高，但很少出现黄疸。

诊断 依据如下。①流行病学资料：应注意患者于病前 3 周内是否曾在此病流行区被革螨叮咬。②临床表现：突然发病，高热伴畏寒、寒战、头痛，属于减退、皮疹由斑丘疹逐渐变成疱疹和存在焦痂。③实验室检查：可用间接免疫荧光抗体试验检测患者焦痂活检标本中小株立克次体抗原，也可用小鼠腹腔接种分离病原体。

鉴别诊断 ①水痘：多见于未接种水痘疫苗的婴幼儿，以发热及成批出现全身性红色斑丘疹、疱疹、痂疹为特点，无焦痂。血清中抗水痘病毒抗体阳性，而抗小株立克次体抗体阴性。②恙虫病：临床表现与立克次体痘相似，但病情常较重，外斐试验 OXk 抗体效价可达 1∶160 以上，用间接免疫荧光抗体试验可检测出血清中抗恙虫病东方体抗体。③流行性出血热：高热时头痛、腰痛和眼眶痛较明显，体温下降时较常出现休克，皮下有出血点、淤斑，少尿或无尿。血液白细胞总数增高，异型淋巴细胞常超过 10%，血小板明显减少。血清中抗流行性出血热病毒抗体阳性。

治疗 ①一般治疗：患者应注意适当休息，清淡饮食。②病原体治疗：早期酌情选用四环素类、红霉素类抗生素治疗，减轻症状、缩短病程。

预后 此病病情较轻，呈自限性，无死亡病例报道。即使不用药物，预后也好。

预防 主要是做好灭鼠和杀螨工作。防止被革螨叮咬。尚无可用于人体的疫苗，必要时可口服四环素类或大环内酯类抗生素预防。

（盛吉芳）

Q rè

Q 热（Q fever） 贝氏柯克斯体所致自然疫源性传染病。又称柯克斯热。可有急性与慢性临床表现。主要为有畏寒、发热、剧烈头痛、肌肉疼痛，可发生肺炎、胸膜炎、肝炎、心内膜炎、心肌炎、血栓性脉管炎、关节炎和震颤性麻痹等并发症。

病原学 贝氏柯克斯体归属于立克次体科柯克斯体属，其基本特征与其他立克次体相同。

流行病学 家畜是主要传染源，如牛、马、羊、骡、驴、骆驼、犬和猪等。常通过蜱、螨叮咬传播，人通过呼吸道、接触、消化道等途径受染。人群对贝氏柯克斯体普遍易感，特别是屠宰场肉品加工厂、牛奶厂、各种畜牧业、制革皮毛工作者受染概率高，受染后不一定发病，病后免疫力持久。此病分布于全世界，多见于男性青壮年。在中国 Q 热四季均有发病，但以夏秋季居多。

发病机制 贝氏柯克斯体由呼吸道黏膜进入人体，先在局部单核-巨噬细胞内繁殖，然后入血形成柯克斯血症，累及全身各组织、气管，造成小血管、肺、肝等组织病变。血管病变主要是内皮细胞肿胀，可有血栓形成。肺部病变与病毒或支原体肺炎相似。小支气管及肺泡中有纤维蛋白、淋巴细胞及大单核细胞组成的渗出液，严重者类似于大叶性肺炎。国外有柯克斯体引起肺炎性假瘤的报道。可发生心肌炎、心内膜炎、心包炎及肝炎，并可能使脾、肾、睾丸等器官发生病变。

临床表现 潜伏期 12 ~ 39 天，平均 18 天。起病大多急骤，少数较缓。①发热：初起伴畏寒或寒战、头痛、肌痛、乏力，体温在 2~4 天内升至 39~40℃，多呈弛张热，可持续 14 天以上。②头痛：常见剧烈头痛，多见于前额、眼眶后和枕部，常伴肌痛，尤其以腰肌、腓肠肌痛为著，亦可伴关节痛。③消化道症状：常有食欲下降、恶心、呕吐和腹痛等症状。④呼吸道症状：常有咳嗽、胸痛、气促，少数有黏液痰或血性痰。

并发症： ①中毒性肝炎较常见。②30% ~ 80% 患者有肺部病变。③心内膜炎多见于慢性 Q 热，急性 Q 热患者极少发生。

诊断与鉴别诊断 诊断依据：①发热患者病前若有牛、羊等家畜接触史，当地有此病存在，应考虑 Q 热的可能性。②发病 2~4 天内出现高热，呈弛张热，伴剧烈头痛、肌痛、咳嗽和尿色变黄等。③外周血白细胞多在正常范围，血清学外斐试验阴性，病原学检查分离出柯克斯体。

急性 Q 热应与流行性感冒、布氏菌病、钩端螺旋体病、伤寒、病毒性肝炎、支原体肺炎、鹦鹉热等鉴别。慢性 Q 热心内膜炎应与感染性心内膜炎、风湿性心内膜炎鉴别。

治疗 ①一般治疗：病重患者应卧床休息，注意水电解质、维生素和能量的补充，维持酸碱平衡。②病原体治疗：可酌情选用四环素类、大环内酯类或氯霉素治疗。对慢性 Q 热心内膜炎患者疗效差，疗程需长达 4 周，必要时可间隔 2 周后重复治疗。③对症治疗：对高热患者应及时采取物理或药物降温措施，以控制体温。对慢性 Q 热心内膜炎者，必要时可行人工瓣膜置换术。

预后 急性 Q 热大多预后良

好，未经治疗者有 1% 的死亡率。慢性 Q 热若未治疗，常因心内膜炎、心力衰竭而死亡，病死率可达 30%~65%。

预防　患者应隔离，痰及尿便应消毒处理。注意家畜、家禽的管理，灭鼠、灭蜱、灭螨。加强个人防护，野外活动时应穿好防护服并将衣袖或裤管口扎紧，以防被蜱叮咬。对接触家畜机会较多的工作人员可予以疫苗接种，以防感染。牲畜也可接种，以降低发病率。减活疫苗用于皮上划痕或糖丸口服，不良反应少，效果较好。

（盛吉芳）

bāndiǎnrè

斑点热（spotted fever）　一群病原体为斑点热群立克次体所致一组具有自然疫源特征的人畜共患病的总称。主要包括立氏立克次体引起的落基山斑点热、西伯利亚立克次体引起的北亚蜱传斑点热、康氏立克次体引起的纽扣热、澳大利亚立克次体引起的昆士兰蜱传斑疹伤寒、小株立克次体引起的立克次体痘、非洲立克次体引起的非洲立克次体病等。中国除已证明存在的北亚蜱传斑点热外，还新发现了由黑龙江立克次体引起的黑龙江斑点热、内蒙古立克次体引起的内蒙古斑点热及虎林立克次体引起的五日热。

（盛吉芳）

Běiyà píchuán bāndiǎnrè

北亚蜱传斑点热（North Asia tick-borne spotted fever）　西伯利亚立克次体所致自然疫源性急性传染病。又称北亚蜱传立克次体病、西伯利亚蜱媒斑疹伤寒。

病原学　西伯利亚立克次体与其他斑点热群立克次体一样，为专性细胞内寄生，呈二分裂方式繁殖，形态多变，呈球杆状、杆状或球形，大小约 600nm×33nm，革兰阴性，但着色较浅，吉姆萨（Giemsa）染色呈蓝色。耐低温、干燥，对热和一般消毒剂敏感，对氯霉素、四环素类和大环内酯类抗生素敏感。其致病物质已证实有两种：一种是内毒素，由脂多糖组成，具有与肠杆菌科杆菌内毒素相似的多种生物学活性；另一种是磷脂酶 A，可分解脂膜而溶解细胞，导致宿主细胞中毒、凋亡。

流行病学　传播媒介为硬蜱或软蜱。在自然界，西伯利亚立克次体在蜱及哺乳动物中间维持着持续的感染循环。人主要因进入自然疫源地被疫蜱叮咬而感染。

发病机制　西伯利亚立克次体通过蜱的叮咬直接进入人体，首先侵入局部淋巴组织或小血管的内皮细胞。随后分裂繁殖，导致细胞肿胀、中毒，出现血管炎症，管腔堵塞而形成血栓、组织坏死，立克次体进入血液而扩散到肝、脾、肾等处而出现毒血症的临床表现。立克次体还能直接破坏血管内皮细胞，使其通透性增加、血容量下降和水肿。血管活性物质的激活可加剧血管扩张，导致血压降低、休克、弥散性血管内凝血等。发病后期，免疫复合物的参与可加重病理变化和临床表现。

临床表现　潜伏期 4~10 天，平均 7 天。临床表现主要为畏寒或寒战、发热、皮疹、头痛、肌肉疼痛、全身不适及食欲减退，有的出现恶心、呕吐、腹泻和失眠。体温常高达 38~41℃，多呈弛张热，偶呈稽留热。高热可持续 8~10 天。约半数患者在发病 2~4 天后出现皮疹，皮疹多出现于颈、胸、背及四肢，呈向心性发展，多为粟米大小的红色椭圆形斑丘疹，边缘清楚，压之褪色，个别呈出血疹。患者多有被蜱叮咬史，有的可在患者身上找到蜱。在蜱叮咬处可出现棕黑色焦痂，多见于头、颈、肩或腹部，常伴局部淋巴结肿大。病情常较轻，部分患者可出现中毒性肝炎，其他并发症较少发生。

诊断与鉴别诊断　诊断依据：①发病前 2 周内是否到过此病的自然疫源地区，有无被蜱叮咬史。②突然发病，主要为畏寒或寒战、发热、皮疹、头痛、肌肉痛、全身不适及食欲减退，注意寻找焦痂和局部肿大的淋巴结。③外周血白细胞多在正常范围，血小板可减少；血清学检查外斐试验、酶联免疫吸附试验等免疫学检查有诊断意义；病原学检查有助于明确诊断。

此病需与钩端螺旋体病、恙虫病、败血症、流行性出血热等疾病鉴别。

治疗　①一般治疗：患者应卧床休息，注意水电解质、维生素和能量的补充，维持酸碱平衡。②病原体治疗：用四环素类、大环内酯类、氯霉素和喹诺酮类等药物治疗。及早应用可明显缩短病程，减少并发症。③对症治疗：对高热患者应及时采取物理治疗或药物降温措施，以控制体温，减轻痛苦。若出现其他异常情况，亦应适当对症治疗。

预后　此病病情常较轻，病程较短，及时诊断与治疗预后良好，很少死亡。

预防　主要是控制和消灭传播媒介蜱类和宿主鼠类，在疫源地工作或活动时，事先应尽可能杀灭啮齿类动物，清除杂草以破坏蜱的栖息场所。加强个人防护，野外活动时应穿好防护服并将衣袖或裤管扎紧，以防蜱侵入。尚无可供人体应用的北亚蜱传斑点热疫苗，必要时可口服四环素类或大环内酯类抗生素预防。

（盛吉芳）

流行性斑疹伤寒（epidemic typhus）

liúxíngxìng bānzhěnshānghán

普氏立克次体所致急性传染病。又称虱传斑疹伤寒或典型斑疹伤寒。其主要临床特征为急性起病，稽留高热，淤点样皮疹，明显的中枢神经系统症状，自然病程为2~3周。

病原学　见立克次体病。

流行病学　患者是此病唯一的传染源。人虱是主要的传播媒介，体虱为主，其次是头虱，阴虱一般不传播。人群普遍易感，病后可获得持久免疫力。此病多发生在寒冷地区和贫困人群，冬春季发病多，因天冷洗澡更衣少，有利于虱的寄生和繁殖。战争、饥荒、贫困不良的卫生条件及习惯均可引起此病的发生及流行。

发病机制　主要是病原体所致的血管病变（小血管炎）、毒素引起的毒血症和变态反应。病原体侵入人体后，先在小血管及毛细血管内皮细胞内繁殖，引起血管病变。进入血流后引起立克次体血症，在血液循环中繁殖，侵袭全身小血管内皮细胞及引起脏器病变。病原体死亡，释放大量毒素可引起全身中毒症状。病程第2周随着体机体抗感染免疫的产生出现变态反应，使血管病变进一步加重。

主要病理变化是小血管炎，特点是增生性、血栓性、坏死性血管炎及血管周围炎症细胞浸润所形成的立克次体肉芽肿，称为斑疹伤寒结节。此病变可分布全身各组织器官，尤以真皮、心、肺、脑及脑膜、肾等部位明显。以大脑皮质、延髓、基底节的损害最重，脑桥、脊髓次之。脑膜可呈急性浆液性炎症。肺可有间质性炎症和支气管肺炎。肝门管区有嗜碱性单核细胞浸润，肝细胞有不同程度的脂肪变性、灶性坏死及单核细胞浸润。肾脏主要呈间质性炎性病变，并可并发肾小球肾炎。脾可呈急性肿大。

临床表现　潜伏期10~14天，分为以下各型。

典型斑疹伤寒　①发热：起病急骤，体温于1~2天内达到39~40℃，多呈稽留热，伴严重毒血症症状，以及剧烈头痛、烦躁不安、全身不适合、疼痛、球结膜充血等全身毒血症状。②皮疹：90%以上患者在病程第4~5天出现皮疹，1~2天内遍及全身，但面部多无疹。皮疹大小形态不一，1~5mm，初起常为充血性斑疹或丘疹，压之褪色，继之转为暗红色或出血性斑丘疹，压之不褪色，皮疹持续约1周消退。常留有色素沉着。③中枢神经表现：出现早且持续时间长，如神志迟钝、谵妄、狂躁、上肢震颤及无意识动作，甚至昏迷或精神错乱。亦可有脑膜刺激征，但脑脊液检查除压力增高外多正常。④脾大：见于约90%患者，多为轻度肿大。⑤其他：部分中毒重者可发生中毒性心肌炎，表现为心音低钝、心律不齐、奔马律。亦有少数患者发生支气管炎或支气管肺炎。消化系统有食欲减退、恶心、呕吐、腹胀、便秘或腹泻。严重病例可发生多器官功能障碍综合征、严重肺炎和肢端坏疽。

轻型斑疹伤寒　近年来少数散发的流行性斑疹伤寒多呈轻型。其特点为全身中毒症状轻，但全身酸痛，头痛仍较明显。热程短，持续7~14天，体温一般39℃以下，可呈弛张热。无皮疹或少量充血性皮疹，持续时间短。神经系统症状及肝脾大少见。

复发型斑疹伤寒　少数患者既往流行性斑疹伤寒病后立克次体未完全清除，在第一次发病后数年或数十年后再发病。此病通常病程短，病情轻，皮疹稀少或无皮疹，外斐试验常为阴性或低效价，但补体结合试验阳性且效价很高。多发生于成年人，散发，无季节性。

诊断与鉴别诊断　根据流行病学史及临床表现作出临床诊断。确诊依赖于实验室检查，目前仍采用外斐试验，变形杆菌OX19效价>1∶160，尤其效价逐渐升高者有诊断意义。有条件者可做立克次体凝集试验、补体结合试验、间接血凝或间接免疫荧光试验检测特异性抗体。

此病需与其他立克次体病如地方性斑疹伤寒、恙虫病、Q热、伤寒、流行性出血热、回归热等鉴别。

治疗　①一般治疗：保证足够水分和热量，不能进食者应补液，做好护理及病情监护。②病原体治疗：四环素和氯霉素均有效，多选四环素，因氯霉素不良反应多而不作为首选。治疗需持续至体温正常后3天，多数患者治疗后48~72小时退热，头痛和意识障碍也很快消失。多西环素可用于各种立克次体病和任何年龄的患者，小儿用量酌减。③对症治疗：毒血症严重者可短期应用糖皮质激素治疗。剧烈头痛用镇痛镇静药。慎用退热药，以防出汗虚脱。

预后　取决于患者年龄、一般情况、有无并发症、治疗早晚等。有严重毒血症、支气管肺炎、显著中枢神经系统症状者预后不良。典型斑疹伤寒未经治疗者的病死率为 10%~60%。小儿为病死率低的轻型病例。60 岁以上老年患者死亡率最高，合理应用抗生素治疗可使病情恢复。

预防 灭虱是预防此病发生及控制流行的关键。

（盛吉芳）

dìfāngxìng bānzhěnshānghán

地方性斑疹伤寒（endemic typhus）

莫氏立克次体所致急性传染病。又称鼠型斑疹伤寒。其发病机制、病理改变、临床表现及治疗等，均与流行性斑疹伤寒相似，但其病情轻，病程短，皮疹少且出血性少见，预后好。

病原学 莫氏立克次体形态、特点及对热、消毒剂的抵抗力与普氏立克次体相似。两者有共同耐热可溶性抗原而有交叉反应，不耐热的颗粒抗原有所不同，可经补体结合试验及立克次体凝集试验鉴别。

流行病学 传染源主要是褐家鼠和黄胸鼠等，以鼠-鼠蚤-鼠的形式在鼠间传播。鼠蚤在鼠死亡后叮咬人而使人受染，患者亦可是传播源。鼠蚤是主要传播媒介。鼠蚤吸吮病鼠血时，立克次体随血进入蚤肠道内并大量繁殖，叮咬人时并不能将病原体注入人体内，但可排出含有病原体的蚤粪和呕吐物于皮肤上，搔抓时蚤被压碎，其内的病原体通过抓痕进入人体内。人群普遍易感。隐性感染率高，在流行区的健康人群中，50%~80%可测得特异性抗体，感染后及病后可产生强而持久的免疫力，且对普氏立克次体感染亦有相当的免疫力。

发病机制 与流行性斑疹伤寒相似，血管病变较轻，小血管中血栓形成少见，其他脏器亦很少受累。

临床表现 潜伏期 1~2 周。临床表现与流行性斑疹伤寒相似，病情轻，病程短。①发热：起病多急骤，少数患者有 1~2 天的乏力、食欲减退及头痛等前驱期症状。体温逐渐上升，第 1 周末达高峰，多在 39℃ 左右，呈稽留热或弛张热。热程多为 9~14 天，体温多逐渐恢复正常。伴发冷、头痛、全身痛及结膜充血。②中枢神经系统症状：头痛、头晕及失眠等，症状常较轻。烦躁不安、谵妄及昏睡等意识障碍较少见。③皮疹：见于 50%~80% 的患者，皮疹出现时间及特点与流行性斑疹伤寒相似，但皮疹数量少，多为充血性斑丘疹，出血性皮疹极少见。④其他：部分患者有脾大。心肌很少受累，故循环系统症状少见。并发症亦很少发生，少数病例可发生脑膜炎及肺炎。

诊断与鉴别诊断 居住区有此病发生，或近 1 个月内去过疫区，居住区有鼠及被鼠蚤叮咬史更有助于诊断。临床表现与流行性斑疹伤寒相似，全身毒血症状轻、皮疹数量少，出血性皮疹少见，病程短。外斐试验变形杆菌 OX19 凝集试验阳性有助于诊断，有条件可做补体结合试验与流行性斑疹伤寒鉴别。此病临床表现不典型，极易误诊，应与流行性出血热鉴别，两者传染源、流行特点及临床表现有许多相似之处。

治疗 与流行性斑疹伤寒基本相同。可服用多西环素或四环素治疗，两者疗效相同。

预后 大多良好，经有效抗菌药物治疗后痊愈。近年来发生暴发流行，仅极少数严重病例发生多器官功能障碍综合征死亡。

预防 主要是灭鼠、灭虱，对患者进行及早隔离治疗。此病多散发，故多不用预防注射疫苗。若有暴发流行，对高危人群应进行疫苗接种，可用普氏立克次体株灭活疫苗。

（盛吉芳）

yàngchóngbìng

恙虫病（Tsutsugamushi disease）

恙虫病东方体所致急性人畜共患病。又称丛林斑疹伤寒。其临床特点是急性起病、发热、皮疹、淋巴结肿大、肝脾大和被恙螨叮咬处出现焦痂等。

病原学 恙虫病东方体呈圆形、椭圆形或短杆状，为专性细胞内寄生的微生物。以二分裂方式繁殖，繁殖一代所需时间为 8 小时。在多种实验动物中，小鼠最易感。恙虫病东方体是对人具致病力的立克次体中抵抗力最弱的一种，有自然失活、裂解倾向，不易在常温保存。

流行病学 鼠类是主要传染源，以恙螨幼虫为媒介将此病传播给人。

发病机制 人被受感染的恙螨幼虫叮咬后，恙虫病东方体现在局部繁殖，然后进入血流，产生立克次体血症，再到达各器官组织，出现毒血症临床表现。恙虫病东方体死亡后所释放的毒素为致病的主要因素。在局部可引起丘疹、焦痂和溃疡，在全身可引起淋巴结肿大，焦痂附近的淋巴结肿大尤为显著，淋巴结中央可呈坏死。浆膜腔可见黄绿色渗出液。内脏普遍充血，脾常充血，可肿大 2~5 倍；肝亦可肿大；心肌可呈弥漫性或局灶性炎症，可有局灶性出血或变性改变；肺可有出血性肺炎或继发性支气管肺炎；脑可出现脑膜炎；肾脏可呈广泛性急性炎症性改变；胃肠道常广泛充血。

临床表现 潜伏期 4~20 天，常为 10~14 天。一般无前驱症状，多突然起病，体温迅速上升，达

39～40℃，呈持续热、弛张热或不规则热，持续 1～3 周，个别病例可超过 1 个月。多伴畏寒或寒战、剧烈头痛、全身酸痛、疲乏、嗜睡、食欲下降、恶心、呕吐、颜面潮红、眼结膜充血、畏光、失眠和咳嗽等，个别病例还可有眼眶压痛。严重者可出现烦躁、谵妄、听力减退、强直性痉挛、嗜睡和昏迷等，可出现脑膜刺激征及病理反射。①焦痂与溃疡：为此病的特征性表现，可见于 70%～100% 患者。焦痂是恙螨幼虫叮咬、恙虫病东方体侵入人体的部位。人受恙虫病东方体感染的恙螨幼虫叮咬后，局部随后出现红色丘疹，不痛不痒，继成水疱，然后发生坏死和出血，随后结成黑色痂皮，称为焦痂。焦痂脱落后即形成溃疡，其基底部为淡红色肉芽组织，起初有血清样渗出液，随后逐渐减少，形成一个光洁的凹陷面，偶有继发性化脓现象。多见于腋窝、阴囊、外生殖器、腹股沟、会阴、肛周和腰带压迫等潮湿、气味较浓及被压迫部位。②淋巴结肿大：焦痂附近淋巴结常明显肿大，常伴疼痛和压痛。全身浅表淋巴结肿大也相当常见。③皮疹：出现于病程的第 2～8 天，较多见于 4～6 天，少数病例可于发病时即出现皮疹，或迟至第 14 天才出现皮疹。皮疹多呈暗红色充血斑丘疹，也有呈出血者，无痒感，大小不一，多散布于躯干部，向四肢发展。④肝脾大。⑤其他：如眼结膜充血、皮肤充血、心肌炎等。

危重病例可有严重的多器官损害，出现心力衰竭、肾衰竭、循环衰竭及出血倾向，如鼻出血、胃肠道出血，还可发生弥散性血管内凝血。

诊断与鉴别诊断 诊断依据：①发病前 4～20 天是否去过恙虫病流行区，是否在户外工作、露天野营或在灌木草丛中坐、卧等。②突然发病，畏寒或寒战、高热、食欲减退、颜面潮红、淋巴结肿大、肝脾大、斑丘疹，并可发现特征性焦痂或溃疡。③外周血白细胞大多减少或正常。④外斐试验、补体结合试验、免疫荧光抗体试验可以提供诊断依据。⑤病原学检查如间接免疫荧光抗体试验、病原体分离等可确诊。

此病需与钩端螺旋体病、斑疹伤寒、伤寒、败血症、登革热、流行性出血热等鉴别。

治疗 ①一般治疗：患者应卧床休息，进食流质或半流质易消化食物。②病原体治疗：可选用大环内酯类、四环素类、氯霉素、喹诺酮类等抗菌药。③对症治疗：出现严重并发症和合并症者，应及时采取适当的对症治疗措施。

预后 若能及时诊断和治疗，绝大部分患者预后良好。

预防 主要是灭鼠。发病季节应避免在草地上坐卧、晒衣服。在野外流行区工作时，应扎紧袖口及裤脚口。尚无可供人群应用的恙虫病疫苗。

（盛吉芳）

rénlèi dānhéxìbāo rèdài āixībìng
人类单核细胞热带埃希病

（human monocytotropic ehrlichiosis） 埃里克体所致人畜共患自然疫源性疾病。主要表现为发热、寒战、肌痛、皮疹、咳嗽、淋巴结肿大、白细胞及血小板减少、肝肾功能损害及意识障碍等。

病原学 埃里克体属立克次体目，无形体科，是一种革兰阴性专性细胞内寄生的病原体，体外培养要求非常特异的生长条件。

流行病学 硬蜱是主要的传播媒介。

发病机制 该病原体通过蜱的叮咬进入人体，经微血管或淋巴管进入有关脏器。其中菲埃里克体主要存在于脾、肝、骨髓和淋巴结等单核-巨噬细胞系统的器官和组织，主要侵犯单核-巨噬细胞，偶有淋巴细胞，也有些病原体可侵犯宿主的肠上皮细胞、内皮细胞及肥大细胞等，但不侵入中性粒细胞。该病原体在单核-巨噬细胞内生长繁殖，直接引起宿主细胞损害，或诱导机体免疫系统应答，使免疫细胞释放出各种细胞因子和其他炎症介质，导致组织损伤、灶性坏死及肉芽肿形成等。

临床表现 多数患者有突然发热、寒战、头痛、肌痛及关节痛等流感样症状，不少患者同时出现恶心、呕吐、腹痛、腹泻、食欲减退等消化道症状。1/4～1/3 患者出现咳嗽、气促、淋巴结肿大及肝脾大。约 1/3 患者在起病后 5 天出现皮疹，呈斑疹、丘疹或淤点，常位于胸、腿及手臂，儿童多见。严重者可有中枢神经系统损害表现，可出现剧烈头痛、神志不清、嗜睡、视物模糊、脑神经麻痹、癫痫样发作等不同症状。

诊断与鉴别诊断 诊断主要根据流行病学资料、临床表现及血清学检测或聚合酶链反应检查结果。此病应与落基山斑点热、莱姆病等鉴别。

治疗 ①病原体治疗：四环素类是首选药物，用药 24 小时后，大部分患者症状明显改善。亦可选用多西环素或米诺环素。疗程根据病情而定，一般不少于 7 天或热退后再继续用药 3 天。②对症治疗：对热度较高者可用物理降温，对肌痛、头痛者可适当应用解热镇痛药。

大部分患者经治疗后可以康复，死亡者多为老年人或有继发感染者，病死率约为 2%。

预防　野外活动应穿好防护服，扎紧衣袖或裤管，以防蜱叮咬。若发现蜱叮咬，立即将其除去，切忌用手捏碎，叮咬部用碘酒消毒，并预防性服用四环素 3 天。旅游风景地、宿营地周围、林间作业区可用氨基甲酸杀虫剂如 0.5% 的 γ-六氯环己烷等喷洒。

（盛吉芳）

rén lìxìbāo wúxíngtǐ bìng

人粒细胞无形体病 （human granulocytic anaplasmosis）

无形体所致人畜共患自然疫源性疾病。主要表现为发热、寒战、肌痛、皮疹、咳嗽、淋巴结肿大、白细胞及血小板减少、肝肾功能损害及意识障碍等。

无形体属立克次体目、无形体科。硬蜱是主要传播媒介，通常侵犯的宿主靶细胞为血细胞，主要是单核-巨噬细胞、中性粒细胞及血小板，也有些病原体可侵犯宿主的肠上皮细胞、内皮细胞及肥大细胞等。无形体通过蜱的叮咬进入人体内，经微血管或淋巴管进入有关脏器。对人有致病性的主要是嗜吞噬细胞无形体，主要侵犯骨髓前体细胞，在成熟的中性粒细胞中生长繁殖，使中性粒细胞的黏附、游走、吞噬及杀菌能力降低，并影响淋巴细胞，使淋巴细胞有丝分裂及增殖减少，抗体产生减少。由于单核-巨噬细胞相对增多，外周血细胞在肝、脾、淋巴结中破坏也会增多，致患者外周白细胞及血小板减少。

病变常累及多个系统，表现多样。潜伏期 7~21 天。多数患者有突然发热、寒战、头痛、肌痛及关节痛等流感样症状，可伴恶心、呕吐、腹痛、腹泻、食欲减退等消化道症状。皮疹较少见。免疫功能低下、老年患者常并发机会性感染如细菌性或真菌性肺炎。严重者因血小板减少并发弥散性血管内凝血而导致肺部及消化道出血、急性肾衰竭或呼吸衰竭而死亡。

诊断主要根据流行病学资料、临床表现及血清学检测或聚合酶链反应检查结果。此病应与落基山斑点热、莱姆病等鉴别。

治疗同人类单核细胞热带埃希病。多数预后良好，少数死亡者多为老年人或有继发感染者，病死率约为 8%。预防同人类单核细胞热带埃希病。

（盛吉芳）

zhēnjūnxìng jíbìng

真菌性疾病 （fungal disease）

真菌引起侵犯皮肤、黏膜、内脏、肌肉和骨骼等的感染性疾病。其中呼吸系统真菌病占内脏真菌病的首位。随着医疗水平的不断提高，大量广谱抗生素的广泛应用，骨髓移植和器官移植的发展，糖皮质激素和免疫抑制药的应用，以及导管介入治疗的开展，特别是艾滋病的流行，使肺真菌感染的发病率不断增加，其临床重要性也日益明显。

真菌与细菌不同，真菌为真核生物，细菌为原核生物。真菌如同哺乳动物细胞，有细胞核、核膜和染色体，而细菌只有单个染色体。真菌可有有性生殖或无性生殖，其存在形态表现为双相，即在自然界中以一种形态存在，而在受染宿主体内则形态异样。

真菌的流行地区多见于热带或亚热带，可散发于世界各地。以念珠菌、曲菌、组织胞浆菌最常见，其次是新型隐球菌、球孢子菌、毛霉菌等。

健康人体对真菌有较强的抵抗力，若患者免疫力下降，则可造成真菌的条件致病，主要包括：①患有基础病如肺结核、恶性肿瘤、糖尿病、营养不良、烧伤、导管插管等。②长期大量使用广谱抗生素。③服用糖皮质激素、免疫抑制药，经放疗或化疗，器官移植后等情况。传播途径有经呼吸道感染，经皮肤、黏膜入侵，以及经淋巴或血液循环等。T 细胞功能障碍引起的真菌感染主要包括组织胞浆菌、酵母菌、球孢子菌和副球孢子菌，多见于细胞免疫功能低下者，如艾滋病。巨噬细胞功能缺陷引起的真菌感染主要包括曲菌、毛霉菌、念珠菌、假霉样真菌等。

通过对痰、粪便、分泌物、胸腔积液、血液、脑脊液、脓液等进行涂片、培养、组织病理学检查，找到真菌孢子和/或菌丝，是诊断肺真菌感染的证据。临床上通常采用的诊断标准为有感染的临床症状，同时血培养和肺组织检查 1 次阳性排除污染即可确诊，痰和支气管镜肺泡灌洗液中培养出同一菌种 3 次以上阳性者，并结合临床、影像学资料等协助确诊。

治疗方面包括抗真菌药物、去除诱因、提高免疫力等。尽管真菌作为重要的致病原已经被人们认识近一个世纪，但抗真菌药物的开发显著落后于抗细菌药物的研制。两性霉素 B 自 1955 年以来一直作为主要的抗真菌药物应用，直至 20 世纪 80 年代出现三唑类抗真菌药物如酮康唑、氟康唑及伊曲康唑。近 20 年来，系统性真菌感染的发生率明显增加，一些新的抗真菌药物也随之逐渐应用于临床。针对逐渐出现耐药真菌，又开发了沃尔康唑、卡泊芬净等新一代的抗真菌药物。

（刘正印）

niànzhūjūn bìng
念珠菌病（candidiasis）

念珠菌属真菌所致感染性疾病。念珠菌属是人体内最大的真菌正常菌群，也是条件致病真菌中最常见者，其所致疾病在侵袭性真菌病（invasive fungal disease，IFD）中占首位。念珠菌病可累及人体皮肤、黏膜及各内脏器官。IFD 的早期诊断常很困难，导致延误抗真菌治疗，并影响患者预后。

病原学 念珠菌属广泛存在于人体和环境中，定植于人体与外界相通的各个器官，包括口咽部、鼻咽部、胃肠道、前尿道和阴道等。一般情况下并不致病，若人体生理状态发生特别改变，则可导致不同程度的感染，严重者危及生命。念珠菌属中引起人类感染者主要为白念珠菌、光滑念珠菌、热带念珠菌、近平滑念珠菌、克柔念珠菌、季也蒙念珠菌、都柏林念珠菌、葡萄牙念珠菌等 10 余种。

流行病学 内源性感染是其主要的感染途径，可引起皮肤黏膜感染或涉及某些脏器的侵袭性念珠菌病。念珠菌感染无性别差别，可累及任何年龄组，感染可侵犯人体几乎所有组织和器官。

在重症监护治疗病房（intensive care unit，ICU）患者、实体器官移植和造血干细胞移植受者的 IFD 中念珠菌属所致者占 42%，医院获得性血流感染中念珠菌占病原菌的 9%。美国报道侵袭性念珠菌病所致年死亡率为 0.4/10 万，也有报道其归因病死率成人为 15%～25%，新生儿和儿童为 10%～15%。发生侵袭性念珠菌病的主要危险因素包括念珠菌定植、接受广谱抗菌药治疗、使用中央静脉导管、全胃肠外营养、胃肠道或心脏外科手术、住院时间延长、入住 ICU、烧伤、早产、中性粒细胞减少、全身应用糖皮质激素、人类免疫缺陷病毒感染、糖尿病。在念珠菌病中以白念珠菌所致者为主，近年来在临床分离的念珠菌中，白念珠菌所占比率呈下降趋势。来自 41 个国家共 142 个中心参加的 ARTEMIS 全球念珠菌属耐药监测研究结果显示，在 1997～2007 年 10.5 年期间白念珠菌在念珠菌属中所占比例从 70.9% 降至 62.9%～65.0%，而近平滑念珠菌、热带念珠菌和光滑念珠菌等非白念珠菌略呈上升趋势，光滑念珠菌、热带念珠菌、近平滑念珠菌和克柔念珠菌分别占 16.0%、14.0%、1.6% 和 1.9%。白念珠菌对氟康唑仍保持敏感，耐药率为 0.9%～1.4%，光滑念珠菌、热带念珠菌、近平滑念珠菌和克柔念珠菌分别为 17%、5.6%、6.8% 和 82%。在 ICU 念珠菌血症患者中，白念珠菌仅占 40%，近平滑念珠菌、光滑念珠菌和热带念珠菌各占 23%、15% 和 9%。

发病机制 念珠菌感染可以为外源性感染，如新生儿从母体获得的感染，也可以是内源性感染，以及自身口咽部、消化道、阴道等定植念珠菌因机体内环境改变或免疫功能低下而出现感染，大多数念珠菌感染为内源性感染。侵袭性、局灶性或全身性感染最常与假丝酵母菌菌血症有关，多发生于免疫抑制患者和危重症患者。假丝酵母菌通过细胞壁的甘露糖蛋白黏附于宿主上皮细胞，菌体产生芽管进入细胞，芽管延长形成菌丝，其菌丝可直接插入细胞膜，造成人体上皮细胞感染，并在其内形成新的菌丝，进一步扩散。菌丝可释放毒素抑制机体细胞免疫功能而加重感染；产生水解酶及酸性蛋白酶，导致组织损伤。

宿主因素包括：①皮肤黏膜屏障破坏，烧伤、手术、创伤、化学损伤等可导致机体皮肤黏膜屏障破坏，导致机体正常定植假丝酵母菌易位。②广谱抗生素应用导致机体正常定植菌群紊乱，导致继发念珠菌感染。③免疫功能缺陷：应用糖皮质激素及免疫抑制药治疗的自身免疫病患者，因各种肿瘤接受化疗药物尤其是有黏膜损伤作用的化疗药物患者，血液系统肿瘤伴反复粒细胞缺乏症患者及人类免疫缺陷病毒感染者均会出现免疫功能低下，导致机体对念珠菌清除能力下降，易发生播散性念珠菌感染。粒细胞缺乏症患者可出现慢性念珠菌病。

临床表现 累及多个系统或脏器形成播散性念珠菌病，包括念珠菌血流感染。

黏膜皮肤念珠菌病 临床表现因感染部位而异。

口咽部念珠菌病 以白念珠菌口咽炎最常见，又称急性假膜性念珠菌病或鹅口疮。白念珠菌口炎常见于舌、软腭、颊黏膜、牙龈、咽部等处。患者自觉疼痛、吞咽困难、食欲减退。儿童和老年人最多见；新生儿出生 1 周后出现；成人白念珠菌口炎少见。对长期使用广谱抗菌药、糖皮质激素、免疫抑制药、放疗、化疗以及有白血病、恶性肿瘤等诱因的患者，若出现念珠菌口炎，需高度警惕是否已伴呼吸道、消化道甚至播散性念珠菌感染，及时做进一步的真菌检查。

食管念珠菌病 念珠菌食管炎主要见于恶性肿瘤和艾滋病患者。表现为食管痉挛、咽下困难、胸骨后灼痛感，偶可引起上消化道大出血。食管镜可见黏膜上有色斑块及广泛的炎症。

阴道念珠菌病　为仅次于细菌性阴道炎的第二位阴道感染。表现为阴道壁充血水肿，阴道黏膜覆盖灰白色假膜，形同白念珠菌口炎，阴道分泌物增多，白而黏稠，也可稀薄，典型病例伴豆渣样白色小块。外阴累及可见红斑、糜烂、溃疡和皲裂，可扩展至肛周甚至整个会阴部。外阴部红肿、烧灼感和剧烈瘙痒是此病的突出症状，日久可因搔抓刺激而产生湿疹样变。阴道念珠菌病更多见于妊娠期妇女，也常见于糖尿病患者，其他还可见于因穿着不透气的紧身裤和使用广谱抗菌药等者。

皮肤念珠菌病　念珠菌间擦症常累及光滑部皮肤相互直接摩擦的部位，如腋窝、乳房下、腹股沟、肛周、臀沟、会阴等处。常多汗，局部潮湿，通气不良。较多见于肥胖的中年妇女和儿童，初起为间擦部位红斑、丘疹或小水疱，随之扩大融合边界较清楚的红斑。水疱破后脱屑或形成糜烂面，有少量渗液，偶有皲裂和疼痛。呈卫星状分布，常有自觉瘙痒。

慢性皮肤黏膜念珠菌病较罕见。主要见于先天性 T 细胞功能异常患者。多在 3 岁内发病，先出现口腔念珠菌病，特别是白念珠菌口炎，后累及全身皮肤，表现为红斑鳞屑性皮疹，头发稀疏脱落，外观呈早老样，赘疣增殖性皮损，有时呈蛎壳或皮质状。

播散性念珠菌病　念珠菌血症单次或多次血培养念珠菌阳性，但无器官受累的证据。多见于粒细胞缺乏者，以及长期静脉置管特别是静脉高营养患者。最常见

的临床表现为发热，常可超过38℃。偶有寒战和血压降低。

急性播散性念珠菌病　表现为持续发热，广谱抗菌药治疗无效。依累及部位不同可表现为脑膜炎、脑脓肿、脑炎、心肌炎、心内膜炎、骨髓炎、关节炎、肌炎（肌压痛）等。30% 非粒细胞缺乏者出现眼内炎，表现为视物模糊、眼部疼痛。眼科检查可见视网膜炎、脉络膜炎、玻璃体脓肿甚至前房脓肿等，累及单侧或双侧，可导致失明。累及皮肤者，有边缘清楚的痛性红色丘疹，伴坏死性焦痂，还可有深部脓肿、坏疽性深脓疱样损害、蜂窝织炎、结节等，血小板减少者可有紫癜。

慢性播散性念珠菌病　又称肝脾念珠菌病。若白血病患者经治疗缓解，白细胞数恢复正常而体重持续下降，则应高度怀疑此病。常同时累及其他器官，患者肝脾大，自觉腹痛，血清碱性磷酸酶（ALP）水平可明显升高，其余肝功能试验正常或轻度异常。

深部器官念珠菌病　临床表现因感染部位而异。

泌尿道念珠菌病　①肾念珠菌病：大部分为播散性念珠菌病累及肾脏，少数为泌尿道上行感染所致。主要症状为发热、寒战、腰痛和腹痛。常导致肾脓肿形成或因菌块阻塞导致肾盂积水或无尿。婴儿常少尿或无尿。②念珠菌膀胱炎：症状与细菌性膀胱炎相似，可出现尿频、尿痛、尿急、排尿困难及血尿等。尿液检查呈阳性。

下呼吸道念珠菌病　多为支气管和肺部念珠菌的内源性感染。临床表现为低热、咳嗽、黏液痰，有时带血丝甚至咯血，严重者可出现大叶性肺炎、高热、寒战。影像学改变主要为大小不等、形

状不一的均匀阴影，边缘不清，两肺叶或更多肺叶受累，病灶可变化。

念珠菌性骨髓炎和关节炎　多为播散性念珠菌病的血行播散。表现为局部疼痛，可形成瘘管，有溶骨现象，但常无发热，好发于腰椎和肋骨。念珠菌关节炎可见于行关节治疗术后，如抽吸关节液、关节内注射或人工关节植入手术等。

腹膜及胆道念珠菌感染和念珠菌腹膜炎　一般见于血液透析、胃肠道手术和腹腔脏器穿孔患者，既往应用抗生素为危险因素。感染一般局限于腹腔。慢性腹膜透析患者播散性极少。婴幼儿播散相对多见。念珠菌感染也可累及胆囊和胆管。

念珠菌心内膜炎　多见于心脏瓣膜病、静脉注射毒品、接受心脏手术或心导管检查的患者。起病突然或隐匿，有发热、胸痛、食欲减退、乏力、体重下降及贫血等。诊断困难，预后不佳。

念珠菌脑膜炎　常见于已有念珠菌感染的低体重新生儿、衰弱者或神经外科手术者，但更多见于播散性念珠菌病患者。临床可有脑膜刺激征，但视盘水肿和颅内压增高可不明显，除脑膜炎外，还可出现脑脓肿和脑炎。

念珠菌眼内炎　通过血行播散或手术时直接接种感染。表现为眼部疼痛、视物模糊、漂浮盲点，偶见玻璃体脓肿，可单侧或双侧。预后不良，常可致盲。

诊断　对于存在易感因素患者，若有以上临床表现，应做相应实验室检查以诊断。

传统方法　包括以下几方面。

直接镜检　是检测真菌的最基本方法之一，简便、快速、实用。念珠菌属酵母菌，在人体处

于定植状态时表现为孢子相，一定条件下可转换为菌丝相，导致侵袭性感染。对感染累及部位的标本如血液、脑脊液、支气管肺泡灌洗液、尿液、痰及活检组织等，显微镜下发现念珠菌菌丝，对念珠菌病的诊断有重要价值：但皮肤、口腔及阴道等黏膜部位的标本若镜检仅见到孢子，尚应考虑念珠菌定植的可能性或一些不产生菌丝的念珠菌如光滑念珠菌的感染。镜检的缺点是阳性率低，阴性结果也不能排除诊断，且念珠菌属中的多种菌镜下形态相似，对菌种的鉴定帮助有限。

真菌培养 可提高病原菌检出的阳性率，并确定病原菌的种类。标本接种于沙氏培养基，菌落生长后做芽管形成和厚壁孢子形成试验、发酵试验及同化试验鉴定菌种。无菌部位所取的标本，如血液、脑脊液、胸腔积液或肺组织培养阳性有诊断意义。血培养阳性为念珠菌菌血症诊断的金标准，但念珠菌血培养的阳性率较低，约为50%，若用更先进的血液培养系统阳性率可达70%。若两个或两个以上非邻近的无菌部位念珠菌培养阳性可诊断为播散性念珠菌病。痰、尿液等非无菌标本念珠菌培养阳性仅代表定植，无法诊断念珠菌病。

组织病理学检查 对深部真菌感染的诊断尤为重要。采用常规HE染色及各种特殊染色，在组织切片中找到病原菌是诊断的金标准。免疫组化对白念珠菌感染的诊断比过碘酸希夫（PAS）染色特异性更好。但组织病理学检查的阳性率不高，且属有创性检查，可增加感染等并发症的发生率。

血清学检测 包括两方面。

半乳甘露聚糖抗原及抗体检测 半乳甘露聚糖（GM）是甘露糖和少量蛋白质组成的一种糖蛋白，是组成酵母菌细胞壁的成分之一。酵母菌中导致IFD的主要是念珠菌属，少数为隐球菌，但隐球菌的厚荚膜使其细胞壁上的GM难以释放入血，不易测得。血中GM抗原阳性与侵袭性念珠菌感染高度相关。采用酶联免疫吸附试验同时检测GM抗原及抗体，结果显示其诊断阳性率为89%，特异性为84%，阳性预测值为86%，阴性预测值为88%。虽然该法可能无法区分局部念珠菌感染和系统播散，但是临床上对高危患者的预防性治疗和经验治疗有指导意义。

1,3-β-D-葡聚糖检测 1,3-β-D-葡聚糖（BG）是许多致病真菌的细胞壁成分，可见于念珠菌属、曲菌属及毛孢子属等所致侵袭性感染患者的血清中。因此，在患者血液循环中检测到该成分对侵袭性真菌病有诊断价值。美国食品与药品监督管理局（FDA）已批准该指标用于有IFD症状或危险因素患者的血清定性检测，以作为深部真菌感染及真菌血症的辅助诊断，但该法不能区分真菌种类，只能作为念珠菌感染的筛查试验。

分子生物学检测 与传统检测方法相比，分子生物学检测具有耗时短、敏感性高及特异性强的优点，其关键技术是核酸分子杂交和扩增技术。目前聚合酶链反应（PCR）、限制性片段长度多态性分析、随机引物扩增DNA多态性分析、多重PCR及巢氏PCR等技术已得到广泛应用。肽氨酸荧光原位杂交技术可在2.5小时内快速检测血培养样本，诊断的敏感性和特异性均较高。

治疗 用于治疗念珠菌病的抗真菌药主要有以下几种。

多烯类 包括沿用的两性霉素B及3种含脂复合制剂，即两性霉素B脂质体、两性霉素B脂质复合体和两性霉素B胆固醇复合体。含脂复合制剂目前国内仅有两性霉素B胆固醇复合体。两性霉素B为广谱抗真菌药，对念珠菌具有高度、快速杀菌活性。该药作为治疗播散性和深部器官念珠菌病的标准治疗药物已有50年，目前仍为侵袭性念珠菌病等IFD的主要选用药物之一。然而，明显的肾毒性和输液相关全身反应是其缺点。近年来两性霉素B对光滑念珠菌、克柔念珠菌的抗菌活性有下降趋势。两性霉素B含脂复合制剂的抗菌谱、抗菌活性、临床疗效与两性霉素B相仿，但肾毒性降低，可用于两性霉素B治疗无效或不能耐受的侵袭性念珠菌病患者。国内可供应用的两性霉素B胆固醇复合体胶质分散体输液相关反应仍较多见。两性霉素B含脂复合制剂尚可用于中性粒细胞减少症患者发热疑似真菌感染时的经验性治疗。

三唑类 包括氟康唑、伊曲康唑、伏立康唑和泊沙康唑。所有三唑类药物对白念珠菌均具高度抗菌活性，对光滑念珠菌抗菌活性较低，克柔念珠菌对氟康唑多呈耐药，对伊曲康唑呈剂量依赖性敏感或耐药，对伏立康唑和泊沙康唑大多敏感。

大规模临床试验已证实氟康唑在治疗非中性粒细胞减少患者念珠菌血症的疗效与两性霉素B相仿。由于在肾毒性等安全性方面的优势，氟康唑已作为非中性粒细胞减少患者念珠菌血症的标准治疗药物，在血流动力学稳定、未使用过唑类药物的轻至中度念珠菌血症中可作为首选。氟康唑口服吸收完全（95%），也是口咽部念珠菌病、食管念珠菌病和阴道念珠菌病的标准治疗药物。此外，由于氟康唑对脑脊液和眼玻璃体的高穿透性，可用于中枢神经系统念珠菌病和念珠菌眼内炎的治疗。该药主要经肾排出，尿浓度高，可作为念珠菌尿路感染的治疗药物。

伊曲康唑对念珠菌的体外抗菌活性与氟康唑相仿，由于其治疗侵袭性念珠菌病的临床研究数据甚少，一般用于黏膜念珠菌病的治疗，包括作为口咽部和食管念珠菌病的备选治疗，也可作为中性粒细胞减少患者疑似念珠菌病经验性治疗的备选药物。其口服胶囊吸收较差，口服液吸收约50%，但受食物影响，宜空腹服用。该药自尿中排出甚少，不推荐用于念珠菌尿路感染。

棘白菌素类　临床研究显示，3种棘白菌素类均可有效治疗念珠菌血症等侵袭性念珠菌病和食管念珠菌病。该类药物是中性粒细胞减少念珠菌血症近期有唑类药物使用史者的首选药物。这3种药物均仅有静脉制剂，半衰期长达15～30小时，蛋白结合率高，至脑脊液、玻璃体穿透性差（<5%），自尿排出<2%。棘白菌素类临床不良反应少见。肾功能减退者不需调整剂量，肝功能减退者除卡泊芬净外亦不需调整剂量。卡泊芬净在中度肝功能不全者需减量应用，重度肝功能不全者的应用缺乏资料。该类药物不宜用于中枢神经系统及尿路念珠菌属感染。

氟胞嘧啶　该药对白念珠菌和非白念珠菌（除克柔念珠菌外）均有良好抗菌作用，克柔念珠菌部分菌株对其耐药。其口服制剂吸收完全（80%），体内分布广泛，脑脊液中浓度高，可达血药浓度的75%，尿中排出90%。由于单用该药易出现耐药性，该药常与两性霉素B联合用于治疗侵袭性念珠菌病，如念珠菌心内膜炎和脑膜炎。氟胞嘧啶也可用作念珠菌尿路感染的备选治疗。

制霉菌素　为四烯类抗真菌药物，主要通过破坏细胞膜释放钾引起细胞内糖原分解终止而失去活力。本品内服不易吸收，仅用于胃肠道和黏膜的念珠菌病。不良反应包括恶心、呕吐、腹胀、腹泻、食欲减退。

预后　肺和脑的念珠菌病预后较差，尤其是原发病不能改善者，混合其他细菌感染及长时间应用抗生素和糖皮质激素时间越长，预后越差。

（刘正印）

fèi qūjūn bìng

肺曲菌病（aspergillosis）

曲菌属的多种曲菌所致肺部感染性疾病。可引起变态反应、慢性肉芽肿、侵袭性感染，严重者可发生全身播散性感染而死亡。

病原学　1995年雷珀（Raper）和芬内尔（Fennell）将曲菌属分为18个群、132个种和18个变种，后又增加数十个新种。绝大部分为非致病菌，可引起人类疾病的有烟曲菌、黄曲菌、黑曲菌、土曲菌、构巢曲菌等。其中烟曲菌和黄曲菌主要引起肺曲菌病和败血症等全身性感染。

流行病学　曲菌广泛分布于自然界中，长期以来人们利用曲菌发酵食品如酱油、制酒等。曲菌亦可引起食物、谷物霉坏变质，引起动物人类中毒致病。空气中到处有曲菌孢子，在秋冬和阴雨季节，储藏的谷草发热霉烂时更多。感染途径主要为呼吸道吸入，或侵入血流播散至全身各器官。

曲菌病可发生于任何年龄、性别和种族，男性多于女性。农民、园艺工人和酿酒厂工人更易于感染此病。

发病机制　曲菌的致病方式包括以下几种。

原发侵袭型　机体抵抗力正常，但吸入大量的病原体，引起急性肺炎表现。此型病情凶猛不及时治疗常可死亡。

继发侵袭型　机体抵抗力下降或有原发病，如肺结核、血液病、肿瘤、糖尿病、急性病毒性肝炎，或烧伤、器官移植等，或长期使用广谱抗生素、糖皮质激素、免疫抑制药等，使正常情况下不致病的曲菌引起疾病，此型最常见，病情凶险，病死率较高，可导致侵袭性肺病或血行播散性感染。

变态反应型　因吸入大量曲菌引起变态反应，又称过敏性支气管肺曲菌病，常由烟曲菌引起。

寄生型　曲菌可寄生在支气管扩张的空腔及肺结核空洞内，菌丝和细胞残渣在空洞内形成一球体，即曲菌球。多与肺手术后、肺局部通气不良、呼吸道对分泌物清除能力降低有关。

病理改变　病理组织改变主要为早期急性渗出性炎症，后期为脓肿、坏死性溃疡及肉芽肿形成等类型。菌丝穿透血管可引起血管炎、血管周围炎、血栓形成等，血栓形成又使组织缺血、坏死。曲菌亦可侵入肺部空洞病灶、支气管囊样扩张部，菌丝繁殖形成团块，成为有特征性的曲菌球。曲菌可作为抗原引起机体变态反应，称为过敏性曲菌病。

临床表现　肺曲菌病临床上有4种类型。

过敏性支气管肺曲菌病　多见于酿造工人和农民。常伴IgE

介导的哮喘和 IgG 介导的 III 型肺实质反应。过敏体质者吸入大量孢子后，阻塞小支气管，引起短暂性肺不张，也可引起远端肺部出现反复游走性浸润，数小时内可发生哮喘、低热、咽痒、咳嗽、哮鸣、痰黏稠有带血，痰及血液中嗜酸性粒细胞增多，血清总 IgE 及特异性 IgE 增高，肺部 X 线显示游走性浸润。曲菌培养阳性。脱离接触后，症状于 3~10 天后自行消退。应用糖皮质激素后，临床症状及肺部病变可短期内消失。再次接触曲菌后可反复发作。晚期出现肺纤维化、支气管囊状扩张、肺气肿等。

肺曲菌病 常继发于全身或局部抵抗力降低的患者。吸入大量曲菌后可引起支气管肺炎，曲菌菌丝在支气管黏膜上生长，但不侵入管壁。黏膜炎症轻微，有咳嗽、咳痰（痰可呈绿色或深绿色颗粒样）、低热等。严重者可侵犯血管，引起血栓形成，导致急性坏死性、化脓性肺炎，表现为高热、咳嗽、咯血、咳含有曲菌的棕色痰栓或脓性痰；侵及胸膜引起胸膜炎或脓胸。慢性期表现似肺结核，有低热、咳嗽、消瘦等中毒症状。肺部 X 线表现呈多发性结节状、片状浸润，阴影大小和位置易变。

肺曲菌球 多发生在支气管囊状扩张、肺结核空洞、肺脓肿等的腔内。曲菌在此腔内繁殖、贮积，与纤维蛋白和黏膜细胞凝聚形成曲菌球。肺部 X 线表现具有特征性，曲菌球为均匀不透明区，圆形或卵圆形，上部及周围有透光的环形成半月形透光区，可随体位改变而移动，好发部位为上叶，多为单个，很少呈多个。临床可无症状，亦可有以刺激性咳嗽、咯血为主要表现者，由于曲菌球与支气管多不连通，故痰不多，痰中亦常无曲菌发现。

播散型曲菌病 可继发于烧伤、外伤、肺部感染等原发病灶，通过血行播散至其他器官，如肾、脑膜、心、肝、骨骼等，偶尔可见于被污染的输液、高热、寒战等类似革兰阴性菌败血症表现，可合并曲菌性心内膜炎。

辅助检查 ①直接镜检：多次痰涂片直接镜检可见到分隔、45°分枝的菌丝和直径 2~3μm 的圆形棕色或暗绿色孢子，顶端膨大如菊花状。②真菌培养：标本接种于沙氏琼脂上室温培养，菌落生长快，呈毛状，黄绿色，显微镜检证实有分生孢子头和足细胞。③组织病理学检查：曲菌组织相为无色分隔的菌丝，呈放射状，双分枝呈 45°，宽 3~5μm，均匀。HE、吉姆萨（Giemsa）和过碘酸希夫（PAS）染色可见。④血清学检查：半乳甘露聚糖试验（GM 试验）阳性。

诊断与鉴别诊断 肺曲菌病并无特异性症状，诊断需结合真菌学检查、放射学检查、其他实验室检查、组织病理学、临床症状与体征、病史和诱因综合考虑和鉴别。职业史可供参考。如鸟禽饲养者、酿造工人、农业接触发霉稻谷等容易接触曲菌孢子者，易致病。

因曲菌是条件致病菌，诊断需慎重。痰分离出曲菌一般无临床意义，除非同时真菌直接镜检有大量菌丝或反复培养均为同一种菌。若从支气管深部取痰、胸腔积液、中段尿培养等获得阳性结果，结合临床资料可诊断。原有免疫抑制的患者，若培养阳性则应警惕感染可能。活体组织学检查或组织培养有助于诊断。变态反应型痰内还可见大量嗜酸性粒细胞。

治疗 ①治疗原发病，去除感染因素。过敏性曲菌病应脱离致敏环境，有哮喘症状者用支气管扩张药或糖皮质激素如必可酮/辅舒良等治疗。必要时手术治疗。②药物首选伏立康唑。对于不能耐受伏立康唑的患者，建议静脉应用两性霉素 B 脂质体。卡泊芬净用于治疗对标准治疗不耐受或难治性侵袭性曲菌病患者。对于伏立康唑或两性霉素 B 脂质体单药治疗无效的患者，建议给予联合抗真菌方案进行挽救治疗。在伏立康唑或两性霉素 B 脂质体基础上增加一种棘白菌素类制剂（如卡泊芬净、米卡芬净或阿尼芬净）。伊曲康唑是治疗曲菌病的二线药物。

（刘正印）

máoméijūn bìng

毛霉菌病（mucormycosis）

毛霉目真菌所致感染性疾病。又称接合菌病。多数呈急剧发展，少数为慢性感染病程。可引起鼻窦、眼眶、中枢神经系统、肺、消化道等器官感染。多为条件致病。

病原学 毛霉菌是接合菌纲毛霉目真菌中的一个大属。以孢囊孢子和接合孢子繁殖。菌丝宽、不分隔或极少分隔，壁薄。致病菌有根霉菌、毛霉菌、跟毛霉、犁头菌属、小克银汉霉和瓶霉等，病原菌不同，但临床表现和组织病理改变相同。

流行病学 毛霉菌广泛存在自然界中温湿的地区，在腐败的植物、水果、面包、糖淀粉制品生长。生长迅速，并能形成大量孢子。主要通过呼吸道感染，亦可经肠道和皮肤感染。未见人与人之间有直接传播的报道。感染呈全球性分布。

发病机制 根酶微生物含有铜还原酶,可使根酶菌在高糖、酸性环境中生长。毛霉菌可定植于正常机体口腔及鼻咽部,免疫功能正常情况下不致病。当宿主免疫功能低下,毛霉菌孢子出芽形成菌丝,侵犯血管、神经、淋巴管及组织,尤其易侵犯大、小动脉,在动脉内膜下层繁殖,导致动脉血栓及周围组织梗死、炎症、缺血、坏死组织因缺氧而呈现酸性环境,更有利于毛霉菌生长。去铁胺治疗可螯合铁形成铁胺,是根霉菌生长的铁载体,可促进真菌对铁的摄取,刺激毛霉菌生长并导致组织入侵。铁过载也可使机体罹患毛霉菌病的风险增高。

病理改变 以浸润、栓塞、出血性坏死为主,可能与菌丝引起小动脉血栓形成有关。免疫反应以中性粒细胞为主。可以化脓,但很少呈肉芽肿改变。在血管壁内可见菌丝。

临床表现 毛霉菌常侵犯鼻、鼻窦、脑、肺、消化道和皮肤等,导致鼻脑毛霉菌病、肺毛霉菌病、消化道毛霉菌病和皮肤毛霉菌病等。表现有低热、鼻甲及硬腭受累变黑,分泌物带血丝。若感染侵及眼眶,则可有眼球突出、眼肌麻痹等。脑部亦可因直接蔓延或血行播散而波及,临床上出现头痛、筛状窦栓塞体征、惊厥、失语或偏瘫。糖尿病酮症酸中毒的患者最易受感染,呈暴发性,多致死。肺部感染可为原发或继发于鼻窦感染,表现为非特异性进行性支气管炎和肺炎,伴高热、气促、胸痛、血痰等,咳嗽不明显,少数病灶坏死,形成空洞。累及胃肠道者常有非特异性腹痛、腹泻、血便或呕血等;皮肤病变者多为白血病患者,痛性结节中央溃疡坏死,也可为斑块、脓肿等。

辅助检查 取痰、脓液、鼻分泌物、活组织等标本加 10% 氢氧化钾直接检查见宽大的菌丝,几乎不分隔。将标本接种于沙氏琼脂上室温培养,菌落生长快,多呈长毛样。特征性结构为孢子囊和孢子囊孢子。组织反应一般为化脓性炎症反应伴脓肿形成和化脓性坏死。1,3-β-D-葡聚糖试验(G 试验)和半乳甘露聚糖试验(GM 试验)阴性。

诊断与鉴别诊断 糖尿病患者出现急性并迅速进展的鼻窦炎、眼眶蜂窝织炎、支气管炎或支气管肺炎应疑诊此病。需与结核病、恶性肿瘤、铜绿假单胞菌感染或其他真菌感染鉴别。直接镜检和组织病理学检查有助于确诊。

治疗 一旦确诊即应用药。首选两性霉素 B,与氟胞嘧啶有协同作用。替代药物为泊沙康唑,也可给予两性霉素 B 脂质体。同时需去除诱因如控制糖尿病,必要时行病灶局部切除和清创术。

预后 此病预后较差,早期诊断和治疗至关重要。

(刘正印)

bāozǐsījūn bìng

孢子丝菌病(sporotrichosis)

申克孢子丝菌所致皮肤、皮下组织和附近淋巴系统的亚急性和慢性感染性疾病。可引起化脓、溃烂及渗出。皮肤破损时病菌侵入,根据患者对该菌的暴露史及免疫状态,有不同表现。

病原学 病原菌为申克孢子丝菌,广泛分布于自然界,尤其是热带和亚热带地区,为土壤、植物、木材等的腐生菌,潮湿环境和腐烂草木有利于该菌的生长。为双向型真菌,室温为霉菌相,组织内和 37℃ 培养为酵母相。

流行病学 在全球范围内发病,某些地区小范围流行。孢子丝菌通过损伤的皮肤黏膜进入人体,也可由食入带菌食物或吸入而感染。多发生于与土壤等接触人群。人与人或动物与人之间不直接传染。

发病机制 在局部组织内形成肉芽肿性病变,可进一步沿淋巴管蔓延,呈条带状损害,极少数可通过血流播散至全身,出现内脏病变。

临床表现 可分为 5 型。

皮肤淋巴管型 最常见,好发于暴露部位,真菌由外伤处侵入,局部出现小而硬、无痛性可活动的皮下结节,可逐渐增大,初为粉红色,后为紫色或黑色,中心坏死形成溃疡,有时初起即为溃疡。呈带状分布的皮损中可见不同发展阶段的损害。好发于指部或腕部,损害沿淋巴管排列,自觉症状不明显。

固定型 好发于面、颈、躯干等处,固定于原发部位,皮损形态多样,为暗红色结节或斑块、丘疹、溃疡、红斑鳞屑性损害或浸润性肉芽肿,有时周围有卫星状损害。

皮肤黏膜型 较少见,多为摄食污染的食物而致。多累及口腔、咽喉和鼻部或眼部结膜,初起为红斑、溃疡或化脓性损害,后变成肉芽肿性、赘生物或乳头瘤样损害。

播散型 可发生骨、骨膜、滑膜、肌肉孢子丝菌病,引起感染部位残疾;眼孢子丝菌病多为原发,系统性孢子丝菌病及孢子丝菌病脑膜炎。

肺型 少见,主要由吸入孢子而发病。有咳嗽、发热,疑似肺结核,并出现结节损害、薄壁空洞、纤维化及胸腔积液。

诊断与鉴别诊断 根据此病

皮疹特点等临床表现，结合真菌检查、真菌培养和组织病理学检查，诊断一般不难。①真菌培养：可根据菌落形态和镜下特征可鉴定菌种。②组织病理学检查：一般表现为真皮及皮下组织的混合性化脓性肉芽肿性炎症反应，常伴纤维化，很难观察到微生物。若存在大量病原体，行过碘酸希夫（PAS）染色可见。

此病应与结节沿淋巴管呈条状分布的疾病鉴别，如原发性皮肤球孢子菌病、着色芽生菌病、芽生菌病及皮肤结核或非结核分枝杆菌感染等。

治疗 ①皮肤淋巴管型和固定型孢子丝菌病可用伊曲康唑治疗，总疗程3~6个月，视总体临床反应而定。②严重的孢子丝菌病如肺型和播散型，建议应用两性霉素B，直至临床症状好转或两性霉素B累积剂量达到1~2g，随后应用伊曲康唑治疗，总疗程3~6个月，视总体临床反应而定。③10%碘化钾，注意胃肠不适及对甲状腺抑制等副作用。④2%碘化钾溶液或10%碘化钾软膏外用，损害消退后，应持续使用约1个月，以防复发。⑤局部液氮治疗，尤其适用于孤立小型损害者。

预防 注意保护皮肤，勿接触腐烂草木，勿刺伤皮肤。

（刘正印）

xīnxíngyǐnqiújūn bìng

新型隐球菌病（Cryptococcosis neoformans infection） 新型隐球菌所致亚急性或慢性深部真菌性疾病。主要侵犯中枢神经系统和肺，常发生于恶性肿瘤、白血病、淋巴瘤或应用大剂量糖皮质激素或化疗等免疫力低下患者。

病原学 新型隐球菌是隐球菌属的一个种，在病变组织中呈圆形或卵圆形，直径4~6μm，菌体被宽厚的荚膜所包裹，不形成菌丝和孢子。多存在于土壤和鸽粪，也可见于空气、水果、蔬菜。

流行病学 主要通过吸入新型隐球菌的孢子发病。目前尚未见由动物直接传播给人，或人与人之间互相传染的报道。免疫力低下是发病的重要诱因。

发病机制 新型隐球菌的孢子由呼吸道吸入人体，在肺内形成初感染病灶，可引起肺门淋巴结肿大。健康人可以自愈。病灶仅局限于肺，局部病变进展缓慢。若抵抗力减弱，可经血行播散至全身，累及中枢神经系统，以新型隐球菌脑膜炎最常见。其少见的侵犯部位有皮肤、骨骼、肝、心、眼等。

病理改变 新型隐球菌感染后很少有炎症反应，肺部病灶常为局限性或小肉芽肿病变，可出现于两肺的任何部位。早期组织内有大量新型隐球菌成胶样团块，中性粒细胞减少，不化脓，仅有少数淋巴细胞和组织细胞浸润。晚期病变为肉芽肿。肺部病变偶有干酪样坏死和空洞形成。

临床表现 肺新型隐球菌病可单独存在，或与其他部位的新型隐球菌病并发。约1/3病例无症状。常在胸部X线检查中被发现，呈孤立性大球形或结节样病灶多见，有时误诊为肺癌。多数患者有低热、轻咳、咳少量黏液痰或血痰，胸痛、乏力或体重减轻等。少数病例呈急性肺炎表现，偶有肺实变或胸腔积液的体征。若并发脑脊髓膜炎，则症状明显而严重，常有中等度发热，偶可高热达40℃，并出现脑膜脑炎的症状和体征。

辅助检查 新型隐球菌病患者的常规检查多正常，包括外周血的白细胞分类、红细胞沉降率等。对痰涂片采用墨汁染色，可见圆形厚壁孢子，可有出芽现象。将痰标本接种于葡萄糖蛋白胨琼脂培养基上，培养2~5天即可生长。新型隐球菌的厚荚膜内含特异抗原性的多糖体，约90%新型隐球菌脑膜炎患者的血清或脑脊液中可检出这一抗原或相应抗体。乳胶凝集试验测定脑脊液抗原的阳性率达92%。

诊断与鉴别诊断 若痰涂片或培养找到新型隐球菌及乳胶凝集试验阳性可提示该病诊断，组织活检可确诊。

艾滋病患者并发的肺新型隐球菌病需与肺孢子菌肺炎鉴别，支气管镜检查有助于诊断。

治疗 局限性新型隐球菌病变可密切观察2~3个月，因为极少发生肺外播散。若两肺有弥漫性病变，并有肺外播散，需积极治疗。治疗药物包括药物主要为两性霉素B与氟胞嘧啶，或与其他抗真菌药联合治疗。两性霉素B可静脉滴注或气雾吸入。两性霉素B与氟胞嘧啶合用有协同作用。也可选用氟康唑或酮康唑。一般治疗后观察1年，肺新型隐球菌病患者也应监测脑脊液变化。

免疫健全宿主的治疗 在免疫健全患者中新型隐球菌的无症状呼吸道定植，不建议抗真菌治疗（AⅡ）。对肺新型隐球菌病患者，若有任何播散性感染的可能、出现神经系统症状或血新型隐球菌抗原阳性，建议行腰椎穿刺检测脑脊液中是否有新型隐球菌存在（AⅠ）。

对免疫健全的肺新型隐球菌病患者，若无其他器官受累的证据，建议初始用氟康唑治疗，临床改善后减量维持，总疗程6个月（AⅡ）。也可选用伊曲康唑治疗6个月（BⅡ）。对明确为格特隐球菌所致感染，建议氟康唑疗程>6个月，部分原因为格特隐球菌对氟康唑的敏感性略低于新型隐球菌（CⅢ）。对于存在大块性病变或药物治疗后病灶不消退的肺新型隐球菌病患者，建议有选择地行外科手术切除（CⅢ）。

免疫抑制宿主和发生播散性感染或中枢神经系统受累的免疫健全宿主的治疗　对播散性新型隐球菌病或中枢神经系统受累的患者，建议使用两性霉素B联合氟胞嘧啶治疗2周，随后改用氟康唑或伊曲康唑治疗8~10周（AⅠ）。对于三唑类药物不耐受的患者，可使用两性霉素B联合氟胞嘧啶治疗6~10周（AⅠ）。使用氟胞嘧啶者，若条件允许，应监测血药浓度调整其剂量。对播散性新型隐球菌病或中枢神经系统受累的患者，不建议使用三唑类药物单药治疗（DⅠ）。对氟康唑及伊曲康唑无反应的难治病例，建议按个案使用伏立康唑或泊沙康唑进行挽救性治疗（BⅢ）。对于CD4+T细胞计数<200个/μl的艾滋病患者，若患有播散性新型隐球菌病或出现中枢神经系统受累，上述初次治疗成功后，建议继续长期使用氟康唑治疗，或至CD4+T细胞计数>200个/μl、HIV RNA检测不到持续3个月、患者症状稳定1~2年后方可停用（AⅠ）。此类患者通常应在抗新型隐球菌治疗8~10周后开始抗反转录病毒治疗，以避免出现免疫重建炎症反应综合征。

中枢神经系统受累的新型隐球菌病患者高颅压的处理　对颅内压增高的新型隐球菌病患者，若CT或磁共振成像未发现有明确脑实质占位效应，建议行脑脊液引流（AⅡ）。反复腰椎穿刺、腰椎引流、脑室腹腔分流、临时性侧脑室造瘘及甘露醇治疗均可使用（AⅢ）。

对颅内压增高的新型隐球菌病患者，建议应有对中枢神经系统新型隐球菌病的治疗有经验的临床医师参与诊治，必要时应请神经外科会诊（BⅢ）。对颅内压增高的新型隐球菌病患者，不建议使用乙酰唑胺及利尿治疗（EⅠ）。对于大多数颅内压增高的新型隐球菌病患者，不建议全身性使用糖皮质激素（DⅡ）。接受抗反转录病毒治疗的患者可发生免疫重建炎症反应综合征，主要表现为脑膜炎加重、淋巴结肿大及肺部浸润。对此类患者，建议使用全身性糖皮质激素辅助治疗1~2周（CⅡ）。

（刘正印）

zǔzhībāojiāngjūn bìng
组织胞浆菌病 （histoplasmosis）

组织胞浆菌所致真菌性疾病。可分为荚膜组织胞浆菌病、杜波组织胞浆菌病和腊肠组织胞浆菌病。最常见的为荚膜组织胞浆菌病，由致热性双相型真菌引起，临床表现轻重不一，可无症状，也可出现致死性肺部感染，甚至全身播散性感染的表现等。

病原学　荚膜组织胞浆菌是一种双相型真菌，即在室温下为菌丝型，在哺乳动物体温下转化为酵母型。有人认为只有酵母型致病，菌丝型无致病性。

流行病学　组织胞浆菌病几乎遍及全球，主要散布于温带地区，尤其是美国中部，美国密西西比河和俄亥俄河流域。鸟类、蝙蝠、鸽、鸡等动物的排泄物与皮毛可大量带菌而污染环境。人群普遍易感，结核病及疑似结核患者中，组织胞浆菌感染率较高。在流行地区土壤和空气中分离出组织胞浆菌，动物如马、犬、猫、鼠等也可受染。人体对组织胞浆菌的特异性免疫非终身性，一般仅维持数年。反复暴露于有组织胞浆菌的环境中可引起多次感染。

发病机制　常经呼吸道、皮肤、黏膜及胃肠道进入人体，先侵犯肺，后累及单核-巨噬细胞系统，如肝、脾、淋巴结等，也可侵犯肾、中枢神经系统及其他器官。感染后7~18天（一般为12~14天）特异性细胞免疫机制建立，使感染局限化。免疫功能正常的患者，感染灶常局限于肺实质和区域淋巴结（肺门和纵隔）。病理改变与结核病酷似，表现为非特异性肉芽肿和干酪样坏死，最后可形成钙化或纤维化而愈合。干酪样坏死灶和钙化灶的中心仍可有病原菌存在，但不引起活动性感染。

慢性肺组织胞浆菌病几乎只见于肺结构有缺损，特别是慢性阻塞性肺疾病引起肺气肿、肺结核及大疱性肺疾病的患者。

临床表现　65%组织胞浆菌感染者无临床症状，有症状者以肺部表现为主，少数表现为肺外组织胞浆菌病，只有约0.2%形成播散型组织胞浆菌病并多以死亡告终。

原发性组织胞浆菌病　病变器官不同，症状不同。病变局限于肺实质、肺门或纵隔淋巴结的组织胞浆菌病统称为肺组织胞浆菌病。绝大多数无症状，愈后只留下钙化点，组织胞浆菌病产生的钙化灶比结核钙化灶大。少数症状轻微，如干咳、胸痛、声音嘶哑，进行性肺部感染多为中度感染有发热、盗汗、咳嗽（咳黏液脓性痰）、呼吸困难、体重减轻、稍有发绀，偶有咯血。约10%患者由于吸入大量孢子，突然发生较严重症状，如高热、剧烈胸痛、呼吸困难，类似急性肺炎。慢性患者男性多见，累及肺内任何部位，表现为咳嗽、多痰、咯血、低热，逐渐衰弱，严重者可有脓胸、支气管胸膜瘘，常进行性发展，最终导致肺间质纤维化与肺功能减退，若不经有效治疗多数致命。

进行性肺部感染性组织胞浆菌病的一个特殊类型是组织胞浆菌瘤，以孤立性肺部结节为特征，但也可为多个结节。它是一个大的原发灶形成特征性的分层结构，伴中心龋齿状缺损，并有钙质沉积于各层与中心部位。

肺外组织胞浆菌病　少数患者（主要见于进行性肺部感染型与肺炎型患者）。可发生进行性肺外感染，肝、脾、淋巴结最常受累，其次是骨髓、肾上腺、胃肠道及皮肤。心、肾、口咽部、中枢神经系统等皆可受累，产生相应临床表现。皮肤损害以面部及颈部为多，也可波及口、鼻、咽喉，以及男性外生殖器及四肢等处，表现为溃疡、肉芽肿、结节、脓肿或坏死性丘疹等，局部淋巴结明显肿大，并有液化性坏死。一般无全身症状。极少数患者发生严重的全身播散，称为播散型组织胞浆菌病，预后很差。

辅助检查　①组织胞浆菌素皮内试验：阳性表示过去或现在有感染，适用于普查。②血清学试验：对菌丝型抗原测定为 1∶4 和对酵母型抗原测定为 1∶16，是疾病活动的有力证据。③补体结合试验敏感性高、特异性强，是临床诊断的主要依据。一般认为抗体效价>1∶8 或近期升高 4 倍以上为阳性。④体液、分泌物、活检组织组织胞浆菌培养：阳性是诊断组织胞浆菌最可靠的证据。⑤组织病理学改变：与结核病酷

似，该项检查的主要目的是发现病原菌，HE 染色、过碘酸希夫（PAS）染色与嗜银染色是较常用的染色方法。

诊断　根据流行病学、职业史、有鸟禽或畜类排泄物接触史，结核病症状，皮肤黏膜有肉芽肿性溃疡，全身淋巴结肿大，而未能找到结核菌或从结核菌素皮试证实者，应考虑此病可能。根据组织病理学检查和/或培养发现病原菌可作出诊断。播散型病例可从血液、骨髓、脑脊液、溃疡分泌物、尿液、痰、淋巴结、肝等组织活检找到或培养出病原菌。皮肤试验由阴性转为阳性，补体结合试验效价逐渐升高或超过 1∶32，对诊断有支持作用。

鉴别诊断　应与结核鉴别，主要依据真菌培养和血清学检查。原发性组织胞浆菌病的急性期应与病毒、细菌性及其他真菌性肺炎以及弥漫性肺纤维化等鉴别。急性播散型组织胞浆菌病若有脾大、淋巴结病变、贫血及白细胞减少，应与黑热病、淋巴瘤、传染性单核细胞增多症、马尔尼菲青霉病、细菌性痢疾、布氏菌病等鉴别。

治疗　大多数患者表现为轻型，可自愈，一般不需药物治疗。对慢性活动性、播散型组织胞浆菌病、病情较重者应积极治疗，卧床休息，支持疗法，否则危及生命。

轻至中度组织胞浆菌病患者，建议采用伊曲康唑，疗程 12 周；严重肺组织胞浆菌病患者给予两性霉素 B 直至临床症状好转或两性霉素 B 累积剂量达到 2g。对于应用两性霉素 B 治疗临床改善的患者，建议应用伊曲康唑维持治疗至少 12 周。若为免疫功能缺陷者，维持治疗至少 12 个月。对于

不能耐受伊曲康唑的患者，氟康唑或酮康唑仍可以使用。肺部局限病灶、空洞伴反复略血者，可考虑手术切除，术前与术后需行抗组织胞浆菌药物治疗。

预后　原发性组织胞浆菌病一般可自行康复，播散型组织胞浆菌病常较严重，应积极治疗。

（刘正印）

mǎ'ěrnífēiqīngméi bìng

马尔尼菲青霉病（*Penicillium marneffei* infection）

马尔尼菲青霉所致真菌性疾病。随着艾滋病（acquired immunodeficiency syndrome，AIDS）人群的增加，现已成为流行地区 AIDS 最常见的机会性感染之一。近年经分子生物学鉴定，重新命名为马尔尼菲蓝状菌，其他无变化。主要侵犯单核-巨噬细胞系统，临床表现复杂多样。

病原学　马尔尼菲青霉（*Penicillium marneffei*，PM）由卡波尼（Capponi）等于 1956 年首先从越南野生中华竹鼠肝脏分离出并命名，是青霉属中唯一的温度双相型真菌，即在组织中或 37℃ 培养时呈酵母型，在室温 25℃ 培养时呈菌丝型，并产生葡萄酒样红色色素。

流行病学　竹鼠为 PM 的自然动物宿主。主要分布于泰国、印度尼西亚、马来西亚等东南亚国家以及中国南方地区，主要是广西、广东、香港及台湾。PM 可能与其他流行性真菌一样，主要存在于流行地区的土壤。人类和竹鼠可能从一共同环境土壤感染 PM。确切的感染途径尚不清楚。

迪绍夫（Disalvo）于 1973 年首先报道 1 例人类的 PM 自然感染的霍奇金淋巴瘤病例，1984 年广西报道了中国首例 PM 患者。PM 在东南亚引起的临床感染仅次

于结核分枝杆菌和新型隐球菌，居第三位，是引起 AIDS 患者机会性感染的主要病原菌。中国部分地区艾滋病患者中 PM 感染率达 12.3%，而 PM 感染者多数为人类免疫缺陷病毒阳性者。

发病机制 PM 分生孢子被吸入，由巨噬细胞吞噬随血液运送至单核-巨噬细胞系统。感染人体后均寄生于单核-巨噬细胞内，机体内被 PM 激活而致敏的 CD4$^+$T 细胞可合成和释放多种细胞因子，吸引巨噬细胞聚集于 PM 感染灶，并使之活化。活化的巨噬细胞其吞噬杀伤功能明显增强，并停留在感染灶发挥抗菌作用。在细胞免疫功能低下或缺陷时，如 AIDS、严重感染、应用免疫抑制药、恶性肿瘤等患者，体内 CD4$^+$T 细胞减少，巨噬细胞不但不能及时吞噬杀灭入侵的 PM 孢子，反而成为其良好的避风港和繁殖场所，致使 PM 在体内迅速繁殖，受到 PM 损害，巨噬细胞变性坏死，造成该菌在体内广泛播散，引发此病。

临床表现 可为局限型，但多呈播散型，常可累及肺、肝、皮肤、淋巴结等多个组织器官。常见临床表现包括发热、贫血、咳嗽、体重减轻、肝、脾、淋巴结肿大，皮肤黏膜受损，并发口腔念珠菌病等，其中肺常是全身播散性感染的首要器官。不常见的临床表现包括骨关节病变、心包炎、肝功能损害、肠系膜淋巴结炎等，而中枢神经系统损害表现未见报道。

AIDS 患者合并 PM 肺部感染的临床表现缺乏明显特征性，胸部 X 线常呈双侧网状结节状，也可表现为局灶性肺部炎症浸润，单发或多发性肺脓肿，可见液平面，亦可为间质性肺炎、渗出性胸膜炎，但极少见空洞。由于 PM 感染肺部时常形成结核样结节，故在胸片诊断 AIDS 合并肺结核时应警惕此病。

PM 常侵犯面部、躯干与四肢皮肤，表现为丘疹、坏死性丘疹或结节、痤疮样损害、毛囊炎、传染性软疣样丘疹，还可形成表皮脓疱或多发性皮下脓肿。皮肤的软疣样损害表现在 AIDS 合并马尔尼菲青霉病时最突出，也可出现在口腔黏膜。皮疹的表现具有特征性，但应注意与 AIDS 合并其他疾病出现的皮疹，如组织胞浆菌病、隐球菌病、传染性软疣等鉴别。

诊断 从临床标本中分离培养出 PM 是确诊的金标准。血液、皮损、淋巴结或骨髓标本直接吉姆萨（Giemsa）及瑞氏（Wright）染色，白细胞内外见到圆形、椭圆形、腊肠形酵母样菌，直径 2~8μm，在腊肠状的细胞内可见一明显的横隔体。25℃培养时呈菌丝相，PM 菌落颜色由淡白色变成黄色、黄绿色至灰黄绿色，菌落表面由细粉末状变为绒毛状，菌落周围的培养基有玫瑰红色色素浸润，并逐渐加深呈红葡萄酒色扩散到整个培养基；显微镜观察可见帚枝状及孢子链等特征性表现。37℃培养时呈酵母相；显微镜观察可见卵圆形至椭圆形或裂殖状孢子，少许为短菌丝。骨髓和淋巴结培养阳性率最高（100%），其次为皮损组织（90%）、血液（76%）。血清学诊断包括对血清中 PM 抗原、抗体测定，可快速诊断。聚合酶链反应和基因芯片技术快速、敏感，但易出现假阳性与假阴性。

治疗 可用于治疗的抗真菌药分别为伊曲康唑、酮康唑、氟康唑、两性霉素 B 及氟胞嘧啶，一般可根据体外抗真菌药敏试验结果选用。文献报道重度病变推荐使用两性霉素 B 或伊曲康唑，其有效率分别为 77% 和 75%。此病很难被彻底治愈，一旦机体免疫力降低，病变又会播散，需持续治疗以避免复发。感染 PM 患者多为免疫力低下人群，所以治疗中后期应积极应用免疫增强药以提高患者机体免疫力。

（刘正印 葛瑛）

yáshēngjūn bìng

芽生菌病（blastomycosis） 皮炎芽生菌引起以肺、皮肤和骨骼受累为主的慢性化脓性肉芽肿性疾病。又称北美芽生菌病。主要流行于北美洲。患者有居住在美国或接触过该菌污染物的病史。

病原学 皮炎芽生菌为双相型真菌，在自然界以菌丝形式存在，在感染的组织中则为大的圆形芽生孢子。

流行病学 该菌的自然生活环境为土壤，很少能成功分离，最适于在含有机废物的潮湿土壤或烂木中生长。美国中部及东南部、俄亥俄州、密西西比河谷及加拿大部分区域和非洲部分地区是芽生菌病的流行区。此病任何年龄均可发病，地方流行病例多见于青年到中年，30~50 岁高发，男女比例为 9：1，多侵犯常与土壤接触的户外工作者或郊游者。艾滋病患者的皮炎芽生菌病虽不常见，但易急性暴发、进展及多系统受累。

发病机制 患者吸入散布在空气中的皮炎芽生菌孢子后发生感染，肺部常为原发感染部位。孢子进入肺泡后被巨噬细胞吞噬，引起炎症反应，包括中性粒细胞浸润，而后形成肉芽肿。临床表现为原发性肺芽生菌病，慢性皮肤和骨骼芽生菌病，系统性性芽生菌病和接种型芽生菌病。

临床表现 潜伏期 30～45 天，肺部常最先受累，25%～40% 有肺外芽生菌病表现。皮肤是最常见的肺外受累部位，其次是骨骼、前列腺和中枢神经系统。艾滋病患者的皮炎芽生菌病约有40%伴中枢神经系统受累。除免疫受损者外，中枢神经系统受累很少见。

肺芽生菌病 症状类似于流行性感冒，包括干咳、胸痛、低热和呼吸困难。胸部 X 线片表现不特异，包括节段性或肺叶实变，常见于肺下叶。多数病例可自愈，少数转为慢性肺部感染或播散性感染。慢性肺芽生菌病临床表现与肺结核相似，胸部 X 线片表现包括实变、纤维结节性浸润、团块影、弥漫性浸润、胸膜增厚和胸腔积液。

皮肤芽生菌病 70%以上由播散性芽生菌病引起。好发于暴露部位，如颜面、手、腕、下肢或皮肤黏膜交界区（如口、咽、舌等），也可位于非暴露部位。起初表现为丘疹或脓疱，逐渐扩大形成暗红色疣状斑片或皮下结节，边缘高起 1～3cm，界限清楚，其中有紫色结痂，可转为溃疡。常误诊为基底细胞癌，但边缘常有微脓肿，压之有脓液排出，溃疡纤维化后形成瘢痕，溃疡中央活检常找不到菌而在活动边缘才可找到。

骨关节芽生菌病 约30%播散性芽生菌病发生骨髓炎，好发于脊椎、肋骨、头骨和长骨。长骨感染始于骨骺或关节下部位，以骨溶解和单关节炎为表现，骨损害通常在相邻软组织形成脓肿，播散至邻近关节。芽生菌性关节炎可有肘、膝、踝关节肿胀，以及疼痛、运动受限。

泌尿生殖系统芽生菌病 15%～35%播散性芽生菌病可累及泌尿生殖系统，男性患者可有前列腺、附睾、睾丸受累，也可伴肾皮质脓肿及子宫内膜芽生菌病，但极少见。

中枢神经系统芽生菌病 多表现为脑膜炎、脑脓肿、颅和脊髓硬膜外损害，也可见脑芽生菌瘤。脑膜炎通常发生在疾病晚期，脑脓肿或肉芽肿一般多发，脊索肉芽肿或脓肿一般单发。头部 CT 检查显示等密度或轻度高密度损害，周围伴水肿。

其他类型播散性芽生菌病 可有芽生菌性淋巴结炎及肾上腺和眼内感染，包括脉络膜炎、眼内炎。

诊断 对来自疫区尤其是用抗结核治疗无效的患者，应结合真菌检查和肺部检查等辅助诊断。对其他肺外型，尤其是慢性皮肤肉芽肿患者，可结合组织病理学检查和真菌检查帮助确诊。①直接镜检：取痰、脓液、骨髓、血液、脑脊液、胸腔积液、尿液、活检或尸体组织标本进行直接检查，可发现特征性的宽基出芽酵母型菌体。②真菌培养：在沙堡琼脂上培养，25℃可观察到特征性菌落形态，白色绒毛状霉菌菌落，37℃可观察到出芽状态，褐色、有皱褶的酵母样菌落。③组织病理学检查：可见上皮细胞样肉芽肿或慢性化脓性坏死及纤维化，可见具有特征性的宽基出芽、厚壁、双折光的原型酵母型菌体，PAS 染色阳性。④芽生菌皮内试验：可与球孢子菌素、组织胞浆菌素出现交叉反应，故最好三者同时进行，以利于对照。⑤血清学试验：补体结合试验的敏感性、特异性均很低。免疫扩散法的特异性好，阳性反应可作为芽生菌

病的诊断依据。但 10%的播散性感染和60%的局限性感染呈阴性反应。

治疗 所有免疫受损和进行性肺部或肺外疾病者均需治疗。

病原体治疗 ①两性霉素 B：是病情危重、中枢神经系统受累及唑类药物治疗无效的免疫受损患者的首选。中枢神经系统受累受累者应增加剂量。也可选择两性霉素 B 脂质体。②唑类抗真菌药：除中枢神经系统受累外，对轻至中度肺部或肺外疾病免疫功能正常者，唑类与两性霉素 B 等效且副作用小，伊曲康唑效果优于氟康唑和酮康唑。

外科手术 仅适用于大的脓肿引流或脓胸引流，修补支气管胸膜瘘及清除骨髓炎坏死组织。

（刘正印 葛瑛）

zhuósèzhēnjūn bìng

着色真菌病（chromomycosis）

暗色孢科真菌所致皮肤、皮下组织及内脏的感染性疾病。包括皮肤着色芽生菌病和暗色丝孢霉菌病，前者仅感染皮肤和皮下组织，后者还可引起系统性感染包括脑。

病原学 暗色丝孢霉病的病原体有多种，主要包括外瓶霉、瓶霉、枝孢霉、交链孢、尾孢霉等，多为条件致病菌，可引起血液播散。皮肤着色芽生菌病的病原体包括 5 种暗色孢科真菌：卡氏枝孢霉、紧密着色真菌、裴氏着色真菌、疣状瓶霉和嗜脂着色霉等。病原体腐生于潮湿腐烂的树木植物及泥土中。

流行病学 皮肤黏膜损伤是病原体进入的主要途径，并在接种部位的皮肤、黏膜及其下方组织继续存留而引起感染。男性多于女性，多在 20～50 岁发病。人与人之间不直接传染。全世界散

发，以热带和亚热带为多。

发病机制 暗色孢科真菌为环境定植菌，亦可在人体表面短暂停留。仅少数种类着色真菌会在穿透黏膜屏障后生存下来并引起临床表现。与其他真菌感染一样，多种毒力因素影响着色真菌病发展。独特的真菌二相性导致真菌细胞结构呈壁砖状，细胞壁中的黑素、细胞壁疏水性及黏附性是重要的致病因素。播散性感染极少见，机体免疫功能降低会导致机体持续感染，并经血液循环播散至全身。

临床表现 皮损多在暴露部位如四肢，也可在面部、胸部等，初起为粉红色丘疹，逐渐扩大成斑块结节，高出皮面，最终形成菜花状或乳头瘤样，污褐色。常有溃疡、褐色的痂。可有少许脓性分泌物，有难闻的臭味。皮肤表面有黑点，是黑色的病原体被排出到表皮表面所形成。若取该分泌物直接涂片镜检，可见棕黄色圆形厚壁的真菌孢子。损害沿淋巴管扩散，长期可引起淋巴管阻塞，形成慢性淋巴水肿或象皮肿。由于此病为缓慢发展过程，可有不同的皮肤损害、瘢痕和色素沉着。

暗色丝孢霉病还可出现真菌播散至脑组织，出现脑脓肿综合征，通常见于体质衰弱或长期应用糖皮质激素的患者。还可有囊肿皮下型表现，多在人体暴露部位出现结节，该结节以后中央发生坏死并形成坚实的皮下囊肿，直径约2cm。

诊断与鉴别诊断 除依据病史、临床特征外，组织病理学和真菌检查发现硬核体或培养有暗色孢科真菌生长对确诊有重要意义。皮肤着色芽生菌病：组织切片、脓液或皮损组织涂片可见到棕色、圆形厚壁分隔的孢子，即硬核体，HE染色更明显。真菌培养可阳性，皮肤着色芽生菌为暗色双向型真菌，暗色丝孢霉病可见棕色分隔的菌丝。

此病应与梅毒、皮肤结核、原发皮肤芽生菌病、原发皮肤球孢子菌病、皮肤癌等鉴别。

治疗 原则上应早发现、早治疗，彻底清除皮肤损害。

系统用药 可选伊曲康唑，疗程依据临床效果而定，一般为12～36个月。或两性霉素B与氟胞嘧啶联合治疗，碘化钾、维生素D_2等可配合服用。

外科疗法 ①手术切除：适用于早期病变的皮损。②电凝固、激光、高频电刀：仅适用于面积较小的损害。③局部温热疗法：患处局部可使用蜡疗、热辐射等，使局部皮温到50～60℃，可以获得良好的效果。

（刘正印）

wúsèsībāoméi bìng

无色丝孢霉病（hyalohypho-mycosis） 镰刀菌所致皮肤、角膜或系统性真菌病。又称镰孢霉病。

镰刀菌是自然界分布极广的真菌，是腐生菌。普遍存在于土壤及动植物有机体，甚至存在于严寒的北极和干旱炎热的沙漠，属兼寄生或腐生生活。常见的有串珠镰刀菌、茄病镰刀菌、尖孢镰刀菌等，已发现44种和7个变种。菌丝有隔，分枝。分生孢子梗分枝或不分枝。分生孢子有两种形态：小型分生孢子卵圆形至柱形，有1～2个隔膜；大型分生孢子镰刀形或长柱形，有较多的横隔。

镰刀菌属条件致病菌，皮肤损伤和机体免疫力下降时易致病。该菌可产生镰刀菌素T2毒素，进入人体后沉积下来，抑制软骨组织生长，造成人体骨骼停止生长、缺血性股骨头坏死。镰刀菌素对人和动物有强烈的毒性，并以心血管系统损害为特征。镰刀菌素在动物体内引起的病变，尤其是心肌病与中国克山病患者心肌病变相似，提示串珠镰刀菌素可能与克山病的发生有关。串珠镰刀菌素与食管癌的发生有一定关系。

镰刀菌感染可有以下表现。①皮肤镰刀菌病：痛性红斑或丘疹，进一步发展为黑色坏死性溃疡，或多发性红斑性皮下结节。②眼部镰刀菌病：眼部疼痛、畏光、红肿、视物模糊，眼科检查可见角膜溃疡，有黏液或脓性分泌物，溃疡周边有卫星样损害。若由播散引起，可出现镰刀菌性眼内炎。③播散性镰刀菌病：感染多见于中性粒细胞减少及骨髓移植者。易侵犯血管，有血栓形成和组织坏死。④其他：如耳炎、关节炎、骨髓炎、脑脓肿等。

根据临床表现，取皮屑、脓液、角膜溃疡刮取物、活体组织等，显微镜下可见分枝、分隔的菌丝，类似曲菌的镜下特征，在沙堡培养基上，气生菌丝丰富，镜下可见大、小分生孢子形态多样，诊断不难。

治疗包括以下几方面。①纠正中性粒细胞减少：中性粒细胞持续减少有助于镰刀菌感染的扩散。②药物治疗：可用两性霉素B，不能耐受者可换用两性霉素B脂质体。伊曲康唑和氟康唑曾用于极少数镰刀菌感染者，其疗效仍未确定。可联合治疗，如两性霉素B和利福平（或利福布汀）或阿奇霉素联合治疗，体外提示有协同作用。③手术治疗：局部可用手术清除感染灶。

（刘正印）

qiúbāozǐjūn bìng

球孢子菌病（coccidioidomyco-sis）

粗球孢子菌所致感染性疾病。又称球孢子菌性肉芽肿、圣华金热（San Joaquin fever）或溪谷热（Valley fever）。多表现为急性良性无症状或自限性的呼吸系统原发性感染，偶尔播散，累及皮肤、皮下组织、淋巴结、骨骼和内脏等组织形成局灶性病变。

病原学 粗球孢子菌属双相型，在37℃组织内为酵母型，28℃培养基上则为菌丝型。它可断裂成关节孢子，传染性很强。生活在土壤中，具有极强感染性。

流行病学 球孢子菌病为区域性流行病，主要发生于美国西南部如亚利桑那州、加利福尼亚州等，以及墨西哥、中美洲和南美洲等。可从流行地区的土壤中分离出来，在干燥砂土中也能生存。人类主要通过吸入土壤中的关节孢子或实验室中培养的孢子而感染，少数也可通过皮肤感染，尚未见人与人或人与动物间的直接传播。一般男性多于女性，各年龄组均可发病。中国偶发病例均为输入性。

发病机制 球孢子菌在自然界中以关节菌丝存在，其真菌相关节孢子会随风漂浮，患者通过吸入单个关节孢子获得感染。在肺内关节孢子从开始的桶形转变为球形且体积明显增大。增大的小球内部产生分隔，在分隔形成的亚单位内，分化出独立细胞。经过数天，成熟的球形大细胞破裂，内生孢子被释放到组织，每个内生孢子都会进一步产生另一个球形大孢子。感染的组织会产生细胞免疫反应，释放白介素-17、γ-干扰素、肿瘤坏死因子-α等炎症介质。球孢子菌可经原发肺部感染部位的静脉引流入血形成血行播散性感染，也可通过局部淋巴结感染沿淋巴管播散。

临床表现 球孢子菌病临床上分为原发性球孢子菌病（包括肺部和皮肤感染）和继发性球孢子菌病（包括继发性肺部感染和播散性感染）。

原发性肺球孢子菌病 大多无症状，仅球孢子菌素皮试阳性；有时可出现类似流行性感冒和急性支气管炎的非特异性呼吸道症状，或偶尔出现急性肺炎、渗出性或干性胸膜炎。可有发热、咳嗽、盗汗、胸痛、寒战、咳痰、咽喉疼痛和咯血。体征可能缺如，或只有散在的肺部啰音，伴或不伴肺叶叩诊浊音区。有些局灶性呼吸道球孢子菌感染患者可出现变态反应，表现为关节炎、结膜炎、结节红斑或多形红斑，此类患者预后通常较好。广泛的肺部病变可导致患者出现进行性发绀、呼吸困难、黏液脓性或血性痰。

原发性皮肤球孢子菌病 多有外伤史，接种处皮肤出现下疳样损害，后形成沿淋巴管分布的结节，可有淋巴结肿大。大多预后好。

播散型球孢子菌病 原发性肺孢子菌病6~8周后仍未痊愈，多为播散型肺孢子菌病，自肺播散至皮肤、骨骼、关节和内脏等。皮疹好发于鼻部、面颊和头皮等处，呈疣状、蕈状；较深部位的病变有时常形成窦道与皮肤相通。累及脑及脑膜者可呈慢性脑膜炎或梗阻性脑积水，多呈急性，迅速死亡。

辅助检查 ①真菌直接镜检：可见内有孢子的孢子囊。②真菌培养：双向型真菌，镜检可见菌丝关节孢子。③血清学检查：急性感染患者大多数可在感染前4周内被检测出特异性IgM，在2个月时消失，提示患者已发生播散性感染。在感染后4天~12周IgG水平升高，播散性感染后持续阳性，病情一旦恢复即消失。④组织病理学检查：皮肤损害由急性化脓性反应，逐渐变为慢性肉芽肿。有时可见小脓肿，内含有内孢子的孢子囊。进行性播散型球孢子菌病则由脓肿形成，可见干酪样坏死，在异型巨细胞内可见内孢子囊。

诊断与鉴别诊断 原发性感染的临床表现缺乏特异性，此病诊断常需借助实验室检查。嗜酸性粒细胞增多可能是居住在流行区患者存在球孢子菌病的一个线索。真菌培养阳性或在痰、胸腔积液、脑脊液、窦道渗出物或活检标本中检出粗球孢子菌的球囊是确诊的依据。补体结合试验检测抗球孢子菌IgG抗体是最有用的诊断方法。血清抗体效价≥1:4表明存在现症感染或新近感染，更高抗体效价（≥1:32）表示极有可能已发生肺外播散性感染。检测脑脊液中抗球孢子菌抗体对球孢子菌脑膜炎的诊断很重要。CT及磁共振成像可用于判断组织和骨骼病变的严重程度。

此病应与流行性感冒、肺炎、结核、恶性肿瘤、脑肿瘤或脑脓肿、骨髓炎及其他侵袭性真菌病鉴别。

治疗 对大多数免疫健全的原发性肺球孢子菌病患者，若无其他播散性感染的危险因素，不需抗真菌治疗。有中至重度临床症状或症状持续6周不缓解的免疫健全的原发性肺球孢子菌病患者，建议应用三唑类药物抗真菌治疗，一般3~6个月，若症状或影像学异常持续存在疗程可延长。

对免疫缺陷或有其他播散性感染风险的患者应抗真菌治疗。

可用氟康唑或伊曲康唑（400mg/d）治疗。

所有播散型球孢子菌病患者，不论免疫功能如何，均需治疗。对于无脑膜受累的播散性感染，建议用氟康唑或伊曲康唑治疗至少1年，直至临床改善和稳定。有骨骼受累者首选伊曲康唑。对严重或难治病例，可应用两性霉素B脂质体或两性霉素B治疗直至临床改善，再继续使用氟康唑或伊曲康唑治疗至少1年。

对脑膜炎的患者，建议终身使用氟康唑或伊曲康唑治疗。对于三唑类药物治疗失败的脑膜炎患者，建议有选择地使用两性霉素B鞘内注射治疗。

球孢子菌骨髓炎可用外科手术切除受累骨骼。变态反应性病变严重者可考虑应用糖皮质激素治疗，但应防止因而引起的病菌播散。残留的良性肺部病变，为避免发生反复咯血，可考虑予以手术切除。

（刘正印）

fùqiúbāozǐjūn bìng

副球孢子菌病 （paracoccidioidomycosis）

巴西副球孢子菌所致皮肤黏膜、淋巴结和内脏器官的进行性真菌性疾病。属地方真菌病。尽管副球孢子菌病不是一个很常见的机会性感染，但此病有时可发生于包括艾滋病患者在内的免疫缺陷者中。

病原学 巴西副球孢子菌又称副球孢子菌或巴西芽生菌，为自然界腐生菌，培养为双相型，在37℃培养为酵母样菌落，在温室培养则为丝球状菌落。研究认为该菌的多发芽生孢子很像球孢子菌破裂后的内生孢子，故一般均称为副球孢子菌。

流行病学 巴西副球孢子菌在自然界的特定场所还不清楚，推测是以真菌形式存在于酸性土壤内，可能由呼吸道吸入孢子及经皮肤破伤处进入人体。机体抵抗力减弱而又有病原菌入侵时，孢子在肺内37℃时转变成侵袭型酵母菌，可经血流及淋巴向其他部位播散，引起内脏器官病变。巴西副球孢子菌仅感染人类。此病仅在中南美洲，散在流行以20~50岁男性常见，尤其多见于哥伦比亚、委内瑞拉及巴西的咖啡工人。

发病机制 病原菌经口、皮肤及黏膜损伤处侵入人体是此病诱因。当机体抵抗力减弱而又有病原菌入侵时，不但局部发生病变，且可很快侵入淋巴和血液循环，引起内脏器官病变。

临床表现 因病变部位不同而异。

肺副球孢子菌病 肺是最常见的感染初发部位，多由吸入孢子引起，但大部分正常人肺感染后不产生任何症状和体征，部分患者发展成慢性肺部感染或急性播散性感染。慢性肺球孢子菌病多数起病隐匿，有乏力、发热、盗汗、不适、咳痰、消瘦和痰中带血丝或咯血等。胸部X线示肺部双侧性结节状，并常有广泛的纤维化，约1/3病例可形成空洞。

皮肤黏膜副球孢子菌病 常累及口腔和鼻黏膜，包括牙龈、舌、唇和腭部出现疼痛性溃疡，可影响进食。腭和鼻中隔可因溃疡而穿孔，喉部可因溃疡愈合和瘢痕形成而声音嘶哑。皮肤累及多见于口周和鼻周，开始为丘疹和结节，数周或数月后形成边缘隆起的斑块，表面可呈疣状或溃疡。淋巴结肿大，尤以颈部淋巴结肿大常见，可破溃形成瘘管并排出脓液。

播散性副球孢子菌病 原发感染经血液循环和淋巴播散可导致全身广泛性感染，包括肝、脾、肠道及泌尿生殖系统的结节溃疡性损害、肉芽肿或化脓性结节，以及骨髓炎、关节炎、脑膜炎、脑灶性损害等。

辅助检查 ①真菌直接镜检：脓液、痰、皮肤黏膜损害刮取物、淋巴结抽吸物等加入10%氢氧化钾，镜下可见单芽或多芽厚壁孢子。以子细胞与母细胞大小相差悬殊、母细胞呈球形、多个子细胞附于其上呈水手轮状为典型，具有诊断意义。②真菌培养：呈双相型，25℃时见白色羊毛状菌落，37℃血琼脂为酵母样菌落。外抗原试验可快速鉴定。③血清学检查：有补体结合法和免疫扩散法。④组织病理学检查：主要为化脓性肉芽肿，有中性粒细胞浸润，水手状轮大孢子具有特征性。

诊断 患者常有流行区的居留史。肺部感染者，伴经久不愈的皮肤溃疡和淋巴结肿大，或多系统受累，需考虑此病的可能。皮肤副球孢子菌病的诊断较容易，主要是找到病原菌。虽然在标本中发现形成特征性多芽体的大型酵母菌（常>15μm）可提供强有力的拟诊依据，但需经真菌培养才能确诊。

鉴别诊断 皮肤黏膜淋巴管炎型应与皮肤结核、肿瘤、皮肤利什曼病鉴别；播散型应与结核病、肿瘤等鉴别；此外还应与其他深部真菌病如芽生菌病、球孢子菌病和组织胞浆菌病等鉴别。

治疗 伊曲康唑、氟康唑均可选用。建议使用伊曲康唑6~12个月，必要时可用两性霉素B。对于患有播散性副球孢子菌病的重症患者，建议使用两性霉素B治疗直至临床稳定或两性霉素B

的累积剂量达到 2g，随后可以改用三唑类药物治疗。

对于轻中度或慢性进展性播散性副球孢子菌病患者，建议使用酮康唑、伊曲康唑或磺胺嘧啶任一药物治疗直至临床稳定、症状消退。总疗程可依据临床反应个体化调整，但一般持续 6~12 个月或更长。

预防 此病均经皮肤接触或经呼吸道吸入所致，故预防措施应针对病因进行。加强体育锻炼，提高免疫力至关重要。进入流行区应避免接触发霉的物品并佩戴口罩，避免吸入真菌孢子及菌丝。磺胺类药由于价廉在一些国家广泛使用，但不能根治此病。

（刘正印）

fèibāozǐjūn fèiyán

肺孢子菌肺炎 （*Pneumocystis carinii* pneumonia，PCP）

肺孢子菌所致间质性浆细胞性肺炎。又称耶氏肺孢子菌肺炎或卡氏肺孢子菌肺炎。属肺部机会性感染。20 世纪 50 年代前仅见于早产儿、营养不良的婴儿。随着免疫抑制药的应用，肿瘤化疗的普及，尤其是人类免疫缺陷病毒（HIV）感染的出现，发病率明显上升，是 HIV 感染患者中最常见的呼吸道机会性感染。

病原学 肺孢子菌曾称卡氏肺孢子虫，具有孢囊和滋养体两种原虫形态。1988 年以来研究发现其 16S rRNA 核苷酸序列与酿酒酵母菌有高度同源性，使用真菌分子进化树进行比较及克隆其多种功能蛋白编码基因后的核苷酸序列分析均认为是真菌。滋养体为可变多形体，有细足和伪足形成，类似阿米巴。包囊呈圆形，直径 4~6μm，囊壁内含有囊内小体（又称子孢子），完全成熟的包囊内一般为 8 个，包囊是重要的诊断形态，寄生部位限于肺泡腔。

流行病学 在多种哺乳动物如啮齿类、兔、马、猪、灵长类和人组织中均发现过肺孢子菌，但宿主不同其基因有所不同，提示肺孢子菌可能有许多亚型。肺孢子菌所引起的肺孢子菌病以散发为主，尚无人群暴发流行的报道。传染源为患者和健康带菌者，健康成人呼吸道常有虫体存在，若机体免疫力降低，即可使其激活而发病。传播途径尚不明确，可能是通过空气飞沫传播。多发生在早产儿、丙种球蛋白缺乏症的儿童、血液病患者、恶性肿瘤患者、器官移植及自身免疫病长期接受免疫抑制药治疗的患者。艾滋病（acquired immunodeficiency syndrome，AIDS）患者并发 PCP 达 80%。

发病机制 尚不明确。在机体免疫功能缺陷或低下时肺孢子菌被吸入下呼吸道，滋养体黏附于人体 I 型肺泡上皮细胞表面造成一系列损害，肺泡内大量炎性渗出物，透明膜形成，间质纤维化，肺功能严重受损。

临床表现 传统上分为流行型（经典型）和散发型（现代型或免疫抑制型）。

流行型 多见于早产儿、营养不良、体质虚弱或先天免疫缺陷的婴幼儿。起病较隐袭，逐渐加重，早期有食欲减退、全身不适、消瘦、低热、腹泻，数周后出现呼吸增快、干咳、进行性呼吸困难，常伴心动过速、鼻翼扇动、发绀等。患儿症状虽重，但肺部体征相对轻微。整个病程为 2 周~3 个月，患儿多死于呼吸衰竭。

散发型 多见于有免疫缺陷（先天或后天获得）的儿童或成年人。近年来最常见于 AIDS 患者所并发 PCP。起病急，有发热、干咳、气促、心动过速、发绀，可有胸痛，最终导致呼吸衰竭，数日内死亡。体格检查肺部阳性体征少，或可闻及少量散在干湿啰音，体征与疾病症状的严重程度通常不成比例，这是此病的典型临床特点。AIDS 患者多为渐进性活动性呼吸困难，干咳。未经治疗者 100% 死于呼吸衰竭或其他感染性并发症，如巨细胞病毒感染、结核病、真菌感染或弓形虫病等。

诊断与鉴别诊断 凡免疫功能低下或缺陷以及长期接受免疫抑制药治疗的患者出现以下情况应考虑此病。①起病隐匿或亚急性，干咳，气促和活动后加重，可有发热、发绀，严重者可发生呼吸窘迫。②肺部阳性体征少，或可闻及少量散在干、湿啰音，体征与疾病症状的严重程度通常不成比例。③胸部 X 线检查可见双肺从肺门开始的弥漫性网状结节样间质浸润，有时呈磨玻璃状阴影。④血气分析显示低氧血症，严重病例动脉血氧分压（PaO_2）明显降低，常在 60mmHg 以下。⑤血乳酸脱氢酶（LDH）水平常升高。确诊依靠病原学检查，如痰或支气管肺泡灌洗或肺组织活检等发现肺孢子菌的包囊或滋养体。对临床高度疑诊而未找到病原学证据病例可进行试验性治疗。

此病应与细菌性支气管肺炎、病毒性肺炎、衣原体肺炎、肺部真菌病、肺结核等鉴别。

治疗 ①对症治疗：卧床休息，给予吸氧、改善通气功能，注意水电解质平衡。若患者进行性呼吸困难明显，可人工辅助呼吸。多次输新鲜血或血浆；减少或停用免疫抑制药；对合并细菌感染者应选用合适的抗生素抗感染。中重度患者（$PaO_2 < 70$mmHg

或肺泡－动脉血氧分压差＞35mmHg）可同时口服泼尼松或静脉用甲泼尼龙治疗。②病原体治疗：首选复方磺胺甲噁唑，具有高效、抗菌、价廉等优点，既可口服也可静脉注射。替代治疗可用氨苯砜联合甲氧苄啶、克林霉素联合应用伯氨喹或喷他脒。

预防 AIDS 患者若 $CD4^+T$ 细胞计数＜200 个/μl，不论成人和青少年，均应预防性治疗，包括孕妇及接受高效抗反转录病毒治疗者。

（刘正印）

yuánchóng xìng jíbìng

原虫性疾病 （protozoal disease）

原虫侵入人体所致疾病。医学原虫包括寄生在人体腔道、体液、组织或细胞内的致病及非致病性原虫，有 40 余种。有些原虫如疟原虫、利什曼原虫、锥虫、溶组织内阿米巴，可对人体可造成严重危害。其症状和传播方式因原虫寄生部位不同而表现各异。可经口或媒介生物等不同方式传播。对人体的危害程度也因虫种、寄生部位及宿主免疫状态等而异，通常寄生于组织的原虫比寄生于腔道的危害大。

（张跃新）

āmǐbā lìjí

阿米巴痢疾 （amoebic dysentery）

溶组织内阿米巴所致肠道寄生虫性传染病。临床表现为右下腹痛、腹泻、果酱样便、里急后重。此病易复发成慢性，可引起阿米巴肝脓肿等肠外并发症。

病原学 溶组织内阿米巴生活史分滋养体期和包囊期，营无性繁殖。滋养体以细胞或组织酶解物为营养，形态多变，运动活泼，可吞噬红细胞、组织或细胞碎片而致病，故为致病型。滋养体对外界抵抗力弱，在肠腔以外的脏器或环境不能形成包囊，离体后很快死亡。成熟包囊呈圆形，内含 4 个核，碘染呈棕色。包囊经口摄入，在回肠末段和结肠转变成滋养体，在结肠下段因环境变化而形成包囊，随粪便排出体外感染其他易感者，故为感染型。包囊对外界的抵抗力强，余氯和胃酸不能杀灭。在冷冻或干燥环境下可存活数日至数周。因其低感染量、对氯有抵抗力及在环境中稳定存在的特点，被美国列为生物防御 B 类病原体。

迪斯帕内阿米巴和莫氏内阿米巴与溶组织内阿米巴的形态和流行病学特点相同，基因序列同源性高达 90%，均有吞噬红细胞的特性。仅依据吞噬红细胞的特性鉴定有可能造成误诊，需通过粪便抗原检测或聚合酶链反应检测方可鉴别。迪斯帕内阿米巴和莫氏内阿米巴为非致病性原虫，在肠道呈共生状态。在发达国家，迪斯帕内阿米巴比溶组织内阿米巴流行率高 10 倍，而在发展中国家流行率大致相同。

流行病学 阿米巴痢疾患者及无症状排包囊者是传染源，人是贮虫宿主。通过摄入被包囊污染的水、食物及餐具等经口感染。男－男同性恋者可经口－肛接触而感染。人群普遍易感。感染后产生阿米巴凝集素抗体，但无保护性，故常有重复感染。营养不良、免疫力低下及应用免疫抑制药治疗者易发病。阿米巴痢疾呈全球分布，以热带与亚热带地区感染率高，与卫生状况及生活习惯密切相关。多为散发，夏秋季发病率高，男性多于女性，成人多于儿童，农村多于城市。

发病机制 溶组织内阿米巴包囊经吞食后，在回肠末段脱囊而出，演变成滋养体，对肠道组织细胞侵袭破坏引起溃疡。溶组织内阿米巴滋养体分泌 260kD 的半乳糖/乙酰氨基半乳糖凝集素，使其易黏附于肠壁。继而滋养体释放阿米巴穿孔素，致靶细胞膜形成孔道，诱导靶细胞溶解和凋亡。滋养体还分泌大量蛋白酶（如半胱氨酸蛋白酶、β－氨基葡糖苷酶、表面膜相关神经氨酸酶、钙依赖原虫蛋白激酶、胶原酶、中性蛋白酶等），参与溶解细胞和细胞外基质，致使肠壁细胞发生炎症反应和细胞凋亡。溶组织内阿米巴通过门静脉进入肝脏，引起肝细胞炎症、坏死，进一步形成肝脓肿，是阿米巴痢疾最常见的并发症。亦可随血流或淋巴至肺、脑等组织器官，引起肠外阿米巴病。

溶组织内阿米巴滋养体产生的凝集素和半胱氨酸蛋白酶还有降解肠黏膜分泌型 IgA 和补体 C3、C4 及 C5 的作用，可抑制补体介导的抗寄生虫免疫应答。有毒力的阿米巴可溶解粒细胞，抑制巨噬细胞的应答，干扰或改变宿主的细胞免疫应答，使阿米巴逃逸宿主的免疫识别和清除作用。

病理改变 阿米巴痢疾病变主要在盲肠及升结肠，偶及回肠。急性期病变初始为表浅的黏膜下小脓肿，孤立散在分布。组织破坏渐发展至肌层，形成口小底大烧瓶样溃疡。溃疡间黏膜大多完好。病变严重时，溃疡可深至肌层及浆膜层，侵袭血管可引起出血，但少有穿孔。镜下见肠壁组织坏死，主要为淋巴细胞和浆细胞浸润，合并细菌感染者可见中性粒细胞浸润。慢性期主要为肉芽组织增生伴慢性炎症和纤维化，组织破坏和愈合常同时存在，致肠壁增厚或肠腔狭窄。肉芽组织呈瘤样增生，形成阿米巴瘤。

临床表现 潜伏期短至数日或长达数月，一般为 3 周。临床表现轻重不一，症状与病变程度有关。包囊携带者多无症状。典型阿米巴痢疾表现为腹痛、腹泻、里急后重，右下腹轻压痛。全身症状轻微。粪便为黏液血便或暗红色果酱样便，每天数次或十余次，便量中等，粪质多，有腥臭。粪便镜检见大量红细胞，可见活动的、吞噬红细胞的滋养体和夏克-莱登（Charcot-Leyden）晶体。暴发型少见，多发生于体弱及营养不良的感染者。表现为起病急骤，中毒症状明显，高热及极度衰竭。剧烈腹痛、里急后重，每天排便数十次，排黏液血性便或血水样便，奇臭。可伴呕吐、脱水及电解质紊乱，易并发肠出血、肠穿孔或腹膜炎等，病死率高。未经治疗或治疗不彻底者易复发或转为慢性型。反复发作可引起消瘦、贫血或肠道功能紊乱。易并发阑尾炎、阿米巴瘤、肠道狭窄等。幼儿患者可引起肠套叠、肠穿孔、坏死性肠炎、腹膜炎、中毒性巨结肠等。溶组织内阿米巴滋养体可侵入血流或淋巴而迁移至全身其他部位，如肝、肺、脑、泌尿生殖道，引起肠外阿米巴病，以阿米巴肝脓肿最常见。

诊断与鉴别诊断 粪便镜检发现溶组织内阿米巴滋养体及包囊可确诊，但阳性率低，而且不能与迪斯帕内阿米巴和莫氏阿米巴区别。粪便培养的敏感性高于镜检，但低于抗原检测和实时聚合酶链反应技术。用酶联免疫吸附试验检测粪便和血清中阿米巴凝集素抗原可区别迪斯帕内阿米巴和莫氏阿米巴，比镜检或培养敏感。酶免疫分析、酶联免疫吸附试验和间接血凝法检测血清阿米巴 IgG 抗体。结肠镜和组织活检有助于诊断和鉴别诊断。

此病应与细菌性痢疾、溃疡性结肠炎、结肠癌等肠道疾病进行鉴别。

治疗 以病原体治疗为主。抗阿米巴药物有：硝基咪唑类、依米丁，均对侵袭性阿米巴滋养体有杀灭作用；二氯尼特是肠内抗阿米巴药，对包囊有杀灭作用；巴龙霉素可抑制肠道内共生菌生长，有协同抗阿米巴原虫作用。

预防 重点注意饮食、饮水卫生，彻底治疗阿米巴痢疾患者及带包囊者。消灭苍蝇和蟑螂，加强粪便管理及无害化处理。

（张跃新）

āmǐbāxìng nǎomó-nǎoyán

阿米巴性脑膜脑炎（amoebic meningoencephalitis）

福氏耐格里阿米巴感染中枢神经系统所致命性疾病。临床表现为突起高热、头痛、呕吐、嗅觉异常或消失、脑膜刺激征、昏迷。多因中枢性呼吸循环衰竭死亡。此病发病率低，但病死率极高。以夏季多见，经鼻腔吸入受污染的温水而感染。

病原学 福氏耐格里阿米巴在热带地区温水或土壤中广泛存在。生活史有 3 种形态，即滋养体、鞭毛体和包囊。滋养体有伪足，以二分裂方式增殖，以细菌或有机物为食，故有致病性。滋养体可转变成不分裂、不能形成包囊和无吞食性的鞭毛体，亦可自发转回滋养体，若环境改变则转变成包囊。滋养体有嗜热性，在 37~45℃生长良好，但在海水中不能生存。包囊抵抗力强，能耐受高浓度游离氯。

流行病学 此病呈世界性分布。自 1965 年澳大利亚福勒（Fowler）等首次报道以来，全球各地已报告 300 余例，中国亦有病例。此病多发生于健康儿童和青年，男童多于女童，夏季多见。多数感染者在温暖的淡水湖泊、池塘或泳池中游泳、嬉戏而经鼻腔感染，亦可因吸入含阿米巴的尘土或用受污染的自来水洗浴而感染。患者可能有 IgA 产生缺陷，故其黏膜防御功能较弱。流行区的血清学研究显示，当地人群中有较高水平的抗福氏耐格里阿米巴抗体，提示可能有亚临床感染及自发性康复。

发病机制 人在江河湖塘中游泳时，福氏耐格里阿米巴侵入鼻腔，经嗅神经细胞摄入增殖后，穿过鼻黏膜和筛状板，沿嗅神经上行入脑，引起嗅球及脑组织的广泛炎症、坏死，脊髓也可受累。其主要病理特点为化脓性脑膜炎和出血坏死性脑炎，伴化脓性渗出。因病情发展迅速很快死亡，患者几乎无保护性的细胞和体液免疫应答。

临床表现 潜伏期 2~7 天，最长 2 周。早期因嗅神经受累，表现为味觉和嗅觉改变，随后急起高热、食欲减退、剧烈头痛、恶心、呕吐等症状，病情发展迅速。很快出现谵妄、抽搐、昏迷、脑膜刺激征。多在感染后 14 天内因严重脑水肿导致中枢性呼吸循环衰竭而死亡。影像学检查脑部从无明显变化至灰质对比强化、脑池分泌阻塞及梗死。

诊断与鉴别诊断 夏季出现脑膜脑炎表现，发病前 1 周有温水中游泳史，外周血白细胞及中性粒细胞增多，脑脊液为化脓性改变，应考虑此病。脑脊液或脑组织检出福氏耐格里阿米巴可确诊，可用直接涂片、培养或动物接种等方法。已开发单克隆抗体、DNA 探针和巢式聚合酶链反应技术用于检查病原体，有助于临床快速诊断。尚无适用的免疫学诊断方法。

此病应与化脓性脑膜炎、病毒性脑炎、其他阿米巴引起的脑炎或脑脓肿等疾病鉴别。

治疗 尚无理想治疗药物。大剂量两性霉素 B 静脉或鞘内注射有治疗成功的报道。亦有两性霉素 B 联合咪康唑、氟康唑、利福平、复方磺胺甲噁唑治疗成功的病例。对患者应加强重症监护和联合抗菌药物治疗。

预后 此病预后极差，病死率高达 97%。

预防 尚无有效的预防措施。加强水体监测和消毒，避免接触受污染的水体以预防感染。游泳时使用鼻夹可减少感染机会。

(张跃新)

nüèji

疟疾（malaria）

疟原虫所致寄生虫病。临床上以寒战、高热、出汗，间歇性发作为特征，反复发作致脾大和贫血，经雌按蚊叮咬而感染。

病原学 人疟原虫有 4 种，即间日疟原虫、三日疟原虫、卵形疟原虫和恶性疟原虫。其他灵长类疟原虫在自然环境下也能感染人类。

疟原虫以人和雌按蚊为宿主，经无性生殖与有性生殖世代交替的方式完成其生活史。雌按蚊吸血时将子孢子注入人体，随血流进入肝细胞内进行裂体增殖，此期称红细胞外期或肝细胞内期。在肝细胞内子孢子经历滋养体、裂殖体发育成裂殖子。4 种疟原虫发育成熟时间略有不同，恶性疟原虫为 5.5~6 天，间日疟原虫为 8 天，卵形疟原虫为 9 天，三日疟原虫为 11~12 天。从肝细胞释放的裂殖子进入血窦，部分被巨噬细胞吞噬，部分则侵入红细

胞内发育。间日疟原虫和卵形疟原虫的子孢子在肝细胞内有速发型和迟发型两种，前者发育快，后者暂不发育，经一段时间的静止期后被激活，继续发育为成熟裂殖体。此为间日疟与卵形疟的复发机制。裂殖子侵入红细胞内继续发育增殖，称红细胞内期。在红细胞内疟原虫经历环状体（早期滋养体）、晚期滋养体、裂殖体阶段的发育，形成大量裂殖子，致红细胞崩解引起临床症状。破裂红细胞释放的裂殖子又侵入其他红细胞，重复其无性增殖过程，使临床症状呈周期性发作。各种疟原虫在红细胞内增殖周期所需时间不同，间日疟原虫和卵形疟原虫为 48 小时，恶性疟原虫为 36~48 小时，三日疟为 72 小时。在红细胞内的疟原虫吞噬细胞质，分解血红蛋白，形成疟色素。疟原虫经数代增殖后，部分裂殖体在红细胞内发育成配子体，此时具有传染性。雌蚊吸食患者血时，配子体进入雌蚊体内发育成配子，雌、雄配子结合形成合子，分化成动合子并依序发育成囊合子、孢子囊。孢子囊内含大量子孢子，发育成熟的子孢子进入雌蚊唾液腺。此时雌蚊具有传染性，吸血时将子孢子注入人体，引起新的感染。

流行病学 传染源为疟疾患者和无症状携带者。雌按蚊为传播媒介，吸血为主要感染途径。亦可经妊娠胎盘传播引起先天性感染；经输入含疟原虫的血液及共用注射器途径感染。人群普遍易感。感染后可获得一定程度免疫力，但不持久。各型疟疾间无交叉免疫性。

疟疾呈全球分布，以热带和亚热带地区最多。约 40% 的世界人口受疟疾威胁，约 5 亿人患病，

每年百万人死于此病，其中 90% 为非洲 5 岁以下儿童和孕妇。疟疾流行与传播媒介的生态环境密切相关。中国大部分地区有疟疾流行，长江以南发病率高。间日疟最多，恶性疟次之，三日疟和卵形疟较少。抗氯喹恶性疟及间日疟出现，并在局部地区流行。

发病机制 疟疾的发作是由于疟原虫破坏红细胞产生的细胞碎片、变性血红蛋白，裂殖子及疟原虫的代谢产物入血，被巨噬细胞吞噬后释放内源性致热原，并与疟原虫的代谢产物共同作用于下丘脑的体温调节中枢，引起寒战、高热。红细胞破坏导致贫血，以恶性疟疾最严重；单核-巨噬细胞系统增生导致脾大，反复感染可致脾纤维化。恶性疟原虫比其他疟原虫引起的疾病更凶险和严重，表现为脑型疟疾、严重贫血、呼吸衰竭、肾衰竭及多器官功能障碍综合征等。恶性疟原虫的滋养体和裂殖体引起红细胞聚集致微血管阻塞、缺氧而引起组织变性和坏死等病理改变，常累及脑、肺、肾、心等重要脏器，引起凶险发作或脑型疟疾。疟原虫感染除引起红细胞破坏，还可因产生免疫复合物附着于红细胞而诱发血管内溶血，引起溶血尿毒症综合征，即黑尿热。

遗传因素对疟原虫感染有明显影响，如间日疟原虫侵入红细胞依赖细胞膜上的杜飞（Duffy）抗原作为受体，缺乏该抗原者不患间日疟。镰状细胞贫血、珠蛋白生成障碍性贫血、葡萄糖-6-磷酸脱氢酶缺乏症患者因红细胞内环境不适应疟原虫的生长发育而对疟原虫有先天抵抗力。疟原虫通过基因突变增加其对抗疟疾药物的泵出，或避免药物对其代谢的影响等机制产生耐药性。干扰

疟原虫感染可引起宿主保护性的免疫反应，其获得免疫水平取决于年龄、疟疾发作次数、感染时间等。带虫免疫在控制疟疾有着重要作用。

临床表现 恶性疟潜伏期平均 14 天，间日疟和卵形疟 13～17 天，三日疟平均 28 天，输血所致平均 10 天。

典型疟疾发作分为 3 期。①寒战期：骤起发冷寒战、面色苍白、口唇发绀，持续 10 分钟～1 小时，而后体温上升。②发热期：寒战止而随之高热，体温 39℃以上，伴口渴、面红、气促，持续 4～8 小时。③出汗期：大汗淋漓，体温骤降，症状缓解，困倦思睡。间歇期无不适症状。反复发作 10 余次后症状减轻，多自行缓解。

脑型疟疾多由恶性疟原虫引起，偶见于间日疟引起，是最严重的临床类型。主要表现为剧烈头痛、高热，不同程度的意识障碍，脑膜刺激征及病理征阳性。恶性疟亦可因急性肺水肿致呼吸衰竭。病情凶险，病死率高。4 种疟原虫感染因治疗不彻底或免疫力下降可出现再燃，而间日疟和卵形疟原虫因迟发型子孢子经休眠后发育成裂殖子引起复发。

诊断与鉴别诊断 在有蚊虫季节到过疟疾流行区，或既往有疟疾病史或有输血史，表现周期性寒战、高热、大汗，伴贫血或脾大，应考虑疟疾的可能。厚薄血涂片镜检发现疟原虫可确诊。厚薄血涂片镜检仍是目前检查疟原虫的标准方法。新近检测疟原虫的组氨酸富集蛋白-2 和恶性疟及疟原虫特异性乳酸脱氢酶（LDH）可快速诊断疟疾，敏感性为 96%，特异性为 99%。

此病应与败血症、伤寒、阿米巴肝脓肿、血吸虫病、钩端螺旋体病鉴别。脑型疟疾应与病毒性脑炎、中毒性菌痢、流行性脑脊髓膜炎等鉴别。

治疗 以消灭疟原虫，控制疟疾发作为主。常用药物有氯喹、奎宁、咯萘啶、青蒿素及其衍生物、甲氟喹、卤泛群、本芴醇等。对多重耐药的恶性疟原虫株可联合用药治疗，如奎宁联合多西环素。防止复发可用伯氨喹，但对葡萄糖-6-磷酸脱氢酶缺乏症者可引起溶血，应禁用。对脑型疟及凶险发作者用抗疟药物（常用蒿甲醚、咯萘啶、氯喹注射液）静脉滴注，并对症治疗相应并发症或合并症。

预后 间日疟和三日疟的预后良好，幼儿、老年人预后差。恶性疟常有凶险发作，脑型疟若不及时治疗则病死率高。

预防 根治患者及带虫者，灭蚊防蚊。对外来者进入流行区前可用化学药物预防，如乙胺嘧啶、抗疟 1 号、抗疟 2 号药物等。疫苗在研发中，尚无临床应用。

（张跃新）

hēiniàorè

黑尿热（blackwater fever） 恶性疟的严重并发症之一。又称溶血尿毒症综合征、疟疾性血红蛋白尿。以发热、急性溶血性贫血、黄疸、血红蛋白尿及肾功能不全为临床特征。发病机制复杂，与变态反应密切相关，尤其是葡萄糖-6-磷酸脱氢酶（G6PD）缺乏症者在使用抗疟药物治疗过程中易发生溶血性贫血，引起黑尿热。黑尿热主要在非洲和东南亚流行，与恶性疟原虫感染密切相关。雨季多于旱季，男女发病无性别差异，儿童黑尿热发生率比成人高 3 倍。G6PD 缺乏症者、长期生活在疟疾流行区且无免疫力的外来移民亦是高危人群。

病因及发病机制 黑尿热病因多种，机制复杂。主要是由于血管内急性溶血所致。尤其与 G6PD 缺乏症、恶性疟原虫感染和服用奎宁类抗疟药物密切相关。细胞色素 P450 3A4 酶在奎宁的代谢过程中可导致红细胞内的氧化应激增加，使疟疾和/或 G6PD 缺乏症患者的红细胞易发生溶血。奎宁类药物在体内亦可与红细胞膜上的半抗原结合形成完全抗原，刺激机体产生抗体，再次摄入奎宁类药物时，形成抗原-抗体复合物，在补体的参与下使红细胞溶解。G6PD 缺乏症者的红细胞内高铁血红蛋白不能还原为还原型谷胱甘肽，使红细胞膜稳定性下降，易发生红细胞溶解。恶性疟原虫感染可引起多种严重并发症，尤其是可诱发红细胞溶解，引起血管内溶血，甚至急性肾衰竭。

因大量红细胞溶解，血清非结合胆红素急剧升高引起全身黄疸，并导致血红蛋白尿而致尿色呈酱油色，大量血红蛋白阻塞肾小管亦可引起肾小管损伤，甚至引起急性肾衰竭。恶性疟原虫亦可致血管内溶血，肾脏肿大充血，肾小管上皮细胞变性、坏死，以及大量血红蛋白管型，是导致肾衰竭和死亡的主要原因。

临床表现 起病急骤，寒战、高热伴腰痛，之后出现酱油色尿。可有极度乏力、脉细速、贫血貌及黄疸，严重者谵妄、昏迷。若血红蛋白尿持续 2～3 天，易发生无尿，甚至尿毒症，是导致死亡的主要原因。

诊断与鉴别诊断 在高疟区或用抗疟药物后，若出现酱油色尿，血清非结合胆红素升高，而尿胆红素阴性，尿胆原进行性升高等溶血表现，伴贫血、肾功能异常，应考虑此病。因黑尿热患者的血中疟原虫数量较少，血涂片检查疟原虫可为阴性。应与其他原因引起的溶血性贫血鉴别。

治疗 卧床休息，立即停用奎宁类药物，抗疟药物改为青蒿素类。可用糖皮质激素控制溶血，保护肾功能。出现急性肾功能不全按肾衰竭处理及透析治疗。贫血严重者予输全血或红细胞悬液。

预后 黑尿热的病死率高达20%~50%，尤以6岁以下儿童和老年人病死率高，多因肾衰竭而死亡。

预防 检测 G6PD 基因型，若为 G6PD 缺乏症则避免使用奎宁类药物。预防恶性疟原虫感染。

(张跃新)

lìshímànyuánchóng bìng

利什曼原虫病 (leishmaniasis)

利什曼原虫所致人畜共患病。可引起人类皮肤利什曼病及黑热病。临床特征主要表现为长期不规则发热、脾大、贫血、消瘦、白细胞计数减少和血清球蛋白增加。若不予适当治疗，患者大多在患病后 1~2 年内因并发其他疾病而死亡。此病多发于地中海国家及热带和亚热带地区，以皮肤利什曼病最常见。

(张跃新)

hēirèbìng

黑热病 (kala-azar)

利什曼原虫侵入人体内脏所致寄生虫病。又称内脏利什曼病。属人畜共患性地方性寄生虫病。

病原学 利什曼原虫属鞭毛纲，为细胞内寄生的鞭毛虫，杜氏利什曼原虫和婴儿利什曼原虫是引起中国黑热病的病原体。利什曼原虫生活史有前鞭毛体和无鞭毛体两个时期。前鞭毛体呈锥形，前端有一细长鞭毛，运动活

泼，寄生于白蛉的消化道。无鞭毛体又称利杜体，呈椭圆形，寄生于哺乳动物的巨噬细胞。

流行病学 患者、病犬及狼、狐、鼠等野生动物为主要储存宿主，是此病的传染源。主要因雌中华白蛉叮咬人而感染，偶可因吞食受染动物，或经破损皮肤黏膜、输血及共用注射器等方式感染。人群普遍易感，病后有持久免疫力。人感染利杜体后多无症状，仅少数人发病。艾滋病、营养不良可促进此病发展。黑热病呈全球分布，以亚洲、地中海、东非及南美洲为多，中国主要流行于新疆、甘肃、四川、内蒙古等省区。可在人间或动物间传播，发病无季节性。

发病机制 若雌白蛉叮咬受感染人或动物，无鞭毛体被吸入胃内，发育成前鞭毛体，以二分裂方式繁殖，然后大量聚集在白蛉口喙部。白蛉叮咬健康人或动物血，前鞭毛体即随白蛉唾液进入其体内，在叮咬处被巨噬细胞吞噬，多数被消灭，未被消灭的前鞭毛体脱鞭毛后变成无鞭毛体，即利杜体。随着利杜体的大量繁殖致使巨噬细胞破裂，释放出的利杜体又被邻近的巨噬细胞吞噬，如此反复引起单核-巨噬细胞系统不断增生。以肝、脾、淋巴结、骨髓增生为主，脾大最常见，可致脾功能亢进。因浆细胞大量增加，故血浆球蛋白增高。

临床表现 潜伏期2个月~1年以上（10天~9年）。主要为长期不规则发热，部分呈双峰热型。中毒症状不明显，伴乏力、食欲减退、消瘦等。肝、脾及淋巴结肿大，尤以脾进行性肿大为特征。晚期可有贫血及营养不良表现，面部、手、足及腹部皮肤色素沉着（故称黑热病，印度语 "kala-

azar"）。儿童在疾病晚期可出现水肿，甚至恶病质。

辅助检查 肝、脾、骨髓、淋巴结组织穿刺标本染色后检出利杜体是确诊的金标准。脾穿刺涂片阳性率高，但有出血风险；骨髓穿刺液涂片染色是最常用的方法。外周血检查可见全血细胞减少，严重者粒细胞缺乏。球蛋白明显增加，白/球比例倒置。

酶联免疫吸附试验、间接免疫荧光抗体试验、免疫印迹法、直接凝集试验、免疫层析条带试验、乳胶凝集试验等方法检测rK39 蛋白的特异性抗体，敏感性和特异性均高。用聚合酶链反应技术检测血液或骨髓标本中的利杜体 DNA，对无症状或抗体阴性者有诊断价值，亦可用于疗效评价及虫种鉴定。

诊断与鉴别诊断 在流行区居住或逗留，并出现长期不规则发热、消瘦、进行性脾大、贫血等症状，全血细胞减少及球蛋白显著增高应考虑此病。骨髓、脾、淋巴结穿刺涂片检出利杜体可确诊，检测血清特异性抗体有助于诊断。

此病需与有长期发热、脾大及白细胞降低的疾病鉴别。

治疗 以病原体治疗为主。葡萄糖酸锑钠和两性霉素B脂质体是治疗黑热病的有效药物。葡萄糖酸锑钠有 6 日疗法（总剂量平分6份，每日1次）或3周疗法（总剂量平分6份，每周2次），后者适用于感染严重或体弱者。两性霉素 B 脂质体 3mg/ (kg·d)，分别在第 1~5 天、第14 天和第 21 天给药；对免疫力低下者剂量4mg/ (kg·d)，分别于第 1~5 天、第 10 天、第 17 天、第 24 天、第 31 天和第 38 天给药。未愈者或复发可重复治疗。

巴龙霉素、米尔福森对锑剂耐药的利杜体有效。规范化治疗后1年无复发视为治愈。注意休息与补充营养，纠正营养不良。贫血者补充铁剂及叶酸，必要时输血或输注粒细胞、血小板。杀虫治疗后脾功能亢进未减轻者可考虑脾切除术。

预后　取决于早期诊断、治疗及有无并发症。未治疗者多因严重感染及营养不良等并发症死亡。用葡萄糖酸锑钠治疗，治愈率达95%以上。人类免疫缺陷病毒感染者病情进展快、症状重及治疗效果差，预后不佳。

预防　采取以管理传染源为主的综合预防措施。及早发现和治疗患者，捕杀病犬。发现并及时清除白蛉滋生地，居住场所用杀虫剂灭白蛉。教育流行区居民及外来旅游者，做好个人防护，在野外应扎紧袖口裤口，暴露皮肤涂抹驱虫剂，以减少或避免白蛉叮咬。

（张跃新）

pífū lìshímàn bìng

皮肤利什曼病（cutaneous leishmaniasis）

利什曼原虫所致皮肤黏膜感染性疾病。临床表现以皮肤黏膜形成丘疹、结节或溃疡，以及在皮肤病灶中检出利什曼原虫为特征。

病原学　引起皮肤利什曼病的利什曼原虫有20余种，其中在亚洲和非洲主要是硕大利什曼原虫、热带利什曼原虫、婴儿利什曼原虫和杜氏利什曼原虫，尤以硕大利什曼原虫和热带利什曼原虫多见，后两种原虫可引起黑热病后皮肤利什曼病。在美洲巴西利什曼原虫感染仅引起黏膜皮肤利什曼病。墨西哥利什曼原虫不侵犯黏膜和内脏，耳部患病可至耳郭残缺畸形。各种利什曼原虫形态相似，根据同工酶及基因进行鉴别。生活史均经过前鞭毛体和无鞭毛体两种形态及两个不同宿主即白蛉和哺乳动物才能完成发育，但白蛉的种类在不同地域各不相同。

流行病学　患者或带原虫动物是皮肤利什曼病的主要传染源。各种利什曼原虫的储虫宿主不同，致使其传染源各地不尽相同，如中东、北非地区沙鼠是硕大利什曼原虫的储虫宿主，南亚地区犬和人类是热带利什曼原虫的储虫宿主，西南非洲岩狸是利什曼原虫的主要储虫宿主。在南美洲森林啮齿类动物如林鼠、猕猴等是墨西哥利什曼原虫或巴西利什曼原虫的储虫宿主。白蛉叮咬为此病的传播途径。人群普遍易感，病后对同种利什曼原虫有较强免疫力，以迟发型变态反应为主。人类免疫缺陷病毒感染可致病情加重。

此病全球分布，以热带和亚热带地区流行为主，波及全球98个国家，每年新增皮肤利什曼病100万~150万例，约70%患者在南美洲（哥伦比亚、巴西、尼加拉瓜、秘鲁）、中亚（阿富汗、伊朗、叙利亚）和非洲（苏丹、埃塞俄比亚和阿尔及利亚）国家。战争、难民迁移、伐木开荒、到疫区旅行等可促使此病流行。美洲皮肤利什曼病主要在南美洲呈地方性流行。

发病机制　利什曼原虫感染引起的临床表现和类型取决于感染的原虫种类和宿主的免疫应答。

临床表现　可分为皮肤利什曼病、黏膜利什曼病、黏膜皮肤利什曼病、黑热病后皮肤利什曼病等多种临床类型。皮肤病灶通常起源于白蛉叮咬部位，初始为斑点样或丘疹样病变，逐渐发展成结节样或瘤样病变，部分中央坏死形成溃疡，愈合后形成瘢痕，在颜面部可致毁容。皮肤病变可为单一或多处病灶，严重者皮肤黏膜呈弥漫性病变，甚至可累及面部、鼻、咽喉部导致毁容。可在感染后的数周或数年内发生，部分病灶可自愈。

辅助检查　①病原学检查：皮肤病变活检组织中用吉姆萨（Giemsa）染色后镜检发现无鞭毛体是确诊的主要依据。黏膜利什曼病的皮损病灶含原虫少，常为阴性。可用NNN培养基培养5~7天分离前鞭毛体。②免疫学检查：利什曼皮肤试验阳性有助于诊断和流行病学调查。用酶联免疫吸附试验、间接免疫荧光抗体法检测抗利什曼抗体有诊断价值，但体液免疫应答差者常呈假阴性。③核酸检测：用聚合酶链反应检测标本中利什曼原虫DNA或RNA，有诊断价值，亦可对原虫进行基因分型和亚种鉴定。

诊断与鉴别诊断　根据流行病学史、皮肤黏膜特征性表现，应考虑此病。皮肤黏膜病灶处取材涂片染色或病理学检查见无鞭毛体可确诊。皮肤试验及特异性抗体检测对此病诊断帮助不大。

此病应与热带脓皮病、皮肤结核病、梅毒、雅司病、麻风、皮肤结节病、红斑狼疮及皮肤肿瘤等疾病鉴别。

治疗　以抗利什曼原虫治疗为主，可全身用药和局部治疗。药物包括：葡萄糖酸锑钠、两性霉素B、喷他脒、米特福新、巴龙霉素，静脉注射或口服，亦可病灶局部注射。治疗药物、剂量和疗程应个体化。皮肤病灶局部可涂抹巴龙霉素药膏，病灶内注射葡萄酸锑钠，单独或加用冷冻疗法或热疗。

预防 积极治疗皮肤利什曼病患者。加强防病教育，预防和控制病犬，用杀虫剂消灭和控制白蛉可减少和阻断此病传播。加强个人防护。

（张跃新）

Fēizhōu zhuīchóng bìng

非洲锥虫病 （African trypanosomiasis）

布氏锥虫所致人畜共患寄生虫病。又称睡眠病。临床表现为舌蝇叮咬处皮肤硬下疳、不规则发热、淋巴结肿大、嗜睡、昏迷。此病仅局限于非洲。

病原学 布氏锥虫中的冈比亚锥虫和罗德西亚锥虫是非洲锥虫病的病原体，可感染人和多种野生动物及家畜。锥虫又称锥鞭毛体，有多形性及周期性抗原变异的特点，其发育经历人和舌蝇（又称采采蝇）体内两个阶段。舌蝇叮吸锥虫感染者或受染动物的血时，锥虫进入舌蝇体内并生长繁殖，经胃到达唾液腺，发育成具有传染性的锥虫。当舌蝇再次吸血时，锥虫随唾液进入人体皮下组织，引起叮吸处局部炎症反应，皮肤红肿形成锥虫硬下疳。锥虫繁殖后进入淋巴和血流，引起全身性播散，形成淋巴血液期（Ⅰ期），侵及中枢神经系统引起脑膜脑炎期（Ⅱ期），导致昏睡或昏迷。

流行病学 冈比亚锥虫病的传染源是患者及感染者，由分布于西非的须舌蝇吸血传播。罗德西亚锥虫病的传染源是受染动物（羚羊、牛）及人，由分布于东非的刺舌蝇等传播。偶有实验室人员因污染针头划伤而感染。人对锥虫普遍易感，主要是当地农民和进入疫区的人员患病。发病与性别、年龄和种族无关，战争及缺乏控制措施是暴发流行的重要原因。

发病机制 较复杂。锥虫外膜含有周期性抗原变异的糖蛋白（变异型抗原）。每个锥虫均可产生许多变异型抗原，致使宿主产生的特异性抗体失效，借此机制逃逸宿主免疫杀灭作用，锥虫得以长期生存，并致反复发热。锥虫感染引起机体免疫反应，产生大量以多克隆 IgM 为主的免疫球蛋白及免疫复合物，沉积于全身脏器，导致组织损伤。锥虫病的病理变化主要为 B 细胞增生，受累组织常有淋巴细胞、嗜酸性粒细胞、巨噬细胞、浆细胞浸润，甚至出现桑葚样细胞（变异浆细胞）。主要累及淋巴结、心、肝、脾、肾、脑膜及脑实质。免疫复合物附着于红细胞可引起溶血性贫血。

临床表现 两种锥虫病的临床表现不尽相同。冈比亚锥虫病的病程数月至数年，而罗德西亚锥虫病的病程为 3~9 个月。临床经过大致分 3 期：锥虫硬下疳期、血液淋巴期（早期或Ⅰ期）和脑膜脑炎期（晚期或Ⅱ期）。

锥虫下疳期 表现为舌蝇叮咬处皮肤出现疼痛性结节，周围肿胀，质地较硬，数周后消退。

淋巴血液期 表现为舌蝇叮咬后数周或数月（罗德西亚锥虫病可短至数日）出现发热、淋巴结肿大，剧烈头痛、关节痛等。发热不规则，时起时伏，高热间歇期数周至数月。颈后三角区淋巴结肿大，形成温特博特姆征（Winterbottom sign）（见于冈比亚锥虫病）。肝脾大，全心炎或心力衰竭，溶血性贫血。

脑膜脑炎期 以中枢神经系统症状为主。突出表现为个性改变、反应迟钝、昏睡，以及脑炎或脑脊髓膜炎的表现和体征。易继发肺部感染。白细胞计数正常，

淋巴细胞相对增多。脑脊液压力增高，蛋白含量明显增加，细胞数增多，可查到锥虫。

诊断 有流行病学史和典型临床表现应考虑此病，确诊有赖于查到锥虫。血液、淋巴结穿刺液、脑脊液或骨髓涂片，应用聚合酶链反应技术、免疫学方法有助于发现病原体。

治疗 以病原体治疗为主。抗锥虫药物有舒拉明钠、喷他脒、美拉肿醇和依氟鸟氨酸。药物治疗后 6 个月和 12 个月应复查脑脊液，以确定是否痊愈。给予支持对症治疗，加强营养等。

预防 及早发现隔离患者，有效治疗以控制和消除传染源，防受染舌蝇叮咬至关重要。进入舌蝇滋生地应加强个人防护，涂搽避虫剂等。不主张药物预防。尚无疫苗预防。

（张跃新）

gōngxíngchóng bìng

弓形虫病 （toxoplasmosis）

刚地弓形虫所致人畜共患病。弓形虫经消化道获得性感染或妊娠先天性感染，主要引起脑、眼、淋巴结病变。临床表现和结局与免疫功能相关。

病原学 弓形虫为细胞内寄生，其生活史经历速殖子（滋养体）、包囊和缓殖子、裂殖子、配子体和卵囊 5 个时期，有肠外和肠内两个发育阶段和两种宿主。终宿主为猫，中间宿主广泛，包括爬行类、鸟类、鱼类及哺乳类动物和人类。卵囊或包囊被终宿主（猫）吞噬后进入小肠，囊内子孢子逸出侵入回肠上皮细胞进行裂体增殖，形成裂殖子（无性生殖）。裂殖子反复侵入和裂体增殖数代后，部分发育成雌雄配子体，受精后成为合子（有性生殖），最后发育成卵囊，从上皮细

胞脱落后随粪便排出体外，并在外界 2~3 天后发育成有感染性的成熟卵囊。卵囊抵抗力强，在外界可存活 1 年以上，但对干燥和热抵抗力弱，80℃ 1 分钟即可被杀灭。

流行病学 动物是主要传染源，尤以猫科动物为主。先天性感染由母婴传播引起。获得性感染主要源于进食含弓形虫的食物和水，尤以进食未熟的肉类食物最常见；也可经破损皮肤和黏膜以及输血或器官移植而感染。此病全球分布，人群普遍易感。免疫功能正常者多为隐性感染。胎儿、婴幼儿、器官移植者和艾滋病（acquired immunodeficiency syndrome，AIDS）患者等免疫功能低下者发病率高。因家畜感染率高，有食生肉习惯者及兽医、屠宰工与养猫犬者为高危人群。

发病机制 弓形虫卵囊或包囊被中间宿主吞食后，在肠腔内逸出速殖子，随即侵入肠壁，经血或淋巴扩散至全身各组织器官。速殖子侵入有核细胞内裂体增殖，破坏宿主细胞，如此反复侵入繁殖和破坏细胞，引起组织炎症和坏死。若宿主产生特异性免疫，则抑制弓形虫繁殖而形成包囊，速殖子亦变成缓殖子。包囊可在宿主体内长期存在，形成慢性或隐性感染，主要寄生于中枢神经系统、眼、淋巴结、肌肉等组织。若免疫力低下，包囊中缓殖子大量释放入血，引起复发或局部病变。弓形虫抗原可引起迟发型变态反应，形成组织坏死和肉芽肿，亦可因局部病变导致继发性血管栓塞和梗死。弓形虫能侵入血脑屏障、血视网膜屏障和胎盘屏障，引起弓形虫脑病、弓形虫视网膜脉络膜炎和先天性感染。

细胞免疫应答是控制弓形虫感染和组织病变的关键因素。急性期感染在侵入部位有树突状细胞和单核细胞聚集，白介素-12、γ-干扰素的产生及 T 细胞数量和功能对预防复发至关重要。AIDS 患者因 CD4$^+$T 细胞缺乏易发生弓形虫脑病或视网膜炎。

临床表现 弓形虫感染在临床上可分为 5 种：免疫正常者获得性感染、免疫缺陷者获得性感染或复发、眼部感染、妊娠感染和先天性感染。免疫正常者感染弓形虫多无症状，少数表现为无痛性、非化脓性淋巴结肿大，病程自限，不超过 1 年。免疫缺陷者常引起全身性感染，累及脑、眼、心、肺、消化系统等。AIDS 患者 CD4$^+$T 细胞计数 <200 个/μl 可发生弓形虫脑病或弓形虫视网膜炎。妊娠期弓形虫感染常引起早产、流产或死胎。先天性感染新生儿出生后表现为各种先天性畸形，尤以脑积水、颅内钙化、视网膜炎以及精神、运动障碍为特征，亦可有发热、黄疸、皮疹、肝脾淋巴结肿大、心肌炎、癫痫等。

诊断 此病临床表现复杂，诊断较难。病原学检查和血清学阳性是确诊依据。直接镜检找弓形虫滋养体或包囊最常用，但阳性率不高。免疫荧光法检测组织内弓形虫；动物接种或组织培养可分离和鉴定弓形虫。聚合酶链反应技术检测标本中的弓形虫 DNA，可用于诊断和虫株基因鉴定。血清学方法检测血清弓形虫特异性抗体，而 IgM、IgG 型抗体效价检测有助于区别急性感染和慢性感染。亦可检测宿主细胞内的速殖子或包囊以及血清或体液中的循环抗原。

鉴别诊断 获得性感染应与传染性单核细胞增多症、淋巴结核、淋巴瘤、结节病、肿瘤及白血病等鉴别。弓形虫脑病应与其他细菌、病毒、寄生虫感染所致脑病鉴别。头部 CT 或磁共振成像可见特征性环形增强病灶，有助于弓形虫脑病的诊断与鉴别。先天性弓形虫病应与风疹病毒、巨细胞病毒、单纯疱疹病毒等感染鉴别。

治疗 乙胺嘧啶、磺胺嘧啶、螺旋霉素、克林霉素等对弓形虫滋养体有效，阿奇霉素和阿托伐醌对弓形虫包囊有效。其中乙胺嘧啶和磺胺嘧啶最常用。妊娠期用螺旋霉素治疗可减少先天性感染的风险。妊娠 18 周后宫内感染或先天性感染的新生儿，用乙胺嘧啶联合磺胺嘧啶治疗，并加用亚叶酸。弓形虫视网膜炎亦可用螺旋霉素治疗。

预防 控制病猫。加强饮食卫生，不食生的或未煮熟的食物。对孕妇定期做弓形虫血清学检查，孕初期感染者可终止妊娠，中晚期感染者可用螺旋霉素治疗。弓形虫抗体阳性者不宜献血或提供移植器官。

(张跃新)

lánshìjiǎdìbiānmáochóng bìng

蓝氏贾第鞭毛虫病（giardiasis）

蓝氏贾第鞭毛虫所致肠道寄生虫病。简称贾第虫病。主要表现为腹痛、腹泻和吸收不良等。

病原学 蓝氏贾第鞭毛虫（简称贾第虫）为单细胞原虫，有滋养体和包囊两个发育阶段。包囊经口吞食到达十二指肠和空肠，脱囊后形成滋养体，吸附于肠黏膜上，以二分裂方式繁殖。滋养体脱落入肠腔到达回肠下段或结肠形成包囊，随粪便排出。包囊对外界抵抗力强，是感染形式，口服 10~25 个包囊即可引起感染。

流行病学 患者和带包囊者为传染源。许多哺乳动物如鼠、羊、牛、犬、猫是保虫宿主。主要经粪口途径感染，包囊污染水源或食物可引起暴发流行。此病世界分布。人群普遍易感，夏秋季高发。卫生差、男男同性恋者、免疫力低下者和艾滋病发病率高。

发病机制 贾第虫滋养体吸附于黏膜上皮细胞的微绒毛及刷状缘，致肠黏膜充血、水肿和表浅溃疡等炎症反应，或机械阻碍肠黏膜的吸收功能，或影响胆盐的分泌致脂肪吸收障碍。由此导致腹痛、腹泻，或肠道功能紊乱、营养吸收障碍。多数感染者无症状，但免疫力低下或艾滋病患者易发生严重感染或难治性感染。

特异性 IgM 和 IgG 及补体均可抑制贾第虫滋养体的生长，肠道分泌型 IgA 抗体可阻碍滋养体吸附于肠壁黏膜，但无杀灭作用。贾第虫能产生 IgA 蛋白酶，降解 IgA。缺乏特异性 IgA 抗体与慢性感染有关。乳汁中的自由脂肪酸能损伤滋养体，故乳汁有抗贾第虫作用。

临床表现 潜伏期 1~2 周。急性期表现为急性水样泻，伴恶臭、腹胀或腹部不适，恶心、食欲减退、嗳气。罕有发热、呕吐、黏液便、里急后重。偶有荨麻疹、反应性关节炎、胆道疾病。慢性期表现为长期腹泻、消瘦、贫血、营养不良，儿童生长发育迟缓，口炎性腹泻，脂肪泻等，病程可长达数年。

诊断与鉴别诊断 有腹泻、吸收不良或消瘦症状者，以及有到流行区旅行史、男男同性恋者应考虑此病可能，病原学阳性可确诊。粪便涂片或浓集法镜检找滋养体或包囊是经典的诊断方法。腹泻标本中可发现滋养体，正常粪便中仅见包囊。亦可取十二指肠液及胆汁镜检找滋养体。酶联

免疫吸附试验检测粪便中贾第虫抗原。内镜取小肠组织检查特异性高，有助于对人类免疫缺陷病毒感染者或吸收不良者的诊断与鉴别。检测抗贾第虫的抗体仅用于血清流行病学研究。可行体外培养、聚合酶链反应或基因探针检测贾第虫核酸，敏感性和特异性较高。

此病需与病毒、细菌、其他寄生虫等引起的肠道疾病鉴别。

治疗 常用药物有替硝唑、甲硝唑和呋喃唑酮，孕妇及哺乳者禁忌。若必须抗贾第虫治疗，可于妊娠 12 周后使用或用巴龙霉素治疗。

预防 治疗患者和带包囊者。加强水源管理和饮食、饮水卫生是防治的根本措施。旅游者不饮用生水。

(张跃新)

dīchóng bìng

滴虫病（trichomoniasis） 阴道毛滴虫寄生于阴道和泌尿道内引起滴虫性阴道炎或尿道炎的性传播疾病。是最常见的非病毒性性传播疾病。

病原学 阴道毛滴虫仅有滋养体而无包囊期。滋养体呈梨形，有鞭毛，运动活泼。无线粒体，靠氢化酶体代谢。以二分裂方式繁殖，在外界生命力强。主要寄生于女性阴道和尿道以及男性尿道和前列腺。

流行病学 人类是阴道毛滴虫唯一的自然宿主。滴虫病患者和带虫者是传染源，主要经性接触感染，亦可因接触污染物而间接感染。新生儿可通过分娩时被感染。人群普遍易感。感染率以育龄期妇女最高，在性旺盛期达高峰。青少年有增多趋势。男性感染呈自限性，约为14天。感染后免疫力不持久，常有复发或再

感染。

发病机制 阴道毛滴虫的感染与阴道内环境密切相关。正常情况下阴道的酸性环境可抑制滴虫生长。滴虫在阴道上皮细胞黏附生长，消耗糖原，阻碍乳酸菌酵解产乳酸，致使阴道由酸性变为中性或碱性，以适于滴虫和细菌的生长，引起阴道炎症反应。阴道毛滴虫可吞噬精子，其分泌物可阻碍精子存活，可引起不育症。目前认为滴虫感染可引起子宫颈癌。黏膜损伤也促使人类免疫缺陷病毒、人乳头瘤病毒感染。

阴道毛滴虫引起阴道表浅感染，分泌物增多，内含白细胞、红细胞及滴虫。表皮下层有淋巴细胞及浆细胞浸润，偶有坏死或表浅溃疡。阴道毛滴虫产生半胱氨酸蛋白酶、磷脂聚糖等，可抵抗宿主免疫应答。半胱氨酸蛋白酶可降解 IgG、IgM 和 IgA，并诱导上皮细胞及多种免疫细胞凋亡。滴虫及其分泌物可抑制单核细胞、巨噬细胞、树突状细胞的免疫应答，以及产生抑制性炎症因子。在致病机制及抑制宿主免疫应答中起重要作用。

临床表现 潜伏期 4~28 天。典型表现分泌物（白带）增多、外阴瘙痒及性交痛，以及尿频和轻微尿痛。合并细菌感染者阴道分泌物有腥臭味。妇科检查见阴道分泌物为黄色、泡沫状，有臭味。阴道镜检见阴道充血、红肿、散在小出血点，宫颈红肿及点状出血，呈特征性草莓样病变（草莓宫颈），阴道液 pH 值增高（>5.0）。近半数感染者无症状。男性滴虫病多数为无症状带虫状态，但导致性伴侣连续重复感染。男性可发生前列腺炎、尿道炎、附睾炎，精子功能降低及不育。阴道毛滴虫是男性非淋菌性尿道

炎的主要病因。

滴虫感染还与早产、胎膜早破、低体重儿、不孕症及子宫颈癌有关。滴虫感染也与其他性传播疾病易感性增加有关。

诊断与鉴别诊断　有典型症状，或阴道镜检见草莓宫颈应疑诊此病病，镜检或培养发现滴虫可确诊。用聚合酶链反应检测滴虫已用于临床诊断。

此病应与其他病原体引起的阴道炎鉴别。

治疗　消灭滴虫是治疗的根本措施。以口服甲硝唑、替硝唑为主，局部治疗用 0.5% 乳酸或醋酸溶液冲洗外阴和阴道，或用含甲硝唑凝胶每晚放入阴道后穹隆。滴虫病患者的性伴侣必须同时接受治疗。对甲硝唑过敏者可用脱敏疗法。亦有阴道毛滴虫对甲硝唑耐药性增加的报道。

预防　积极治疗患者和带虫者，定期检查。提倡安全性行为。加强个人卫生特别是月经期卫生，正确使用安全套预防。

（张跃新）

bābèichóng bìng

巴贝虫病（babesiosis）

寄生于哺乳动物红细胞内的巴贝虫所致人畜共患寄生虫病。又称梨浆虫病。

病原体　巴贝虫呈梨形或椭圆形，有百余种，仅田鼠巴贝虫、分歧巴贝虫、牛巴贝虫和马巴贝虫对人有致病性。巴贝虫须在哺乳动物红细胞和蜱体内完成其生活史。巴贝虫子孢子借蜱叮吸哺乳动物的途径侵入，在宿主红细胞内裂体增殖形成大量裂殖体，致红细胞破裂后溢出又侵入新的红细胞。部分原虫在红细胞内发育成雌、雄配子体，经蜱吸血进入蜱体内继续发育形成合子，进一步分化成动合子，最后在蜱的唾液腺发育成子孢子，当蜱叮吸哺乳动物时侵入而致感染。巴贝虫可在蜱卵内繁殖并传给幼虫，故蜱也是贮存宿主。

流行病学　受染家畜和野生哺乳动物是主要传染源。蜱是主要传播媒介，经蜱叮咬是主要感染途径，亦可通过输血和母婴途径传播，偶可经器官移植感染。巴贝虫在全球分布广泛，在美洲、欧洲、亚洲均有病例报道，各地感染率有很大差别。中国亦有本病报道，家畜感染较常见，流行季节与蜱的活动有关。无脾（脾切除）者、老年人和免疫功能低下者易感染。

发病机制　巴贝虫在哺乳动物的红细胞内生长发育，致红细胞大量破坏并释放原虫代谢产物，引起寒战、高热及溶血性贫血的表现。因巴贝虫的增殖不同步，导致其临床表现无周期性特征。

临床表现　蜱叮咬感染的潜伏期 1~6 周，输血约 9 周。大多数感染者无症状。典型表现为寒战、发热、乏力、头痛、肌痛、关节痛等，偶有恶心、呕吐、腹泻。重者有溶血性贫血、黄疸、肝脾大及血红蛋白尿等疟疾样症状。可引起急性呼吸窘迫综合征、弥散性血管内凝血、心力衰竭、肾衰竭等并发症。

诊断与鉴别诊断　外周血涂片经瑞氏（Wright）或吉姆萨（Giemsa）染色镜检，在红细胞内检出巴贝虫原虫是确诊的依据。应注意与疟原虫鉴别，巴贝虫环类似恶性疟原虫，但无色素可与之区别。聚合酶链反应可快速检测原虫 DNA，亦可全血动物接种后涂片染色阳性确诊。间接免疫荧光抗体试验、间接血凝试验、毛细管凝集试验或酶联免疫吸附试验可用于血清学诊断，间接免疫荧光抗体效价 ≥1:64 有诊断价值。实验室检查有溶血性贫血证据，直接库姆斯（Coombs）试验阳性。白细胞计数正常或略降低。

治疗　无症状者不需治疗。检出巴贝虫者应及时针对病原体治疗。静脉注射或口服克林霉素、阿奇霉素、奎宁或阿托喹酮，联合应用，疗程 7~10 天。无脾及免疫力低下者，疗程 6 周以上。

预防　及时治疗巴贝虫患者，有巴贝虫病史者禁止献血。避免接触硬蜱及在蜱类活动季节进入疫区。对家畜检疫及定期灭蜱，发现患畜及时采取有效隔离措施和治疗。进入硬蜱活动区应采取防蜱措施，使用杀蜱和驱蜱剂等。

（张跃新）

yǐnbāozǐchóng bìng

隐孢子虫病（cryptosporidiosis）

隐孢子虫引起以腹泻为主要症状的肠道寄生虫病。免疫功能正常者多为自限性腹泻，儿童患病可引起腹泻、营养不良和发育迟缓，可导致艾滋病患者慢性腹泻和难治性腹泻。

病原学　隐孢子虫属艾美球虫亚目，隐孢子虫科，是细胞内生长的肠道寄生原虫，对人类致病的主要是人隐孢子虫和微小隐孢子虫。隐孢子虫呈球形，直径 2~4μm，其生活史经无性增殖和有性生殖两种形式。卵囊 4~6μm 为卵圆形，内含 4 个新月形子孢子。卵囊被机体吞食后，在小肠脱囊逸出子孢子，后者附着于小肠上皮细胞的微绒毛表面，继之侵入细胞内形成纳虫泡，并在泡内发育成滋养体，经裂体增殖形成有 8 个裂殖子的 I 型裂殖体，成熟后释放裂殖子侵入邻近的上皮细胞，如此反复进行无性繁殖。部分裂殖体发育成仅含 4 个裂殖子的 II 型裂殖体进入有性繁殖。

从Ⅱ型裂殖体释放出的裂殖子发育成雌性和雄性配子，继而形成合子，最后发育成薄壁和厚壁卵囊。薄壁卵囊在肠内脱囊后释放出的子孢子可直接侵入其他上皮细胞，继续进行裂体增殖，致宿主自身重复感染。厚壁卵囊坚硬光滑，随粪便排出体外。卵囊抵抗力强，在低温下可长期生存，并可耐受一般消毒剂，但热、干燥、紫外线、过氧化氢及巴氏消毒可使其灭活。

流行病学 携带隐孢子虫的人和动物是主要传染源，粪-口传播是最主要的途径，也可经肛交及呼吸道飞沫传播。接触患者或带虫动物常致散发病例，食物和水源被虫卵污染可引起食源性或水源性暴发流行，游泳池水被污染后亦可致水源性暴发流行。人群普遍易感，患病与否取决于感染者的免疫状况、营养状况和年龄等因素。母乳中含特异性抗体，对婴幼儿有一定保护作用。婴幼儿、老年人、艾滋病患者等免疫力低下者易感，营养不良、肛交或口交等性行为是患病的危险因素。隐孢子虫病呈全球分布，经济欠发达国家发病率最高。感染率农村高于城市，儿童多于成年人。可在集体机构如军营、学校、托幼所呈小型流行，有家庭聚集性，也是旅游者腹泻原因之一。

发病机制 隐孢子虫感染病变主要见于小肠，若免疫功能低下，可累及整个胃肠道，甚至胆道、胰腺或呼吸道等肠外器官。小肠病变部位的上皮细胞绒毛萎缩变短甚至消失，隐窝细胞增生，上皮层及固有层均有炎症细胞浸润，导致小肠细胞吸收功能紊乱，肠道内双糖酶和其他黏膜酶减少，致吸收不良、脂肪泻和蛋白质丢失。累及胆道可引起急性胆囊炎，累及肺部可引起支气管炎及局灶性间质性肺炎等。

临床表现 隐孢子虫病的临床表现和转归取决于患者的免疫功能。免疫功能正常者临床症状轻或无症状，而艾滋病患者症状多且较严重。潜伏期平均7天（1~30天）。主要症状为水样腹泻，每日数次至数十次，偶有少量黏液。可伴腹痛、腹胀、恶心、呕吐、食欲减退、乏力及消瘦等，多在5~10天恢复。儿童表现为水样泻、腹痛等急性腹泻综合征，严重者出现脱水及电解质紊乱，可伴发热、气促、咳嗽等症状。可演变为慢性腹泻和消瘦，并致营养不良、生长发育迟缓等。

艾滋病患者感染隐孢子虫的临床表现与 CD4$^+$T 细胞计数相关。CD4$^+$T 细胞计数 >150 个/μl，则症状多为自限性；而 CD4$^+$T 细胞计数低者主要表现为频繁而大量的水样腹泻，常并发严重脱水、电解质紊乱，易发展为慢性腹泻，病程持续数月甚或数年。还可发生肠外隐孢子虫感染，胆道感染引起胆囊炎、硬化性胆管炎，累及呼吸道严重者可出现发绀及呼吸衰竭。

诊断与鉴别诊断 出现水样泻伴腹痛症状，有动物或腹泻患者接触史应考虑此病的可能，从粪便或其他标本中检出隐孢子虫可确诊。镜检查到隐孢子虫卵是诊断此病最简便的方法，用单克隆抗体直接免疫荧光法检测粪便中的隐孢子虫是诊断的金标准。用福尔马林-乙醚沉淀法、免疫磁珠法先浓集虫卵后涂片染色，可提高虫卵的检出率。活检或尸检标本组织切片染色镜检可见到各发育阶段的隐孢子虫。亦可检测隐孢子虫抗原及血清特异性 IgG、IgM、IgA 抗体。聚合酶链反应可检测各种临床标本并能区分虫种和基因型。

此病应与其他病原体引起的感染性腹泻鉴别。

治疗 以对症治疗为主。按消化道传染病隔离，口服或静脉补充液体，纠正脱水和电解质紊乱。对伴营养不良者给予肠外营养治疗。可选用地芬诺酯、阿托品、吗啡或普鲁卡因等止泻，生长抑素可用于难治性腹泻患者，消旋卡多曲对艾滋病相关腹泻有较好止泻效果。

抗寄生虫药有杀灭隐孢子原虫的作用，可减少排卵，减轻症状。可选用硝唑尼特，儿童根据体重调整剂量，艾滋病患者应延长疗程。巴龙霉素对人隐孢子虫有效，但对微小隐孢子虫疗效差。巴龙霉素可与阿奇霉素联合应用。

预后 此病预后一般良好，免疫功能正常者多能自愈。营养不良的婴幼儿、免疫功能低下者及艾滋病患者感染隐孢子虫后病情严重，且易转为慢性腹泻，病死率高。在发展中国家，儿童隐孢子虫病是引起腹泻、营养不良和死亡的主要原因之一。

预防 切断传播途径和防止病原体经口感染为主的综合防治措施。对患者及病畜进行隔离和积极治疗。加强对水源和泳池水的监控和无害化处理。加强个人防护和饮食饮水卫生。免疫功能低下者应避免接触家畜、宠物和患者。对艾滋病患者积极抗反转录病毒治疗，控制病毒复制，恢复免疫功能是防治患隐孢子虫病的关键措施。婴幼儿母乳喂养可获一定的保护力。

(张跃新)

huánbāozǐchóng bìng

环孢子虫病 （cyclosporiasis）

卡耶塔环孢子虫感染所致肠道

寄生虫病。临床表现以自限性水样腹泻为特征，可引起脱水及电解质紊乱，可致艾滋病患者持续性腹泻，甚至死亡。

病原学 卡耶塔环孢子虫属真球虫目，隐孢子虫科，环孢球虫属。其卵囊呈球形，直径 8～10μm，内含桑葚胚样孢子体。在 20～25℃经 7～13 天发育成孢子化卵囊即成熟卵囊，内有 2 个孢子囊，囊内有 2 个子孢子。环孢子虫的生活史经历裂殖子、子孢子、配体和卵囊 4 个发育阶段，其中裂殖子和子孢子是致病阶段，成熟的卵囊是感染阶段。成熟卵囊被人吞食后在空肠中脱囊，释放出子孢子侵入小肠上皮细胞，进行有性和无性繁殖。子孢子在肠道上皮细胞经无性增殖阶段发育成 I 型裂殖体和 II 型裂殖体，其中 II 型裂殖体发育成雌性或雄性配子体，受精后形成合子，最终发育成未孢子化的卵囊排出体外。卵囊对外界抵抗力强，可在寒冷、2%福尔马林、2%重铬酸钾或氯中生存。

流行病学 人是卡耶塔环孢子虫的唯一宿主，主要通过粪-口途径传播，水或食物被污染后可引起散发或暴发流行，人群普遍易感。因卵囊需在外界孢子化后才具有传染性，故不会发生人与人的直接传播。婴儿可通过母乳获得部分保护性免疫力。

环孢子虫病呈世界性分布，以热带和亚热带发展中国家为多。环孢子虫病流行有地域和季节差异。欧美国家以春夏季节高发，与水果或蔬菜易被环孢子虫卵囊污染有关。发达国家环孢子虫感染以成年人多见，旅游者、肿瘤、艾滋病患者是环孢子虫感染的高危人群。流行区则以老年人和 10 岁以下儿童感染最常见。

发病机制 环孢子虫的致病与肠道炎症反应有关。环孢子虫主要寄生于十二指肠末段及空肠，致肠道黏膜轻至中度弥漫性炎症，固有层粒细胞及浆细胞浸润。肠上皮细胞绒毛变短粗并融合，刷状缘消失及隐窝增生，肠细胞由柱状变为立方形。肠黏膜可见各种形态环孢子虫。上述病变致肠道吸收功能障碍，粪便内脂肪排泄增多。

临床表现 免疫力正常者病程自限，多在 2 周内缓解或消失。艾滋病患者可发生严重而持久的腹泻，甚至危及生命。潜伏期平均 7 天（2～14 天）。主要表现为突起的水样腹泻，5～6 次/日，伴乏力、恶心、食欲减退、腹痛、腹胀等，约 1/4 患者有低热。病程 1～7 周，可引起脱水和电解质紊乱。腹泻迁延不止或反复发作是其特点，病后可持续乏力。可引起胆囊炎及胆石症，以及吉兰-巴雷综合征、赖特尔（Reiter）综合征等。

诊断 出现水样泻伴腹痛症状，有腹泻患者接触史应考虑此病的可能，从粪便中检出环孢子虫卵囊可确诊。粪便标本用抗酸染色、潘红精染色、吉姆萨（Giemsa）染色或用醛-醚浓集法后镜检，亦可用荧光显微镜、相差显微镜或亮视野显微镜镜检等，可见卵囊中央有桑葚样球形折光体。因感染者多为间断排卵囊或每次量少，多次送检标本可提高检出率。也可用聚合酶链反应检测。

治疗 用复方磺胺甲噁唑，治疗 3 天后即可终止排卵囊，艾滋病患者应延长疗程。磺胺过敏者可用环丙沙星或硝唑尼特治疗。硝唑尼特对治疗免疫力正常及儿童肠道混合感染者均有效。

预防 加强水源和饮食卫生，注意个人卫生习惯，可有效预防环孢子虫感染。微波炉加热可灭活环孢子虫卵囊。

（张跃新）

rúchóngxìng jíbìng
蠕虫性疾病（helminthiasis）

寄生于人体的蠕虫所致疾病。主要包括线虫病、绦虫病和吸虫病三大类。人体蠕虫感染几乎遍及世界，主要在热带、亚热带和温带流行。

蠕虫的生活史包括从卵、幼虫到成虫发育的过程。蠕虫的感染性虫卵或幼虫进入人体后，在其移行的过程中或在寄生部位，主要通过机械性损伤或虫体的分泌和排泄物对宿主组织产生直接损害或免疫损伤，导致生理功能障碍而致病。蠕虫的抗原结构十分复杂，感染蠕虫时，人体产生的免疫力不能完全消除体内的寄生虫，但可抵御重复感染，称为消除性免疫。

蠕虫感染可引起侵入部位或移行及寄生部位的局部症状，如皮肤或组织的炎症、肉芽肿等；还可因变态反应引起发热、全身荨麻疹、嗜酸性粒细胞增多等。也可引起肠梗阻、胆道感染等并发症。蠕虫性疾病的常用实验室诊断方法包括粪便及其他排泄物检查，以及免疫学检查、活组织检查及影像学检查。

蠕虫性疾病的治疗应依据感染蠕虫的种类及感染部位选择药物，同时注意对症治疗及并发症的防治。预防蠕虫感染主要包括发现和治疗患者，加强环境卫生和粪便管理，清除或杀灭中间宿主以切断传播途径。加强易感人群的劳动防护。大部分蠕虫病若能得到及时诊断和治疗，预后良好。但有些疾病如血吸虫病进展至肝硬化晚期会导致患者丧失工作能力，甚至死亡。

（高志良　张晓红）

chángxiànchóng bìng

肠线虫病 （nematodiasis）

主要寄生于人体肠道的线虫所致寄生虫病。寄生于人体肠道的线虫主要包括似蚓蛔线虫（蛔虫）、毛首鞭形线虫（鞭虫）、蠕形住肠线虫（蛲虫）、十二指肠钩口线虫和美洲板口线虫（钩虫）等。主要流行于热带和亚热带地区的非洲、南美洲和亚洲国家。

线虫生长发育需经过卵、幼虫和成虫 3 个阶段。人类可通过误食被感染期虫卵污染的食物或水被感染，或因皮肤接触含有感染期幼虫的土壤、植物而被感染。成虫寄生在人体小肠或盲肠、结肠。肠道线虫的危害主要是成虫在肠道摄取营养、机械性损害、化学性刺激及免疫病理反应，导致宿主营养不良、肠壁出血及炎症损伤。

临床表现因感染的虫种和数量而异。主要引起呕吐、腹痛、腹胀、腹泻、便秘等消化道症状，也可以引起皮疹、皮肤瘙痒、贫血；有的线虫如蛲虫可易位到邻近器官，引起阑尾炎、泌尿生殖系统炎症。儿童严重感染可导致生长发育障碍。

诊断主要是在粪便中查虫卵或取新鲜粪便孵化幼虫，或采取适当方法在肛周查虫卵。甲苯达唑和阿苯达唑都有良好驱虫效果。控制肠线虫感染要采取综合措施，防治结合，包括搞好环境卫生，粪便无害化处理，筛查感染者，加强健康教育，养成饭前、便后洗手的良好卫生习惯。

（高志良　张晓红）

huíchóng bìng

蛔虫病 （ascariasis）

主要寄生于人体肠道的蛔虫所致寄生虫病。

病原学　蛔虫属线虫纲，蛔线虫属，是体型最大的人体肠道线虫，呈乳白或粉红色，体表有细横纹。雌虫较粗大，雄虫稍细小，每条雌虫每天产卵约 20 万个，并随排泄物排到体外，受精卵发育成含有幼虫的感染性虫卵，被人食入后，幼虫在小肠内脱壳而出，穿过肠壁进入肠系膜小静脉，经门静脉、肝脏、心脏到达肺。幼虫在肺内发育并蜕皮两次，再经支气管、气管而达会厌部，被寄主吞入食管，经胃抵达小肠，发育成熟，自吞食感染性虫卵至成虫发育成熟产卵，需 60～70 天，成虫寿命为 1～2 年。

流行病学　蛔虫病患者是唯一的传染源，虫卵污染的土壤、蔬菜、瓜果等是主要传播媒介，分布于世界各地，发展中国家及农村发病率尤高。中国大部分农村地区感染率超过 20%。

发病机制　钻入胆管的蛔虫多为 1 条，但也有数十条甚至百余条者。蛔虫很少进入胆囊，多数停留在胆管系统中，包括肝外胆管及肝内胆管。在蛔虫通过奥迪（Oddi）括约肌的过程中，括约肌因受到刺激而痉挛，引起剧烈疼痛。蛔虫退出胆管或完全进入胆管后，对括约肌的刺激消失，痉挛引起的剧痛得以缓解。蛔虫在胆管内活动也可引起阵发性疼痛。由于蛔虫体的活动，使胆汁通道不致被完全阻断，一般不出现黄疸。肠道细菌随虫体进入胆道，可导致胆道感染，引起胆囊、胆管的急性炎症，引起肝脓肿、胆管出血、感染性休克和败血症等并发症。

临床表现　因虫体的寄生部位和发育阶段而异。多数患者无临床症状，因排出虫体或体检发现粪便虫卵而诊断。少数患者可有脐周痛、食欲减退、腹泻、便秘，儿童可见流涎、磨牙、烦躁不安等症状，感染严重者出现营养不良、肠梗阻（多见于儿童）。蛔虫有钻孔的习性，肠道环境改变，可钻到腔道器官异位感染，进入胆管可引起胆绞痛，阻塞胰管可引起急性胰腺炎，进入阑尾出现阑尾炎，严重者会导致腔道穿孔，甚至死亡。幼虫在体内移行可引起内脏器官的炎症，包括肺炎、腹膜炎、肝脾大等。

诊断　粪便或呕吐物找到虫卵，或排出虫体即可确诊。虫卵的检测常用加藤集卵法。肺部幼虫感染者在痰中可找到幼虫。腹部 B 超和胆胰管造影有助于胆道、胰腺蛔虫感染的诊断。幼虫移行过程、蛔虫异位感染或出现严重并发症者外周血嗜酸性粒细胞可增高。

鉴别诊断　此病应与其他肠道线虫病鉴别，根据虫体和虫卵的形态及镜下结构可以鉴定；幼虫引起的肺炎应与支气管哮喘鉴别；胆管蛔虫病应与胆石症、胆囊炎鉴别；胰管蛔虫应与急性胰腺炎鉴别，一般通过 B 超和胆胰管造影即可。

治疗　驱虫治疗是关键，阿苯达唑最常用，孕妇和 2 岁以下幼儿禁用。胆管蛔虫、胰管蛔虫及蛔虫性肠梗阻，首先内科保守治疗，若发生严重并发症如肠坏死、肠穿孔、腹膜炎等，应及时手术治疗。幼虫移行过程引起的炎症反应，可短期使用糖皮质激素。

预后　良好，发生严重的异位蛔虫症、并发症者预后不良。

预防　注意饮食卫生和个人卫生，做到饭前、便后洗手，不生食未洗净的蔬菜及瓜果，不饮生水，防止食入蛔虫卵，减少感染机会。

（高志良）

zǔzhīxiànchóng bìng

组织线虫病（tissue nematodiasis）

主要寄生于人体多种组织的线虫所致一组寄生虫病。寄生于人体组织的线虫主要包括班氏吴策线虫、马来布鲁线虫、罗阿丝虫、麦地那龙线虫、旋毛形线虫、犬弓首线虫等。部分组织线虫病属人畜共患病。

组织线虫可通过误食含有活幼虫包囊的肉类，或通过媒介昆虫的叮咬等途径感染人体。组织线虫可寄生于人体多种组织器官，临床表现多种多样。有的寄生于皮下组织、肌组织和淋巴系统，有的可寄生于眼、肾脏、心脏、中枢神经系统等，也可因寄生在重要器官引起危及生命的严重疾病，如旋毛虫可以侵犯心肌引起心肌炎、心包积液致心力衰竭甚至死亡。幼虫在进入宿主并在宿主体内移行过程中可导致相应组织器官损害，如皮炎、支气管哮喘、肌炎等。

采取外周血涂片检查、尿液中虫体或虫卵检查、感染部位的活体组织检查，以及血清学检测特异性抗体或循环抗原是此类疾病的主要诊断方法。可根据感染的线虫种类选用驱虫药物，如甲苯达唑、阿苯达唑、吡喹酮、甲硝唑、乙胺嗪、呋喃唑酮等。预防采取综合措施，包括开展健康教育、改变不良饮食习惯，不生食或半生食动物肉类，不饮用生水，加强劳动防护，避免被蚊、蛀、蚋等吸血昆虫叮咬等。

（高志良　张晓红）

xuánmáochóng bìng

旋毛虫病（trichinosis）

寄生于人体骨骼肌的旋毛形线虫所致人畜共患寄生虫病。主要表现有发热、水肿和肌肉疼痛等。

病原学　旋毛虫属毛形线虫属。旋毛虫幼虫寄生于肌纤维内，一般形成囊包，囊包呈柠檬状，内含一条略弯曲似螺旋状的幼虫。囊膜由两层结缔组织构成。外层甚薄，有大量结缔组织；内层透明玻璃样，无细胞。

流行病学　猪、猫、犬、鼠等哺乳动物是主要传染源，人类食生或不熟的猪或其他动物肉而感染。旋毛虫病广泛分布于世界各地，欧美国家发病率较高。中国云南、河南、西藏、广东、广西、湖北、黑龙江、吉林和辽宁等省区有发生或流行。

发病机制　其致病与其生活史密切相关，人们常因进食不熟的带虫猪肉或其他肉（如鼠、猪、犬、羊、野猪和熊等）而感染，幼虫在小肠内释出，并发育成成虫，成虫寄生于小肠上部的黏膜上皮层内，雌虫受精后产卵，孵化为幼虫，幼虫排出后即钻入淋巴管或小静脉，并随体循环到达全身各处，主要在横纹肌，尤其是膈肌、舌肌及其他活动较多的肌肉内成囊，其囊壁由宿主的组织反应形成，囊内幼虫可存活多年，但成虫寿命仅约1个月。

临床表现　与旋毛虫感染的数量和活力，以及宿主的免疫状态有关。轻者可无症状，重者可致死。按旋毛虫在人体的感染过程一般可分为3期。①小肠期：脱囊幼虫引起小肠炎症，出现恶心、呕吐、腹泻、腹痛。②幼虫移行期：感染后第2周幼虫进入血液循环和淋巴管，移行至横纹肌引起的血管炎性反应和异体蛋白反应，出现畏寒、发热、颜面水肿、肌肉肿胀、疼痛，以腓肠肌为甚，外周血嗜酸性粒细胞明显增多，也可出现心肌炎、脑炎、脑膜炎等征象，此期死亡率较高。③肌内包囊形成期：感染后第1~2个月，肌内幼虫包囊形成，急性炎症减轻，疾病渐趋恢复。

诊断与鉴别诊断　若有生食或食用未熟肉类史、典型临床症状及外周血嗜酸性粒细胞增多，应疑诊此病。患者骨骼肌活检发现幼虫或囊包，即可确诊。血清免疫学检查，多在感染后2~4周呈阳性反应。

此病应注意与食物中毒、风湿病、皮肌炎、结节性多动脉炎、钩端螺旋体病、流行性出血热等鉴别，流行病学资料和肌肉活检对鉴别诊断有重要价值。

治疗　早期尤其是感染3天内使用甲苯达唑、阿苯达唑等驱虫药，可明显减少幼虫成囊，抑制新的幼虫孵化。移行期可对症治疗，糖皮质激素和噻嘧啶可缓解幼虫移行引起的炎症反应和肌肉疼痛。

预后　大多预后良好。重度感染、累及主要脏器、有严重并发症且未能及时治疗者预后较差。

预防　注意饮食卫生，不吃生的或未煮熟的猪肉及其他哺乳类动物肉或肉制品；加强肉类检验；猪群圈养，病猪隔离。

（高志良）

lóngxiànchóng bìng

龙线虫病（dracunculiasis）

麦地那龙线虫成虫寄生于人体深部结缔组织及皮下组织所致寄生虫病。又称几内亚虫感染。主要表现为慢性皮肤溃疡。

病原学　麦地那龙线虫属龙线虫属，长圆筒形，白色，雌虫比雄虫体长。

流行病学　人和食肉动物如犬、马、牛、狼、豹、貂、猴、狒狒、狐、浣熊、水貂及猫等均可以作为传染源，中间宿主是水里的剑水蚤，人通常因饮用不洁水感染，多发于热带地区。中国

1995 年首次报道人体感染的病例。

发病机制 雌虫排出幼虫入水，感染剑水蚤，人误饮剑水蚤污染的水后，经过胃液消化，幼虫从蚤体逸出，发育为成虫，成虫移行到宿主肢端皮下组织，虫头顶着皮肤，同时虫体释放毒素，导致局部产生丘疹、水疱、溃疡，溃疡可间歇发生，直至雌虫将所有幼虫排出、死亡。由于虫体的移行具有"向地性"，前端朝向地面，多数累及下肢。部分患者出现变态反应，与雌虫释放的毒素有关。

临床表现 多在感染后 10 个月出现症状，多见于下肢，雌虫躺伏处皮肤可见螯刺性丘疹，爬行烧灼感，局部疼痛难忍，数天后皮疹处起水疱，水疱破溃后形成浅表性溃疡，大小 1~2cm，溃疡中央可见微小洞孔小口，有时可见成虫的部分躯体伸出洞孔，而逸出的脓液可见有幼虫排出。皮肤溃疡可能继发感染。虫体若在组织内破裂，可引起蜂窝织炎，形成虫周脓肿。部分患者可出现发热、恶心、呕吐、荨麻疹等变态反应。虫体也可侵犯生殖器、关节腔，甚至中枢神经系统，引起相关组织、器官的并发症。

诊断与鉴别诊断 最可靠的诊断方法是检查溃疡面及虫体。在流行区，患者下肢皮下组织有活动、硬的长带状物应考虑此病的可能，若在溃疡面洞口见到成虫，或洞孔排泄物，或邻近组织或组织液中查见幼虫即可确诊。

此病应与皮下裂头蚴鉴别，后者主要表现为皮下结节，无痛、无痒，无皮疹和溃疡，皮下结节活检可鉴别。

治疗 摘出虫体是最有效的方法，可将暴露的虫头端缠缚于一根小棒上，缓慢卷绕其虫体每次可卷出 5cm 长，每天重复 1 次，约 3 周可将虫体完全卷出。若整个虫体已在皮肤内或在深部脓肿内，可采用外科手术取出。阿苯达唑和甲硝唑可缓解症状，减轻局部炎症水肿，但也可能促进虫体的迁移。若继发感染，应及时使用抗生素治疗。有过敏反应者，可用糖皮质激素。

预后 此病预后良好。

预防 加强饮用水资源管理，不喝剑水蚤污染的水，剑水蚤虽小，但在灯光下会看到它像白色的浮游物。可通过过滤、煮沸、消毒、杀虫等去掉剑水蚤。尚无有效的疫苗。

(高志良)

sīchóng bìng

丝虫病 (filariasis)

丝虫寄生于淋巴系统、皮下组织、腹腔、胸腔和心血管等部位所致疾病。

病原学 已知寄生于人体的丝虫共有 8 种，包括班氏丝虫、马来丝虫、盘尾丝虫、罗阿丝虫、常现盖头丝虫、链尾丝虫、欧氏丝虫及帝汶丝虫。中国仅有班氏丝虫病和马来丝虫病，两者可混合感染。

流行病学 微丝蚴血症患者及无症状感染者是主要传染源，通过库蚊传播，流行极广，呈世界性分布。中国至 1989 年基本消灭丝虫病。

发病机制 丝虫成虫及幼虫均细长如丝，雌虫产出微丝蚴，循行于血液中或留于组织液内，若为库蚊吸入胃中，即在其体内发育为感染性幼虫，蚊虫再叮咬人时自喙逸出经伤口侵入人体。丝虫病的发生发展与宿主的免疫反应，感染的虫种、程度和次数，以及虫体的发育阶段、寄居部位和成活情况等因素有关，具体机制尚未完全阐明。

临床表现 与丝虫寄生的部位有关。班氏丝虫和马来丝虫寄生于淋巴系统，引起淋巴结肿大、淋巴管曲张、鞘膜积液和乳糜尿。最典型的是象皮肿，局部皮肤变厚和水肿，主要累及下肢。班氏丝虫还可累及上肢、外阴、阴囊、乳房等部位。急性期感染可表现为淋巴管炎、淋巴结炎、丝虫热、精囊炎、附睾炎和睾丸炎、肺嗜酸性粒细胞浸润综合征。淋巴管炎发作时可见皮下一条红线延伸，逆行性，俗称流火或红线。肺嗜酸性粒细胞浸润综合征表现为夜间发作性哮喘或咳嗽，伴疲乏和低热，外周血嗜酸性粒细胞明显增多，IgE 水平显著升高，胸部 X 线可见中下肺弥漫性粟粒样阴影，又称丝虫性嗜酸性粒细胞增多症。

诊断 依据流行区旅居史，反复发作的淋巴结炎、逆行性淋巴管炎、乳糜尿、精索炎、象皮肿等临床表现，即应考虑丝虫病可能。外周血（一般采集耳垂血或指尖末梢血，涂厚片和薄片，采血时间以夜间 10 点到凌晨 2 点之间为宜）、体液中找到微丝蚴，即可诊断。疑为丝虫病而未检出微丝蚴者，可应用大剂量乙胺嗪做诊断性治疗，若出现发热、淋巴系统反应和淋巴结节，诊断即可成立。

鉴别诊断 急性期淋巴管炎、淋巴结炎应与细菌性淋巴管炎、淋巴结炎鉴别。晚期腹股沟淋巴肿大形成肿块应与腹股沟疝鉴别。精索炎和附睾炎应与附睾结核鉴别。乳糜尿虽多见于丝虫病，但也偶见于结核、肿瘤、棘球蚴病及其他因素所致腹膜后淋巴系统广泛破坏引起的淋巴循环受阻。

治疗 病原体治疗首选乙胺嗪，联合阿苯达唑效果更佳。若无乙胺嗪，阿苯达唑联合伊维菌素也有效。多西环素对丝虫引起的象皮肿有效。对乳糜尿患者，轻者经休息可自愈，严重者则需手术治疗。

预后 早期治疗效果好，慢性期出现象皮肿者，疗效不佳。

预防 普查普治，流行地区全民服用乙胺嗪控制传染源。灭蚊，加强个人防蚊措施，切断传播途径。

(高志良)

xīchóng bìng

吸虫病 （trematodiasis） 吸虫感染所致寄生虫病。

寄生于人体的吸虫属吸虫纲复殖目，生活史较复杂，需要1~2个中间宿主，第一中间宿主为淡水螺或软体动物，第二中间宿主为鱼、虾、甲壳类或节肢动物。其生活史基本类型包括虫卵、毛蚴、胞蚴、雷蚴、尾蚴、囊蚴、后尾蚴和成虫。生殖方式包括在第一中间宿主体内进行的无性生殖和终宿主体内进行的有性生殖。

感染人体的吸虫主要包括后睾科支睾属的华支睾吸虫（肝吸虫），华支睾吸虫成虫寄生于人体肝内胆管，引起胆管内膜及周围的炎症，导致肝细胞及胆管损伤。并殖科并殖属的卫氏并殖吸虫和斯氏并殖吸虫（肺吸虫），童虫和成虫可以在多种组织器官中移行，引起组织破坏、炎症反应及继发感染。裂体科裂体属的日本裂体吸虫（血吸虫），通过释放多种抗原诱发宿主一系列免疫病理变化，导致组织器官损伤，晚期血吸虫病患者丧失工作能力，生活质量严重下降，死亡率高。血吸虫病曾经在中国长江流域及以南广大地区流行，是危害极大的传染病之一。

粪便中检出虫卵或幼虫，活组织检查及免疫学检查均有助于吸虫感染的诊断。吡喹酮是吸虫治疗首选药物，对各种吸虫均有良好疗效。

普及健康教育，改善生活环境和劳动环境，改变饮食习惯，注意饮食卫生是预防吸虫病的重要措施。

(高志良　张晓红)

xuèxīchóng bìng

血吸虫病 （schistosomiasis）
血吸虫寄生在门静脉系统所致疾病。由皮肤接触含血吸虫尾蚴的疫水而感染，主要病变为虫卵引起肝与结肠的肉芽肿。

病原学 寄生于人的血吸虫有曼氏血吸虫、埃及血吸虫、日本血吸虫、间插血吸虫与湄公血吸虫。在中国流行的只有日本血吸虫。人是日本血吸虫终宿主，钉螺是必需的唯一中间宿主。

流行病学 血吸虫病患者和牛、猪等保虫宿主是传染源，虫卵污染水源，钉螺滋生，人接触疫水导致疾病传播。此病主要流行于亚洲、非洲、拉丁美洲，中国主要流行于长江流域地区。

发病机制 血吸虫病的发病与尾蚴、幼虫、成虫、虫卵对宿主可引起一系列免疫反应有关。人体感染血吸虫后可获得部分免疫力，但这种免疫力无损于体内的成虫，患者门静脉系统内仍有成虫寄生，为伴随免疫。

临床表现 轻重不一，表现各异。急性血吸虫病多发生于夏秋季，常为初次重度感染。约半数患者在尾蚴侵入部位出现蚤咬样皮损，起病急，出现发热、食欲减退、腹泻、腹胀，肝脾大。病程半年以上者，称慢性血吸虫病，多见于流行区。多数无症状，但体检可发现肝大，B超肝脏呈

网络样改变，粪便可发现虫卵。可出现慢性腹泻，排黏液脓血便，病程长者可出现肠梗阻、营养不良，重者可出现内分泌紊乱，病情迁延不愈可发展为肝硬化。晚期血吸虫病患者病程多在5~15年甚至更长，儿童常有生长发育障碍。

根据其临床表现，又分为巨脾型、腹水型、结肠肉芽肿型、侏儒型。各型可单独或合并存在。血吸虫病尚可侵及肺、脑、肾、生殖器等，称异位血吸虫病。

诊断 根据疫水接触史，结合腹泻、肝大、肝纤维化、门静脉高压等主要表现，以及血清免疫学、血常规、肝脏影像学检查，可诊断。粪便检出虫卵或毛蚴，直肠活检检出虫卵即可确诊。

鉴别诊断 急性血吸虫病应与伤寒、阿米巴肝脓肿、粟粒性结核鉴别。慢性血吸虫病应与病毒性肝炎鉴别。腹泻、便血为主要表现者应与阿米巴痢疾、慢性细菌性痢疾鉴别。晚期血吸虫病应与门静脉性肝硬化及坏死后肝硬化鉴别。

治疗 普遍使用吡喹酮抗病原体治疗，可用于各期各型血吸虫病患者，剂量和疗程根据病期有所区别。少数患者可出现严重的不良反应，如严重心律失常、过敏反应、癫痫发作，肝硬化患者甚至出现消化道出血、肝性脑病等，建议住院治疗。除抗病原体治疗外，应根据血吸虫病不同病期进行对症治疗，特别是发展至肝硬化的患者，注意治疗肝硬化并发症，如腹水、出血、肝性脑病等。

预后 急性、慢性早期患者接受抗病原体治疗后预后良好。已发展至肝硬化患者预后较差。

预防 不应接触有血吸虫的

水源。积极治疗患者、病畜，以减少传染源。消灭钉螺。管好水源，不饮生水。

（高志良）

huázhīgāoxīchóng bìng
华支睾吸虫病（clonorchiasis sinensis）

华支睾吸虫寄生于人体肝内胆管引起胆汁淤积、肝脏损害的寄生虫病。又称肝吸虫病。

病原学　华支睾吸虫的成虫扁平狭长，雌雄同体，虫卵形状略似灯泡，色黄褐。淡水螺是第一中间宿主，淡水鱼虾为第二中间宿主，作为终宿主的人或哺乳动物进食未经煮熟的鱼虾而感染囊蚴，囊蚴在十二指肠内脱囊逸出，循肝外胆管进入肝内胆管发育成成虫。

流行病学　感染华支睾吸虫的人和哺乳动物（如猫、犬、鼠、猪等）是主要传染源，生食或半生食鱼肉或虾是主要感染方式。此病有明显的地区性，主要分布在东南亚，中国广东、辽宁、吉林、黑龙江等省感染率高。

发病机制　发病与成虫的机械刺激及其分泌物的化学刺激作用有关，随着感染时间延长，胆管壁增厚，管腔变窄而致胆汁淤积。胆管及门静脉周围纤维增生，并向肝实质侵入，长期重复感染者可能导致肝纤维化。虫卵在胆道沉积后，可形成胆道结石。

临床表现　慢性或轻症感染者多无症状，偶因在粪便或胆汁中找到虫卵而确诊。病情进展患者可有乏力、食欲减退、肝区闷胀，长期感染可伴消瘦、水肿、贫血，部分可进展至胆汁性或门脉性肝硬化，出现黄疸、肝脾大及腹水，甚至发展为胆管细胞癌。初次感染严重者，可急性发病，出现发热、畏寒、肝区肿胀、肝脾大、黄疸，血清丙氨酸转氨酶

（ALT）水平升高。儿童感染可影响生长发育，严重者可致侏儒症。

诊断与鉴别诊断　有进食未经煮熟的淡水鱼或淡水虾的病史有助于诊断；在疫区，如有食欲减退、肝区隐痛、肝大或有胆管炎、胆石症者应考虑此病的可能；外周血嗜酸性粒细胞增多、血清特异性抗体阳性或肝脏 B 超有助于诊断，确诊有赖粪便或十二指肠引流液中发现虫卵。

此病应与病毒性肝炎及肝炎后肝硬化、其他肝胆及肠道寄生虫病、脂肪肝鉴别。

治疗　吡喹酮是首选药物，治疗前宜做常规心脏检查（包括心电图），心功能不良者慎用或剂量酌减。阿苯达唑安全性及驱虫效果均好。驱虫治疗 3 个月后，集卵法连续 3 天复查粪便虫卵，仍发现有虫卵者可再次驱虫治疗。

对有较重营养不良者，除病原体治疗外，应加强营养。肝功能明显损害者使用护肝降酶药物，情况好转后方予驱虫。合并胆管细菌感染者加用抗菌药。若合并胆总管狭窄梗阻、胆石症，则手术治疗，术后予驱虫。

预后　一般患者经驱虫治疗后，预后良好。若病情已发展至肝硬化，则预后较差。

预防　在流行区进行人群的普查普治，加强饮食卫生的管理，不吃未经煮熟的鱼虾。粪便应行无害化处理，避免水源、鱼塘受粪便污染。

（高志良）

fèi xīchóng bìng
肺吸虫病（lung fluke infection）

卫氏并殖吸虫引起以肺部病变为主的寄生虫病。主要表现为咳嗽、咳铁锈色痰或烂桃样痰、咯血等。

病原学　卫氏并殖吸虫的成

虫雌雄同体，生殖器官并列为其特征，成虫外形类似半粒花生米，虫卵呈卵圆形，淡黄色。生活史需要两个中间宿主，第一中间宿主淡水川卷螺，第二中间宿主为溪蟹或蝲蛄，人若生吃溪蟹或蝲蛄，并殖吸虫囊蚴在十二指肠脱囊并逸出后尾蚴，穿过肠壁进入腹腔，发育成为童虫。童虫在腹腔各脏器间游走，约经 2 周后穿过膈肌到达胸腔侵入肺脏，移行到小支气管附近，逐步形成虫囊并在囊内发育为成虫。从囊蚴经口感染至成虫产卵，一般需 2～3 个月。

流行病学　凡能排出并殖吸虫虫卵的人及肉食哺乳类动物，均为传染源，人因生吃或半生吃含并殖吸虫囊蚴的溪蟹、蝲蛄而致病。此病流行于世界各国，中国主要分布于浙江与东北地区。

发病机制　肺吸虫病的发病主要与童虫游走或成虫定居有关，二者均可造成机械性损伤，虫体代谢产物等抗原物质可造成机体的免疫病理反应。

临床表现　复杂多样，起病缓慢，绝大多数患者早期症状并不明显，发现时已进入慢性期。主要表现为咳嗽、胸痛、咯血及咳铁锈色或烂桃样痰，若侵犯脑脊髓、肝脏和皮下，也可出现肺外症状。感染严重者可出现急性并殖吸虫病，表现为低热、荨麻疹、腹泻、腹痛，稍后出现胸痛、胸闷、气促、咳嗽。外周血嗜酸性粒细胞明显增多。

诊断　流行病学资料方面注意有无生食或半生食溪蟹、蝲蛄或饮用溪流生水史。患者早期有腹泻、腹痛，继而咳嗽、咳铁锈色痰伴胸腔积液，或有游走性皮下结节或包块，均应考虑此病。痰、粪便及各种体液中找到

虫卵或在皮下结节中找到虫体是确诊依据。血清学检查有辅助诊断价值。

鉴别诊断　肺部病变应与肺结核鉴别。若累及肝脏应与肝脓肿和肝转移癌鉴别，病灶的游走性和外周血嗜酸性粒细胞增多有利于并殖吸虫病的诊断。若累及中枢神经系统应与脑肿瘤、脑囊尾蚴病和裂头蚴病鉴别，流行病学史和血清学检查有助于鉴别。

治疗　病原体治疗首选吡喹酮，疗效佳，不良反应少。阿苯达唑也有效。对于脑部并殖吸虫病，治疗前后加用小剂量糖皮质激素。为预防癫痫发作，可用苯妥英钠等抗癫痫药。

预后　一般预后良好，但脑脊髓型预后较差，可致残。

预防　治疗患者和患病动物，不吃生的或不熟的溪蟹和蝲蛄，不吃不熟的肉类食品，不喝生水，不随地吐痰。加强粪便管理和水源管理。

（高志良）

tāochóng bìng
绦虫病（taeniasis）　绦虫感染所致寄生虫病。

寄生于人体的绦虫有 30 余种，多数生活史复杂，需要 1~2 个中间宿主，人体可作为某些绦虫的中间宿主或终末宿主。寄生于人体的绦虫主要包括裂头科迭宫属的曼氏迭宫绦虫、裂头属的阔节裂头绦虫、带科带属的链状带绦虫等。

绦虫成虫大多寄生于消化道，大量掠夺宿主的营养，并对肠道产生机械性损伤，虫体释放的代谢产物刺激可以引起腹痛、腹泻、便秘、消化不良等；寄生于人体的绦虫幼虫危害远大于成虫，囊尾蚴和裂头蚴可寄生或游走于皮下、肌肉、眼、脑、肝、肺等组织器官，产生占位性病变及炎症性损伤，一旦其囊液进入组织，可诱发超敏反应造成组织严重损伤，严重者甚至出现过敏性休克和死亡。

绦虫成虫感染可以通过粪检虫卵以确诊；裂头蚴病及囊尾蚴病主要依据从局部组织中检出虫体诊断。超声、CT、磁共振成像等影像学检查有助于内脏裂头蚴及囊尾蚴感染的诊断。免疫学检测有一定的辅助诊断价值。

绦虫病的治疗可应用吡喹酮或阿苯达唑。对有些特殊部位的囊尾蚴病的治疗需手术摘除虫体，而脑囊尾蚴病的治疗需警惕虫体被杀灭后引起剧烈炎症反应导致的颅内压增高。裂头蚴病的治疗应结合感染部位选用杀虫药物或手术摘除虫体。

加强健康教育，改变生食鱼、肉的习惯，注意饮食卫生是预防绦虫病的重要措施。

（高志良　张晓红）

jíqiúyòu bìng
棘球蚴病（echinococcosis）
棘球绦虫的幼虫寄生于人体组织所致人畜共患寄生虫病。俗称包虫病。

病原学　棘球绦虫已确认的有 4 种，即细粒棘球绦虫、多房棘球绦虫、伏氏棘球绦虫及少节棘球绦虫，中国以细粒棘球绦虫最常见。成虫寄生于犬的小肠内，但狼、狐、豺等野生动物亦可为其终宿主。虫卵随犬粪便排出体外，污染牧场、畜舍、蔬菜、土壤和饮水，被人或羊等其他中间宿主吞食后经胃而入十二指肠。经消化液的作用，六钩蚴脱壳而出钻入肠壁，随血循环进入肝门静脉系统，幼虫大部分被阻于肝脏发育成包虫囊（棘球蚴）；部分可逸出而至肺或经肺而散布于全身各器官发育为包虫囊。犬吞食含有包虫囊的羊或其他中间宿主的内脏后，原头蚴进入小肠肠壁隐窝内发育为成虫，经 7~8 周完成其生活史。

流行病学　传染源是感染棘球绦虫的犬，人与犬密切接触，虫卵污染手指经口感染，虫卵污染蔬菜或水源，也可引起感染。此病呈世界性分布，但以畜牧业为主的国家多见，中国主要见于新疆、青海、西藏、宁夏、内蒙古、甘肃、四川等牧区。

发病机制　棘球蚴在人体所产生的损害主要是机械性的，病灶的占位性生长导致邻近器官受压而发病。

临床表现　早期可无明显症状。主要症状源于棘球蚴压迫局部组织或邻近脏器而产生。潜伏期长，从感染至发病为 10~20 年或更长，临床表现因其寄生部位不同而异。

肝棘球蚴病　最常见，多位于肝右叶，接近于肝表面，可有肝区不适，隐痛或胀痛，肝大，表面隆起，并可触及无痛性囊性肿块。肝门附近的棘球蚴可压迫胆管而出现黄疸，也可压迫门静脉而发生门静脉高压。合并感染者，临床上与肝脓肿或膈下脓肿症状相似。肝下部的棘球蚴可破入腹腔而引起弥漫性腹膜炎及超敏反应，重者可发生过敏性休克，并使其囊液中头节播散至腹腔或胸腔内引起多发性继发腹腔或胸腔棘球蚴。

肺棘球蚴病　以右肺多见，好发于中、下肺叶。常无明显的自觉症状，而在体检或胸透时发现，可出现胸部隐痛、刺激性咳嗽。病变与支气管相通可咳出大量液体，带有粉皮样囊壁和包虫沙。继发感染者可有高热、胸痛、咳嗽及咳脓痰。偶尔可因大量囊液溢出和堵塞而引起窒息。

脑棘球蚴病 多见于儿童，以顶叶常见，大多伴肝与肺棘球蚴病，临床症状常有头痛、视盘水肿等颅内压增高表现，常有癫痫发作。

其他 脾、心肌也偶可寄生棘球蚴，引起相应症状。

诊断与鉴别诊断 诊断依据如下。①流行病学资料：此病多见于畜牧区，患者大多与犬、羊等有密切接触史。②临床表现：肝、肺、脑部等器官发现囊性占位性病变，应疑诊此病，行 B 超或 CT 检查有助于诊断。肺棘球蚴病患者咳出粉皮样物质，显微镜下见头节和小钩即可确诊。③实验室检查：血清学检查包虫抗体有一定参考价值。此病不宜行肝穿刺确诊。

肝棘球蚴病需与非寄生虫性肝囊肿鉴别；肾棘球蚴病需与肾囊肿鉴别；脑棘球蚴病需与脑囊尾蚴病、脑转移瘤鉴别；肺棘球蚴病需与结核病、肺转移瘤鉴别。

治疗 ①手术治疗：目前仍以手术治疗即摘除为主，争取在压迫症状或并发症发生前施行。术时先用细针将囊液抽去（慎防囊液外溢），术中以 0.1% 西替溴铵作杀原头蚴剂，减少复发。术前 2 周至术后 2 周服用阿苯达唑以减少术中并发症及术后复发。②药物治疗：有手术禁忌证或术后复发而无法手术者，可进行药物疗法。常用药物是阿苯达唑，4 周为 1 疗程，间歇 2 周后再服 1 疗程，共 6~10 个疗程，有效率达 80% 以上。此药不良反应少而轻。长期服用对肝、肾、心及造血器官均未见显著损害，偶可引

起可逆性白细胞减少与一过性血清丙氨酸转氨酶（ALT）水平升高。该药有致畸作用，孕妇禁用。

预后 一般较好，棘球蚴破裂而发生休克者则较差。

预防 对流行区的犬进行普查普治，广泛宣传养犬的危害性，以吡喹酮驱除犬的细粒棘球绦虫。注意饮食卫生和个人防护。避免与犬的密切接触。病畜的内脏应深埋，防止被犬吃食后感染。避免犬粪中虫卵污染水源。

（高志良）

nèizàng yòuchóng yíxíngzhèng

内脏幼虫移行症 （visceral larva migrans）

蠕虫的幼虫在进入人体或其他非适宜宿主体内，虫体本身不发育或部分发育，而在各组织器官中移行、寄生，使被寄生宿主机体受损害而产生的一系列症状群。被寄生的宿主常有较明显而持久的嗜酸性粒细胞增多、发热、高球蛋白血症，可造成肝、肺、脑、眼、肠等器官肉芽肿性损害。

病因及发病机制 引起内脏幼虫移行症的病原体很多。①线虫类：最常见，以弓蛔虫最多见，常见的有犬弓蛔虫、猫弓蛔虫、狮弓蛔虫及小兔唇蛔虫，多寄生于肝脏，导致肝细胞炎症坏死。②动物钩虫：如犬钩口线虫的幼虫，可侵入人体，除引起皮肤匐行疹外，还可侵入眼结膜、肺等内脏器官。③棘颚口线虫：人类生食或半生食感染幼虫的淡水鱼（第二宿主）或青蛙、蛇、鸭、鸡、猪（转存宿主）等，都可能被感染。④异尖类线虫：海异尖线虫等异尖类线虫的幼虫多寄生在海鱼体内，人因生食或半生食感染的鱼类而感染。⑤广州管圆线虫：人因食用未煮熟的陆生或水生螺类、蛞蝓（中间宿主），或

淡水虾、蟹、蝲蛄等甲壳动物（转续宿主），以及蛙、蟾蜍（中间宿主）而感染。⑥并殖吸虫：在中国分布甚广，人类因用生食或半生食的蝲蛄、青蛙、螃蟹、虾等而感染，幼虫除移行于皮下，还可侵犯肺和肝。⑦裂头蚴：人因饮用含原尾蚴的剑水蚤的生水，或因生食含裂头蚴的转续宿主（鸟类、兽类）或第二中间宿主（蛙、蛇）而感染，中国南方地区民间有在眼周敷生青蛙治病的习俗，也是感染的主要途径。裂头蚴多数侵及皮肤，内脏多见于腺体、眼、中枢神经系统等。

内脏幼虫移行症的发病主要源于有些幼虫在人体不能发育为成虫，在体内移行过程引起相关器官的炎症、损伤，发生特殊的局部病变，移行产生的代谢产物或分泌物，虫体坏死导致的过敏反应也可导致全身症状出现。

临床表现 共有特征如下。①皮肤病变：多数患者有皮损，可出现皮肤游走性红斑，匐行性皮疹，局部红、肿、痒，像蚁咬样。裂头蚴患者可见皮下结节，质韧，可活动。若发生过敏反应，可出现荨麻疹、结节红斑等。②发热：寄生虫血症或过敏反应所致，多数表现为低热、畏寒，伴食欲减退、腹胀、腹痛等。③嗜酸性粒细胞增多：几乎所有患者外周血白细胞计数均增高，以嗜酸性粒细胞为主。

临床表现不同之处取决于幼虫穿行路径和寄生部位。①弓蛔虫幼虫主要侵犯肝脏，出现肝多发占位性病变，B 超检查可见低回声浸润性病灶，且病灶会移位。②棘颚口线虫幼虫移行无定向，故其临床多样化，可侵犯肝、肌肉、眼、生殖器及神经系统，其引起的嗜酸性脑脊髓炎，可出现

严重的神经根痛、四肢麻痹，嗜睡甚至昏迷。③并殖吸虫童虫引起的内脏蠕虫蚴移行症可有肝大及腹部、胸膜和肺部的症状，亦可侵犯神经系统、眼和心包等重要器官，但主要以肺部病变为主。④裂头蚴病多见于躯体的浅表部位，但亦可见于腹腔、淋巴结，也可侵入脑部、脊髓。⑤广州管圆线虫蚴主要侵犯脑部，引起嗜酸性脑膜脑炎，有发热、头痛、恶心、呕吐、视力减退、慢性进行性感觉减退、面神经麻痹、颈项强直，脑脊液浑浊，检查可见大量嗜酸性粒细胞。尚可出现瘫痪、嗜睡、昏迷甚至死亡。

诊断与鉴别诊断 临床诊断需结合病史、症状、体征，依据流行病学资料（包括与动物粪便所污染的泥土接触史、饮食习惯及特异的饮食史等）进行分析判断，皮下结节活检可确诊并鉴别虫种，血清或体液免疫学的检查对鉴别虫种有一定的诊断价值。

此病应与结核、转移瘤、嗜酸性粒细胞增多症、淋巴瘤、血液病鉴别。

治疗 ①病原体治疗：可选择阿苯达唑和吡喹酮，线虫首选阿苯达唑，吸虫和绦虫首选吡喹酮，一般疗程应延长。②对症治疗：根据受累的器官不同，给予相关器官的保护性治疗。若中枢神经系统受累，驱虫前后使用糖皮质激素、抗癫痫及脱水药物预防过敏反应导致的脑水肿和癫痫发作；出现荨麻疹等过敏症状者也可短期使用糖皮质激素治疗。

预后 及时诊治，预后良好。影响中枢神经系统，或出现器官衰竭者，预后差。

预防 加强宣传教育，动物饲养者做好动物的检疫检验，提高个人防护意识，注意个人卫生，不吃不熟的食品。

（高志良）

wàijìshēngtǐ bìng

外寄生体病（ectoparasitic infestation）

主要感染人类的皮肤及其附属结构及孔道，尤其是头皮、面部和耻毛，也可累及外耳、鼻孔、眼眶和眼睑以及生殖道和肛周皮肤的疾病。像寄生虫一样，外寄生体可以是专性寄生体，必须依靠寄生于人体以完成其生命周期，也可以是兼性寄生体，只是将动物或人体作为偶然寄生体或终末宿主。外寄生体感染在发达国家及发展中国家旅行者感染中均有报道。目前报道的外寄生体病主要包括虱病、疥疮、蝇蛆病，以及各种昆虫感染。

（张跃新）

shī bìng

虱病（pediculosis）

虱叮咬皮肤所致皮肤病。虱寄生于人体以血液为食，引起叮咬处红斑、瘙痒，也是引起某些传染病的重要媒介。

病原学 虱是体外寄生虫，属昆虫纲虱亚目。寄生于人体的虱有 3 种，即头虱、体虱和阴虱。体虱由头虱进化而来，可能从人类穿衣服即出现。虱发育经历卵、若虫和成虫 3 个阶段。虱卵为灰白色卵圆形，直径<1mm，活卵在紫外线或伍德光（Wood light）照射下发荧光。虱卵附着于皮表的毛发干上，经 6~10 天孵化成若虫，数小时后即可吸血，10 天发育成熟。头虱及卵主要附着于枕部和耳后毛发根部的发干上，体虱及卵主要栖息于内衣裤的缝隙皱褶中，而阴虱及卵主要寄生于阴部、肛周或腹股沟的毛发区，也可附着于腋下、胸部、腹部，甚至于睫毛上。虱和卵对温度敏感，水温 54℃ 以上 5 分钟即可杀灭。体虱离开人体宿主，很快死亡。体虱可作为媒介传播病原体引起虱传传染病，如流行性斑疹伤寒、战壕热、回归热等。

流行病学 虱病呈全球分布。头虱最常见，尤以儿童发病率高，女童多于男童。但在非洲人少见，可能与非洲人头发结构虱不易附着有关。头虱和体虱主要通过直接接触传播，也可通过间接接触污染物如帽子、首饰、梳子、枕头、衣物、被褥等传播。阴虱主要通过性接触传播，但父母可通过共用毛巾、衣物、被褥传染给子女。阴虱感染成人多于儿童。虱病主要与卫生条件差及社会经济落后有关。体虱主要侵染贫穷者、无家可归者、羁押人员、难民或灾民及免疫功能低下的人群。

发病机制 虱以吸血为生。虱用细针样口器刺入宿主皮肤吸取血液，同时向宿主注入有血管扩张作用和抗凝特性的唾液，引起机体过敏反应。典型皮损的病理改变为真皮内出血，伴血管周围淋巴细胞、组织细胞和嗜酸性粒细胞浸润。

临床表现 主要为叮咬处瘙痒和抓痕，部分患者可出现过敏反应所致红斑、丘疹等。头虱病可无症状，部分患者有明显的瘙痒，伴抓痕，可继发感染及枕骨后淋巴结炎。体虱病通常症状较头虱病明显。阴虱病的症状比体虱病少。严重者可引起丘疹性荨麻疹及皮肤继发感染、腹股沟淋巴结炎。

诊断与鉴别诊断 在感染部位毛发及衣物上发现活的成虫、若虫或活卵是诊断的金标准。用湿的篦梳在枕部和耳后梳理头发可提高头虱虫卵的检出率，比肉眼检查高 4 倍。放大镜或立视镜也可提高检出率。

虱病应与湿疹、脂溢性皮炎、毛囊炎、股癣、接触性软疣、细菌性脓疱疮及疥疮鉴别。

治疗 措施多种，每种措施都不能完全杀灭虱或卵，应采用综合措施。①对生活用品的处理：患头虱病或阴虱病可剔去毛发。患体虱病需勤洗浴及换洗衣被。被虱或卵污染的衣被用54℃以上热水清洗及烘干，或用隔离袋密封放置1周以上，即可灭虱。②局部治疗：局部用杀虱剂有扑灭司林、马拉硫醚、胡椒基丁醚、克罗米通、胺甲萘、林丹等。先用洗涤剂洗浴头发或全身，随后用杀虱剂涂抹局部或全身，最后用清水洗去药剂。对头虱病用1%扑灭司林洗剂涂抹于头发，10分钟后清洗干净，可间隔7~10天再用，以消灭残存卵孵化出的虱虫。用湿润的虱篦梳头较易去除头虱卵。用含植物油（薰衣草油或茶树油）的洗剂治疗头虱，疗效明显高于含除虫菊酯和胡椒基丁醚的洗剂，并有杀灭虱卵的作用。③口服药物：驱虫剂如伊维菌素、左旋咪唑、阿苯达唑等对头虱均有治疗作用。全身用药仅用于局部用药失败或无效的严重感染者，可减少虱病的发生率及头虱的数量。伊维菌素有阻断神经传导的作用，不能用于体重<15kg或年龄<5岁的幼儿。阿苯达唑与扑灭司林无协同灭虱作用。

预防 保持个人清洁卫生，每周洗浴及换干净衣物。避免与头虱病患者头与头直接接触及使用被头虱污染的物品。积极发现和治疗虱病患者及家庭成员。避免与阴虱患者性接触。阴虱病患者的性伴侣及子女应接受检查，阳性者积极治疗。安全套无预防阴虱病的作用。

（张跃新）

疥疮（scabies） 人疥螨感染引起以剧烈瘙痒、皮疹、隧道为特征的皮肤寄生虫病。又称疥螨病。疥螨全球分布，以直接皮肤接触传播。

jièchuāng

病原学 人疥螨属真螨目疥螨科，是专性寄生虫，以人为宿主完成生活周期。人疥螨发育经历卵、幼虫、前若虫、后若虫和成虫5个阶段，历时14~15天。离开宿主后，其感染力随时间推移而下降。

流行病学 世界范围每年约有3亿人患病，主要在热带及亚热带地区流行，发达国家为散发或偶然在集体住所暴发。贫穷和居住拥挤是影响疥螨流行的主要因素。幼儿和儿童、老人及免疫功能低下者易感染。疥螨感染性强，主要经皮肤直接接触传播，共用衣物被褥偶可感染。成年人以性接触感染为多，免疫功能低下者可通过接触患兽疥螨的宠物感染动物疥螨。动物疥螨是人类兼性外寄生虫，在人类身上不能完成其生活周期，感染多自限性。

发病机制 雌疥螨钻入表皮无毛发的较薄区域，通过溶蛋白分泌物溶解角质层，深度不超过颗粒层，形成长5~10mm的皮内隧道，以渗入隧道内的血清为食，并在末端产卵，形成匐匐状线形皮疹。初次感染的皮疹病理表现为隧道周围有嗜酸性粒细胞、炎症细胞及组织细胞浸润，在皮肤血管壁有IgE存在。结痂型皮损皮肤过角质化，局部或全身分布，痂下有大量疥螨或虫卵，且难以清除。初始感染后瘙痒症状在数周后才出现，复发者在24小时出现。瘙痒和皮疹是机体对疥螨及代谢物的超敏反应所致。皮内注射疥螨成分可以诱发风团样反应，而健康志愿者则无此反应。在感染15~24个月后再注射则无反应，提示免疫反应随着时间推移而消失。

临床表现 包括普通型和结痂型。

普通型疥疮 疥螨初次感染至出现症状3~6周，再感染为1~3天。典型表现为局部皮疹伴夜间显著瘙痒。皮疹多在皮肤较薄无毛发部位，有线形匐匐状皮内隧道，主要分布在指（趾）间、腕肘踝关节、腘窝、腰、臀部、女性乳房下部。继发皮损为搔抓痕、继发感染、湿疹样变、苔藓样变及脓疱疮。

服用糖皮质激素或有免疫缺陷病的感染者可出现不典型疥疮，包括婴儿疥疮、结痂型疥疮和性传播的结节型疥疮。结节型疥疮表现为红棕色结节、质硬、瘙痒异常，可持续至治疗后数月。见于脐周、腹股沟、臀部，以及男性阴茎和阴囊等部位。与性接触感染有关。

结痂型疥疮 又称挪威疥疮，因最先在挪威患者中描述而得名。是大量疥螨感染而引起的严重临床类型。表现为皮肤过角化形成结痂，局部或全身分布，痂下有大量疥螨或虫卵，难以清除。血清IgE水平及嗜酸性粒细胞计数增高。结痂型疥疮很少由普通型疥疮发展所致，主要与病毒感染如人类免疫缺陷病毒、人嗜T淋巴细胞病毒-1型感染及用免疫抑制药或免疫功能低下有关。在阿尔茨海默病或感觉障碍者可无瘙痒反应，皮肤皲裂及继发性细菌感染较普遍。A组溶血性链球菌、金黄色葡萄球菌等继发性感染多见，可导致脓皮病、蜂窝织炎、感染后肾小球肾炎等。

诊断与鉴别诊断 根据夜间

瘙痒加剧、皮疹及特征性皮肤隧道表现应考虑疥疮，显微镜下找到疥螨、卵及粪便可确诊。用矿物油、墨水或四环素荧光试验更易识别隧道。皮肤活检、表皮荧光显微镜和高分辨率视频镜检等有助于提高检出阳性率。抗原或抗体检测、聚合酶链反应技术及疥疮皮内试验等尚在研究中。

疥疮应与其他皮肤病鉴别，如昆虫（如螨、跳蚤、臭虫）叮咬、毛囊炎、皮癣、病毒疹、湿疹、接触性皮炎、结节性荨麻疹、天疱疮和玫瑰糠疹等疾病鉴别。

治疗 需要治疗患者及同时治疗其亲密接触者。①局部治疗：5%扑灭司林软膏、1%林丹软膏或洗剂。其他局部治疗疥疮的药物包括 10% ~ 25% 苯甲酸苄酯洗剂、10% 克罗米通油膏或洗剂、2%~10%硫磺油膏或软膏、0.8%伊维菌素洗剂。扑灭司林比林丹有效和安全。林丹不作为一线用药，仅适用于其他药物治疗失败或不能耐受者，不能用于孕妇或哺乳期妇女、2 岁以下儿童及广泛皮炎患者。②口服药物：可用伊维菌素。间隔 2 周再治疗 1 次。结痂型疥疮用量需加倍，以确保治愈和消灭疥螨。

预防 加强个人卫生和居住卫生，用杀螨剂消毒居住环境的疥螨。积极治疗疥疮患者和与之密切接触家庭、机构成员及性接触者。用干热消毒法（60℃ 及以上）对污染的衣物被褥干洗。积极控制家畜或宠物的动物疥疮以防止传染他人。

（张跃新）

yíngqū bìng

蝇蛆病（myiasis） 蝇幼虫（蛆）寄生于人体活组织或坏死组织所致外寄生体病。动物为主要宿主，偶然侵染人类，故又称人畜共患寄生虫病。

病原学 导致人和动物蝇蛆病的主要有狂蝇科、肤蝇、丽蝇、旋蝇、麻蝇科和食腐蝇等。蝇属双翅目，其生长发育经历卵、幼虫（蛆）、蛹和成虫 4 个阶段。蛆善钻孔，以宿主活的或坏死组织为食。多数蝇将卵产于人体皮肤，经孵化成蛆钻入皮肤而感染，但雌性嗜人瘤蝇则产卵于晾晒的衣物上，穿着受污染的衣物而感染，故嗜人瘤蝇引起的皮损常位于衣物覆盖部位，如臀部和躯干。而人肤蝇导致的病变多位于皮肤暴露部位，如头面部和四肢。蝇产卵于人体皮肤或疮口，卵孵化成幼虫后穿入皮下致类似疖肿的脓疱样病变形成疖型蝇蛆病，以继发感染和广泛的组织坏死为特征，是最常见的临床类型。蝇蛆侵入疮口或溃烂伤口形成伤口蝇蛆病。

流行病学 蝇蛆病遍及世界各地，但在热带及亚热带地区多见，夏秋季高发。蝇蛆病与卫生状况差、贫穷、血管性疾病、糖尿病等因素密切相关。南美洲巴西的流行病学调查显示，蝇蛆病在 50 岁以上成人及 10 岁以下儿童中较多，男性和贫困者较多。中国的蝇蛆病流行特点多为儿童患病，男女无差异，牧区、农村多于城市，以皮下蝇蛆病和眼蝇蛆病为多。

发病机制 人肤蝇、嗜人瘤蝇、污蝇和黄蝇属常引起疖型蝇蛆病；胃蝇属和牛蝇属常引起匐行型蝇蛆病。旋丽蝇如锥蝇、锥形蛆蝇（螺旋蛆蝇）、金蝇属、黑须污蝇常致伤口蝇蛆病。狂蝇属、美洲锥蝇、旋蝇、倍氏金蝇等侵入腔道外口（眼眶、鼻孔、耳道、口腔、肠道、阴道等）引起相关的蝇蛆病，如眼蝇蛆病、耳蝇蛆病等。皮肤蝇蛆病的病理改变为嗜酸性肉芽肿及真皮内嗜酸性粒细胞浸润。

临床表现 蝇蛆寄生部位不同表现各异。

皮肤蝇蛆病 可分为 3 种类型。①疖肿型：皮损初始为红色丘疹，逐渐肿大发展成疖肿，周围皮肤红肿伴疼痛。破溃后流出黏液，破溃处可见蝇蛆蠕动。蝇蛆取出后炎症消退，愈合后留瘢痕。可继发细菌感染。②匐行型：初始为丘疹皮损，类似疖肿型，后出现红色线状或带状匐行疹，末端有水疱，伴明显瘙痒。③伤口型：为蝇蛆在伤口破溃处寄生所致。

眼蝇蛆病 表现为有小虫撞击眼睛史，此后眼痒或疼痛、灼热感及流泪，或有异物感，眼结膜充血，结膜处可见白色小虫蠕动。

耳蝇蛆病 可表现鼓膜穿孔和慢性中耳炎，伴耳痛、瘙痒、外耳道流脓、出血及异味，耳镜可见蝇蛆。

肠蝇蛆病 偶见，因摄入被蛆污染食品所致，其特点是自限性的恶心、呕吐和腹泻。

泌尿生殖系统蝇蛆病 因蝇蛆侵入尿道（尿道蝇蛆病）或阴道（阴道蝇蛆病）后，可出现排尿困难、血尿和脓尿。

诊断与鉴别诊断 根据典型皮损或表现并检出蝇蛆确诊。需与疖和血管神经性水肿鉴别。

治疗 疖型蝇蛆病的治疗包括在病损部位使用凡士林软膏、指甲油、猪油或腊肉等封闭蝇蛆呼吸气孔，使其窒息后，经挤压、手术或真空取蝇蛆；或用利多卡因皮下注射于病变处，手术取幼虫。蝇蛆病伤口应严格清创，预防性使用破伤风抗毒素，并用抗菌药物治疗继发细菌感染。

预防 注意个人卫生及搞好

居住环境卫生，消灭蝇蛆。及时妥善处理任何伤口。在蝇蛆病流行区做好防蝇措施，如穿着长衣裤，或衣裤用除虫菊酯灭蝇及卵；用驱虫剂喷涂裸露皮肤。在嗜人瘤蝇栖息地晾晒的所有衣物须熨烫以杀灭可能污染的蝇卵。控制家畜蝇蛆病，用杀虫剂消灭地面和动物身上的蝇卵、蛆、蛹及成虫蝇。

（张跃新）

qiánzǎo bìng

潜蚤病（tungiasis） 穿皮潜蚤钻入皮肤引致外寄生体病。在中美洲、南美洲和非洲南部地区流行。临床以皮疹、疼痛、继发感染为特征，可导致败血症或坏疽，是流行区引起破伤风的主要原因之一。

病原学 穿皮潜蚤又称砂蚤，经历卵、幼虫、蛹和成虫4个阶段。雌性潜蚤钻入宿主皮肤，与雄蚤交配后不久产卵，卵在皮肤内孵化成幼虫，排出体外落入沙土中变蛹，经数天发育为成虫破蛹而出，跳到人或动物宿主皮肤专性寄生。

流行病学 穿皮潜蚤以人、犬、猪、猫、兔、羊、牛、猴、象等哺乳动物为储存宿主，人因接触受感染动物而感染，故此病又称人畜共患病或动物源性寄生虫病。潜蚤病主要在拉丁美洲、加勒比海地区、非洲撒哈拉地区及印度等热带地区流行。发达国家患者因到流行地区旅游而染病。中国尚无此病。潜蚤病男性多于女性，儿童和60岁以上成人患病率高。此病发生与受染动物接触有关，也与贫穷、裸足易接触穿皮潜蚤有关。

发病机制 雌蚤利用其吻突及分泌角质溶解酶钻入宿主表皮，吸食血液和组织液。引起侵及部位的炎症反应，形成类似于火山口的环状皮损，伴渗出、疼痛、压痛和瘙痒。皮损中心黑点为雌蚤的气孔、肛门及外露的生殖器官，用以呼吸、排粪便、交配和排卵。雌蚤死亡后，皮损缩小呈棕色形成黑痂，但残留的环状皮损仍持续存在一段时间。因穿皮潜蚤仅能跳跃约20cm，故多侵及人的足部（占90%），少数（约10%）侵及手、臀部、肘部和股部。因穿皮潜蚤可携带多种细菌而引起局部继发感染，可形成皮下脓肿、溃疡、坏疽，甚至足趾毁形及趾（指）甲脱落或末端断离，常伴慢性淋巴结炎。可引起继发感染破伤风。据巴西的病例统计，约1/10的破伤风由此病引起。

临床表现 潜伏期短，穿皮潜蚤钻入皮肤1天后即开始出现症状。主要表现为侵及部位皮肤丘疹或小水疱，中心黑色周围肿胀呈环状皮损，伴瘙痒及剧烈疼痛。皮损可为单个或多个，常发生于趾甲下、趾缝及足底。若足部感染明显可引起跛行，或因剧烈疼痛而限制行走。继发感染可引起坏死性溃疡、脓肿、骨髓炎、淋巴管炎或淋巴结炎、败血症、气性坏疽及破伤风，或趾（指）甲坏死及缺失。

诊断与鉴别诊断 依据典型皮损及有到疫区旅行史，应考虑此病，检出穿皮潜蚤及卵可确诊。皮损不典型者亦可行皮肤组织活检，有助于诊断。

潜蚤病应与脓疱病、细菌性或真菌性甲沟炎、尾蚴皮炎、蚊虫叮咬、毛囊炎和疥疮等皮肤病鉴别。

治疗 主要是去除侵及皮肤的穿皮潜蚤及防治继发细菌感染。可用消毒针头或刮匙或手术清除病灶穿皮潜蚤，局部和/或口服抗菌药预防和治疗继发感染，同时给予预防破伤风的措施。局部治疗亦可用冷冻治疗和电干燥法，也可用凡士林膏涂抹患处致使其窒息以达到灭蚤目的。伊维菌素有杀蚤作用，24小时后重复一次。

预防 做好居住环境和个人卫生。在流行区避免裸足行走及裸坐在沙土上。对有穿皮潜蚤的地面喷洒除虫菊酯类或二乙基苯甲酰胺等杀虫剂。用杀虫剂处理穿皮潜蚤污染的家畜及宠物。硬化居住地面及经常打扫地面以减少穿皮潜蚤滋生。有潜蚤病高风险的人群应接种破伤风疫苗。

（张跃新）

pí mábì

蜱麻痹（tick paralysis） 雌性硬蜱唾液中含有的神经毒素所致蜱源性疾病。主要表现为急性对称性弛缓性麻痹、共济失调，严重者可引起呼吸衰竭，危及生命。

病原学 全球有69种蜱的幼虫及成虫均可引起人和动物发生蜱麻痹，其中澳洲全环硬蜱，美洲安氏矩头蜱和美国犬蜱等引起人类患蜱麻痹为多。

流行病学 致人类患病的蜱有严格的地域分布和季节性致病特点，澳洲全环硬蜱主要分布在澳洲东海岸，安氏矩头蜱主要在北美太平洋沿岸西北部，美国犬蜱则在落基山森林地区分布，于4~6月交配季节叮咬人或动物。蜱麻痹为散发，儿童多于成年人，以10岁以下儿童多见，男女无差异。

发病机制 硬蜱毒素由吸血的雌性硬蜱的唾液腺产生，通过吸血注入受害者体内。硬蜱毒素可抑制神经肌接头突触前乙酰胆碱的释放，阻碍神经递质的传导，是导致弛缓性麻痹及共济失调的主要原因。

从全环硬蜱唾液腺中分离的毒素命名为全环毒素（helocylotoxin，HT），分子量为 50～80kD，有 3 种多肽，分别称为 HT-1、HT-2 和 HT-3，其基因序列与蝎子神经毒素同源性高。硬蜱毒素可耐受胃蛋白酶、胰酶和木瓜酶。硬蜱唾液中毒素的毒性随吸血时间延长而增加，在吸血第 1～2 天毒性很小，第 4～5 天毒性最大，待吸血充盈后毒性下降。

从外翻扇头蜱唾液腺中提取的 68kD 毒素和锐缘蜱属提取的 60kD 毒素，不但可引起弛缓性麻痹，而且可损害周围神经传导，提示这两种毒素与 HT 的作用机制不同。

硬蜱的唾液中还含有许多有抗凝、纤溶酶、抗血小板和血管扩张活性作用的生物活性物质，通过激活因子 X 或凝血酶抑制宿主的凝血机制；所含的前列腺素不但可抑制血小板凝集，而且可促使血管扩张；所含的腺苷三磷酸双磷酸酶有抗血小板的活性。这些生物活性物可抑制宿主的凝血和炎症反应，有利于硬蜱吸血。

临床表现　典型表现为共济失调，步态不稳，随之急性对称性弛缓性麻痹，数小时内扩展至躯干、手臂和面部，严重者可出现呼吸衰竭。症状多在硬蜱叮咬 2～6 天内出现。可伴食欲减退、瞳孔散大、畏光、视物模糊，口齿不清和腱反射减弱或消失。累及面神经者可引起面肌无力或麻痹，亦可引起眼肌麻痹和延髓性麻痹。部分患者还可出现呼吸窘迫、心动过缓、心脏骤停。HT 可致儿童心肌炎。因感觉神经未受损，故感觉正常。脑脊液检查在正常范围。拔除硬蜱后多在 1 天内症状消失。个别患者拔除硬蜱数小时后有短暂的症状恶化，但很快恢复。呼吸肌麻痹是主要死亡原因，病死率约 10%。

诊断与鉴别诊断　患者突然发生急性弛缓性麻痹和共济失调等症状应首先考虑蜱麻痹，在头颈部皮肤发现嵌入的硬蜱可确诊。

此病临床上极易误诊为吉兰-巴雷综合征，也应与病毒性脑炎、肉毒中毒、重症肌无力、横断性脊髓炎等疾病鉴别。

治疗　发现并用镊子或钳子迅速拔除硬蜱是治疗的根本措施。有呼吸衰竭者给予机械通气辅助呼吸，亦可用抗蜱毒素血清治疗，但可引起血清病和过敏性休克。

预防　进入蜱滋生地做好个人防护，必要时涂抹驱虫剂。

（张跃新）

yīyuàn gǎnrǎn

医院感染（nosocomial infection）　住院患者或医院工作人员在医院内获得的感染。包括患者在住院期间发生的感染和在医院内获得出院后发生的感染，但不包括入院前已开始或入院时已存在的感染。又称院内感染。

下列情况属于医院感染：①无明确潜伏期的感染，规定入院 48 小时后发生的感染为医院感染；有明确潜伏期的感染，自入院时起超过平均潜伏期后发生的感染为医院感染。②本次感染直接与上次住院有关。③在原有感染基础上出现其他部位新的感染（除外脓毒血症迁徙灶），或在原感染已知病原体基础上又分离出新的病原体（排除污染和原来的混合感染）的感染。④新生儿在分娩过程中和产后获得的感染。⑤诊疗措施激活的潜在性感染，如疱疹病毒、结核分枝杆菌等的感染。⑥医务人员在医院工作期间获得的感染。

下列情况不属于医院感染：①皮肤黏膜开放性伤口只有细菌定植而无炎症表现。②由于创伤或非生物性因子刺激而产生的炎症表现。③新生儿经胎盘获得（出生后 48 小时内发病）的感染，如单纯疱疹、弓形虫病、水痘等。④原有的慢性感染在医院内急性发作。

较之医院感染，国际上更广泛使用的是医疗相关性感染（healthcare-associated infection，HAI）这一概念。HAI 是指患者在医疗环境中接受治疗时发生的感染，可能发生在任何提供医疗服务的场所，包括医院、门诊手术中心、血液透析中心、养老院、康复中心等。其可能的危险因素很多，包括使用侵入性设备、外科手术、注射、医疗环境污染、传染病在患者及医务人员间播散、滥用抗菌药物等。

医院感染可由细菌、病毒或真菌引起，根据病原体的来源可分为外源性感染和内源性感染。外源性感染又称交叉感染，病原体来自患者体外，如其他患者、病原体携带者、污染的医疗器械、环境、血液制品等，外源性感染是感染控制工作的重点。内源性感染又称自身感染，引起此类感染的微生物来自患者体内或体表的正常菌群或条件致病菌，正常情况下不引起疾病，机体免疫力降低或受外界因素的影响，如长期大量使用抗生素引起菌群失调而发生感染。

医院感染种类很多，其中最常见的有医院获得性肺炎、医院获得性尿路感染、手术部位感染和导管相关性血流感染等。

医院感染是患者及医疗机构都备受困扰的重大全球性安全问题。此类感染常由多重耐药菌感染引起，并导致患者住院时间延长、医疗费用增加甚至死亡。在发达国家，普通病房中医院感染的发生率 5%～15%，重症监护治疗病房中达半数以上的患者为医院感染所扰。在发展中国家，这一问题的严重性常被低估，医院感染的监测、控制工作依然任重道远。

(马小军)

yīyuàn huòdéxìng fèiyán
医院获得性肺炎 （hospital-acquired pneumonia，HAP）

住院治疗其他疾病时，机体受致病微生物感染而发生的肺炎。是中国最常见的医院感染，具有较高的发病率和病死率，根据 HAP 的定义和研究对象不同，其发生率为 5%～15%，而在机械通气的患者中，HAP 的发生率是未行机械通气患者的 6 倍甚至更高。HAP 一旦发生，将显著延长住院天数 7～9 天，额外增加数千至数万元的医疗支出，极大地耗费着宝贵的医疗资源。

病因及发病机制 HAP 的病原体以细菌为主，未行气管插管的 HAP 患者与通气相关肺炎患者病原谱类似，包括耐甲氧西林金黄色葡萄球菌、铜绿假单胞菌、不动杆菌、肺炎克雷伯菌等。耐甲氧西林金黄色葡萄球菌、肺炎克雷伯菌在未行气管插管的 HAP 更常见，而一些耐药的革兰阴性杆菌（如铜绿假单胞菌、嗜麦芽窄食单胞菌、不动杆菌）在呼吸机相关肺炎患者中更多见。近年来，多重耐药细菌在 HAP，特别是重症监护治疗病房的 HAP 越来越多见。

HAP 的发生可能与两方面因素有关，即全身和局部免疫防御功能受损及存在多种有利于病原体侵入肺部的环境和途径。患者

有基础疾病、进行外科手术、之前应用抗菌药治疗、进行机械通气等因素存在，可导致免疫力降低；下呼吸道定植的微生物有机会突破呼吸道防御屏障，导致感染发生。HAP 的病原体可来自医疗设备、环境等，在患者与患者和患者与医务人员中传播。

诊断标准 借鉴国外文献，HAP 的诊断分为 3 种，即临床诊断肺炎、有特殊实验室发现的肺炎、免疫缺陷患者肺炎诊断流程（图 1、图 2）。

预防控制措施 ①对医务人员进行流行病学与预防医疗相关性细菌性肺炎感染控制措施的培训。②开展医疗相关性肺炎的监测，并将监测结果及预防成果及时反馈给临床医务人员。③严格执行手卫生和无菌操作。④正确管理患者体位，若无禁忌证，应将床头抬高 30°～45°，至少每 8 小时检查一次。⑤不推荐在所有的术后或重病患者和/或其他对肺炎有高风险患者中常规氯己定含漱以预防医疗相关性肺炎；成年患者在心脏手术的围术期，使用 0.12% 葡萄糖酸洗必泰含漱。⑥鼓励手术后（尤其是胸部和上腹部手术）患者早期下床活动。⑦指导患者正确咳嗽，必要时予以翻身、拍背，以利于痰液引流。⑧严格掌握气管插管或气管切开适应证，使用呼吸机辅助呼吸患者应优先考虑无创通气。⑨对人工气道/机械通气患者，每天评估是否可以撤机和拔管，减少插管天数。⑩呼吸机及相关配件的消毒，按照《消毒供应室管理规范》《消毒供应室清洗消毒及灭菌操作技术规范》《清洗消毒及灭菌效果监测标准》及有关产品使用说明书执行。⑪不推荐优先使用硫糖铝、H_2 受体拮抗剂和抗酸剂用于

预防机械通气患者应激性溃疡出血。⑫不推荐对所有重症、机械通气或重症监护治疗病房患者常规进行消化道脱污染。

(马小军)

yīyuàn huòdéxìng niàolù gǎnrǎn
医院获得性尿路感染 （hospital-acquired urinary tract infection）

发生在住院期间或在医疗机构内的各种病原微生物在尿路中生长并繁殖而引起的一组感染性疾病。是最常见的医院感染之一，占全部医院感染的 20%～30%。危险因素包括年龄相关的泌尿生殖道改变、神经性膀胱功能障碍并发症、尿管等侵入性设备的留置等。在长期诊疗机构中，无症状性菌尿症的时点患病率可高达 25%～50%。虽然有症状的泌尿系感染的发生率比无症状菌尿症低得多，但其仍是医院感染最主要的组成部分，并导致大量抗菌药应用。在医疗环境中，80% 的尿路感染与尿管使用相关。

病因及发病机制 医院获得性尿路感染，特别是尿管相关泌尿系感染中，大肠埃希菌和念珠菌是最重要的致病菌，文献报道分别占 21.4% 和 21.0%，其次为肠球菌（14.9%）、铜绿假单胞菌（10%）、肺炎克雷伯菌（7.7%）和肠杆菌属（4.1%）。泌尿系感染病原菌耐药是一个日趋严重的问题，约 1/4 的大肠埃希菌和 1/3 的铜绿假单胞菌对喹诺酮类抗菌药耐药。革兰阴性杆菌对第三代头孢菌素及碳青霉烯类抗菌药的耐药性日益增加也是不争的事实。

诊断标准 包括有症状的尿路感染诊断标准和无症状的尿路感染诊断标准。

有症状的尿路感染诊断标准依据美国疾病预防与控制中心（CDC）的诊断标准，必须符合下

列标准之一。

标准 1a　采集尿标本时患者尚留置有尿管，具备下列症状或体征之一，无其他原因可以解释：发热（>38℃）、耻骨上压痛、肋脊角疼痛或压痛；且一次尿培养的微生物不超过两种，菌落数≥10^5CFU/ml。或采集尿标本时患者拔除尿管尚不足48小时，具备下

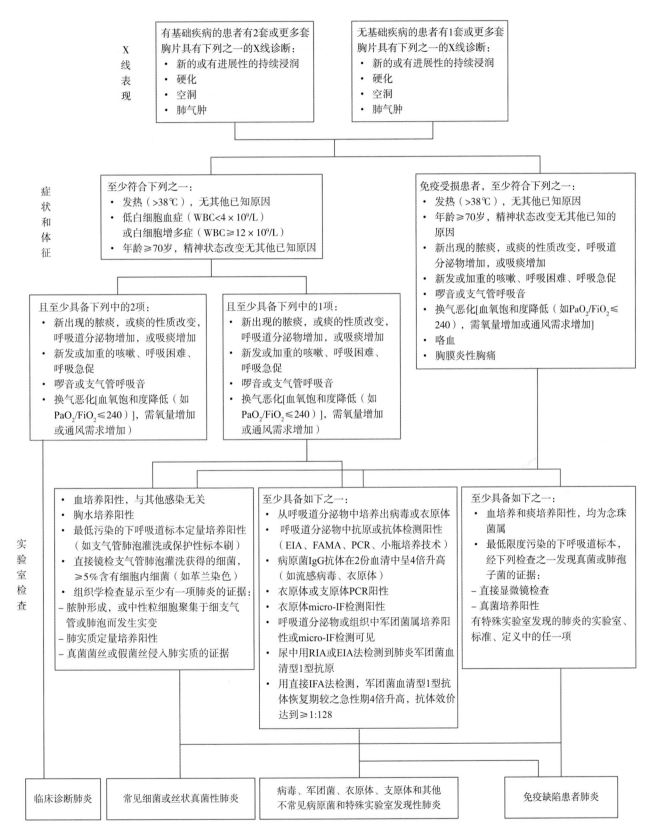

图 1　成年人 HAP 诊断流程

注：WBC：白细胞；PaO₂：动脉血氧分压；FiO₂：吸入气氧浓度；EIA：酶免疫测定；FAMA：膜抗原荧光抗体检测；PCR：聚合酶链反应；micro-IF：微量免疫荧光检测；RIA：放射免疫测定

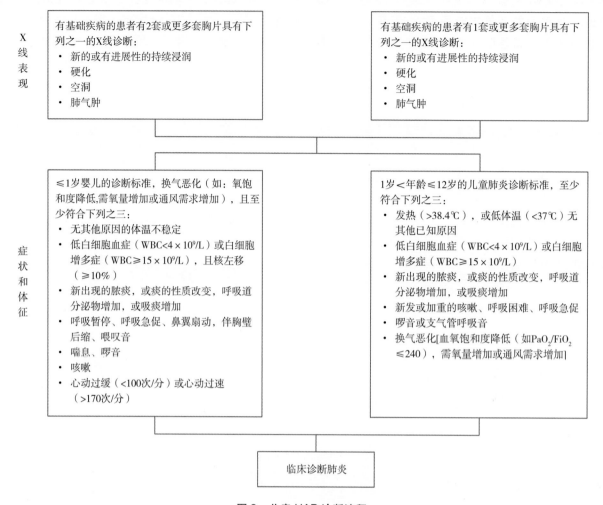

图 2 儿童 HAP 诊断流程

注：WBC：白细胞；PaO₂：动脉血氧分压；FiO₂：吸入气氧浓度

列症状或体征之一，无其他原因可以解释：发热（>38℃）、尿频、尿急、排尿困难、耻骨上压痛、肋脊角疼痛或压痛，且一次尿培养的微生物不超过两种，菌落数≥10⁵CFU/ml。

标准 1b 采集标本时及之前 48 小时内患者均未留置有尿管，具备下列症状或体征之一，无其他原因可以解释：年龄≤65 岁的患者发热（>38℃）、尿频、尿急、排尿困难、耻骨上压痛、肋脊角疼痛或压痛，且一次尿培养的微生物不超过两种，菌落数≥10⁵CFU/ml。

标准 2a 采集尿标本时患者留置有尿管，具备下列症状或体

征之一，无其他原因可以解释：发热（>38℃）、耻骨上压痛、肋脊角疼痛或压痛，且下列尿液分析结果至少 1 项阳性：①白细胞酯酶和/或亚硝酸盐试纸阳性。②脓尿（未离心的新鲜尿液白细胞≥10 个/μl 或离心尿液白细胞≥3 个/HPF）。③未离心的新鲜尿液在革兰染色检查中发现微生物，且一次尿培养的微生物不超过两种，10³CFU/ml ≤ 菌落数 ≤10⁵CFU/ml。或采集尿标本时患者拔除尿管尚不足 48 小时，具备下列症状或体征之一，无其他原因可以解释：发热（>38℃）、尿频、尿急、排尿困难、耻骨上压痛、肋脊角疼痛或压痛；且下列

尿液分析结果至少 1 项阳性：①白细胞酯酶和/或亚硝酸盐试纸阳性。②脓尿（未离心的新鲜尿液白细胞≥10 个/μl 或离心尿液白细胞≥3 个/HPF）。③未离心的新鲜尿液在革兰染色检查中发现微生物，且一次尿培养的微生物不超过两种，10³CFU/ml≤菌落数≤10⁵CFU/ml。

标准 2b 采集标本时及之前 48 小时内患者均未留置有尿管，具备下列症状或体征之一，无其他原因可以解释：年龄≤65 岁的患者发热（>38℃）、尿频、尿急、排尿困难、耻骨上压痛、肋脊角疼痛或压痛；且下列尿液分析结果至少 1 项阳性：①白细胞

酯酶和/或亚硝酸盐试纸阳性。②脓尿（未离心的新鲜尿液白细胞≥10 个/μl 或离心尿液白细胞≥3 个/HPF）。③未离心的新鲜尿液在革兰染色检查中发现微生物，且一次尿培养的微生物不超过两种，10^3CFU/ml ≤ 菌落数 ≤ 10^5CFU/ml。

标准3　年龄≤1 岁的患者不论是否留置有尿管，有发热（>38℃）、体温过低（<37℃）、呼吸暂停、心动过缓、排尿困难、倦怠或呕吐中任意一项而无其他原因可以解释，且一次尿培养的微生物不超过两种，菌落数≥10^5CFU/ml。

标准4　年龄≤1 岁的患者不论是否留置有尿管，具有发热（>38℃）、体温过低（<37℃）、呼吸暂停、心动过缓、排尿困难、倦怠或呕吐中任意一项而无其他原因可以解释，且下列尿液分析结果至少 1 项阳性：①白细胞酯酶和/或亚硝酸盐试纸阳性。②脓尿（未离心的新鲜尿液白细胞≥10 个/μl 或离心尿液白细胞≥3 个/HPF）。③未离心的新鲜尿液在革兰染色检查中发现微生物，且一次尿培养的微生物不超过两种，10^3CFU/ml ≤ 菌落数 ≤ 10^5CFU/ml。

无症状的尿路感染诊断标准

不管是否留置有尿管，一次尿培养出的菌落数≥10^5CFU/ml，尿培养的微生物不多于两种尿路病原菌（包括革兰阴性杆菌、葡萄球菌属、酵母菌、β 溶血链球菌、肠球菌属、阴道加德纳菌、尿气球菌、尿素酶阳性棒状杆菌）；且一次血培养阳性，培养出与尿培养相同的尿路病原菌。若培养出的病原菌为常见皮肤污染菌，则需两次血培养阳性；同时患者缺乏上述泌尿系感染症状或体征，

如发热（>38℃）、尿频、尿急、排尿困难、耻骨上压痛、肋脊角疼痛或压痛；或年龄≤1 岁的患者发热（>38℃）、体温过低（<37℃）、呼吸暂停、心动过缓、排尿困难、倦怠或呕吐。

其他类型尿路感染诊断标准

包括肾、输尿管、膀胱、尿道、腹膜后周围组织或肾周腔隙的感染，符合下列标准之一。

标准1　从患者泌尿系受侵部位体液（非尿液）或组织培养中发现病原菌。

标准2　在直接检查、外科手术或组织病理学检查中发现脓肿或其他感染证据。

标准3　患者有下列症状或体征中的两项以上，无其他已知原因：发热（>38℃），相关部位局部疼痛或压痛，且至少符合如下之一：①受侵部位有脓液排出。②血培养的病原菌与疑似感染部位致病菌一致。③影像学的感染证据，如超声、CT、磁共振成像或放射性核素（镓、铟）扫描等异常。

标准4　年龄≤1 岁患者，至少符合下列症状或体征中的一项，无其他已知原因：发热（>38℃）、体温过低（<37℃）、呼吸暂停、心动过缓、倦怠或呕吐，且至少符合如下之一：①受侵部位有脓液排出。②血培养的病原菌与疑似感染部位致病菌一致。③影像学的感染证据，如超声、CT、磁共振成像或放射性核素（镓、铟）扫描等异常。④临床医师诊断的肾、输尿管、膀胱、尿道、腹膜后周围组织和肾周腔隙感染。⑤临床医师已开始适当的针对肾、输尿管、膀胱、尿道、腹膜后周围组织和肾周腔隙感染的治疗。

预防措施　院内尿路感染中，

尿管相关性泌尿系感染所占比例巨大，且与侵入性器械的使用密切相关，是感染控制工作的重点。

置管前　①避免不必要的留置导尿。②选择合适大小、材质等的导尿管，最大限度地降低尿道损伤和尿路感染。③对留置导尿管的患者，应采用密闭式引流装置。

置管时　①严格手卫生与无菌操作。②正确铺无菌巾，避免污染尿道口。③充分消毒尿道口，防止污染。④导尿管插入深度适宜，插入后向水囊注入 10～15ml 无菌水，轻拉尿管以确认尿管固定稳妥，不会脱出。

置管后　①保证集尿袋高度低于膀胱水平，避免接触地面，防止逆行感染。②保持尿液引流装置密闭、通畅和完整，防止尿液逆流。③应使用个人专用的收集容器及时清空集尿袋中尿液。清空集尿袋中尿液时，遵循无菌操作原则，避免集尿袋的出口触碰到收集容器。④留取小量尿标本进行微生物病原学检测时，应消毒导尿管后，用无菌注射器抽取标本送检。留取大量尿标本时（此法不能用于普通细菌和真菌学检查），可以从集尿袋中采集，避免打开导尿管和集尿袋的接口。⑤不应常规使用含消毒剂或抗菌药物的溶液进行膀胱冲洗或灌注预防尿路感染。⑥应保持尿道口清洁，排便失禁者清洁后还应进行消毒。留置导尿管期间，应每日清洁或冲洗尿道口。⑦患者沐浴或擦身时应注意保护导管，不应将其浸入水中。⑧长期留置导尿管患者，不宜频繁更换导尿管。若导尿管阻塞或不慎脱出，或留置导尿装置的无菌性和密闭性被破坏，应立即更换导尿管。⑨患者出现尿路感染，应及时更换导

尿管，并留取尿液进行微生物病原学检测。⑩每天评估留置导尿管的必要性，不需要时尽早拔除导尿管，尽可能缩短留置导尿管时间。⑪对长期留置导尿管的患者，拔除导尿管时，应训练膀胱功能。⑫医护人员在维护导尿管时，应严格执行手卫生。

(马小军)

shǒushù bùwèi gǎnrǎn

手术部位感染 (surgical site infection，SSI)

病原微生物所致患者手术切口的感染。是医院感染的重要组成部分，占全部医院感染的 14%~16%，2%~5% 的手术患者会发生 SSI。SSI 一旦发生，显著增加医疗支出、延长患者住院天数，并导致患者病死率升高、抗菌药物大量使用等一系列问题。

病原体及发病机制 SSI 发生的前提是微生物污染手术部位，其危险与细菌污染剂量、细菌毒性成正比关系，与患者抵抗力成反比。美国疾病预防与控制中心（CDC）和美国国家医疗保健安全网（National Healthcare Safety Network，NHSN）监测系统及中国发表的文献都显示，金黄色葡萄球菌、凝固酶阴性葡萄球菌、肠球菌及大肠埃希菌是 SSI 最常见的病原菌。随着危重患者、免疫缺陷手术患者数量的不断增加以及广谱抗生素的大量使用，使得耐药菌和念珠菌所致 SSI 比例逐渐增加。

诊断标准 包括以下几方面。

浅表切口 SSI 必须符合下列标准：术后 30 天内发生的感染，仅限于切口部位的皮肤和皮下组织，并满足如下之一者：①浅表切口部位有脓液排出。②采用无菌术或无菌操作从浅表切口处取得的体液或组织，经培养分离出微生物。③至少具备下列感染的症状或体征之一，红、肿、热、痛或压痛，且由外科医师刻意打开的伤口，培养阳性或未送培养。培养阴性者不符合此标准。④经手术医师或主治医师诊断的浅表切口感染。

深部切口 SSI 必须符合下列标准：无植入物术后 30 天内，有植入物术后 1 年内发生的与手术有关并涉及切口深部软组织（如筋膜和肌肉层）的感染，且具备如下之一者：①深部切口处有脓液排出，但除外由器官或腔隙手术部位流出者。②深部切口自然裂开或由外科医师刻意打开的伤口培养阳性或未送培养，并至少具备下列症状或体征之一：发热（>38℃），局部疼痛或压痛。培养阴性者不符合此标准。③经直接检查、再次手术探查、组织病理学或影像学检查发现脓肿或其他深部切口感染的证据。④经手术医师或主治医师诊断为深部切口感染者。

器官或腔隙 SSI 包括手术过程中被打开或操作的身体各个部位，除外皮肤、筋膜和肌层。指定特定部位的器官或腔隙 SSI 以便进一步确定感染部位。器官或腔隙 SSI 必须符合如下标准：无植入物术后 30 天内，有植入物术后 1 年内发生的与手术有关，涉及机体任一被打开或操作的部位（除外皮肤切口、筋膜、肌层）的器官或腔隙感染，且具备如下之一者：①从皮肤切口置入到器官或腔隙的引流管引流出脓液。②采用无菌技术从器官或腔隙取得的体液或组织，经培养分离出微生物者。③经直接检查、再次手术探查、组织病理学检查或影像学检查发现脓肿或其他器官或腔隙感染的证据。④经手术医师或主治医师诊断为器官或腔隙感染者。

预防措施 循证医学的研究表明，26%~54% 的 SSI 可以预防。除应针对危险因素进行控制，如控制患者血糖水平、戒烟、增加营养外，还需手术室、病房、麻醉科、医院感染控制部门的多科协作，改变传统的备皮方式和备皮时间、增加手术技巧、术中对患者进行保温并吸氧、规范使用抗生素、加强 SSI 的监测反馈工作等，多管齐下，降低 SSI 的发生率。

手术前 ①尽量缩短患者术前住院时间。择期手术患者应尽可能待手术部位以外感染治愈后再行手术。②有效控制糖尿病患者的血糖水平。③正确准备手术部位皮肤，彻底清除手术切口部位和周围皮肤的污染。术前备皮应在手术当日进行，确需去除手术部位毛发时，应使用不损伤皮肤的方法，避免使用刀片刮除毛发。④消毒前彻底清除手术切口和周围皮肤的污染，采用卫生行政部门批准的合适的消毒剂以适当的方式消毒手术部位皮肤，皮肤消毒范围应符合手术要求。若需延长切口、做新切口或放置引流，应扩大消毒范围。⑤若需预防用抗菌药物，手术患者皮肤切开前 30 分钟~2 小时内或麻醉诱导期给予合理种类和合理剂量的抗菌药物。需做肠道准备的患者，还需术前一天分次、足剂量给予非吸收性口服抗菌药物。⑥有明显皮肤感染或患感冒、流行性感冒等呼吸道疾病，以及携带或感染多重耐药菌的医务人员，在未治愈前不应参加手术。⑦手术人员严格按照《医务人员手卫生规范》进行外科手消毒。⑧重视术前患者的抵抗力，纠正水电解质紊乱、贫血、低蛋白血症等。

手术中 ①保证手术室门关闭，尽量保持手术室正压通气，环境表面清洁，最大限度地减少人员数量和流动。②保证使用的手术器械、器具及物品等达到灭菌水平。③手术中医务人员严格遵循无菌技术原则和手卫生规范。④若手术时间超过 3 小时，或手术时间长于所用抗菌药物半衰期，或失血量>1500ml，手术中应对患者追加合理剂量的抗菌药物。⑤手术人员尽量轻柔地接触组织，保持有效地止血，最大限度地减少组织损伤，彻底去除手术部位的坏死组织，避免形成死腔。⑥术中保持患者体温正常，防止低体温。需要局部降温的特殊手术执行具体专业要求。⑦冲洗手术部位时，应使用温度为 37℃ 的无菌生理盐水等液体。⑧对于需要引流的手术切口，术中应首选密闭负压引流，并尽量选择远离手术切口、位置合适的部位进行置管引流，确保引流充分。

手术后 ①医务人员接触患者手术部位或更换手术切口敷料前后应当进行手卫生。②为患者更换切口敷料时，应严格遵守无菌技术操作原则及换药流程。③术后保持引流通畅，根据病情尽早为患者拔除引流管。④外科医师、护士应定时观察患者手术部位切口情况，出现分泌物时进行微生物培养，结合微生物报告及患者手术情况，对外科手术部位感染及时诊断、治疗和监测。

（马小军）

dǎoguǎn xiāngguānxìng xuèliú gǎnrǎn
导管相关性血流感染（cetral line associated bloodstream infection，CLABSI）
带有血管内导管或拔除血管内导管 48 小时内的患者出现菌血症或真菌血症。

伴发热（>38℃）、寒战或低血压等感染表现，除血管导管外无其他明确的感染源。是留置中心静脉导管的患者易于发生的实验室证实的血流感染，其病死率可达 12%~25%。根据美国疾病控制与预防中心（CDC）报道，美国每年约有 25 万名患者发生 CLABSI，30 000~48 000 例患者因此而死亡。

病原体及发病机制 微生物引起导管感染的方式有以下几种：①皮肤表面的细菌通过皮下致导管皮内段至导管尖端的细菌定植，随后引起局部或全身感染。②另一感染灶的微生物通过血行播散至导管，在导管上黏附定植，引起 CLABSI。③微生物污染导管接头和内腔，导致管腔内细菌繁殖，引起感染。④输注的液体污染导致输液相关性血流感染，罕见。⑤插管前导管等设备已被污染，罕见。

引起 CLABSI 的主要病原菌是凝固酶阴性葡萄球菌、金黄色葡萄球菌、念珠菌、肠球菌，肠杆菌、肺炎克雷伯菌、铜绿假单胞菌、大肠埃希菌也较常见。

诊断标准 拔除导管 48 小时以后出现的血流感染，怀疑与导管相关者，必须有确凿证据。实验室证实的血流感染的诊断标准为必须至少符合下列标准之一。

标准 1　从至少 1 份血标本中分离出典型的病原菌，且与其他部位的感染无关。

标准 2　有发热（>38℃）、寒战、低血压的症状和体征之一；且症状和体征及实验室阳性结果与其他部位的感染无关，且不同时间采集的两套或多套血培养，分离出的微生物为常见共生菌，如类白喉杆菌（棒状杆菌属），痤疮丙酸杆菌、凝固酶阴性葡萄球

菌（包括表皮葡萄球菌）、草绿色链球菌、气球菌属、微球菌。

标准 3　年龄≤1 岁的婴儿，具有下列症状或体征之一：发热（核心体温>38℃），低体温（核心体温<36℃），呼吸暂停，心动过缓，且症状和体征及实验室阳性结果与其他部位的感染无关，且不同时间采集的两套或多套血培养，分离出的微生物为常见共生菌，如类白喉杆菌（棒状杆菌属），痤疮丙酸杆菌、凝固酶阴性葡萄球菌（包括表皮葡萄球菌）、草绿色链球菌、气球菌属、微球菌。

预防措施 包括置管时和置管后两方面。

置管时 ①置管时应遵守最大限度的无菌屏障要求。置管部位应铺大无菌单（巾）；置管人员应戴帽子、口罩、无菌手套，穿无菌手术衣。②认真洗手并戴无菌手套后，尽量避免接触穿刺点皮肤。置管过程中手套污染或破损应立即更换。③选择合适的静脉置管穿刺点，成年人中心静脉置管时，应首选锁骨下静脉，尽量避免使用颈静脉和股静脉。④使用浓度>0.5% 的氯己定消毒皮肤；若不能提供氯己定，可选用其他卫生行政部门批准的皮肤消毒剂消毒穿刺部位皮肤，自穿刺点由内向外以同心圆方式消毒，消毒范围应符合置管要求。皮肤消毒待干后，再进行置管操作。

置管后 ①应尽量使用无菌透明、透气性好的敷料覆盖穿刺点，对高热、出汗、穿刺点出血、渗出的患者应使用无菌纱布覆盖。②应定期更换置管穿刺点覆盖的敷料。更换间隔时间为：无菌纱布为 1 次/2 天，无菌透明敷料为 1~2 次/周。若纱布或敷料出现潮湿、松动、可见污染，应立即更换。③医务人员接触置管穿刺点

或更换敷料时，应严格执行手卫生规范。④保持导管连接端口的清洁，注射药物前应用75%乙醇或含碘消毒剂进行消毒，待干后方可注射药物。若有血迹等污染，应立即更换。⑤告知置管患者在沐浴或擦身时，应注意保护导管，勿将导管淋湿或浸入水中。⑥在输血、输入血制品、脂肪乳剂后的24小时内或停止输液后，应及时更换输液管路。外周及中心静脉置管后，用生理盐水或肝素盐水常规冲管，预防导管内血栓形成。⑦严格保证输注液体无菌。⑧紧急状态下置管，若不能保证有效的无菌原则，应在48小时内尽快拔除导管，更换穿刺部位后重新置管，并做相应处理。⑨怀疑患者发生导管相关感染，或患者出现静脉炎、导管故障，应及时拔除导管，必要时进行导管尖端的微生物培养。⑩医务人员应每天对留置导管进行必要性评估，不需要时应尽早拔除导管。⑪导管不宜常规更换，特别是不应为预防感染而定期更换中心静脉管和动脉导管。

(马小军)

yīyuàn huòdéxìng fùxiè

医院获得性腹泻（hospital-ac-quired diarrhea） 医院内发生，主要由肠道菌群失调所致，以小肠或结肠坏死黏膜表面覆盖一层假膜为特征的急性肠道炎症。又称抗生素相关性肠炎。可单独发生在小肠、结肠，也可两处同时发生。

病原体及发病机制 难辨梭菌是假膜性肠炎最重要的致病菌（占95%以上），该菌可存在于正常人肠道中。在未接受抗生素治疗的患者中，该菌所占比例很低，产生的毒素很少，甚至不产生对人体致病的毒素。若长期使用抗生素，肠道内各类细菌的生长受到抑制，而难辨梭菌凭借其对氨苄西林、林可霉素、头孢菌素和红霉素的天然耐药而得以大量繁殖，产生 A、B 两种毒素，使肠壁出血坏死并损伤肠壁细胞，导致假膜性肠炎。

部分假膜性肠炎由金黄色葡萄球菌或其他细菌引起。大量广谱抗生素使用后，体内正常菌群受到抑制，而耐药的金黄色葡萄球菌得以大量繁殖，导致假膜性肠炎。

诊断标准 ①腹泻前有某些抗生素使用史。②有典型的临床表现，如腹泻、腹胀、发热、白细胞计数增加，严重者有便血、中毒性肠麻痹、肠穿孔、中毒性休克。③粪便细菌学分离，鉴定有难辨梭菌。④粪便过滤液或分离菌株培养的过滤液有毒素，在组织培养中有细胞病理效应，且能被难辨梭菌抗毒素或污泥状芽胞杆菌抗毒素所中和。

预防措施 难辨梭菌通过产生芽胞进行传播，芽胞在感染者腹泻时离开患者体内，污染周围环境，如厕所、被褥、皮肤、衣物等，还可在进行铺床等操作时借助空气进行传播。①患者隔离：患者应置于带卫生间的单间，或将同类患者置于同一房间。②手卫生：医务人员、探视者进出病房时均应进行严格的手卫生。③维持正常肠道菌群：是防治假膜性肠炎的主要措施，肠道内的厌氧类杆菌可抑制难辨梭菌生长。④合适使用抗生素：严格控制广谱抗生素的使用，避免滥用抗生素。使用抗生素时应有明确的适应证，并根据药敏试验结果针对性选择抗生素，慎用广谱抗生素。

(马小军)

yīyuàn huòdéxìng pífū-ruǎnzǔzhī gǎnrǎn

医院获得性皮肤软组织感染（hospital-acquired skin and soft tissue infection） 医院内发生主要由金黄色葡萄球菌所致皮肤、软组织和压疮。是医院感染常见类型之一，涉及范围广，从浅表的局限性感染，到深部组织坏死性感染，严重者可能导致肢体残疾甚至危及生命。

病因及发病机制 此病主要由金黄色葡萄球菌感染所致，尤其是耐甲氧西林金黄色葡萄球菌，其他病原菌还包括化脓性链球菌、铜绿假单胞菌、肠球菌、不动杆菌及大肠埃希菌等。糖尿病、中性粒细胞减少、药物成瘾者、手术后伤口感染、艾滋病患者感染可由少见病原菌引起，甚至存在多种细菌混合感染的可能。

诊断标准 主要包括以下几方面。

皮肤感染 必须至少符合下列标准之一。

标准 1 患者皮肤有流脓、脓疱、水疱或疖。

标准 2 患者具有下列症状或体征中的至少两项，无其他已知的原因：红、肿、热、痛，并至少具备如下之一：①病灶部位的抽吸或引流物中培养出病原菌；若为常见皮肤菌，如凝固酶阴性葡萄球菌、微球菌、类白喉杆菌，则必须通过纯培养获得。②血中培养出病原菌。③感染组织或血液抗原检测阳性，如单纯疱疹病毒、水痘-带状疱疹病毒、流感嗜血杆菌、脑膜炎球菌。④病灶组织显微镜检查发现多核巨细胞。⑤病原菌 IgM 抗体单次达到诊断标准，或两份血清中 IgG 呈 4 倍升高。

软组织感染 包括坏死性肌

炎、感染性坏疽、坏死性蜂窝织炎、化脓性肌炎、淋巴结炎、淋巴管炎。必须至少符合下列标准之一。

标准1 病灶部位的引流液或组织中培养出病原菌。

标准2 病灶部位有脓液。

标准3 外科手术或组织学检查发现脓肿或其他感染证据。

标准4 病灶部位至少具备下列症状或体征中的两项，无其他已知的原因：局部红、肿、热、痛，并至少具备如下之一：①血中培养出病原菌。②血或尿中抗原检测阳性，如流感嗜血杆菌、肺炎链球菌、脑膜炎奈瑟菌、B组链球菌、念珠菌属。病原菌IgM抗体单次达到诊断标准，或两份血清中IgG呈4倍升高。

压疮 必须符合如下标准：患者至少具备下列症状或体征中的两项，无其他已知的原因：压疮边缘红、肿、压痛，并至少符合下列标准之一：①用适当方法收集的体液或组织中培养出病原菌（单纯出现脓液或从压疮溃疡面培养出病原菌不是压疮感染的充分证据）。压疮部位应用适当方法收集的标本包括针刺抽吸的液体或溃疡边缘的活检组织。②血中培养出病原菌。

预防措施 ①医务人员严格执行手卫生规范。②保护易感人群：对儿科患者尤其是早产儿、老年患者，皮炎、外伤、烧伤或由于各种原因导致皮肤黏膜受损的患者，手术及器械置入患者，机体抵抗力下降如长期应用糖皮质激素、免疫抑制药者，肿瘤、糖尿病、艾滋病患者，可根据情况采取以下措施：尽量避免与携带多重耐药的患者或有感染性分泌物外排的患者同室；长期卧床患者给予防止压疮的护理；尽快

拔除不必要的器械留置；实施保护皮肤黏膜屏障的措施如避免外伤、使用润肤剂等。③隔离多重耐药菌定植或感染患者：确定或高度疑似多重耐药菌感染患者或定植患者，应在标准预防的基础上，实施接触隔离措施；医务人员对患者实施诊疗护理操作时，应将高度疑似或确诊多重耐药菌感染患者或定植患者安排在最后进行。接触多重耐药菌感染患者或定植患者的伤口、溃烂面、黏膜、血液、体液、引流液、分泌物、排泄物时，应戴手套，必要时穿隔离衣，完成诊疗护理操作后，及时脱去手套和隔离衣，并进行手卫生；与患者直接接触的相关医疗器械、器具及物品如听诊器、血压计、体温表、输液架等专人专用，并及时消毒处理。轮椅、担架、床旁心电图机等不能专人专用的医疗器械、器具及物品应在每次使用后擦拭消毒。④遵守无菌技术操作规程：医务人员在实施各种侵入性操作时，应严格执行无菌技术操作和标准操作规程，避免污染。⑤加强清洁和消毒工作，按要求处理医疗废物。

（马小军）

yīyuàn huòdéxìng zhōngshū shénjīng xìtǒng gǎnrǎn

医院获得性中枢神经系统感染（hospital-acquired central nervous system infection）医院内发生各种病原微生物侵犯中枢神经系统实质、被膜及血管等所致急性或慢性炎症性（或非炎症性）疾病。中枢神经系统感染途径主要有血行感染、直接感染、神经干逆行感染等，医院获得性中枢神经系统感染与颅脑手术有关者更常见。

病原体及发病机制 中枢神经系统感染的病原体可包括细

菌（如脑膜炎奈瑟菌、肺炎链球菌、流感嗜血杆菌、金黄色葡萄球菌、铜绿假单胞菌、布氏菌等）、病毒（乙型脑炎病毒、腮腺炎病毒、肠道病毒、疱疹病毒等）、螺旋体、真菌等。根据感染部位分为主要侵犯脑和/或脊髓实质的脑炎、脊髓炎或脑脊髓炎等；主要侵犯脑和/或脊髓软膜的脑膜炎、脊膜炎或脑脊髓膜炎；以及脑实质与脑膜合并受累的脑膜脑炎。

诊断标准 包括以下几方面。

颅内感染 包括脑脓肿、硬膜下或硬膜外感染、脑炎。必须至少符合下列标准之一。

标准1 从脑组织或硬膜中培养出病原菌。

标准2 外科手术或组织学检查中发现脓肿或其他颅内感染的证据。

标准3 患者具备如下症状或体征中的至少两项，无其他已知的原因：头痛、眩晕、发热（>38℃）、局部神经系统症状、意识水平改变或意识障碍。若为生前诊断，医师开始适当抗生素治疗，且至少符合下列标准之一：①外科手术活检或尸检组织、穿刺抽吸组织进行显微镜检查发现病原菌。②血或尿中抗原检测阳性。③有感染的放射学证据，如B超、CT、磁共振成像、放射性核素脑扫描、动脉X线片等有异常发现。④病原菌IgM抗体单次达到诊断水平，或两份血清IgG抗体呈4倍升高。

标准4 年龄≤1岁的患者，至少具备下列症状或体征中的两项，无其他已知的原因：发热（直肠温度>38℃）、低体温（直肠温度<37℃）、呼吸暂停、心动过缓、局部神经系统症状、意识状态改变，并至少具备如下条件

之一：①外科手术中活检或尸检组织、穿刺抽吸组织进行显微镜检查发现病原菌。②血或尿中抗原检测阳性。③有感染的放射学证据，如 B 超、CT、磁共振成像、放射性核素脑扫描、动脉 X 线片等有异常发现。④病原菌 IgM 抗体单次达到诊断水平，或两份血清 IgG 呈 4 倍升高。

脑膜炎和脑室炎　需至少符合下列标准之一。

标准 1　脑脊液中培养出病原菌。

标准 2　患者至少具备下列症状或体征中的两项，无其他已知的原因：发热（>38℃）、头痛、颈项强直、脑膜刺激征、脑神经受累症状、易激惹；且医师开始适当的抗菌药物治疗；并至少具备如下之一：①脑脊液中白细胞增多，蛋白含量升高和/或糖含量降低。②脑脊液革兰染色发现病原菌。③血中培养出病原菌。④脑脊液、血或尿中抗原检测阳性。⑤病原菌 IgM 抗体单次达到诊断水平，或两份血清 IgG 呈 4 倍升高。

标准 3　年龄≤1 岁的患者，至少具备下列症状或体征中的一项，无其他已知的原因：发热（直肠温度>38℃）、低体温（直肠温度<37℃）、呼吸暂停、心动过缓、颈项强直、脑膜刺激征、脑神经受累症状、易激惹；如诊断在患者生前作出，医师开始适当的抗生素治疗；并至少具备如下之一：①脑脊液中白细胞增多，蛋白含量升高和/或糖含量降低。②脑脊液革兰染色发现病原菌。③血中培养出病原菌。④脑脊液、血或尿中抗原检测阳性。⑤病原菌 IgM 抗体单次达到诊断水平，或两份血清 IgG 呈 4 倍升高。

预防措施　对流行性脑脊髓膜炎、流行性乙型脑炎等传染病，应采取如下措施。①管理传染源：早期发现、早期诊断、早期隔离及彻底治疗患者，对流行性脑脊髓膜炎患者应特别加强管理，避免院内播散及医务人员职业暴露，对密切接触者可考虑预防性用药。②切断传播途径：医疗机构内应注意环境卫生，采取自然通风、机械通风、安装空气净化消毒装置等措施进行空气净化。③保护易感人群：一线医务人员（特别是急诊、发热门诊）可注射疫苗，避免发生感染。

对颅脑手术引起中枢神经系统感染的预防控制措施，见手术部位感染。

(马小军)

shūxuè xiāngguān gǎnrǎn
输血相关感染（transfusion-related infection）　受血者通过输入含病原微生物的血液或血液制品引起的感染。群集性输血相关感染影响人数众多，危害严重：1983~1985 年日本、法国均出现血液或血液成分污染导致大量受血者感染人类免疫缺陷病毒（HIV）。自 20 世纪 80 年代起，中国河南、湖北、黑龙江、山东、山西等地先后出现了一系列因输血感染疾病而引发的索赔案件。这些惨痛的教训值得深思并引以为戒。

病因及发病机制　常见的输血相关感染有病毒性肝炎（乙、丙、丁、庚型等）、艾滋病、巨细胞病毒感染、疟疾、弓形虫病等。不同病原体经输血传播的概率不同：如受血者使用了被 HIV 污染的血液或血液制品，其感染概率几乎达到 100%；而乙型肝炎病毒污染则引起部分受血者发病，丁型肝炎病毒需与其他病原体共存时才能致病。

输血相关感染与以下因素有关：①献血者未经正规筛查或筛查后的血液或血制品仍可能含有病原体：未经正规筛查而进行输血存在巨大隐患，应杜绝；筛查后的血液或血液制品仍可能因窗口期、病原体发生基因突变或不同亚型等原因而存在病毒。②血液采集、制备与输血操作过程中造成的医源性污染。③受血者抵抗力低下。

诊断标准　包括临床诊断标准和病原学诊断标准。

临床诊断标准　必须同时符合下述 3 种情况才可诊断。①从输血至发病，或从输血至血液中出现病原免疫学标志物的时间超过该病原体感染的平均潜伏期。②受血者受血前从未有过该种感染，免疫学标志物阴性。③证实供血员血液存在感染性物质，如血中查到病原体、免疫学标志物阳性、病原体 DNA 或 RNA 阳性等。

病原学诊断标准　临床诊断基础上，符合下述四条之一即可诊断。①血液中找到病原体。②血液特异性病原体抗原检测阳性，或其血清 IgM 抗体效价达到诊断水平，或双份血清 IgG 呈 4 倍升高。③组织或体液涂片找到包涵体。④病理组织活检证实。

说明：①患者可有症状、体征，也可仅有免疫学改变。②艾滋病潜伏期长，受血者在受血后 6 个月内可出现抗-HIV 抗体阳性，后者可作为初步诊断依据，但需进一步进行确证试验。

预防措施　①严格进行献血人员筛查，提倡自愿、无偿、义务献血。②规范采血、分离、运输、储存和输血过程中的操作。③对血液制品进行病毒灭活。④严格掌握输血适应证，做到科学、合理、安全用血。⑤输血过程中严格无菌操作，防治发生医源性交叉感染。⑥加强工作人员的自身防护，避免职业暴露。

（马小军）

yīyuàn gǎnrǎn fángzhì

医院感染防治（prevention and management of nosocomial infection）

医院感染的预防、控制、监测、调查和处理。近 1/3 的医疗相关性感染可以预防和控制。已发表文献证实：26%～54% 手术部位感染、18%～66% 导管相关性血流感染、38%～55% 呼吸机相关性肺炎、17%～69% 尿管相关性泌尿性感染可以预防。医院感染防治涉及控制医院感染、防止感染在医疗机构内播散（患者-工作人员；工作人员-患者；患者之间）的一系列措施，包括预防（手卫生、清洁、消毒、灭菌、计划免疫）、监测/疑似聚集性事件调查和管理（暴发事件干预）等。践行感染控制措施，可以挽救数以万计患者的生命。

手卫生　践行良好手卫生是防止病原菌传播最重要的措施。医务人员在接触患者前后，无菌操作前、接触患者体液后，接触患者床单位及物品后都应进行手卫生。手卫生时应遵循 6 部洗手法的原则，特别注意指尖、指缝、拇指等部位。

清洁、消毒与灭菌　见消毒、灭菌。

正确使用个人防护设备　个人防护设备用于防止血液或其他传染性物质接触医务人员的身体和衣物。防护物品包括眼罩、帽子、隔离衣、鞋套、面罩等。防护用物种类和数量的选择取决于微生物特点、所行操作和接触类型。进行可能产生血液、体液、分泌物及排泄飞溅的患者护理活动，应戴上口罩、防护镜或面罩，以保护眼、鼻和口部的黏膜。用后尽快脱下污染的隔离衣，立即洗手避免将微生物带给其他病人或地方。

免疫接种与暴露后预防　医务人员是暴露于感染病原菌的高危人群，建议医务人员进行乙肝、流行性感冒、麻风腮等疫苗的接种。在一些无疫苗可用（如人类免疫缺陷病毒、丙型肝炎病毒）或未能有效接种时，暴露后预防性用药非常重要。

感染监测　开展前瞻性、主动性监测可有效降低医院感染的发生率。医院应建立有效的医院感染监测制度，及时诊断医院感染病例，分析发生医院感染的危险因素，采取针对性的预防与控制措施。医院感染监测分为全院综合性监测和目标性监测，后者中常进行的是手术部位感染监测、导管相关性血流感染监测、呼吸机相关性肺炎监测、尿管相关性泌尿系感染监测、新生儿病房监测等。

隔离　见隔离。

暴发调查与处理　若发生医院聚集性感染，感染控制小组应立即开展调查，尽快明确是否为暴发、假暴发（如诊断过程中污染所引起），或仅为感染率的随机波动。若确定为医院感染暴发事件，应积极进行暴发调查，查找导致暴发的病原菌、通过何种载体进行传播、感染的高危人群和危险因素，以便制订相应的控制措施。控制感染源，切断传播途径，积极实施医疗救治，保障医疗安全。

（马小军）

yīyuàn gǎnrǎn kòngzhì zǔzhī

医院感染控制组织（organizations for nosocomial infection control）

管理部门及业务科室负责人组成以指导、监督医院内感染的预防、控制、监测、调查处理的医院内感染管理委员会及其办事机构医院内感染管理办公室。医院感染管理是医疗质量管理的重要组成部分，医院感染控制工作的顺利开展，需要多科协作并充分发挥各级医院感染管理人员的作用。

《医院感染管理办法》规定，医院应设立医院感染管理委员会，由医院感染管理部门、医务部门、护理部门、临床科室、消毒供应室、手术室、临床检验部门、药事管理部门、设备管理部门、后勤管理部门及其他有关部门的主要负责人组成。医院感染管理委员会负责指导和监督医院感染管理办公室的工作，制定本医院预防和控制医院感染的规章制度，并监督实施，是医院感染控制的最高学术机构。

医院感染管理办公室是医院感染控制工作的中坚力量，具体负责各项感染控制工作的落实。《医院感染监测规范》规定，医院应按每 200～250 张实际使用病床，配备 1 名医院感染专职人员。医院感染管理办公室负责各项相关规章制度落实情况的检查和指导，开展医院感染监测与干预工作，指导消毒隔离工作，进行传染病、抗菌药物、耐药菌管理等。因工作需要，感染控制办公室人员应具备感染控制、微生物学、感染性疾病和护理程序相关知识。

除专职人员外，医疗机构还应设置医院感染兼职医师和护士，以确保各项感染控制工作的落实。兼职人员在上岗前和工作过程中也应进行相应的知识培训，内容应涉及各自专业密切相关的医院感染管理基本理论、基本知识、基本技能和相关新进展、新方法、新技术等。

（马小军）

gélí

隔离（isolation） 用各种方法、技术防止病原体从患者及携带者传播给他人的措施。正确的隔离技术对控制感染源、切断传播途径、保护易感宿主有重要作用。基于传播方式不同，隔离措施分为3类。

接触传播的隔离措施 ①患者的隔离：应限制患者的活动范围，尽量减少患者的转运，若需要转运，应采取有效措施，减少对其他患者、医务人员和环境表面的污染。②医务人员防护：接触患者的血液、体液、分泌物、排泄物时，应戴手套；离开隔离病房前，接触污染物品后应摘除手套，洗手和/或手消毒。手上有伤口时应戴双层手套。医务人员进入隔离病室，从事可能污染工作服的操作时，应穿隔离衣；离开病室前，脱下隔离衣，按要求悬挂，每天更换清洗与消毒，或使用一次性隔离衣，用后按医疗废物管理要求进行处置。

飞沫传播的隔离措施 ①患者隔离：应减少转运，若需要转运，医务人员应注意防护。若患者病情允许，应戴外科口罩，并定期更换。限制患者的活动范围。患者之间、患者与探视者之间相隔距离在1m以上，探视者应戴外科口罩。加强通风或进行空气的消毒。②医务人员防护：与患者近距离（1m以内）接触，应戴帽子、医用防护口罩；进行可能产生喷溅的诊疗操作时，应戴护目镜或防护面罩，穿防护服；接触患者及其血液、体液、分泌物、排泄物时应戴手套。

空气传播的隔离措施 ①患者隔离：若无条件收治，应尽快转送至有条件收治呼吸道传染病的医疗机构进行收治，并注意转运过程中医务人员的防护。若患者病情允许，应戴外科口罩，定期更换，并限制其活动范围。病房内严格空气消毒。②医务人员防护：进入确诊或可疑传染病患者的房间时，应戴帽子、医用防护口罩；进行可能产生喷溅的诊疗操作时，应戴护目镜或防护面罩，穿防护服；接触患者及其血液、体液、分泌物、排泄物时应戴手套。

（马小军）

xiāodú

消毒（disinfection） 清除或杀灭传播媒介上病原微生物使其达到无害化的措施。是对细菌杀伤性较低的处理方式。虽然它可以杀死大多数已知的病原微生物，但不一定会杀灭所有的微生物形式，如细菌芽胞。消毒处理不能保证得到灭菌处理所提供的额外安全性。接触完整皮肤、完整黏膜的诊疗器械、器具和物品应进行消毒。常用消毒方法有物理法、化学法、机械法。

物理消毒法主要有热消毒法、紫外线消毒法、电离消毒法、微波法等，前两种最常用。

化学消毒法是利用化学消毒剂杀灭病原微生物的方法。其原理是化学消毒剂作用于病原微生物，使病原体的蛋白质产生不可修复的损伤，以达到杀灭病原体的目的。常用化学消毒剂按照杀微生物效能可分为高效、中效和低效消毒剂3类。根据化学特性，消毒剂可分为酸类、碱类、氧化剂类、卤素类、酚类、醛、表面活性剂、醇类等。

正确使用消毒剂应注意以下原则。①正确选择消毒剂的种类：首选考虑无毒、无残留、无腐蚀的消毒剂；其次是杀菌效果，最好是广谱高效类的消毒剂；再次是考虑使用成本、使用方便等问题。②正确选择消毒剂的使用浓度：不同消毒剂都有一个适用的浓度范围，在这个浓度所需的杀菌时间和杀菌效果不同。③正确控制消毒剂的消毒时间：消毒的作用时间是消毒剂使用剂量的重要组成部分之一，不得任意改变，高浓度时可适当缩短消毒时间，但所有消毒时间的变更均需有试验作为基础。④避免消毒液被污染：消毒液经长期频繁使用，可能滋生微生物，特别是中效和低效消毒剂，消毒剂最好现配现用。⑤消毒前应将物品清洗干净，否则会降低消毒效果。⑥不同的消毒剂不能混合使用，有特殊说明者除外。

（马小军）

mièjūn

灭菌（sterilization） 用理化方法杀灭一切微生物繁殖体和休眠体的措施。进入人体无菌组织、器官、腔隙，或接触人体破损皮肤黏膜组织的诊疗器械、器具和物品应进行灭菌。主要采用以下几种常见灭菌方法。

高压蒸气灭菌法 适用于耐湿、耐热的器械、器具和物品的灭菌。

环氧乙烷灭菌法 最主要的低温灭菌方法之一。环氧乙烷不损害灭菌的物品且穿透力很强，故多数不宜用一般方法灭菌的物品均可用环氧乙烷消毒和灭菌。例如，电子仪器、光学仪器、医疗器械、书籍、文件、皮毛、棉、化纤、塑料制品、木制品、陶瓷及金属制品、内镜、透析器和一次性使用的诊疗用品等。

过氧化氢等离子体灭菌法 一项新的物理和化学结合的冷灭菌技术。适用于非耐高热、非耐湿的金属及非金属制品医疗用品和器械，金属如不锈钢、铝、青铜、钛等；非金属如玻璃、陶瓷、硅土；高分子材料如聚乙烯、聚丙烯、醋酸乙烯、聚甲基戊烯、聚对亚苯基、特氟龙、氟橡胶、聚碳醋酸酯，以及多数硅树酯和氟硅树酯、乙丙橡胶、氟聚合物等。

干热灭菌法　适用于高温下不损坏、不变质、不蒸发物品的灭菌，用于不耐湿热的金属器械的灭菌，用于蒸气或气体不能穿透物品的灭菌，如油脂、粉剂和金属、玻璃等制品。

湿热灭菌法　一种安全、方便、可信程度高的灭菌法。任何能耐湿热、高温、高压的物品，均可用此法灭菌。可快速加热及快速穿透布类物品，其灭菌过程所需的时间比其他灭菌方法少得多；无毒性残留物存在；是最便宜、最易供应的灭菌剂；操作方便，可避免人为操作的错误。常用的有煮沸法。

其他灭菌法　如电离辐射灭菌法、滤过除菌法、微波灭菌法、戊二醛灭菌法、过氧乙酸灭菌法、甲醛灭菌法等。

（马小军）

yīliáo fèiwù chǔlǐ

医疗废物处理（control of hospital waste）　对医院内部产生的对人或动物及环境具有物理、化学或生物感染性伤害的医用废弃物品和垃圾的分类收集和处理流程。医疗废物是指医疗卫生机构在医疗、预防、保健以及其他相关活动中产生，具有直接或间接感染性、毒性及其他危害性的废物。医疗废物需分类收集和处理。

感染性废物　携带病原微生物有引发感染性疾病传播危险的医疗废物。包括：①被患者血液、体液、排泄物污染的物品，如棉球、棉签、引流棉条、纱布及其他各种敷料；一次性使用卫生用品、一次性使用医疗用品及一次性医疗器械；废弃的被服；其他被患者血液、体液、排泄物污染的物品。②医疗机构收治的隔离传染病患者或疑似传染病患者产生的生活垃圾。③病原体的培养基、标本和菌种、毒种保存液。④各种废弃的医学标本。⑤废弃的血液、血清。⑥使用后的一次性使用医疗用品和一次性医疗器械视为感染性废物。此类医疗废物应使用专用黄色包装袋进行焚烧处理。

病理性废物　诊疗过程中产生的人体废弃物和医学实验动物尸体等。包括：①手术及其他诊疗过程中产生的废弃的人体组织、器官等。②医学实验动物的组织、尸体。③病理切片后废弃的人体组织、病理蜡块等。此类医疗废物应使用专用黄色包装袋，低温柜暂存。

损伤性废物　能够刺伤或者割伤人体的废弃的医用锐器。包括：①医用针头、缝合针。②各类医用锐器，如解剖刀、手术刀、备皮刀、手术锯等。③载玻片、玻璃试管、玻璃安瓿等。此类医疗废物应使用专用利器收集盒。

药物性废物　过期、淘汰、变质或被污染的废弃药品。包括：①废弃的一般性药品，如抗生素、非处方类药品等。②废弃的细胞毒性药物和遗传毒性药物，如硫唑嘌呤、苯丁酸氮芥、萘氮芥、环孢素、环磷酰胺、苯丙氨酸氮芥、司莫司汀、三苯氧胺、硫替派等；可疑致癌性药物，如顺铂、丝裂霉素、多柔比星、苯巴比妥等；免疫抑制药。③废弃的疫苗、血液制品等。废弃的麻醉、精神、放射性、毒性等药品及其相关废物的管理，依照法律法规和国家有关规定、标准执行。

化学性废物　具有毒性、腐蚀性、易燃易爆性废弃的化学物品。包括：①医学影像室、实验室废弃的化学试剂。②废弃的过氧乙酸、戊二醛等化学消毒剂。③废弃的汞血压计、汞温度计。此类医疗废物应交由有危险废物处置资质单位处理。

（马小军）

tèshū rénqún gǎnrǎn

特殊人群感染（infection in special hosts）　特殊生理或病理状态人群发生的感染。特殊人群并无确定的意义，不同的疾病中，可能有不同含义。一般指不同生理或病理状态人群如老年人、儿童、孕产妇等；合并某些原发或继发免疫功能受抑的疾病，如肿瘤、移植后、使用免疫抑制药、粒细胞减少症等；存在慢性基础疾病，如糖尿病、艾滋病、肝炎、肾衰竭等；进入疾病晚期，如肝炎后肝硬化、肝癌、肝衰竭。因免疫功能低下，或病理或生理状态不同于一般人群，对病原体易感性不同，具有感染后临床类型、严重程度及诊治上的特殊性。

病因及发病机制　①全身免疫力低下：肿瘤、糖尿病等原发病及其治疗如化疗、放疗、免疫抑制药等可使全身免疫力低下，易致各种感染。②局部免疫力低下：原发病或治疗措施，如侵入性操作等破坏皮肤黏膜，胃肠道的细胞毒性损害，使屏障完整性受损。③其他因素：如输血制品，致血源性传染机会增多；住院时间长，抗生素使用多且复杂，破坏正常菌群，易发生二重感染或混合感染等。

临床表现 特点如下：①感染后早期局部炎症反应不明显，但易重症化。病变不易局限化及病原体复制活跃，感染易扩散至全身。或特殊生理状态，如妊娠并发肝炎重症化增多，病死率高。②免疫抑制者易发生机会性感染，胞内菌如结核分枝杆菌，真菌如念珠菌，潜伏性病毒如疱疹病毒、巨细胞病毒等，寄生虫如弓形虫、克氏锥虫、隐孢子虫、环孢子虫和微孢子虫等。③感染更易慢性化，治疗后复发率高，如人类免疫缺陷病毒（HIV）、乙型肝炎病毒（HBV）等。免疫耐受者并发HIV感染易发展为艾滋病。

诊断与鉴别诊断 临床表现不典型，易造成误诊，关键是提高警惕。若患者出现发热或不明原因病情加重，应考虑合并感染的可能，尽早进行病原体的相关检查，必要时行组织活检。需与原发病及其常见并发症鉴别。

治疗 ①原发病治疗及多学科处理。②在规范化基础上进行个体化治疗：因循征医学证据较少，疗效受多种因素影响。③依据不同治疗指征更早期或暂缓干预。④使用不同疗程：治疗难度大，效果相对较差，如乙型肝炎后肝硬化需长期抗病毒治疗。⑤药物选择及药量个体化：对老年人、儿童、孕妇及肝肾功能损害者，应慎重选择抗生素。注意抗生素与抗肿瘤或免疫抑制药物等相互作用。若HIV与HBV合并感染，药物选择应注意避免交叉耐药。

预防 预防比治疗更重要。①药物预防：高危人群可短期预防性使用抗生素。②加强个人卫生和高危人群健康教育。③加强感染控制的医护措施。

（高志良）

miǎnyì yìzhì rénqún gǎnrǎn

免疫抑制人群感染 （infection in the immunocompromised populations） 暂时性或永久性免疫功能障碍使机体对病原体敏感性增强引起的各种感染。

病因及发病机制 有 4 种易感因素：①白细胞减少，尤其是中性粒细胞减少或缺乏。②免疫缺陷，可分为原发性或继发性，前者包括粒细胞及 B 细胞缺陷，补体不足等体液免疫缺陷，细胞免疫缺陷如 T 细胞缺乏，重症联合免疫缺陷；后者包括艾滋病、结缔组织病、恶性肿瘤，免疫抑制治疗、移植及脾切除术后等。③保护性屏障或吞噬功能受损。④医院内环境污染，或抗生素使用致菌群失调。

临床表现 体液免疫缺陷者易感荚膜菌，如肺炎链球菌、流感嗜血杆菌、脑膜炎奈瑟菌、肠道病毒、支原体等。细胞免疫缺陷者则多为胞内菌感染，如分枝杆菌、沙门菌、李斯特菌；潜伏性感染病毒如疱疹病毒、呼吸道和肠道病毒；机会性感染如真菌或原虫等。

细菌感染可表现肺部、脑部、泌尿系统、伤口等处感染。病毒感染可以原发感染或激活性，表现为肝炎、视网膜炎、结肠炎、肺炎。真菌感染如念珠菌、曲菌、隐球菌、肺孢子菌等，表现为肺炎或间质性肺炎。原虫感染多为机会性感染，如弓形虫、克氏锥虫、隐孢子虫、微孢子虫等，前两者引起脑膜炎及心肌炎，其他原虫则引起胃肠道感染。

诊断 依据以下情况进行综合分析，如原发病种类、免疫抑制程度、移植类型或 CD4$^+$T 细胞计数；移植后时间长短及免疫抑制治疗的类型，当地病原体的流行情况及患者职业或生活环境，有无全身症状，影像学检查，病原体相关检查，活检或诊断性治疗。应注意病原体可以是任一种或多种病原体，细菌感染可无白细胞增多，寄生虫感染可无嗜酸性粒细胞增多，区分污染、定植菌和致病菌，以及单纯感染或混合感染。

鉴别诊断 应注意与原发病及其并发症，药物相关损伤等非感染性疾病鉴别，如感染性肺病和非感染性肺病症状。感染性起病较急，多伴全身中毒症状，明显寒战、弛张热或稽留热，可伴循环衰竭或脓毒症系统性栓塞表现，白细胞总数的升高程度较高。

治疗 ①早期积极的抗生素治疗。②经验性治疗应在指南原则的指导下，根据免疫缺陷的类型、抑制免疫状态、病原体与病原体相互关系进行个体化。重症感染患者抗生素治疗应采取"降阶梯"策略，疗程应适当延长。③应用免疫球蛋白及细胞因子增强免疫功能。基因治疗尚无定论。

预防 ①药物预防感染：每日服用复方磺胺甲噁唑；补体不足者可用青霉素 G；某些粒细胞减少者可用氟氯西林；人类免疫缺陷病毒感染者若细胞数明显下降可给予相应药物预防肺孢子菌肺炎、播散性鸟型分枝杆菌胞内感染及巨细胞病毒感染。②加强健康教育。③加强医院感染的防控。

（高志良）

lìxìbāo jiǎnshǎozhě gǎnrǎn

粒细胞减少者感染 （infection in the neutropenic patients） 中性粒细胞减少致机体防御病原体侵袭能力下降引起的各种感染。

病因及发病机制 ①粒细胞数量减少及功能障碍：感染发生的危险与粒细胞减少程度及持续

时间相关，中性粒细胞数<0.5×10⁹/L持续10天以上者感染的可能性最大。②与原发病因及其治疗措施有关：粒细胞减少的病因可有遗传性、家族性、获得性等。继发于血液系统恶性肿瘤，应用细胞毒药物、放疗等更易发生感染。不少原发病本身可引起免疫力低下。

临床表现 发热是早期最常见临床表现，但局部表现可不典型，如泌尿系感染尿中无白细胞，伤口感染无明显化脓，难确定感染部位或细菌繁殖及其毒素作用较强，出现严重的出血和坏死。常见感染部位为口腔、肺部、肛周及皮肤，其次为胃肠道、泌尿道。局部感染常易扩散为全身感染。败血症病死率很高，致病菌常为铜绿假单胞菌、大肠埃希菌、葡萄球菌及草绿色链球菌等，多为条件致病菌或混合感染。

诊断与鉴别诊断 粒细胞减少者出现发热应予高度重视，尤其是粒细胞缺乏者，出现单次腋温≥37.5℃，一般情况差或老年患者无发热但出现生命体征改变，出现多器官功能障碍综合征等，应及时行各种病原体相关检查。

需与感染诱发的粒细胞减少鉴别：非感染因素引发的粒细胞减少症，大多有明确原发病，其粒细胞减少发生在前，感染并发在后；感染诱发的粒细胞减少，则反之。

治疗 ①针对粒细胞减少的病因治疗。应用粒细胞集落刺激因子或输注白细胞效果不确定。②伴发热者应结合当地病原菌流行情况及危险度评估给予经验性治疗。对低危患者，门诊患者口服或单药治疗，如环丙沙星加阿莫西林和/或克拉维酸钾；住院患者可静脉用头孢吡肟、头孢他啶或碳青霉烯类治疗。对高危患者，合并感染灶或败血症征象，或有耐药可能，可选用氨基糖苷类联合头孢吡肟或β-内酰胺酶抑制剂或碳青霉烯类（厄他培南除外）静脉用药。若有严重的黏膜炎、血管插管感染，培养出耐甲氧西林金黄色葡萄球菌、严重败血症等，可加用糖肽类，如万古霉素或替考拉宁。发热持续3~4天而粒细胞减少未能改善，加用去万古霉素治疗，5~7天加用或改用抗真菌药物，注意覆盖嗜麦芽假单胞菌或耐万古霉素的肠球菌。

预防 ①养成良好的卫生习惯，保护性隔离，加强皮肤和口腔护理。②避免接触水果、蔬菜、花和其他植物、动物及其排泄物，以及接种过疫苗或患带状疱疹等传染性疾病的人。③高危险人群口服喹诺酮类药可预防革兰阴性菌感染，万古霉素与青霉素、大环内酯类联合，可减少革兰阳性菌败血症发生。上述预防性用药尚有争议。

（高志良）

zhǒngliú huànzhě gǎnrǎn

肿瘤患者感染 （infection in tumor patients） 肿瘤患者免疫力下降导致的各种感染。肿瘤的发生、发展与感染有密切关系。感染可诱发肿瘤，而肿瘤免疫力低下，易并发各种感染。本条目主要讨论肿瘤患者发生的各种常见感染。

病因及发病机制 ①机体免疫功能缺陷：部分肿瘤如霍奇金淋巴瘤导致体液免疫功能缺陷，血液系统肿瘤或肿瘤晚期可有细胞免疫功能明显低下。放疗、化疗、糖皮质激素治疗，以及不合理使用抗生素等均可使免疫功能减退。②皮肤和黏膜屏障破坏：肿瘤组织破坏、抗肿瘤药物、侵入性操作等。③粒细胞减少：肿瘤侵犯骨髓，放疗、化疗直接引起或骨髓毒性引起。④肿瘤引起局部病变：如压迫和梗阻、破溃、坏死等均有利于感染发生。⑤其他因素：如患者高龄、营养状况差、病情重、住院时间长等。

临床表现 感染类型包括肺炎、败血症，以及皮肤、泌尿系统、腹腔及中枢神经系统感染等。细菌感染以革兰阴性菌为主，如大肠埃希菌、铜绿假单胞菌等，其次为革兰阳性菌等，条件致病菌如表皮葡萄球菌等有增多趋势。真菌感染主要为念珠菌属、曲菌属、新型隐球菌等。单纯疱疹病毒、水痘-带状疱疹病毒和巨细胞病毒可引起原发性或继发性感染，肺孢子菌可引起肺炎。

诊断 根据肿瘤病史，出现发热及全身或系统症状，结合血常规、病原学及影像学检查，以及抗感染治疗有效等，多能确诊。伴严重粒细胞减少者体征常不典型，应高度警惕。

鉴别诊断 感染的诊断需与肿瘤本身的表现鉴别，如感染性发热与癌性发热，感染性与肿瘤性血尿，中枢神经系统感染与颅内肿瘤致恶心、呕吐，呼吸系统感染与肺癌性咳嗽鉴别。癌性发热多为低热，常始于午后，夜间可自行消退，无发热、白细胞增多及病原学的证据，抗感染治疗无效，影像学检查见占位性病变。

治疗 ①加强营养和支持治疗。②针对病原体治疗。病原菌确定前，应及时予经验性抗生素治疗，遵循静脉给药、选用广谱杀菌性抗生素、足够疗程、联合用药的原则，如急性白血病或粒细胞减少症者可选用头孢菌素、氨基糖苷类和有抗铜绿假单胞菌的青霉素类3类药联合。治疗中应注意耐药或二重感染及药物相互作用，如氨基糖苷类可增加顺铂的肾毒性。真菌感染可选用酮康唑、两性霉素 B 等，局部用药可用制霉菌素等。病毒感染可选用阿糖胞苷、干扰素等，局部可用碘苷。肺孢子菌感染可用复方磺胺甲噁唑。③粒细胞数严重低下者可给予粒细胞集落刺激因子、输注粒细胞等。

预防 ①庆大霉素雾化吸入可预防呼吸道感染。②合理使用抗生素预防手术后感染，单次静脉给药覆盖感染危险期。③重视治疗方案个体化，减少创伤和感染机会。

（高志良）

yízhí shòuzhě gǎnrǎn

移植受者感染 （infection of transplant recipients） 移植术后移植受者早期的医院感染和中期的机会性感染。

病因及发病机制 见实体器官移植后感染。

临床表现 其特点：①感染来源广，可以是潜伏的病毒，或社区及医院来源的病原体。②起病隐匿，早期症状多不典型、不明显。③部分感染病情进展迅速，可危及患者生命。分为 3 个感染时段。

移植后早期感染 移植后的30 天内。多为医院感染，类似一般外科手术患者细菌和真菌感染，除单纯疱疹病毒的再激活，较少出现因 T 细胞免疫功能下降导致的感染。细菌感染表现为伤口感染、肺炎、尿路感染、留置管感染等。病毒感染以单纯疱疹病毒感染最常见。肝炎病毒、疱疹病毒感染可在植活后的任何时段发生。念珠菌及曲菌占真菌感染的80% 以上，可较早发生。隐球菌、组织胞浆菌、球孢子菌感染多较

晚发生。

移植后中期感染 移植后的第 2~6 个月，多与免疫抑制相关，其中最重要的是病毒感染，尤其是巨细胞病毒感染，其他如乙型肝炎病毒、丙型肝炎病毒及人类疱疹病毒 6 型、腺病毒、乳头状瘤病毒等。EB 病毒可导致移植后淋巴增殖性疾病。其他病原体如肺孢子菌、曲菌感染等再活化。

移植后期感染 移植 6 个月后，与一般人群相似。水痘-带状疱疹病毒可引起机会性病毒感染。需要维持较高量的免疫抑制药者易发生晚期感染（如人类免疫缺陷病毒、乙型肝炎病毒、丙型肝炎病毒感染）。

诊断与鉴别诊断 诊断主要依靠临床表现，结合感染部位或组织病原菌涂片、培养或病原体检测及 B 超 CT 等辅助检查。免疫抑制患者抗体检测易出现假阴性，可用真菌抗原和循环代谢产物检测或病毒抗原检测和聚合酶链反应检测病毒核酸提高诊断率。

此病应与移植器官的急性或慢性排斥反应鉴别。

治疗 ①心肺联合移植或肺植活、在重症监护治疗病房使用气管插管者的痰液应进行常规细菌或病毒监测。②移植后抗感染用药有 3 种方式：针对所有患者术后一般常规性预防用药；临床或实验室检查提示患者有发生一些特定类型感染的危险，事先予以针对性预防用药；出现感染后抗感染治疗。若病原体尚未明确，应做经验性治疗，及时给予足量、广谱抗菌药物（见实体器官移植后感染）。③调整免疫抑制方案：利福平、异烟肼可加速环孢素或他克莫司的代谢，大环内酯类抗生素及一些偶氮类抗真菌药可以

减慢环孢素或他克莫司代谢，应注意监测血药浓度，避免机体免疫抑制过度，增加肾毒性。④加强免疫重建：应用免疫球蛋白，纠正低蛋白血症和贫血。

预防 ①合理联合使用免疫抑制药或免疫诱导治疗，以达免疫抑制效应最大化和不良反应最小化。②重视术前供者及受者筛查。③预防性应用抗菌药，但一般不宜应用广谱抗菌药作为全身用药。

（高志良）

gǔsuǐ yízhíhòu gǎnrǎn

骨髓移植后感染 （infection in recipients of hematopoietic cell tranplantation） 血液或骨髓干细胞移植后因免疫功能低下或感染机会增加导致的各种感染。

病因及发病机制 ①移植前的化疗和/或放疗，攻击癌细胞和骨髓的同时，也可影响免疫系统，导致移植后白细胞减少及免疫功能极度低下。②移植后服用免疫抑制药或合并移植物抗宿主病可使免疫功能进一步低下。③感染机会增加：移植前化疗可造成皮肤、口腔及胃肠道黏膜受损；原有慢性或潜伏感染，移植后病毒活化及复发；通过骨髓输入或输血制品感染。

骨髓移植过程中存在 3 个免疫缺陷危险期。①植活前期：即条件治疗到植活 30 天内，主要病原体是细菌、真菌及单纯疱疹病毒。②植活早期：即植活 30~100天，主要病原体为巨细胞病毒，其次为肺孢子菌及曲菌。③植活晚期：即植活 100 天以后，多为巨细胞病毒、水痘-带状疱疹病毒及各种荚膜细菌（如肺炎链球菌、葡萄球菌等）感染。

临床表现 包括细菌性感染、病毒性感染和真菌性感染。

细菌性感染 多为支气管炎、鼻窦炎、咽喉炎等呼吸道感染，严重者可发生肺炎或败血症。

病毒性感染 ①带状疱疹：有发热，面部或躯干出现带状分布伴疼痛性水疱样皮疹。②巨细胞病毒感染：表现为肺炎、肝炎等，出现轻度发热、咳嗽、呼吸困难，以及肝功能异常等。若引起移植后间质性肺炎，病死率可达60%~80%。③病毒性肝炎：多为丙型病毒性肝炎，也可为乙型病毒性肝炎。

真菌性感染 多为念珠菌属、曲菌属，其次为非曲菌丝状霉菌。近年来侵袭性曲菌成为自体骨髓移植者的主要致病性真菌。

诊断与鉴别诊断 应结合骨髓移植史，病前有无相关感染的基础，移植后感染出现的时间，临床表现及相关病原学检查进行诊断。巨细胞病毒肺炎诊断颇为不易，常需行肺部活检和胸部CT，若移植前血清巨细胞病毒阳性者，或伴严重急性移植物抗宿主病，应警惕此病。巨细胞病毒间质性肺炎应与特发性肺炎鉴别，后者与放疗剂量及给予的速度有关，导致肺部纤维化，表现为呼吸困难、咳嗽、喘息。

治疗 呼吸道细菌感染予广谱抗生素。若为单纯疱疹病毒、水痘-带状疱疹病毒感染，应用阿昔洛韦抗病毒治疗。巨细胞病毒感染者可用更昔洛韦和高剂量免疫球蛋白。

预防 ①进行患者教育：提高个人卫生观念及感染防护知识。水痘-带状疱疹病毒、巨细胞病毒易重症化，应嘱患者有早期症状尽快就诊。②移植前后常规做巨细胞病毒、肝炎病毒等相关检测与监测。③设立异体骨髓移植专属病房、严格感染防护设施及专

门医护人员训练。④药物预防：免疫球蛋白可预防细菌感染，阿昔洛韦可用于单纯疱疹感染的预防。低危组可用氟康唑预防白念珠菌感染，高危组（无关供者、脐血移植及发生排斥反应者）应选用伊曲康唑预防曲菌感染。

(高志良)

shítǐ qìguān yízhíhòu gǎnrǎn

实体器官移植后感染 （infection in solid organ transplant recipients） 实体器官如肝、肾、心、肺等移植后发生的各种感染。

病因及发病机制 ①移植受者先前存在的感染：如肾移植受者可能有原肾脏感染或透析相关感染。心脏移植受者可能有导管或心室辅助装置相关感染。②移植器官的种类：与手术的技术及并发症有关，如肝移植术中门静脉被阻断而使肠道淤血、缺氧，黏膜屏障受损或并发胆瘘、肠瘘等，易引发细菌感染。③应用免疫抑制药治疗的影响。④与移植物功能降低有关：多见于后期感染。慢性排斥反应的肺移植受者易产生支气管炎、反复发作细菌性支气管炎、肺炎，肝移植受者可有反复发作的胆管炎，与胆管狭窄有关。⑤经器官移植传入或大量输血经血感染：如丙型肝炎病毒、人类免疫缺陷病毒等，可导致慢性感染。

临床表现 不同器官移植临床表现主要在早期感染表现不同。①感染发生率、严重性和病死率差别很大：心肺联合接受移植者感染发生率最高，严重巨细胞病毒肺部感染相对较多，出现感染相关的病死率也最高。肾移植患者感染率及感染相关病死率最低。②感染类型不同：心脏移植者有纵隔腔炎、动脉缝线感染合并细菌性动脉瘤的危险性；肺移植受

者有支气管吻合处破裂并感染，故肺部感染在肺移植受者中更常见。肝移植受者多为胆道、腹腔和手术伤口等部位感染，菌血症发生最多见。尿道感染在肾移植患者中最常见。胰腺和小肠移植患者的细菌性感染多见伤口和腹腔内感染。

诊断与鉴别诊断 见移植受者感染。

治疗 ①抗菌治疗：根据证据感染、临床感染、病原学感染，制订经验性用药、病原针对性治疗和撤退性治疗计划。在经验性预防用药中，应选用有酶抑制剂的广谱抗生素；发热的针对性治疗主要根据细菌学结果，第一时间、强有力的控制感染。革兰阳性菌感染（耐甲氧西林金黄色葡萄球菌、耐甲氧西林表皮葡萄球菌）选用万古霉素或替考拉宁；革兰阴性菌感染可选择第三代头孢菌素、碳青霉烯类、第四代头孢菌素（头孢吡肟）；对非发酵菌属可选用加酶抑制剂，如舒普深、特治星，以及第四代头孢菌素（马斯平）、碳青霉烯类。撤退性治疗应根据药敏试验结果选用窄谱抗菌药。②抗病毒治疗：单纯疱疹、水痘-带状疱疹病毒感染选用阿昔洛韦抗病毒治疗；巨细胞病毒感染选用更昔洛韦和高剂量免疫球蛋白治疗；乙型病毒性肝炎可给予口服核苷酸类似物；肝移植后丙型病毒性肝炎可给予干扰素联合利巴韦林抗病毒治疗，但其他器官移植则需注意有增加排斥反应的风险。③抗真菌治疗：可选用两性霉素B及氟康唑单用或联合使用。④肺孢子菌肺炎：给予大剂量复方磺胺甲噁唑静脉滴注。

预防 厄他培南可作为移植前的细菌感染的预防用药；阿昔

洛韦可预防单纯疱疹病毒感染；氟康唑可预防念珠菌感染。

（高志良）

tángniàobìng huànzhě gǎnrǎn

糖尿病患者感染 （infection in diabetic patients）

糖尿病导致机体抵抗力下降引发的各种感染。是糖尿病严重并发症之一，可导致糖尿病病情加重，两者具有互为因果，形成恶性循环。

病因及发病机制 ①长期高血糖抑制白细胞的吞噬能力，机体对病原体的清除能力减弱；其次各种体液内含糖量增高，有利于细菌生长和繁殖。②糖尿病易并发血管病变，导致局部血循环障碍：原因包括供血不足、抗生素不易到达局部、缺氧利于厌氧菌生长等，降低了机体对感染及治疗的反应，导致感染经久不愈甚至恶化。③若糖尿病伴营养不良与低蛋白血症，免疫球蛋白、抗体生成则明显减少。脱水、电解质紊乱、酮症酸中毒亦增加了感染的易感性。

临床表现 因感染部位而异。

呼吸系统感染 可表现为急性或慢性支气管炎、肺炎、肺结核等。肺炎最常见且较严重，易发生中毒性休克。主要致病菌为肺炎链球菌、肺炎克雷伯菌，金黄色葡萄球菌、真菌感染也很常见，并发毛霉菌、曲菌肺炎时病情凶险，常可致死。合并肺结核者易有大片干酪样组织坏死，极易播散和形成空洞。

泌尿系统感染 膀胱炎和肾盂肾炎最常见，无症状泌尿系感染或无症状性菌尿尤其值得警惕。致病菌多为革兰阴性菌，其次为真菌感染。

皮肤及软组织感染 常见且不易发现，以疖、痈、毛囊炎等金黄色葡萄球菌感染多见；严重者导致蜂窝织炎和革兰阳性菌、革兰阴性菌混合感染的下肢溃疡；经久不愈者形成糖尿病足，轻者皮肤溃烂、化脓感染，重者坏疽需截肢。其次为真菌感染，表现为手足癣、女性外阴白念珠菌感染等。

诊断 糖尿病患者若出现发热，血糖突然升高，咳嗽、咳痰，有异味的阴道分泌物，尿痛、浑浊尿或血尿，吞咽困难或疼痛等感染的早期表现，应仔细体检，进行血、尿常规及胸部X线检查，痰、血液、尿液等病原体培养。

治疗 ①严格控制血糖：首选胰岛素治疗。②对症治疗：改善血液循环、营养神经等综合治疗。纠正酮症酸中毒、低蛋白血症。③有效的抗感染治疗：根据药敏试验结果选用敏感杀菌剂；足量药物、足够疗程，彻底控制感染；避免肾毒性药物。④外科治疗：对糖尿病足，使用抗生素的同时清除局部坏死组织，放置引流等。经积极保守治疗仍发生坏疽者，应考虑截肢，以免发生全身脓毒血症而危及生命。

预防 ①良好的血糖控制。②保持口腔卫生、排尿卫生及皮肤清洁，避免损伤，及时治疗任何轻微皮损。③进行年度胸部X线检查，以早期发现呼吸系统感染。④尽量避免各种器械操作，若必须进行，应在检查操作前后两天预防性使用抗生素。

（高志良 赵志新）

jǐsuǐ sǔnshāng huànzhě gǎnrǎn

脊髓损伤患者感染 （infection in patients with spinal cord injury）

脊髓损伤后并发的各种感染。多为医院感染，严重影响对患者的治疗与康复，是脊髓损伤患者后期死亡的主要原因。

病因及发病机制 ①因颅脑损伤、意识障碍、截瘫等长期卧床，营养不良，机体抵抗力低下。②长期大剂量使用抗生素诱导耐药菌产生，应用糖皮质激素或合并糖尿病等致感染难控制。③呼吸肌瘫痪、咳嗽无力、卧床和体位变换困难等导致呼吸道分泌物不易排出。④侵入性操作增加感染机会，脊髓损伤的并发症如括约肌功能丧失，可造成膀胱输尿管反流、肾积水，或因尿潴留而需长期留置导尿管，引发泌尿系统感染。

临床表现 感染部位以呼吸道、泌尿道、皮肤软组织、手术切口感染最常见，感染细菌多为条件致病菌，以革兰阴性菌为主，部分病例发生重复感染、重叠感染，或多重菌株混合感染，或多重耐药菌感染。

呼吸系统感染 可在1周内出现，可因肺部感染难以控制或痰液堵塞气管窒息而死亡，是脊髓损伤急性期死亡的主要原因。常见病原菌以铜绿假单胞菌为主，其次是真菌。

泌尿系统感染 表现为寒战及发热，因脊髓损伤患者感觉缺失，多无明显尿频、尿痛，甚至无症状。若尿常规脓细胞计数>10个/HPF，菌落数>10^5CFU/ml，即使细菌培养结果阴性，也应考虑泌尿系感染。常见病原菌以大肠埃希菌为主，其次为真菌。

皮肤软组织及手术切口感染 前者多表现为压疮。菌株以葡萄球菌属为主，其次是铜绿假单胞菌。

诊断与鉴别诊断 根据脊髓损伤病史，出现常见部位的感染症状，及时进行相关病原体及影像学检查，多数诊断不难。但部分尿路感染者可无症状易被忽视，最终可导致肾功能损害。对脊髓损伤患者，应定期进行尿常规、尿细菌计数和培养检查。

发热患者应与体温失调鉴别，后者见于颈椎髓损伤后，自主神经功能紊乱，受伤平面以下皮肤不能出汗，体温可达 40℃ 以上，常无明显感染病灶及感染中毒的表现。

治疗 ①根据细菌培养和药敏试验结果选择敏感抗菌药：万古霉素、多黏菌素、美罗培南及他唑巴坦对医院感染的病原菌有较高的敏感性，而青霉素、头孢呋辛、头孢吡肟及庆大霉素则有较高的耐药性。尿路感染可从新青霉素类或头孢氨苄类、喹诺酮类、第二代或第三代头孢菌素中选择。②局部处理：定期翻身拍背有助于控制肺部感染。保持排尿通畅，必要时留置尿管。在排尿通畅的基础上多饮水。

预防 ①鼓励患者合理膳食，补充营养，提高机体抵抗力，注意个人卫生，保护皮肤。②医务人员应严格执行无菌操作，合理使用抗菌药物，改善呼吸道防御功能，尽早坐轮椅活动及术后康复锻炼。

（高志良 赵志新）

pí qiēchúshùhòu gǎnrǎn

脾切除术后感染 （post-splenectomy infection） 脾切除术后机体免疫功能低下导致的各种局灶性及全身性感染。脾切除术后医院感染的发生率为 12.1%。

病因及发病机制 脾在机体的抗感染中起重要作用，可产生特异性抗体、多种免疫细胞因子及活化补体，还可直接清除血液中的病原体和异物颗粒等发挥滤血功能。脾切除术后上述功能丧失，加上各种局部因素，机体抗感染能力下降，易发生各种感染。医院感染以革兰阴性杆菌为主，48.2% 为铜绿假单胞菌和大肠埃希菌，其次为葡萄球菌。

临床表现 以呼吸道感染和膈下感染最常见。

呼吸道感染 主要与以下因素有关：术中采取全麻，使用呼吸机使呼吸道分泌物增多，术后切口疼痛限制呼吸和咳嗽排痰，手术所致左侧膈肌活动受限，鼻胃管的放置易引起胃内容物反流和误吸。

膈下感染或脓肿 术后在左侧膈下遗留一较大腔隙，易发生积血、积液，继发感染；引流不畅或引流管拔除过早；尚与交叉感染、胰尾损伤、胃肠道瘘等因素有关。

脾静脉炎 脾静脉结扎后近端盲端易产生血栓，可并发感染，出现高热、腹痛和败血症等症状。

切口感染 多见于有肝硬化基础或大量腹水者。

脾切除术后全身性凶险性感染 属败血症，但多无特定的局限性化脓性感染灶，发生较晚，多在脾切除术后 2~3 年，极易被误诊。50% 为肺炎链球菌，其次为流感嗜血杆菌和脑膜炎奈瑟菌等。起病突然，病情迅速恶化。有畏寒、高热等严重毒血症状，外周血白细胞增多，细菌培养阳性。短期内进入休克、多器官功能障碍综合征，死亡率极高。

诊断与鉴别诊断 根据有脾切除术史，出现发热、局部临床表现，白细胞增多，脓液或血培养阳性，抗菌药治疗有效，医院感染诊断多不难。有脾切除病史，出现全身性重型感染，如原因不明中毒性休克、无感染灶型败血症等，应考虑脾切除术后全身性凶险性感染的可能性。

此病需与其他原因引起的非感染性发热鉴别，如脾窝积血、积液，术中胰尾损伤，胰漏，反应性胸腔积液等。

治疗 ①减少脾窝渗血及积液：术中彻底止血及消除腹腔内积血，减少对胰尾的损伤。术后宜在左侧膈下放置细橡皮管做负压吸引，保持其通畅。②预防性使用抗菌药：采用 2~3 种有效的抗菌药联合应用。③手术引流：适用于膈下脓肿。

预防 ①对外伤性脾切除或非恶性肿瘤的病理脾切除，尽可能保存脾，或提倡脾修补、部分切除及脾移植术。②术前或术后 2 周内接种多价肺炎链球菌、流感嗜血杆菌、脑膜炎奈瑟菌疫苗，有助于预防术后全身性凶险感染。

（高志良 赵志新）

tòuxī xiāngguān gǎnrǎn

透析相关感染 （dialysis-related infection） 终末期肾病患者因透析引发的各种感染。细菌感染以血管通路感染、败血症为主，病毒感染以乙型及丙型病毒性肝炎最常见。

病因及发病机制 ①全身性因素：尿毒症时患者免疫功能抑制，易致各种感染。②局部因素：尿毒症患者因尿量减少，丧失尿液的清洗作用；肺水肿、呼吸道浓稠痰液增多、肺泡纤维蛋白渗出物等影响致病原菌的清除易导致尿路及呼吸道感染。③长期血液透析因瘘管反复穿刺，体外循环，频繁输液、输血、注射药物，透析器消毒不严，透析液受污染等易引发感染。④其他因素：住院机会增多。药物治疗尤其是炎症性肾病需免疫抑制药治疗，或糖尿病肾病可使用机体免疫力进一步低下。

临床表现 包括细菌感染和病毒感染。

细菌感染 ①血管通路感染：是血液透析患者的主要感染部位。

不同血管通路的感染率不同，动静脉内瘘最低，留置导管最高。病原体多为金黄色葡萄球菌等革兰阳性菌。②败血症：多源于血管通路感染，可导致骨髓、心脏瓣膜及关节感染。其他可通过胃肠道、肺、泌尿道及不明途径获得。③其他感染：主要与易感性增加有关。

呼吸系统感染的发生率高达50%，老年人和伴慢性呼吸道疾病者肺炎死亡率可达50%。病原体多为革兰阳性球菌。泌尿系统感染多无明显症状，仅有菌尿和脓尿症。结核病以肺外结核较多见且常不易发现，病死率达45%。

病毒感染 以乙型肝炎及丙型病毒性肝炎最常见，易转为慢性感染。虽然已有疫苗及血液筛查等预防措施，但长期血液透析患者乙型及丙型病毒性肝炎的感染率下降仍较慢，后者还可引发群发性感染。应注意输血外的感染途径。还可见巨细胞病毒感染及人类免疫缺陷病毒感染。

诊断与鉴别诊断 透析患者出现发热等毒血症状，或肝炎的临床表现，应尽早给予相关检查。诊断多不难，但以发热为主要表现者应与透析器受热源污染所致的发热鉴别。许多透析患者合并感染并不出现发热。若出现不明原因的疲乏、食欲减退、恶心、呕吐应予重视。

治疗 ①细菌感染：尽早明确感染的细菌及敏感药物，注意调节抗生素的用量，足量、足疗程治疗。导管感染可经验性使用针对金黄色葡萄球菌的抗生素，用抗生素封管，必要时更换导管或拔管。②病毒感染：乙型病毒性肝炎可根据病情需要进行抗病毒治疗，核苷酸类药物应在透析后服用。丙型病毒性肝炎可予干扰素抗病毒治疗，多数较难耐受联合利巴韦林治疗。

预防 ①接种乙肝疫苗预防乙型病毒性肝炎。②减少输血机会，减少长时间置管。③加强透析室管理，预防医院感染。④进行患者教育，使其了解感染的风险及认识感染的早期表现。

(高志良)

shìjiǔzhě gǎnrǎn

嗜酒者感染 (infection in alcohol abusers)

嗜酒者常见的各种感染。酒精及其代谢产物或营养不良可直接或间接抑制免疫，致机体对病原体易感及感染后病情加重。

病因及发病机制 ①酒精直接免疫毒性作用：以淋巴细胞耗竭、改变淋巴器官结构及免疫功能为特征。酒精抑制与抗菌免疫相关细胞因子产生及单核细胞分泌肿瘤坏死因子。酒精可降低Th1细胞因子水平及其反应，增加Th2细胞因子水平，使抑制性细胞免疫功能下降。酒精抑制巨噬细胞的吞噬功能、杀菌活性及吸附功能，使鸟分枝杆菌、沙门菌或李斯特菌在细胞内易生存。酒精可有骨髓抑制，导致中性粒细胞减少。②酒精性肝病：尤其是晚期酒精性肝硬化，小肠细菌过度生长、肠黏膜通透性增加、肠道细菌易位，库普弗（Kupffer）细胞功能受损，肝解毒功能下降，易发生感染及感染后加重。③营养不良：患者通常合并热量-蛋白质缺乏性营养不良，伴维生素和微量元素（镁、钾和磷）缺乏，重度酒精摄入与营养不足一起导致免疫抑制。④局部因素：酒精可损害下呼吸道固有免疫，增加肺炎的风险。

临床表现 包括细菌感染和病毒感染。

细菌感染 以肺炎最常见，脓毒血症者易出现急性呼吸窘综合征。肝硬化患者易并发自发性腹膜炎、胆道感染及皮肤感染等。

病毒感染 单纯疱疹病毒-2感染在嗜酒女性中发病率增高。嗜酒者肝炎如乙型肝炎病毒（HBV）、丙型肝炎病毒（HCV）及人类免疫缺陷病毒（HIV）的感染率增高。肝炎病毒与酒精对肝脏损害起协同作用，酒精性损害可增加对肝炎病毒的易感性，而HBV、HCV感染增加嗜酒者肝损伤的概率。酒精与HIV是否有协同作用尚不清楚，但可使艾滋病机会性感染恶化，而机会性感染与艾滋病进展有关。

诊断 临床上应对所有门诊和住院病例常规询问有无酒精滥用，并动态观察嗜酒者肝病相关症状、体征及生化改变，正确判断肝损害程度、预后及指导糖皮质激素治疗。

治疗 ①营养支持治疗：宜给予富含优质蛋白和B族维生素、高热量的低脂软食，必要时补充支链氨基酸为主的复方氨基酸制剂。重度酒精性肝病合并营养不良者可考虑全胃肠外营养或肠内营养。②抗感染治疗：原则同一般人群，但需避免肝毒性药物。③合并酒精性肝病的治疗：根据临床病理类型个体化治疗。单纯性脂肪肝只需戒酒和调整膳食结构，营养支持，存在肝脏炎症坏死（酒精性肝炎伴或不伴肝硬化）者常需加用保肝药物，重症酒精性肝炎患者使用糖皮质激素治疗时需注意排除并发感染。

预防 ①健康教育，提高对各种疾病易感染性及严重性增加的知晓率。②年老嗜酒者应接种肺炎链球菌和流感疫苗，减少肺部感染。③酒精性肝硬化患者可服用喹诺酮类抗菌药预防自发性腹膜炎。

（高志良）

jìngmài yàoyǐnzhě gǎnrǎn
静脉药瘾者感染（infection in intravenous drug users）

静脉药瘾者因毒品直接或间接致免疫力降低，加上多种机体局部因素及行为环境因素等，使机体对细菌、病毒、真菌等病原体易感性增加而发生的各种感染。

病因及发病机制 ①毒品直接或间接致机体免疫功能降低，如大麻与免疫细胞上的大麻素Ⅱ型受体结合，直接减少淋巴细胞增殖、抗体合成、细胞毒活性及细胞因子产生。阿片与中枢神经中阿片受体结合，导致受体介导的巨噬细胞功能，趋化功能下降，抑制性细胞因子如肿瘤坏死因子-β产生增多。刺激下丘脑-垂体轴释放促肾上腺皮质激素释放激素和促肾上腺皮质激素，增加血中糖皮质激素，后者起抑制免疫作用。②共用不洁注射器或器具，促进血源性疾病传播。③不洁生活行为及环境致静脉药瘾者脑细胞受损，判断力下降，或毒资的需要多有性滥交、卖淫等。营养不良及吸毒点环境拥挤。④皮肤黏膜屏障受损，非专业注射消毒不严或使药物渗至血管外或皮下脂肪层。局部皮肤反应如水肿、溃疡、坏死等，或淋巴回流受阻，形成缺氧环境。吸药鼻黏膜受损，使寄生菌增多。⑤毒品因素，消毒不足消灭芽胞菌如破伤风、炭疽，或毒品中含杂质、毒物或色素调料可增加局部脓肿机会。

临床表现 艾滋病及其相关机会性感染是静脉药瘾者最常见的感染。

病毒感染 血源性疾病如人类免疫缺陷病毒（HIV）、乙型肝炎病毒（HBV）、丙型肝炎病毒（HCV）感染增加。HIV感染后易发展为艾滋病，合并HCV感染可达到90%。若HBV、HCV合并HIV感染，肝病可较快进展至晚期肝病。

细菌感染 全身性脓毒感染，如心内膜炎、脑膜炎、化脓性关节炎、骨髓炎。静脉药瘾者有结核病更高的潜伏感染率，若合并HIV感染，易成活动性并具有高度传染性。溶血性链球菌或葡萄球菌急性蜂窝织炎和脓肿蜂窝织炎、化脓性血栓静脉炎，或厌氧杆菌引起皮下脓肿或皮肤坏疽。静脉药瘾者数年后可有不可逆性继发性细菌性手部淋巴性水肿。

其他 性病如梅毒、淋病、生殖器疱疹以及衣原体、滴虫感染。真菌感染不多见，但可引起心内膜炎、脑毛霉菌病等致死性全身感染。

诊断与鉴别诊断 诊断需综合分析。应注意多病原体感染的心内膜炎，少见感染类型孤立性脑毛霉菌病，非传统性传播方式如经注射器传染疟疾，旧病再发如破伤风，不熟悉的病原体如芽胞杆菌幼虫，特异性药物相关感染皮肤焦黑、伤口肉毒毒素中毒，不典型感染部位如皮肤白喉，少见病如暴发炭疽等。

此类疾病应与棉花热综合征鉴别，后者见于静脉麻醉剂药瘾者，以急性发热、不适起病，多为自限性，可能与过滤棉中肠杆菌属产生的内毒素有关。

治疗 与一般人群相同。

预防 ①远离毒品是最好的预防。②吸毒人群中传染病知识教育。③早期诊治，减少传染源。

（高志良 赵志新）

lǎoniánrén gǎnrǎn
老年人感染（infection in the elderly）

发生在65岁以上老年人的各种常见感染。是老年人住院及失能的主要原因之一。临床表现多不典型，治疗反应不如预期，病情易急速恶化，并发症及后遗症多，死亡率较高。

病因及发病机制 ①全身因素：老年人器官生理功能退化，体液及细胞免疫功能降低，多合并慢性全身性疾病，营养不良及长期卧床致使机体抵抗力下降。②局部因素：老年人器官功能逐渐退化，如皮肤较脆弱、四肢循环变差、呼吸道纤毛运动能力减低、排尿困难等。③其他因素：长期居住养老机构或侵入性的医疗处置增多等。

临床表现 以肺部感染和泌尿系统感染最常见。

肺部感染 老年人肺炎症状不典型，高热、咳嗽等较轻。常出现气促、食欲减退、恶心、呕吐、意识模糊等非特异性毒血症状。常无实变体征。胸部X线片亦不典型，呈不规则的斑片状或云絮状密度增高影，肺实变较少见。病原体多样化，且可为多重感染，其中细菌仍占主要地位，以革兰阴性杆菌为主，常见肺炎克雷伯菌、铜绿假单胞菌、鲍曼不动杆菌等。病毒感染主要为流感病毒、副流感病毒和呼吸道合胞病毒。真菌感染有增加趋势，以白念珠菌感染最常见，致病性最强。

泌尿系统感染 特点如下。①菌种复杂：易发生两种以上病原菌感染，多为变形杆菌、葡萄球菌等。②以无症状性菌尿多见，直至出现肾功能不全时才被发现。③难以控制，且易复发。

诊断与鉴别诊断 根据症状、

X线检查和经验性抗生素治疗有效可作出临床诊断。老年人感染症状不典型，关键在于及早发现。病原学检查受诸多因素限制，阳性率较低，但仍是确诊的根本。发热患者，若抗生素治疗无效，应考虑真菌感染可能，及时行真菌培养。

治疗 ①重视综合对症治疗，监测重要器官功能状态。②积极治疗基础疾病，并注意抗菌药物与其他治疗药物的相互作用，如红霉素、喹诺酮类与茶碱类联合使用均可使茶碱血药浓度升高。③尽可能选择毒副作用少的杀菌剂，如β-内酰胺类。④主要经肾排泄的药物如青霉素、哌拉西林、头孢他啶和氧氟沙星等，应适当减少给药剂量，一般为青壮年人的2/3。⑤应用毒副作用明显的药物如氨基糖苷类、糖肽类，应监测血药浓度，以达到个体化给药，疗程尽量不超过1周。⑥老年人药物不良反应发生率相对高，应加强不良反应的监测。

预后 老年人肺部感染病死率为24%~50%。

预防 ①预防胜于治疗。定期健康检查，注意个人卫生，适度营养、运动。②控制慢性疾病，避免不必要的用药、管路放置及侵入性处理。③预防性接种流行性感冒、肺炎链球菌疫苗，降低老年人感染的发生率、并发症及死亡率。

（高志良）

xīnshēng'ér gǎnrǎn

新生儿感染 （infection in newborns） 新生儿期因免疫系统发育未成熟、功能欠完善出现的各种常见感染。可分为先天性及后天获得性感染。

病因及发病机制 ①广泛免疫缺陷，包括固有免疫和获得性免疫，尤其是低体重儿或早产儿。T调节细胞的抑制作用较高，而抗原提呈细胞功能不足。血浆中抗体、补体水平低，骨髓中性粒细胞数量少。②新生儿初次接触外环境的各种抗原性物质。③存在感染高危因素，病原体可通过产前、围生期及产后感染新生儿。产前母体感染，胎膜早破或羊水污染。围生期病原体定植，母体感染及阴道检查，产后气管插管或静脉置管等使新生儿易于感染。

临床表现 ①细菌感染：以败血症最常见，其次为肺炎、脑膜炎、尿路感染等。主要致病菌为金黄色葡萄球、链球菌及革兰阴性菌如大肠埃希菌和变形杆菌等。②病毒感染：大多与母体本身的感染有关，以巨细胞病毒、单纯疱疹病毒感染最常见。导致器官受损、先天畸形，或脑炎、肺炎、眼部及皮肤感染等。③其他：真菌感染多为念珠菌病、真菌性败血症或脑膜炎。螺旋体感染多为先天性梅毒。原虫感染可为先天性疟疾和先天性弓形虫病。衣原体感染多为沙眼衣原体导致的包涵体结膜炎及肺炎。

诊断与鉴别诊断 新生儿感染表现缺乏特异性，发生败血症者病情可迅速加重，出现发热或体温不升高，不吃、不哭、不动、嗜睡、反应低下等，应尽早收治。若出现白细胞增多或减少，溶血性贫血，血小板减少，IgM增高，C反应蛋白强阳性等，应尽早给予病原体相关检查。

应与各种常见非感染性疾病如硬皮病、溶血性贫血等鉴别。

治疗 ①病原体治疗：若有细菌感染征象，尤其是高危新生儿，应考虑抗生素治疗，但不能单凭高危因素或血象作为抗生素治疗的依据。经验性治疗可选用青霉素类、头孢菌素类等β-内酰胺类药物。应避免毒性大或影响生长发育的抗菌药，如氯霉素、磺胺类、氨基糖苷类、万古霉素、四环素类、喹诺酮类等。若确有应用指征，须在血药浓度监测下个体化给药。抗生素应静脉给药，疗程取决于感染类型，败血症一般需要1~2周，脑膜炎则需要2~3周。病毒感染者以对症治疗为主，仅在少数情况下需用抗病毒治疗，如人类免疫缺陷病毒感染或疱疹、脉络膜炎。②对症支持治疗：保证重要器官功能。

预防 ①均衡营养，母乳喂养。满足机体需求及提高免疫力。②新生儿对许多传染病高度易感，如结核病、乙型病毒性肝炎等，应及时给予预防接种。③新生儿有肺炎高危因素时可选用抗生素预防。④加强健康教育及医院感染控制。勤洗手，加强居室内通风。⑤注意育龄妇女保健，必要时可行预防注射。妊娠后应定期产检。

（高志良　赵志新）

yùn-chǎnfù gǎnrǎn

孕产妇感染 （infection in pregnant women and puerperants） 妊娠期及产褥期感染。因生理变化而有其特殊性。

病因及发病机制 ①全身因素：细胞介导的免疫功能降低，或产前营养不良、孕期贫血、产时体力消耗大，产程延长、产后出血过多等导致感染风险增加。②局部因素：妊娠期内分泌影响导致输尿管蠕动降低，引起功能性尿流阻滞；增大的子宫或胎头压迫输尿管及膀胱，易发生泌尿系统感染。妊娠期及产褥期阴道内的生态极复杂，适合各种病原菌生长。③其他：妊娠期糖尿病，分娩使生殖道防御功能和自净作用降低或破坏，产科手术操作不当等。

临床表现 包括妊娠期常见感染和产褥期感染。

妊娠期常见感染 ①细菌感染：可发生在任何一个孕期，可表现为菌尿症、急性肾盂肾炎等泌尿系统感染，以及肺炎及羊膜腔炎。②病毒感染：早期病毒感染是先天性畸形的主要原因，中晚期感染可导致重症化。病毒还可通过胎盘或分娩时传给胎儿引起母婴传播。风疹病毒在妊娠前3个月内感染，可使胎儿发生先天性风疹，重者可导致死产及早产。巨细胞病毒可通过胎盘损害胎儿肝脏。人类免疫缺陷病毒（HIV）感染母婴传播率较高。③真菌感染：多见于妊娠后期，多为白念珠菌阴道炎。④寄生虫感染：阴道鞭毛虫、弓形虫等感染。妊娠初期的感染概率最低，但极易出现死胎、围生期死亡等。妊娠后期感染率最高，但多数无症状。⑤衣原体感染：可能与胎膜早破和早产有关。

产褥期感染 多为需氧菌和厌氧菌混合感染，以厌氧菌占优势。①创面感染：引起阴道、宫颈炎、子宫内膜炎、子宫肌炎，重者发生子宫旁结缔组织炎、血栓性静脉炎、腹膜炎，甚至败血症。②剖宫产后伤口感染。③细菌性乳腺炎：多为金黄色葡萄球菌感染。

诊断与鉴别诊断 妊娠妇女出现不明原因发热，产妇出现发热、下腹痛、恶露异常，应进行分泌物及血培养。注意有无原发病、妊娠并发症或手术并发症。

产褥期发热应与生殖道以外的疾病、产褥中暑等鉴别。盆腔血栓性静脉炎应与盆腔结缔组织炎鉴别。

治疗 ①病原体治疗：抗生素治疗应根据细菌培养结果而定，选用毒性较小的抗生素，如氨苄西林或头孢拉定。对多数病毒感染无理想的抗病毒治疗方法。寄生虫病或真菌性阴道炎应选择非吸收药物行局部治疗。弓形虫病及支原体感染可用乙酰螺旋霉素、多西环素等。②其他：乳腺炎若有脓肿形成，可切开引流。妊娠早期确诊孕妇患风疹或巨细胞病毒感染，应立即行人工流产终止妊娠。疱疹病毒感染有活动性皮损或清晰的前驱症状的足月患者，应选择剖宫产终止妊娠。HIV感染或乙型肝炎病毒感染者应口服抗病毒药或剖宫产，以减少母婴传播。

预防 ①加强妊娠期卫生宣传及预防感染措施。加强营养，增强体质，纠正贫血。②妊娠前预防接种，如风疹病毒活疫苗。③定期产检，治疗妊娠期并发症，妊娠晚期、产褥期避免阴道治疗及性交。避免胎膜早破、滞产、产道损伤与产后出血。对可能发生产褥感染者，应用抗生素预防。

（高志良 赵志新）

miǎnyì jiēzhòng

免疫接种（immunization） 将生物制品如免疫原（即特异性抗原）或免疫效应物质（即特异性抗体）用人工方法注入机体内，使其通过人工主动免疫或人工被动免疫的方法获得防治某种传染病的预防策略。广泛对易感染人群进行预防接种，可使人群达到并维持较高免疫水平，有效控制传染病的流行。

人工免疫分类 ①人工主动免疫：是将疫苗或类毒素在人体自然感染前注射到其中，使机体产生特异性T细胞免疫或产生抗体的B细胞体液免疫。②人工被动免疫：是人为地向机体输入由他人或动物产生的免疫效应物，如免疫血清、淋巴因子等，使机体立即获得免疫力。其特点是产生作用快，输入后立即发生作用。因自身无后续免疫力产生，故免疫作用维持时间较短，一般2~3周。主要用于毒素的紧急治疗和疾病暴发流行时的应急预防。被动免疫抗体来自动物体内，故易致过敏性休克。通过细胞培养体外生产人型抗体可减少过敏性休克的发生。

疫苗分类 按疫苗性质分为灭活疫苗和减毒活疫苗（又称活疫苗）两大类。①灭活疫苗：是经培养繁殖或接种于动物、鸡胚、组织、细胞生长繁殖后，采取物理、化学方法使免疫原性强的病原微生物或其代谢产物失去致病能力，但仍保留其免疫原性，或应用提纯抗原和/或基因工程人工合成有效抗原的方法而制成的疫苗。②减毒活疫苗：是以人工减毒方法，经培养繁殖或接种于动物、鸡胚、组织、细胞生长繁殖后制成，毒性弱但免疫原性强的病原微生物及代谢产物。

常用疫苗 所有发展中国家目前都对麻疹、脊髓灰质炎、白喉、破伤风、百日咳和肺结核提供常规预防接种，多年来一直是标准接种方案，近年来又增加了新的种类——乙肝疫苗。中国列入计划免疫的疫苗有卡介苗、口服脊髓灰质炎减毒活疫苗、百白破混合制剂、麻疹减毒活疫苗及乙肝疫苗。部分省还将流行性脑脊髓膜炎、流行性乙型脑炎、流行性感冒、风疹、流行性腮腺炎等疫苗的预防接种纳入计划免疫。

好处 疫苗接种可有效地减少传染病的发生和传播，减少病痛、残疾和死亡。它无疑是最有效、最安全、最经济的公共卫生干预措施之一。WHO 于 1967~1977 年开展的免疫运动根除了天花的自然发生，是免疫预防、控制、消灭传染病成功的范例。在该规划开始时，天花仍然对 60% 的世界人口构成威胁，病死率高达 25%。1974 年 WHO 开始实施扩大免疫规划活动，当时全球接受预防接种的儿童<5%，而今已达 75%，严重危害人类健康的传染病如脊髓灰质炎、白喉、麻疹等的发病率已显著下降，挽救了数以百万计儿童的生命，同时也明显减轻了传染病所造成的社会负担和经济负担。随着现代医学生物制品技术的提高和发展，将有更多理想的疫苗问世，其他一些新的疫苗也将逐步纳入免疫接种规划，如 B 型流感嗜血杆菌疫苗、乙肝疫苗、肺炎链球菌联合疫苗和轮状病毒疫苗进入许多国家的常规接种程序。

有效性和安全性 常规免疫接种使用的所有疫苗对预防疾病都非常有效。相对于所要预防的疾病所导致的危险而言，疫苗很安全，且副作用很小。严重并发症很少发生。例如，每 10 万剂麻疹疫苗，只发生 1 例严重过敏性反应。每 100 万接受口服脊髓灰质炎疫苗的儿童，只报告 2~4 例疫苗相关的麻痹性脊髓灰质炎。

适应证 白喉、百日咳、麻疹、脊髓灰质炎等因成人经隐性感染或患病已获得免疫力，疫苗多用于儿童。有些传染病如伤寒、霍乱等，不同年龄都可感，故所有人群皆需接种。有些疫苗只需接种某类职业或工作者，如破伤风类毒素的接种对象主要是战士、民兵或易受伤的职业者。

禁忌证 ①过敏体质者应慎用伤寒、百日咳死疫苗、狂犬疫苗、异种动物血清等制剂，以免发生猝死。②免疫缺陷病患者不可注射活疫苗，可以注射死疫苗或类毒素制剂，但免疫效果差。③应用免疫抑制药者，停药 2~4 周后方可接种活疫苗。④高热、严重心血管疾病、肝病、肾病、活动性肺结核、活动性风湿病、急性传染病、严重高血压、糖尿病患者，均不宜接种，以防疾病恶化。⑤孕妇不宜注射疫苗，以免流产或早产。妇女经期可暂缓注射。⑥湿疹或其他严重皮肤病患者不宜接种牛痘苗。

有以上免疫接种禁忌者，若确定必须接种，可采取下列措施：①进行被动免疫接种。②稀释后小剂量多次注射。③注射前两天服用抗组胺药。④注射前先进行皮试。

剂量、次数和间隔时间 接种剂量直接影响机体的免疫反应及抗体的产生。在一次范围内，免疫力的产生与接种剂量成正比。但一次接种剂量过大反而使机体出现免疫麻痹、免疫抑制状态，不仅影响免疫效果，还会出现免疫反应的临床过程；接种剂量过少，无法达到有效免疫应答。故注射剂量应按生物制品使用规定进行，不可任意增减。

为使机体形成有效的保护作用，疫苗必须接种足够次数。灭活疫苗第一次免疫仅起到动员机体产生抗体的作用，抗体水平低，也不持久，故常需要接种第二次或第三次。活疫苗一般比灭活疫苗好，有些活疫苗第一次免疫即可产生理想的免疫应答。

接种两次以上疫苗，每次之间必须有一定的间隔，间隔时间的长短对免疫应答也有影响。两针之间长间隔比短间隔产生的免疫应答好，特别是含有吸附剂的疫苗。中断的免疫程序不需重新开始接种或增加接种剂次，但接种间隔过长会推迟产生保护性抗体的时间。短于规定的最小间隔接种疫苗会减弱抗体应答，应按免疫程序再接种 1 次。一般灭活疫苗注射 2~3 次，每次间隔 7~10 天。类毒素一般接种两次，因其吸收缓慢，故每次间隔 4~6 周。

不同减毒活疫苗接种最好间隔 30 天。一般情况下，接种活疫苗需间隔 2 周后才能使用免疫球蛋白，注射免疫球蛋白后 1 个月才能接种活疫苗。否则，免疫应答可能被削弱。但国家计划免疫疫苗可同时在不同部位进行接种，以简化免疫程序，提高接种率。全球儿童疫苗计划倡导的儿童疫苗发展方向不仅是同时接种，而且是制成多联多价疫苗，即 1 针含多种抗原，产生对多种疾病的保护力。

加强免疫指疫苗在完成基础免疫后已能够产生保护性抗体，但随着时间的推移，抗体效价逐渐降低，甚至抗体转阴。在适当的时间做 1 次适当的加强，可刺激免疫应答并维持较高的抗体水平，获得长期的保护力。

途径 有多种，常用的有皮上划痕、皮内、皮下、口服与气雾等途径。灭活疫苗多用皮下注射法，活疫苗则可用皮内注射、皮上划痕或以自然感染途径接种，尤以后者为佳。脊髓灰质炎活疫苗以口服为佳，而流感疫苗则以气雾吸入为佳。

不良反应 预防接种后，部分人可出现局部或全身反应，如局部红肿、疼痛、周围淋巴结肿大、发热、头痛、恶心等，一般 1~2 天后即可恢复正常。

过敏性休克是接种后发生的少见严重异常反应。表现为以周围循环衰竭为主要特征的症状群，血压下降、脉搏细弱、心律不齐，伴皮肤、呼吸道、消化道等一项或多项症状。若不及时抢救，可导致死亡。大多数过敏性休克于接种后 5~30 分钟发生，接种任何疫苗后应在现场留观至少 30 分钟。现场观察结束还应在 4 小时内多加注意，若有异常情况，及时就诊。影响过敏性休克发生的主要因素包括个体差异、疫苗种类、疫苗成分、接种疫苗的剂次等。其中最重要的是过敏史，其次是疫苗种类，灭活疫苗比活疫苗多见，可能与前者需多次接种有关。马免疫血清易发生过敏，注射前必须做皮肤试验，阳性者采用脱敏疗法。

接种前须进行基本的问诊及体检，了解受种者的健康状况、过敏史、是否有接种禁忌证，并如实做好记录。注射疫苗前签知情同意书。

（高志良　赵志新）

索　引

条目标题汉字笔画索引

说　明

一、本索引供读者按条目标题的汉字笔画查检条目。

二、条目标题按第一字的笔画由少到多的顺序排列，按画数和起笔笔形横（一）、竖（丨）、撇（丿）、点（、）、折（乛，包括丁乚く等）的顺序排列。笔画数和起笔笔形相同的字，按字形结构排列，先左右形字，再上下形字，后整体字。第一字相同的，依次按后面各字的笔画数和起笔笔形顺序排列。

三、以拉丁字母、希腊字母和阿拉伯数字、罗马数字开头的条目标题，依次排在汉字条目标题的后面。

八　画

九　画

十　画

条 目 外 文 标 题 索 引

内 容 索 引

说 明

一、本索引是本卷条目和条目内容的主题分析索引。索引款目按汉语拼音字母顺序并辅以汉字笔画、起笔笔形顺序排列。同音时，按汉字笔画由少到多的顺序排列，笔画数相同的按起笔笔形横（一）、竖（丨）、撇（丿）、点（丶）、折（乛，包括丁乛乚等）的顺序排列。第一字相同时，按第二字，余类推。索引标目中夹有拉丁字母、希腊字母、阿拉伯数字和罗马数字的，依次排在相应的汉字索引款目之后。标点符号不作为排序单元。

二、设有条目的款目用黑体字，未设条目的款目用宋体字。

三、不同概念（含人物）具有同一标目名称时，分别设置索引款目；未设条目的同名索引标目后括注简单说明或所属类别，以利检索。

四、索引标目之后的阿拉伯数字是标目内容所在的页码，数字之后的小写拉丁字母表示索引内容所在的版面区域。本书正文的版面区域划分如右图。

a	c	e
b	d	f

Z

本卷主要编辑、出版人员

执行总编　谢　阳

编　　审　陈永生

责任编辑　沈冰冰

文字编辑　陈　佩

索引编辑　陈振起

名词术语编辑　顾　颖

汉语拼音编辑　崔　莉

外文编辑　顾良军

参见编辑　徐明皓

绘　　图　北京全心合文化有限公司

责任校对　苏　沁

责任印制　陈　楠

装帧设计　雅昌设计中心·北京